国家重大出版工程项目
中国常见癌症丛书

胃　　癌

GASTRIC CANCER

顾　问　郝希山　朱正纲　陈峻青

主　编　梁　寒

副主编　张汝鹏　田艳涛　徐建明

编　委　（按姓氏笔画为序）

王　强　王邦茂　王华庆　王贵齐　王振宁　叶兆祥
叶颖江　田艳涛　师英强　朱雄增　任秀宝　孙益红
李　健　李子禹　李国立　李国新　何裕隆　佘佩武
沈　淋　张汝鹏　张红梅　张志广　陈　凛　陈可欣
季加孚　所　剑　周平红　周志伟　房学东　胡　祥
胡建昆　战忠利　袁　媛　徐　农　徐文贵　徐建明
徐惠绵　黄昌明　梁　寒　韩方海　蔡　勇　燕　敏
薛英威　戴冬秋

主编助理　刘　宁

绘　图　贾树明

北京大学医学出版社

WEIAI

图书在版编目（CIP）数据

胃癌／梁寒主编．—北京：北京大学医学出版社，
2009.11
(中国常见癌症丛书)
国家重大出版工程项目
ISBN 978-7-5659-0227-7

Ⅰ．①胃··· Ⅱ．①梁··· Ⅲ．①胃癌-诊疗 Ⅳ．①
R735.2

中国版本图书馆CIP数据核字（2011）第139972号

胃　　癌

主　　编：梁　寒
出版发行：北京大学医学出版社（电话：010-82802230）
地　　址：（100191）北京市海淀区学院路38号 北京大学医学部院内
网　　址：http://www.pumpress.com.cn
E－mail：booksale@bjmu.edu.cn
印　　刷：北京圣彩虹制版印刷技术有限公司
经　　销：新华书店
责任编辑：张凌凌　**责任校对**：金彤文　**责任印制**：张京生
开　　本：889mm × 1194mm　1/16　**印张**：41　**字数**：1138千字
版　　次：2012年3月第1版　2012年3月　第1次印刷
书　　号：ISBN 978-7-5659-0227-7
定　　价：299.00元

中国常见癌症丛书编委会

主编简介

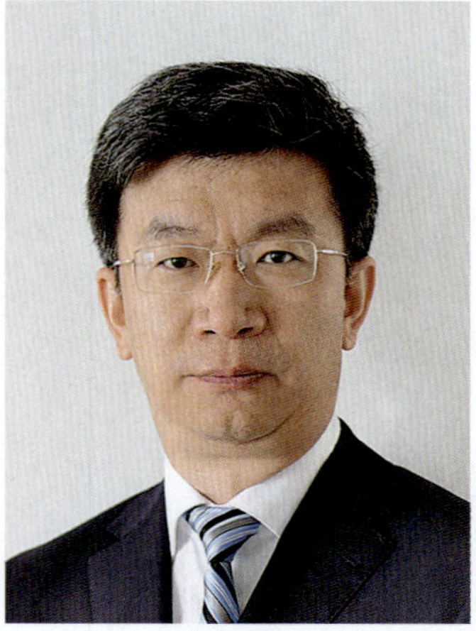

梁寒，男，1985年毕业于天津医科大学医疗系，教授、主任医师。师从我国著名胃肠肿瘤专家、中国工程院院士郝希山教授。现任天津医科大学肿瘤医院胃部肿瘤科主任，中国抗癌协会第四、第五届理事，天津抗癌协会理事，中国抗癌协会胃癌专业委员会副主任委员，中国抗癌协会胃肠间质瘤专家委员会委员，中华医学会外科分会胃癌专业组委员，中华医学会肿瘤学会胃肠肿瘤学组副组长，卫生部全国肿瘤规范化诊治专家委员会委员，天津市中西医结合外科学会副主任委员，天津医科大学硕士生导师，天津肿瘤医院专家委员会委员。现任《中华胃肠外科杂志》、《中国肿瘤临床》、《中华肿瘤防治杂志》、《消化肿瘤杂志》、《中国普外基础与临床杂志》、*Journal of Gastroenterology and Hepatology* 编委。曾于瑞士圣加仑州立医院外科临床进修。获国家留学中心资助，作为访问学者于德国柏林洪堡大学从事肿瘤热疗的临床及基础研究。曾在美国 MD Anderson 及日本横滨市立医院进行短期培训。擅长胃肠肿瘤外科及综合治疗。对胃癌淋巴结转移规律有深入的研究，精于胃癌的腹腔化疗及热疗。在国内率先开展了活性炭吸附 MMC 腹腔化疗的动物实验、药代动力学研究及临床研究，以及肿瘤热疗的基础研究和临床研究。在国内较早开展了胃癌的标准根治术，手术技巧获得了包括韩国胃癌协会会长 Noh 教授和日本国立癌中心 Sasako 教授的高度评价。近年来积极参与中国抗癌协会胃癌专业委员会组织的全国标准胃癌手术的巡讲工作。开展胃癌手术后消化道重建的临床研究，其中全胃切除后空肠袋间置代胃不但克服了全胃切除术后一系列并发症，同时增加了患者单餐进食量，加快了手术后患者体重的恢复。近端胃次全切除术后间置空肠代胃显著改善了患者的胃液反流症状，提高了患者的生活质量。远端胃次全切除术后空肠袋间置残胃扩容术既保证了胃癌切除的范围，又解决了残胃容量过小的矛盾，加速了患者的康复，保证了手术后化疗的顺利进行。近年来主持完成科研课题 10 余项。发表科研论文 150 篇，在 SCI 收录期刊发表论文 20 余篇。作为主译，翻译出版《临床基础外科学》和《胃肠肿瘤学》。作为副主编出版《腹部肿瘤学》及《肿瘤手术学》，参编著作 10 余部。被评为天津医科大学跨世纪青年学术骨干，荣获天津市“十五”劳动奖。

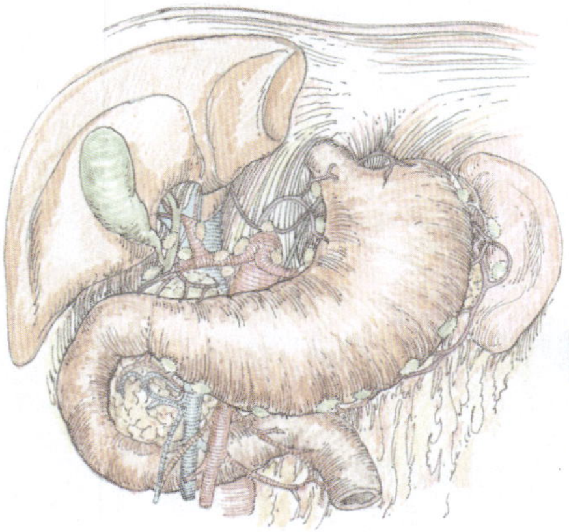

编　　者

（按姓氏笔画为序）

于雪峰
哈尔滨医科大学肿瘤医院胃肠外科

卫子然
第二军医大学长征医院胃肠外科

王　杉
北京大学人民医院胃肠外科

王　亮
中山大学附属第一医院胃肠外科

王　强
第二军医大学长征医院胃肠外科

王邦茂
天津医科大学第一医院消化内科

王亚楠
南方医科大学南方医院腔镜外科中心

王华庆
天津医科大学肿瘤医院淋巴瘤内科

王会英
天津医科大学肿瘤医院胃部肿瘤科

王学军
天津医科大学肿瘤医院胃部肿瘤科

王宝贵
天津医科大学肿瘤医院胃部肿瘤科

王贵齐
中国医学科学院肿瘤医院腔镜室

王振宁
中国医科大学第一附属医院肿瘤外科

王晓娜
天津医科大学肿瘤医院胃部肿瘤科

王皓晨
中山大学第一附属医院胃肠胰腺外科

方维丽
天津医科大学第一医院消化内科

邓靖宇
天津医科大学肿瘤医院胃部肿瘤科

叶兆祥
天津医科大学肿瘤医院放射科

叶颖江
北京大学人民医院胃肠外科

申占龙
北京大学人民医院胃肠外科

田艳涛
中国医学科学院肿瘤医院腹部肿瘤外科

师英强
复旦大学肿瘤医院胃肠外科

曲日初
吉林大学第二附属医院普外科

朱正纲
上海交通大学附属瑞金医院普外科

朱雄增
复旦大学肿瘤医院病理科

任　辉
吉林大学第二附属医院普外科

任秀宝
天津医科大学肿瘤医院免疫治疗科

刘　平
南京医科大学第一附属医院肿瘤科

刘　昊
中国医学科学院肿瘤医院腹部肿瘤外科

刘　勇
天津医科大学肿瘤医院胃部肿瘤科

闫庆娜
天津医科大学肿瘤医院肿瘤研究所

孙益红
复旦大学中山医院胃肠外科

孙蕾娜
天津医科大学肿瘤医院肿瘤研究所

严　超
上海交通大学附属瑞金医院普外科

李　健
北京大学肿瘤医院胃肠肿瘤内科

李子禹
北京大学肿瘤医院胃肠肿瘤外科

李国立
南京军区总医院全军普通外科研究所

李国新
南方医科大学南方医院腔镜外科中心

李洪明
中山大学第一附属医院胃肠胰腺外科

李润美
天津医科大学肿瘤医院免疫治疗科

李燕巍
天津医科大学肿瘤医院中西医结合科

杨秋蒙
上海交通大学附属瑞金医院普外科

肖建宇
天津医科大学肿瘤医院放射科

肖渤瀚
天津医科大学肿瘤医院放射科

何雯婷
南京医科大学第一附属医院肿瘤科

何裕隆
中山大学附属第一医院胃肠胰腺外科

余佩武
第三军医大学西南医院全军普通外科中心

沈　淋
北京大学肿瘤医院消化肿瘤内科

宋方方
天津医科大学肿瘤医院肿瘤研究所

宋秀宇
天津医科大学肿瘤医院 PET-CT 中心

张　李
天津医科大学肿瘤医院胃部肿瘤科

张　晟
天津医科大学肿瘤医院超声诊断科

张月明
中国医学科学院肿瘤医院腔镜室

张汝鹏
天津医科大学肿瘤医院胃部肿瘤科

张红梅
中国医学科学院肿瘤医院影像诊断科

张志广
天津医科大学第二医院消化科

张建伟
中国医学科学院肿瘤医院腹部肿瘤外科

陈　岩
吉林大学第一附属医院普外科

陈　凛
中国人民解放军总医院普外科

陈可欣
天津医科大学肿瘤医院肿瘤研究所

陈峻青
中国医科大学第一附属医院肿瘤外科

林建贤
福建医科大学协和医院胃部肿瘤外科

季加孚
北京大学肿瘤医院胃肠肿瘤外科

所　剑
吉林大学第一附属医院普外科

周平红
复旦大学附属中山医院普外科

周志伟
中山大学肿瘤医院胃胰外科

房学东
吉林大学第二附属医院普外科

胡　祥
大连医科大学第一附属医院普外科

胡建昆
四川大学华西医院胃肠外科中心

柯　彬
天津医科大学肿瘤医院胃部肿瘤科

战忠利
天津医科大学肿瘤医院肿瘤研究所

袁　媛
中国医科大学第一附属医院肿瘤研究所

钱正子
天津医科大学肿瘤医院淋巴瘤内科

徐　农
浙江大学医学院附属第一医院化疗科

徐大志
中山大学肿瘤医院胃胰外科

徐文贵
天津医科大学肿瘤医院 PET-CT 中心

徐建明
军事医学科学院附属医院(307)肿瘤科

徐惠绵
中国医科大学第一附属医院肿瘤外科

翁巍立
天津医科大学肿瘤医院放射科

栾焕玲
天津医科大学肿瘤医院病理科

黄昌明
福建医科大学协和医院胃部肿瘤外科

梁　寒
天津医科大学肿瘤医院胃部肿瘤外科

韩方海
中山大学第一附属医院胃肠胰腺外科

喻村俊
南京医科大学第一附属医院肿瘤科

詹宏杰
天津医科大学肿瘤医院胃部肿瘤科

蔡　勇
北京大学肿瘤医院放射治疗科

潘　源
天津医科大学肿瘤医院胃部肿瘤科

燕　敏
上海交通大学附属瑞金医院普外科

薛　强
天津医科大学肿瘤医院胃部肿瘤科

薛英威
哈尔滨医科大学肿瘤医院胃肠外科

戴冬秋
中国医科大学第一附属医院肿瘤外科

魏　玺
天津医科大学肿瘤医院超声诊断科

魏玉哲
哈尔滨医科大学肿瘤医院胃肠外科

序　言　一

肿瘤是一类古老的疾病，无论西方和东方的医学文献中均早有记载，但一直属于罕见疾病。而且动植物也均可有肿瘤生长。近150年来特别是进入20世纪以后先是发达国家，以后是发展中国家，肿瘤的发生率和死亡率迅速增高，目前在全球肿瘤已经成为一类严重威胁人类健康和生命的疾病。世界卫生组织最近公布2000年全球共有恶性肿瘤患者男性530万，女性470万，死于这一疾病的620万，占总死亡人数的12%，在多数发达国家这一数字可达25%。随着发展中国家城市化的进程，和饮食习惯及生活方式密切相关的肿瘤均将逐渐转变成经济发达国家的类型。我国目前疾病的特点是发达国家和发展中国家的疾病并存。进入21世纪以来癌症已经占居民死亡原因的首位，接近发达国家的水平。在北京和上海分别为24%和26%，如果这一趋向得不到改善，预期到2020年全世界每年新发生的患者将达1500万，在发展中国家癌症总数将增加73%，发达国家为29%。很大程度上是老年人口增加的结果，因此强调各国应当采取必要的预防措施。据我国卫生部统计，2000年我国城市中癌症死亡已经占首位，在农村中占第2位。癌症发病率逐年提高，每年新发癌症病人180万，每年死于癌症的人数超过140万。而且专家预测，由于我国目前环境污染和吸烟问题仍然严重，在2025年前癌症总的发病率不大可能下降，因此癌症已成为一种我们每个人必须面对的多发病、常见病。近50年来，我国癌症的发病率总体来说一直处于上升趋势，只是癌症谱有所变化：原来高发的胃癌、宫颈癌、阴茎癌、食管癌和鼻咽癌等有不同程度的下降；而肺癌、乳腺癌、结肠癌和前列腺癌等发病率有明显上升。尤其是大城市和沿海发达地区有较大幅度增加，这主要是与生活方式和饮食结构等的改变有关。因此，如何开展肿瘤的预防和治疗成为大家十分关注的课题。WHO和我国政府都已经将癌症列为继续解决的重点问题之一。

在医学领域中，临床肿瘤学（Clinical Oncology）是一门发展较晚的学科。1965年美国临床肿瘤学会（ASCO）的成立标志着美国医学会承认临床肿瘤学为一门独立的专科。目前在世界各地该学科发展迅速。欧美国家均有规模较大的肿瘤中心从事肿瘤防治研究和临床防治工作，并有很多专著和刊物，是当前最活跃的医学领域之一，并受到政府和人民的广泛关注。1933年我国在北京协和医院外科学系成立了肿瘤组，1954年在上海镭锭医院的基础上成立了上海肿瘤医院。以后各省逐渐成立肿瘤医院或在综合医院中成立肿瘤中心。从20世纪60年代以来也有各种各样的专著和刊物。

在相当年代里，中外医学都强调肿瘤是一种全身性疾病。近百年来，随着生物化学、免疫学、分子生物学和现代物理学等生命科学的发展，人们对肿瘤的认识越来越深入。目前，很多研究都说明原癌基因控制正常细胞的生长和发展，同时也有生化和免疫学方面的改变。单纯形态学的描述已经远远不能满足临床上制订治疗方案、预测可能的治疗结果、判断有无微量残存肿瘤细胞及监测复发的需要。

当前我们在临床上对肿瘤的认识仍然基本上停留在细胞水平。肿瘤的定义可以概括为：生物机体内的正常细胞在众多内因（包括遗传、内分泌失调和营养不良等状况、过度紧张等）和外因（包括物理性、化学性、生物性等因素）长期作用下发生了质的改变，从而具有过度增殖的能力而形成的。这种异常增殖既不符合正常细胞生长的规律，也不符合生理的需要。现有对肿瘤的认识可以概括为：①绝大多数临床肿瘤是由机体细胞而来的，不是外来的；② 80% 以上主要是由环境因素引起的。动物实验早已证明，许多物质可以诱发肿瘤。这些物质可以是物理的（如X射线）、化学的（如苯并芘）、生物的（如致瘤病毒），统称为致癌物。这些致癌物引起细胞遗传物质的改变，使细胞出现正常细胞所没有的许多生物学特征。这些特征又通过遗传传给子代细胞；③在肿瘤的形成中，内因也很重要。2001 年北欧研究人员发表了对于 44 788 对双胞胎和他们的医学档案进行调研分析的结果。由于双胞胎的遗传基因相同，如果一个患癌另一个未患癌则可认为癌症不是遗传因素所致。结果由于遗传因素导致的病例占 30%，而环境因素造成的占 70%。这说明了“外因通过内因起作用的”的事实。目前证实与肿瘤发生有关的内因包括遗传、营养和内分泌失调、细胞免疫缺损和长期过度应激反应如精神紧张和其他不良刺激等；④通过长期内外因的作用，细胞发生一定变化，表现为难以治愈的炎性反应、增生或过度增生。一般在癌前病变时期这些变化在一定程度上是可逆的。但如果恶变已经发展到一定阶段，一般是不可逆的。分子生物学研究正在阐明这种失控的原因。原癌基因大多数是正常细胞生长所必需的生长因子及其受体，由于发生基因突变、扩增、重排，以致细胞的过度生长；此外，还有另一些基因，当缺少、丢失、失活或变异时会导致患者发生肿瘤或促进肿瘤的发展，因之命名为抑癌基因或抗癌基因。在临床上，我们还可以看到各种免疫细胞如巨噬细胞、T 淋巴细胞、自然杀伤细胞（NK）功能的失调和抑癌基因（如 p53、p16）的丢失。这些，都可理解为祖国医学中“正虚”的范畴；⑤正常细胞的生长受到体内许多因素的严格控制和约束，包括神经、内分泌、遗传和免疫方面的调控。例如组织受到损伤后，细胞生长加快，直到损伤完全修复，伤口愈合，细胞生长才停止或恢复常态。由于有严格的控制，组织的修复总是恰到好处。肿瘤细胞的过度生长是生长失控的后果，分子生物学研究已经找到肿瘤细胞生长失控的原因正是这些原癌基因的活化。所以，肿瘤的临床特点是，虽然具有一定阶段性却是不断发展的。

目前，临床肿瘤学正处于一个重大变革时期。21 世纪的临床医学需要脱离几千年经验医学的模式发展为循证医学（Evidence-Based Medicine，EBM）。可靠的临床试验和从中得出的数据将使我们越来越明白在一定情况下何种治疗更好，从而使疗效进一步提高。医生的任务是向患者提供最好的服务，而什么是最好就需要拿出数据。这就把科学严谨的临床试验提到更高的地位，在肿瘤临床中就更为重要。循证医学、诊疗规范化和个体化已经成为学术界公认的趋向。因此，肿瘤的预防、诊断和治疗将会发生巨大变革。

进入 21 世纪以来，各国都在制定供本国参考的诊疗规范。我国人事部、卫生部、医师协会已经开始通过专科医师考试和继续教育推动医学领域内各个专科的建设，并由中华医学会组织制定了常见肿瘤的诊疗规范。为了适应学科发展的需要，CSCO 组织大家编写本丛书的目的是及时向专科医师提供最新和实用的重要参考资料，其中包括病因、预防措施、WHO 编写的新分类、AJCC 编写的新分期和美国 NCCN 及我国 2003 年制定的诊疗规范中的处理原则；并且吸取当前最新的进展和富有成效的新处理方法，从而给广大患者带来裨益。

尽管如此，由于各位编者学识和经验有限，不足之处在所难免，所以需要在实践中不断完善，形成具有我国特色的防治规范，才能真正给患者带来裨益。

孙　燕

中国工程院院士

中国抗癌协会临床肿瘤学协作专业委员会(CSCO)

指导委员会主任委员

2005 年 5 月

序 言 二

胃癌是最常见的恶性肿瘤之一，发病率位居恶性肿瘤的第三位。我国现有的流行病学调查发现，就全国而言，到目前为止胃癌的发病率仍无明显下降趋势。由于缺乏有效的普查措施，临床收治的病例仍以中晚期为主。虽然胃癌的化疗有了长足的进步，但是手术仍然是唯一有可能治愈胃癌的手段。近年来由于从事胃癌诊治工作同仁的共同努力，我国胃癌诊治水平有了长足的进步，与日、韩等胃癌诊治水平较高国家的差距在逐步缩小。本书作为北京大学医学出版社与CSCO合作的中国常见癌症丛书的分册，旨在展示国内外胃癌诊治领域的最新研究成果。

《胃癌》一书的作者集中了国内26所最著名的大学医院及肿瘤专科医院的九十余位从事胃癌诊治的中青年专家。本书还特别邀请我国胃癌治疗领域开拓者之一、德高望重的陈峻青教授和中国抗癌协会胃癌专业委员会前任主任委员朱正纲教授担任本书的顾问，陈峻青教授还专门为本书撰写了我国胃癌治疗50年回顾作为卷首篇，增加了本书的权威性。本书内容涉及胃癌的流行病学、手术治疗、放射治疗、化疗、靶向治疗、生物治疗及中医中药治疗等方面。特别强调了标准淋巴结清扫的重要性。该书还重点介绍了胃癌治疗领域近年来的新技术，例如早期胃癌的内镜黏膜下剥离术、消化道重建的研究进展、腹腔镜胃癌根治术及机器人手术等。该书内容翔实、图文并茂，相信该书的出版可以为临床一线医生特别是肿瘤专科医师提供重要的案头参考资料。

郝希山

中国工程院院士

中国抗癌协会理事长

国际抗癌联盟常务董事

中华医学会肿瘤分会主任委员

天津医科大学校长

2010年12月

序　言　三

胃癌是我国最常见的恶性肿瘤，严重危害着人民的生命安全。我国的胃癌研究起步于20世纪50年代，经过国内同仁半个多世纪的不懈努力，我国的胃癌诊治水平有了长足的进步，正在逐步缩小与胃癌诊治水平较高的日、韩的差距。进入21世纪以来循证医学及个体化治疗深入人心。美国国立综合癌症网络（National Comprehensive Cancer Network, NCCN）临床实践指南、日本胃癌治疗规约、卫生部胃癌诊疗临床路径等规范和行业标准的引进、制定和临床应用，为临床规范胃癌诊治提供了外部条件。全面提高、规范我国胃癌诊治水平势在必行。中国抗癌协会胃癌专业委员会长期致力于全国胃癌诊治水平的提高，新一届胃癌专业委员会成员是一批活跃在临床一线的年富力强的中青年专家。他们思想活跃、对外交流频繁、接受新事物快、掌握着胃癌诊治的最新理念和技术。北京大学医学出版社和中国抗癌协会临床肿瘤学协作专业委员会合作的《中国常见癌症丛书》是提高我国恶性肿瘤诊治水平的重要举措。

本书主编梁寒教授是我国著名的中青年胃癌外科专家，师从郝希山院士，多年来致力于胃癌的临床和研究工作。本书作者主要由来自全国26家肿瘤专科医院和大学医院的90余位专家学者和青年骨干组成。我国著名的胃癌专家郝希山院士、陈峻青教授担任本书的顾问，中国抗癌协会胃癌专业委员会大部分主任委员、副主任委员、委员参加了本书的编写工作，增加了本书的权威性。

本书较全面地介绍了胃癌的流行病学、病因学与发病机制、病理学、影像诊断、肿瘤标志物检查、临床表现、诊断与鉴别诊断，重点介绍了外科治疗原则，标准根治术、腹腔镜手术、放射治疗、内科治疗、生物治疗、中医中药治疗及靶向治疗。作者结合自己的研究成果，同时引用了大量国内外最新文献。本书的一大特征是收集了大量手术照片，图文并茂，增加了本书的可读性。相信本书的出版将对致力于胃癌诊治和研究的各级医师有所裨益。

朱正纲
上海瑞金医院院长
中国抗癌协会副理事长
上海交通大学副校长、医学院院长
中国抗癌协会胃癌专业委员会前主任委员
2010年12月

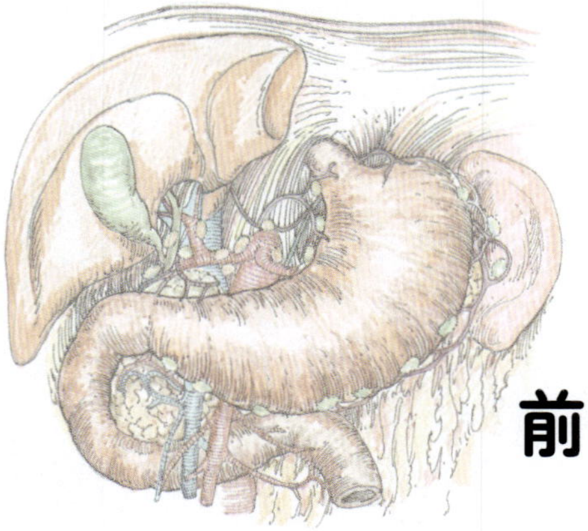

前　言

胃癌为危害我国人民的重大疾病。其发病率位居恶性肿瘤的第三位，每年有近40万新发病例，死亡率为恶性肿瘤之首。由于缺乏有效的早期诊断措施，目前临床收治的病例仍以中、晚期为主。中国胃癌研究经历了50年的历程，特别是近年来国内同仁意识到胃癌规范化治疗的重要性，借参加国际多中心临床研究的机会，在全国范围内开展了为期数年的胃癌规范化诊治巡讲。此举大大加快了我国胃癌规范化治疗的进程，缩短了与胃癌诊治水平较高的日、韩的差距。

本人师从郝希山院士，在郝院士的言传身教中，较早意识到胃癌规范化治疗的重要性，在院内积极推广规范化治疗的理念，经过数年的努力取得了一定成绩。北京大学医学出版社和中国抗癌协会临床肿瘤学协作专业委员会邀请我主编《胃癌》一书，我欣然接受并感觉这是一次总结和展示我国近年来胃癌临床研究成果的好机会。在此基础上我邀请了近年来活跃在全国胃癌学术领域的著名专家共同参加本书的编写工作，这些专家来自全国26家知名大型综合医院及肿瘤专科医院，每位作者所著章节均代表了该领域国内最高水平。同时我们邀请了现今仍活跃在胃癌治疗领域的德高望重的郝希山院士、陈峻青教授和朱正纲教授担任本书的顾问。因此本书的内容代表了现今我国胃癌诊治的最高水平。

本书重点介绍了胃癌诊治方面国为外最新成果、最新理念。包括早期胃癌的内镜黏膜下剥离术、消化道重建的最新研究成果、内镜手术及机器人手术临床应用进展等。特别强调了标准胃癌根治术的技术标准、操作要点及质量控制。本书在编写过程中不拘泥于形式，具体手术操作完全根据作者自己的经验体会，并配有大量的术中写真照片。使读者如同观看一台台精彩的手术演示，更加直观地理解和学习到标准手术的精髓所在。在开放和内镜手术操作中强调了解和掌握正常活体解剖及其变异的重要性，给读者指明了掌握标准胃癌根治手术操作的正确路径和捷径。

由于90余位作者来自全国26家单位，写作风格存在差异，学术上也会有各种争议。另外编者的水平有限，在编写过程中的疏漏谬误在所难免，还望广大读者不吝赐教，以共同提高我国胃癌诊疗水平。

梁　寒

2010年12月

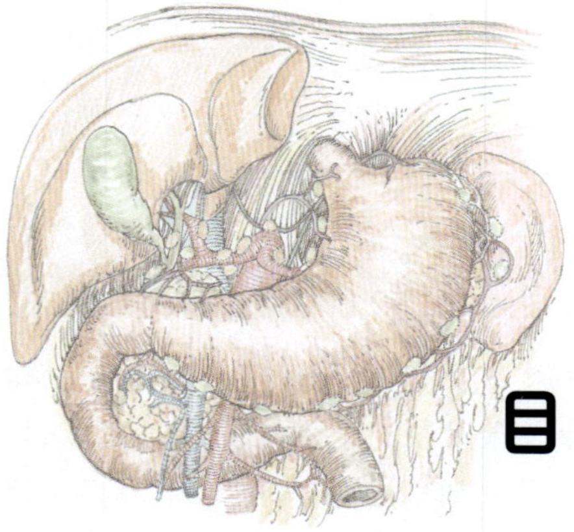

目　　录

第四章

第 14 版日本《胃癌处理规约》及第 7 版 UICC—AJCC TNM 分期 37

第五章

第 14 版日本《胃癌处理规约》及第 7 版 UICC—AJCC TNM 分期临床应用价值 49

第六章

胃上皮性肿瘤组织学特征 56

第七章

胃癌的影像诊断 77

第十六章

第十七章

第十八章

第二十三章

胃癌的放射治疗 496

第二十四章

胃癌的中西医结合治疗 521

第二十五章

胃癌转移相关分子标志物的基础研究 525

第二十九章

附录 1

附录 2

附录 3

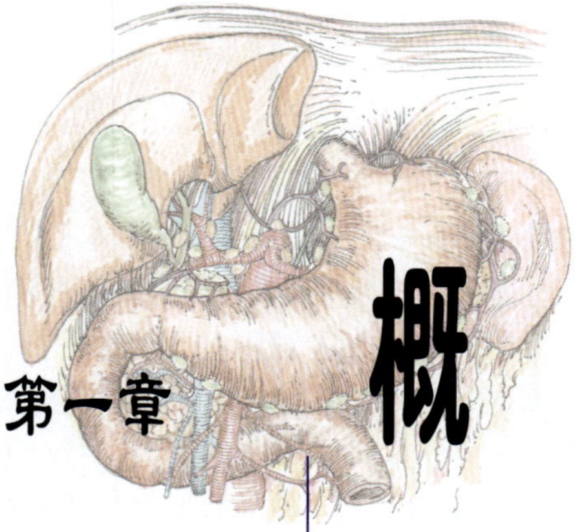

第一章 概 述

梁 寒
陈峻青

第一节 胃癌外科治疗近半世纪回顾及当今合理治疗

1881 年 Billroth 首例胃癌切除成功后，随着外科学与肿瘤学的迅猛发展，历经 60 ~ 70 年，胃癌外科治疗从安全关走出。遵循着认识论的实践、认识、再实践、再认识规律，胃癌手术切除范围经历了一个从小到大，到过大，再缩小，再选择扩大的“钟摆”现象的过程，由认识偏颇逐渐走向合理。本文简要回顾、分析了近半世纪胃癌外科治疗的发展变革概况，以期对当今的治疗原则，合理选择手术适应证、术式，以及某些技术操作获得一个发展的、全面的了解，能科学地、合理地掌握胃癌的现代外科治疗及当今胃癌合理治疗的要点。

一、胃癌外科治疗近半世纪回顾

（一）1950-1970 年：胃癌切除范围从纷争中获得基本共识

时迄 20 世纪 50 年代前后，许多学者认识到胃癌外科治疗的主要任务是将癌肿完全切除和彻底清除胃周淋巴结。但关于究竟将胃切除多少才能将癌肿完全切除争论较大，如何彻底清除胃周淋巴结更是一个复杂问题。当年，Lahey[1]、Longmire、Pack[2] 和我国顾恺时 [3] 等均遵循当时癌肿根治切除原则，即不论癌肿大小和病期早晚，均应切除罹患癌肿整个脏器的原则。对胃癌根治切除亦应依照乳腺癌行 Halsted 手术、直肠癌行 Miles 手术的原则，行全胃切除术。更有甚者，Brunschwig[4] 等主张胃癌应行全胃联合脏器切除术。我国傅培彬 [5] 等 1965 年亦发表过类似报告。

约经十余年时间，到 1960 年前后，全胃切除治疗胃癌的病例数已为数不少，且术后经过一定时间随访发现，全胃切除与大部胃切除的手术死亡率无明显差别。但许多学者 [6] 都看到全胃切除给病人带来不少痛苦甚至是致残的症候，如营养不良、反流性食管炎、无胃或倾倒综合征、贫血与代谢障碍等问题。另一方面，治疗结果表明，全胃切除并不能提高胃癌的治疗效果。临床病理资料 [2, 7, 8, 9] 分析初步认识到胃癌的病理生物学特点，如大体类型、生长方式、淋巴结转移、浆膜受侵等才是影响胃癌疗效的重要因素。多数学者近乎取得共识，即完全地切除胃原发癌，行全胃或大部胃切除，彻底清除胃周淋巴结，切除大网膜乃是胃癌外科治疗的原则。真正适应全胃切除术的病例约占全部胃癌病例的 1/3。同时指出，按照当时治疗溃疡病的胃切除方法治疗胃癌是不适宜的。

（二）近半世纪早期胃癌治疗的变革

20 世纪 50 年代前，胃癌外科治疗的 5 年存活率为 20% 上下[7, 10]。当时病例病期较晚是重要原因。之后，对胃癌所属淋巴结的清除经历了较长的研究历史。直到 1962 年日本出版了首版《胃癌处理规约》，肯定了胃癌行彻底淋巴结清除术可明显提高 5 年存活率。D2 清除术获得了日本国家科技奖（State of The Art）[11]。同时亦确定不论病期早晚，D2 清除术是胃癌的标准根治术。时迄 20 世纪 80 年代，经过近 20 年来观察、研究了大量病例，许多学者报道早期胃癌淋巴结转移（－）者居多，尤其局限于黏膜层的胃癌转移率为 0 ~ 3.0%，即使转移（＋）多数亦在第 I 站。统一规定早期胃癌均行 D2 清除术似无必要。于是不少学者首先对高龄、并存疾病多、体弱的早期胃癌病人施行了缩小手术。术后结果证实早期胃癌缩小手术与标准 D2 清除术 5 年存活率无明显差别。我国以中国医科大学附属第一医院资料为例[12]，1972–2005 年早期胃癌行缩小手术 108 例、D2 或 D2 以上清除术 217 例，术后 5 年存活率两组分别为 94.0% 与 96.0%，10 年内复发率为 13.0% 与 9.0%，两组间差异均无显著意义（$P>0.05$）。

1. 缩小手术　日本胃癌学会于 2001 年 3 月制定的《胃癌治疗指南》（第 1 版）[13] 中正式提出缩小手术的名称、种类与适应证。

缩小手术的种类、适应证与方法：按淋巴结清除范围、术式分为缩小手术 A 与缩小手术 B。缩小手术 A 的适应证是 I A 期［癌浸润局限于黏膜层（M 癌），局限于黏膜下层（SM 癌），N0］病例中不适宜内镜黏膜切除术治疗者，或分化型、小于 1.5cm 的 SM 癌。清除范围是不论肿瘤部位，行 D1 ＋ No.7 或下部胃癌行 D1 ＋ No.7、No.8a；缩小手术 B 的适应证是 I B 期病例中的 SM 癌，无淋巴结转移，或 T1N1，而 T1 在 2.0cm 以下。清除范围是 D1 ＋ No.7、No.8a、No.9。胃切除可采用传统的开腹术或腹腔镜下部分胃切除、胃节段切除术。为了提高生存质量可行保存幽门胃切除术和保存迷走神经手术。早期胃癌保存迷走神经肝支、幽门支的保存幽门胃切除和保存迷走神经肝支、腹腔支的胃节段切除与贲门侧胃切除均可降低术后倾倒综合征、腹泻、胆石症的发生率，有利术后机体恢复。

腹腔镜手术：从 1994 年，日本学者开展腹腔镜幽门侧胃切除以来，到 2001 年，日本已行 4552 例[14]。适应证包括几乎全部缩小手术 A 病例，术式有胃局部切除、远侧胃切除、远侧胃切除加 D1+、D2 清除术。术后并发症仅有吻合口狭窄，占 2.3%，住院死亡率为 0，早期胃癌低侵袭性手术获得肯定[15]。国内余佩武[16] 等报告腹腔镜治疗早、中期胃癌 60 余例亦取得良好结果。随着时间推进，适应证正在扩大，但国内外学者均认为应用腹腔镜治疗胃癌仍属临床研究课题。

2. 内镜黏膜切除术（endoscopic mucosal resection, EMR）　从 20 世纪 60 年代始采用 EMR 方法治疗胃息肉，到 80–90 年代用 EMR 治疗早期胃癌。适应证是胃周淋巴结无转移，病灶所在部位与大小能整块切除。为此，治疗前要正确预估癌的浸润深度与组织学类型。迄今大量临床病理研究表明，公认的 EMR 适应证为：①肉眼 2.0cm 以下的 M 癌；②分化型，凹陷型癌应无溃疡。日本 10 个医院报告 EMR 治疗 3087 例，因切除不完全而致复发者 66 例（11.9%）[17]，经过 1 年以上复发者 61 例（16.7%），复发后可再行 EMR 治疗或开腹手术治疗。近年，日本一些热心 EMR 治疗的医师进行积极研究，发现 SM 癌中深度小于 300μm 者，其淋巴结转移率与 M 癌极相似。对 3.0cm 以下、分化型、溃疡（＋）和 2.0cm 以下、未分化、溃疡（－）癌均列入 EMR 的适应证。

1994 年 Takekoshi 等[18] 发明了 IT 刀，1999 年 Gotoda 等[19] 报道了使用 IT 刀施行内镜黏膜下剥离术（endoscopic submucosal dissection, ESD），2006 年 Oda 等[20] 报道了日本 ESD 治疗早期 SM 胃癌的经验。2006 年我国复旦大学附属中山医院[21] 首先开展了 ESD 手术，已完成 1000 余例，效果良好。

内镜黏膜（含黏膜下）切除术是一项新技术，对早期胃癌治疗具有较好疗效和较高安全性，但对淋巴结无转移尚无完全肯定的判断方法，故迄今仍为临床研究项目，而且术前一定要请病人签署知情同意书。

（三）1970–1985 年：胃癌扩大手术的鼎盛时期

此间外科学飞速发展，麻醉和手术技术取得

很大进步，病理生理学研究逐步深入，抗生素问世，围术期管理日臻完善，矫正病人全身衰弱状态有了有效措施。换言之，病人全身状态限制手术和保证手术安全的问题得到基本解决，增强了外科医师施行扩大手术的信心。在此仅介绍几个颇具代表性的扩大手术。

1. 腹主动脉旁淋巴结清除术　1976年梶谷[22]首先报告No.16淋巴结（+）病例清除后获得了长期生存的结果。之后，20世纪80年代中叶梶谷与西[23]等发表了胃癌No.16淋巴结清除术258例的报告，根治术后5年存活率为9%。再后，不仅日本、欧洲一些国家[24]，我国一些大医院[25]，尤其一些胃癌专科医师也多欲开展此手术，在胃癌学术会议上形成了交流的热点课题。

2. 左上腹内脏全切除术[26]　这是一个达极限的手术。1980年6月梶谷等正式命名此手术，其本意是把胃癌连同侵及的胰体尾部、横结肠系膜从腹膜后整块切除，从Gerota筋膜前叶前面，只保留腹腔动脉与肝总动脉，切除左上腹6～10个脏器。

3. 胃癌浸润食管的扩大切除术　关于胃上部癌或贲门癌浸润食管是否行左侧胸腹联合切口、彻底清除纵隔淋巴结的手术，多数学者报告胃癌浸润食管的病例，纵隔淋巴结转移率为10%～30%，总的来说预后不良。下纵隔可同贲门膈肌淋巴结“一块”清除，气管分叉下的中纵隔淋巴结转移（+）病例，清除后未改善治疗效果[27, 28]。中国医科大学肿瘤研究所的资料亦表明贲门癌或胃上部癌纵隔淋巴结转移率为24.3%(9/37)，转移（+）9例术后存活时间为2～32个月，转移（-）者5年存活率为32.1%（9/28）。

4. Appleby手术[29]　1953年Appleby首先提出此手术。20世纪70年代日本学者和田达雄[30]大力提倡开展此手术，他也是世界上开展此手术最多的医生。他们遵从乳腺癌行Halsted手术的原意来指导胃癌手术。即把支配罹患癌肿脏器的血管从根部切断、结扎。他们主张治疗胃癌（包括早期胃癌）要从腹腔动脉根部切断、结扎。虽然此手术在理论上具有高度根治性的特点，但术后发生严重的肝、胆囊、十二指肠并发症，术后死亡率为2.0%～7.2%，存活期亦未获得明显提高。临床上未能推广，目前大多数医生不提倡此手术。

（四）1985-1995年：胃癌扩大手术的再评价

随着早期胃癌病例的增加，对癌症治疗不仅要求治疗效果，还要求良好生活质量。而且施行前述扩大手术的时间与病例数均已达到作出科学评价的阶段。

1. 保胰、脾动脉+脾切除术已正式确立　20世纪80年代前，胃上、中部癌行D2清除术，为清除No.10、No.11淋巴结，则行左侧半胰切除术。但术后胰瘘、腹腔感染发生率高达65.4%，糖尿病发生率9.3%[31]。20世纪70年代中叶丸山圭一等[31]开始系统地做胃癌有无胰腺转移的基础和临床研究。结果证明胃癌除直接侵及胰腺外，无胰腺转移。他的临床资料亦表明保胰与不保胰的D2清除术疗效相同。保胰手术并发症明显减少。作者[32]从1986年始行此手术，结果与丸山的结果一致（表1-1）。但回顾此保胰手术的发展过程，20世纪70年代到90年代中叶，经历了不接受、慢慢有限地接受，到2000年取得共识，确定了保胰、脾动脉+脾切除是胃上、中部胃癌D2清除术的合理术式[11]，只有胃癌直接侵及胰、脾或No.10、No.11淋巴结有严重转移者，才行联合半胰+脾切除术。

2. 联合胰头十二指肠切除术良好适应证的选择　过去胃癌联合胰头十二指肠切除术疗效欠佳。如日本癌研医院报告1997年前联合胰头十二指肠切除术5年存活率为7%，手术死亡率亦为7%。其中多数为晚期病例，实为禁忌证。近年，选择局限型胃癌，仅胰头受侵，十二指肠受累3.0cm以上，淋巴结转移在N2以下的胃癌，联合胰头十二指肠切除术5年存活率可达34.0%～46.0%[33]。

3. 腹主动脉旁淋巴结清除术的前瞻性研究　2007年Sasako等报道了JCOG9501研究结果[34]，进行了关于胃癌行标准D2清除术与D2 + No.16清除术的前瞻性研究。标准D2组263例，D2 + No.16组260例。术后5年存活率分别为69.2%与70.3%；两组术后并发症为20.9%

表1-1　中国医科大学保胰、切胰手术比较

分组	例数	5年生存率(%)	并发症发生率(%)
保胰	52	40.4	13.5
切胰	139	39.6	24.5

与28.1%。进一步否定了预防性No.16清除术的临床价值。梨本等[35]报道，调查日本全国No.16清除术后存活5年以上者53例，淋巴结转移枚数均在3枚以下。此数目成为本手术的良好适应证。2006年我国詹文华等[25]报道与之一致的意见。

4. 贲门癌胃切除术式的变革　曾一度主张贲门癌应行全胃切除，而近侧胃切除术被抛弃。20世纪90年代吻合器广泛应用以后，后一术式又获得重视而被采用。即扩大膈肌食管裂孔，经腹清除下纵隔淋巴结，采用吻合器行短空肠段空肠间置术或防止反流瓣的食管-胃吻合术，不再积极主张开胸清除纵隔淋巴结。2006年报道了JCOG9502研究结果[36]，即日本27个医院对贲门或贲门下部癌采用经胸腹切口与开腹经膈肌食管裂孔途径的前瞻性研究结果，前组85例5年存活率37.9%，并发症多；后组是82例，5年存活率为52.3%，并发症少。作者[37]近十余年来喜用后一术式。用吻合器行食管-胃前壁吻合，提起胃切断端固定于食管上方或膈肌，重建His角，对防止反流性食管炎效果佳，方法简便，易推广。

5. 改良左上腹内脏全切除术　左上腹内脏全切除术初始适应证为胃癌已有少数腹膜转移灶，力图彻底切除。当时实属对腹腔游离癌细胞阳性是胃癌主要死因认识不足，确定适应证不当，且手术过大，并发症严重。现已将此手术限定于胃硬癌合并腹膜后浸润病例，预防输尿管与直肠狭窄。且切除范围明显缩小，仅切除全胃、横结肠及其系膜，清除No.8、No.9、No.11淋巴结，名曰“改良左上腹内脏全切除术”[38]。

6. Appleby手术　几近不用。

二、当今胃癌合理治疗几个要点的新认识

近二十余年来，伴随着胃癌基础-临床多学科的纵深发展，与胃癌外科治疗密切相关的临床、病理分期、以外科为主的综合治疗等问题均获得了新的理念，且渐近共识，使胃癌的合理治疗进入了更为完善的阶段。

（一）胃癌新TNM分期更准确地反映其生物学特性

胃癌临床分期是决定治疗方法的基础，病理分期是评价预后的基础。多年来反复修改，提出不同的分期法。2009年3月日本胃癌学会总会修订出版了《胃癌处理规约》第14版[39]与《胃癌治疗指南》第3版[40]。其中重点之一是日本学者们主动废弃了多年坚持的PHNS解剖学分期法，提出新TNM分期法及治疗适应证。对T分期、N分期做了较大修改。梗概内容如下。

1. T分期　TX：癌浸润深度不明；T0：无癌；T1：癌浸润局限于黏膜（M）或黏膜下层（SM）；T1a-M：癌局限于M，T1b-SM：癌局限于SM；T2-MP：癌浸润超过SM，局限于固有肌层（MP）；T3-SS：癌浸润超过MP，局限于浆膜下层（SS）；T4：癌浸润接近浆膜或露出（SE），或侵及胃周脏器（SI）；T4a-SE：癌浸润接近浆膜表面或穿透浆膜暴露于腹腔；T4b-SI：癌侵及周围脏器。

这是基于近年研究发现胃癌浆膜受侵，脱落癌细胞（exfoliated cancer cell, ECC）（+）是影响胃癌腹膜转移与淋巴结转移的严重因素。然而术中肉眼判定癌是否穿破浆膜有时甚难。胃癌增殖生长方式（infiltrative, INF）有明显不同。癌灶浸润增殖与周围组织界限不清者（INFc，原写为INFγ）多为浸润型胃癌，术中肉眼多判定为SS，但病理学观察多数已达浆膜、ECC（+），预后明显不良。我们研究胃癌浆膜分型发现浸润型胃癌，绝大多数浆膜分为腱状型或多彩弥漫型，肉眼观浆膜完整无损，易判定为SS，扫描电镜低倍观浆膜仍完好，但高倍观浆膜已有缺损、脱落。实际上癌细胞已破坏浆膜，癌已暴露于腹腔[41]。第5版TNM分期把MP与SS均列入T2期；而SE与SI浆膜均被穿破却分别列为T3、T4。显然是对胃癌浆膜受侵严重性认识不足，未予正确区分，影响T分期的准确性。新TNM分期修改为T2仅MP、T3仅SS，把SE、SI合并为T4乃是适宜的。

2. N分期　NX：区域淋巴结转移不明；N0：区域淋巴结未发现转移；N1：区域淋巴结1～2枚转移；N2：区域淋巴结3～6枚转移；N3：区域淋巴结7枚以上转移。N3a：7～15枚转移；N3b：16枚以上转移。

N分期是一个更为复杂多变的问题。有解剖

学分站、分号法，与癌灶距离分站法。近年则用淋巴结计数分站。

我们研究胃癌淋巴结计量学发现UICC TNM第5版淋巴结计数分站法较第4版淋巴结距癌3.0cm分期法为佳。我们曾把转移淋巴结分为0、1～4、5～9、10枚以上；又把N1与1～4枚定为轻度转移，N2与≥5枚为严重转移，结果是D2淋巴结清除术后5年存活率0枚与1～4枚无差异，1～4枚与≥5枚有显著差异[42]。进一步研究早期胃癌淋巴结转移，结果是0/1～3枚与4～6枚有极显著差异[43]。用这些结果评价N分期，把转移淋巴结N1～3分为1～6、7～10、10枚以上，枚数跨度似嫌过大，不能准确反映病期、指导治疗和评估预后。

总之，新TNM分期把MP与SS分别定为T2、T3，把SE与SI合并为T4；把N1、N2枚数跨度缩小，更贴近胃癌生物学特性。

3. M分期　MX：区域淋巴结以外的转移不明；M0：区域淋巴结以外未发现转移；M1：区域淋巴结以外发现转移。

新TNM分期及治疗方法、适应证见表1-2。

（二）胃癌外科治疗更趋合理化

基于前述多年临床实践的检验，尤其近年来胃癌外科治疗多中心随机对照研究的结果，把胃癌外科治疗推向更为科学、合理的治疗阶段。略举要点如下。

1. 术前、术中要做好临床分期　只有认真确定分期才能克服外科治疗中的混乱状态。当前特别强调掌握新TNM分期法，这是合理治疗的前提。

2. 严格掌握外科治疗适应证　对Ⅳ期胃癌，如无梗阻、大出血、穿孔等严重并发症，一般应首选化疗及其他对症治疗。切忌术前不做认真分期，轻率地决定行剖腹探查术，术中不能做任何有益的外科治疗，结果对病人是有害无益的。

3. 正确决定非根治与根治切除的界限

（1）非根治手术分为减量手术与姑息手术。①减量手术（reduction surgery）：其目的是减少肿瘤量，以期延长存活时间。对不能切除的肝转移或腹膜转移（P1）病例，虽无出血、梗阻、疼痛等症状，施行适量的胃切除与淋巴结清除。不少文献报告可延长存活时间约为4～6个月，但无循证医学结果。减量手术＋化疗与化疗效果比较的研究工作正在进行中。②姑息手术（palliative surgery）：胃癌已不能切除，为了改善出血、梗阻等严重症状施行改道手术。此类手术能改善病人进食的生活质量，约为6～7月。进食＋化疗能否延长存活时间尚无明确结论。

（2）根治手术分为标准根治术、缩小手术与扩大根治术，适应证如下[40, 44]。①早期胃癌：适应缩小手术，行传统手术、腹腔镜手术或内镜黏膜（含黏膜下）切除，视病情、技术、设备条件而定。现阶段仍把后者列为临床研究项目。②Ⅱ、ⅢA期胃癌：行标准根治术，即胃切除2/3以上，淋巴结D2清除术。③ⅡB（T4或N3）、ⅢC期胃癌：行扩大切除术（联合脏器切除或D2以上清除）。扩大手术近年已做重新评价，应正确掌握新的适应证。当今的扩大手术比原始（1970－1980年）扩大手术的切除范围有缩小，适应证更限定[44]。

缩小原始切除范围手术根据解剖部位可分为：①上、中部胃癌胰脾区D2淋巴结清除术：原定为尾侧半胰＋脾切除术，现多数适应保胰、脾动脉＋脾切除术；②左上腹内脏全切除术：原定为切除10个脏器（全胃、横结肠及其系膜、胰体尾、脾、肝左叶、部分食管、部分膈肌、左肾、左肾上腺），现改为切除5个脏器（全胃、横结肠及其系膜、胰体尾、脾）。

限定适应证的手术有：①联合胰头十二指肠切除术：远侧胃癌侵及胰头十二指肠。早年缺乏严格的病理适应证，术后5年存活率为7%上下。近年选择病理（局限型，N2↓）适应证，术后5年存活率提高到20.0%～47%[32]；②No.16淋巴结清除术：近年限定适应证为No.16淋巴结转移（＋）3枚以下和微转移（＋），淋巴结清除数不得少于5枚，可获良效。

4. 根治手术应避免两种错误：不足治疗和过度治疗

（1）不足治疗：一种是胃切除不充分而致癌残留。如浅表广泛型与多发型早期胃癌我国发病率均较高，分别为12.5%～29.6%与10.0%[45]。术前未认真确定癌灶大小界限或仅注意主癌灶，忽略副癌灶，则会造成早期胃癌切缘癌残留或副

表1-2　新TNM分期与治疗方法

	N0	N1(1～2枚)	N2(3～6枚)	N3(7枚↑)	任何N M1
T1a-M	ⅠA EMR 胃切D1	ⅠB 胃切D1+No.8a、No.9 胃切D2(2.1cm↑)	ⅡA 胃切D2	ⅡB 胃切D2	Ⅳ
T1b-M	ⅠA 胃切D1 胃切D1+No.8a、9				
T2-MP	ⅠB 胃切D2	ⅡA 胃切D2 辅化	ⅡB 胃切D2 辅化	ⅢA 胃切D2 辅化	
T3-SS	ⅡA 胃切D2 辅化	ⅡB 胃切D2 辅化	ⅢA 胃切D2 辅化	ⅢB 胃切D2 辅化	
T4a-SE	ⅡB 胃切D2 辅化	ⅢA 胃切D2 辅化	ⅢB 胃切D2 辅化	ⅢC 胃切D2 辅化	
T4b-SI	ⅢB 胃切D2 联切 辅化	ⅢB 胃切D2 联切 辅化	ⅢC 胃切D2 联切 辅化	ⅢC 胃切D2 联切 辅化	
任何T M1	Ⅳ 化疗、姑息手术、放疗、对症				

胃切：胃切除；辅化：辅助化疗；联切：联合切除。

癌灶漏切。进展期上、中部胃癌上切缘残留癌占12.5%，尤其浸润型、大癌，切缘癌残留率更高；另一种是淋巴结清除不彻底。Ⅱ、ⅢA期胃癌是外科治疗的良好适应证。合理清除淋巴结甚为重要。如笔者所在医院报告[46]Ⅱ期胃癌术后5年存活率D1清除术较D2、D3清除术减少12.5%与15.4%，Ⅲ期减少13.4%与25.8%。对可根治切除的Ⅱ、Ⅲ期胃癌不行标准根治术，可降低5年存活率12.0%～25.0%。

（2）过度治疗：不分病期、不分癌肿类型行扩大切除很可能是"吃力不讨好"的错误手术，略举几种：①早期胃癌行扩大或超扩大根治术。胃癌外科治疗史中，Appleby手术和某些联合脏器切除术报道中均有早期胃癌，现阶段工作中仍有早期胃癌行扩大切除术。②腹膜转移（P1）或开腹后不做ECC检查，给ECC（+）病人行超扩大切除术。③胃周淋巴结不分区域淋巴结与远隔淋巴结（M1），如No.16a1、No.b2淋巴结转移（+）为远隔淋巴结转移，行扩大清除术，或行预防性No.16淋巴结清除术。④中、上部胃癌不分癌肿侵袭范围，均行D2式左侧半胰切除术；⑤其他非根治性胃癌施行规范的扩大根治术。

（三）胃癌综合治疗的确立

2000年前后胃癌化疗开发了几个新抗癌剂，如S-1、Taxane、Oxaliplatin、CPT-11等，让人看到了可喜的结果[47]，并应用于围术期，有助提高手术效果，确定了胃癌综合治疗的有益性。现着重推荐胃癌术后ACTS-GC (adjuvant chemotherapy trail of S1 for gastric cancer)辅助化疗方案并简述术前化疗动态。

1. 术后化疗　对于其适应证，首先要明确早期胃癌，T2N0胃癌均不必行术后辅助化疗。Ⅱ、Ⅲ期胃癌行根治切除术者均为术后辅助化疗适应证。

ACTS-GC研究[48]在日本从2001年始，有109个医院参加，病人为Ⅱ、Ⅲ期胃癌，行根治性R0、R1手术。仅手术组530例，手术＋S1组529例。化疗方法是术后6周内口服S1 80～120mg/d，连服4周，休2周，共1年。2007年发表3年存活率，前、后两组分别为70.1%与80.1%（*P*=0.003），且Ⅱ、ⅢA、ⅢB各期均显示辅助S1组为优。该化疗方案副作用甚轻。S1方案被认为是东亚人局部晚期胃癌D2手术后有效、安全的辅助疗法。日本已将此方案列入《胃癌治疗指南》，作为常规治疗方法。

术后化、放疗适应术后病理发现切断缘有癌残留或淋巴结清除不彻底者，可获得姑息治疗效果。

2. 术前新辅助化疗（neoadjuvant chemotherapy，NAC）NAC的前提是可行根治D2清除术的病例。确定分期甚为重要，一定要排除不必要化疗的早期胃癌，还要避免不能根治切除的晚期胃癌混杂其间。通常后一情况甚易发生。当今较为公认的适应证是Borrmann 4型和大的3型胃癌或胃周淋巴结转移严重的病例。

胃癌NAC方案正在积极进行研究，多数学者主张应用Cunningham等提出的EOX（表柔比星、奥沙利铂、卡培他滨）方案[49]。我国学者多以Folfox方案为主题进行胃癌的NAC研究，初步结果表明可明显提高根治切除率。日本JCOG0405研究组[50]寄希望于S1＋CDDP作为胃癌的NAC方案。

（陈峻青）

第二节 胃癌诊治新进展

目前，全球每年新发生胃癌病例近百万，死亡约80万。中国发生的胃癌占42%，因胃癌死亡的病例占35%。由于早期缺乏特异症状，临床诊断的病例绝大多数为中晚期，近年来随着诊断手段的进步，早期癌的发现呈增多趋势，随着新技术、新药的问世，循证医学、个体化治疗理念逐渐深入人心。

一、诊断技术

（一）胃癌术前分期

随着新药的临床应用，新辅助化疗已获得肯定的临床疗效，准确判断胃癌的临床分期对选择正确的治疗方案，尤其是判断新辅助化疗的疗效，决定手术时机至关重要。目前临床常用的检查手段包括内镜与内镜超声检查、气-钡双重X线对比造影、经腹超声检查、多层螺旋CT（MSCT）及3D CT成像技术（仿真内镜）和核磁共振成像（MRI）。随着CT技术的进步，64排甚至128排CT的广泛临床应用，配合相应的软件技术，3D消化道重建已经成为成熟的临床应用技术，该技术特别适用于因各种原因无法进行内镜检查的患者。MRI和MSCT对术前TNM分期判断的准确率分别为75%和79.2%，对早期胃癌的准确率分别为83.3%和66.7%，进展期胃癌分别为73.8%和80.9%。差异皆无统计学意义。MRI对淋巴结的诊断准确率仅为54.5%，敏感性和特异性分别为62.8%和69.2%。MSCT的敏感性和特异性分别为82.8%和76.9%，高于MRI，且具有统计学差异[51,52]。提高胃癌术前分期的准确率对胃癌的个体化治疗方案的实施意义重大，有望借此提高胃癌患者的远期疗效。

（二）早期胃癌前哨淋巴结检测技术

2009年6月在波兰召开的第8届国际胃癌大会上，来自日本的学者报告了术中快速检测前哨淋巴结微转移技术[53]。作者对比了普通HE染色、免疫组化及RT-PCR技术，结果发现对前哨淋巴结阴性病例，采取上述3种技术检出的微转移病例分别为8%、13%和36%。普通HE染色需要20min，采取RT-PCR方法仅需要40min即可获得诊断。该方法的临床应用对早期胃癌治疗方案的选择具有重大临床意义，真正实现了个体化治疗。为既往常规病例检查不能发现的存在微转移的患者带来长期生存的希望。

二、TNM 分 期

2008年8月19日，AJCC（美国抗癌协会）、UICC（国际抗癌联盟）和IGCA（国际胃癌协会）成员在纽约州水牛城召开了旨在修订胃癌分期及统一胃、食管癌标准的会议。这次会议的最大特点是第一次邀请了日本胃癌专家参与TNM分期的制定工作。这就意味着东西方关于胃癌治疗的历史分歧在循证医学原则下逐渐弥合。随后修订的第14版日本《胃癌处理规约》表明，胃癌的分期在世界范围内首次实现了UICC、AJCC和JCGC（日本胃癌协会）三大系统的统一，这对今后在世界范围内横向评价胃癌疗效提供了权威标准。对促进胃癌临床研究具有不可估量的作用。

新版 TNM 最重要的内容是将原来的 N 分期做了大幅度修订：将原来的 N1（1～6 个转移淋巴结）分解为 N1（1～2 个转移淋巴结）和 N2（3～6 个转移淋巴结）；原来的 N2（7～15 个）定义为新版的 N3a；原来的 N3（>15 个）定义为新版的 N3b。

第 81 届日本胃癌研究协会委员会于 2009 年 3 月 4 日在东京召开，本次会议修订的胃癌治疗规约具有里程碑性的意义，新的规约里首次将胃癌的 N 分期与 UICC 的 TNM 分期相统一。与 UICC-AJCC N 分期略有差别：日本新规约将 N3 规定为 7 个以上转移的淋巴结，囊括了 UICC-AJCC 的 N3a 和 N3b。该规约第 14 版英文版于 2010 年 3 月在日本正式出版[40]。

在上述两个分期系统尚未正式出版前，已经有学者遵循循证医学原则对其进行验证，在刚刚召开的第 8 届世界胃癌大会上，已经有不同的声音：来自日本的 Honda[54] 采取不同分期分析了 1362 例接受胃癌根治术并随访 10 年以上的病例，该组病例的平均淋巴结清扫数为 39 个，平均淋巴结转移数为 4 个。分别采用了现行 TNM 分期[55]、意大利和日本 Kodera[56] 的 N 转移率分期法以及新版 TNM 分期。通过 Wilcoxon 检验发现，前 3 种 N 分期法均能客观预测不同 N 分期患者的远期疗效，但是采用新版 TNM 分期时，N1 与 N2 之间未出现统计学差异。因此他们认为现行的 TNM N 分期可以很好地判断预后，没有必要进行更新，因为临床应该遵循简便实用的原则。另一组来自法国的资料[57] 也证实新的 N 分期未能达到明确指导患者预后的目的。

我们既往的研究显示现行的 TNM 和 JCGC N 分期均未能客观预测不同 N 分期患者的预后[58,59]，淋巴结转移率是预测患者预后的方法之一[60]。基于我们 395 例接受了胃癌根治术患者的预后分析表明，新版 JCGC N 分期在预测患者生存方面具有明显的优势，4 条曲线明显分离，各组间存在统计学差异（图 1-1，图 1-2）。看来随着新版 TNM 分期的问世，还需要大量的临床资料的验证，过早地对其临床应用价值下结论为时过早。

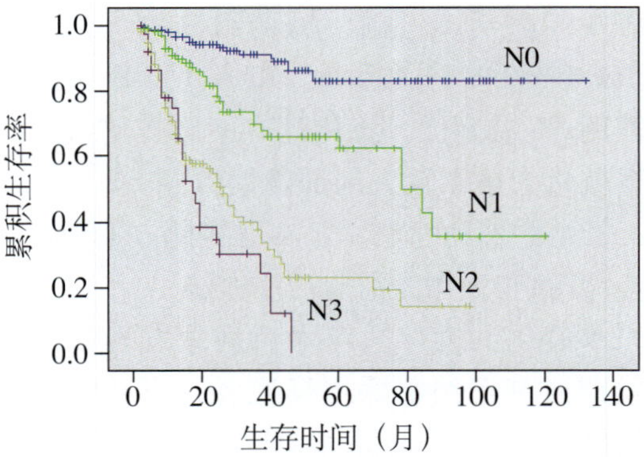

图1-1　现行JCGC N分期

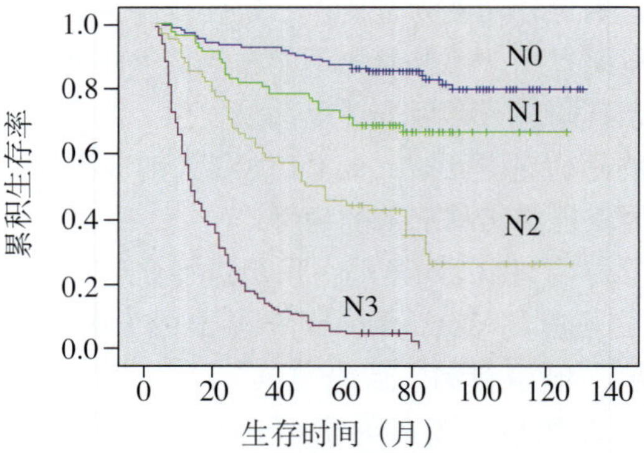

图1-2　新版 JCGC N分期

三、外科治疗技术

（一）早期胃癌的内镜黏膜下剥离术（endoscopic submucosal dissection, ESD）

胃癌外科治疗经历了早期的探索阶段、扩大根治阶段、理性化阶段及现今的个体化治疗阶段。随着早期胃癌病例的增多及术前分期准确性的不断提高，对早期病例采取缩小手术已成为肿瘤外科医生的共识。最新资料显示，日本及韩国早期胃癌的比例在逐年上升，已占到全部病例的 70% 左右。ESD 是近年来发展成熟的经内镜黏膜切除技术[61]。该技术最早在日本兴起，国内上海中山医院内镜中心已完成千余例（详见本书有关章节）。其关键技术要领是正确使用带有绝缘头的 IT 刀（insulation-tipped electrosurgical knife），其设计是在普通针形电刀末端加上一个绝缘的陶瓷球形帽，这样可以在操作中避免损伤黏膜下组织。

（二）腹腔镜胃癌根治术进展

1991 年 Kitano 完成首例胃大部切除手术以

来的十几年，随着设备的进步和临床经验的积累，腹腔镜胃癌手术的适应证在不断扩大，由开始的早期胃癌，发展到进展期病变，手术范围由力求达到标准根治术到扩大根治术（D2+ 腹主动脉旁淋巴结清扫）。目前已有较大宗的腹腔镜胃癌标准根治术的临床报道 [16, 62]，与开腹手术比较，腹腔镜手术更强调以活体解剖为基础 [63]。文献证实，只要掌握好适应证及完成了必要的学习曲线，腹腔镜胃癌根治术的并发症发生率、死亡率及患者的远期疗效与开放手术无统计学差异 [63]。随着技术的不断进步，医用机器人（达·芬奇系统）在胃癌根治术中的应用也提到日程中，其主要特点是术者完全不接触患者，完全实现了手柄操作，通过图像采集系统术者看到的术野是三维影像，灵巧设计的机械手可以完全表达术者的操作意图，同时还具备消除术者手颤的功能。韩国延世大学已完成一百余例。机器人的临床应用，为我们描述了全新的肿瘤外科治疗的远景。

（三）标准根治术与扩大根治术

随着 Sasako 主持的日本多中心临床研究（JCOG9501 研究）[64] 结果的发表，至少在东亚地区，D2 术已经被认为是胃癌的标准根治术。中国抗癌协会胃癌专业委员会通过中国胃癌临床协作组的形式，致力于在全国各大城市推广 D2，笔者作为专家组成员之一，做了一些工作 [65]。我们的数据表明 UICC 规定的 D2 清扫 15 个以上淋巴结有明确的临床意义 [66]。淋巴结清扫的数目是决定手术质量的金标准 [67]。但是临床实践中对胃周淋巴结清扫范围的探索并未就此结束，第 8 届世界胃癌大会上，来自意大利的 2 个肿瘤中心 [68] 报告了他们的胃癌治疗结果：截至 2008 年，其临床病例的 60% 均接受了 D2+ 根治术。淋巴结的平均清扫数达到 50 枚，手术死亡率为 2.1%。Takashi 等 [69] 通过研究发现，对于那些具有高度淋巴结转移可能的特殊部位的病例，选择性进行腹主动脉旁淋巴结清扫不失为进展期胃癌的治疗策略之一。詹文华报道 D2+ 亦使 No.16 淋巴结转移数 3 枚以下患者受益 [70]。现在已进入到循证医学和个体化治疗阶段，所有的临床标准都是动态的不断完善的过程，只有如此才能达到使患者最大程度获益的目的 [71]。

（四）胃癌标准根治术的新标准

随着第 14 版日本胃癌治疗规约的制定，由日本学者最先倡导，并为绝大多数临床医师接受的标准胃癌根治术也做了相应的调整。由于既往大量临床研究显示 No.7 淋巴结具有极高的转移频率，因此在新标准里将其纳入 D1 清扫范围。而全胃切除及近端胃癌根治术强调清扫 No.10 淋巴结的重要性，一般主张采取保留胰腺的脾切除以达到彻底清扫淋巴结的目的。但是，有经验的中心或医师主张采取保留脾的 No.10 淋巴结清扫。张常华 [72] 报道，保留脾，游离脾与胰体尾清扫 No.10，No.11 淋巴结行之有效，对于贲门胃底癌，保留脾不但能减少手术并发症，更能够大幅提高患者的 5 年生存率（38.7% *vs.* 16.9%，$P<0.01$）。唯有Ⅲ、Ⅳ期病变伴有脾浸润时可以合并脾切除。

（五）全网膜囊切除的循证医学证据

标准胃癌根治术包括将大网膜、横结肠系膜前叶以及胰腺被膜完整切除，上述切除范围被定义为全网膜囊切除。虽然规定如此，由于缺乏循证医学依据，因此一直为临床争议的话题。笔者在 MD Anderson 肿瘤中心参观时与有关教授探讨过相关话题，他们不主张常规切除大网膜、横结肠前叶及胰腺被膜。其根据就是没有循证医学证据。第 8 届世界胃癌大会上，来自日本的有 10 个肿瘤中心参加的临床研究 [73] 得出了初步的结论：3 年的随访结果发现全网膜囊切除有提高患者总生存率（OS 86% *vs.* 79%）及无病生存率（RFS 76% *vs.* 73%）的趋势。虽然未有统计学意义（P=0.36），但是相信 2012 年最终会得出客观的结论。

四、化　　疗

发表于新英格兰医学杂志的 ACTS-GC 研究首次证明了 S1 辅助化疗能够提高接受了标准胃癌根治术患者的远期生存率 [48]。新版日本胃癌治疗规约最大的特点是，根据循证医学的原则，鉴于 SPIRITS、JCOG9912 以及 GC0302/TOP-002 三个重要的随机临床试验结果 [74-76]，从而明确了 S1 在胃癌化疗中的主导地位：Ⅱa～Ⅲb 期患者根治术后建议采取 S1 辅助化疗；对于初治的进展期病例，S1 + CDDP

对延长患者生存效果明显。国内进行的SC101研究也证实SP（S1 + CDDP）方案可以使患者最大受益，因此SP方案有可能成为中国晚期胃癌患者的标准治疗方案[77]。虽然如此，由Ajani主持的入组超过1000例非亚裔进展期胃癌患者的FLAGS临床试验[78]，未能重复上述结果。最可能的原因是，试验方案中CDDP和S1采取的剂量均明显低于在日本进行的临床试验。

在第8届世界胃癌大会上，Kawasaki等[79]报告了以S1为基础的新辅助化疗对N2/N3进展期胃癌的疗效，该研究采用了3种含S1的不同化疗方案：A：S1 + CDDP；B：S1 + TXT；C：S1 + CPT-11。结果显示全组14例，与治疗前比较，化疗后的降期率为69%（9/13），其中2例ⅢB期病例获得了病理完全缓解（pCR）。

2009年ASCO报道了EORTC40954研究结果[80]。144例局部晚期胃癌和贲门癌患者随机分为单纯手术组或术前2个周期ELP（5-Fu + 亚叶酸钙 + CDDP）化疗组。随访4.4年的结果显示，两组的OS（*P*=0.466）和疾病进展时间（*P*=0.065）无显著性差异，研究提前终止。但是两组的根治性切除率有显著差异（81.9% *vs.* 66.7%），*P*=0.36），部分重复了MAGIC临床试验的结论，即新辅助化疗可以提高根治性手术切除率。总之，新辅助化疗是非常有前途的胃癌综合治疗手段之一[81]。

五、分子靶向治疗

来自德国AIO多中心Ⅱ期临床研究验证了西妥昔单抗联合IF（5-Fu + CPT-11）化疗耐受良好，已经观察到令人欣慰的数据，Ⅲ期临床研究正在进行中[82]。另一组纽约大学肿瘤所[83]进行的西妥昔单抗联合CPT-11/CDDP新辅助化疗治疗胃癌的结果显示，21例中的18例完成了新辅助化疗，14例获得R0手术，8例降期。该方案诱导原发瘤获得良好的病理学缓解。与大肠癌不同，进展期胃癌的K-ras与B-raf的突变率更低，与靶向治疗的疗效之间无相关性。

2009年ASCO首次报道了ToGA试验的结果[84]，这是一项包括24个国家的130所医院参加的国际多中心临床研究。入组标准为不能手术的局部晚期/转移性胃癌和胃食管结合部癌，要求Her-2（+）[IHC3（+），或FISH（+）]。3807个候选病例中810例Her-2（+），阳性率为22.1%。其中的584例符合入组标准，按1 ∶ 1随机分为治疗组和对照组。治疗组给予5-Fu或卡培他滨 + CDDP + 曲妥珠单抗，曲妥珠单抗首剂8mg/kg，随后6mg/kg，q3w至疾病进展；对照组接受单纯化疗。结果显示治疗组可以使患者的OS延长2.7个月（13.8个月 *vs.* 11.1个月，HR=0.74，*P*=0.0046），死亡风险下降26%。亚组分析发现，Her-2（+）高表达的病例［IHC2（+），FISH3（+）］可以获得更大的临床收益：OS延长至16个月（HR=0.65）。未发现治疗组新的或非预期毒性。该研究设计严谨，结果可信，成为胃癌靶向治疗的重大突破。但是其局限在于仅适用于约20%的胃癌病例，我们自己的研究表明胃癌Her-2（+）病例低于20%[85]，因此胃癌的靶向治疗只能说才露曙光，还要继续寻找新的靶点，相信在可以预期的未来还有相当长的路途。

（梁寒）

参考文献

[1] Lahey FH. Total gastrectomy for all patients with operable cancer of the stomach. Surg Gynec & Obst, 1950, 90:246-248.

[2] McNeer, GH, Vandenberg, FY, Donn, et al. A critical evaluation of subtotal gastrectomy for the care of cancer of the stomach. Ann Surg, 1951, 134(1):2-7.

[3] 顾慢时，吴善芳. 全胃切除术治疗胃癌. 中华外科杂志, 1953, 6(1):437-445.

[4] Brunschwig A. Pancreato-total gastrectomy & splenectomy for advanced carcinoma of the stomach. Cancer, 1948, 1(3):427-430.

[5] 傅培彬，林言箴，张圣道，等. 从淋巴结继发癌考虑扩大胃癌根治手术的范围. 中华外科杂志, 1965, 13(7):617-620.

[6] Marshall SF. Total versus radical partial resection for cancer of the stomach. Surg Gynec & Obst, 1957, 104(4):497-498.

[7] 陈峻青，张文范，张荫昌. 胃癌的外科治疗. 中华外科杂志, 1964, 12(7):650-654.

[8] Kirschner PA, Garlok JH. An appraisal of surgical treatment of gastric malignancy. Ann Surg, 1953, 138(1):1-6.

[9] Rush BF, Brown MW, Lavitch MM. Total gastrectomy: an evaluation of its use in the treatment of gastric cancer. Cancer, 1960, 13(5):643-648.

[10] 磨伊正义, 渡辺美智夫, 表和彦, 他. 胃癌治疗の现况と将来（外科治疗）. 胃と肠, 2005, 40(1):84-85.

[11] 笹子三津留, 佐野武, 片井均, 他. 胃癌手术ここ30年の变遷. 手術, 2006, 60(10):1443-1449.

[12] 陈峻青. 胃癌外科治疗的术式选择与评价. 中华医学杂志, 2004, 84(24):2057-2059.

[13] 日本胃癌学会. 胃癌治療ガイドライン（医师用）. 東京: 日本胃癌学会, 2001:9-10.

[14] 内视镜外科手术に関するアンケート调查——第六回集计报告. 日镜外会志, 2002, 7:479-567.

[15] 磨伊正义, 渡辺美智夫, 表和彦, 他. 胃癌治疗の现况と将来（外科治疗）. 胃と肠, 2005, 40(1):89-90.

[16] 余佩武, 王自强, 钱锋, 等. 腹腔镜辅助胃癌根治术105例. 中华外科杂志, 2006, 44(19):1303-1306.

[17] 横井千寿, 齐藤大三. 内视镜下粘膜切除术（EMR/ESD）の手技. 外科治疗, 2005, 93(5):496-501.

[18] Takekoshi T, Babay, Ota H, et al. Endoscopic resection of early gastric carcinoma: results of analysis 308 cases. Endoscopy, 1994, 26(5):352-358.

[19] Gotoda T, Kond H, et al. A new endoscpic mucosal resection (EMR) procedure using an insulationtipped diathermic (IT) knife for rectal flat Lesions. Gastrointest Endosc, 1999, 50(6):560-563.

[20] Oda I, Satto D, Tada M, et al. A multicenter retrospective study of endoscopic resection for early gastric cancer. Gastric Cancer, 2006, 9:262-270.

[21] 姚庆礼, 钟荟诗, 周平红. 内镜粘膜下剥离术在早期胃癌治疗中的应月 //第二届胃肠肿瘤学术研讨会暨胃癌高级培训班专家论文集. 广州: 广东省医学会, 2009:77-82.

[22] 大橋一郎, 高木国夫, 小西敏郎, 他. 胃癌の大動脈周囲のリンパ節転移陽性の5年生存例について. 日外消会誌, 1976, 9(2):112-116.

[23] Nishi M. Gastric cancer surgery based on clinico-pathological features. Tokyo: Nakayama Cancer Institute, 1994:36-40.

[24] Inada T, Ogata Y, Kikuyama. Indication and prognosis of para-aortic lymph node dissection of gastric cancer // 3rd International Gastric Cancer Congress. 3rd International Gastric Cancer Congress Abstract Book. Seoul: International Gastric Cancer Association, 1999:525-530.

[25] 詹文华, 韩方海, 何裕隆, 等. 进展期胃癌腹主动脉旁淋巴结转移规律及其清扫对临床结局的影响. 中华胃肠外科杂志, 2006, 9(1):17-22.

[26] 大橋一郎, 高橋知之, 太田博俊, 他. 胃癌に対する拡大手術. 外科治療, 1985, 52(2):176-180.

[27] 笹子三津留, 衞藤刚, 阪真, 他. 食道浸润胃癌の手術術式——左开胸开腹アプローチ. 消化器外科, 2002, 25(2):175-180.

[28] 大山繁和, 天罔望, 永野秀树, 他. 临床病理からみた食道浸润胃癌の予後因子. 消化器外科, 2002, 25(2):145-152.

[29] Appleby LH. The celiac axis in the expansion of the operation for gastric carcinoma. Cancer, 1953, 6:704-707.

[30] 丸山雄二, 和田达雄. Appleby手术. 见城所仂监修. 胃癌の临床, 东京: へるす, 1983, 537-558.

[31] 丸山圭一, 北罔久三, 平田克治, 他. リンパ節郭清のための脏器合併切除の意义. 消化器外科, 1984, 7(10):1509-1515.

[32] 李凯, 王振宁, 徐惠绵. 根治性胃上部癌脾及胰体尾切除预后的多因素分析 // 中华医学会第五次全国肿瘤中青年学术会议论文汇编. 兰州: 中华医学会, 2007:75-80.

[33] Sasako M, Mudan S, Katai H, et al. Pancteaticoduodenectomy for advanced gastric cancer. Gastric cancer, 2005, 8(1):1-5.

[34] Sasako M, Sano T, Yamamoto S, et al. D2 lymphadenectomy alone or with para-aortic nodal dissection for gastric cancer. N Engl J Med, 2008, 359(5):453-462.

[35] 梨本篤, 薮崎裕, 中山悟. JCOG9501の结果を踏まぇた胃癌進行胃癌の手術治療. 外科治療, 2007, 95(4):370-381.

[36] Sasako M, Sano T, yamanoto S, et al. Left choracoabdominal approach versus abdominal-transhiatal approach for gastric cancer of the cardia or subcardia: a randomized controlled trial. Lancet oncol. 2006, 7(8):644-651.

[37] 陈峻青. 正确选择胃癌胃切除的重建术. 中华胃肠外科杂志, 2001, 4(1):5-6.

[38] 古河洋, 今村博司, 岸本明乃, 他. 他臓器切除の適応と手技. 手術, 2008, 62(5):593-597.

[39] 第81回日本胃癌学会総会. 胃癌取扱い規約. 14版 . 東京: ファッションタウン, 2009:1-17.

[40] 日本胃癌学会. Janapese classification of gastric carcinoma. 14th ed. 东京: 金原出版株式会社, 2010.

[41] 陈峻青, 齐春莲, 单吉贤, 等. 胃癌浆膜的分型及其意义. 中华医学杂志, 1986, 66(12):736-738.

[42] Chen JQ, Zhang WF, Wang SB , et al. Some problems in the surgical treatment of gastric cancer. Chin J Cancer Res, 1991, 3:45-52.

[43] Huang BJ, Zheng XY, Wang ZN, et al. Prognostic significance of the number of metastatic lymph nodes : is UICC/TNM node classification perfectly suitable for early gastric cancer? Ann Surg Oncol, 2009, 16(1):61-67.

[44] 陈峻青, 夏志平. 胃肠癌手术学. 2版. 北京: 人民卫生出版社, 2008:3-6.

[45] 张文范, 张荫昌, 陈峻青. 胃癌. 2版. 上海: 上海科学技术出版社, 2001:84-89.

[46] 陈峻青, 王舒宝, 齐春莲, 等. 对胃癌手术中不同淋巴结清除术的合理评价. 中华医学杂志, 1995, 75(2):110-113.

[47] 陈峻青. 胃癌综合治疗的新理念与新认识. 中华外科杂志, 2009, 47(17):1281-1284.

[48] Sakuramoto S, Sasako M, Yamaguchi T, et al. Adjuvant chemotherapy for gastric cancer with S-1, an oral fluoropyrimidine. N Engl J Med, 2007, 357(18):1810-1820.

[49] Cunningham D, Allum WH, Stenning SP, et al. Perioperative chemotherapy versus surgery alone for respectable gastroesophageal cancer. N Engl J Med, 2006, 355(1):11-20.

[50] Koizumi W, Narahara H, Hara T, et al. S-1 plus cisplatin versus S-1 alone for first-line treatment of advanced gastric cancer(spirits trial): a phase Ⅲ trail. Lancet Oncol, 2008, 9(3):215-221.

[51] 张晓鹏. 胃肠道CT诊断学. 沈阳: 辽宁科学技术出版社, 2001.

[52] 唐磊, 张晓鹏, 孙应实, 等. 胃癌淋巴结转移诊断指标与病理N分期对照研究. 中华胃肠外科杂志, 2008,11(6):529-532.

[53] Natsugoe S, Uenosono Y, Hokita S, et al. Identification of micrometastases in sentinel nodes using immuno-histochemical staining and RT-PCT for gastric cancer. // International Gastric Cancer Association. 8th International Gastric Cancer Congress Abstract Book. Krakow: International Gastric Cancer Association, 2009:6.

[54] Ichiro H. Which lymph nodes classification is better for daily use, TNM or N-ratio // International Gastric Cancer Association. 8th International Gastric Cancer Congress Abstract Book. Krakow: International Gastric

Cancer Association , 2009:159.

[55] Wittekind C, Greene FL, Hutter RVP, et al. TNM Atlas. 5th ed. Berlin: Springer, 2004.

[56] Kodera Y, Yamamura Y, Shimizu Y, et al. Lymph node status assessment for gastric cancer: is the number of metastatic lymph nodes really practical as a parameter for N categories in the TNM Classification ? Tumor Node Metastasis. J Surg Oncol, 1998, 69:15.

[57] Bollschweiler E, Monig S,Schulte C, et al. TNM-Classification 2009: The prognostic relevance of the new pN-category in gastric cancer // International Gastric Cancer Association. 8th International Gastric Cancer Congress Abstract Book. Krakow: International Gastric Cancer Association, 2009:54.

[58] 潘源, 梁寒, 薛强, 等. 国际抗癌联盟和日本胃癌协会胃癌淋巴结分期法与国人胃癌患者预后相关性比较. 中华肿瘤杂志, 2008, 39(5):376-380.

[59] Deng JY, Liang H, Dan Sun, et al. The most appropriate category of metastatic lymph nodes to evaluate overall survival of gastric cancer following curative resection. J Surg Oncol, 2008, 98:343-348.

[60] 王晓娜, 梁寒. 淋巴结转移率对胃癌患者预后的影响. 中华胃肠外科杂志, 2008, 23(6):411-415.

[61] Hitomi G, Watanabe H, Tominaga K, et al. Endoscpoic submucosal dissection in 100 lesions with early gastric cancer. Hepatogastroenterology, 2009, 56(89):254-260.

[62] 张策, 余江, 王亚楠, 等. 胰腺和胰周间隙的活体解剖学特点及其对腹腔镜远端胃癌D2切除的启示. 中华胃肠外科杂志, 2009,12(2):117-120.

[63] 王学军, 梁寒. 腹腔镜在胃癌根治术的应用进展. 中国现代手术学杂志, 2007,11(1):56-58.

[64] Sasako M, Sano T, Yamamoto S, et al. The Gastric Cancer Surgical Study Group of the Japan Clinical Oncology Group (JCOG). Randomized phase III trial of standard D2 versus D2+para-aortic lymph node (PAN) dissection (D) for clinically M0 advanced gastric cancer: JCOG 9501. N Enlg J Med, 2008, 359(5):453-462.

[65] 梁寒. 胃癌淋巴结清扫 // 郝希山. 肿瘤手术学. 北京: 人民卫生出版社, 2008:641-658.

[66] 梁寒, 薛强, 张汝鹏, 等. 胃癌D2淋巴结清扫数目与预后的关系. 中华胃肠外科杂志, 2007,10(6):528-530.

[67] 倪姗姗, 梁寒. 淋巴结清扫在胃癌手术中的意义. 国际肿瘤学杂志, 2008, 35(3):206-209.

[68] Pedrazzani C, Marrelli D, Di Leo A, et al. Super-extended (D3) lymphadenectomy in advanced gastric cancer. Results from two Italian centers // International Gastric Cancer Association. 8th International Gastric Cancer Congress Abstract Book. Krakow: International Gastric Cancer Association, 2009:4.

[69] Fujimura T, Nakamura K, Oyama K. et al. Selective para-aoritic lymph node dissecton for advanced gastric cancer // International Gastric Cancer Association. 8th International Gastric Cancer Congress Abstract Book. Krakow: International Gastric Cancer Association, 2009:3.

[70] 詹文华, 韩方海, 何裕隆, 等. 进展期胃癌腹主动脉旁淋巴结清扫的意义. 中华胃肠外科杂志, 2006, 9(1):17-22.

[71] 刘宁, 梁寒. 胃癌扩大切除术的现状. 中华胃肠外科杂志, 2006, 9(1):84-86.

[72] 张常华, 何裕隆, 詹文华, 等. 胃底贲门癌根治术中保留脾脏对预后的影响. 中华胃肠外科杂志, 2007, 10(6):531-534.

[73] Fujita J, Fujiwara Y, Takiguchi S, et al. Randomized controlled trial to evaluate omental bursectomy in T2/T3 gastric

cancer surgery: Results of interim analysis // International Gastric Cancer Association. 8th International Gastric Cancer Congress Abstract Book. Krakow: International Gastric Cancer Association, 2009:41.

[74] Koizumi W, Takagi K, Miyashita T, et al. Randomized phase III study of S-1 alone versus S-1+cisplatin in the treatment of advanced gastric cancer (The SPIRITS trial). Lancet Oncol, 2008, 9(3):215-221.

[75] Boku N, Yamamoto S, Shirao K, et al. Randomized phase III study of 5-fluorouracil (5-FU) alone versus combination of irinotecan and cisplatin (CP) versus S-1 alone in advanced gastric cancer (JCOG9912). J of Clin Oncol, 2007 ASCO Annual Meeting Proceedings Part I, 2007, 25(18s):4093.

[76] Sugimoto N, Narahara H, Sakai D, The effectiveness of S-1 based sequential chemotherapy as second line treatment for advanced/ recurrent gastric cancer. Gan To Kagaku Ryoho, 2009, 36(3):417-424.

[77] Jin M, LuH, Li J, et al. Randomized 3-armed phase III study of S-1 monotherapy versus S-1/CDDP (SP) in patients(pts) with advanced gastric cancer (AGC): SC101. J Clin Oncol, 2008, 26(15s):4533.

[78] Ajani JA, RodriquezW, BodokyG, et al. Multicenter phase 3 comparison of cisplatin/ s-1(CS) with cisplatin/5-Fu(CF) as frist-line therapy in patients with advanced gastric cancer (FLAGS). 2009 Gastrointestinal Cancers Symposium Abstract 4511. J Clin Oncol, 2009, 27(15s):4511.

[79] Kawasaki H, Shibats S, Wajima N et al. S-1 based Neoadjuvant Chemotherapy in N3/bulky N2 Advanced Gastric Cancer // International Gastric Cancer Association. 8th International Gastric Cancer Congress Abstract Book. Krakow: International Gastric Cancer Association, 2009:11.

[80] Schuhmacher C, Shlag P, Lordick F, et al. Neoadjuvant chemotherapy versus surgery alone for local advanced adenocarcinoma of the stomach and cardia: Randomized EORTC phase III trial#40954. ASCO 2009 abstract 4510. J Clin Oncol, 2009, 27(15s):4510.

[81] 刘宁，梁寒，郝希山，等. 进展期胃癌新辅助化疗的现状. 中国肿瘤临床，2008，35(17):1018-1020.

[82] Kanzler S, Trarbach T, Seufferlein S, et al. Cetuximab with irinotecan/folinic acid/5-FU as first-line treatment in advanced gastric cancer: A nonrandomized multicenter AIO phase II study. ASCO 2009 abstract 4534. J Clin Oncol, 2009, 27(15s):4534.

[83] Ma, HY, Ryan T, Newman E, et al. Neoadjuvant therapy of gastric cancer with irinotecan, cisplatin, and cetuximab followed by surgical resection and adjuvant chemoradiation. 2009 Gastrointestinal Cancers Symposium Abstract. http://www.asco.org/ASCOv2/Meetings/Abstracts?&vmview=abst_detail_view&confID=63&abstractID=10385.

[84] Cutsem EV, Kang YK, Chung HC, et al. Efficacy results from the ToGA trial: A phase III study of trastuzumab added to standard chemotherapy (CT) in frist-line human epidermal growth factor receptor 2 (HER2)-positive advanced gastric cnacer (GC). J Clin Oncol, 2009, 27(18s):4509.

[85] 王晓娜, 付莉, 梁寒, 等. 荧光原位杂交检测胃癌组织中HER2/neu基因扩增及其意义. 中华普通外科杂志, 2009, 24(4):341-342.

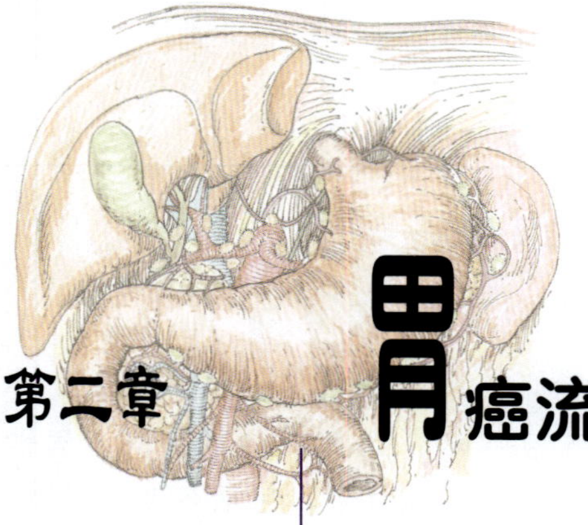

第二章 胃癌流行病学

宋方方
陈可欣

胃癌是世界范围内最常见的恶性肿瘤之一，据世界卫生组织国际癌症研究中心（the International Agency for Research on Cancer，IARC）的最新统计，全球每年新发胃癌 93 万例，占所有新发癌症病例的 8.6%，仅次于肺癌、乳腺癌和肠癌之后，居第 4 位。每年约有 70 万人因胃癌死亡，居癌症死因的第 2 位。胃癌的发生有一定的地域性，全球范围内以东亚、西欧和部分中美及南美国家发病率最高，而西亚、非洲与中南美洲西部国家多属低发区。几乎 2/3 的胃癌病例出现在发展中国家，而仅中国就占到了 42%[1]。2008 年中国肿瘤登记年报显示，胃癌是我国肿瘤登记地区 2005 年最常见的消化道肿瘤，发病率为 32.23/10 万，同期胃癌的死亡率为 23.90/10 万，占恶性肿瘤死亡率的第三位[2]。根据统计数据显示，世界范围内胃癌的发病率有不同程度的降低（主要是工业化国家），但它仍是因癌症而死亡的第二大原因[1]。由此可见，胃癌已严重影响到我国及世界人民的生命健康，严重影响了人类的生存质量和期望寿命，造成人力和社会资源的损耗，还给患者及其家庭带来不可估量的精神损失。因此，胃癌的防治已成为目前医学工作之重点，胃癌流行病学将在此领域发挥它应有的作用。本章将主要针对胃癌流行病学进行讲述，同时涉及病因学、病理诊断及分期、治疗策略、预后等方面，分析胃癌的东西方差异及原因，对指导临床扬长避短，改善我国胃癌病人预后有重要意义。

第一节　胃癌的流行病学特征

一、时间趋势

过去半个多世纪里，随着社会经济的发展和饮食居住条件的改善，世界上大部分国家与地区的胃癌发病率和死亡率均呈下降趋势，西方发达国家尤为显著[1]。2002 年全球的男性和女性胃癌发病率分别为 22.0/10 万和 10.3/10 万，较 1985 年降低了 15%。胃癌发病及死亡率较高的国家开始下降一般较晚，但一旦开始下降则表现十分明显。

日本是全球胃癌发病率和死亡率最高的国家，近年来尽管其新发病例数仍有增加，但胃癌的发病率和死亡率都呈现出平稳下降的趋势[3]。在澳大利亚，男性胃癌的死亡率从 1950 年的 25.9/10 万下降至 1994 年的 6.7/10 万。与全球下降趋势相反的是西方一些发达国家的贲门部胃腺癌发病率表现出快速上升的势头。根据美国九个地区的胃癌发病率资料显示，1976–1987 年贲门部胃腺癌发病率在白人男性中每年增加约 4.3%，白人女性增加 4.1%，黑人男性增加 3.6 %，黑人女性增加 5.6%[4]。

我国胃癌的发病率也呈下降趋势，如北京市 1982–1997 年的胃癌发病率呈现下降趋势（男性下降24.2%，女性下降49.0%）[5]；上海市区男性胃癌发病率在1972–1999年间从62/10万下降至35.8/10万，女性则从23.9/10万下降至17.5/10万[6]；天津市男性胃癌标化发病率2002年比1981年下降22.07/10万，女性下降了9.90/10万[7]（图2-1）；而1970–1999年广东中山市[8]和1972–2000年江苏启东[9]的胃癌发病率无明显下降趋势。其原因可能与各地区的经济条件、饮食习惯、医疗与文化水平有关。国内20世纪70年代和90年代两次死因调查对比结果显示，中国胃癌死亡率总的呈上升趋势，从1973–1975年到1990–1992年，全国胃癌男性标化死亡率由27.1/10万上升到30.1/10万，上升了11.0%；女性由13.0/10万上升到13.8/10万，上升了6.3%[10]。但在北京、上海和天津等城市，胃癌的死亡率均有所下降，如天津市1989–2002年胃癌标化死亡率年均下降速度较快，女性为4.60%，而男性下降速度达到年均5.36%[7]（图2-2）。

二、地区分布

胃癌呈现明显的地区分布差异，高发、低发区发病率相差接近10倍。高发地区（男性年龄标化发病率>20/10万）包括东亚（日本、中国）、东欧和中南部美洲的大部分地区；南亚、北非和东非、北美、澳大利亚和新西兰发病率较低（男性年龄标化发病率<10/10万）[1]（图2-3）。女性胃癌发病率的地区分布与男性类似。值得注意的是，虽然非洲女性胃癌的发病率很低，但中非地区的发病率则接近于东欧地区（12.6/10万）。胃癌发病率地区分布的差异绝大部分可归因于非贲门部胃癌的发病率差异，而贲门癌发病率的地区分布较一致。如日本大阪的男性胃癌病例中贲门癌仅占4%，而美国白人则占39%左右[11]。

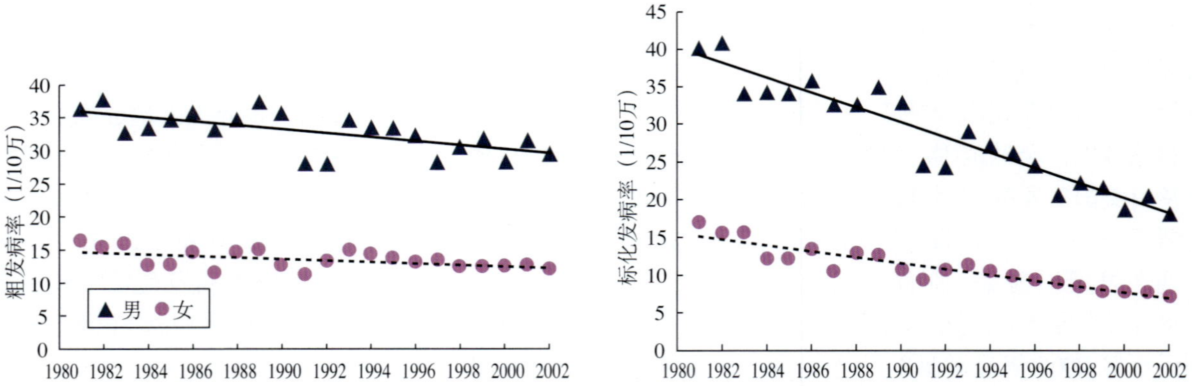

图2-1 1981–2002年天津市胃癌粗发病率及标化发病率

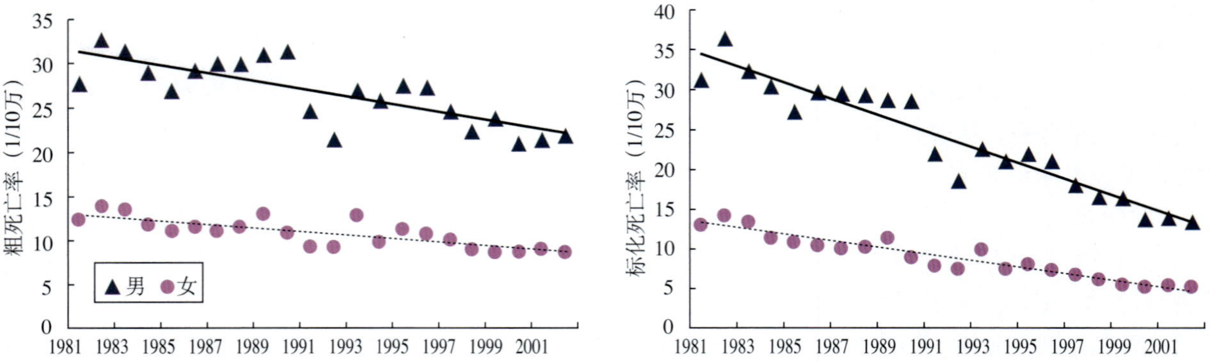

图2-2 1981–2002年天津市胃癌粗死亡率及标化死亡率

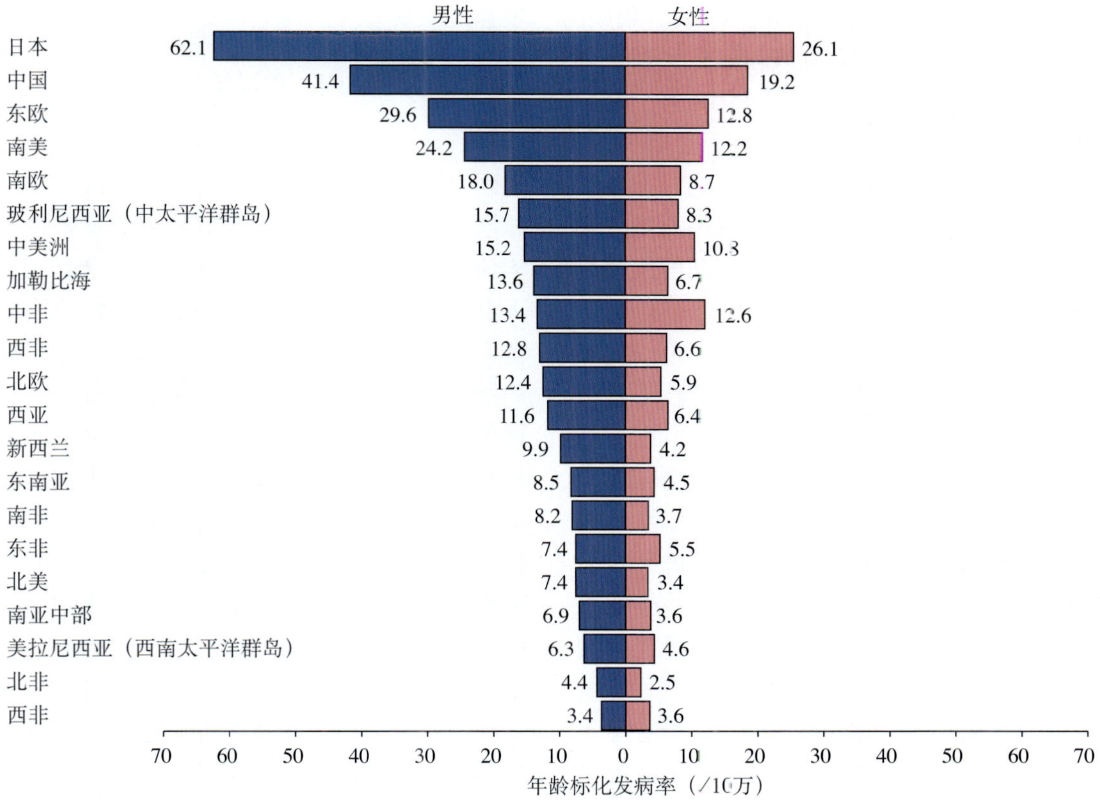

图 2-3 胃癌年龄标化发病率

日本是胃癌的高发国家，可能与高盐饮食密切相关；巴西和哥伦比亚等其他南美国家的高发病率可能与这些地区社会经济发展水平较低所引起的幽门螺杆菌的早期感染有关；而同等社会经济水平条件下，大部分非洲国家的低发病率则可能归功于植物性膳食的大量摄入。日本胃癌患者的生存率相对较好（52%），这与其自 20 世纪 60 年代开始施行荧光 X 线摄像群体筛查有关；北美地区胃癌患者的生存率也相对较高（40%），这与开展胃部异常早期筛查所进行的大量胃部内镜检查有关 [1]。

我国胃癌分布广泛，其发病率和死亡率有明显的地区差异，且有地理相对集中趋势。以西北地区的青海、宁夏、甘肃三省（区）最高，其次为东南沿海的江苏、浙江、福建、上海等省（市），而南部的云南、贵州、广东、广西等省（区）最低。

据 IARC 资料，胃癌发病率和死亡率的城乡间差别无固定规律。2008 年中国肿瘤登记年报显示全国肿瘤登记地区城市胃癌的发病率和死亡率均比农村约低 50% 左右 [2]。

三、人 群 分 布

胃癌发病率和死亡率存在年龄、性别和种族差异。随年龄增加，发病率和死亡率也随之增加，发病率在 50 ~ 70 岁达到高峰，随后快速下降，30 岁以下的病例极为罕见。据 2008 年中国肿瘤登记年报胃癌死亡率资料显示，30 岁前胃癌死亡病例很少，40 岁后因胃癌死亡明显增加，以后随年龄增长死亡率亦上升 [2]。

男女性别间胃癌发病率和死亡率男性高于女性，但比值大小各地区有差异。我国按累积发病率和死亡率计算男性约为女性的 2 倍。男性中以非贲门部胃癌较常见，男女性别比约 2 : 1。贲门部胃癌有更高的男女性别比，在美国白人中这一比例接近 6 : 1[11]。

在同一国家中不同种族的胃癌发病率不同。美国黑人的胃癌发病率高于白人。在夏威夷居住的夏威夷人、白人、中国人、菲律宾人及日本人胃癌发病率不同。我国是一个多民族的国家，各民族间生活习惯、居住环境和劳动条件等差别很大。将不同民族集居地的调整死亡率进行比较，明显高于全国水平的有哈萨克族、回族、藏族、朝鲜族和蒙古族。尤以哈萨克族和回族为高，调整死亡率分别为 38.73/10 万和 37.65/10 万，其中男性高达 48.26/10 万及 50.65/10 万。而维吾尔族、彝族和苗族又明显低于上述各民族，尤以苗族为低。在同一地区居住的民族间胃癌死亡率的差异亦有显著意义，如吉林省延吉市朝鲜族明显高于汉族。

胃癌危险性的增高与某些职业有关，如煤矿工、从事非铁金属工作的工人、翻砂工、锻工、煤气工人及暴露于矽尘的工人 [12]。在前瞻性研究中观察到胃癌调整死亡率较高的职业有：矿工及采石工、交通运输工、服务工和书写工。上海分析了 1973–1977 年工交财贸系统男性胃癌死亡职工 4936 例的工种，占前 6 位的是木工、炊事员、司炉工、财会人员、司机、油漆工 [13]。此外，从接触石油制品工厂工人的调查中发现，应用原油、柴油、煤焦、酒精等工种的 1975–1979 年调整发病率均高于上海市平均发病率 1.7 倍。内蒙古昭盟地区牧民胃癌调整死亡率男性为 50.08/10 万，占总癌症死亡的 39.40%，女性为 25.51/10 万（24.20%），显著高于当地农民。

四、移民流行病学

移民流行病学（migrant epidemiology）是通过观察某种疾病在移民人群、移居国当地人群及原居住国人群的疾病发病率或死亡率差别，以探索该病发生与遗传和环境的关系。它是利用移民人群研究疾病的分布，从而找出疾病原因的一种研究方法，是地区、人群、时间分布综合描述疾病的一个典型实例。已用于肿瘤、慢性病和一些遗传病的病因研究中。若环境因素是引起发病率和死亡率差别的主要原因，则移民中该病的发病率及死亡率与原居住地人群不同，而与移居地居民人群的发病率和死亡率接近。若遗传因素起主要作用，则移民发病率及死亡率不同于移居地，而与原居住地人群类似。

迁居美国的日本移民流行病学研究显示，高发区向低发区移民的胃癌患病危险居于原居住国和移居国之间，第一代移民仍趋于保持其高危险性，而在美国出生的日本移民后裔的患癌风险则逐渐降低并接近移居国的水平，结果显示环境因素在胃癌发生中有较大的影响作用（图 2-4）[14]。

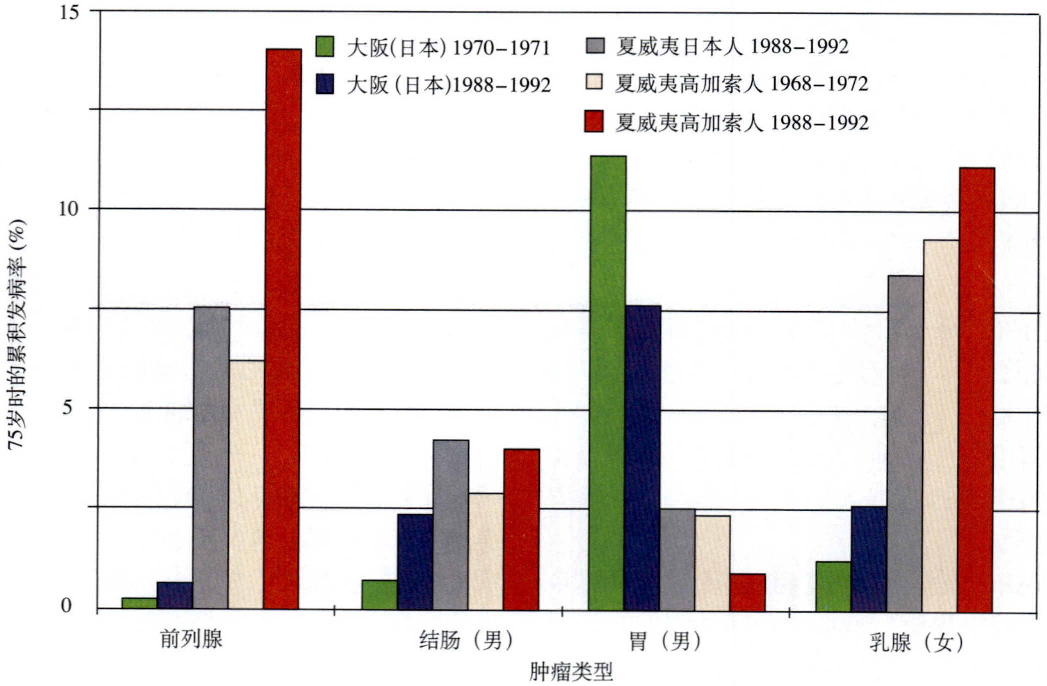

图 2-4　常见肿瘤年龄标化发病率

第二节 胃癌的危险因素

一、行为生活方式

（一）膳 食 因 素

1. 氮亚硝基化合物 国内外大量流行病学调查资料显示[15]，在整个胃癌发病的过程中饮食因素为胃癌的主要因素，特别是通过不良饮食习惯和方式摄入某些致癌物质，其中最受重视的为N-亚硝基化合物（N-nitroso compound, NOC）的前体物，如亚硝胺、亚硝酸盐、硝酸盐类等，该类物质进入体内可合成有强致癌性的NOC从而引发胃癌[16]。硝酸盐和亚硝酸盐主要来源于蔬菜和腌肉，饮水也是硝酸盐的来源之一，但含量甚微。国内的福建医大流行病学教研室曾对此作过深入调查发现海岛地区居民经常摄入含有多种NOC前体物质如鱼露、腌制产品等均为胃癌发病的危险因素[17]。

2. 多环芳烃类化合物（polycyclin aromatic hydrocarbon，PAH）和杂环胺类化合物 PAH是另一类可致胃癌的化学致癌物。该类物质可污染食品或在食品加工过程中形成，食物在火上烟熏煎烤时，有机物高温分解和不完全燃烧可形成PAH，PAH进入哺乳动物细胞后经代谢活化而成为高毒性的代谢产物，能不可逆地损伤生物大分子，在体内产生许多毒性效应，包括细胞毒性、遗传毒性、免疫毒性、致畸性和致癌性等。如冰岛为胃癌高发国家，居民有食用熏鱼、熏羊肉的习惯。分析显示熏肉食品中有较严重的包括苯并芘在内的多环芳烃化合物的污染。

鱼、肉类食品在煎、炸过程中会产生杂环胺类物质，实验研究已证实杂环胺具有致突变和致癌作用。乌拉圭为胃癌高发国家，居民有食用腌熏肉类制品的习惯。在当地开展的一项病例对照研究显示，膳食中含杂环胺2-氨基-1-甲基-6-苯基咪唑[4,5-b]吡啶时，患胃癌的危险增加近4倍，若同时暴露于亚硝基二甲胺，则患胃癌的危险性（odds ratio, OR）可达12.7（95%CI：7.7～21.2）[18]。

3. 微囊藻毒素 微囊藻毒素是由广泛生长在世界各地的水体中的某些蓝藻产生的，具有较强的肝毒性。近年来水体中微囊藻毒素与癌症发生的关系日益引起重视。江苏无锡市开展的太湖饮用水中微囊藻毒素与消化道癌症死亡率关系的流行病学研究发现，饮用水微囊藻毒素暴露与男性消化道主要恶性肿瘤死亡率，尤其是胃癌死亡率的上升有关[19]。

4. 微量元素 微量元素在体内主要通过形成结合蛋白、酶、激素和维生素等而起作用，与免疫功能有一定关系。如果缺乏可引起体液性、细胞性特异性免疫和非特异性免疫功能不全，机体感染几率和癌症的发生率升高。

硒是动物和人体生长发育、维持健康必需的微量元素，哺乳动物体内不能储存硒，需要定期通过食物和饮水来补充。大量流行病学调查表明，不同地区居民血硒水平与肿瘤发病率和死亡率呈负相关，提示低硒可能是肿瘤的危险因素之一。胃癌高发区江苏扬中市的研究发现，癌症死亡率的不同地理分布与当地居民血硒水平呈负相关，食管癌、胃癌患者及高癌家庭成员血硒水平尤为低下[20]。山东磁县开展的一项大蒜素和硒干预的双盲试验结束后的前5年随访发现，服用大剂量大蒜素和微量硒者患胃癌的危险性降低，在男性组较为明显，女性组则未能观察到保护性作用[4]。

5. 其他膳食因素 膳食因素中不仅NOC和PAH是强致癌物，有证据表明胃癌高发还与高盐饮食密切相关[21]。此外，某些营养素（动物蛋白、维生素）缺乏、抗氧化剂减少及部分药物等均是胃癌发病的重要危险因素[22]。

（二）吸烟、饮酒

吸烟增加胃癌危险性的确切机制尚不清楚，但研究表明烟草烟雾中含有许多致癌物，包括NOC和促进内源性NOC形成的一氧化氮。在吸烟的胃癌病例中，与吸烟有关的DNA加合物明显高于非吸烟者。国内外许多研究报道了吸烟与胃癌间具有微弱至中等程度的联系，大部分研究显示吸烟的相对危险度低于2，仅有少数研究显示出明显的剂量反应关系，但也有许多研究却未能得出这种阳性结果[4]。总之，吸烟与胃癌的关系尚存在争议，目前倾向于认为吸烟在胃癌发生中的作用是与个体遗传因素的效应不可分割的。

酒精本身也可能是胃癌的危险因素之一，同时啤酒和威士忌酒中可能含有亚硝胺而导致胃癌发生。法国一项前瞻性研究综合分析 1964–1992 年的 3 项人群研究数据[23]，对 15 236 个男性和 13 227 个女性随访 389 051 人年后，共有 122 个胃癌新发病例，结果未能观察到总酒精摄入与胃癌间的联系，但饮酒类型影响患癌的危险。与不饮酒者相比，每周饮用 1 ~ 6 杯葡萄酒者患胃癌的危险降低，每周饮用 13 杯以上葡萄酒者患胃癌的相对危险度为 0.16，随每日饮用葡萄酒量增加，胃癌危险性呈下降趋势。饮用啤酒和烈性酒与胃癌间未见有统计学意义的联系。目前认为酒精摄入与胃癌间的病因学联系尚缺乏充分证据。

二、生物病因

20 世纪 80 年代幽门螺杆菌（H. pylori，Hp）的发现是消化病学，特别是胃、十二指肠病学研究领域重要的突破。早在 1994 年 WHO 就将 Hp 列为 I 类致癌原，但仍有不少流行病学者持怀疑态度[17]。就全球而言，Hp 感染存在地区差异，亚洲和东欧人群的感染率较高，西欧、北欧以及北美居民的感染率相对较低。现在已经清楚 Hp 是许多慢性胃病发生发展环节中的一个重要致病因子，前瞻性研究显示 Hp 感染者患胃癌的危险性增加 2 ~ 3 倍。近年来发达国家的 Hp 感染率下降趋势与胃癌发病率下降的趋势一致。

EB 病毒（EBV）为疱疹病毒科嗜淋巴细胞属的成员，广泛分布于世界各地。大多数罕见的淋巴上皮瘤样胃癌及少部分常见的胃腺癌组织中可检测到 EBV。研究显示 EBV 感染能使原代培养的正常胃上皮细胞永生化，至少约 10% 的胃癌发生与 EBV 感染有关，日本和德国此比例最高（19.3% 和 18%）[24]。

三、环境理化因素

（一）电离辐射

电离辐射在胃癌发生中作用的最佳证据来源于第二次世界大战期间日本广岛和长崎原子弹爆炸后幸存者的前瞻性研究，随访期间 80 000 名遭到核辐射的幸存者中有 2600 名患胃癌。1980–1999 年对核爆炸幸存者的随访结果进行回归分析显示电离辐射暴露、男性、年龄和吸烟史为胃癌的危险因素。20 世纪 30 年代至 60 年代接受消化性溃疡胃部辐射治疗的患者胃癌发病率研究资料亦证实了这种联系。

（二）石　棉

IARC、美国环保局和 WHO 已公认石棉为人类致癌物，致肺癌和间皮瘤已是不争的事实，但能否引起胃肠道肿瘤尚无定论。国内外的一些有关石棉职业性暴露的研究发现其与胃癌发病危险间存在联系，但仍然存在争议。应用 meta 分析法综合 27 个队列研究资料，单纯接触温石棉的工人胃癌死亡危险增高[25]。

四、机体因素

（一）胃部疾病和手术史

由于 Hp 感染是胃、十二指肠溃疡与胃癌的危险因素，早期消化性溃疡自然被认为与胃癌的危险性有关，然而十二指肠溃疡却与胃癌发病危险间存在负相关。WHO 将胃溃疡、胃息肉、残胃、慢性萎缩性胃炎、胃黏膜异型增生及肠上皮化生等癌前慢性疾病和癌前病变列为胃癌前状态，这些癌前状态与胃癌有发病学的联系。

此外，许多研究均发现胃部手术可增加胃癌发生的危险，这种危险主要发生于胃部术后 15 年以上[4]。

（二）遗传易感性

1. 胃癌家庭聚集性　胃癌呈现家庭聚集现象。胃癌核心家系的遗传流行病学研究发现先证者同胞和父母胃癌患病率明显高于配偶同胞和父母，父母均患胃癌，其子女胃癌患病率最高为 22.58%。日本一项前瞻性研究发现一级亲属有胃癌病史者患胃癌死亡的相对危险度增加，若家庭中有 2 名以上成员受累，则女性患胃癌的相对危险度达到 9.45 倍[4]。

2. 胃癌遗传度估计　癌症遗传属于多基因遗传病，个体易患性高低受遗传因素和环境因素的共同影响，其中遗传因素在发病中所起作用的大小称为遗传度。有关胃癌的遗传度，不同地区研究结果大相径庭。除说明不同地区遗传因素在胃癌发生中所起的作用存在差异外，还可能与研究设计和调查方法有关。

3. ABO 血型与胃癌　ABO 血型与胃癌的关系，国内外大部分研究均得出肯定的结论。多数研究肯定了 A 型血的人患胃癌危险度比其他血型高 20% ~ 30%。许多学者对血型与胃癌关系的机制进行了初步探讨，认为两者存在着免疫学联系，但研究尚不够深入。

4. 分子流行病学研究　胃癌的发生、发展是一个多因素、多基因作用的复杂过程。原癌基因或增殖基因的激活，抑癌基因的失活、突变，凋亡基因的失调以及转移相关基因的作用均可使细胞增殖失控而导致恶性转化、转移，并且不同的胃癌病理类型涉及的肿瘤基因及相关分子亦有所不同。肿瘤发生过程中，遗传物质的改变主要有两类：第一类是DNA一级结构的改变，包括DNA序列的缺失、易位、扩增等；第二类是表遗传（epigenetic，又称表观遗传或拟遗传）改变。

（1）DNA顺序（或序列）变异

1) 基因突变、缺失、扩增

这一系列的遗传变异多导致原癌基因的激活和抑癌基因的失活。十多年来的研究表明，胃癌的发生涉及MAGE-1、MAGE-2、MAGE-3，ras、c-myc、met、k-sam、HER2/neu、c-erb-2、midkine等多种癌基因，而且在不同阶段具有不同的基因表达改变，这些癌基因表达改变影响着胃癌的生物学和临床行为。如：人类肿瘤中原癌基因ras基因的激活是由于基因突变所致，Bos提出ras基因第12位密码子突变可使得其编码产物p21蛋白的GTP酶活性降低，使其水解GTP的速度大为降低，因此使p21蛋白维持于活化状态，不断激活靶分子，导致细胞大量增殖和恶性转化。另外，与胃癌相关的原癌基因还有c-myc和k-sam基因等，许多文献证明其均可在胃癌发生、发展的不同阶段被激活而扩增或超表达[26]。

在胃癌发病过程中，除了癌基因起作用外还涉及另一类基因，即肿瘤抑制基因或抗癌基因，抗癌基因的失活是胃癌发生过程中的一个重要事件，研究抗癌基因在胃癌发生发展过程中的表达水平改变，对阐明胃癌的发生机制具有重要意义。常见的与胃癌发生相关的抑癌基因及其失活方式见表2-1。

2) 基因多态性

单核苷酸多态性（single nucleotide polymorphism，SNP）为最常见的DNA一级结构变化。在分子流行病学研究中，基因多态具有重要的公共卫生学意义。目前涉及胃癌易感基因多态性的研究主要集中于毒物代谢通路、炎症反应、黏膜保护、氧化损伤、DNA损伤修复以及细胞增殖能力等方面。

a. 免疫相关基因多态性

人类白细胞抗原（human leukocyte antigen，HLA）复合体由一群紧密连锁的基因组成，是迄今已知的人体最复杂的基因系统，具有高度多态性。HLA引起的免疫缺陷可能与某些肿瘤的易感性密切相关，美国一项病例对照研究发现胃癌患者中HLA-DQB1*0301等位基因频率明显高于对照组（OR=3.2），未观察到HLA-DQA1、DRB1基因多态与胃癌间的关系。Magnusson等研究发现，DQA1*0102与抑制Hp感染有关，DRB1*1061可能与胃癌的发展有关，这种关联在Hp阴性者尤为显著，且对弥漫性胃癌而言联

表2-1　常见的与胃癌发生相关的抑癌基因

抑癌基因	染色体位置	功能	失活方式	胃癌发生
APC	5q21	调节细胞生长和自身稳定	杂合缺失 基因突变	胃腺癌，多见于胃癌早期 组织未分化型胃癌（印戒细胞癌）
p53	17p13.1	维持细胞基因组的稳定，负调节细胞生长，诱导细胞凋亡	基因突变	不仅可见于早期胃癌甚至在发育不良、肠化生及腺瘤中也可检测到
DCC	18q21.3	黏附因子	杂合缺失	多见于临床Ⅲ～Ⅳ期及伴有淋巴结转移组
p21	6p21.2	调控细胞周期	基因突变	与胃癌发生和预后相关
p16	9p21	参与细胞周期的调控	纯合性缺失	胃癌中表达缺失率高达41%

APC: adenomatous polyposis coli gene，结肠腺瘤样息肉基因; DCC: deleted in colorectal cancer，结肠癌中敲除。

系强于肠型胃癌[4]。

白细胞介素 1(IL-1) 是白细胞或免疫细胞间相互作用的一类细胞因子，在免疫细胞间传递信息，激活与调节免疫细胞，介导 T、B 细胞活化增殖与分化以及在炎症反应中起重要作用。El-omar 等在苏格兰和波兰开展的一项病例对照研究发现，IL-lB-31C>T(T 基因型) 和 IL-1 受体拮抗剂（IL-1RN）*2/*2 基因型能增加 IL-1β 产量，抑制胃酸分泌，与胃癌发生的危险性增加有关。Machado 等在葡萄牙开展的一项研究也发现，IL-lRN*2/*2 纯合子基因型的个体患胃癌的危险性增高。按病理类型区分为肠型和弥漫型胃癌分别分析时，肠型胃癌与 IL-1RN 基因多态性存在有统计学意义的联系，对弥漫型和非典型胃癌而言未观察到这种联系。国内的研究也取得了类似的结果[4]。

b. 代谢酶基因多态性

化学致癌物大多为间接致癌物，需经代谢活化后与细胞生物大分子作用而致癌，经解毒酶作用而失活。毒物代谢过程主要包括两类酶：Ⅰ相酶介导氧化代谢，具有活化作用；Ⅱ相酶具有解毒效应。这些酶在基因结构上存在遗传多态性，可能决定了个体对环境致癌物的易感性。

细胞色素 P450 (CYP450) 酶系统为机体重要的Ⅰ相代谢酶系统。目前认为与胃癌遗传易感性增高有关的主要是 CYP1A1、CYP2E1 和 CYP2C19 等基因多态性。CYP1A1 基因第七外显子 5’ 端 4889 位点上 A>G 突变是影响Ⅰ相代谢酶功能的重要形式，在我国和日本等亚洲人群中的突变率较高，达 20% 以上，明显高于西方白种人 1% 左右的突变率。江苏扬中开展的一项病例对照研究发现，CYP1A1 基因与吸烟对胃癌的发生有明显交互作用，显著增加胃癌危险性，为 2 型交互作用中超相乘模型。CYP2E1 即二甲基亚硝胺 D- 脱甲基酶，该酶参与亚硝胺及其前体致癌物的代谢。蔡琳等在福建长乐地区调查发现携带 CYP2E1 c2/c2 基因型者胃癌易感性增加，若同时长期摄入鱼露等，其危险性增高具有极显著意义，人群归因危险度达 94.1%[4]。

谷胱甘肽硫转移酶（glatathione S-transferase, GST）属Ⅱ相酶系统。GSTM1 基因具有 3 类等位基因：A、B 和空白型。空白型基因不能产生有活性的酶蛋白，代谢失活能力低，使机体对化学致癌物解毒能力下降。关于 GSTM1 空白型基因与个体胃癌易感性的关系研究结果不太一致，大部分显示其能增高胃癌易感性。GSTT1 是另一种常见的有缺失多态性基因，少数研究认为 GSTT1 空白型基因与胃癌的发生有关，而大多研究者却否认这种关联。从理论上讲，同时为 GSTM1 和 GSTT1 空白型基因的个体更易罹患化学致癌物所致的癌症，但不同研究的结果却不一致[4]。

除此之外，与胃癌发生危险性可能相关的易感基因多态性有：N- 乙酰转移酶（NAT）（Ⅱ相解毒酶）1*10 等位基因合并重度吸烟者患高分化胃腺癌危险性增高，可能参与癌前病变至胃癌的发展过程，并与晚期胃癌存在联系；亚甲基四氢叶酸还原酶（methyleneterahydrofolate reductase, MTHFR）677TT 基因型者患胃癌的危险性增高，患贲门部腺癌危险性更高，进一步进行单倍型分析发现，同时携带 MTHFR 677T、1298C 和 1793A 突变型基因者患贲门部腺癌的危险性增加约 4.64 倍[4]。

c. DNA 损伤修复基因多态性

环境有害因素会导致 DNA 不同程度的损伤，如果不及时修复，使损伤积累至一定程度就可导致疾病发生。DNA 损伤修复的基本方式有碱基切除修复（base excision repair, BER）、核苷酸切除修复（nucleotide excision repair, NER）、错配修复（mismatch repair, MMR）、双链断裂修复（double-strand break repair, DSBR）等。

编码 BER 蛋白的基因主要有 ADPRTL1、ADPRTL3、ADPRT 、POLD1、MBD4、hOGG1 和 XRCC1 等。研究发现，hOGG1 基因第 326 密码子的 Ser/Cys 和 Cys/Cys 基因型与胃癌危险有关，但与萎缩性胃炎存在交互效应，具有 Cys 等位基因的萎缩性胃炎患者有较高的胃癌易感性[27]。XRCC1 基因主要存在 3 个 SNP：C26304T(Arg194Trp)、G27466A(Arg280His) 和 G28152A(Arg399Gln)。中国人群研究发现 26304CC 基因型显著增加贲门部胃癌患病危险，同时具有 26304CC 和 28152GA/AA 基因型者患癌风险更高[28]。Lee 等在汉城的病例对照研究均未发现这 3 个 SNP 与胃癌存在关联，但单倍型 A(194Trp、280Arg 和 399Arg) 使发生胃癌的危险性降低，单倍型 D(194Arg、280Arg 和 399Arg) 与胃癌无关联，但可增加发生胃窦癌的危险[29]。

NER 是人类最主要及最重要的 DNA 损伤修复途径，主要涉及的基因有 XPD/ERCC2、ERCC1、XPC 及 XPF 等。Huang 等在波兰人群中的研究未发现 XPD-Lys751Gln 基因多态与胃癌间的联系，但与水果、蔬菜摄入等有交互作用[30]。

（2）表观遗传学

表观遗传学改变时，DNA 的一级结构未发生变化，但其空间结构改变，包括 DNA 中胞嘧啶 - 鸟嘌呤双联体形成、CpG 序列中胞嘧啶 C 的甲基化和染色质中组蛋白去乙酰化引起的染色质空间构型改变等。基因组 DNA 甲基化是目前发现的一种主要的表观遗传修饰形式，可以在转录水平调控基因表达。DNA 甲基化能够在不改变基因序列的情况下修饰基因活性，在 Kundson 细胞癌变二次打击理论中，DNA 甲基化改变作为一次“打击事件”同样有效。肿瘤发生时癌细胞内 DNA 甲基化模式发生紊乱，全基因组呈低甲基化状态，同时伴有局部区域高甲基化。低甲基化通过激活癌基因或反转录转座子或者引起染色体不稳定而促进肿瘤发生，而抑癌基因、细胞周期调控基因、DNA 修复基因、血管形成基因及细胞凋亡基因等相应 CpG 岛高甲基化，则会引起转录沉默，导致个体肿瘤易感性增加，促进了肿瘤形成和发展。如：韩国研究者对 100 个胃癌病例和 238 个健康对照的细胞修复基因 hMLH1、MGMT、GSTP 以及 MINT25 的甲基化状态进行了分析，与对照组相比，病例组基因均显示出较高的启动子甲基化频率。女性 hMLH1、MGMT 和 GSTP1 基因启动子区甲基化程度尤为显著[31]。与胃癌相关的抑癌基因 p16 在原发型胃癌中的高甲基化是其 mRNA 表达降低的主要原因，其甲基化频率高达 45%[32]。p14 是另一种抑癌基因，其启动子区高甲基化频率在原发性胃癌中为 35%，弥漫型胃癌的高甲基化状态较肠型胃癌更普遍[33]。此外，其他与胃癌有关的 CpG 岛高甲基化的基因主要有 RASSF1A、TGF-bRI、TIMP3、Cox2、E-cadherin、APC、RUNX3 和 HLTF 等[32]。

第三节 胃癌的预防

胃癌与其他恶性肿瘤一样是可以战胜的，其致病因素绝大多数存在于外环境中，因此，是可以最终认知而予以预防的。同时，随着人类对遗传学的深入研究，也有可能从基因的角度来预防肿瘤。然而，防治恶性肿瘤仅仅靠肿瘤防治研究机构是不够的，必须在全球范围内建立健全肿瘤防治制度和防治机构，完善肿瘤检测报告系统，加强对恶性肿瘤的病因学研究和防治措施研究，加强人群宣教，增强个人防癌意识。因此，胃癌等恶性肿瘤的预防是一个系统工程，必须全方位、多环节、有步骤、有计划地开展。

一、一级预防

（一）定　义

一级预防即病因预防。其目标是防止癌症的发生，其任务包括研究各种癌症病因和危险因素，针对化学、物理、生物等具体致癌、促癌因素和体内外致病条件，采取预防措施，加强环境保护，倡导健康饮食、体育锻炼，以增进身心健康。对个人，这是 0 期，是“防患于未然”的关键时期。

（二）方　法

1. 健康教育和健康促进、合理营养膳食并改变不良生活方式　基于对胃癌病因学和流行病学调查因素的研究考虑，首先要加强对群众的有关预防胃癌的科普宣传教育，纠正不良的生活习惯，尤其是不良的饮食习惯。应避免进食粗糙食物，不吃烫食，不过快进食，不吃过咸食物，避免对上消化黏膜的机械损伤；少吃或不吃盐腌食物，不吃霉变食物，少吃烟熏、油炸和烘烤食物，减少致癌物的摄入；保持乐观开朗的情绪，不生气进食，不抽烟，使机体免疫及神经系统保持良好的状态。提倡多吃新鲜蔬菜（包括大蒜、洋葱、香菇、肉类）、水果，多饮牛奶，经常饮茶特别是绿茶（不要太浓），有助于预防胃癌的发生。一级预防的内容易看易懂，而不易真正做到，但这些内容对胃癌的预防是至关重要的。

2. 疫苗接种和化学预防方法　Hp 感染作为环境因素之一，可能是胃癌和胃黏膜相关性淋巴样组织淋巴瘤发生的重要始发因素，更有学者预言通过清除Hp感染，可使胃癌发病率下降30%，但也有一些资料不支持这种观点。我们认为对Hp感染者是否应进行治疗以防癌变，应视具体情况采取措施。在Hp作为胃癌的病因尚未完全肯定之前，可先在胃癌高发区或有明显癌变家族史者中做Hp感染的筛选，阳性者尤其是同时伴有胃黏膜腺体萎缩、肠化或异型增生者，应行清除Hp的治疗。关于清除Hp后是否会减少胃癌危险性，有待进一步的前瞻性研究。在动物实验中，Hp疫苗对Hp感染有明显的预防和治疗作用。我国是胃癌高发区，Hp感染率高，研制我国自己的Hp疫苗已成为迫切的课题。

二、二级预防

胃癌的预后有赖于病变的早期发现和早期手术治疗。浸润性胃癌其术后5年生存率在20%左右，而早期胃癌术后5年生存率可达90%左右。因此，胃癌的早期发现、早期诊断与治疗是提高生存率的关键。由于胃癌的病因还没有完全清楚，故实施针对病因的一级预防还有不少困难。但是如果临床上对高危人群及癌前病变进行严密的观察和随访，并且研究其预防和治疗的方法，即二级预防，那么，胃癌的发病率就会降低，早期胃癌的检出率就会提高，从而使较多的胃癌患者获得治愈的机会。

（一）定　义

二级预防，又称临床前预防、“三早”预防。其目标是防止初发疾病的发展。其任务包括针对癌症症状做到“三早”（早期发现、早期诊断、早期治疗）措施。以阻止或减缓疾病的发展，尽早逆转到0期，恢复健康。

（二）方　法

1. 在胃癌高发区开展人群普查　这是发现早期胃癌的一条重要途径。胃癌预防的关键问题在于早期发现。普查是早期发现胃癌的一个重要措施，凡年龄在40岁以上，有较长时间胃病史者，或近几个月出现明显胃部症状者，应列为普查对象。

日本近30多年来应用配备X线双重对比造影的胃癌普查车，对40岁以上的居民进行普查，胃癌检出率为0.1%左右，可使胃癌的死亡率下降27%。虽然日本在胃癌普查方面取得了令人瞩目的成绩，但应用X线间接摄片双重对比法作为初筛，再用胃镜或X线精密摄片检查予以确诊的方法，不但耗资巨大，而且对早期胃癌的漏诊率可高达27.2%[34]。其次，由于目前对胃癌的自然史尚缺乏了解，因此两次普查应间隔多久，也尚难明确。我国人口众多，经济水平还不够发达，且胃癌发病率也不如日本高，显然日本的自然人群普查方法不宜在国内广泛推广。

近年来，国内在研究建立适合我国国情的胃癌普查初筛方法方面，做了不少工作，取得了一定进展。主要有两种方法，一是用计算机做病史和症状的模式判别，另一种是用各种材料做成的小球采集空腹胃液，再做隐血或生化检查。其共同目的是先筛选高危人群，再进一步做X线或胃镜检查，胃癌的检出率一般在0.3%以上，其中早期胃癌一般占30%以上，见表2-2。虽然此法也存在漏诊的问题，但由于方法简便，费用低廉，故有一定实用价值，可在胃癌高发区推广试用，并逐步完善。

2. 建立胃病专科门诊　可减少来院就诊病人的漏诊、误诊，是早期发现胃癌的另一条途径。由于早期胃癌常无明显症状，中晚期胃癌的症状也无特异性，因此易被误诊为胃炎或胃溃疡等慢性胃病。总结国内以往有症状胃癌获确诊的病例，3个月内确诊者仅占29%，一年以上确诊者竟达33%。因此如何提高来院病人的早诊率，减少院内误诊时间，是提高胃癌疗效的又一关键。据国外经验，在设立消化专科门诊后，可使早期胃癌的比例从原来的1.6%提高到10.6%。

表2-2　胃癌普查情况

机构	初筛方法	受检数	胃癌（%）	早期癌（%）
武警北京市总队第三医院	计算机+胃液	6800	22(0.3)	11(50)
上海第二医科大学	计算机	6001	36(0.6)	16(44.4)
河北医科大学	胃液	5159	23(0.4)	7(30.4)

国内凡设有消化专科的医院，其早期胃癌的比例为10%～18%，远较一般综合性医院1.2%～2.7%为高。因此有条件的医院均应设立胃病专科门诊，加强对因胃部症状来院就诊病人的检查工作，特别是对初诊或病史较长且处于好发年龄的病例，均应行胃镜或钡餐检查，以减少漏诊，提高门诊患者中的胃癌早期诊断率。

3. 做好高危人群的监控和易感病例的随访 坚持病理与临床密切结合，追踪随访各种癌前病变的转归。已知萎缩性胃炎、胃息肉、胃溃疡、残胃、中重度异型增生及不全结肠型肠化病人，尤其是有胃癌家族史、40岁以上胃病久治不愈患者，胃癌的发病率较高。因此，对上述胃癌前状态和癌前病变进行积极治疗、定期随访检查，是早期发现胃癌的又一条途径。对这些癌前病变者应通过X线、纤维胃镜黏膜活检进行监测，一经确诊，尽早争取综合治疗。在监控的同时，对上述这些癌前病变进行"不懈的治疗，直至痊愈"。中医中药对胃癌癌前病变的研究已取得了良好的进展。有学者认为，对内科治疗经久不愈或有重度瘢痕形成的慢性胃溃疡、胃多发性息肉、直径大于2cm的单发性息肉及重度异型增生，因有高度癌变倾向，可采取手术治疗。

对残胃的随访，有人建议：①凡40岁以前手术者，术后20年起每年1次；②凡40岁以后手术者，术后10年起每年1次；③有慢性胆汁反流者，术后10年起每年1次；④残胃有重度异型增生时，应缩短随访间隔；⑤出现上腹部症状时及时做胃镜检查。

三、三级预防

（一）定义

三级预防，又称临床（期）预防或康复性预防。其目标是防止病情恶化，防止残疾。其任务是采取多学科综合诊断（MDD）和多学科综合治疗（MDT），正确选择合理甚至最佳诊疗方案，以尽早扑灭癌症，尽力恢复功能，促进康复，提高生活质量，甚至重返社会。

（二）方 法

目前肿瘤专科医院都具备整套科学的综合治疗手段；以病人为中心，根据肿瘤患者的不同情况，采取个体化治疗。例如：手术、化疗、放疗和生物治疗等方法有机结合。

早期胃癌以手术切除为主。胃癌一旦出现临床症状，大多属于中晚期，应采用综合治疗措施。除力争施行根治手术外，对侵及固有肌层或淋巴结转移者应辅以化疗，或免疫化疗。癌肿已侵及周围组织或广泛淋巴结转移者，应争取手术切除原发与转移病灶，并根据患者的不同情况，辅以腹腔缓释化疗、术后早期腹腔内化疗、术后早期腹腔内温热灌注化疗等。对一些无法手术切除的胃癌患者，应争取通过术前化疗或内镜下化疗，变不能切除的胃癌为可切除胃癌。大剂量化疗联合自体骨髓移植为晚期胃癌的治疗提供了新的途径。对确实无法手术者，亦应采取化疗、放疗、免疫疗法、中西医结合疗法，根据不同病期采取相应措施，促进康复，改善生活质量，提高生存率。

（陈可欣 宋方方）

参 考 文 献

[1] Parkin DM, Bray F, Ferlay J, et al. Global cancer statistics, 2002. CA Cancer J Clin, 2005, 55(2):74-108.

[2] 赵平, 陈万青. 2008中国肿瘤登记年报. 北京: 军事医学科学出版社, 2009:54-57.

[3] Matsuzaka M, Fukuda S, Takahashi I, et al. The decreasing burden of gastric cancer in Japan. Exp Med, 2007, 212(3):207-219.

[4] 徐飚, 王建明. 胃癌流行病学研究. 中华肿瘤防治杂志, 2006, 13 (1):1-7.

[5] 王启俊, 祝伟星, 邢秀梅, 等. 北京城区居民1982年-1997年癌症发病趋势. 中国肿瘤, 2001, 10(9):507-509.

[6] 刘恩菊, 项永兵, 金凡, 等. 上海市区恶性肿瘤发病趋势分析(1972-1999年). 肿瘤, 2004, 24(1):11-15.

[7] 戴弘季, 宋丰举, 何敏, 等. 天津市区1981-2002年胃癌流行趋势研究. 中华预防医学杂志, 2008, 42(4):248-253.

[8] 陈继红, 赵春晓, 箫剑军, 等. 中山市1970-1999年胃癌发病趋势分析. 海南医学, 2004, 15 (6):110-111.

[9] 姚红玉, 陈建国, 朱健, 等. 启东1972年-2000年胃癌发病流行状况. 中国肿瘤, 2002, 11(5):265-266.

[10] 孙秀娣, 牧人, 周有尚, 等. 中国胃癌死亡率20年变化情况分析及其发展趋势预测. 中华肿瘤杂志, 2004, 26(1):4-9.

[11] 吴波, 付文政. 胃癌的东西方流行病学调查综述. 临床误诊误治, 2007, 20(3):9-12.

[12] Raj A, Mayberry JF, Podas T. Occupation and gastric cancer. Postgrad Med J, 2003, 79:252-258.

[13] 杨明娟. 上海市1973 ~ 1977年289万名工交财贸系统职工胃癌死亡分析. 肿瘤防治研究, 1983, 10(4):244-246.

[14] Peto J. Cancer epidemiology in the last century and the next decade. Nature, 2001, 411:390-395.

[15] Palli D. Epidemiology of gastric cancer: an evaluation of available evidence. J Gastroenterol, 2000, 35(Suppl):1284 -1289.

[16] Brambilla G, Martelli A. Genotoxic and carcinogenic risk to humans of drug-nitrite interaction products. Mutat Res, 2007, 635(1):17-52.

[17] 李诚, 周健, 裘炯良. 胃癌流行病学与分子生物学病因的研究进展. 肿瘤防治研究, 2004, 31(2):115-118.

[18] De Stefani E, Boffetta P, Mendilaharsu M, et al. Dietary nitrosamines, heterocyclic amines, and risk of gastric cancer: a case-control study in Uruguay. Nutr Cancer, 1998, 30(2):158-162.

[19] 徐明, 杨坚波, 林玉娣, 等. 饮用水微囊藻毒素与消化道恶性肿瘤死亡率关系的流行病学研究. 中国慢性病预防与控制, 2003, 11(3):112-113.

[20] 王建明, 王理伟, 华召来, 等. 扬中上消化道癌与环境相关性因素. 中国肿瘤, 2001, 10(11):627-629.

[21] Kimura K.Gastritis and gastric cancer. Asia. Gastroenterol Clin North Am, 2000, 29(3):609-621.

[22] You WC. Gastric dysplasia and gastric cancer: Helicobacter pylori, serum vitamin C, and other risk factors. J Natl Cancer Inst, 2000, 92(19):1607-1612.

[23] Barstad B, Sørensen TI, Tjønneland A, et al. Intake of wine, beer and spirits and risk of gastric cancer. Eur J Cancer Prev, 2005, 14(3):239-243.

[24] Ferrasi AC, Pinheiro NA, Rabenhorst SH, et al. Helicobacter pylori and EBV in gastric carcinomas: methylation status and microsatellite instability. World J Gastroenterol, 2010, 16(3):312-319.

[25] Li L, Sun TD, Zhang X, et al. Cohort studies on cancer mortality among workers exposed only to chrysotile asbestos: a meta-analysis. Biomed Environ Sci, 2004, 17(4):459-468.

[26] van Triest M, de Rooij J, Bos JL. Measurement of GTP-bound Ras-like GTPases by activation-specific probes. Methods Enzymol, 2001, 333:343-348.

[27] Tsukino H, Hanaoka T, Otani T, et al. hOGG1 Ser326Cys polymorphism, interaction with environmental exposures, and gastric cancer risk in Japanese populations. Cancer Sci, 2004, 95(12):977-983.

[28] Shen H, Xu Y, Qian Y, et al. Polymorphisms of the DNA repair gene XRCC1 and risk of gastric cancer in a Chinese population. Int J Cancer, 2000, 88(4):601-606.

[29] Lee SG, Kim B, Choi J, et al. Genetic polymorphisms of XRCC1 and risk of gastric cancer. Cancer Lett, 2002, 187(1-2):53-60.

[30] Huang WY, Chow WH, Rothman N, et al. Selected DNA repair polymorphisms and gastric cancer in Poland. Carcinogenesis, 2005, 26(8):1354-1359.

[31] Hong SH, Kim HG, Chung WB, et al. DNA hypermethylation of tumor-related genes in gastric carcinoma. J Korean Med Sci, 2005, 20(2):236-241.

[32] Ding Y, Le XP, Zhang QX, et al. Methylation

and mutation analysis of p16 gene in gastric cancer. World J Gastroenterol, 2003, 9(3):423-426.

[33] Iida S, Akiyama Y, Nakajima T, et al. Alterations and hypermethylation of the p14(ARF) gene in gastric cancer. Int J Cancer, 2000, 87(5):654-658.

[34] 曹勤，冉志华. 血清学检查在萎缩性胃炎和胃癌筛查中的诊断价值. 胃肠病学, 2007, 12(3):172-175.

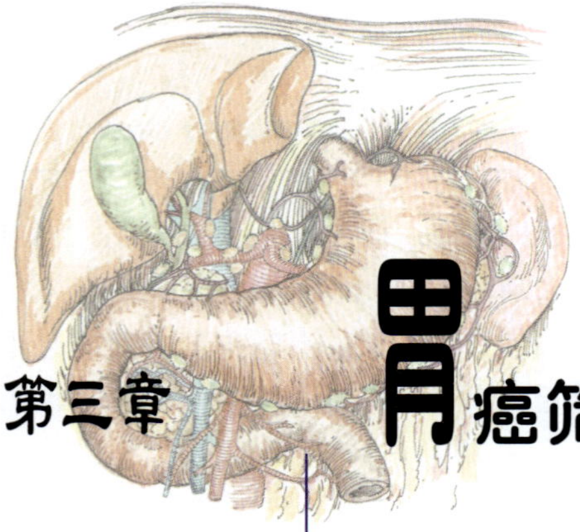

第三章 胃癌筛查及早诊早治

袁 媛

尽管在许多国家胃癌的发病率及死亡率有下降趋势，但在全世界范围内，胃癌仍仅次于肺癌，居各种恶性肿瘤死因第 2 位。中国 20 世纪 70 年代、90 年代以及 21 世纪初的 3 次全国性死因回顾抽样调查数据显示胃癌占恶性肿瘤死因第 2 位，且未见明显下降趋势[1-4]。中国政府及卫生行政部门高度重视肿瘤的防治工作，早在 20 世纪 80 年代中期，国内数个胃癌高发区先后建立了研究现场，拉开了我国胃癌现场防治工作的序幕。近 40 年的实践证明，利用肿瘤高发现场，贯彻预防为主，防治结合，医疗与科研相结合的肿瘤防治策略，胃癌的防治工作已经取得一定的成果。胃癌研究的进展及新的胃癌致病模式的明晰，为制定有效的胃癌预防策略和规范的治疗措施提供了理论依据及技术支持，使得有针对性地全面实施胃癌的筛查和早诊早治成为可能。胃癌的筛查和早诊早治工作是一项紧迫的、艰巨的、长期的任务，应继续加强胃癌的研究，特别是转化医学研究，将基础研究与临床研究紧密结合，现场研究与实验室研究紧密结合，组织多学科、多中心协作，深入探讨和实施胃癌的筛查及早诊早治方案，以期在胃癌的筛查和早诊早治方面有所突破。

第一节 胃癌的流行病学及筛查早诊的必要性

一、胃癌的流行病学

胃癌的发病率在全球常见癌症中居第 4 位，每年新发病例为 876 000 例，占恶性肿瘤的 8.7%，其在癌症相关死因中居第 2 位，每年因胃癌死亡者约 647 000 例，占因恶性肿瘤死亡的 10.4%，其中 2/3 发生于发展中国家[5]。

（一）胃癌的地理分布

胃癌在世界不同国家或同一国家不同地区发病及死亡水平存在很大差别。胃癌地区发病划分，据 Munos 报道男性标化死亡率（standardized mortality rate, SMR）在 30/10 万以上，属高发病率地区；15/10 万 ~ 30/10 万属中发病率地区；15/10 万以下属低发病率地区。男性发病率超过 30/10 万地区分布在欧洲、亚洲东北部及拉丁美洲；15/10 万 ~ 30/10 万地区有北美、西欧、大洋洲；西亚、非洲、中南美洲在 15/10 万以下。女性发病地理分布与男性大致相同。胃癌发病率以日本最高，男性为 69.2/10 万，女性为 28.6/10 万[5]。我国关于恶性肿瘤高发区的定义因肿瘤而异。胃癌高发区的定义为胃癌死亡率高于全国平均水平（即胃癌死亡标化率 16.16/10 万）2.4 倍以上的地区[4]。我国胃癌高发区主要集中在西北和沿海各省（区），尤以甘肃、青海、宁夏、江苏、浙江、福建，以及辽东半岛等地区突出。与全国样本地区相比，高发样本县（市）胃癌标化死亡率明显高出，超额死亡率为 10.53/10 万 ~ 74.08/10 万。其中，甘肃武威市最高，是全国平均水平的 5.61 倍；河北赞皇县、河北涉县、江苏扬中市是全国平均水平 3.2 倍以上；福建长乐市、河南林县、河南济源市是全国平均水平的 2 倍以上；辽宁庄河市、山东临朐县比全国平均水平高出 30% 和 42%[4]。

（二）胃癌的人群分布

胃癌发病率及死亡率在全球范围内均为男性高于女性，且均随着年龄增加而升高。中国胃癌死亡率男性与女性之比约为 2.1 ∶ 1。根据中国胃癌一般年龄死亡专率曲线显示，男女两性发病年龄大体相同，5 ~ 14 岁年龄组死亡率最低，以后随着年龄增长死亡率不断升高，30 ~ 39 岁增长速度最快，75 岁以上男性有下降趋势，女性继续缓升[3]。近年来研究表明胃癌发病率有年轻化趋势，且多为中低分化、恶性度高的胃癌[6]。

（三）胃癌发病的动态变化

近几十年来，许多工业化国家胃癌发病率有下降趋势，美国下降最明显。但由于世界人口的不断增长和老龄化，胃癌绝对死亡人数已从 1985 年的 64 万上升为 2000 年的 90 万。中国 1985 年约有 22 万人死于胃癌；2000 年约有 36 万人死于胃癌；2005 年约有 110 万人死于胃癌，占全世界同期胃癌死亡人数的 40% 左右[7]。三次全国全死因回顾调查结果对比显示，中国胃癌死亡率较稳定或略有下降：1973–1975 年，男性为 25.12/10 万，女性为 13.17/10 万；1990–1992 年，男性为 32.84/10 万，女性为 17.02/10 万；2004–2005 年，男性为 30.8/10 万，女性为 13.8/10 万[1, 3, 4, 8]。

二、胃癌筛查及早诊早治的必要性

胃癌的早期发现、早期诊断和早期治疗对于降低死亡率至关重要。通过人群二级预防和早期治疗可以挽救大量胃癌患者的生命，同时也能节省大量晚期患者的无效资源耗费，对社会、家庭和个人均有极大的益处。癌症筛查是早期发现、早期诊断的重要手段。日本是世界上胃癌最高发国家，20 世纪 60 年代开始胃癌筛查，早期胃癌（early gastric cancer, EGC）检出率逐年提高，目前已达到 50% ~ 80%。我国胃癌早期诊断现状不容乐观，胃癌筛查从理论到实践需要深入探索。以胃癌高发区为突破口，对胃癌高危人群进行有规模效应的胃癌筛查，科学验证及评估胃癌早诊方法，优化并规范可在全国范围内推广使用的胃癌筛查方案，使大量胃癌患者得以早期发现，进而得以根治，提高胃癌早期诊断率，降低死亡率，这是我国胃癌防治研究的战略选择。

第二节　胃癌筛查方案及其评价

采用有效的筛查方法，制定合理的筛查方案并组织实施，是实现胃癌早期发现、早期诊断、早期治疗的关键。

一、筛 查 途 径

胃癌筛查途径主要包括自然人群普查、高危人群筛查及门诊机会性筛查等。

（一）自然人群普查

自然人群胃癌普查指基于无症状人群进行的胃癌及其癌前病变的全民筛查。日本是胃癌全民普查最成功的国家，自 20 世纪 60 年代初以来，日本政府组织开展了胃癌全民普查，每年胃癌发现率约为 0.12%，其中 EGC 约占 50%，约 50% 的患者接受了内镜黏膜切除术或内镜黏膜下剥离术[9]。全民胃癌普查的筛查成本很高，至今未在世界范围内推广。

（二）高危人群筛查

高危人群筛查指在胃癌高发病率地区有针对性地选择具有胃癌发病风险的人群开展胃癌及其癌前病变的筛查。具有胃癌发病风险的人群包括年龄超过 40 岁、男性、有上消化道病史或症状、有胃癌家族史、有高毒力型幽门螺杆菌感染史等。目前，除少数实行全民普查的国家之外，大部分国家采取高危人群筛查的模式。“九五”至“十一五”期间，我国在辽宁庄河、山东临朐、甘肃武威等地开展了胃癌高危人群筛查，早期胃癌检出率达到 56% ~ 85%。高危人群筛查为“靶向筛查”，目标集中，可节约医疗资源，绩效比明显，社会效益较好，是适合中国国情的胃癌筛查方案。

（三）门诊机会性筛查

门诊机会性筛查属于一种被动性筛查，即将日常的医疗服务与目标疾病患者的筛查结合起来，在患者就医过程中，对具有高危倾向的患者进行追踪筛查。据上海市早期胃癌临床协作组报道，上海10家医院于1981–2006年共进行胃镜检查241 782例，经活检病理检查共检出胃癌4892例，检出率2.02%，不同医疗机构中胃癌检出率最高为3.13%，最低为0.65%。4892例胃癌中，经外科手术病理检查证实早期胃癌470例，占所有检出胃癌的9.61%[10]。该策略的优点是经济、无需额外的花费、患者的依从性好。由于近半数EGC无症状，甚至部分进展期胃癌亦无特征性临床表现，需要检诊医生具有高度的早期发现的意识，以免漏诊。门诊机会性筛查是目前发展中国家提高胃癌筛查效率及覆盖率的一种切实可行的方法。

二、筛 查 方 法

筛查技术的迅速发展为胃癌的筛查和早期诊断提供了有利的技术支持。目前用于胃癌筛查的技术手段包括传统的消化道钡餐和内镜黏膜活检以及近年来兴起的血清生物标志物检测等。

（一）影像学检查

无创性影像学检查，通过图像重建，可从不同角度观察病变情况，对胃壁厚度和胃周情况显示具有相当的优势，可清楚显示胃癌的大小、形态、范围，判定有无周围浸润、淋巴结及其他脏器转移，有助于浆膜侵犯的评估，对中晚期胃癌检出率较高，但对早期胃癌检出率较低。早期检出率的影响因素：早期胃癌的大体形态及大小对检出率有影响，隆起型胃癌较易检出，而凹陷型及平坦凹陷型因胃壁增厚程度较低，形态学改变轻微，不易检出；早期胃癌时，对于呈单层结构的正常胃壁，只有胃壁的增强而无增厚，不易检出；CT和上消化道造影相比空间分辨率较低，并且存在部分容积效应，使得小胃癌，尤其是胃壁增厚较轻微的平坦型及凹陷型早期胃癌检出率较低。

1. 胃X线气钡双重造影　胃气钡双重造影是通过双对比像、黏膜像、充盈像和压迫像等清晰地显示胃黏膜细微结构的检查方法。日本每年用放射影像学方法普查大约500万人，胃癌检出率为0.12%，其敏感度为82.4%，特异度为77.2%[11]。

2. 多层螺旋CT（MSCT）检查　MSCT和图像后处理技术的发展，特别是64层MSCT显著提高了图像的分辨力，真正实现了各向同性分辨力，在胃肿瘤方面的应用已显现出明显的优势和广阔的应用前景，提高了胃癌的检出率和术前分期的准确性。螺旋CT对中晚期胃癌的检出率较高，达98% ~ 100%。对于早期胃癌的检出率较低，约15% ~ 44%[12]。

（二）内 镜 活 检

胃癌及癌前疾病需经胃镜活检才可明确诊断，内镜能在直视下对胃的所有部位从多角度进行三维立体检查，并对病变部位直接摄取影像、录像，放大数十倍甚至百倍仔细分辨，随之钳取病变组织，送病理检查确诊。一些严重的癌前病变及早期胃癌能够利用胃镜得到很好的治疗，相比开腹手术，胃镜创伤更小，针对性更强，术后恢复更快。由于内镜活检存在安全性、依从性和技术培训等问题，往往难以发现黏膜下及浆膜外的病变。内镜与病理诊断符合率较低，在人群筛查中并不具有明显优越性。

1. 普通胃镜　EGC并不具有特异性临床症状，内镜多块活检可以大大提高诊断阳性率。据统计，在普通内镜下，在可疑病变中取1块活检，灵敏度为70%，但若做6块活检可达100%。有条件者，检查前10min给予去泡剂如西甲硅油、二甲硅油等口服，以去除胃内黏液与气泡，可提高胃疾病的阳性检出率。

2. 色素内镜　色素内镜指通过口服、直接喷洒等途径将色素导入内镜下要观察的黏膜后观察黏膜颜色改变的一种方法。临床上常用的双重染色法有胭脂 - 亚甲蓝（IC-MB）双重染色法以及亚甲蓝 - 刚果红（MB-CR）法。日本报道双重染色法检查对Ⅱ型EGC检出率达89%，对微小胃癌检出率达75%。

3. 超声内镜（EUS）　EUS是胃镜和超声的有机结合，利用它可以清晰地观察到胃黏膜的黏膜层、黏膜肌层、黏膜下层、固有肌层、浆膜层5层结构，并可以准确地测定出胃壁各层的厚度，因此，可以用来判断EGC的浸润深度。

EUS 鉴别 EGC 和进展期胃癌的准确率可达 70% ~ 80%，对癌灶局限于黏膜下层，而黏膜表面无明显形态和色泽改变的 EGC 用 EUS 仍可以清楚判断。

4. 共聚焦内镜　共聚焦内镜作为一种新的内镜成像技术，可以在体内进行表层下细胞及亚细胞水平的组织学诊断并可指导靶向活检。由于其特殊"智能活检"方法的采用，避免了盲目活检取样，为体内组织学研究提供了快速、准确的诊断工具，有助于及早发现肿瘤。

5. 窄带成像技术 (narrow band imaging，NBI)　NBI 是在放大内镜和色素染色的基础上，将普通白色照明光过滤成窄带的蓝光和绿光，利用不同组织结构吸收和散射这种特殊窄光带的差异，将黏膜或黏膜下脉管系统和腺管开口形态显示得更加清楚。因此，NBI 具有放大内镜和色素染色的双重功能，是单独应用光学成像技术观察微小结构的一个进步。

（三）血清生物标志物检测

近几年，随着基因组学和蛋白质组学的发展，高通量检测技术的进步，分子生物学已经越来越多地渗透到肿瘤学的基础和临床研究中，为肿瘤的分子分型、发病风险预测、预后评估，以及个体化治疗等作出了贡献。用于胃癌筛查的血清生物标志物主要包括：①胃黏膜终末分化产物，如胃蛋白酶原、胃泌素等；②胃癌相关抗原，如 Mg7 等；③癌基因及抑癌基因产物；④与胃病有关的病原菌，如幽门螺杆菌（H.pylori，Hp）等。上述指标特异度、灵敏度不同，成本及实施条件各异。目前多倾向于采用血清胃蛋白酶原（pepsinogen，PG）含量检测，以评估胃黏膜萎缩的范围、程度及胃癌发病的风险等，以期界定胃癌的高危人群并进一步检查。肿瘤标志物由单一标志向多个标志及标志谱的方向发展，探索和应用胃癌血清标志物的诊断有望成为中国胃癌筛查新的突破口。

1. 血清胃蛋白酶原　胃蛋白酶原是胃黏膜特异性功能酶的前体，其中胃蛋白酶原Ⅰ型是由胃底腺主细胞分泌的，胃蛋白酶原Ⅱ型是由胃窦和幽门腺分泌的，胃黏膜的萎缩可使血清胃蛋白酶水平和Ⅰ/Ⅱ型比值改变，反映胃黏膜的病变状况。Samloff 于 1982 年建立了放射免疫分析方法，许多研究将其作为胃癌的初筛手段 [13]。血清 PG 检测已在部分地区或国家大规模应用于普通或胃癌高危人群的筛查，并取得一定成效。中国医科大学肿瘤研究所采用血清 PG 法初筛＋胃镜及胃黏膜活检病理精查两轮筛查法，在辽宁庄河胃癌高发区进行胃癌高危人群筛查，早期胃癌检出率为 60% 以上。

2. 血清胃癌相关抗原（MG7）　MG7 是一种胃癌相关抗原 [14]，现已建立了检测血清 MG7 的高灵敏免疫 PCR 技术 [15]。北京大学临床肿瘤学院在山东省临朐县胃癌高发区进行胃癌筛查，在 2710 人中利用免疫 PCR 技术双盲检测血清胃癌相关抗原 MG7 以及胃液硫黏蛋白、端粒酶等生物标记物，并以胃镜活检组织病理学诊断为标准评价该检测指标，结果显示血清 MG7 检测胃癌敏感性达到 77.5%，特异性为 95.5%[16]。

3. 血清幽门螺杆菌（Hp）　Hp 感染是胃癌的重要致病因子。亚太胃癌协作组 2008 年会议的流行病学数据显示，Hp 感染者比非感染者患胃癌的风险至少增加 12 倍，小于 30 岁的年轻者风险更大 [17]。据日本的一项 1526 例大样本人群的前瞻性研究报道，在随访 10.6 年间，1246 例 Hp 感染者在随访中 36 例（2.9%）发生胃癌，Hp 阴性者无 1 例发展为胃癌 [18]。血清检测幽门螺杆菌感染可以作为筛查胃癌高危险人群的方法之一，对感染阳性者需要进一步检查。

三、筛查方案及评价

如何利用现有的筛查方法，制定切实可行的胃癌筛查方案，目前国内外尚无共识意见。国外比较成熟的方法是日本已经使用 40 余年的 X 线气钡双重造影与胃镜结合的方法。由于该方案操作较复杂、有一定损伤性、群众不易接受、人群筛查成本很高等，至今未在世界范围内推广。长期以来，我国研究人员一直致力于寻找适合于我国国情的胃癌优化筛查方案。"七五"期间北京医科大学以胃癌亚类危险因子概率模型——超微量胃液系列分析及单克隆抗体为筛检工具对 12 000 人进行序贯筛检，以胃镜及病理为最终诊断，早期胃癌发现率为 47%[19]；"九五"至"十五"期间，中国医科大学采用血清 PG 检测＋胃镜病理检查两轮筛查方案，连续十年对庄河地区 50 个自然村逾万人进行了胃癌筛查，在完整接受了两轮筛查的 7036 人中共查出胃癌患者 69 例，早期胃癌患者 41 例，早期胃癌检出率达到 56.8% ~ 64%。研究同时证实了根据年龄、性别等因素分层制定的 PG 法初筛方案的灵敏度、特异度可达 63% ~ 83% 和 51% ~ 76%，在胃镜精查之前使用可以有效缩小高危人群的范围，降低胃镜精查率达 50%[20]。2007 年该方案被写入《中国癌症筛查与早诊早治指南》[21]，被卫生部列为中央财政转移支付胃癌早诊早治项目推荐方案，在我国胃癌高发现场推广应用。2008 年，辽宁庄河现场及山东临朐现场共有 3129 人采用该方案接受胃癌筛查，早期胃癌检出率分别达到 80% 及 50%。

（一）胃癌两轮筛查流程

血清 PG 初筛法应用于高危人群胃癌筛查，筛查对象为年龄 40 岁以上，有上消化道病史或症状者以及有胃癌家族史者。经过我国胃癌高发现场随机对照研究证实，其敏感度和特异度较好，简便、易行、易于推广，可有效缩小胃癌高危人群的范围。其胃癌高危人群的阳性判别值为 PG Ⅰ/Ⅱ≤7。

对 PG 初检阳性者或有明确的上消化道病史或症状，有胃癌家族史并自愿接受胃镜检查者可采用胃镜及胃黏膜活检组织病理学检查确诊。筛查出的胃癌患者接受规范化治疗，而非胃癌患者需定期接受胃镜检查。推荐胃癌筛查流程见图 3-1。

（二）两轮筛查注意事项

1. 血清 PG 法初筛的适用性　血清 PG 法是一种通过检测胃黏膜萎缩和炎症状况来判断胃癌高危人群的筛查方法。如果有明确的上消化道症状者（心口痛、嗳气、呕吐、食欲缺乏、体重减轻等），无论血清 PG 检测结果如何均要接受胃镜精查（检诊时应视其为医疗对象）。如采用血清 PG 法初筛胃癌高危人群（胃癌及胃黏膜萎缩性病变者），下列受检者为非适用对象：①正在接受食管、胃或十二指肠疾病治疗或患有可影响 PG 值的各种疾病者；②服用抑酸剂 —PPI（治疗胃、十二指肠溃疡及反流性食管炎用药）者；③胃切除术后患者；④肾功能不全患者。

2. 胃镜精查的技术要求　胃癌早诊筛查的最终手段是依靠胃镜检查结合胃黏膜活检病理诊断。胃镜检查，尤其是在高危人群中的早期胃癌筛查工作对胃镜医生的要求较高。胃镜医生必须经过严格的临床训练，一般应具有 3 年以上胃镜操作经验并完成 300 例以上胃镜检查，才可能胜任胃癌早诊筛查的工作。

胃镜检查过程中应全面观察胃内的各个部位，同时注意检查胃癌高发部位，对细微的黏膜改变，如变色、充血、出血、粗糙、隆起、凹陷、糜烂、溃疡等在直视下进行活检。活检第一点十分重要，活检钳对准部位并与黏膜面垂直，钳口开大并适当加压于病变上，以使活组织块够大够深（达到黏膜肌层）。如首块活检取材不准，由于渗血覆盖了小病变会影响再次活检。一处胃

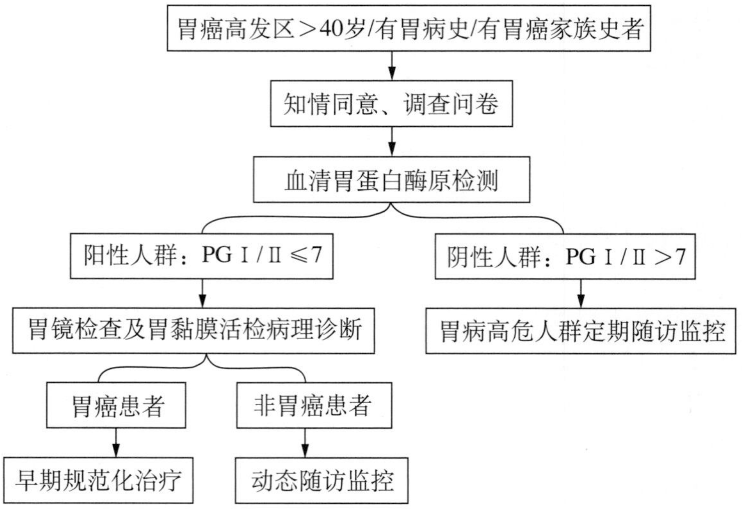

图3-1　自然人群胃癌筛检流程图

癌可疑病变至少应取活检 5 块。

（三）筛查的频度及评价

血清 PG 初筛法是诊断胃黏膜萎缩状态的方法，其成本较低。如果人力及物力许可的话，对 PG Ⅰ/Ⅱ比值阳性者可进行年度性检查，观察其比值的变化；PG Ⅰ/Ⅱ比值阴性者，第二次 PG 检测间隔可适当延长为 2 ~ 3 年。而 PG Ⅰ/Ⅱ比值为阳性且胃镜检查诊断为胃黏膜重度萎缩性病变者，建议每年接受 1 次胃镜检查；诊断为重度肠上皮化生和异型增生病变者，可根据病变程度和范围大小，胃镜检查时间为 6 个月至 1 年。

（四）筛查方案的成本效用分析

目前有关胃癌大规模筛查项目的成本效用比评价资料十分匮乏。成本效用比主要受内镜检查的花费和普查人群胃癌发病率的影响。新加坡的一项研究表明对中、高危人群（如 50 ~ 70 岁中国籍男子）每 2 年进行一次内镜检查，对该国的医保体系而言仍然是一个沉重的负担[22]。潘松等[23]采用三种基本的卫生经济学评价方法，即成本 - 效果分析、成本 - 效益分析和成本 - 效用分析对胃癌“两轮筛查法”进行了卫生经济学评价。成本效果分析显示，在庄河地区高危人群中每多投入 8448 元人民币进行筛查治疗就可以减少 1 例胃癌的死亡。成本效益分析显示，共投入成本 1 260 000 元人民币，产生效益：3 283 728 元，成本效益比为 1 ∶ 2.6。成本 - 效用分析显示，共挽回 252 个质量调整生命年（quality-adjusted life years, QALY）。在庄河地区高危人群中每挽回一个 QALY 花费：5000 元。证实胃癌两轮筛查是一项经济效益较好、在胃癌高发区值得推广的胃癌筛查方案。

综上，笔者认为，在血清 PG 法初筛胃癌基础上再行胃镜及胃黏膜活检精查，即“两轮筛查法”，其敏感度及特异度较高，简便易行，费效比合理，受检者依从性好，可避免胃镜检查带来医源性感染的潜在危险，也可降低胃镜医生自身医疗水平所致的诊断偏差。因此，“两轮筛查法”是一种符合我国国情的胃癌优化筛查方案，具有在我国胃癌高发地区推广应用的价值。

第三节　胃癌筛查与早诊早治现状及展望

胃癌的发病率和死亡率存在显著的地区、人群、种族分布差异，因受社会经济条件和卫生保健制度的限制，各个国家胃癌筛查和防治工作的需求和力度存在明显差异。目前，在东亚地区，尤其是日本、韩国、新加坡、中国等胃癌高发国家，已经在胃癌的筛查策略、干预措施等方面取得实效。美国、欧洲等胃癌相对低发国家未见全国性胃癌筛查研究报道。

一、日　　本

日本是世界上胃癌最高发国家，其在胃癌的人群筛查、早诊技术及方法研究领域已经取得了令人瞩目的成绩。20 世纪 60 年代开始，胃气钡双重对比造影结合内镜检查的全民胃癌普查已经成为日本的一项国家性胃癌筛查方案。每年由日本政府资助和组织 40 岁以上者进行胃癌筛查，钡餐筛查阳性者需进一步接受内镜检查。每年普查人数维持在 300 ~ 500 万以上，每年发现胃癌 3000 ~ 6000 例，其中 EGC 约为 50% ~ 70%，约 50% 的患者接受了内镜黏膜切除术或内镜黏膜下剥离术[9, 24]。Takahashi K 等对 1968–1978 年 11 年间日本胃癌筛查研究总结显示胃癌检出率为 0.22%，早期胃癌检出率为 45.5%，5 年生存率为 67%[25-27]。Hisamichi S 等总结 1981 年日本接受胃癌筛查的超过 400 万人口的数据，提示胃癌检出率大约为 0.18%，早期胃癌检出率为 59.4%[28, 29]。Kura T 等调查了日本一所医学检验中心 1990–1994 年检出 253 例胃癌的情况，早期胃癌占所报道胃癌总数的 66.4%[30]。日本消化系统集团健康检查学会的全国性数据显示，1998 年全日本有 6 179 516 人接受胃癌检诊，检出胃癌患者 6406 例，检出率为 0.104%，对其中 4525 例进行胃癌分期统计，Ⅰ期患者占 72.5%[31]。Miki K 等采用血清胃蛋白酶原检测和胃镜结合方法进行 101 892 例日本人的胃癌筛查，检出胃癌 125 例，胃癌检出率为 0.12%，其中早期胃癌占 80%，肠型胃癌占 39%[32]。目前，日本胃癌总的 5 年生存率为 40% ~ 60%，居世界之首，其他国家约为 20%[9, 17]。

二、东亚地区其他国家

胃癌是韩国最常见的恶性肿瘤。韩国于 2002 年正式启动人群胃癌普查方案，即采用直接的上消化道检查系列或内镜（或两者联合）对 40 岁以上韩国男性和女性每 2 年进行 1 次胃癌筛查，其早期胃癌发现率约为 20%，无症状人群 EGC 率（74% ~ 78%）明显高于有症状人群 EGC 率（26% ~ 36%）[33]。2005 年韩国的全国性癌症普查报告，胃癌预期检出率约为 0.12%，即 1381/1500 万[34]。

新加坡是胃癌中度发病国家，其胃癌筛查项目的筛查对象为≥50 岁高发病风险的中国人、中低发病风险的马来西亚和印度人。2003 年成立全国胃癌流行病学和分子遗传学计划（the Gastric Cancer Epidemiology and Molecular Genetics Programme, GCEP），旨在找出最佳的方案和成本 - 效益比算法来指导地方性胃癌筛查。2004 年以来开展的一项前瞻性队列研究，计划招募 4000 例 ≥50 岁的高风险患者，纳入早期胃癌的系统性筛查项目，从国家数据库收集参与者的临床资料，根据标准化方案收集血样、胃活检组织、胃液等各种生物标本，并应用内镜检查进行 5 年以上的随访，胃癌或癌前病变每年发现率为 0.5%[22]。泰国、马来西亚等胃癌相对低发国家未见全国性胃癌筛查研究报道。

三、中　　国

目前中国尚无大规模的胃癌全民普查项目，未将胃癌筛查纳入常规的医疗行为。主要原因在于胃癌的大规模人群普查和常规的医疗检查需要许多设备和专业人员，耗费大量的人力、物力和资金等，目前仍难以全面实施。替代途径是进行选择性的胃癌高发区高危人群筛查或门诊机会性筛查。

“九五”和“十五”期间，我国在辽宁庄河及山东临朐胃癌高发区，开展了长达 10 年持续动态胃癌高危人群筛查，取得了明显效果。“十一五”期间，卫生部部署在辽宁庄河、山东临朐、甘肃武威等地陆续开展胃癌筛查及早诊早治工作，已见成效。

中国台湾的马祖岛也是胃癌高发区之一，当地政府于 1995–2004 年，应用两轮筛查方法进行 2184 名马祖居民癌前病变或早期胃癌的筛查。于 2004–2005 年进行马祖居民 Hp 感染情况调查和治疗，感染根除率高达 98%[35, 36]。但对 Hp 感染的人群化疗干预对于胃癌预防的成本效用仍有待进一步评价。

四、展　　望

胃癌是严重危害世界人民和我国人民健康及生命的恶性肿瘤。防治胃癌的关键在于三早，即“早期发现、早期诊断、早期治疗”。纵观国内外，尤其是东亚地区胃癌高发国家胃癌筛查及早诊早治的现状和发展趋势，发现目前胃癌防治工作面临的主要问题是如何选择适合本国国情的胃癌优化筛查方案和防治策略，包括确定筛查的范围、筛查对象、筛查手段、干预时机和治疗方案等。胃癌的筛查和防治策略的选择受多因素制约，包括经济条件、胃癌发病率及死亡率、胃癌发病危险因素及筛查手段等。胃镜普查可提高早期胃癌检出率，但仍有不少漏诊发生，普查间隔未能明确。WHO 目前尚不推荐大规模地开展胃镜人群普查。胃黏膜血清学检测指标对于胃黏膜萎缩及胃癌的判断界值，不同地区差异甚大，尚未推广应用于临床。鉴于我国是胃癌高发地区，通过大规模、多中心的研究，提高血清学检测指标的灵敏度、特异度，降低筛查成本，将对我国胃癌的防治产生重要影响。随着癌症易感基因的发现，癌症筛查面临的另一重要问题是如何有针对性地识别胃癌高风险个体。携带胃癌易感基因突变者的人群不但患癌风险增加，而且其发病年龄较普通人群低，这是传统的胃癌筛查推荐方案面临的新挑战。因此，需要进一步研究建立有效的胃癌高风险个体识别技术和筛查档案。中国普通人群缺乏胃癌特别是 EGC 相关知识，应加强抗癌防癌等相关知识的宣传，努力使一般人群认同应用已证实的筛查技术，使一些亚健康人群自愿参与胃癌筛查，以期获得最大的胃癌防治效益。

中国胃癌的筛查和早诊早治工作任重而道远。期望中国胃癌的筛查及早诊早治早日获得突破性进展。

（袁媛）

参考文献

[1] 卫生部肿瘤防治研究所. 中国恶性肿瘤死亡调查研究. 北京: 人民卫生出版社, 1979.

[2] 李连弟, 张思维, 鲁凤珠, 等. 中国恶性肿瘤死亡谱及分类构成特征研究. 中华肿瘤杂志, 1997, 19(5):323-328.

[3] 李连弟, 鲁凤珠, 张思维, 等. 中国恶性肿瘤死亡率20年变化趋势和近期预测分析. 中华肿瘤杂志, 1997, 19(1):3-9.

[4] 中华人民共和国卫生部. 全国第三次死因回顾抽样调查报告. 北京: 中国协和医科大学出版社, 2008:10.

[5] Parkin DM. International variation. Oncogene, 2004, 23(38):6329-6340.

[6] 孙秀娣, 牧人, 周有尚, 等. 中国胃癌死亡率20年变化情况分析及其发展趋势预测. 中华肿瘤杂志, 2004, 26(1):4-9.

[7] 杨玲, 李连弟, 陈育德, 等. 中国2000年及2005年恶性肿瘤发病死亡的估计与预测. 中国卫生统计, 2005, 22(4):218-222.

[8] 孙秀娣, 牧人, 周有尚, 等. 中国1990 ~ 1992年胃癌死亡调查分析. 中华肿瘤杂志, 2001, 24(1):4-8.

[9] Hamashima C, Shibuya D, Yamazaki H, et al. The Japanese guidelines for gastric cancer screening. Jpn J Clin Oncol, 2008, 38(4):259-267.

[10] 上海市早期胃癌临床协作组. 上海不同等级10个医疗机构早期胃癌的筛选结果比较. 中华消化内镜杂志, 2007, 24(1):19-22.

[11] Nakashima H, Nagahama R, Yamamoto T, et al. Mass screening for gastric cancer: how to select patients for endoscopic examination. Gastric Cancer, 2010, 13(2):78-83.

[12] Yang D, Kim H, Jin W, et al. 64 Multidetector row computed tomography for preoperative evaluation of gastric cancer: histological correlation. J Comput Assist Tomogr, 2007, 31(1):98.

[13] Samloff IM. Pepsinogens I and II: purification from gastric mucosa and radioimmunoassay in serum. Gastroenterology, 1982, 82(1):26-33.

[14] 樊代明. 体外免疫法抗MG7人源性单抗的研制及其意义. 单克隆抗体通讯, 1993, 9(1):40-43.

[15] 任军, 樊代明, 周绍娟, 等. 免疫聚合酶链反应技术的建立及其对胃癌细胞上MG7-Ag的检测. 中华肿瘤杂志, 1994, 16(4):247-249.

[16] Zhang L, Ren J, Pan K, et al. Detection of gastric carcinoma-associated MG7-Ag by serum immuno-PCR assay in a high-risk Chinese population, with implication for screening. Int J Cancer 2009, 126(2):469-473.

[17] Leung WK, Wu MS, Kakugawa Y, et al. Screening for gastric cancer in Asia: current evidence and practice. Lancet Oncol, 2008, 9(3):279-287.

[18] Uemura N, Okamoto S, Yamamoto S, et al. Helicobacter pylori infection and the development of gastric cancer. N Engl J Med, 2001, 345(11):784-789.

[19] 李连弟. 中国常见恶性肿瘤筛检方案. 北京: 人民卫生出版社, 1999.

[20] 袁媛, 张萌昌. 辽宁庄河胃癌防治现场报告. 中国肿瘤, 2009, 18(1):13-17.

[21] 董志伟. 中国癌症筛查及早诊早治指南. 北京: 北京大学医学出版社, 2008.

[22] Dan YY, So JB, Yeoh KG. Endoscopic screening for gastric cancer. Clin Gastroenterol Hepatol, 2006, 4(6):709-716.

[23] 潘松, 何钦成, 周宝森. 辽宁省庄河市胃癌高发区胃癌筛检的卫生经济学评价. 中华流行病学杂志, 2005, 26(10):757-760.

[24] Hamashima C, Saito H, Nakayama T, et al. The standardized development method of the Japanese guidelines for cancer screening. Jpn J Clin Oncol, 2008, 38(4):288-295.

[25] Lilienfeld A. Epidemiology of gastric cancer. N Engl J Med, 1972, 286(6):316-317.

[26] Takahashi K, Nakajo H, Kurihara R. Mass screening for gastric cancer and its follow-up. Naika, 1972, 29(3):445-450.

[27] Kawai K. Screening for gastric cancer in Japan. Clinics in Gastroenterology, 1978, 7(3):605-622.

[28] Hisamichi S, Nozaki K, Kitagawa M, et al. Evaluation of mass screening program for stomach cancer. Tohoku J Exp Med, 1976, 118(Suppl):69-77.

[29] Hisamichi S, Sugawara N. Mass screening for gastric cancer by X-ray examination. Jpn J Clin Oncol, 1984, 14(2):211-223.

[30] Kura T, Kumaki T, Matsuhisa T, et al. Investigation of gastric cancers detected at a medical check-up center. Nippon Ika Daigaku zasshi, 1996, 63(3):202-214.

[31] 迁一郎, 坪野吉孝, 久道茂. 胃癌集団検診の現狀一有效性評價、费用效果分析. 日本臨床, 2001, 59(4):533-537.

[32] Miki K, Fujishiro M, Kodashima S, et al. Long-term results of gastric cancer screening using the serum pepsinogen test method among an asymptomatic middle-aged Japanese population. Dig Endosc, 2009, 21(2):78-81.

[33] Ministry of Health and Welfare, Korea. Central cancer registration statistics. Seoul: Ministry of Health and Welfare, Korea, 2002.

[34] Kong SH, Park DJ, Lee HJ, et al. Clinicopathologic features of asymptomatic gastric adenocarcinoma patients in Korea. Jpn J Clin Oncol, 2004, 34(1):1-7.

[35] Lee YC, Wu HM, Chen TH, et al. A community-based study of Helicobacter pylori therapy using the strategy of test, treat, retest, and re-treat initial treatment failures. Helicobacter, 2006, 11(5):418-424.

[36] Liu CY, Wu CY, Lin JT, et al. Multistate and multifactorial progression of gastric cancer: results from community-based mass screening for gastric cancer. Journal of Medical Screening, 2006, 13(Suppl 1):2-5.

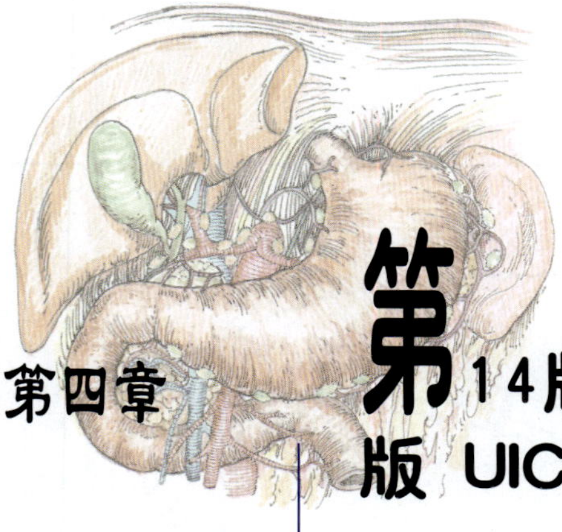

第四章 第14版日本《胃癌处理规约》及第7版 UICC-AJCC TNM分期

胡 祥

1962年6月日本胃癌研究会编辑的第1版《胃癌处理规约》发行，从而使胃癌的诊断、治疗具有了共同的基准和规则，迄今已有14版《胃癌处理规约》（以下简称为《规约》）问世。

第14版《规约》按照与《胃癌治疗指南》明确分工，与TNM分类整合，确立镜视下手术的评价、药物疗法的判定基准和病理的同步化的修订原则，经过缜密的修订于2010年3月发行[1]。以下为第14版《规约》的重大的修改事项。

1. 记载法的原则；

2. 肿瘤的进展和进展程度（原发灶的记载、淋巴结转移的记载的变更、进展程度记载的变更）；

3. 治疗结果的评价；

4. 切除标本的处理；

5. 胃活检组织诊断分类。

修订后的《规约》成为记录胃癌进展程度、治疗与诊断、肿瘤状态、治疗效果评价的基本准则。在第14版《规约》中，手术、淋巴结廓清、内镜切除、化疗、放疗等与治疗相关的内容被删除，这一部分内容移至改订后的第3版《胃癌治疗指南》。以下介绍主要的修改部分。

第一节 胃癌处理规约

一、记载方法的原则

第13版《规约》中的所见，含4部分内容，即临床（c）、手术（s）、病理（p）、综合（f），在第14版中对此做了简化，改为分类主要由临床（c）、病理（p）两部分构成。表示所见的T、N均用大写字头表示，其程度用阿拉伯数字表示，不明者用X表示。临床分类（clinical classification）与病理分类（pathological classification）如表4-1记载，并且用其英文接头词的c、p表示，如cT2，pN2的表示方法。关于T、N、M，记录诊断上确切的项目，仅为怀

表4-1 第14版《规约》记载方法的原则和内容

临床分类（clinical classification）	病理分类（pathological classification）
体检所见	内镜切除和手术获取标本的病理诊断
X线、内镜诊断、影像诊断	腹腔冲洗液细胞学检查
腹腔镜检查、手术所见（开腹、腹腔镜下）	
活检、细胞学诊断、生化检查、生物学检查	
其他（遗传学检查等）	

疑的时候不予采用。例如：CT 检查区域淋巴结被扫描出来，但不能诊断为转移时应记为 N0。

组织学所见的记载顺序为大体类型，大小，组织型，浸润深度，间质量，浸润增殖方式，淋巴管侵袭，静脉侵袭，淋巴结转移，断端。

手术病例（举例）：L, Less, Type 2, 50mm × 20mm, tub1>tub2, pT2, int, INFb, ly1, v1, pN1 (2/13), pPM0 (40mm), pDM (12mm)。

二、肿瘤的进展和进展程度

（一）原发癌灶的记载

1. 病灶的大小与数目　用原发灶和各病灶以最大径（长径）与其垂直相交的最大径（短径）记载，多发灶时，分别记载。多发灶时主病灶为浸润深度深者，相同浸润深度时为最大径大者。

2. 占据部位

（1）胃的部位划分，记载与 13 版《规约》相同，仍为上、中、下 3 领域的划分，胃壁的断面的划分仍沿用前壁、后壁、小弯、大弯和全周的记载方式（图 4-1，图 4-2）。

（2）食管胃结合部（食管肌层与胃肌层的界限；esophagogastric junction, EGJ）的上下 2cm 的部位定义为食管胃结合部领域（图 4-3），以此为中心产生的癌，不计其组织学类型均为食管胃结合部癌。结合部的近端部位为 E，远端为 G，根据浸润范围以 E、EG、E=G、GE、G 的方式

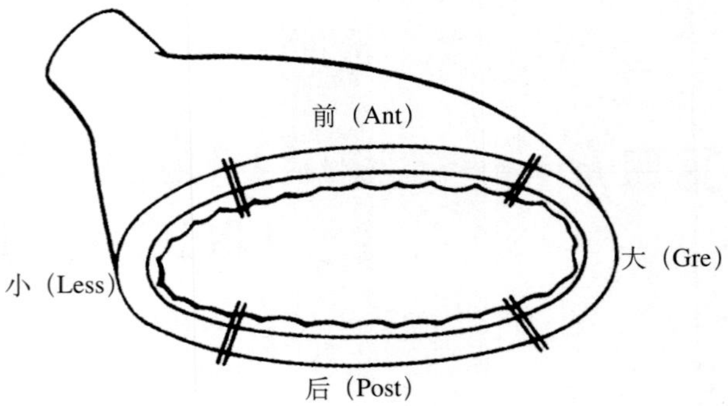

图4-2　胃壁的断面划分

记载（图 4-4）。记载由结合部到肿瘤的中心距离。EGJ 的确定：内镜下为食管下部的栅状血管的下端；上消化道造影检查为在 His 角沿胃壁的延长线；内镜和上消化道造影检查为胃大弯的纵走皱襞的口侧终末部；切除标本的大体观察为周径变化的部位。

在欧美源于 Barrett 食管的腺癌多，其适用 Siewert 分类（图 4-5）。第 14 版《规约》的食管胃结合部癌相当于 Siewert 分类的 Type Ⅱ型。

3. 残胃癌　关于残胃癌的定义如下：不计初次手术时的病变、切除范围、重建方法，含有复发癌可能的病例，在胃切除后的残胃上发生的胃癌为残胃癌。记载时尽可能将其初次手术的切除范围、重建方式记载清楚，另外需记录以下 3 个项目。

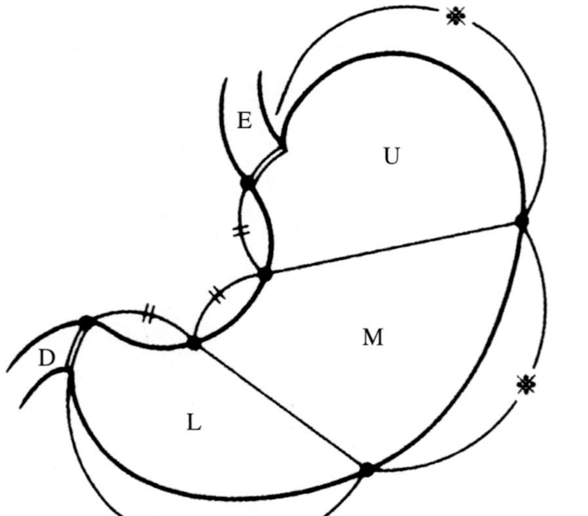

图4-1　胃的3区划分

E：食管；U：胃上1/3；M：胃中1/3；L：胃下1/3；D：十二指肠

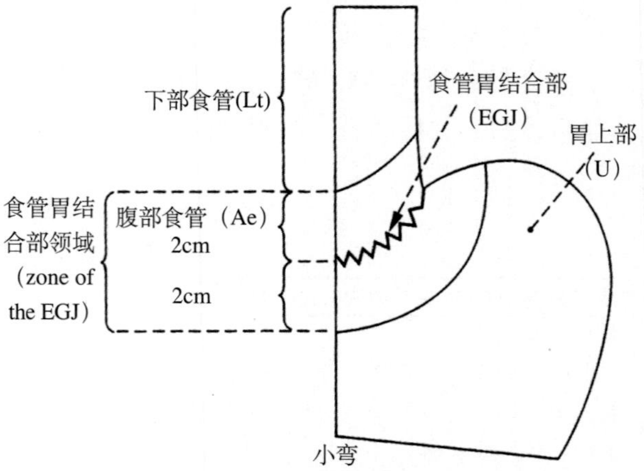

图4-3　食管胃结合部领域的定义

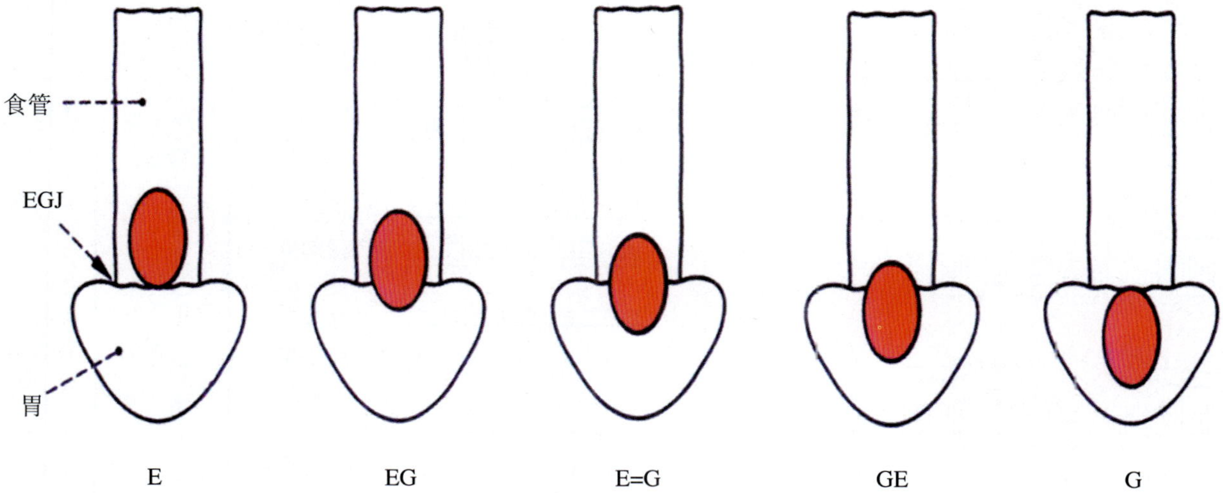

图4-4　食管胃结合部的分类和记载法

（1）初次胃切除的病变：B. 良性病变，M. 恶性病变，X. 不明。

（2）初次胃切除到残胃癌的时间：年数，X. 不明。

（3）残胃癌存在部位：A. 断端吻合部，S. 断端缝合部，O. 非断端部，T. 残胃全体，E. 食管，D. 十二指肠，J. 空肠。

记载方式（举例）：B-20-S，M-09-AJ。

4. 大体分型　早期胃癌与进展期胃癌的大体分型仍然沿用原来的分型方式无改变。

原发病灶的记载中，大体分型中的浅表型定义为癌肿的胃壁浸润深度到黏膜下层时常见的大体类型，记为0型。关于0型的亚分类的图做了部分修订，更为直观易懂（图4-6）。

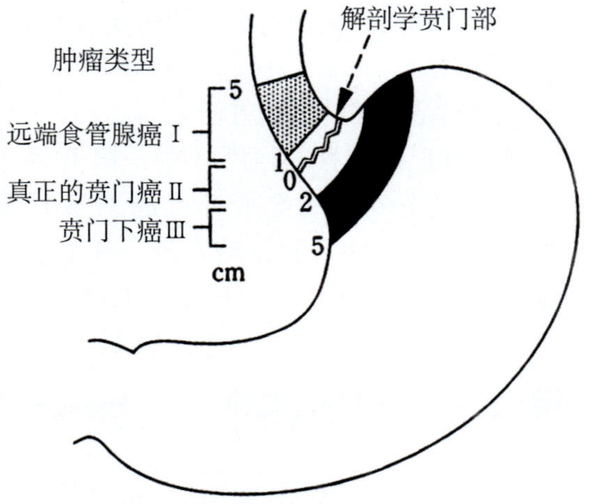

图4-5　Siewert的食管胃结合部腺癌分类

5. 组织学类型分类　组织学分型中追加了良性上皮性肿瘤（腺瘤）、非上皮性肿瘤、恶性淋巴瘤、肿瘤样病变和特殊的消化道的息肉病，另外，特殊型中增加了内分泌细胞癌、淋巴细胞浸润癌和肝样腺癌。

6. 癌的胃壁浸润深度的记载（T）　深度的记载用T分类记载，而且同时用M、SM、MP、SS、SE、SI记录胃壁各层和浸润的脏器，用临床分类、病理分类的c、p的接头词置于T前，M、SM时不用，例如病理学的黏膜内癌用pTla表示，而不是pM。

T的修订中将SS的浸润由原第13版T2中分出，作为T3。

癌的胃壁浸润深度（T）的记载：

TX：癌的浸润深度不明者；

T0：无癌；

T1：癌局限于黏膜（M）或黏膜下层（SM）；

T1a：癌局限于黏膜（M）；

T1b：癌局限于黏膜下层（SM）；

T2：癌浸润越过黏膜下层，但局限于固有肌层（MP）；

T3：癌浸润越过固有肌层，但局限于浆膜下组织（SS）；

T4：癌浸润达浆膜面或露出，或波及其他

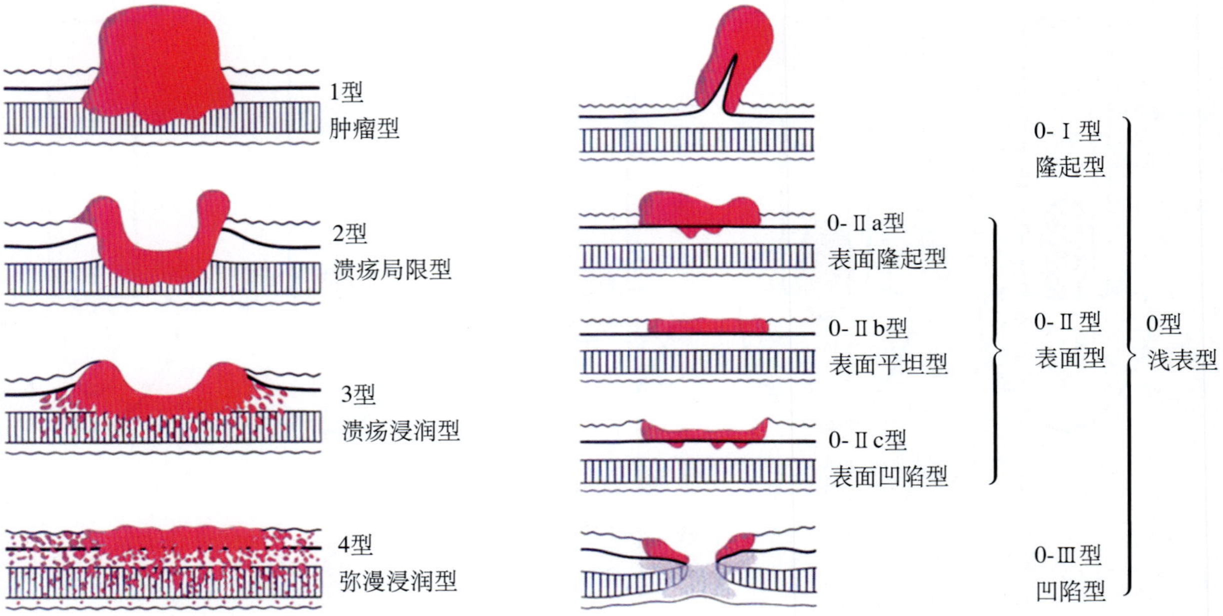

图4-6 胃癌大体类型分类

脏器；

T4a：癌的浸润达浆膜面或穿破腹腔露出(SE)；

T4b：癌的浸润直接到达其他脏器（SI）。

注意事项：

（1）SM浸润的亚分类，癌越过黏膜肌不足0.5mm的可记为SM1或pT1bl，更深者记为SM2或pT1b2；

（2）肿瘤浸润在大、小网膜内，未露出浆膜为T3；

（3）T4b时，同时记载浸润脏器名称。所谓的受浸润脏器指肝、胰、横结肠、脾、膈肌、腹壁、肾上腺、肾、小肠、后腹膜腔。浆膜浸润波及大、小网膜时不作为T4b，横结肠系膜的浸润波及系膜内血管或系膜后面时为T4b。

7. 癌的间质量、浸润增殖方式和脉管侵袭 癌的间质量、浸润增殖（infiltrative, INF）方式和脉管侵袭，第二项中，癌的浸润增殖方式的记载方法由第13版INFα，β，γ改为INFa，b，c记载方式（图4-7）。

（二）淋巴结转移的记载

与胃相关的淋巴结的代号、名称、界限在第14版《规约》中做了部分的修订，这当中最为重要的修改内容是确定No.1 ~ No.12和No.14v为胃的区域淋巴结，其外的淋巴结（No.8p，12b，13，16a2/bl）转移时作为M1，但食管浸润时No.19、No.20、No.110、No.111作为区域淋巴结。关于手术应清除的淋巴结将由《胃癌治疗指南》确定。

淋巴结代号和定义中，将No.3细划分为3a小弯（沿胃左动脉）、3b小弯（沿胃右动脉），另外，详尽地将其界限予以确定。

1. 淋巴结的解剖学的定义和区域淋巴结（表4-2，图4-8）

2. 淋巴结转移的记载方法

（1）淋巴结转移的程度（N）：第14版《规约》的N的分类，完全放弃了原来第13版的按解剖学的群（站）的分类方法，参照了TNM分类的N的分类方式。第6版的TNM分类中，

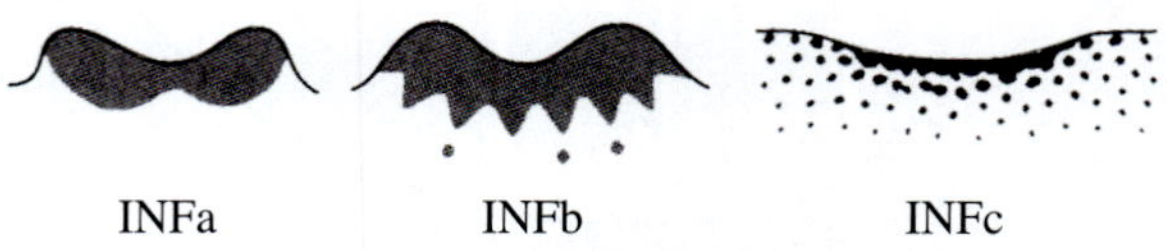

图4-7 胃癌的浸润增殖方式

表4-2　胃相关淋巴结代号和定义

No	名称	定义
1	贲门右侧	沿胃左动脉上行支进入胃壁的第1支（贲门支）的淋巴结和贲门侧的淋巴结
2	贲门左侧	贲门左侧的淋巴结，左膈下动脉食管贲门支存在的病例，沿此血管的淋巴结（含根部）
3a	小弯（沿胃左动脉）	沿胃左动脉分支的小弯淋巴结，贲门支下方的淋巴结
3b	小弯（沿胃右动脉）	沿胃右动脉分支的小弯淋巴结，向胃小弯的第1支向左的淋巴结
4sa	大弯左群（胃短动脉）	沿胃短动脉的淋巴结（含根部）
4sb	大弯左群（沿胃网膜左动脉）	沿胃网膜左动脉和大弯第1支的淋巴结（参照No.10的定义）
4d	大弯右群（沿胃网膜右动脉）	沿胃网膜右动脉的淋巴结，向大弯的第1支的左侧
5	幽门上	胃右动脉根部和沿向胃小弯的第1支的淋巴结
6	幽门下	胃网膜右动脉根部到胃大弯的第1支的淋巴结和胃网膜右静脉与到前上胰十二指肠静脉的合流部的淋巴结
7	胃左动脉干	从胃左动脉根部到上行支的分歧部的淋巴结
8a	肝总动脉前上部	肝总动脉（从脾动脉的分出部到胃十二指肠动脉的分出部）的前面、上面的淋巴结
8p	肝总动脉后部	肝总动脉（同上）后面的淋巴结（与No.12p，No.16a2int连续）
9	腹腔动脉周围	腹腔动脉周围的淋巴结和胃左动脉、肝总动脉、脾动脉根部的淋巴结的一部分
10	脾门	胰尾末端以远的脾动脉周围、脾门部的淋巴结，胃短动脉根部和含至胃网膜左动脉的胃大弯的第1支淋巴结
11p	脾动脉干近端	脾动脉近端（脾动脉根部至胰尾末端距离的2等分的位置的近侧位）的淋巴结
11d	脾动脉干远端	脾动脉远端（脾动脉根部至胰尾部末端距离的2等分的位置始至胰尾末端）的淋巴结
12a	肝十二指肠韧带内（沿肝动脉）	由左右肝管汇合部到胰腺上缘的胆管的2等分高度向下方，沿肝动脉的淋巴结（胆道癌处理规约的No.12a2）
12b	肝十二指肠韧带内（沿胆管）	由左右肝管汇合部到胰腺上缘的胆管的2等分高度向下方，沿胆管的淋巴结（胆道癌处理规约的No.12b2）
12p	肝十二指肠韧带内（沿门脉）	由左右肝管汇合部到胰腺上缘的胆管的2等分高度向下方，沿门脉的淋巴结（胆道癌处理规约的No.12p2）
13	胰头后部	胰头部十二指肠乳头部向头侧的淋巴结（在肝十二指肠韧带内的为12b）
14v	沿肠系膜上静脉	在肠系膜上静脉的前面，上缘为胰下缘，右缘为胃网膜右静脉和前上胰十二指肠静脉的汇合部，左缘为肠系膜上静脉的左缘，下缘为结肠静脉分歧部的淋巴结
14a	沿肠系膜上动脉	沿肠系膜上动脉的淋巴结
15	结肠中动脉周围	结肠中动脉周围的淋巴结
16a1	腹主动脉周围a1	主动脉裂孔部（膈肌脚包绕的约4～5cm范围）的腹主动脉周围淋巴结
16a2	腹主动脉周围a2	腹腔动脉根部上缘至左肾静脉下缘高度的腹主动脉周围淋巴结
16b1	腹主动脉周围b1	左肾静脉下缘至肠系膜下动脉的腹主动脉周围的淋巴结
16b2	腹主动脉周围b2	肠系膜下动脉根部至腹主动脉的分歧部高度的腹主动脉周围的淋巴结
17	胰头前部	胰头部前面，附着于胰腺及胰腺被膜下存在的淋巴结
18	胰下缘	胰体下缘的淋巴结
19	膈下	膈肌的腹腔面，主要是沿膈动脉的淋巴结
20	食管裂孔部	膈肌裂孔部食管附着的淋巴结
110	胸下部食管旁	与膈肌分离，附着于下部食管的淋巴结
111	膈肌上	膈肌胸腔面，与食管分离存在的淋巴结（附着于膈肌、食管的为No.20）
112	后纵隔	从食管裂孔和食管分离存在的后纵隔淋巴结

参考井上与惣一论文（解剖学杂志, 1936, 9:35-123）。

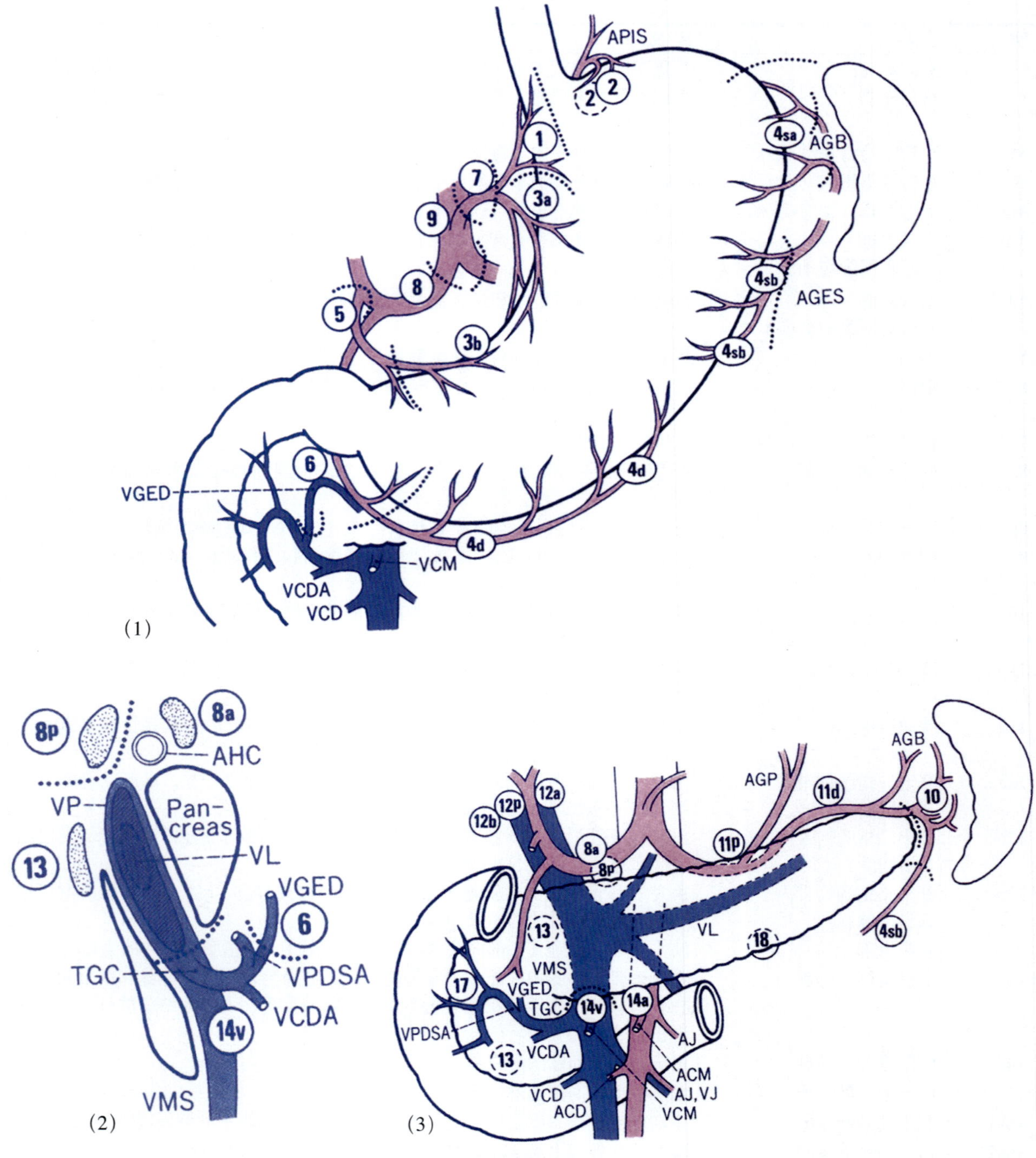

图4-8 胃淋巴结的部位和界限

APIS：左膈下动脉；AGB：胃短动脉；AGES：胃网膜左动脉；VGED：胃网膜右静脉；VCDA：结肠右静脉属支；VCM：结肠中静脉；TGC：胃结干；ACM：结肠中动脉；AJ：空肠动脉；AHC：肝总动脉；VP：门静脉；VL：脾静脉；VMS：肠系膜上静脉；VPDSA：胰十二指肠上前静脉；VCD：右结肠静脉；VJ：空肠静脉；AGP：胃后动脉；ACD：右结肠动脉

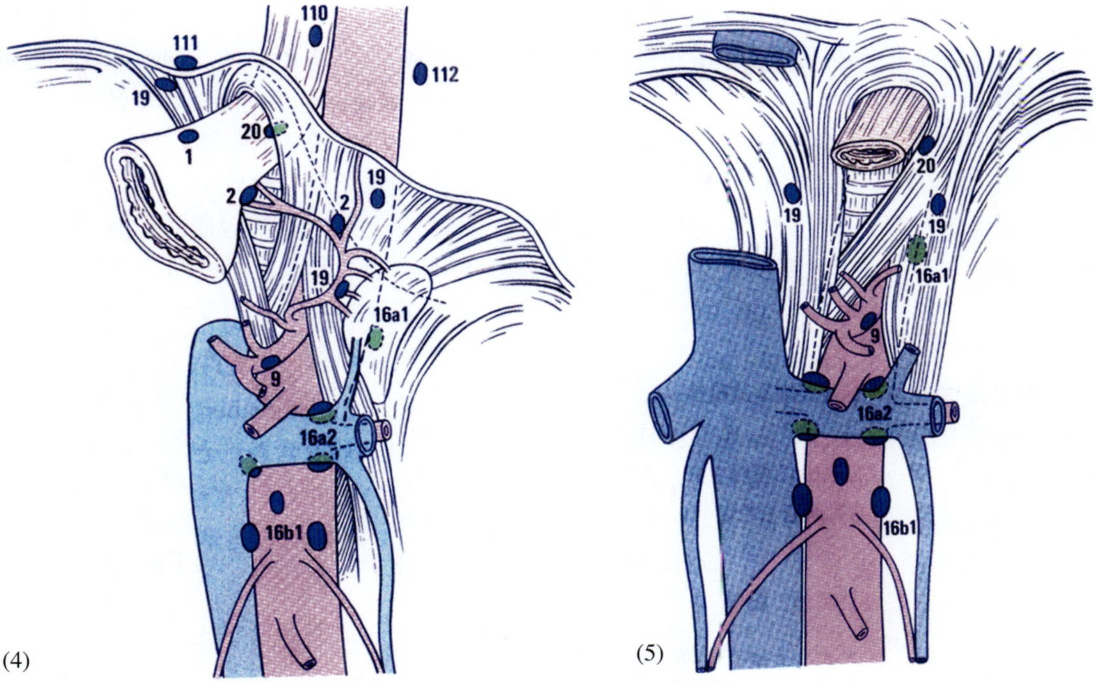

图4-8（续）　胃淋巴结的部位和界限

N1 淋巴结转移个数为 1 ~ 6，在第 7 版 TNM 分类和第 14 版《规约》中，N1 分成 N1（1 ~ 2 个）、N2（3 ~ 6 个），第 6 版中的 N2、N3 在新版《规约》中分别为 N3a、N3b。

NX：区域淋巴结转移的有无不明确者；

N0：区域淋巴结无转移；

N1：区域淋巴结转移 1 ~ 2 个；

N2：区域淋巴结转移 3 ~ 6 个；

N3：区域淋巴结转移 7 个以上；

N3a：区域淋巴结转移 7 ~ 15 个；

N3b：区域淋巴结转移 16 个以上。

（2）淋巴结转移度：记载清除的每个号的淋巴结的转移度（转移淋巴结数 / 清除淋巴结数）和全部清除淋巴结的转移度。

（三）其他转移

1. 其他转移的有无和部位（M）

MX：区域淋巴结以外转移的有无不明者；

M0：无区域淋巴结以外的转移；

M1：有区域淋巴结以外的转移。

区域淋巴结转移以外的转移为 M1，应记录部位：淋巴结（LYM），皮肤（SKI），肺（PUL），骨髓（MAR），骨（OSS），胸腔（PLE），脑（BRA），髓膜（MEN），肾上腺（ADR），其他（OTH），另外含后腹膜癌症，卵巢转移（Krukenberg 肿瘤）。

2. 腹膜转移（P）（TNM 记为 M1 PER）

PX：腹膜转移的有无不明者；

P0：无腹膜转移；

P1：有腹膜转移。

3. 腹腔冲洗液细胞学检查（CY）（TNM 记为 cy+）

CYX：未做腹腔冲洗液细胞学检查；

CY0：腹腔冲洗液细胞学检查无癌细胞；

CY1：腹腔冲洗液细胞学检查有癌细胞。

CY1 是 M1，残留度 R1（cy+）。

4. 肝转移（H）（TNM 记为 M1 HEP）

HX：肝转移的有无不明者；

H0：无肝转移；

H1：有肝转移。

有血行转移的病灶为 H1，直接浸润为 T4b（HEP）。

（四）分期（Stage）

分期的目的是为能够客观地评价、反映癌的进展程度，并且据此判定预后，选择治疗方针。第 14 版《规约》的分期变化主要为将原 Stage Ⅱ、Stage Ⅲ进行亚分期（表 4-3）。第 14 版《规约》随着 T、N 的改变，使《规约》与 TNM 两个广泛使用的分期标准达成一致，形成统一的标准（表 4-4）。

TNM 分期（7th）中规定肿瘤中心位于食管胃接合部、浸润 5cm 以内的腺癌为食管胃结合部腺癌，其适用于食管腺癌的进展度分期。食管腺癌的 N 分期法（表 4-5）与胃癌相同。

三、治疗结果的评价

（一）手术与内镜切除后的评价

主要包括手术标本的切除断端和黏膜切除标本的切除断端。

PM（proximal margin，近端断端,)、DM（distal margin，远端断端）、VM（vertical margin，垂直断端）的（＋）/（－）的记载方法被修改。例如：PM(＋)→PM1)。LM(lateral margin）更改为 HM(horizontal margin，水平断端。

1. 手术标本的切除断端

（1）近端断端（PM）

PMX：近端断端的癌浸润不明者；

PM0：近端断端无癌浸润；

PM1：近端断端有癌浸润。

（2）远端断端（DM）

DMX：远端断端的癌浸润不明者；

DM0：远端断端无癌浸润；

DM1：远端断端有癌浸润。

2. 黏膜切除标本的切除断端

（1）黏膜切除标本的水平断端（HM）

表4-3　胃癌病期分期（第14版《规约》）

	N0	N1	N2	N3	任何T/NM1
T1a (M), T1b (SM)	ⅠA	ⅠB	ⅡA	ⅡB	
T2 (MP)	ⅠB	ⅡA	ⅡB	ⅢA	
T3 (SS)	ⅡA	ⅡB	ⅢA	ⅢB	Ⅳ
T4a (SE)	ⅡB	ⅢA	ⅢB	ⅢC	
T4b (SI)	ⅢB	ⅢB	ⅢC	ⅢC	
任何 T/NM1					

表4-4　胃癌TNM分期（第7版）

		N0	N1	N2	N3	任何T/NM1
		0	1～2	3～6	7～	
T1	黏膜层 黏膜下层	ⅠA	ⅠB	ⅡA	ⅡB	
T2	固有肌层	ⅠB	ⅡA	ⅡB	ⅢA	
T3	浆膜下层	ⅡA	ⅡB	ⅢA	ⅢB	Ⅳ
T4a	浆膜层	ⅡB	ⅢA	ⅢB	ⅢC	
T4b	相邻结构	ⅢB	ⅢB	ⅢC	ⅢC	
任何 T/NM1						

表4-5　食管腺癌TNM分期（第7版）

	N0	N1	N2	N3	任何T/NM1
T1 (M, SM)	ⅠA	ⅡB	ⅢA	ⅢC	
T2 (MP)	ⅠB	ⅡB	ⅢA	ⅢC	
T3 (外膜)	ⅡA	ⅢA	ⅢB	ⅢC	Ⅳ
T4a (胸膜、心包或膈肌)	ⅢA	ⅢC	ⅢC	ⅢC	
T4b (其他，如主动脉、脊椎或气管)	ⅢC	ⅢC	ⅢC	ⅢC	
任何 T/NM1					

HMX：水平断端的癌浸润不明者；

HM0：水平断端无癌的浸润；

HM1：水平断端有癌的浸润。

(2) 黏膜切除标本的垂直断端 (VM)

VMX：垂直断端的癌浸润不明者；

VM0：垂直断端无癌的浸润；

VM1：垂直断端有癌的浸润。

3. 肿瘤的残留 (R)　根治性记载的变更，第 13 版中的根治度 A/B/C 的概念取消，采用了 TNM 分类的 R0/1/2 的记载方式，手术后肿瘤的残留用 R(residual tumor) 表示。R0 为治愈切除，R1、R2 为非治愈切除。

RX：癌的残留无法评价；

R0：无癌的残留；

R1：癌的显微镜下残留（切除断端阳性，腹腔冲洗脱落细胞学阳性）；

R2：癌的肉眼残留。

(二) 术前治疗后的肿瘤评价

1. 术前治疗后的肿瘤评价的记载方法 (y)　术前治疗后的肿瘤评价采用接头词 y 表示。yc：术前治疗后的临床评价；yp：术前治疗后的切除标本病理所见。

2. 化疗及放疗后组织学效果判定基准　进行术前治疗后手术病例的主病灶检索时，要检索大体标本上推定的病变部位的剖面，至少制作认为病变存在的最大剖面的标本和癌残存可能性高的切片，做组织学评价（图 4-9）。

Grade 0（无效）：癌组织、癌细胞未见治疗效果；

Grade 1（略有效）：

Grade 1a（极轻度的效果）：判定为“能增殖”的癌细胞占 2/3 以上；

Grade 1b（轻度的效果）：判定为“能增殖”的癌细胞占 1/3 以上但不足 2/3。

Grade 2（相当有效果）：判定“能增殖”的癌细胞占 1/3 以下，为核崩解的癌细胞占据。

Grade 3（显效）：判定“能增殖”的癌细胞几乎没有，仅崩解的癌细胞占据或仅看到癌的痕迹（代表性的切片，Grade 3 判定时，追加切片检索）。

四、切除材料的处理

黏膜切除标本的记载方法的一部分改订为

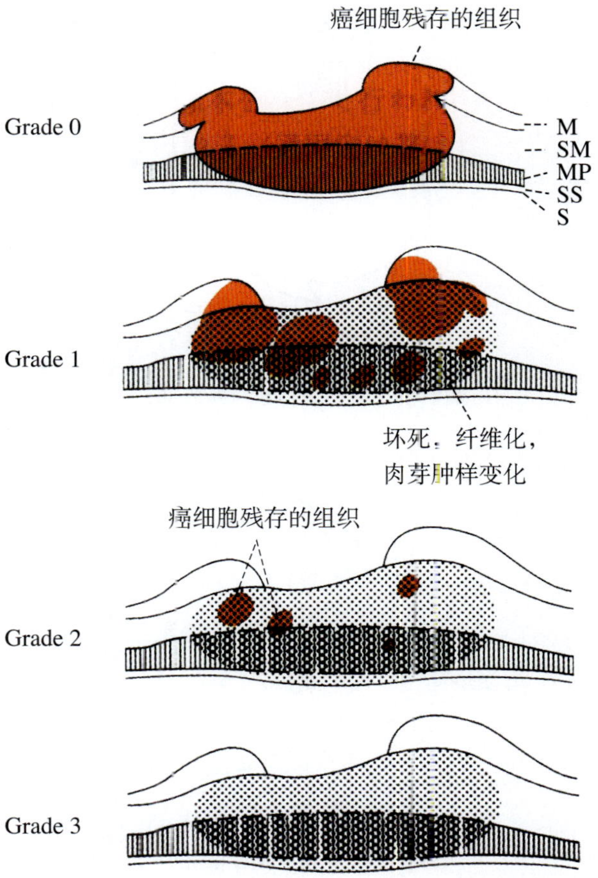

图4-9　胃癌药物、放射治疗后的组织学效果的判定基准

[ly（－/＋），v（－/＋）等方式]。

(一) 所 见 记 载

所见的记载应在符合下列条件时进行。

1. 切除胃的整体能肉眼观察；

2. 含癌病灶的胃的整体能行断面组织学检查。

(二) 切除胃的处理方法（图 4-10，图 4-11）

1. 肉眼的浆膜侧观察新鲜的胃切除标本（含大小网膜）　判定癌的浆膜浸润的有无（含大小网膜），有浸润时（T4）对其位置、从病灶边缘到切除标本的两侧断端的距离、浸润的范围、性状予以观测、记载。

2. 胃的剖开　作为原则，沿大网膜附着部的前方切开，使黏膜面露出。

3. 剖开的胃　黏膜面向上，在平面板上展开，黏膜面肉眼观察、测量、记载。

4. 切除胃　固定前及固定后，制作草图，进

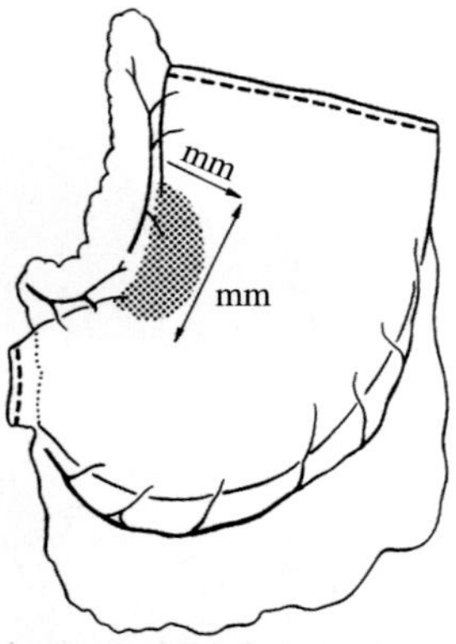

图4-10 胃切除标本（浆膜面）

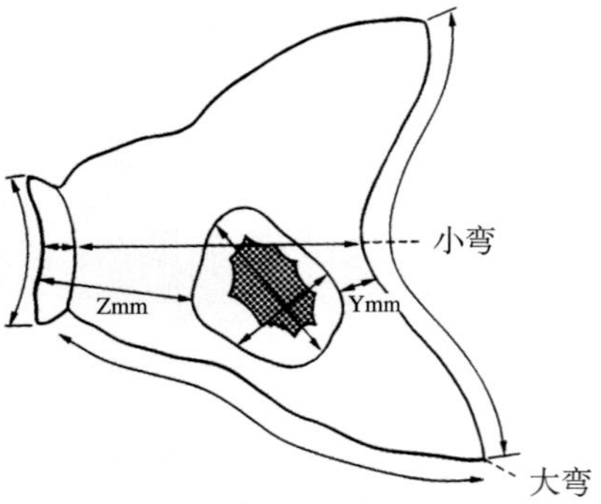

图4-11 胃切除标本（黏膜面）
PMO (Ymm)；DMO (Zmm)

行摄像。

（三）切除材料的固定方法

切除胃黏膜面向上，平板上展平，用钉针将边缘固定，10% 甲醛溶液固定。如进行免疫组化检查、基因检查等需使用病理标本时，推荐 48 小时的固定时间。

（四）切割方法（图 4-12 ~ 图 4-15）

1. 作为原则，在小弯从近端到远端断端切割、剖检。

2. 早期癌，病灶大约 5 ~ 7mm 间隔全切。为了再构建的需要，切割以后再度黏膜面摄影。

3. 进展期癌浆膜面要详尽观察，作为原则，癌的浸润深度最深的部分与小弯平行剖切，按需要可与小弯直角剖切。

4. 对于标本的断端癌浸润的有无难以确认的病例，应对断端进行必要的剖切。

5. 对于残胃，应对癌和缝合线、吻合线的位置关系予以考虑后剖开。

（五）廓清淋巴结的检索方法

廓清的所有淋巴结，按含 Hilus 的长轴方向

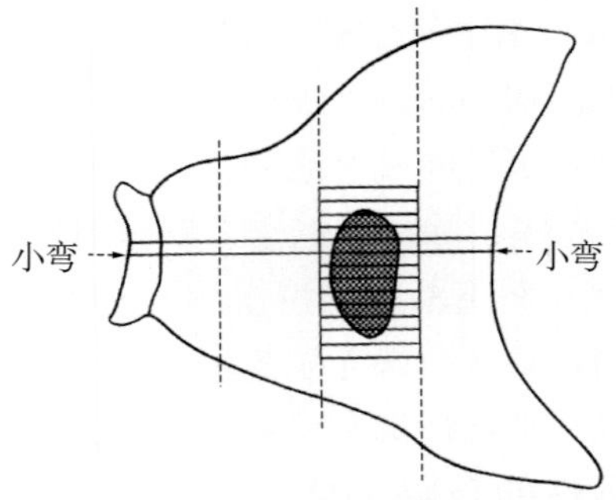

图4-12 早期胃癌的剖切方法

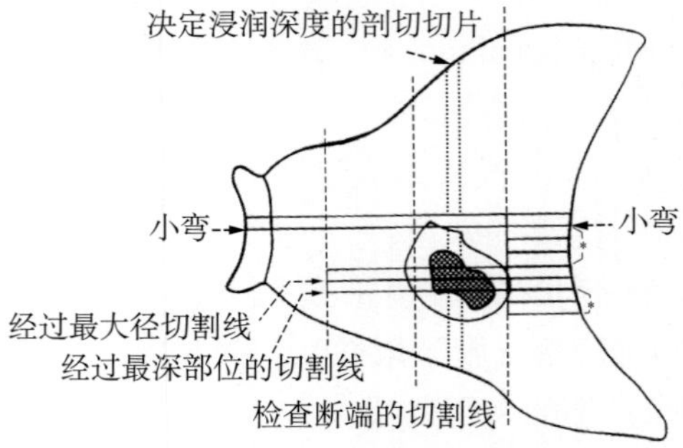

图4-13 进展期胃癌的剖切方法

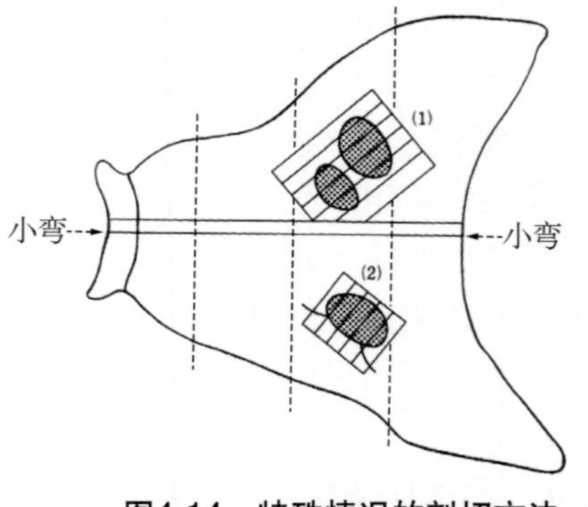

图4-14 特殊情况的剖切方法
（1）判断2个癌是否连续时的剖切方法；（2）有宽基的癌的剖切方法

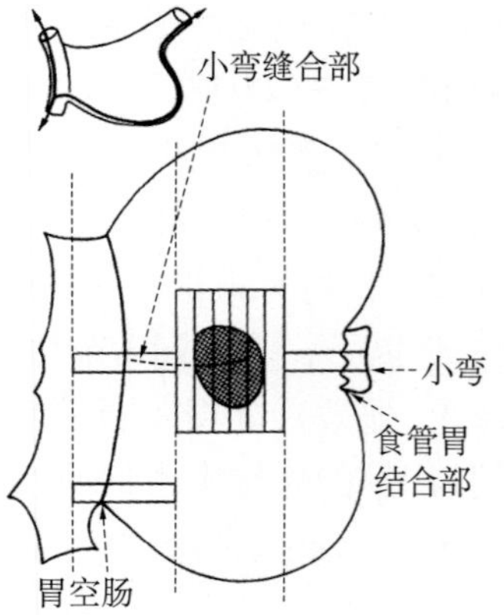

图4-15 残胃（Billroth Ⅱ）的剖开和残胃早期癌的剖切方法

制作切片。

（六）黏膜切除病例的处理

对 1 处病灶仅一次性切除者为整块切除，复数、多次性切除者为分割、分体切除。

1. 标本的固定、大体观察和剖割（图 4-16，图 4-17）

（1）胃切除后，近、远端明确记载后，迅速伸展开，10% 甲醛溶液固定。

（2）将标本的大小（长轴和短轴）、大体观测的肿瘤大小、大体类型记载于剖割图。

（3）剖割：病灶部和断端距离最短部分的肿瘤进展的有无应能予以评价，剖割用 2 ~ 3mm 平行切开，记载剖切数目。

2. 组织学诊断

（1）切除标本的大小［长径（mm）× 短径（mm）］和个数：分切的 ESD/EMR 标本复数提出时，肿瘤存在的标本数也应记录。

（2）肿瘤的大体类型。

（3）肿瘤大小［长径（mm）× 短径（mm）］。

（4）组织型（黏膜内和黏膜下层的组织型不同的场合应清楚记载，以量的优势的组织型的顺序记载）。

（5）深达度（pT1a、pT1b1、pT1b2 或 M、SM1、SM2）：垂直断端（VM）仅肿瘤阴性时记载，黏膜下层浸润时，不仅记载 pT1b1(SM1)/pT1b2(SM2)，从黏膜肌层下缘的实测值（μm）也应记载。当由于溃疡或溃疡瘢痕的缘故，黏膜肌板不明时，用接近正常黏膜肌板的假想线为基准测定。垂直断端（VM）阳性的病例，浸润深度在标本上能够确认为更深时应予以记载（例如：pT1b2 以深）。

（6）病灶内的溃疡：溃疡瘢痕的有无。

UL（－）：溃疡和溃疡瘢痕不存在；

UL（＋）：溃疡和溃疡瘢痕存在。

（7）脉管侵袭（ly、v）的有无。

ly（－）：淋巴管侵袭不存在；

ly（＋）：淋巴管侵袭存在；

v（－）：静脉侵袭不存在；

v（＋）：静脉侵袭存在。

（8）水平断端（HM）阳性的有无，断端阳性切片数（枚数），阴性时，距水平断端的距离（mm）。

HMX：水平断端的癌浸润不明；

HM0：水平断端的癌浸润不存在；

HM1：水平断端的癌浸润存在。

（9）垂直断端（VM）阳性的有无。

VMX：垂直断端的癌浸润不明；

VM0：垂直断端的癌浸润不存在；

VM1：垂直断端的癌浸润存在。

五、胃的活检组织诊断分类（Group分类）

第 14 版《规约》的 Group 分类与此前的第 13 版有所不同，主要是新版的 Group1、Group2 需要注意。

（一）原　　则

以胃镜的活检材料为对象，不包含息肉切除，EMR、ESD 和外科切除的材料。Group 分类只适用于上皮性的组织，不适用于非上皮性组织。

（二）分　　类

Group X：无法进行活检诊断的不适宜材料；

Group 1：正常组织和非肿瘤性病变；

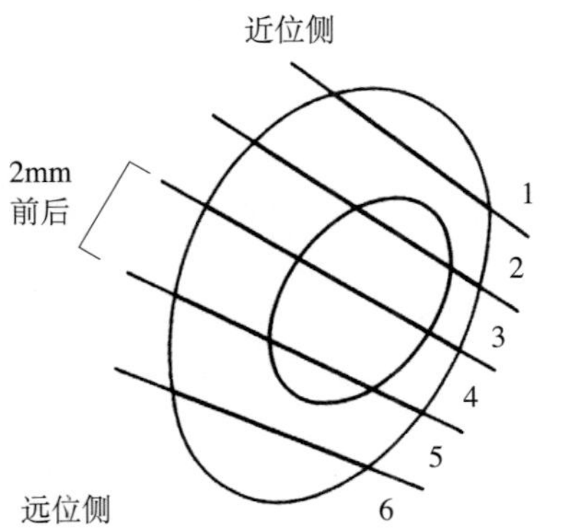

图4-16　黏膜切除标本的解剖

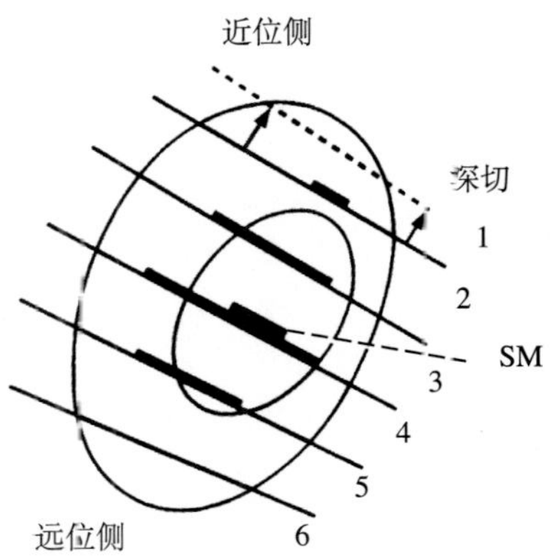

图4-17　黏膜切除标本病变范围

Group 2：肿瘤性（腺瘤或癌）或非肿瘤性的判断有困难的病变；

Group 3：腺瘤；

Group 4：肿瘤性的病变中有疑似癌的病变；

Group 5：癌。

附记癌的组织学类型，2 种以上组织型存在时以优势者记载。

六、药物、放射线治疗的评价

临床的治疗效果中的治疗效果评定方法按 RECIST1.1 基准记载。效果判定基准中的胃原发灶的评价使用《胃癌处理规约》（第 13 版）的评价方法。

七、药物有害反应

按 CTCAE ver3.0 基准评价。

八、生　存　期

遵从 *International Journal of Clinical Oncology* (Volume 9, Supplement February 2004) 记载的生存时间相关用语。

第二节　胃癌的TNM分期

日本第 14 版《胃癌处理规约》与 UICC 的第 7 版的 TNM 分类[2]同期修订、再版，在胃癌的分期上采取了整合，形成统一的新的 TNM 分期。

T 代表胃癌的胃壁浸润深度

TX：癌的浸润深度不明；

T0：无癌细胞；

T1：癌局限于黏膜（M）或黏膜下层（SM）；

T1a：癌局限于黏膜（M）；

T1b：癌的浸润局限于黏膜下层（SM）；

T2：癌的浸润越过黏膜下层，但局限于固有肌层（MP）；

T3：癌的浸润越过固有肌层，但局限于浆膜下层（SS）；

T4：癌的浸润达到浆膜表面，或浸透露出于游离腹腔；

T4a：癌的浸润达浆膜面或穿破，露出腹腔（SE）；

T4b：癌的浸润直接到达其他脏器（SI）。

N 代表淋巴结转移的程度

NX：区域淋巴结转移有无不明确者；

N0：区域淋巴结无转移；

N1：区域淋巴结转移 1～2 个；

N2：区域淋巴结转移 3～6 个；

N3：区域淋巴结转移 7 个以上；

N3a：区域淋巴结转移 7～15 个；

N3b：区域淋巴结转移 16 个以上。

M 代表其他转移的有无和部位（M）

MX：区域淋巴结以外的转移有无不明者；

M0：区域淋巴结以外的转移不存在；

M1：区域淋巴结以外的转移存在。

（胡祥）

参 考 文 献

[1] 日本胃癌学会. Janapese classification of gastric carcinoma. 14th ed. 东京: 金原出版株式会社, 2010.

[2] UICC International Union Against Cancer. TNM classification of malignant tumors. 7th ed. Berlin: Springer-Verlag, 2009.

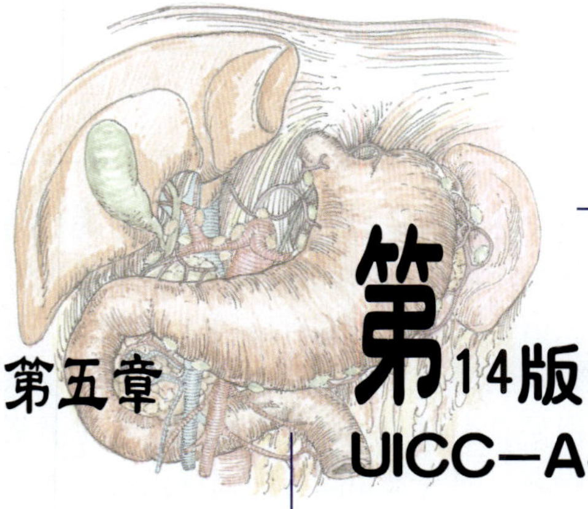

第五章 第14版日本《胃癌处理规约》及第7版UICC-AJCC TNM分期临床应用价值

邓靖宇 梁寒

2008年8月19日，AJCC（美国抗癌协会）、UICC（国际抗癌联盟）、IGCA（国际胃癌协会）在美国纽约州的水牛城召开了旨在修订和统一胃癌分期的会议，第一次邀请了日本胃癌专家参与胃癌TNM分期的制定工作。随后修订的第14版日本《胃癌处理规约》[1]表明，胃癌的分期在世界范围内首次实现了UICC、AJCC和JCGC（日本胃癌协会）三大系统的统一，为在世界范围内横向评价胃癌疗效提供了权威的标准，对促进胃癌的临床研究具有不可估量的作用。

新版（第7版）的TNM分期[2]最重要的内容是将原来的N分期进行了大幅度修订：将原来N1（1～6个淋巴结转移）分解为N1（1～2个淋巴结转移）和N2（3～6个淋巴结转移）；将原来的N2（7～15个淋巴结转移）定义为新版的N3a，原来的N3（>15个淋巴结转移）定义为新版的N3b。

2009年3月4日第81届日本胃癌研究协会委员会在东京召开。本次会议修订的《胃癌处理规约》具有里程碑性的意义，已于2010年3月初正式发布的新版（第14版）《日本胃癌处理规约》[1]首次将胃癌的N分期与UICC的TNM分期相统一。与UICC-AJCC的N分期略有差别：日本的新规约将N3定义为7个及以上淋巴结转移，包括了UICC-AJCC分期中的N3a和N3b。

第14版日本《胃癌处理规约》及第7版UICC-AJCC TNM分期中明显改动的，也是目前临床热点的有以下内容。

一、清扫No.10、No.11d淋巴结的必要性

在淋巴结清扫范围中，对于胃上部进展期胃癌，是否为了完全清扫No.10，No.11d淋巴结而应行联合脾切除仍存在争议。目前JOCG0100研究正在进行，规定至少对于浸润胃上部大弯的进展期胃癌所进行的根治术最好采取切除脾的完整清扫术。另外，脾门淋巴结/脾动脉旁淋巴结转移融合，保留脾可能导致癌残留者可考虑行联合脾的切除。但是胃癌联合脾切除的意义一直存在争议。

Ikeguchi等[3]报道进展期胃癌浆膜浸润、局部淋巴结转移时需联合脾切除，脾门淋巴结转移率20.9%，未能根治者预后差，而根治者与无转移相比预后相当。Wan[4]报道，保脾和切脾组收集的No.10平均淋巴结数分别为6.49和6.83，两组病例No. 10淋巴结转移率分别为12.4%和11.7%，没有统计学差异。最近上海瑞金医院报道[5]，切脾组与保脾组并发症的发生率分别为11.5%和27.5%，平均住院时间分别为27.3天和20.3天，两组患者5年生存率分别为41.0%和39.2%，无统计学差异。因此认为脾未受癌侵犯

时应保留。

清扫 No.10，No.11 淋巴结时，无论是否切脾均应先离断食管，再完全游离脾结肠韧带、脾膈韧带及脾胰尾周围的软组织，将胃近端与脾胰体尾充分游离后置于腹腔外（图 5-1），这样在直视下清扫脾门区及脾动脉周围淋巴结既安全又彻底。图 5-2 为完成 No.10，No.11d 淋巴结清扫的术野，具体操作步骤详见有关章节。

二、全网膜囊切除的必要性

全网膜囊切除包括大网膜、横结肠系膜前叶及胰腺被膜的完整切除（图 5-3，图 5-4）。第 14 版日本《胃癌处理规约》对网膜囊切除的描述是，对于肿瘤侵透胃后壁浆膜的病例，尽管切除网膜囊可以达到清除网膜囊内微小种植病灶的目的，但是尚无高级别的证据证明其对预防腹膜复发有益。由于可能造成血管或胰腺的损伤，至少对于没有浆膜浸润的胃癌患者最好不要进行该项手术。但是有小型的随机对照试验报告对于浆膜浸润性胃癌，网膜囊切除可能改善预后。该试验为日本 10 家医院的多中心临床研究[6]，该课题组在 2009 年第 8 届世界胃癌大会上报告了 3 年随访结果：206 例进展期可手术的 T2、T3 胃癌患者随机分为全网膜囊切除组和单纯大网膜切除组，两组患者的 3 年总生存率分别为 86% 和 79%；3 年无复发生存率分别为 76%% 和 73%，P=0.36。虽然无统计学差异，但是已经看到趋势。最终结果将于 2012 年公布。

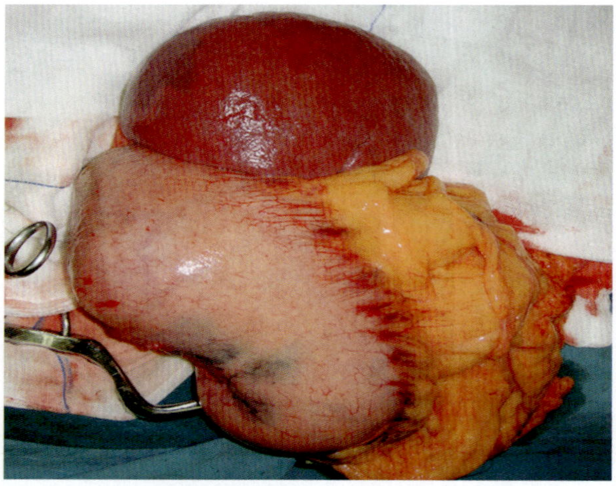

图5-1 充分游离脾胰体尾，将胃上部与脾胰体尾置于腹腔外

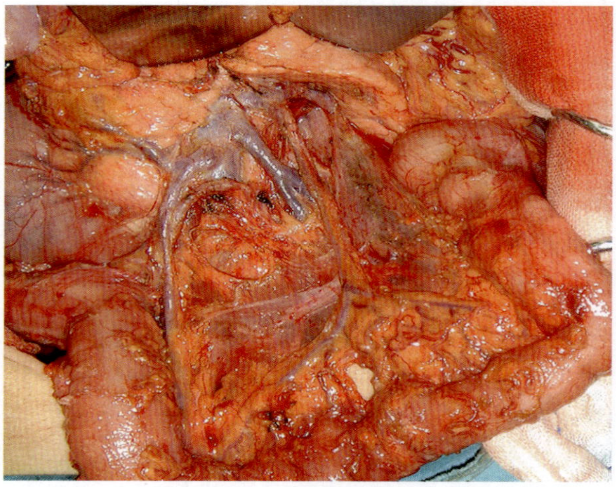

图5-3 完成大网膜及横结肠系膜前叶切除后术野

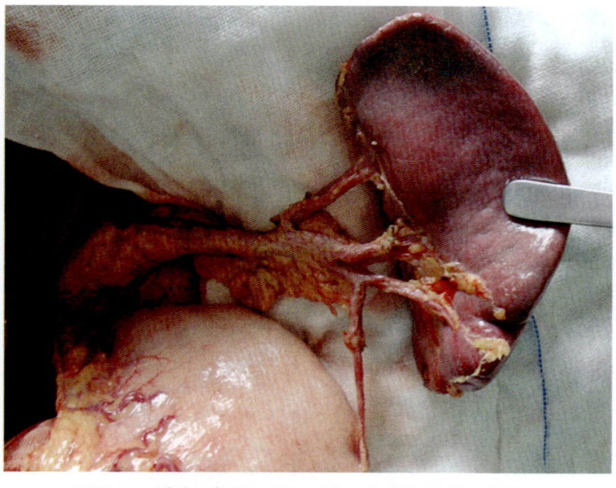

图5-2 清扫完No.10、No.11d淋巴结后术野

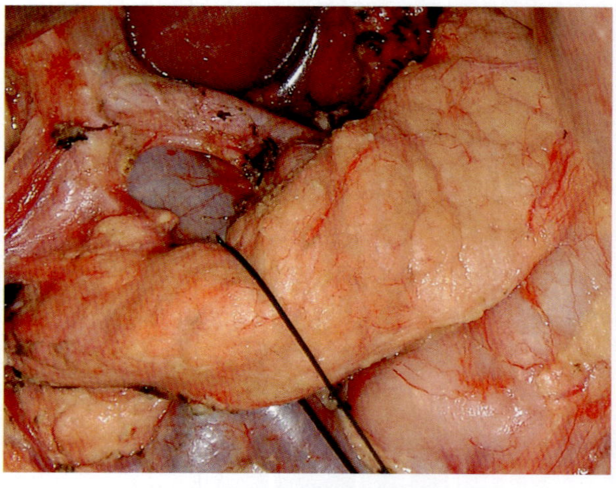

图5-4 完成胰腺被膜切除后术野

三、标准胃癌根治术

目前多数学者认为标准胃癌根治术（D2），是治疗Ⅱ期和Ⅲ A 期胃癌的标准术式。D2 根治术的推广，在过去 20 年间大大提高了胃癌患者的 5 年生存率，这种变化也出现在亚洲以外的国家。根据英国近年的经验，胃癌术后 5 年生存率在此期间由 15% 增加到 41%，根治性切除由 33% 增加到 73%[7]。意大利 Marubini 的 RCT 研究结果显示 N2 期胃癌 D2 淋巴结清扫对提高生存率有明显的正面作用[8]，D2 根治术可以明显改善Ⅱ及Ⅲ A 期胃癌患者预后。近年来越来越多的西方学者支持 D2 作为进展期胃癌标准根治术，他们[8, 9]发现，手术并发症主要与术者的经验相关，且随着术者经验积累而逐步下降。近来的研究还显示，D2 根治术中，随着淋巴结清扫数目的增加，患者的生存率亦有所增加。黄昌明等[10]研究了 211 例行 D2 根治术没有淋巴结转移的胃癌患者，结果发现，总的 5 年生存率为 82.2%；相同浸润深度的胃癌，淋巴结清除数目越多，生存率越高。T1 ~ T2 期，淋巴结清除数 15 个以上，T3 ~ T4 期淋巴结清除数 20 个以上的患者，有显著的生存优势，淋巴结清除数目是独立预后因素。我们的研究中也显示[11]，虽然没有统计学意义，D2 根治术中仍然可以看到淋巴结清扫数 20 个以上的患者生存较 20 个以下者为优。

新版日本《胃癌治疗指南》，基于已有的淋巴转移频率及清扫效果相关的数据，将淋巴结清扫范围定义为 D1/D2。根据不同的胃切除术式规定系统的淋巴结清扫范围，对于超范围的清扫及清扫不足的情况，应采用如下方法记录，如 D1+No.8a、D2-No.10 等。全胃切除术 D2：D1+No.8a、9、10、11、12a；远端胃切除术 D2：D1+No.8a、9、11p、12a；近端胃切除术 D2：D1+No.8a、9、10、11。另外，对于食管浸润癌的全胃切除术和近端胃切除术 D1 需追加 No.20，D2 需追加 No.19、20、110、111。T2 以上肿瘤原则上应进行 D2 清扫术。此外，由于既往大量临床研究显示 No.7 淋巴结具有很高的转移频率，因此在新标准中，将其纳入 D1 清扫范围。对于胃下部癌，从本版开始 No.14v 淋巴结不再归于区域淋巴结。因此确诊 No.14v 转移的情况应记录为 M1。但是 No.14v 转移的患者中长期生存的并不少见，因此不能否认本组淋巴结的清扫效果。清扫了 No.14v 的情况可记录为 D2+No.14v 以备将来分析。

四、扩大胃癌根治术

对于进展期胃癌，D2 胃癌根治术作为标准的手术方式，已获得广泛的认同与普及。胃癌扩大根治术是否能能够使部分胃癌患者生存率进一步提高，以及扩大胃癌根治术的适应证和并发症，仍需要进一步的探讨。

目前扩大淋巴结清扫的适应证为：①癌肿浸润胃浆膜或侵及周围脏器，但无肝、腹膜等远处转移者；②革袋胃；③第二站淋巴结阳性，尤其第三站淋巴结阳性者；④术者具有实施 D2 、D3 根治术的熟练技能；⑤患者一般情况能承受 D3 以上手术，年龄宜限制在 70 岁以内，以保证手术安全。

Yoshikawa 等[12]研究发现，进展期胃癌患者 N1（+）者腹主动脉旁淋巴结转移率 1%，N2（+）者为 20%，N3（+）者为 43%，而Ⅲ a 期为 9%，Ⅲ b 期为 19%，Ⅳ期为 56%，并认为行 D2 手术加腹主动脉旁淋巴结清扫可更准确地判断淋巴结转移情况并有利于提高预后。来自我国台湾的前瞻性随机对照研究发现，D3 手术较 D1 手术可以显著改善胃癌病人的预后[13]。詹文华[14]的研究表明，对 73 例进展期胃癌在 D2 或 D3 胃癌根治术的基础上加做腹主动脉旁淋巴结（para-aortic lyrnph node, PALN）清扫（PALN 组），其平均生存期为（56±3）个月，而非 PALN 组 85 例仅（42±4）个月，中位生存期分别为（62±6）个月与（29±3）个月（$P<0.01$）。第 8 届世界胃癌大会上，来自意大利的 2 个肿瘤中心[15]报告了他们的胃癌治疗效果：截至 2008 年，其临床病例的 60% 接受了 D2+ 根治术，平均淋巴结清扫数达到 50 枚，手术死亡率为 2.1%。Takashi 等[16]的研究发现，对于那些具有高度淋巴结转移可能的特殊部位的病例，选择性进行腹主动脉旁淋巴结清扫不失为进展期胃癌的治疗策略之一。因此我们提倡，在进展期胃癌手术中常规探查 No.16 组淋巴结，如发现肿大，应予以切除，避免将转移淋巴结残留在局部。有经验的外科医生进行扩大淋

巴结清除术并不会使并发症发生率和死亡率增加。

五、淋巴结新分期的临床应用价值

我们先前的研究发现，虽然现行TNM分期和JCGC N分期均能在一定程度上预测不同N分期胃癌患者的预后情况，但是也都有其不足之处[17, 18]。与近期的多数研究相同，我们的研究中证实，由于胃癌手术清除的淋巴结个数的差异，淋巴结转移率也是预测患者预后的方法之一[19]。另外，现有的TNM分期中，将淋巴结外软组织阳性（extranodal metastasis, EM）按照淋巴结转移处理，但是我们的研究显示EM是胃癌的独立预后因素，EM应该是一种介于淋巴结转移与腹膜种植之间的转移形式[20]。Etoh[21]的研究也表明，随着EM数的增加，胃癌患者的5年生存率迅速下降，而不是表现为线性关系。相对于淋巴结转移来说，EM这种转移方式可能更类似于腹膜种植；但胃癌腹膜种植的患者几乎没有治愈的可能，而EM的胃癌患者中有长期生存者，这一点又有别于腹膜种植。因此他认为EM与肿瘤进展和预后不良明显相关，应包含在TNM分期中。

新版TNM N分期的临床应用价值有待大量的临床试验进行验证。第8届世界胃癌大会上来自日本[22]和法国[23]的临床研究均未能证实新版N分期的临床应用价值。由于我们前期的研究未能证实第6版UICC N分期和第13版JCGC N分期的临床价值，因此我们制定了改良的N分期：N1：1～4；N2：5～8；N3：≥9。采取该N分期法[24]，我们的资料显示能够很好地预测患者的预后（图5-5）。最近我们总结了一组456例患者的临床病例资料，验证新版N分期的临床价值[25]。术中清扫的平均淋巴结数为26.75。结果发现新版N分期有很好的临床预测价值（图5-6），而第5、6版N分期N2和N3生存曲线发生重叠（图5-7）。

我们在临床实践中发现清扫的淋巴结数目与患者预后关系密切。黄昌明等[26]报告，淋巴结阴性的胃体癌患者，根据清扫的淋巴结数目不同其预后显著差异（表5-1）。最近我们发表的研究[27]表明，随着手术清扫的阴性淋巴结数目增加，患者的预后也得到明显改善（图5-8）。究其原因我们发现，阴性淋巴结数0～9个的病例中100%的病例淋巴结转移率>40%；阴性淋巴结数目在10～14个的病例中，仅有33%的病例淋巴结转移率>40%；而阴性淋巴结数目>14个的病例中，仅有2.2%的病例淋巴结转移率

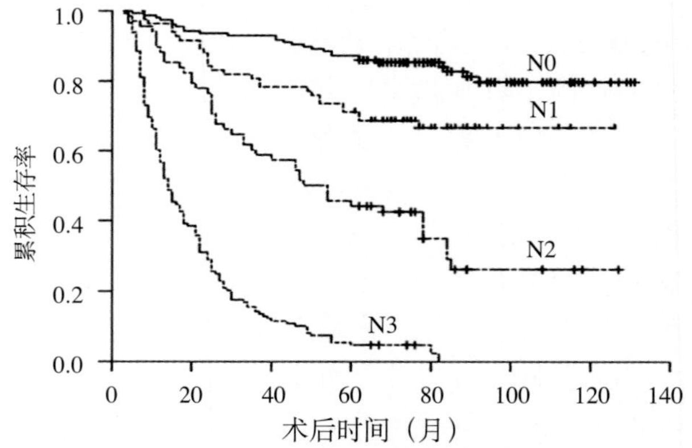

图5-6 新版N分期与患者预后的关系

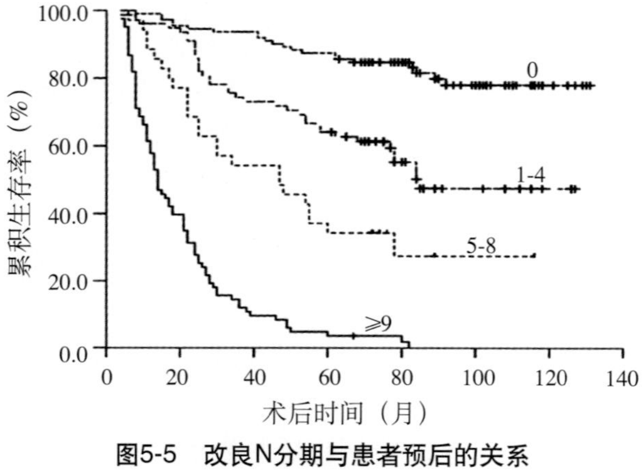

图5-5 改良N分期与患者预后的关系

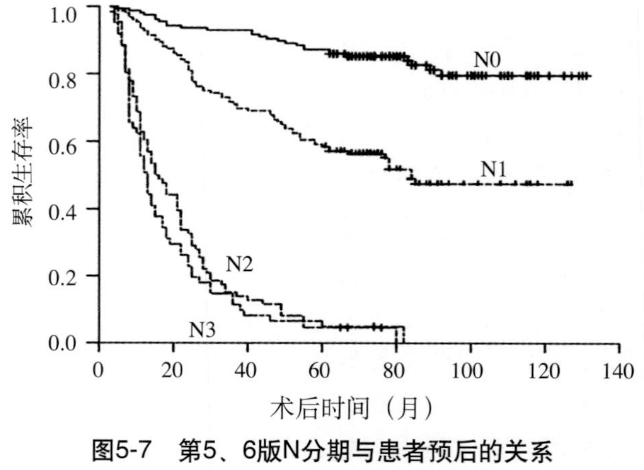

图5-7 第5、6版N分期与患者预后的关系

>40%。通过与新版 N 分期比较，我们发现按照我们的淋巴结转移率分期，N1：1% ~ 10%；N2：10% ~ 40%；N3：>40%，两者间有高度的一致性（图 5-6，图 5-9）。因此，在临床工作中，可以根据患者的阴性淋巴结数、淋巴结转移率以及 UICC TNM N 分期客观评估患者的预后风险。当然任何一种分期方法均有其局限性，需要在临床应用中不断验证、改进。

表5-1　阴性淋巴结数目与患者预后的关系[26]

清扫的淋巴结数（n）	病例数（n）	5年生存率（%）
0 ~ 14	18	43.2
15 ~ 19	49	76.8
20 ~ 24	63	84.5
25 ~ 29	44	90.6
≥30	37	94.5

P=0.000

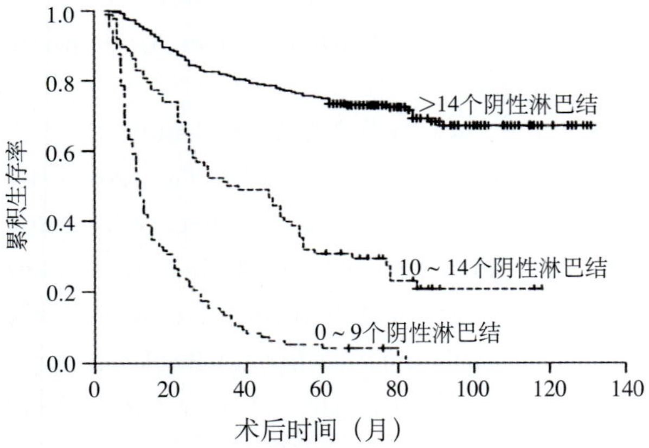

图5-8　阴性淋巴结数目与患者预后的关系

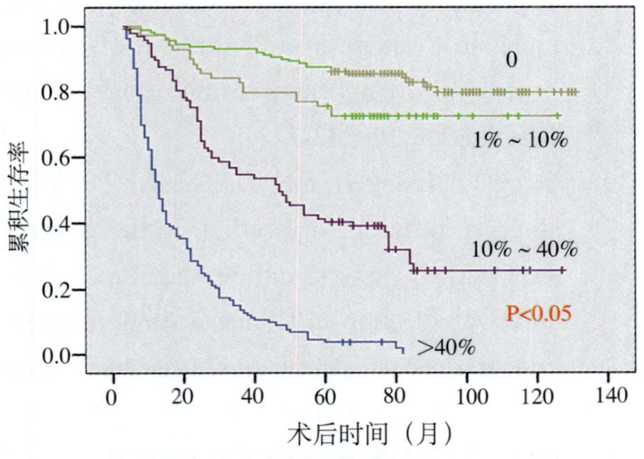

图5-9　淋巴结转移率与患者预后的关系

（梁寒　邓靖宇）

参考文献

[1] 第81回日本胃癌学会総会．胃癌取扱い規約．14版．東京：ファッションタウン，2009.

[2] UICC International Union Against Cancer. TNM classification of malignant tumors. 7th ed. Berlin: Springer-Verlag, 2009.

[3] IkeguchiM, Kaibara N. Lymph node metastasis at the splenic hilum in proximal gastric cancer. Am Surg, 2004, 70(7):645-648.

[4] Wan XB, Pan ZZ, Ren YK, et al. A Comparative study on number of harvest nodes of spleen-preserving modified D2 radical gastrectomy and D2 with splenectomy. Chinese J Surg, 2009, 29(10):839-842.

[5] Yao XX, Yan C, Yan M, et al. A comparative study on the efficacy of spleen-preserving D2 radical gastrectomy and D2 radical gastrectomy with splenectomy. Zhonghua Wei Chang Wai Ke Za Zhi, 2010, 13(2):111-114.

[6] Fujita J, Fujiwara Y, Takiguchi S, et al. Randomized controlled trial to evaluate omental bursectomy in T2/T3 gastric cancer surgery: Results of interim analysis // 8th International Gastric Cancer Congress. 8th International Gastric Cancer Congress Abstract. Krakow: International Gastric Cancer Association, 2009:41.

[7] Desai AM, Pareek M, Nightingale PG, et al. Improving outcomes in gastric cancer over 20 years. Gastric Cancer, 2004, 7(4):196-203.

[8] Hartgrink HH, van de Velde CJ, Putter H, et al. Extended lymph node dissection for gastric cancer: who may benefit? Final results of the randomized Dutch gastric cancer group trial . J Clin Oncol, 2004, 22(11):2069-2077.

[9] Roukos DH, Kappas AM. Targeting the optimal extent of lymph node dissection for gastric cancer. J Surg Oncol, 2002, 81(2):59-62.

[10] Huang CM, Lin JX, Zheng CH, et al. Prognostic impact of dissected lymph node count on patients with node-negative gastric cancer. World J Gastroenterol, 2009, 15(31):3926-3930.

[11] 梁寒，薛强．胃癌D2淋巴结清扫数目与预后的关系．中华胃肠外科杂志，2007, 10(6):528-530.

[12] Yoshikawa T, Sasako M, Sano T, et al. Stage migration caused by D2 dissection with paraaortic lymphadenectomy for gastric cancer from the results of a prospective randomized controlled trial. Br J Surg, 2006, 93(12):1526-1529.

[13] Wu CW, Hsiung CA, Lo SS, et al. Nodal dissection for patients with gastric cancer: a randomized controlled trial. Lancet Oncol, 2006, 7:309-315.

[14] 詹文华, 何裕隆, 郑章清, 等. 进展期胃癌行腹主动脉旁淋巴结清扫的疗效观察. 中华外科杂志, 2003, 41:375-378.

[15] Pedrazzani C, Marrelli D, Di Leo A, et al. Super-extended (D3) lymphadenectomy in advanced gastric cancer. Results from two Italian centers // International Gastric Cancer Association. 8th International Gastric Cancer Congress Abstract Book. Krakow: International Gastric Cancer Association, 2009:4.

[16] Takashi F, Bandou E, Kawamura T et al. Selective Para-aoritic Lymph Node Dissection for Gastric Cancer. // International Gastric Cancer Association. 8th International Gastric Cancer Congress Abstract Book. Krakow: International Gastric Cancer Association, 2009:3.

[17] 潘源, 梁寒, 薛强, 等. 国际抗癌联盟和日本胃癌协会淋巴结分期法与国人胃癌患者预后相关性比较. 中华肿瘤杂志, 2008, 39(5):376-380.

[18] Deng JY, Liang H, Dan Sun, et al. The most appropriate category of metastatic lymph nodes to evaluate overall survival of gastric cancer following curative resection. J Surg Oncol, 2008, 98:343-348.

[19] 王晓娜, 梁寒, 等. 淋巴结转移率对胃癌患者预后的影响. 中华普通外科杂志, 2008, 6:411-415.

[20] 王晓娜, 丁学伟, 梁寒, 等. 淋巴结外软组织阳性胃癌预后相关分析. 中华胃肠外科杂志, 2007, 5:436-439.

[21] Etoh T, Sasako M, Ishikawa K, et al. Extranodal metastasis is an indicator of poor prognosis in patients with gastric carcinoma. Br J Surg, 2006, 93(3):369-373.

[22] Honda I. Hirabayashi S, Which lymph nodes classification is better for daily use, TNM or N-ratio // International Gastric Cancer Association. 8th International Gastric Cancer Congress Abstract Book. Krakow: International Gastric Cancer Association, 2009:57.

[23] Bollschweiler E, Monig S, Schulte C, et al. TNM- Classification 2009: The prognostic relevance of the new pN-category in gastric cancer // International Gastric Cancer Association. 8th International Gastric Cancer Congress Abstract Book. Krakow: International Gastric Cancer Association, 2009:54.

[24] Deng JY, Liang H, Sun D, et al. The most appropriate category of metastatic lymph nodes to evaluate overall survival of gastric cancer following curative resection. J Surg Oncol, 2008, 98:343-348.

[25] Deng JY, Liang H, Sun D. The 7th UICC N stage is suitable for prediction the overall survival of gastric cancer patients after curative resection in China, a single clinical center report of new N stage. Ann Surg Oncol, 2010, 17:1259-1267.

[26] Huang CM, Lin JX, Zheng CH, et al. Prognostic impact of dissected lymph node count on patients with node-negative

gastric cancer. World J Gastroenterol, 2009, 15(31):3926-3930.

[27] Deng JY, Liang H, Wang DC, et al. Enhancement the prediction of postoperative survival in gastric cancer by combining the negative lymph node count with ratio between positive and examined lymph nodes. Ann Surg Oncol, 2010, 17:1043-1051.

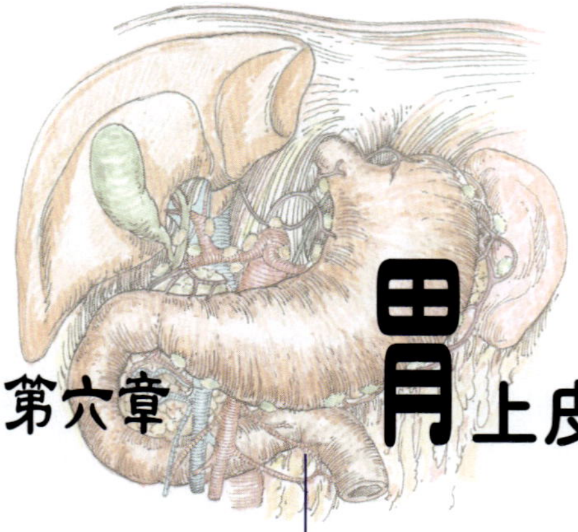

第六章 胃上皮性肿瘤组织学特征

战忠利 闫庆娜 栾焕玲

胃腺癌的发生率在世界范围内正在减少。在一些胃癌传统高发国家（如日本等）也有明显减少，但仍需更多时间来消除依然显著的疾病负荷。有这样好消息的主要原因是营养方式的改变，特别是避免了食用腌肉和冻鱼，转而选用其他来源的低盐饮食，并且在许多国家还有终年可供食用的新鲜水果和蔬菜。由于早期胃癌的检测方法有了显著进步，该病死亡率已经进一步降低。

幽门螺杆菌感染在胃癌中扮演了重要且辅助性病因学角色，因为它可导致伴有肠上皮化生的慢性萎缩性胃炎，后者是一种重要的癌前病变。

胃上皮性肿瘤的组织学分类见表 6-1。

表6-1　2010年WHO胃上皮性肿瘤分类

上皮性肿瘤
癌前病变
上皮内瘤变（异型增生），低级别
上皮内瘤变（异型增生），高级别
癌
腺癌
乳头状腺癌
管状腺癌
黏液腺癌
低黏附性癌（包括印戒细胞癌和其他变异型）
混合腺癌
腺鳞癌
腺癌伴淋巴间质（髓样癌）
肝样腺癌
鳞状细胞癌
未分化癌
神经内分泌肿瘤

一、胃腺瘤和息肉

（一）胃腺瘤（gastric adenoma）

又称肿瘤性息肉，是一种良性局限性的病变，由管状和绒毛状结构组成，表现为上皮内肿瘤[1]。

1. 一般特征　胃腺瘤通常发生于伴有肠上皮化生的萎缩性胃炎[2]。多数表现为孤立性、大的（3 ~ 4cm）、无蒂或有蒂息肉[3]，直到出血、溃疡形成或导致胃的流出道梗阻时才有症状。这些病变的发病率随年龄而增加，而且可以发生于患有家族性腺瘤性息肉病的患者。因其为侵袭前的肿瘤，具有发展为癌的可能[2]，所以必须通过局部切除治疗，通常进行内镜下息肉切除术或内镜下黏膜切除术。除了其本身为癌前病变外，腺瘤还可与胃内其他部位的癌共存；这种现象原因不明，在男性尤为多见[2, 4]。

2. 大体表现　多数位于胃窦，为体积较大、单个、广基、有蒂或无蒂的黏膜病变，表面光滑柔软，呈分叶状。邻近的胃黏膜可能平坦和萎缩。

3. 光镜表现　大部分肿瘤来自肠上皮化生的腺上皮，所以常显示某种程度的肠型分化，分化为吸收细胞、杯状细胞、内分泌细胞甚至 Paneth 细胞。因此，很多胃腺瘤实际上无法与结肠、直肠腺瘤区分，它们显示同样的结构、分化和细胞增生异常，在形态上可描述为管状（最常见）、管状绒毛状或绒毛状（图 6-1，图 6-2）；后两者也被称为管状乳头状和乳头状。管状腺瘤（图 6-3 ~ 图 6-5）比较规则，上皮为单层或复层柱状，细胞分化较好；而乳头状腺瘤上皮常为高柱状，复层，细胞异型性比管状腺瘤稍明显。少数胃腺瘤在形态学和黏液组织化学染色上显示胃小凹或幽门腺上皮的特征[3, 5]，其他则具有胃和肠两型上皮的特征[6]。

尽管大多数胃腺瘤具有外生性生长方式，形成隆起的无蒂或比较少见的有蒂的肿块，但少数病例可能是“平坦”的甚至是低于周围黏膜轮廓的凹陷性病变[7]，支持可以将腺瘤和扁平黏膜异型增生看做是单一疾病这种观点。无蒂腺瘤通常为低级别的异型增生的管状腺体局限于黏膜的上半部分，而其深层被变形和囊状扩张的非肿瘤性

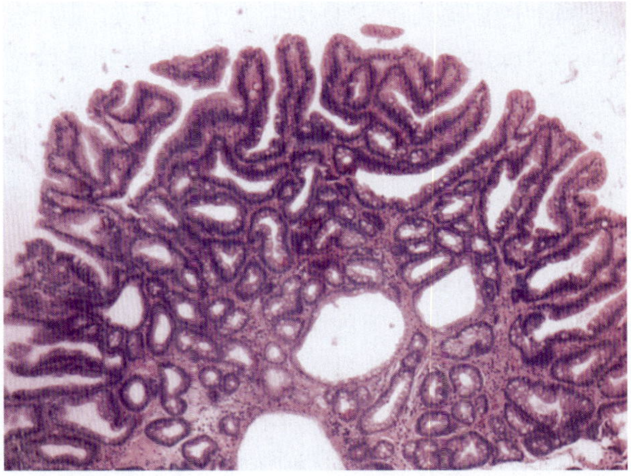

图6-3　胃窦管状腺瘤，可见病变下方未累及的幽门腺表现为囊性扩张（×40）

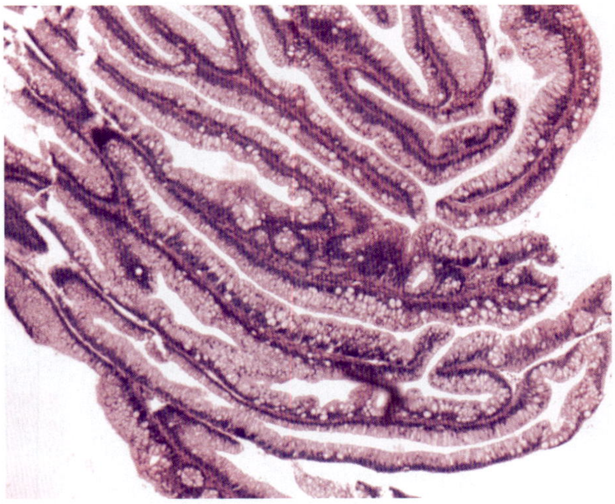

图6-1　绒毛状腺瘤，肠型（×100）

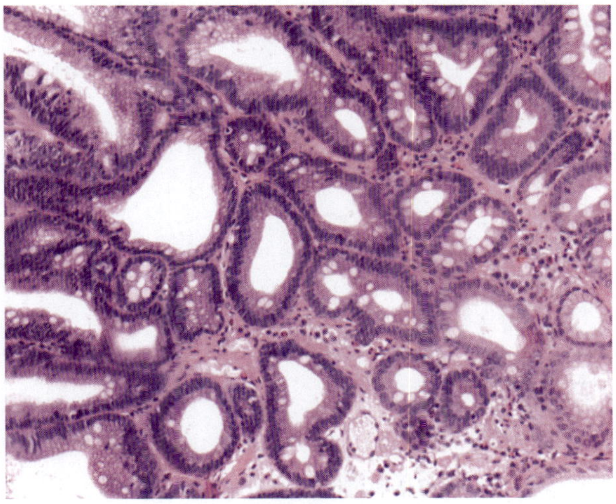

图6-4　胃窦管状腺瘤（×100）

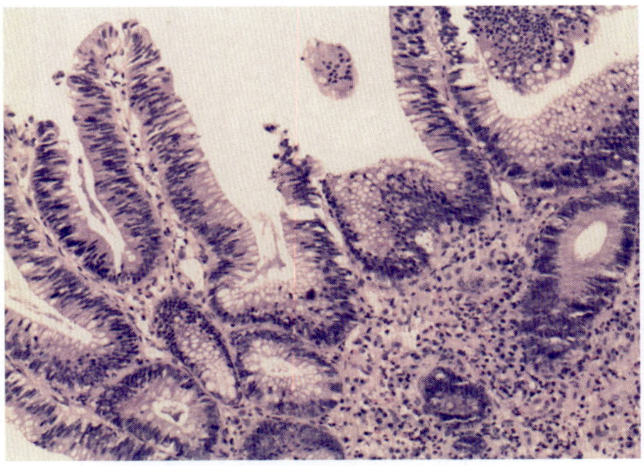

图6-2　胃绒毛管状腺瘤（×100）

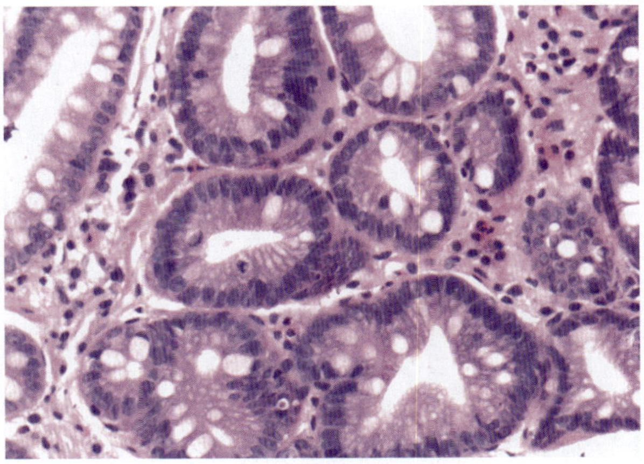

图6-5　胃窦管状腺瘤（×200）

腺体占据，内衬胃窦型黏液细胞或有肠上皮化生。

腺瘤上皮常呈不同程度的异型增生（图6-6～图6-11），可癌变，恶变危险性与其大小、异型增生程度以及绒毛状生长方式有关。因此，直径 <1cm 的有蒂腺瘤通常为伴有低级别异型增生的管状病变，癌的发生率低，异型增生局限于表浅区域的无蒂腺瘤也是如此。较大的有蒂腺瘤多为伴高级别异型增生的绒毛状腺瘤，其中相当一部分含有浸润型癌，可见于 40% ～ 50% 的肿瘤直径 >2cm 的腺瘤病例中[6]。扁平状腺瘤较易发展成癌。诊断黏膜内腺癌意味着出现肿瘤性上皮侵入固有层或深达黏膜下层。有时这种现象可能明显表现为肿瘤性上皮呈不规则锯齿状突入周围疏松结缔组织中。在另外一种情况下，只能根据严重的结构异常进行推断，例如实性生长方式、背靠背腺体集聚形成筛状结构或不伴有明显纤维组织增生的小的浸润性发育不全的腺体。

4. 鉴别诊断　息肉样胃腺瘤必须与较为常见的胃上皮性息肉相鉴别，包括增生性息肉（hyperplastic polyp）、胃底腺息肉（fundic

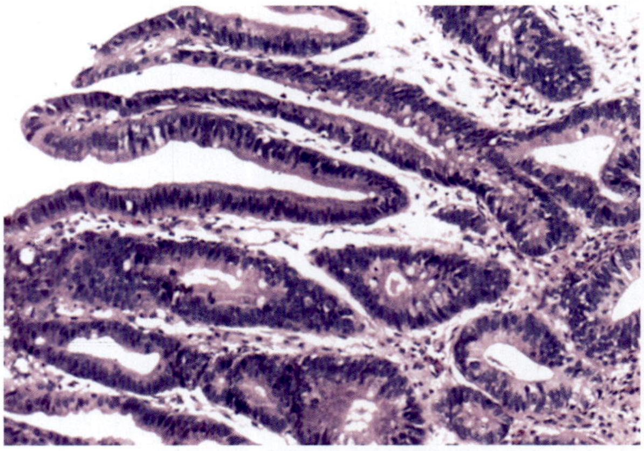

图6-8　胃窦绒毛管状腺瘤伴中度异型增生（×100）

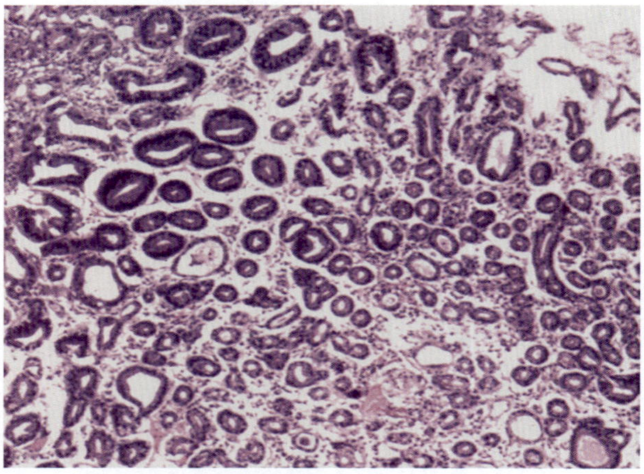

图6-6　胃管状腺瘤伴轻度异型增生（×40）

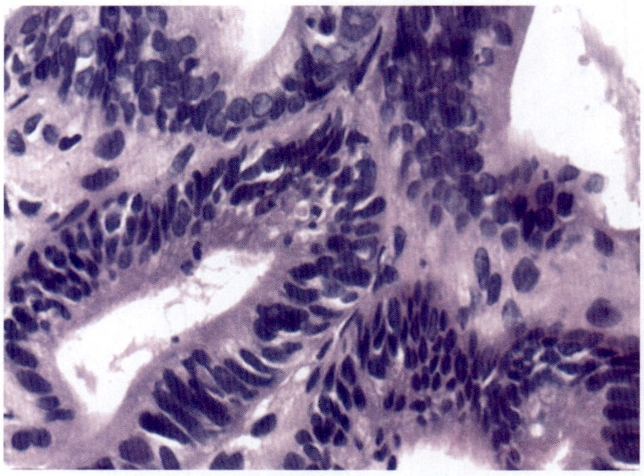

图6-9　管状腺瘤伴中度异型增生，可见腺体细胞核由基底向上移行呈假复层排列（×400）

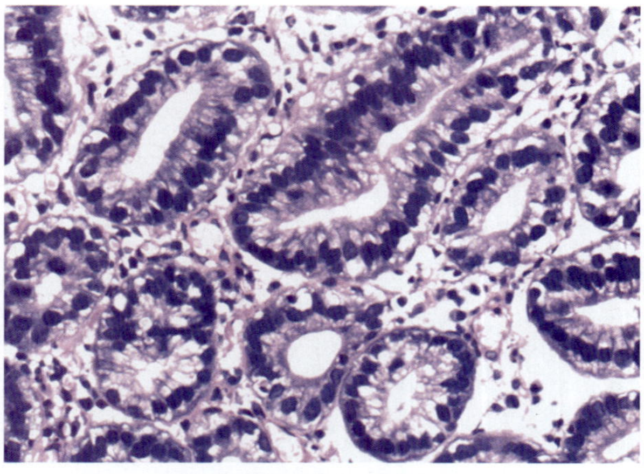

图6-7　胃管状腺瘤伴轻度异型增生（×200）

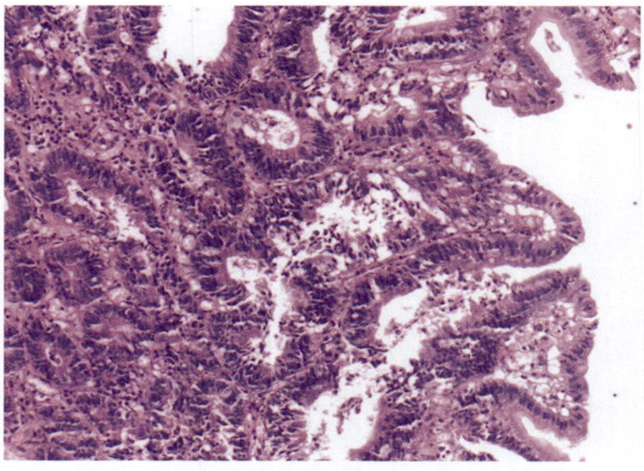

图6-10　胃绒毛管状腺瘤伴重度异型增生（×100）

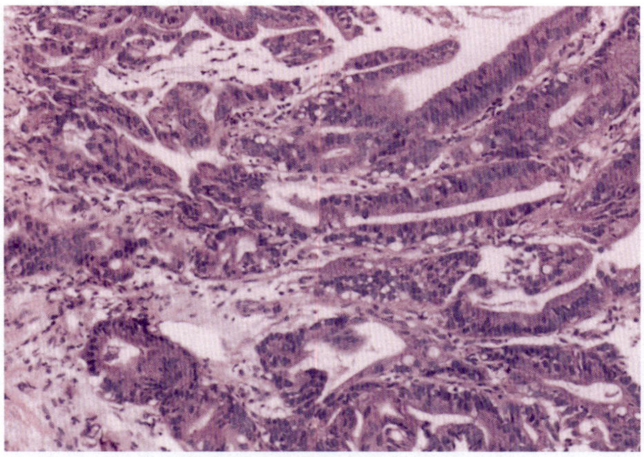

图6-11 胃绒毛管状腺瘤伴重度异型增生（×100）

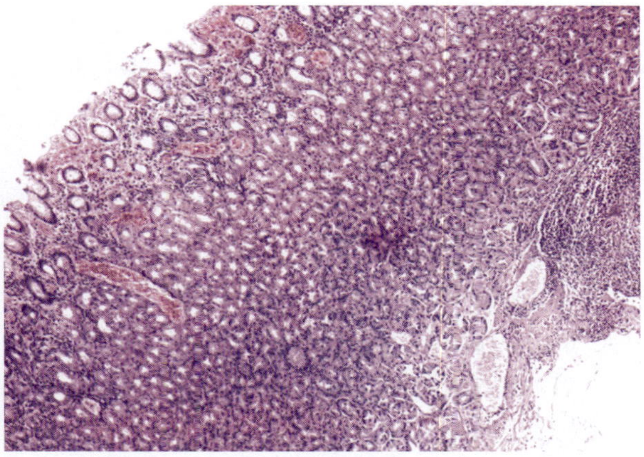

图6-12 胃底、胃体交界处增生性息肉，中心部为增生的胃体腺，夹杂大量血管，增生的腺体无异型性（×40）

gland polyp）、异位（heterotopia）以及息肉样 Ménétrier 病。区分腺瘤与这些病变的主要标准为是否存在异型增生，但有时可能难以区别，尤其是糜烂性或炎性增生性息肉，此时炎性胃小凹上皮的再生性改变可能非常类似于异型增生。诊断异型增生的标准包括缺乏上皮细胞表面成熟和出现肠型分化，在非肿瘤性息肉中肠型分化常不明显。另一方面，"洋葱皮样" 腺体排列是增生性息肉的诊断性特征。

罕见情况下，大的增生性息肉可以发生真正的异型增生甚至明显的腺癌，通常在其尖端，这就使得情况变得更为复杂[8]。这种病变的命名尚有争议，但一般不认为它们是腺瘤，不过其临床处理原则与腺瘤相似。

（二）增生性息肉（hyperplastic polyp）

也称再生性息肉（regenerative or hyperplasiogenous polyp），是最常见的胃息肉之一，大约占胃息肉的 80% 以上（图 6-12，图 6-13）。

1. 一般特征　大多见于成年人。Nakamura 将其分为两型（Ⅰ型和Ⅱ型）。这种病变被认为是黏膜损伤后过度再生所致，例如慢性幽门螺杆菌性胃炎、恶性贫血，可发生在溃疡和糜烂边缘部，或位于胃肠吻合口处，常发生于伴有肠化生的萎缩性胃炎。Nakamura Ⅰ型通常为单发性，位于胃窦部；而Ⅱ型通常为多发，分布于胃底黏膜远端，常集中于胃体、胃窦交界处。

此型病变属于再生性病变，故大多可治愈或自愈。较大、较明显的带蒂增生性息肉也可在胃镜下摘除。此种息肉较少恶变（小于 2%），直径大于 2cm 者恶变可能性增大（显示异型增生

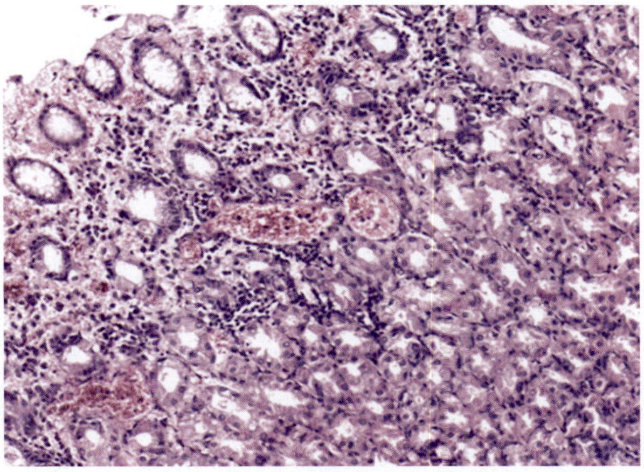

图6-13 胃底、胃体交界处增生性息肉（×100）

或黏膜内癌），同时伴有胃其他部位癌的病例也有报道[9]。

2. 大体表现　可无蒂或有蒂，体积一般较小，直径 1cm 左右，常为多发，表面光滑，略呈分叶状。Nakamura Ⅱ型息肉常有中央凹陷，相当于乳头状表面上皮的内折。常发生表浅糜烂。

3. 光镜表现　主要由增生的无明显异型性的胃隐窝上皮或腺体构成。这些腺体常有拉长、扭曲扩张，甚至成小囊状。表面为增生肥大的腺窝上皮构成的大型腺管，中心部为增生的幽门腺或胃体腺，间质为血管纤维结缔组织，深部腺体常呈囊性扩张。黏膜层有不同程度的炎症及水肿，周围隐窝上皮仍有增生性病变。细胞核无异型性，但炎症较重、修复增生较活跃者，可有轻度异型性，表现为核稍大，核仁较明显。但这种有一定异型性的再生性息肉与腺瘤性息肉不同，前

者背景炎症较明显，显示是炎症性修复性再生，腺颈部或隐窝上皮再生增生较活跃，增生腺体主要是增生隐窝上皮的拉长及扩张。

（三）幼年性息肉（juvenile polyp）

此型常见于儿童，成人也可发生，也称为储留性息肉（retention polyp）。

1. 一般特征　它可以是胃肠道幼年性息肉病的一部分，部分病例有家族史，也可为胃孤立发生。可为单发或多发。孤立性幼年性息肉可能是增生性息肉的一个亚型，故不一定要严格加以区分。但当其是胃肠道幼年性息肉病的一部分时则与增生性息肉无关。有人认为多发性胃幼年性息肉病是具有一定恶性潜能的息肉，可以恶变[10]。

2. 大体表现　常为表面光滑的短蒂息肉。直径大多为 1 ～ 2cm。

3. 光镜表现　主要由黏膜固有腺体构成，腺体弯曲，扩张，一些腺体呈明显储留性扩张。息肉间质常有多少不一的炎症。其组织形态类似于增生性息肉，但前者有明显的储留性扩张，隐窝上皮增生不明显。

（四）混合型息肉

即腺瘤和增生性息肉的混合型。

（五）胃底腺息肉

是西方人最常见的胃息肉。常散在发生，与幽门螺杆菌胃炎无关，还可发生于长期受激素抑制剂作用的患者或有家族性腺瘤性息肉病的患者，这些患者的胃底腺息肉数量可能成百上千[11, 12]。

光镜表现：息肉内有被覆胃底腺上皮即含有壁细胞和主细胞的囊肿，表面腺窝短或缺如，这时息肉表面被覆单层腺窝上皮。零星存在的胃底腺息肉没有恶变潜能（图 6-14，图 6-15）。例外的是，在那些家族性息肉病已经弱化了的患者，其胃底腺息肉可发展成异型增生和癌[13]。

（六）炎症性息肉（inflammatory polyp）（图 6-16，图 6-17）

又称为嗜酸细胞肉芽肿性息肉或炎性纤维性息肉。这是一种以炎症性间质为主要成分增生而形成的息肉样病变。少见，好发于胃窦部，直径很少超过 2cm。常呈广基的息肉样肿物突入胃腔。表面被覆胃黏膜并可有溃疡形成。

光镜表现：息肉由增生上皮、腺体及间质组成，以间质为主，后者有间质梭形细胞，如纤维细胞、平滑肌细胞、成肌纤维细胞及鞘细胞等的混合增生，以平滑肌细胞及纤维细胞为主。少

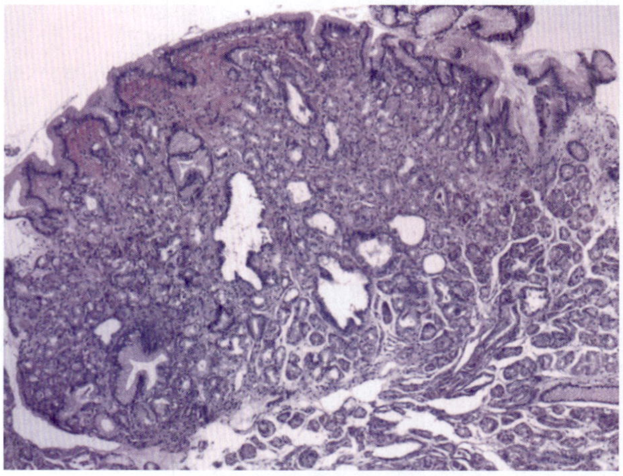

图6-14　胃腺瘤型息肉（×40）

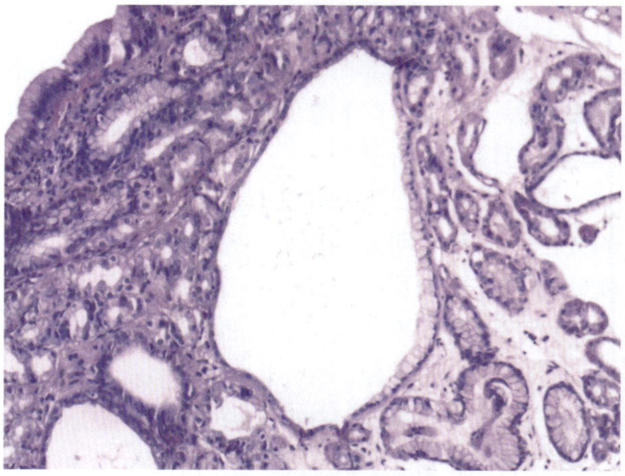

图6-15　胃腺瘤型息肉（×100）

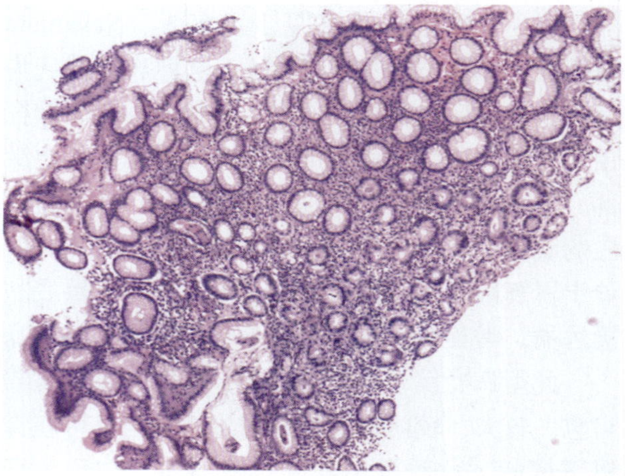

图6-16　胃窦炎性息肉，可见间质内大量炎性细胞浸润（×40）

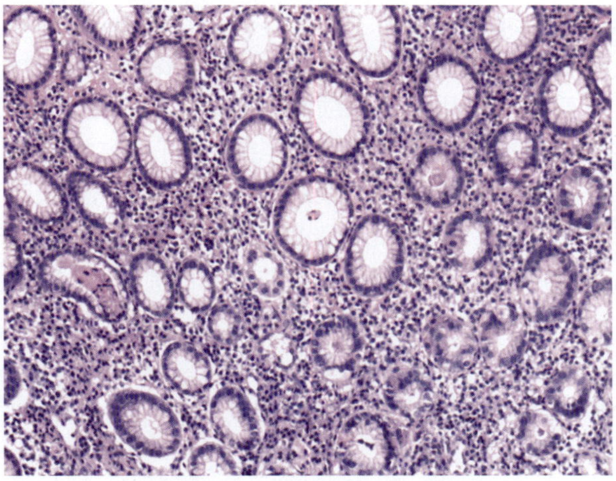

图6-17 胃窦炎性息肉，可见间质内大量炎性细胞浸润（×100）

数血管也有不同程度增生，并有明显的炎细胞浸润，炎症细胞中有时嗜酸性粒细胞较多。

（七）Peutz-Jeghers 综合征

简称 P-J 综合征。其主要特点是胃肠道错构瘤性息肉及皮肤黏膜黑斑。

1. 一般特征 此型息肉大多见于青少年。但皮肤黏膜黑斑或黑色素沉着与胃肠道息肉不一定并存，少数病例只有息肉或只有黑斑。息肉可为单发或多发，一般较小，也可较大。绝大多数直径在 1cm 左右，偶可大于 3cm。

2. 光镜表现 主要由增生隐窝上皮及腺体构成，胃不同部位腺体细胞类型不同。上皮完全是正常腺上皮，无异型性，腺体可见扩张。其次的最大特点是腺体之间有平滑肌增生，有的病例血管壁平滑肌也有较明显增生，增生平滑肌可直达息肉表面上皮下。息肉胃黏膜无明显炎症，故与增生性息肉不同。此型息肉极少恶变。

（八）异位组织发生的息肉（heterotopic polyp）

此型息肉常为由邻近的胰腺及十二指肠腺异位于胃壁而形成的息肉状隆起。但异位组织不一定构成息肉，异位组织可成息肉状、结节状、片块状或弥漫性增生肥厚等。异位组织可以是十二指肠腺及胰腺，后者可以是胰腺腺泡、胰岛及导管的完全性异位。腺泡及胰岛异位较易诊断，单独柱状上皮衬覆的导管及十二指肠腺异位易误诊为分化型腺癌。异位组织位于黏膜层时常构成息肉状，即形成异位性息肉；在黏膜下层、肌层、浆膜层时则常不形成息肉。异位腺体之间常无明显炎症，异位在胃壁内者常有轻度间质增生。

胰腺组织异位在胃壁内而不构成息肉状结构者，不称为异位性息肉而应称为胃胰腺组织异位。单纯导管或黏液柱状上皮衬覆的腺体异位者，称为布氏腺（Brunner gland）异位。这型异位腺体常有增生，构成息肉者，可称为布氏腺腺瘤。异位组织可继发溃疡、幽门狭窄，少数异位胰岛可伴发 Zollinger-Ellison 综合征。偶见异位胰腺恶变，特别是胰腺导管异位可以恶变。

二、胃上皮内肿瘤

又称为非典型性增生或异型增生。现已公认胃上皮内肿瘤是胃的癌前病变。胃黏膜的增生性病变可以分为反应性单纯性增生及上皮内肿瘤性增生。反应性单纯性增生是修复性再生性增生，常见于炎症比较活跃并有一定损伤修复的病变中、溃疡边缘以及慢性胃炎或其他胃损伤性病变的再生修复性病变中。而上皮内肿瘤性增生在组织结构、细胞大小、细胞极向、分泌功能状况、细胞层次、核大小及形状、染色质结构、核仁大小及核分裂等方面在光镜下与单纯性增生相比有较明显的异型性。

1. 一般特征 胃黏膜异型增生并不总是表现为肉眼可见的胃内隆起性病变或腺瘤。实际上，异型增生较常见于平坦的黏膜，或外观正常或仅有轻微异常的黏膜[14]。因此，胃的异型增生本身引起的症状是不可靠的，诊断常是通过胃黏膜随机活检作出的，内镜下所见仅有轻微的异常。有时，易碎的肿瘤性上皮似乎更常见于消化性溃疡，从浅表溃疡的边缘活检可以作出诊断。胃异型增生通常是一种老年性疾病；最常见于 50 ～ 60 岁以上的老人，通常发生在长期慢性胃炎的情况下。显然，其主要临床意义与胃癌有关；一旦诊断异型增生，慎重的做法是对患者进行再次内镜检查，以期发现原来活检部位附近的隐匿性胃癌。

现将胃的异型增生分为高级别（以前为重度）和低级别（以前为轻度和中度）两种[15, 16]。有证据表明，低级别异型增生（图 6-18）进展为癌者相对少见（<20%）而且缓慢，实际上可能并不一定能进展为癌[17]。对于这些病例，建议

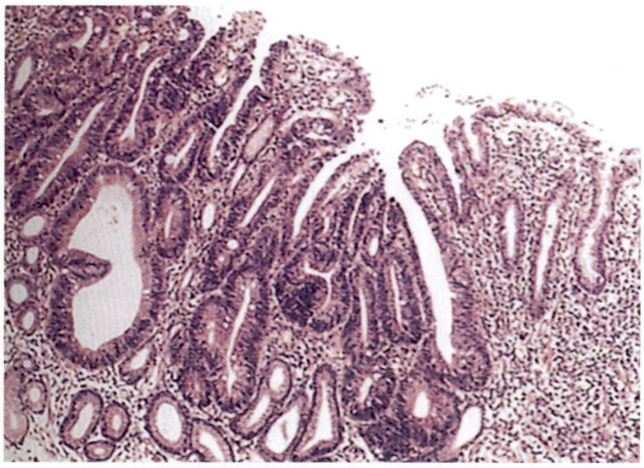

图6-18 低级别异型增生，可见腺体结构变形，出现背靠背现象，核染色加深（×100）

立即重新做内镜检查并多处活检以排除同时发生的癌，随后定期随访检查（每年2次），直到两次内镜下检查结果阴性后放宽为每年检查1次。

高级别异型增生（图6-19）伴发胃癌者相当多见（至少70%），以致许多人认为恰当的处理是立即进行胃切除术。术前最好通过多处活检确定病变范围，以决定手术的近切缘。然而，随着内镜技术的进步，包括内镜超声检查，应用活体染料喷涂显色技术和内镜下黏膜切除术，现在可以避免进行胃切除术。对于这样切除的标本需要进行仔细的病理学检查，以证实切除是否完全，如果有浸润性肿瘤，还要判定不利的预后指标[17, 18]。

2. 大体表现　根据定义，"平坦"胃黏膜异型增生是一种大体检查不明显的病变。它可能完全没有特殊表现或可能表现为黏膜轻度隆起、增厚、充血，边界不清的结节，或为轻度凹陷的病变，周围绕以放射状的黏膜皱襞。在内镜检查时应用活体染料喷涂显色技术（成色内镜，chromoendoscopy）和放大内镜，可以突出显示胃黏膜的不规则性。高级别异型增生倾向于表现为凹陷性病变，而低级别异型增生常为轻微隆起性病变。某些病变，尤其是高级别异型增生，可能发生浅表糜烂甚至有明显的溃疡形成。胃窦黏膜比胃体黏膜更容易受累，尤其是小弯侧。有时累及贲门黏膜，此时病变可能与Barrett食管混合。

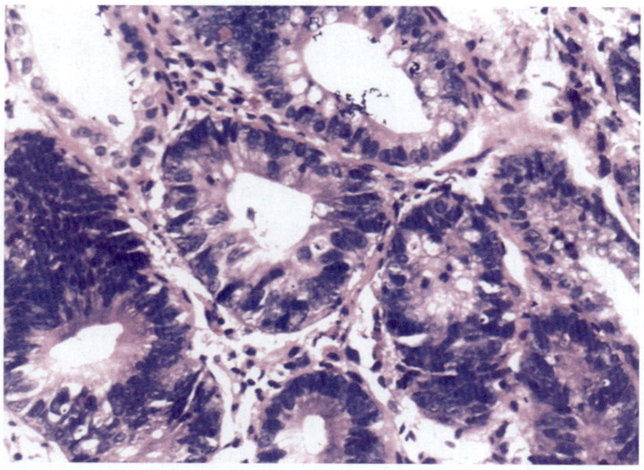

图6-19 高级别异型增生，可见核深染，多形性和复层化程度明显（×200）

3. 光镜表现　其主要特征包括细胞学、分化和结构的异常。这些异常可以累及胃小凹的浅层和腺颈部水平，常伴有其下方特化腺体的囊性扩张，或累及黏膜全层。常有肠上皮化生的背景，伴有杯状细胞形成，有时显示极向紊乱。非化生性小凹上皮的异型增生[5]有时被称为Ⅱ型异型增生，此种异型增生少见得多，可能是弥漫型胃癌的前驱病变。异型增生的分级比较主观，但一般来说，当核深染，多形性和复层化不明显，缺乏异型核分裂象，而且腺体结构相对保留时，诊断为低级别异型增生。相反，高级别异型增生显示较明显的细胞学异型性，伴有大而不规则的核仁，腺体结构更加复杂，会出现背靠背的腺体，可与原位癌混合存在[15]。人们曾经尝试过很多方法以协助确定胃异型增生的分类，以消除分级的主观性。这些方法包括黏液组织化学、免疫细胞化学检测分化或细胞增殖标记物，以及癌基因产物和形态测量分析。遗憾的是，至今尚无一种方法比传统的形态学分析更具有明显的优势。

4. 鉴别诊断　胃的管状腺瘤或绒毛管状腺瘤也可有不同程度的异型性。二者如何鉴别？有学者将异型增生分为两型：Ⅰ型：腺瘤性异型增生，即腺瘤；Ⅱ型：非腺瘤性异型增生或称增生性异型增生（hyperplastic dysplasia）。二者的鉴别点是，有如下特点者可能是腺瘤性异型增生：①界限较清楚；②肉眼上或胃镜下常为隆起或有蒂病变，即有息肉样结构；③间质无或只有轻度炎症；④细胞形态特点较为一致。根据肉眼、胃镜及光镜下结构尽量将两者分清楚，因为腺瘤性病变治疗原则是手术或胃镜下切除，而非腺瘤性病变宜做随访观察。这是由于非腺瘤性异型增生病变是可复性病变，特别是级别较低的异型增生。但腺瘤性异型增生无论轻重，均是肿瘤性病变，较难恢复，故应给予手术治疗。

三、胃　　癌

胃癌是常见的恶性肿瘤之一，在消化道癌中占第一位。主要分布在亚洲、拉丁美洲和中欧。我国胃癌发病率很高。主要高发区在西北、沿海各省以及东北和西南局部地区。

（一）定　　义

胃癌是胃黏膜呈腺样分化的一种恶性上皮性肿瘤。

（二）病　　因

胃癌的病因已知的有饮食因素、地理条件、种族因素、遗传因素、血型、真菌因素和化学物质如亚硝胺等。其中饮食因素包括高盐、油煎、熏制和粗糙食物等。长期萎缩性胃炎发展为癌最常见。

（三）肉眼及大体类型

根据胃癌病理变化及进展程度分为早期胃癌及进展期胃癌两类。

1. 早期胃癌 (early gastric cancer)　指癌组织仅限于黏膜层及黏膜下层，不管是否有转移。预后较好，5 年存活率 90% 以上，10 年存活率 75%，小胃癌和微小癌术后 5 年存活率 100%。约 10% 为多发性，绝大多数直径小于 2cm。其中微小癌指直径 <0.5cm，而小胃癌直径 0.5 ～ 1cm。组织学类型大部分为单一或混合性。大体检查为隆起型者组织学多表现为肠型，而溃疡型可为肠型和弥漫型。

2. 进展期胃癌　癌组织侵至胃肌层以下，常有扩散或转移。预后较差，5 年存活率仅为 10%。肉眼类型包括：

（1）息肉型：癌组织向胃腔内突起，呈息肉状、伞状或菜花状，表面可有浅溃疡（图 6-20）。

（2）溃疡型：癌性溃疡（图 6-21），直径多 >4cm，与消化性溃疡不同。

（3）浸润型：也称弥漫型，癌组织弥漫浸润，无明显边界，重者称“革囊胃”（图 6-22）。

（四）组织学分类

胃癌的组织学分类种类繁多，但最常见的有下列 4 种 [19]。诊断基于占优势的组织学形态。

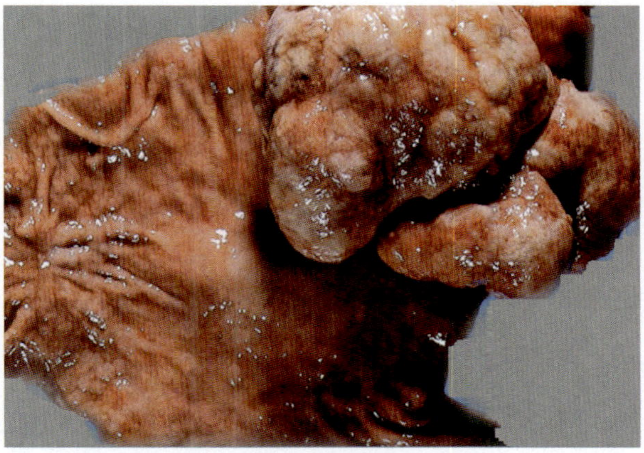

图6-20　胃息肉型肿物

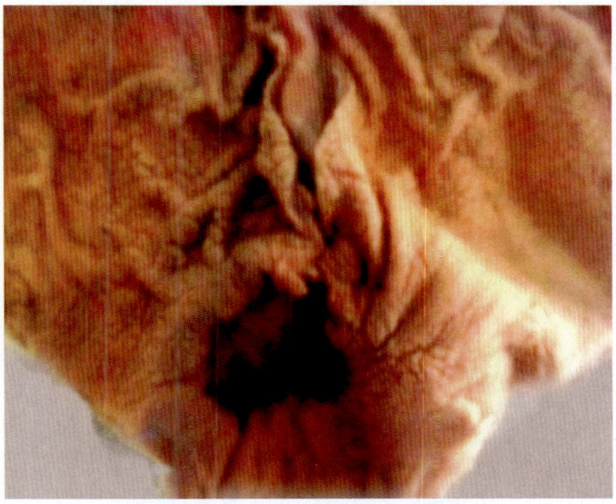

图6-21　胃小弯溃疡型肿物

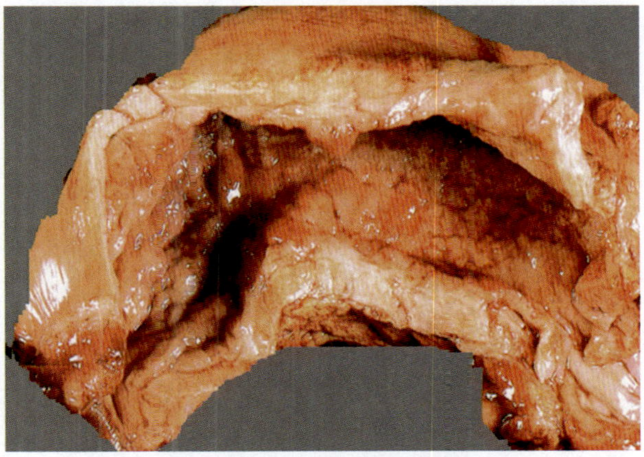

图6-22　胃弥漫型肿物

1. 管状腺癌（图 6-23 ～图 6-29）　此肿瘤中存在显著扩张或呈裂隙样和分支状的导管，管腔大小各异。也可存在腺泡状结构。单个瘤细胞有柱状、立方状或被腔内黏液压成扁平状，也可见到透明细胞。细胞的异型程度从低度到高度 [20]。

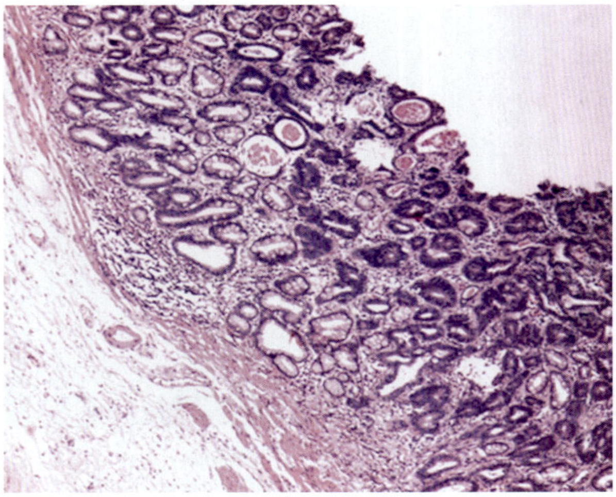

图6-23 胃窦黏膜内管状腺癌（×40）

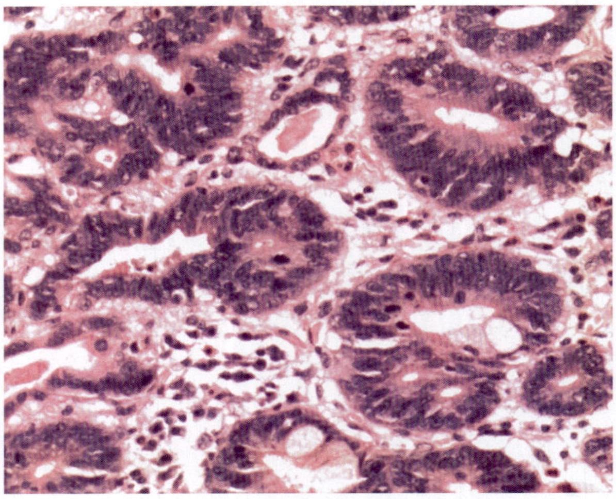

图6-26 低级别胃管状腺癌（×200）

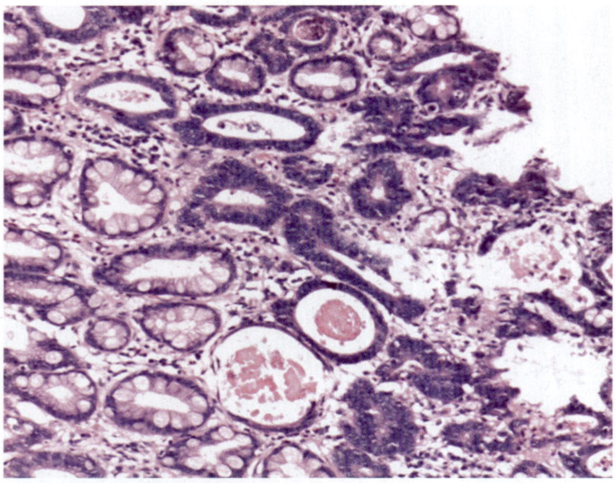

图6-24 胃窦黏膜内管状腺癌（×100）

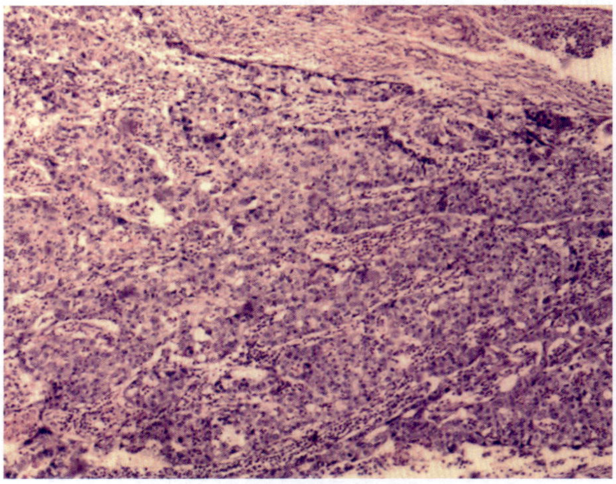

图6-27 高级别胃管状腺癌（×40）

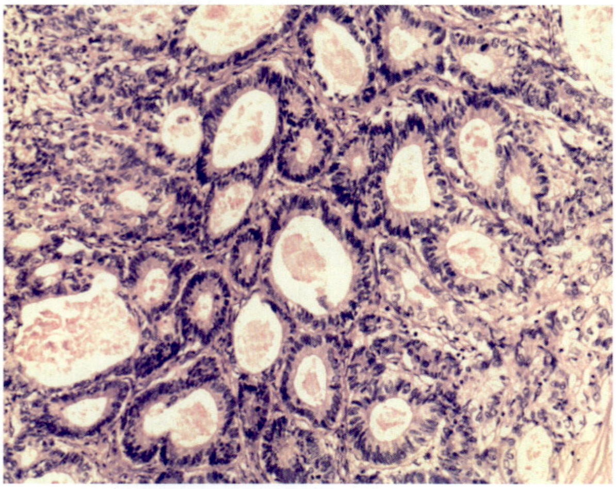

图6-25 低级别胃管状腺癌（×100）

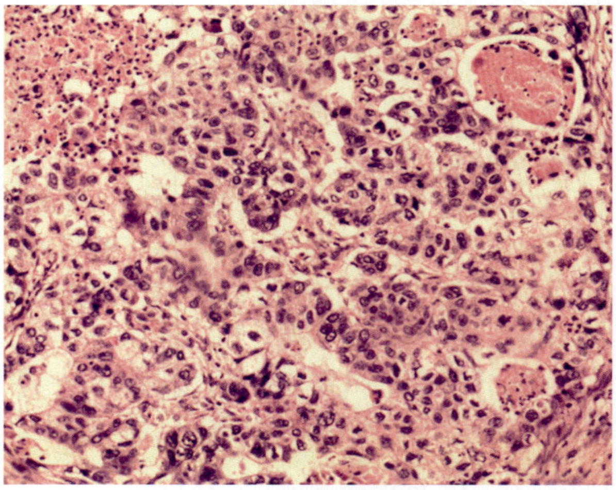

图6-28 高级别胃管状腺癌（×200）

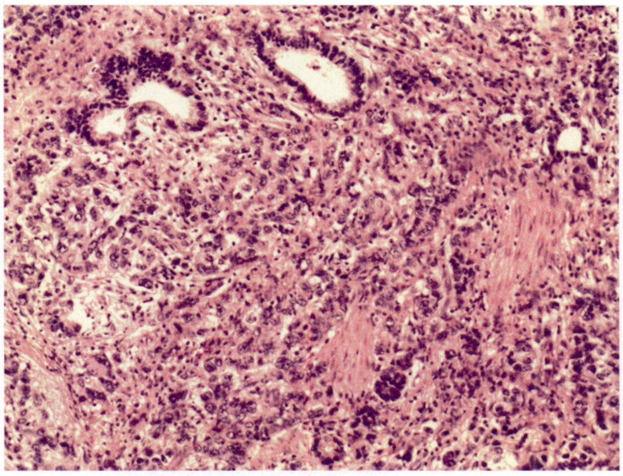

图6-29　高级别胃管状腺癌（×100）

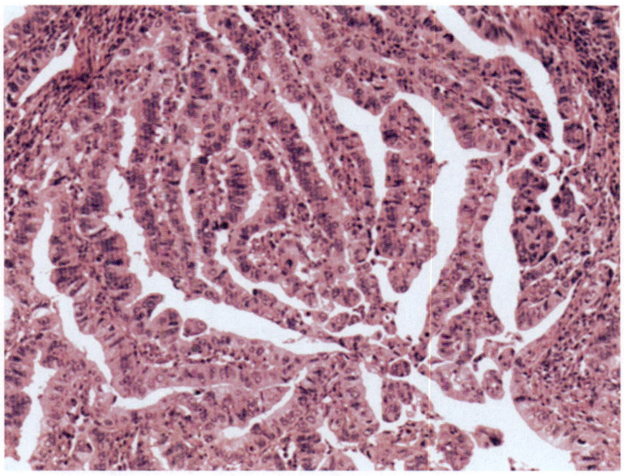

图6-31　贲门乳头状腺癌（×100）

一种分化差的亚型有时被称为实体癌。存在显著淋巴间质的肿瘤被称作髓样癌或伴有淋巴间质的癌[21]。间质增生程度也不同，有时会非常显著。

2. 乳头状腺癌　此肿瘤为高分化的外生性癌，具有伸长的指状突起，突起表面被覆圆柱状或立方细胞，轴心为血管纤维结缔组织。细胞极向尚存。一些肿瘤显示管状分化（乳头状管状）。极少数情况下，可见到微乳头状结构。细胞异型程度和核分裂指数存在变化，细胞核可见重度异型增生。肿瘤的浸润边缘与周围组织有明确界限；肿瘤中可见急性或慢性炎细胞浸润（图6-30，图6-31）。

3. 黏液腺癌　本肿瘤50%以上成分包含细胞外黏液池。两种生长方式是：①腺体由柱状黏液分泌上皮组成，间质腔隙中存在黏液；②细胞呈链状或不规则串状散在漂浮于黏液湖内。腺内间质中也可见到黏液。即使存在散在的印戒细胞，也并不决定肿瘤的组织学形态（图6-32，图6-33）。在肿瘤中仅有少量细胞时对黏液腺癌进行分级是不可靠的。

4. 印戒细胞癌　主要成分（超过肿瘤的50%）是由孤立的或成小团的、包含细胞内黏液的恶性细胞组成的一种腺癌。细胞表浅性分散排列于固有层中，使得胃小凹与腺体之间的距离加大。肿瘤细胞有5种形态：①核被推至细胞膜，形成经典的印戒细胞形态。胞质因扩张而呈球形，光镜下透亮；②其他弥漫性癌，细胞核位于细胞中央，类似于组织细胞，有少量或无核分裂象；③细胞小并呈强嗜酸性，但胞质内含有明显且微小的中性黏液颗粒；④细胞小，有少量或无黏液；⑤退行发育的细胞有少量或无黏液。这些细胞类型混杂在一起，以不同比例存在。印戒细

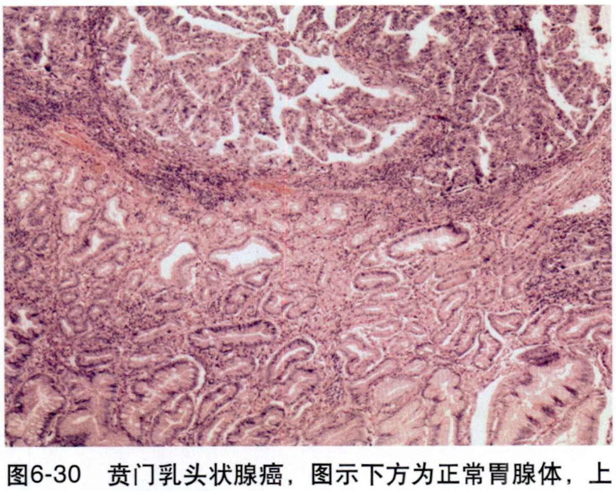

图6-30　贲门乳头状腺癌，图示下方为正常胃腺体，上方为乳头状腺癌成分（×40）

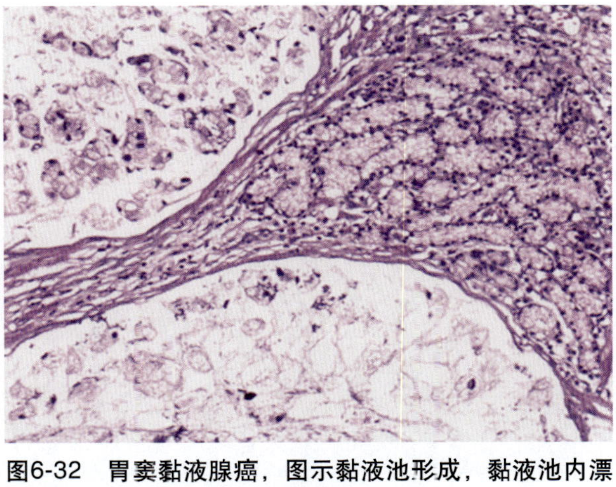

图6-32　胃窦黏液腺癌，图示黏液池形成，黏液池内漂浮有单个散在或小团状的癌细胞（×100）

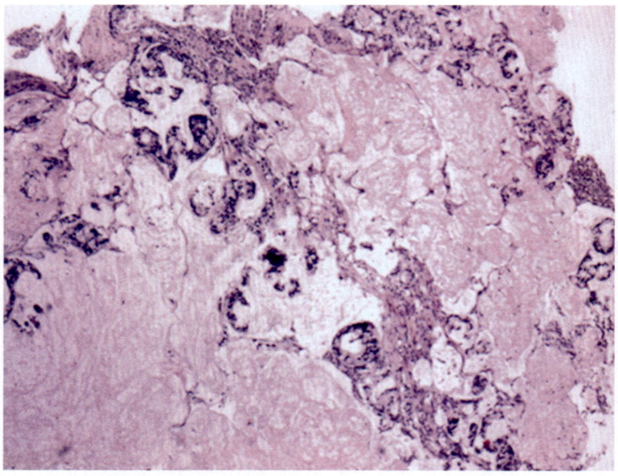

图6-33 胃窦黏液腺癌，可见大量黏液湖形成，鲜见癌细胞（×40）

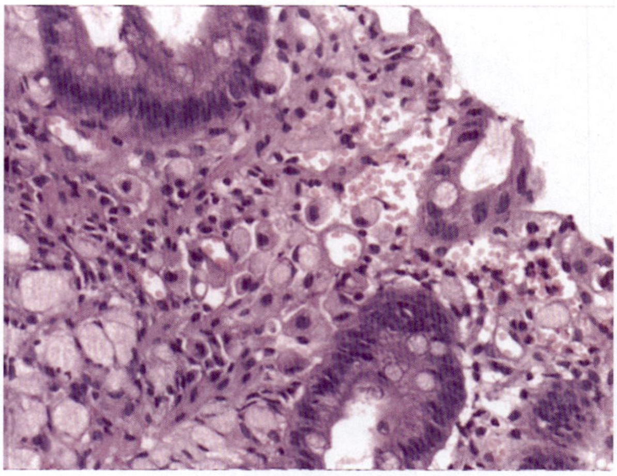

图6-35 胃窦小弯侧黏膜内印戒细胞癌（×200）

胞癌也可形成花边状或纤细的梁状腺样结构，可呈带状或实性排列（图6-34～图6-39）。

印戒细胞癌具有弥漫浸润和易于转移的特性[22]。恶性细胞数量相对较少但间质纤维化显著。特殊染色包括黏液染色［PAS，黏蛋白胭脂红（mucicarmine）或阿利辛（Alcian）蓝］，或用抗角蛋白抗体进行免疫组化染色，可以用来帮助检测间质中稀少的且分散排列的肿瘤细胞。角蛋白进行免疫组化染色可以检测到比黏液染色更多的肿瘤细胞，以区别于类似印戒细胞癌的病变，如印戒细胞型淋巴瘤、含黏液的组织细胞及黄色瘤细胞等。

5. 少见类型的胃癌

（1）鳞状细胞癌：胃中极少有纯鳞状细胞癌，它们与发生在身体其他部位的鳞状细胞癌类

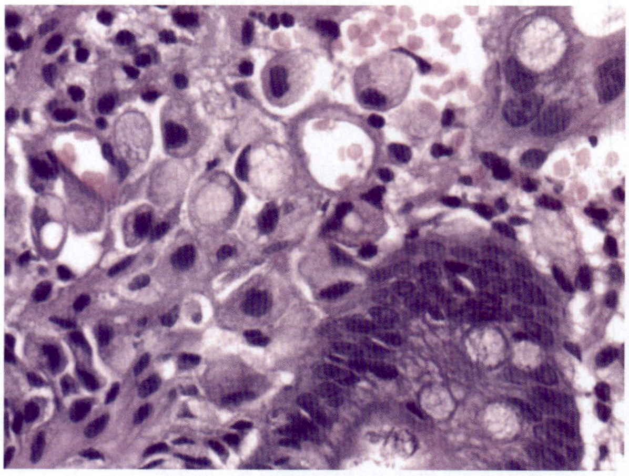

图6-36 胃窦小弯侧黏膜内印戒细胞癌（×400）

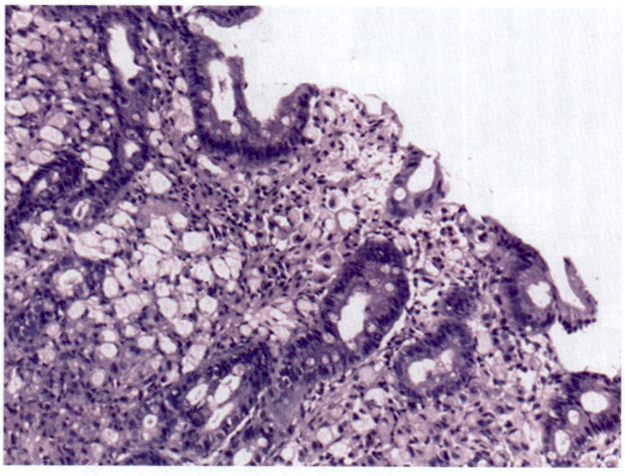

图6-34 胃窦小弯侧黏膜内印戒细胞癌（×100）

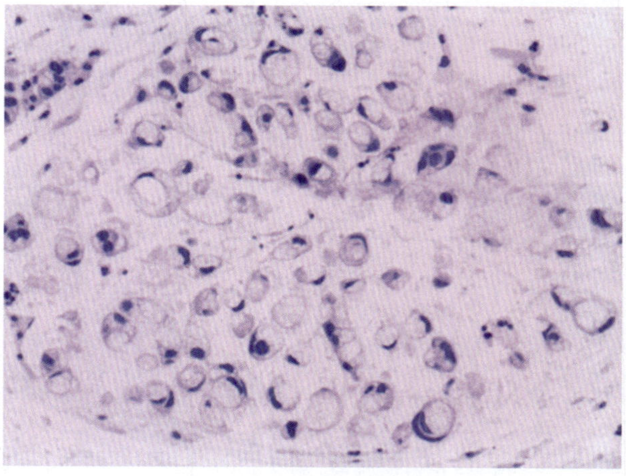

图6-37 黏液内散在印戒细胞癌（×200）

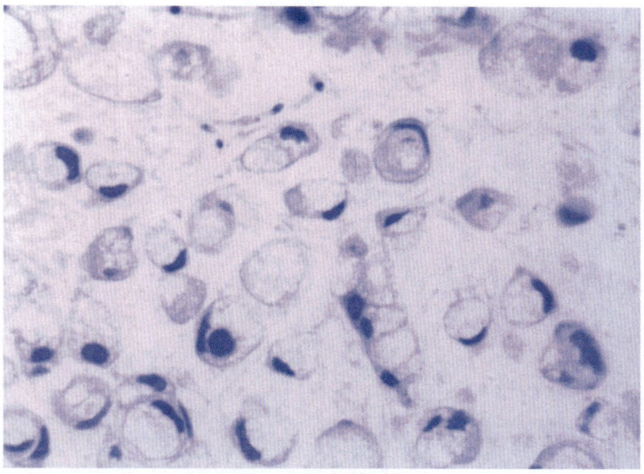

图6-38　黏液内散在印戒细胞癌（×400）

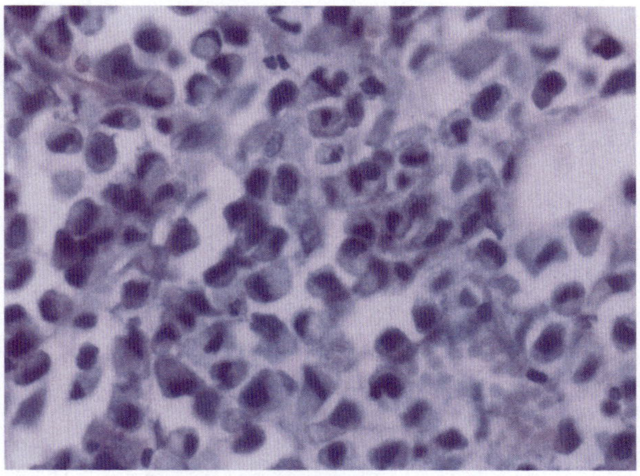

图6-39　胃印戒细胞癌（×200）

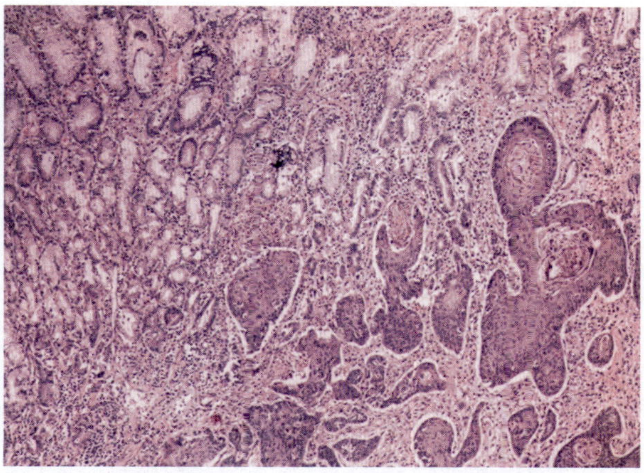

图6-40　胃鳞状细胞癌Ⅰ～Ⅱ级，正常腺体周围可见鳞癌细胞巢（其内可见角化珠）（×40）

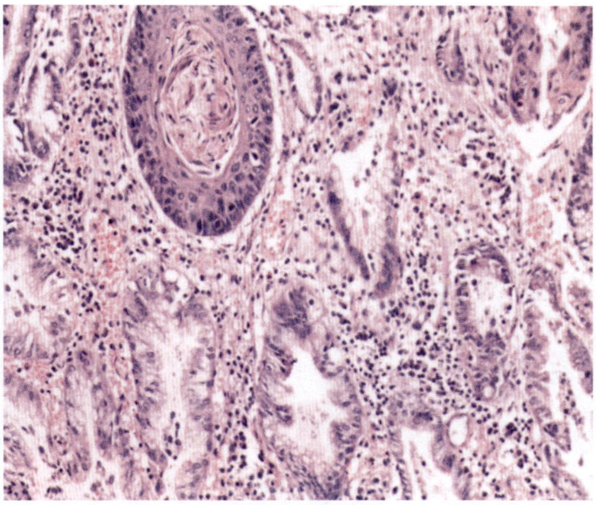

图6-41　胃鳞状细胞癌Ⅰ～Ⅱ级（×100）

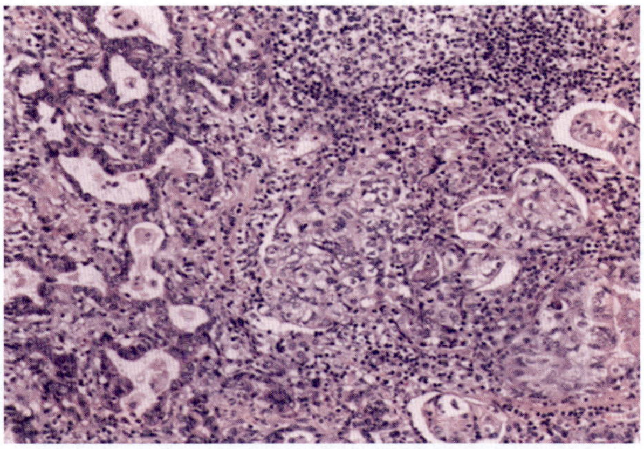

图6-42　胃体腺鳞癌，可见左侧为呈腺管样结构的腺癌，右侧为呈巢状结构的鳞状细胞癌（×100）

似（图 6-40，图 6-41）。有报道显示胃鳞状细胞癌表现为癌细胞多角化，见典型角化癌细胞及角化珠，可见细胞间桥[23]。

（2）腺鳞癌：由腺癌和鳞状细胞癌混合构成（图 6-42～图 6-44）；在数量上此两种癌均不占优势，两者存在移行。一个肿瘤中的两种成分如果存在明确的边界可能是碰撞瘤。肿瘤中存在不连续的、形态上呈良性的鳞状上皮化生应被称为腺癌伴有鳞状上皮分化（又称腺棘皮癌）。胃黏膜全能干细胞具多向分化的潜能，即可向鳞状细胞癌分化，也可向腺癌分化，同时呈双向分化则可能是胃鳞腺癌发生的原因。值得注意的是，当两种成分分布不均时，若不多处取材，极易忽略此病的诊断，尤其内镜下取材具有一定限制，往往只能作出单纯鳞癌或腺鳞癌的病理诊断[23]。

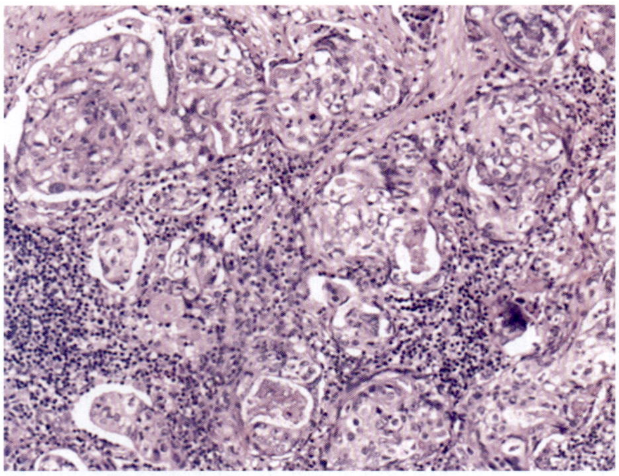
图6-43　胃体腺鳞癌，鳞状细胞癌部分（×100）

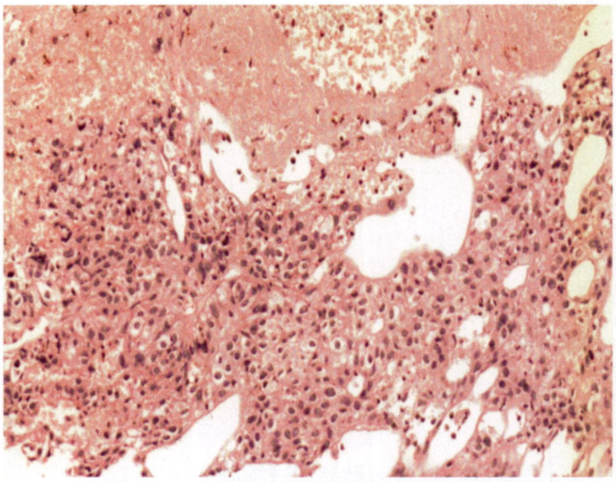
图6-45　胃肝细胞样癌。胃癌细胞呈片索状，其间可见明显血窦样结构，癌细胞质较宽、红染、细颗粒状，似肝细胞样分化（×100）

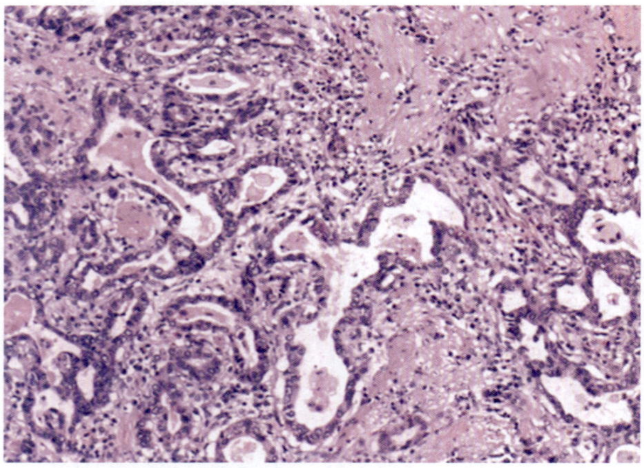
图6-44　胃体腺鳞癌，腺癌部分（×100）

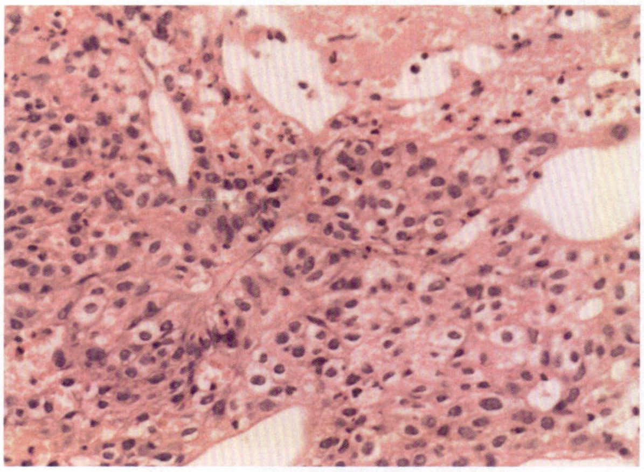
图6-46　胃肝细胞样癌（×200）

（3）肝细胞样腺癌：是胃腺癌中少见的一种特殊亚型（图6-45，图6-46）。多见于中年男性，且主要发生在胃窦部[24]。临床上可有或无血浆甲胎球蛋白（alpha-fetoprotein，AFP）升高。组织学上显示部分为腺癌分化，部分为肝细胞癌分化。其中肝细胞癌样成分多少不一，可以为少数灶状，甚至只在转移灶内才出现肝细胞癌样分化，也可全部呈肝细胞癌样分化。但大多数为两种成分混合存在[25]。免疫组化上，AFP、CEA及抗糜蛋白在肝细胞样癌分化区可呈阳性，但肝细胞癌样分化区AFP也可阴性。故此型癌的诊断主要依据常规组织学观察，而不是依赖功能性或免疫组化检查。反之，组织学上典型的腺癌，其AFP也可有阳性表达，这只是显示胃癌有异位蛋白表达，不能凭免疫组化检测诊断肝细胞样胃癌。此型癌比一般胃腺癌预后差，易发生肝的血行转移。常长成结节或巨块状，有广泛的静脉瘤栓，预后差。

（4）绒毛膜细胞癌（choriocarcinoma）：胃原发性绒毛膜细胞癌多见于老年男性，文献报道的胃绒癌半数为纯绒毛膜细胞癌，形态与子宫绒毛膜细胞癌相同；半数为合并腺癌的混合型。免疫组化HCG阳性。

（5）未分化癌：这些病变除了存在上皮表型（如表达角蛋白）以外，缺乏任何分化特征。它们在Laurén分类中位于不确定类。用免疫组化方法对这种异类组进一步分析可将其归入其他类型。

其他少见的肿瘤包括壁细胞癌、内胚窦瘤、胚胎癌和富于潘氏细胞的腺癌。

（五）Laurén 分类

Laurén 分类已被证实对评估胃癌的自然病史非常有用，尤其是在评估胃癌发生趋势及与环境因素和前驱病变的关系方面。肿瘤被分为两种主要类型：肠型和弥漫型。那些肠型和弥漫型比例大致相同的肿瘤称作混合型癌。癌如果未分化而不能明确地分入两种类型，则应放入不确定类。

1. 肠型腺癌　肿瘤内的腺体结构可以辨认（图 6-47），肿瘤分化范围从高分化到中分化，有时在肿瘤扩展区边缘可见到低分化癌，典型者发生在有肠上皮化生的背景中。这些癌的黏液表型是肠型、胃型及胃肠型。

2. 弥漫型胃癌　由黏附力差的细胞弥漫性地浸润胃壁构成，可见少量腺体或无腺体形成。细胞常呈小圆形，或排列成印戒细胞形态，或呈中断的花边状腺样或网状结构丛（图 6-48，图 6-49）。这些肿瘤类似于 WHO 分类中的印戒细胞癌。弥漫性癌中的核分裂象较肠型癌中少见，可存在少量的间质黏液。肠型癌较弥漫型癌更多出现明显的结缔组织生成和炎症反应。

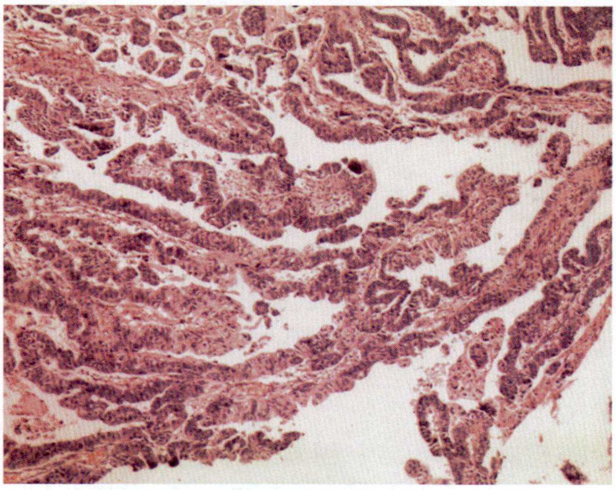

图6-47　胃肠型腺癌（×40）

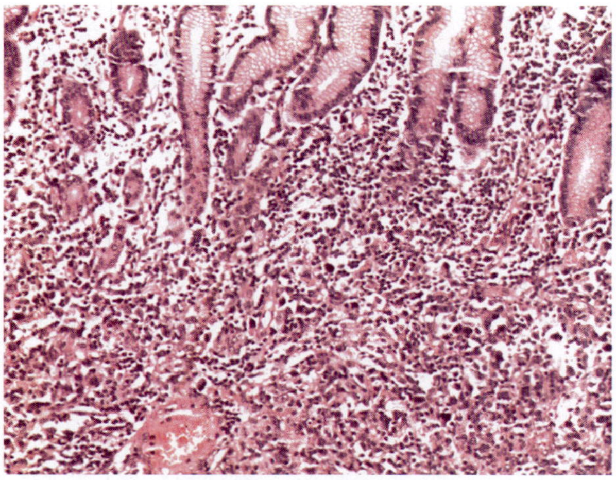

图6-48　弥漫型胃癌，可见低分化癌细胞弥漫分布（×100）

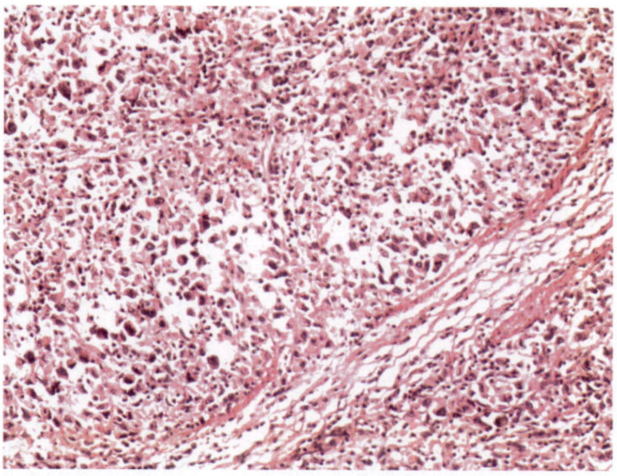

图6-49　弥漫型胃癌，可见低分化癌细胞弥漫分布（×100）

四、胃的神经内分泌肿瘤

（一）胃　类　癌

少见，在形态学上被定义为弥漫性内分泌系统的高分化肿瘤，仅占消化道癌的 5%。可单发或多发，位于黏膜内或黏膜下层（图 6-50），切面黄色或黄灰色，无包膜。近年发病率有所上升，在胃癌中所占比例也有所升高。缺乏特异性临床症状，术前胃镜检查容易误诊。手术是主要治疗手段，预后和肿瘤浸润深度、淋巴结转移阳性率以及肝转移相关。

1. 光镜表现　瘤细胞大小一致，立方或低柱状，排列成巢、索、花带、腺样或菊形团样（图 6-51 ～图 6-53）。

2. 免疫组化　显示神经内分泌标记，如：CGA、NSE、Syn 均阳性（图 6-54），并可有多种胺和肽类激素，如 5-HT、VIP、PP、PYY、ACTH 等阳性。

3. 电镜表现　可观察到神经内分泌颗粒，直径 200 ～ 300nm。

4. 预后　为低度恶性肿瘤，即使有转移预后亦较好。

5. 其他　其中的不典型类癌由于肿瘤细胞排列成梁状和柱状，在胃镜活检中极易诊断为腺癌

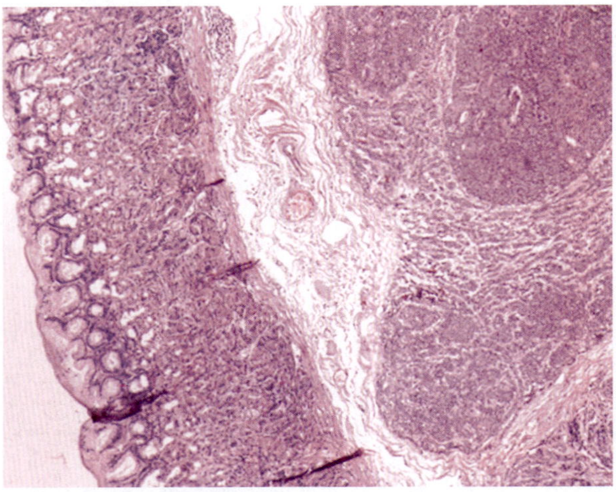

图6-50 胃黏膜下类癌（实性型，×100）

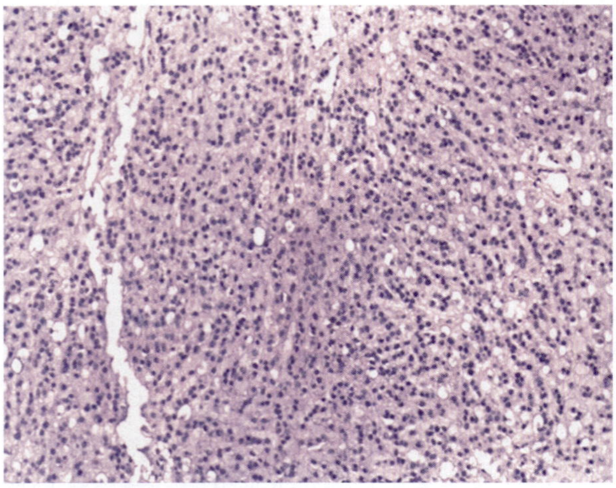

图6-51 胃典型类癌，细胞大小一致，排列规则（×100）

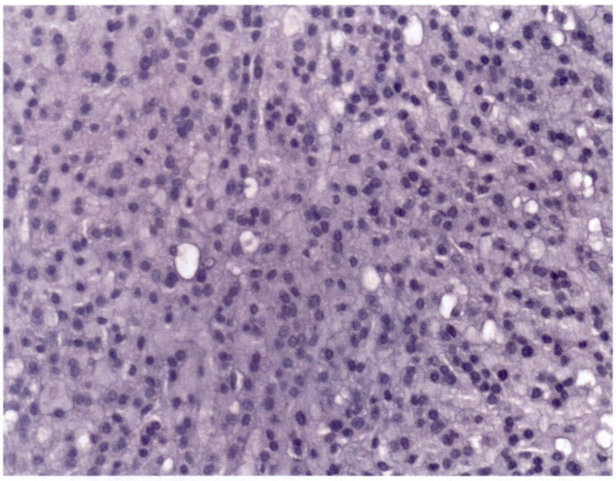

图6-52 胃典型类癌，细胞大小一致，排列规则（×200）

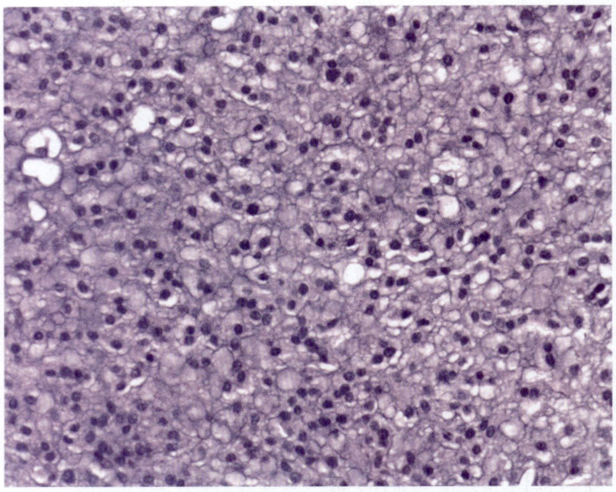

图6-53 胃典型类癌，细胞大小一致，排列规则，鲜见核分裂象（×200）

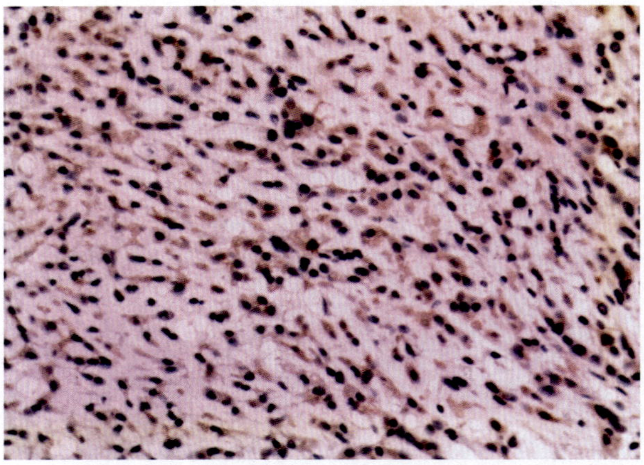

图6-54 胃典型类癌Syn阳性（×100）

和淋巴瘤（图 6-55 ~ 图 6-58）。因此，有学者认为在胃镜检查中应当：① 尽可能深地咬取组织；②注意多病灶存在的可能，多点活检；③对于怀疑胃类癌者给予免疫组化检查[26]。

（二）小细胞癌（低分化内分泌肿瘤）（图 6-59 ~ 图 6-62）

本病和肺内的小细胞癌相似，是一种具有显著浸润性的恶性肿瘤，为低分化，符合高级别[27]。免疫组化神经内分泌标记，如：CGA、NSE、Syn 均阳性。

1. 大细胞神经内分泌癌　肿瘤发病率极低，所以消化道文献中对其少有详尽描述[28]。

2. 光镜表现　由大细胞组成，细胞排列成可提示内分泌分化的类器官样、巢状、小梁状、玫瑰花环样及栅栏状。与小细胞癌相比，肿瘤细

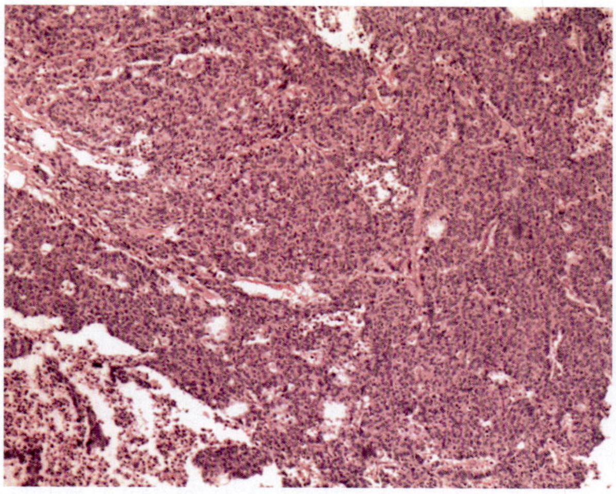

图6-55　胃非典型类癌，细胞大小不等，可见核分裂象（×40）

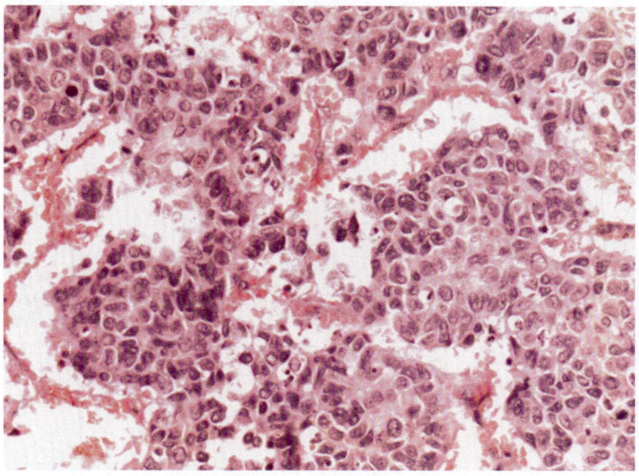

图6-56　胃体非典型类癌，细胞大小不等，可见丰富的血窦（×200）

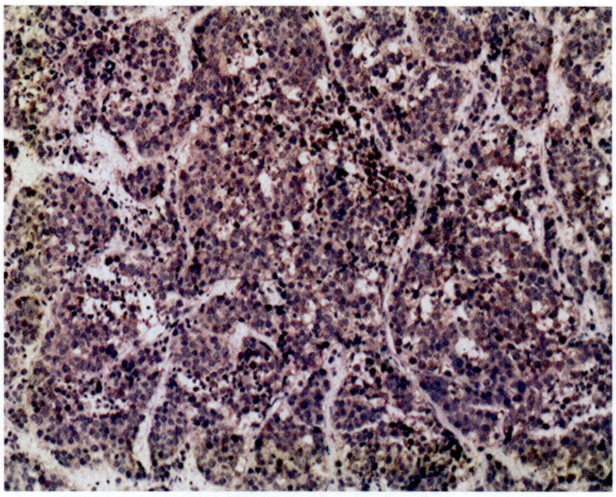

图6-57　胃体非典型类癌Syn阳性（×100）

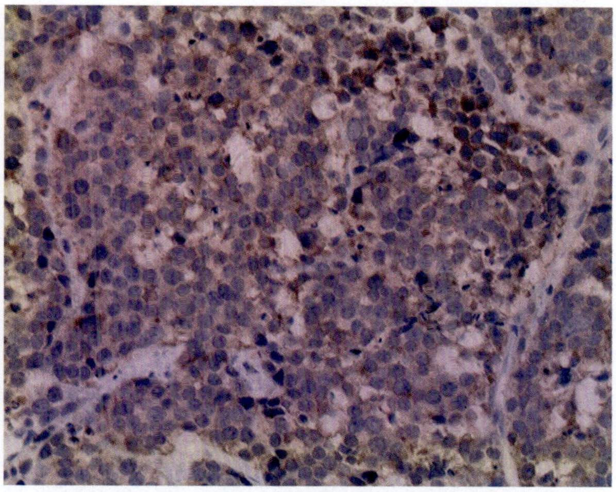

图6-58　胃体非典型类癌CGA阳性（×200）

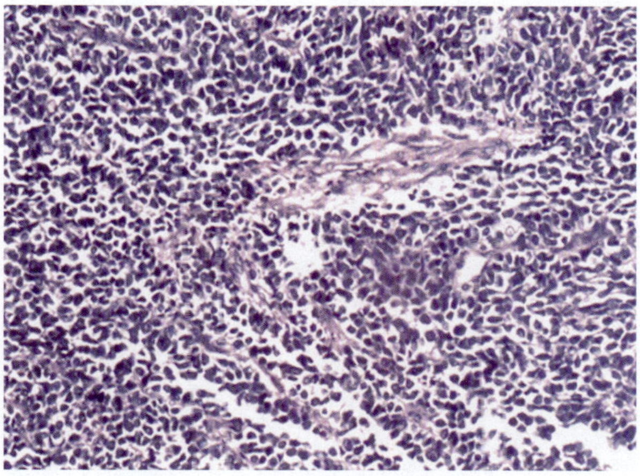

图6-59　贲门小细胞癌（×100）

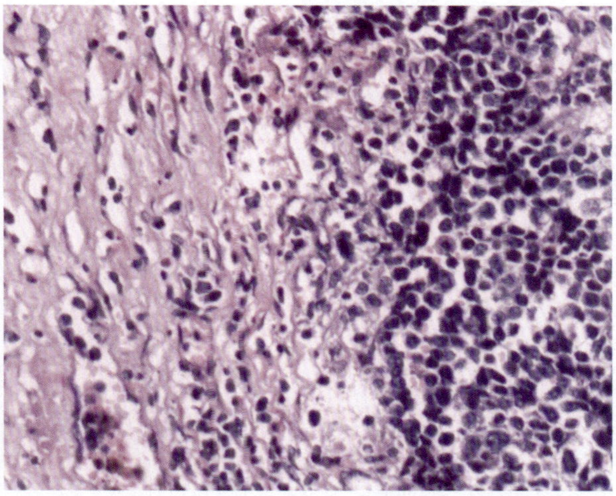

图6-60　贲门小细胞癌，左下角区域可见血管内瘤栓（×200）

胞的胞质丰富，核空泡化明显，核仁突出（图6-63～图6-65）。

肿瘤可通过免疫组化（神经内分泌指标阳性）和电镜检查（可观察到神经内分泌颗粒）得以证实。

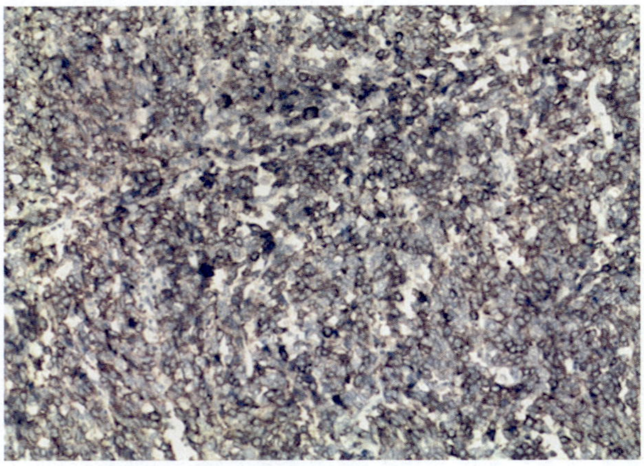

图6-61 贲门小细胞癌Syn阳性（×100）

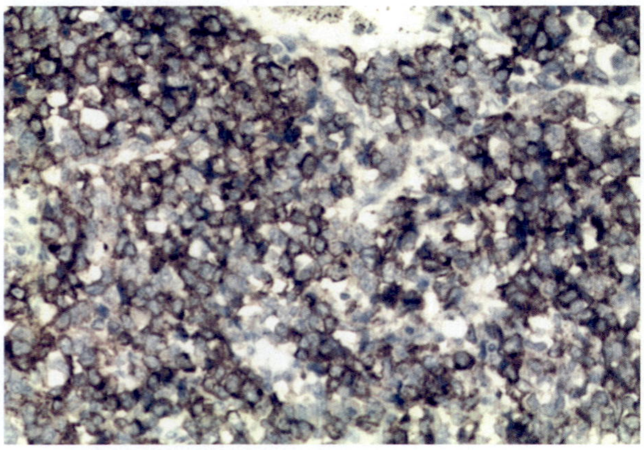

图6-62 贲门小细胞癌CGA阳性（×200）

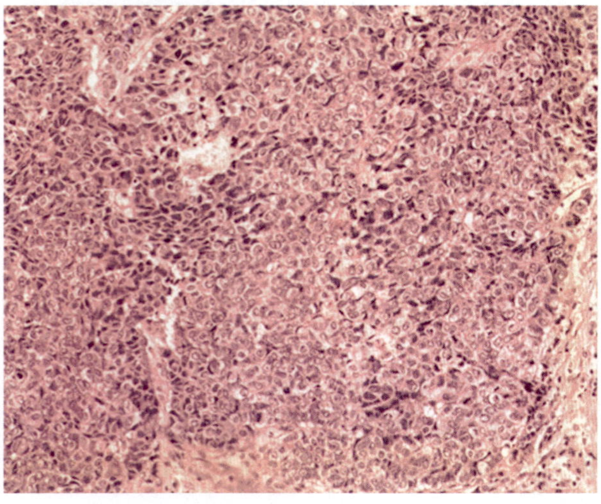

图6-63 胃大细胞癌（×40）

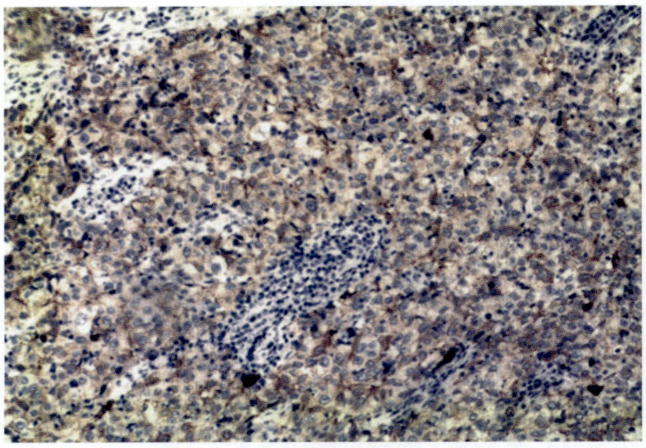

图6-64 胃大细胞癌Syn阳性（×100）

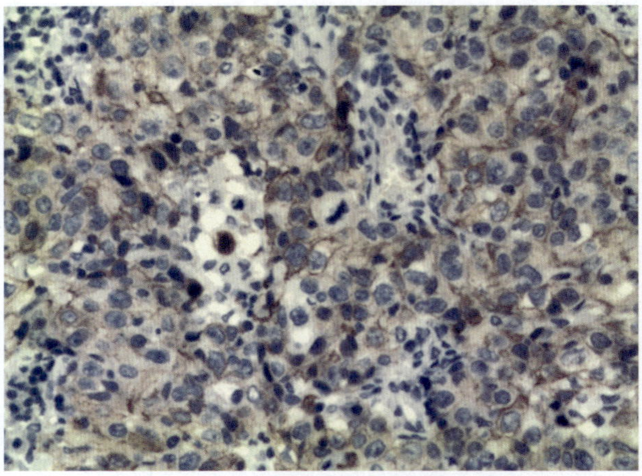

图6-65 胃大细胞癌CD56阳性（×200）

（三）混合性外分泌 - 内分泌肿瘤

肿瘤性内分泌细胞数量超过整个肿瘤细胞群中的30%。胃中相对少见。尽管在普通的腺癌中常可发现微小的内分泌成分，但一般被归类于胃腺癌。只有大量内分泌细胞混合成一个独立实体时，才能称为混合型，这种癌的预后与晚期胃癌一样差。

（四）新分类和分级

神经内分泌肿瘤的命名和分类长期处于混乱状态，为了解决这一难题，确保患者得到最理想的治疗，规范诊断显得尤为重要，2010年第4版WHO消化系统肿瘤分类对神经内分泌肿瘤的命名和分类作了修订[29]。为此，我国病理学家在2010年第一届“中国神经内分泌肿瘤病理诊断共识专家研讨会”上，经过反复讨论和修改达成共识。

WHO（2010）关于胃肠神经内分泌肿瘤的定义如下。

1. 神经内分泌瘤（neuroendocrine tumor，NET）　高分化神经内分泌肿瘤，由具有相应正常内分泌细胞类似特征的细胞所组成，表达神经内分泌分化的一般标志物（通常弥漫强阳性表达CgA和突触素）和部位相关的激素（常强表达但不一定弥漫），核异型性轻至中度，核分裂象数低（≤20/10HPF）；按增殖活性和组织学分为1级和2级。

2. 神经内分泌癌（neuroedocrine carcinoma，NEC）　低分化高度恶性肿瘤，由小细胞或中等至大细胞组成，有时具有类似神经内分泌瘤的器官样结构，弥漫性表达神经内分泌分化的一般性标志物（弥漫表达突触素，弱或局灶性表达CgA），有显著核异型性，多灶性坏死，核分裂象多（>20/10HPF）；按增殖活性和组织学定为3级。

3. 混合性腺神经内分泌癌（mixed adenoneuroendocroine carcinoma, MANEC）　MANEC是一种形态学上能形成可识别的腺上皮和神经内分泌细胞两种成分的恶性肿瘤，故命名为癌，应分级。鳞状细胞癌的成分罕见。两种成分的任何一种被人为地定义为至少占30%。免疫组化证实腺癌中有散在的神经内分泌细胞不归入此类。

胃神经内分泌肿瘤的分类标准见表6-2。

表6-2　胃神经内分泌肿瘤2010年WHO分类标准

神经内分泌瘤（neuroendocrine tumor，NET）
NET 1级（类癌，carcinoid）
NET 2级
神经内分泌癌（neuroendocrine carcinoma, NEC）
大细胞NEC
小细胞NEC
混合性腺神经内分泌癌（mixed adenoendocrine carcinoma, MANEC）
部位特异性和功能性神经内分泌肿瘤
EC细胞，产生5-羟色胺NET（EC cell, serotonin-producing NET）
产生胃泌素NET（gastrin producing NET）
节细胞副神经节瘤（ganglicytic paraganglioma）
L细胞，产生高血糖素样肽和产生PP/PYY NET (L cell, glucagons-like peptide-producing and PP/PYY-producing NET)
产生生长抑素NET（gastrin producing NET）
杯状细胞类癌（goblet cell carcinoid）
小管状类癌（tubular carcinoid）
胃泌素瘤（gastrinoma）
高血糖素瘤（glucagonoma）
胰岛素瘤（insulinoma）
生长抑素瘤（somatostatinoma）
血管活性肠肽瘤（vasoactire intestina peptide tumor, VIPoma）

WHO（2010）分级标准按组织学和增殖活性分级，增殖活性分级采用核分裂象和（或）Ki-67阳性指数两项指标，见表6-3。

对于细针穿刺细胞学标本不能进行组织学分级。

表6-3　胃神经内分泌肿瘤的分级标准

分级	核分裂象数（10HPF）[a]	Ki-67阳性指数（%）[b]
G1，低级别	1	≤2
G2，中级别	2～20	3～20
G3，高级别	>20	>20

[a]10HPF=2mm^2（视野直径为0.50mm，单个视野面积为0.196mm^2），于核分裂活跃区至少计数50个高倍视野；

[b]用MIBI抗体，在核标记最强的区域计数500～2000个细胞的阳性百分比。

胃神经内分泌肿瘤的 TNM 分期见表 6-4。

表6-4　2010年WHO胃神经内分泌肿瘤TNM分期

疾病分期			
0期	Tis	N0	M0
Ⅰ期	T1	N0	M0
ⅡA期	T2	N0	M0
ⅡB期	T3	N0	M0
ⅢA期	T4	N0	M0
ⅢB期	任何T	N1	M0
Ⅳ期	任何T	任何N	M1
原发肿瘤（T）			
TX	原发肿瘤不能评估		
T0	无原发肿瘤证据		
Tis	原位类癌/异型增生（肿瘤<0.5mm，局限于黏膜		
T1	肿瘤局限于黏膜，≥0.5mm且≤1cm；或侵犯黏膜下层且直径≤1cm		
T2	肿瘤浸润至固有肌层或浆膜下，或直径>1cm		
T3	肿瘤浸润至浆膜下		
T4	肿瘤穿透脏层腹膜（浆膜）或浸润其他脏器或邻近结构		
注：如为多发肿瘤，在任何T上加	(m)		
区域淋巴结（N）			
NX	区域淋巴结不能评估		
N0	无区域淋巴结转移		
N1	有区域淋巴结转移		
远处转移（M）			
M0	无远处转移		
M1	有远处转移		

神经内分泌肿瘤的病理报告内容见表 6-5。

表6-5　神经内分泌肿瘤病理报告内容

标本类型
肿瘤部位
肿瘤大小和数目：大小需测量长（cm）×高（cm）×宽（cm），如为多个肿瘤，需分别测量每个肿瘤大小并评价相关组织学指标（包括分级）
肿瘤浸润深度和范围
脉管和神经周累及情况
核分裂象数（/10HPF）和（或）Ki-67阳性指数
神经内分泌标志物：突触素和CgA
切缘情况：分为（+）和（−），当肿瘤接近切缘0.5cm时，应具体测量距切缘的距离
淋巴结转移情况：应有各组检出数目和有转移的阳性数
其他：原发肿瘤不明的转移性病变或临床疑有特殊综合征的标本，根据需要检测相关的激素和其他标记物
诊断：①名称依据2010年WHO分类标准予以命名和分级；②病理诊断中不需要包括肿瘤的功能状态；③有特殊临床综合征并过度产生引起相关症状的激素时才可用激素后加“瘤（oma）”的诊断名称，如胃泌素瘤等；④免疫组化证实瘤细胞存在某种激素而无临床症状时，最好诊断为“NET，免疫组化证实有××产物”；⑤若多个肿瘤有不同的组织形态和分级，应分别予以诊断

（战忠利　闫庆娜　栾焕玲）

参考文献

[1] 刘彤华. 诊断病理学. 第2版. 北京: 人民卫生出版社, 2006.

[2] Oberhuber G, Stolte M. Gastric polyps: an update of their pathology and biological significance. Virchow's Arch, 2000, 437:581-590.

[3] Abraham, SC, Park SJ, Lee JH, et al. Genetic alterations in gastric adenomas of intestinal and foveolar phenotypes. Hum Pathol, 2003, 16:786-795.

[4] Fieber SS, Boden RE. Polypoid villous adenoma of the stomach. Am J Gastroenterol, 1977, 68:286-289.

[5] Vieth M, Kushima R, Borchard F, et al. Pyloric gland adenoma: a clinicopathological analysis of 90 cases. Virchow's Arch, 2003, 442:317-321.

[6] Hamilton SR, Aaltonen LA. Pathology and genetics of tumors of the digestive system. World Health Organization Cassification of Tumours. Lyon: IARC Press, 2000.

[7] Ito H, Yasui W, Yoshida K, et al. Depressed tubular adenoma of the stomach: pathologic and immunohistochemical features. Histopathology, 1990, 17:419-426.

[8] Hattori T. Morphologic range of hyperplastic polyps of the stomach. J Clin Pathol, 1985, 38:622-630.

[9] Daibo M, Itabashi M, Hirota T. Malignment transformation of gastric hyperplastic polyp. Am. J. Gastroentero, 1987, 82:1016-1025.

[10] Hizawa K, Iida M, Yao J, et al. Juvenile polypsis of the stomach: Clinicopathological features and its malignant potential. J Clin Pathol, 1997, 50:771-774.

[11] Watanabe H, Enjoji M, Yao T, et al. Accompanying gastroenteric lesions in familial adenomatosis coli. Acta Pathol Jpn, 1977, 27:823-839.

[12] Watanabe H, Enjoji M, Yao T, et al. Gastric lesions in familial adenomatosis coli. Hum Pathol, 1978, 9:269-283.

[13] McGarrity TJ, Ruggiero FM, Chey WY, et al. Giant fundic polyp complicating attenuated familial adenomatous polyposis. Am J Gastroenterol, 2000, 95:1824-1828.

[14] Lauwers GY, Riddell RH. Gastric epithelial dysplasia. Gut, 1999, 45:784-790.

[15] Schlemper RJ, Riddell RH, Kato Y, et al. The Vienna classification of gastrointestinal epithelial neoplasia. Gut, 2000, 47:251-255.

[16] Rugge M, Cassaro M, Di Mario F, et al. The long term outcome of gastric non-invasive neoplasia. Gut, 2003, 52(8):1111-1116.

[17] Lauwers GY, Ban S, Mino M, et al. Endoscopic mucosal resection for gastric epithelial neoplasms: a study of 39 cases with emphasis on the evaluation of specimens and recommendations for optimal pathologic analysis. Mod Pathol, 2004, 17:2-8.

[18] Ono H, Kondo H, Gotoda T, et al. Endoscopic mucosal resection for treatment of early gastric cancer. Gut, 2001, 48:225-229.

[19] 虞积耀. 消化系统肿瘤病理学和遗传学(世界卫生组织肿瘤分类及诊断标准系列). 北京: 人民卫生出版社, 2006.

[20] Endoh Y, Tamura G, Motoyama T, et al. Well-differentiated adenocarcinoma mimicking complete-type intestinal metaplasia in the stomach. Hum Pathol, 1999, 30:826-832.

[21] Watanabe H, Enjoji M, Yao T. Gastric carcinoma with lymphoid stroma. Its morphologic characteristics and prognostic correlations. Cancer, 1976, 38:232-243.

[22] 郭翠兰, 李兴焕, 杨丽. 50例胃印戒细胞癌的病理学观察. 大理学院学报, 2009, 8(2):56-58.

[23] 莫青. 原发性胃鳞状细胞癌、腺鳞癌3例报告. 海南医学院学报, 2006, 12(3):254-258.

[24] 方晓明, 姜韪晖, 戚晓平,等. 胃肝样腺癌3例及十余年国内文献分析. 中国癌症杂志, 2002, 12(4):303-305.

[25] 许东辉, 江显毅, 张思宇, 等. 胃肝样腺癌临床及病理特点. 中国临床医学, 2004, 11(3):372-373.

[26] 荣枫, 陶敏, 王振欣, 等. 25 例胃类癌的诊治和预后分析. 实用临床医药杂志, 2009, 13(4):87-88.

[27] Rindi G, Azzoni C, La-Rosa S, et al. ECL cell tumor and poorly differentiated endocrine carcinoma of the stomach: prognostic evaluation by pathological analysis. Gastroenterology, 1999, 116:532-542.

[28] Matsui K, Jin XM, Kitagawa M, et al. Clinicopathological features of neuroendocrine carcinomas of the stomach: appraisal of small cell and large cell variants. Arch Pathol Lab Med, 1998, 122:1010-1017.

[29] Bosman FT, Carneiro F, Hruban RH, et al. WHO classification of tumours of the digestive system. Lyon: LARC Press, 2010.

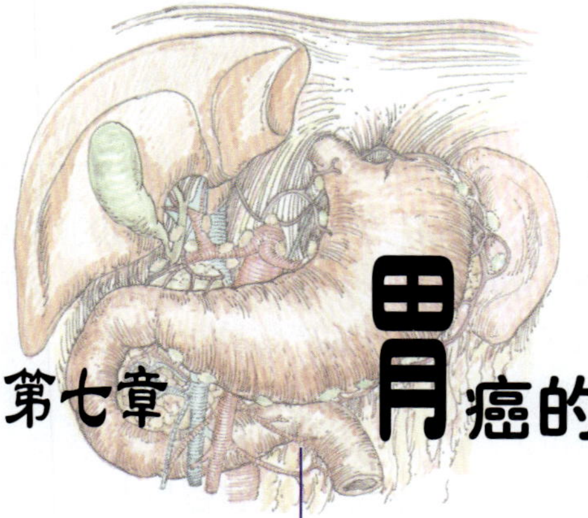

第七章 胃癌的影像诊断

叶兆祥 肖建宇 肖渤瀚 翁巍立 张晟 魏玺 方维丽 王邦茂 宋秀宇 徐文贵

第一节 胃癌的X线检查

一、胃造影的检查方法

（一）检查前的准备

进行造影检查前应少吃产气多及多渣食物，停服泻药等影响胃肠道功能的药物以及 X 线无法穿透的药物。胃潴留较多的患者应抽空胃液或采取体位引流（一般取右侧卧位）。并且于检查前 12h 停止进食，于检查前 6h 停止进水。

（二）检查中的注意事项

为提高胃造影检查的准确性应注意以下问题：①根据临床拟诊来确定每一位患者的具体检查计划。②多体位、多轴位观察，防止遗漏病变。③各种检查方法（充盈法、黏膜法、加压法和气钡双重对比法等）的综合应用、熟练结合，以取长补短，尤其应该注重黏膜像及双重造影像。④功能与形态并重，功能异常虽可单独存在，但更多见于器质性病变，因此发现功能异常时要注意发现有无形态异常，反之亦然。⑤透视和拍片结合，以拍片记录阳性病变的表现，以透视观察胃肠道功能的变化。

（三）造　影　剂

硫酸钡是胃造影检查中常用的造影剂，为白色粉末，不溶于水，不被肠道吸收，对人体无毒性。造影检查使用的硫酸钡应为化学纯净，混有可溶性钡盐，如氯化钡、硫化钡、碳酸钡等可导致严重中毒。双重对比造影对硫酸钡的要求比较严格。目前我国生产的硫酸钡多为微粒型，其特点为：①颗粒小而均匀，平均直径应在 0.5 ~ 1.0μm。②浓度高，调制后可达 100% ~ 200%（W/V，重量 / 体积）或更高。③黏度低，以浓度为 100%（W/V）时，黏度为 15 ~ 20CPS 为宜。要求硫酸钡在黏膜表面要有良好的附着性和良好的流动性。④悬浮稳定性，即硫酸钡混悬液不易沉淀，要求硫酸钡浓度为 100%（W/V）时，静置 3h 后，沉淀率小于 10%。⑤耐酸性，要求钡剂在 pH 值为 1.5 以下的弱酸中不凝固，这样，对胃酸高的患者进行检查时，硫酸钡不会发生絮凝现象。总之，微颗粒易于制成高浓度混悬液并可显示微细结构；高浓度可使对比清晰；低黏度则有利于与黏膜表面接触而涂布均匀。

此外，对于疑为胃穿孔或梗阻的患者进行检查时，应忌用硫酸钡造影，需要时可改用碘水制造影剂。

（四）常规检查方法

胃造影检查方法有黏膜法、充盈法、加压法和气钡双重对比造影法四种基本方法：①黏膜法，是利用少量钡剂涂布于胃黏膜表面以显示胃黏膜皱襞形态的方法。黏膜法对早期病变的诊断很重要。一般俯卧位显示胃前壁黏膜较好，仰卧位则显示胃后壁形态较佳。钡剂以 50 ～ 80ml 为宜。必要时可在腹部下方放置压迫棉垫，使黏膜皱襞显示更为满意。②充盈法，是胃造影检查方法中最基本的方法，钡剂的充盈程度以立位时能使胃体中部适度延展为宜。一般需要服钡剂 200ml 左右。充盈法主要观察胃腔在充盈状态下的自然伸展状态、胃壁的柔软程度、蠕动状态以及胃的大体形态与位置的变化。对于显示胃边缘部位如胃大、小弯病变以及切线位病变有很重要的价值。③加压法，加压可使被压迫处的钡剂变薄，有利于观察较小的隆起型病变。通过调整压迫力度，可以获得诸如病变隆起高度、凹陷深度、胃壁的柔软度、黏膜皱襞的形态等信息。④气钡双重对比造影法，是先后引入一定量的阴性造影剂气体和阳性造影剂硫酸钡以显示胃黏膜细微结构的方法。因气体为最常用的阴性造影剂，故又称“气钡双重对比造影”，同时又根据是否使用平滑肌松弛剂（如山莨菪碱）而分为低张双重造影和非低张双重造影。双重造影是 X 线检查最重要的进步。利用黏膜表面附着的薄层钡剂与气体所产生的良好对比，可以清晰地显示胃内微细的隆起或凹陷。同时，气体还可以作为胃腔的扩张剂，用来观察胃壁的柔软度和延展性。由于双重造影检查操作规范的确立，其所获得 X 线影像更具有客观性，能够较大限度地避免检查中的偶然因素和主观判断的倾向性。同时双重造影技术与纤维内镜的配合已使胃部疾病的早期诊断有了突破性进展。⑤此外，还有薄层法，是利用体位转动，使钡剂在黏膜表面缓慢流过，用以显示表浅的隆起和凹陷的方法。总而言之，对于胃的完整 X 线检查，应当综合运用上述方法，合理匹配，充分发挥每种方法的优点，才能最大限度地避免漏诊。

（五）胃双重对比造影的具体方法

胃双重对比造影应用广泛。在胃肠道穿孔及梗阻时禁用，如有需要时应采用碘水制造影剂。上消化道急性大出血为相对禁忌证，一般可在出血停止及病情稳定数日后进行，检查中动作轻柔，以尽量避免过多干扰。

胃双重对比造影采用的硫酸钡混悬液浓度为 120% ~ 180%（w/v），50 ~ 200ml，气体量约为 200 ~ 300ml。有三种方法可以用于提供气体：①经导管直接注入法，优点为可以控制注入的气体量，并可抽取多余胃液，缺点为患者痛苦，操作费时。②口服产气剂法，优点为操作方便，简单易行，效果满意，缺点为产气量不易控制，易出现泡沫影响观察。③空气吸入法，多用于食管双重对比造影。

胃双重对比造影的几个基本体位如下。

1. 胃前壁双重对比造影　少量服钡剂 30 ~ 50ml 后，俯卧位转动体位使钡剂在胃内由胃窦到胃底往复运动，均匀涂抹胃壁黏膜表面，之后，采取俯卧位摄片，以显示胃前壁黏膜像。如怀疑胃前壁微小病变时，可在腹部加一小棉垫压迫，效果可更好。为取得胃体上部或胃窦前壁黏膜的双重对比造影像，可分别采取半立位及头低脚高位检查。

2. 胃后壁双重对比造影　患者继续服钡剂 80 ~ 200ml 后，仰卧位转动体位 2 ~ 3 次，使钡剂由胃底到胃窦部往复运动，均匀涂抹胃后壁黏膜。之后采用仰卧位摄片，以显示胃后壁黏膜像。采用仰卧右前斜位对胃窦后壁及角切迹观察较好，仰卧左前斜位或半立位对胃底后壁及胃体上部观察有利。

3. 胃体上部双重对比造影　一般采用半立位，台面升至 45°，左前斜位有利于观察胃体上部、胃底及贲门区病变。

4. 立位检查　可以检查三项内容：①胃底部的双重对比造影。②利用充盈像可以观察胃体、胃窦及角切迹形态及边缘变化，采用右前斜 45° 体位可观察胃后壁边缘的变化。③采用加压法检查胃体下部、胃窦、角切迹及十二指肠球部。

检查中动作要求准确、熟练、敏捷，以防止钡剂过多进入十二指肠与胃重叠。如已进入十二指肠可采用左、右斜位、利用腹式呼吸及加压方式减少肠道影响。

除此以外，贲门区周围是病变好发部位，由于其特殊的位置关系，无法应用加压法检查。当贲门处于收缩状态时，黏膜表面的变化常被聚集的突出的黏膜皱襞所掩盖，若大量服钡剂，又会因密度过高而不易观察其微细结构，故采用半立位左前斜位或俯卧位右后斜位，可较清楚地观察贲门情况。

在采用双重对比造影的同时配合使用平滑肌松弛剂使胃蠕动减缓，胃壁舒张，可更清晰地观察胃黏膜的微细结构。常用的平滑肌松弛剂为山莨菪碱（654-2），为抗胆碱类药物，副作用略大，可明显松弛胃平滑肌，对散瞳及抑制腺体分泌的作用较弱，很少引起中枢神经兴奋，注射后迅速从尿中排除，对肝、肾无损害，是比较理想的低张胃肠造影用药。常用剂量为 10 ~ 20mg，肌注或静脉注射，一般肌注后 5min 起作用，10 ~ 30min 效果明显，可持续 2 ~ 3h，静脉注射显示更快更强。副作用有口干、面部潮红及轻度散瞳，并有心跳加快和排尿困难等，多于 1 ~ 3h 内消失。

二、胃造影的正常X线表现

影像学一般把胃分为三部分，即胃底、胃体和胃窦。

胃入口为贲门，以贲门为中心的 2.5cm 的范围内称贲门区。在贲门水平线以上的部分称为胃底，立位时常含有气体，又称胃泡。胃泡与膈肌之间距离说法不一，正常男性约为 5.0 ~ 8.54mm，女性为 4.0 ~ 6.58mm。贲门至胃角切迹之间的垂直部分为胃体；胃角切迹至幽门管之间部分为胃窦，斜向右上方走行。幽门近端 2.5 ~ 5cm 的范围内又称幽门前区。幽门肌的内腔称为幽门管，长度不超过 1cm，宽约 3 ~ 5mm。

由贲门至幽门的右缘称为胃小弯，为小网膜附着处。左外缘称为胃大弯，为大网膜附着处。在充盈像显示小弯侧及胃窦大弯侧光滑、整齐。胃体与胃窦交界处小弯形成圆滑而急剧的转折，称为胃角。胃角左右对称，其对称轴垂直。胃腔的宽度以胃角处最大，向贲门及幽门方向则徐缓变小。

胃的形态与体型、张力及神经系统的功能状态有关。以立位为准，一般分为 4 型。①鱼钩型：属中等张力，胃体垂直，角切迹明显，立位时胃下缘几乎与髂嵴连线相平，为最常见的一型。②牛角型：属高张力型，胃的位置较高，几乎横置于上腹部，上宽下窄，角切迹不明显，多见于矮胖体型。③无力型：属低张力型，全胃几乎在体中线左侧，胃腔上窄下宽，呈水袋状，胃下极在髂嵴连线之下，多见于瘦弱体型人。④瀑布型：胃底较大向后反折，在胃体的后上方，胃体小，立位服钡剂在胃底充满后钡剂才能溢入胃体，犹如瀑布一样。

胃黏膜皱襞走行有一定规律，拍摄黏膜像时可见皱襞间的沟内充以钡剂，呈条纹状致密影，皱襞则显示为条状透亮影。胃底黏膜皱襞排列不规则，呈花纹状。胃体小弯侧黏膜皱襞表现为与小弯平行的 4 ～ 5 条皱襞，到胃角后，部分沿小弯转向胃窦，部分到大弯侧，胃体大弯侧的黏膜呈横行或斜行的皱襞。胃窦部黏膜皱襞可纵行、斜行或横行，以纵行为主，舒张时有较多的横行皱襞，收缩时胃窦部皱襞均为纵行。胃体部黏膜皱襞宽度不超过 5mm（图 7-1）。黏膜皱襞增粗、平坦、截断及破坏，皆为异常表现。

在双重对比造影片上胃整体的边缘是一条完全连续的光滑曲线。其粗细、密度在任何部位都应相同，无急剧的突出及凹陷。

在良好的低张双重对比造影片上，胃轮廓线粗细均匀而连续。黏膜皱襞展平，可显示胃黏膜细微结构，主要是胃小沟和胃小区的显示。胃小沟粗细、深浅均匀，宽 1mm。胃小区呈圆形、椭圆形或多角形大小相近的小隆起，直径 1 ~ 3mm，表现为均匀规则的网格状。胃窦及胃体下部的后壁容易显示，胃底及胃体上部难以显示。胃小区对黏膜表面细微病变的显示有较高价值。

胃的运动是推进性的，由肌层，主要是环肌层节律性收缩所致。蠕动开始于胃体上部，逐渐加深。较快地吞服钡剂，使胃扩张，有利于观察胃蠕动。正常人可同时见到 2 ~ 3 个蠕动波，每波出现频率约 20 秒。因小弯侧纵肌层较厚，影响了环肌层的收缩，故小弯侧蠕动波较大弯侧浅（图 7-2）。蠕动到达幽门前区时停止推进，引起幽门前区的环肌层收缩，使幽门前区形成一个袋状充钡区，并继续收缩使之变小成为假憩室状，最后幽门前区肌层同时收缩，幽门管开放，钡剂被推入十二指肠，此时幽门前区成为管状，幽门关闭。之后，幽门前区再恢复到扩张状态（图 7-3）。

胃的排空时间，在常规钡餐造影时，约 1 ~ 2h 可排空，但胃排空时间受许多因素的影响，因此，正常排空时间变异较大，一般不应超过 4h。

三、胃癌钡剂造影X线表现

（一）早期胃癌

1. 早期胃癌的大体分型　早期胃癌的大体分

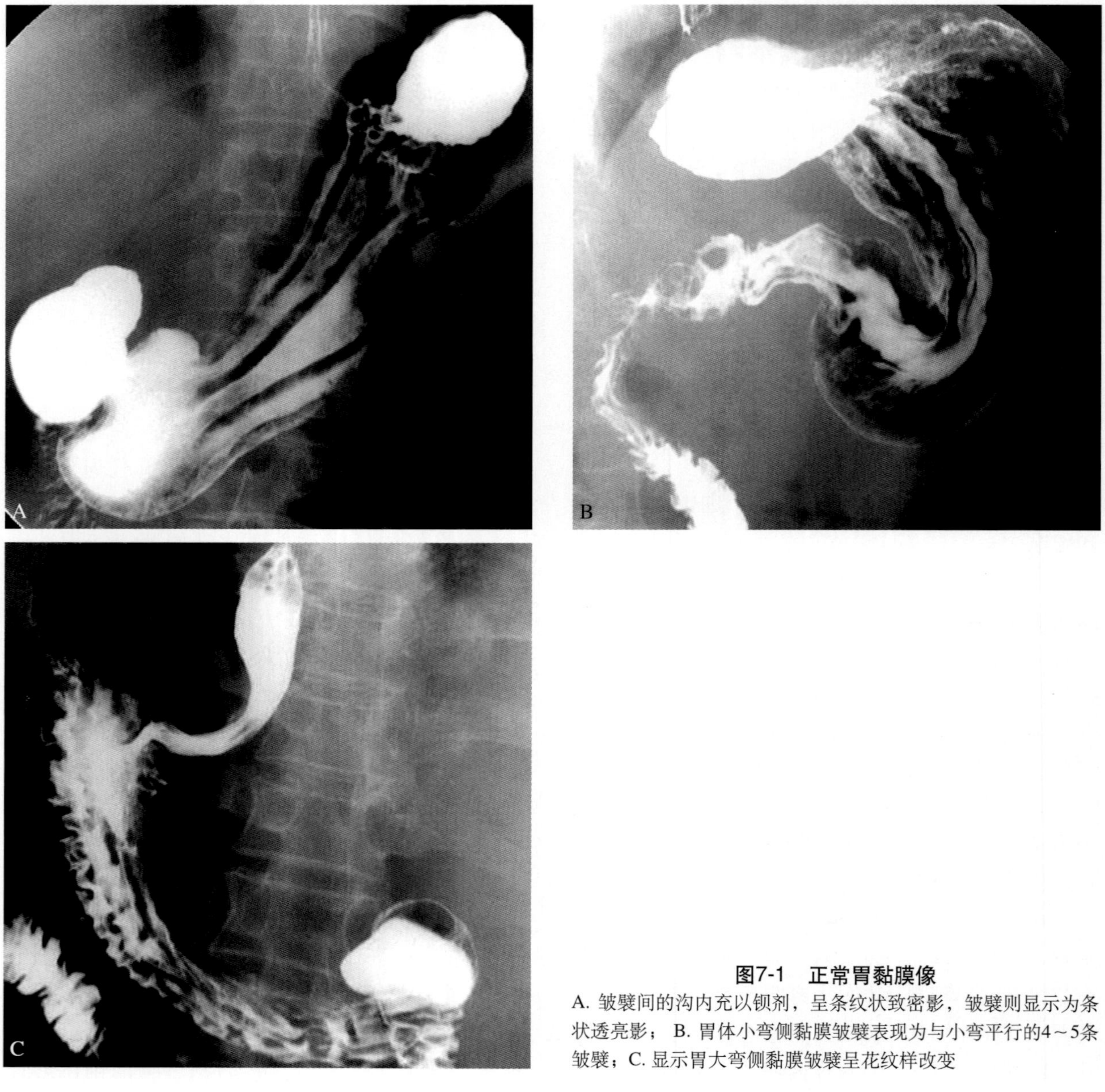

图7-1　正常胃黏膜像

A. 皱襞间的沟内充以钡剂，呈条纹状致密影，皱襞则显示为条状透亮影；B. 胃体小弯侧黏膜皱襞表现为与小弯平行的4～5条皱襞；C. 显示胃大弯侧黏膜皱襞呈花纹样改变

型方案，最初是由日本内镜学会于1962年提出的，此后受到广泛的欢迎而沿用至今。

（1）Ⅰ型：隆起型，肿瘤明显高于周围正常黏膜2倍以上，呈息肉状外观。

（2）Ⅱ型：平坦型，肿瘤比较平坦，不形成明显隆起或凹陷。此型又分为三个亚型：①Ⅱa型，表面隆起型，肿瘤较周围黏膜稍隆起，不超过黏膜厚度的2倍。②Ⅱb型，表面平坦型，肿瘤与周围黏膜几乎同高，无明显隆起或凹陷。③Ⅱc型，表面凹陷型，肿瘤较周围黏膜稍凹陷，深度不超过黏膜厚度者。

（3）Ⅲ型：凹陷型，肿瘤明显凹陷，如伴有溃疡，癌组织深度不得超过黏膜下层。

此外，还有一些混合型，依病变类型的主次，可有Ⅲ+Ⅱc型、Ⅱc+Ⅲ型及Ⅱa+Ⅱc型、Ⅱc+Ⅱa型等。

2. 早期胃癌的X线表现

（1）隆起型早期胃癌：以突出于黏膜表面的隆起型癌灶为特征，包括Ⅰ型、Ⅱa型和Ⅱa+Ⅱc型。X线检查以压迫法为佳，双重对比薄层法也很有帮助。其中Ⅰ型和Ⅱa型的主要区别在于高度是否高于5mm。病变呈圆形、类圆形或不规则充盈缺损，表面多凹凸不平，基底部较宽或有切迹。总之，病变越大，表面越不光滑，外形

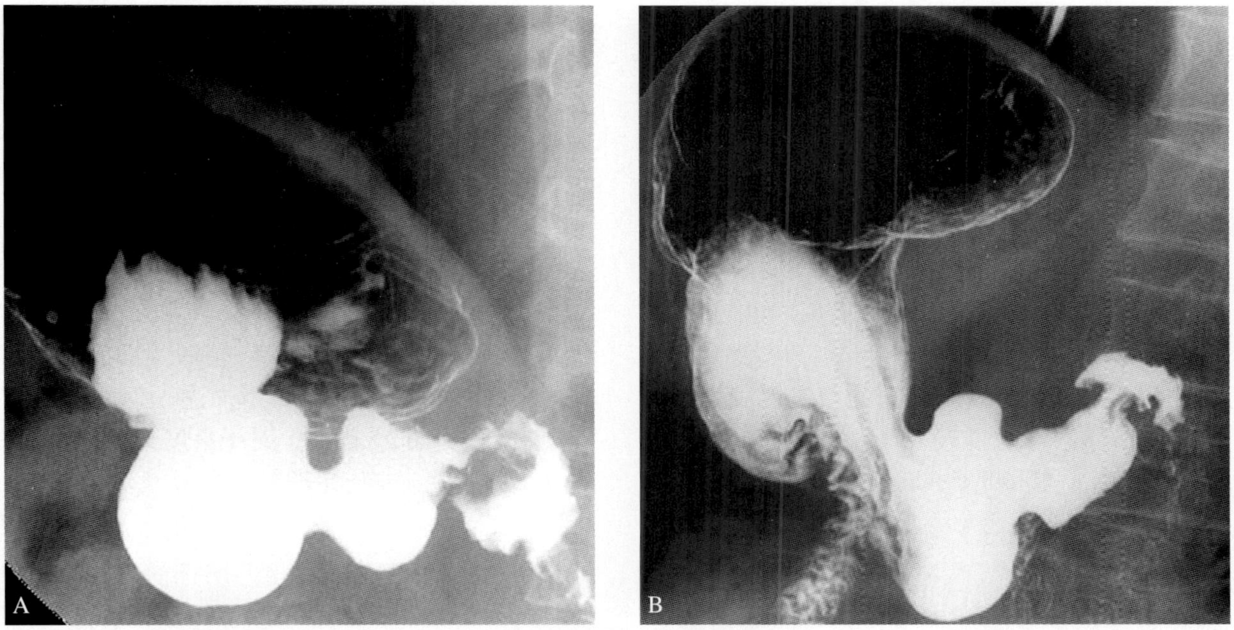

图7-2　正常胃充盈像

A. 可见到清晰的胃轮廓，并可见胃体及胃窦部两个明显的蠕动波同时存在；B. 胃窦幽门前区开始收缩将钡剂推入十二指肠

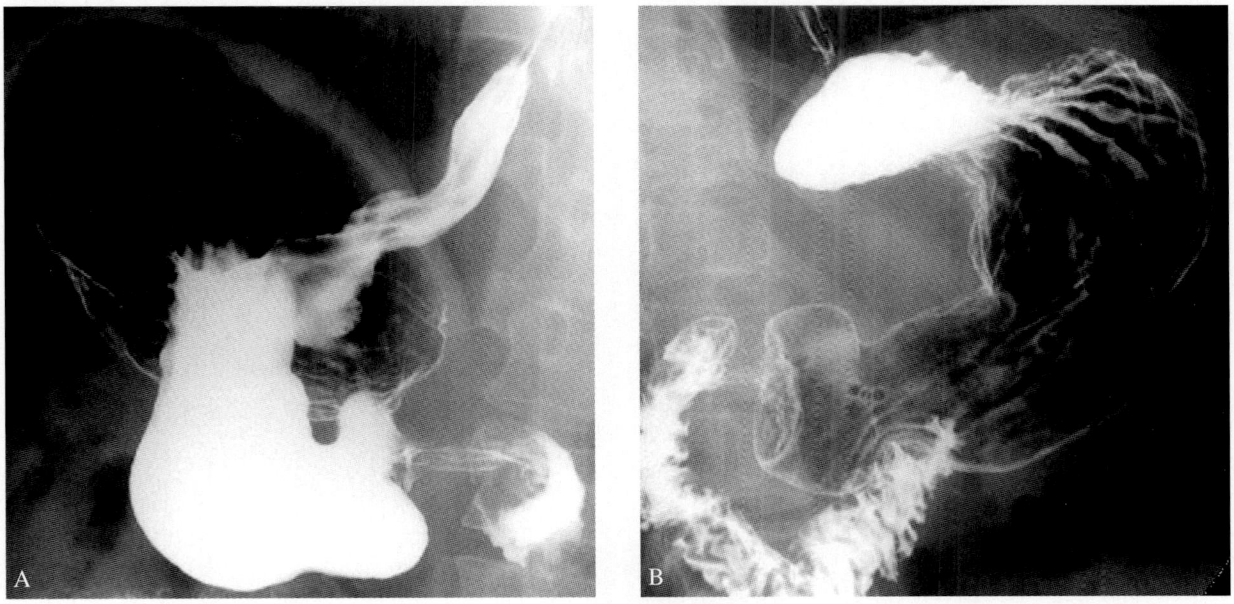

图7-3　正常胃窦蠕动

A、B. 幽门管开放，钡剂被推入十二指肠，此时幽门前区成为管状

越不整齐，恶性可能性越大。

（2）平坦型早期胃癌：单纯Ⅱb 型，此类型 X 线诊断困难。癌灶仅局限于黏膜内。无隆起及凹陷。表现为黏膜皱襞消失、平坦，或呈不规则的颗粒状，胃小区消失或大小、形态不整，胃壁边缘较僵硬、不光滑；局部胃小区形态与周围黏膜不一致。如若Ⅱb 型进一步发展，形成轻微隆起或凹陷，则较容易发现。

（3）凹陷型早期胃癌：表现为不规则的浅小龛影，包括Ⅱc 型、Ⅲ型、Ⅲ+Ⅱc 型和Ⅱc +Ⅲ型。X 线检查以双重对比造影法最佳，加压法也有一定帮助。表现为凹陷多呈类圆形或不定形，因深浅不同，钡斑或浓或淡，大小不一。肿物边缘多可辨认，但不光滑，或有压痕样凹入。凹陷底部胃小区完全被破坏，呈大小不等颗粒状，底部越不光滑，越是恶性的征象。邻近的黏膜皱襞呈不规则的纠集，并伴有断裂，尖端狭小、呈杵状或不规则，切线位胃轮廓局限性僵直，且表面粗糙。具体到不同类型凹陷型早期胃癌的 X 线表现则各有不同。①Ⅱc 型早期胃癌主要表现为不规则形的浅糜烂，形成浅淡钡斑；糜烂边缘多清晰锐利，可呈锯齿状；周围黏膜皱襞尖端有恶性改变；局限性胃壁较僵硬（图 7-4）。②混合型（Ⅲ＋Ⅱc 型和Ⅱc＋Ⅲ型）早期胃癌都伴有一个较深的溃疡，其周围有或大或小的癌性浅糜烂。几乎都伴有黏膜皱襞的集中或走行异常（图 7-5）。③Ⅲ型早期胃癌很少见，仅占早期胃癌的 2%～3%。癌组织仅在溃疡口部边缘很小的范围内存在，无明显的隆起或凹陷。无论胃镜还是 X 线，或是从大体形态上，都难与良性溃疡鉴别。Ⅲ型早期胃癌经过一段时间后，溃疡口部周围可出现癌性糜烂，转变为Ⅲ＋Ⅱc 型；浅糜烂面扩大，则成为Ⅱc＋Ⅲ型；溃疡消失则为Ⅱc 型；若溃疡复发又可演变为Ⅲ型。这一现象被称为“恶性溃疡周期”。因此，对于高度怀疑的病例，即使活检阴性，也应定期复查[1,2]。

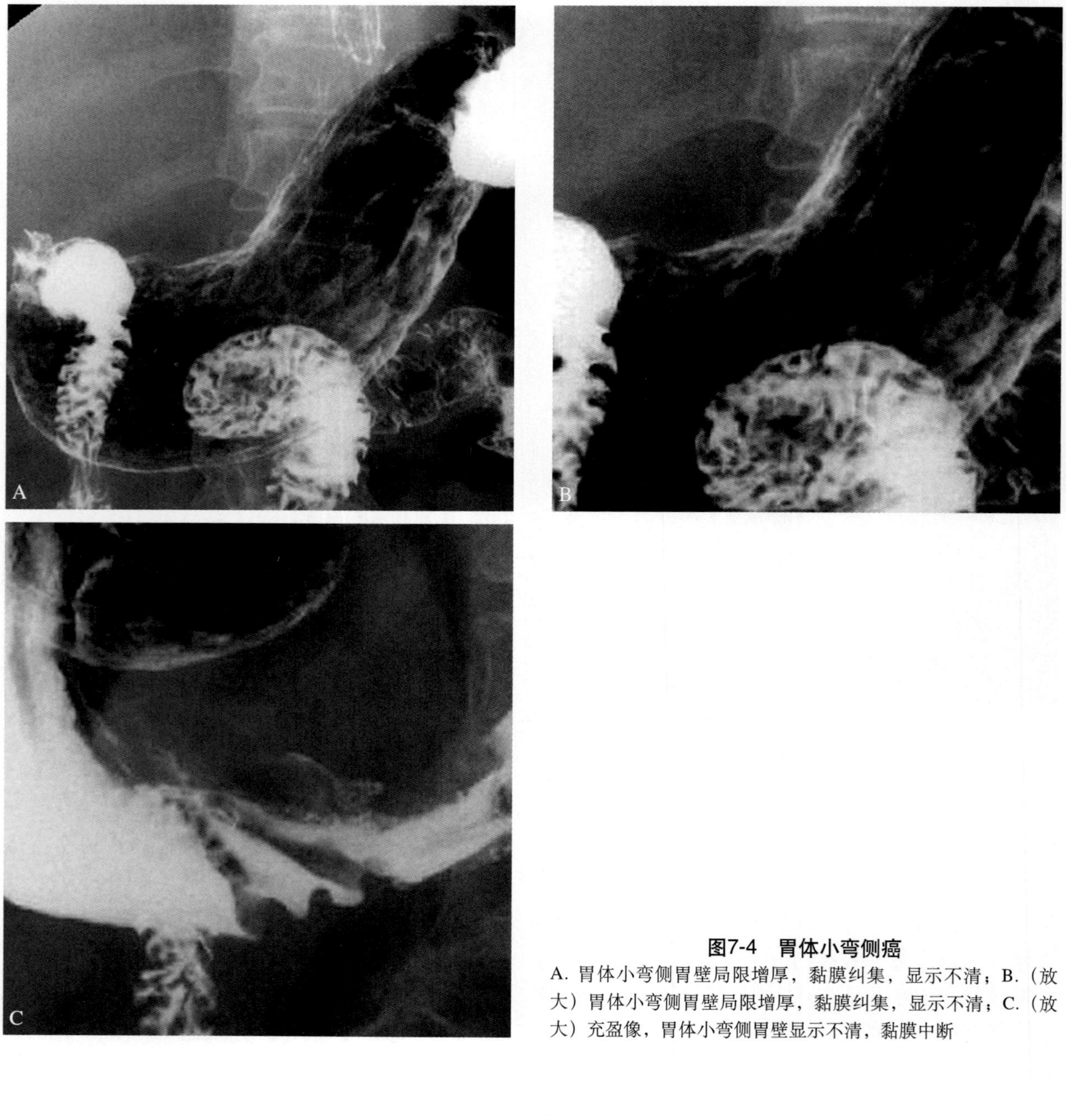

图7-4　胃体小弯侧癌

A. 胃体小弯侧胃壁局限增厚，黏膜纠集，显示不清；B.（放大）胃体小弯侧胃壁局限增厚，黏膜纠集，显示不清；C.（放大）充盈像，胃体小弯侧胃壁显示不清，黏膜中断

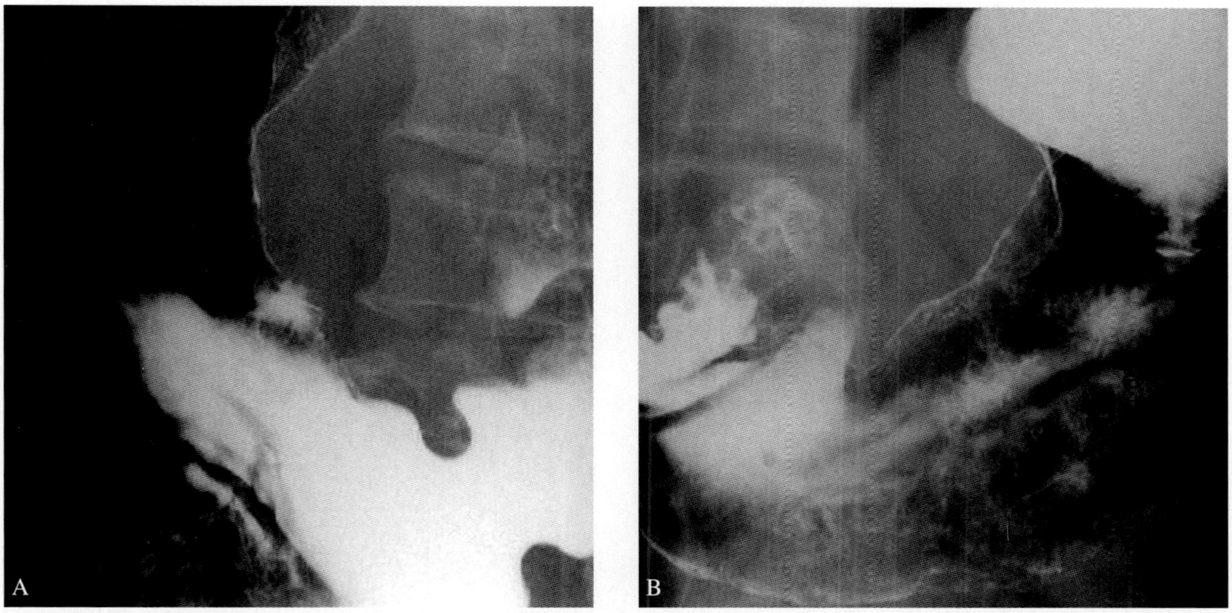

图7-5　胃体小弯侧癌

A. 胃体小弯侧龛影，胃壁局限僵硬　B. 同一病例，胃体小弯侧胃壁局限僵硬，平直

（二）进展期胃癌

1. 进展期胃癌的大体分型　1926 年，Robert Borrmann 基于胃癌的大体所见提出了胃癌的病理学大体分型。Borrmann 分型非常简单明了地表达出进展期胃癌的形态特征，在判断胃癌的生物学行为、临床预后等方面，都有重要价值。作为进展期胃癌的分型方法，这一方案已在国际上广泛应用。

Borrmann Ⅰ型：巨块型、蕈伞型，为突向胃腔内的局限性肿物，基底较宽，胃壁浸润不明显，表面呈菜花样。

Borrmann Ⅱ型：局限溃疡型，为较大的盘状溃疡为主，周围形成全周性环堤，环堤外缘竖立，与正常的胃壁境界清楚，胃壁浸润较少。

Borrmann Ⅲ型：浸润溃疡型，为较大的形状不规整的溃疡，周围环堤较低，且不完整，宽窄不一，外缘呈斜坡状，与正常胃壁之间无明显分界。

Borrmann Ⅳ型：弥漫浸润型，浸润型或硬癌，癌组织在黏膜下层、肌层及浆膜下层广泛浸润，胃壁明显增厚，胃腔狭窄。

2. 进展期胃癌的 X 线表现

（1）Borrmann Ⅰ型：X 线表现为局限性充盈缺损。外形呈结节状、巨块状、蕈伞状、菜花状、孤立的息肉状等；表面不光滑，呈颗粒状、结节状、分叶状、绒毛状等多种形态，可有小的溃疡存在并形成龛影，边缘可有切迹。具有明显的局限性，邻近黏膜、胃壁正常，与肿瘤有明显分界。加压法和双重对比法对显示病变形态、表面及基底部形态有重要价值（图 7-6）。

（2）Borrmann Ⅱ型：X 线表现为不规则的龛影。龛影在切线位上位于胃轮廓线之内。龛影边缘呈环堤状隆起，宽窄不一，且可见不规则的透亮区，称为“环堤征”（图 7-7）。检查中采用压迫法可较好地显示溃疡的龛影形态、环堤的宽度与高度，而双重对比法则更适合于显示溃疡底、环堤表面、环堤的外缘及与周围黏膜的关系。当肿瘤较小时，癌性溃疡与环堤都相对较为规则。随着癌肿的生长，环堤增宽，溃疡加深，龛影口部周围黏膜和黏膜下层癌性结节状浸润，则表现为“指压征”和“裂隙征”（图 7-8）。溃疡底多呈不规则的结节状，凹凸不平。环堤的外缘多清晰锐利，与周围胃壁分界清楚。病变呈局限性生长，较少出现黏膜纠集。

（3）Borrmann Ⅲ型：是进展期胃癌中最常见的一种类型，好发于胃窦及贲门部。此型亦称浸润溃疡型。在 X 线检查上主要表现为胃腔狭窄、胃角变形、边缘异常和小弯缩短（图 7-9）。

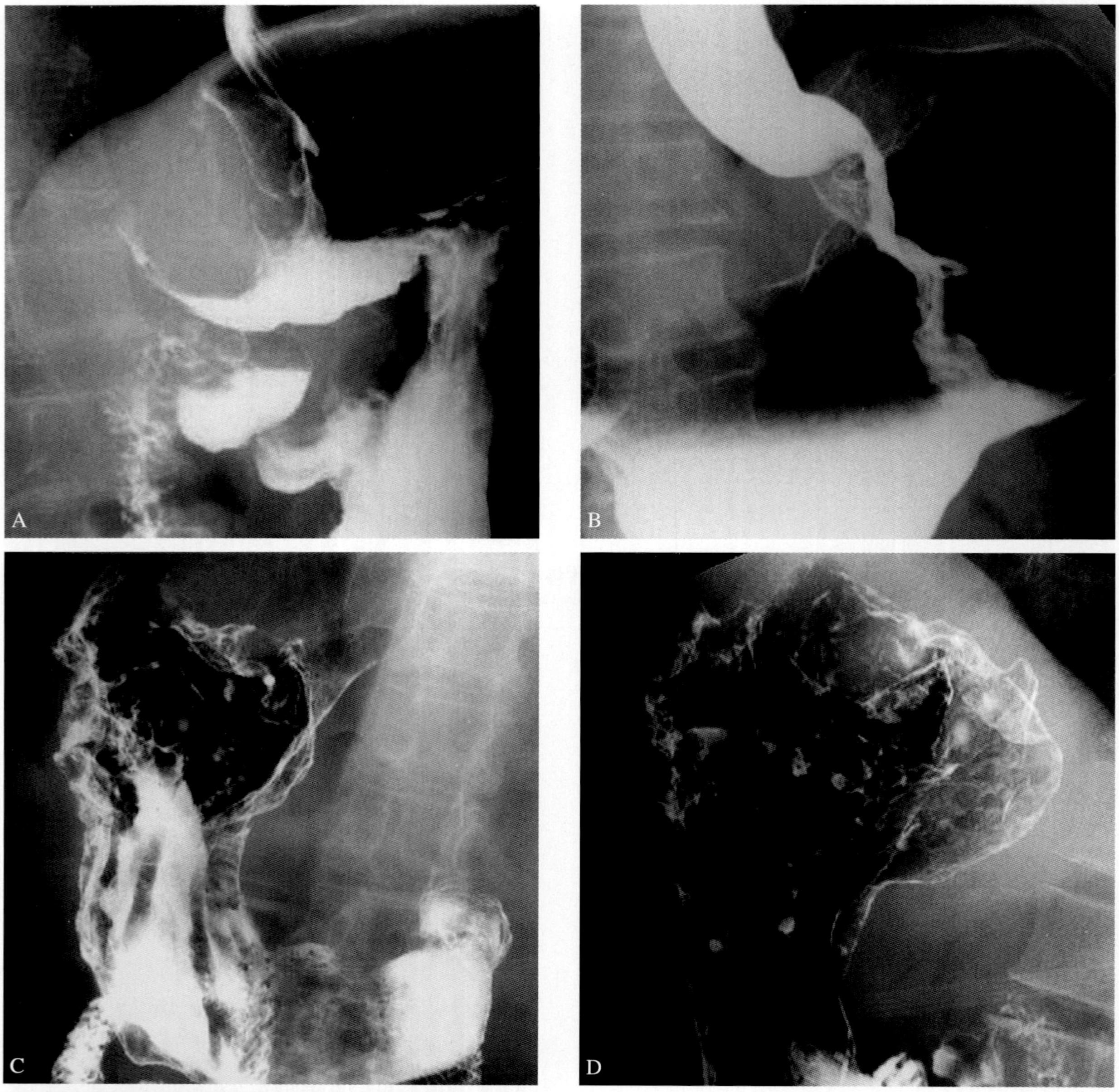

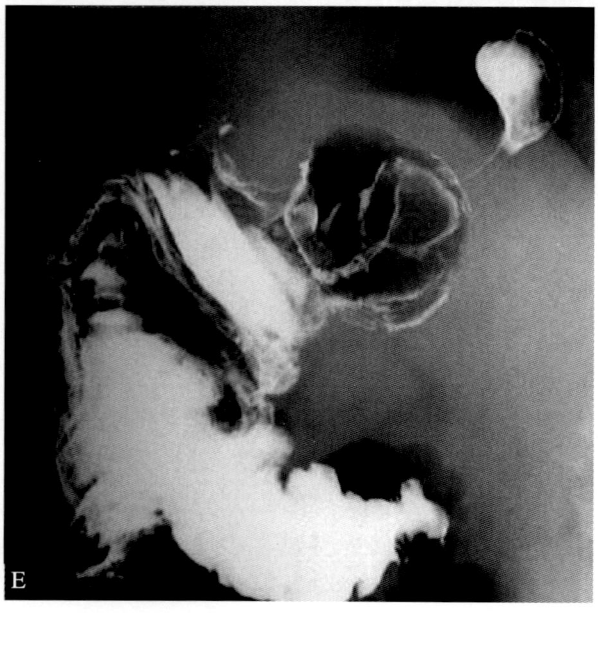

图7-6　胃底癌

A、B. 胃底小弯可见软组织肿物，贲门黏膜破坏，紊乱；C. 胃底黏膜紊乱，胃底增厚，胃壁僵硬；D. 胃底黏膜紊乱，胃底可见不规则软组织肿物；E. 胃底黏膜破坏，伴软组织肿物，胃壁僵硬

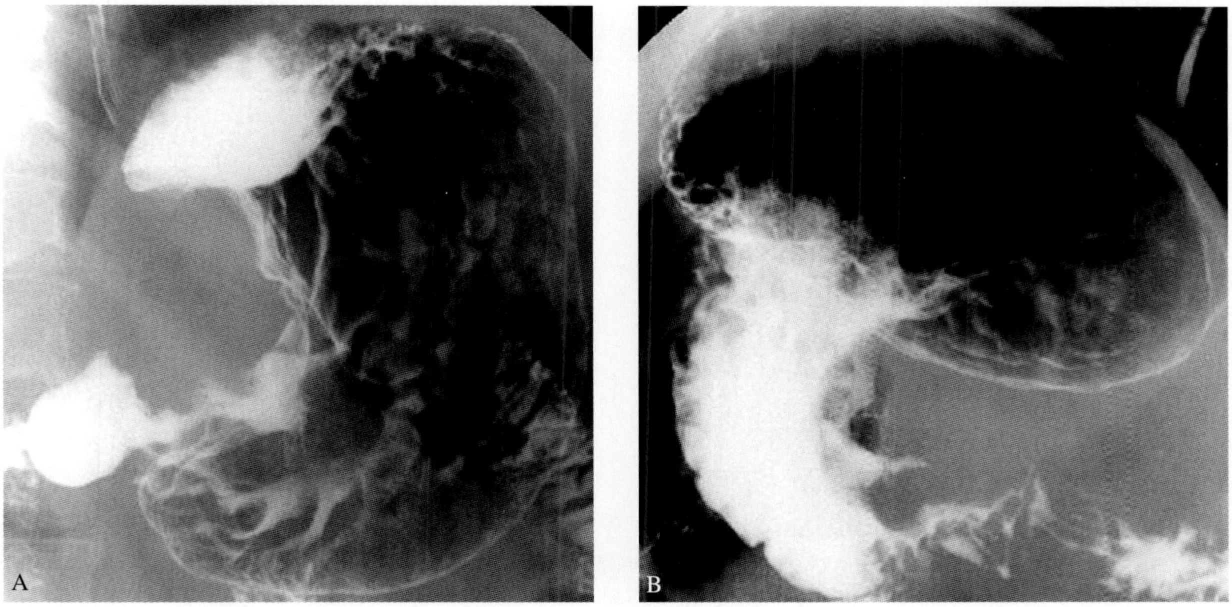

图7-7 胃体小弯侧癌

A. 胃体小弯侧胃壁僵硬，并可见龛影形成，周围黏膜纠集，中断，并可见“环堤征”；B. 同一病例充盈像，胃体小弯侧胃壁僵硬，并可见龛影形成

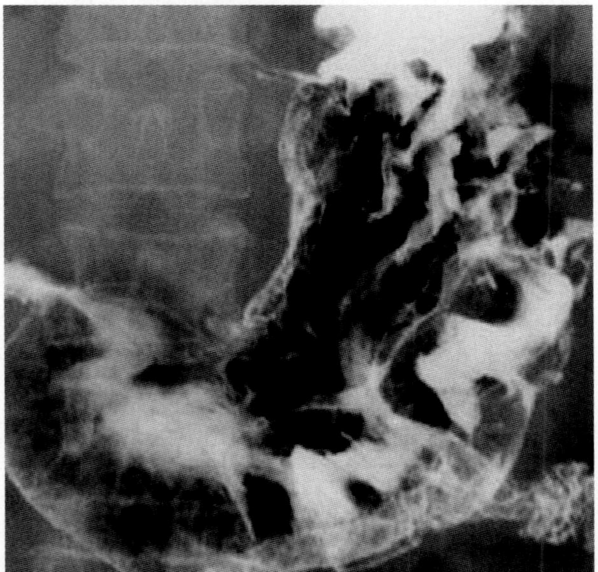

图7-8 胃体癌 胃体黏膜破坏、紊乱、纠集，并可见“指压征”

胃腔狭窄位于胃窦部者主要表现为胃窦僵硬伴腔狭窄（图 7-10）；位于胃体小弯者则表现为大弯侧的切迹、B 形胃或砂钟胃等；位于贲门区者，除贲门狭窄变形外，还可表现为胃底穹窿部的缩窄；累及胃角部时，可出现胃角的轻度变形、胃角开大甚至消失，常伴有胃壁边缘的不光滑或充盈缺损。贲门与胃角间距离明显缩短，是胃体部 Borrmann Ⅲ型癌的又一重要征象。

Borrmann Ⅲ型胃癌的龛影有大而浅的特点，环堤不完整，在破溃部环堤与周围黏膜逐渐过渡，不形成明显的边界。当环堤破溃部外周的黏膜出现癌浸润时，X 线表现为不规则的糜烂、胃小区的破坏和排列紊乱。黏膜皱襞的纠集现象较多见，纠集的黏膜皱襞尖端呈棒状、杵状增粗或融合（图 7-11）。

（4）Borrmann Ⅳ型：在进展期胃癌中的预后最差，典型 Borrmann Ⅳ型胃癌 X 线表现为：胃腔狭窄、胃壁僵硬、蠕动消失、黏膜破坏、消失。呈铅管胃、砂钟胃、哑铃胃、革囊胃等改变（图 7-12）。胃壁的变形在充盈像上表现较为明显，胃壁呈直线状、阶梯状或不规则状。黏膜皱襞粗大、僵硬、中断、破坏、消失（图 7-13）。原发于胃窦部的 Borrmann Ⅳ型癌，癌浸润的范围相对较为局限，与胃壁伸展受限的范围大致相同，多不累及全胃 [3, 4, 5]（图 7-14）。

（5）贲门癌的诊断：贲门癌的定义尚未完全统一，通常是指以贲门口为中心周围 2.0 ~ 2.5cm 的区域发生的肿瘤。此型胃癌在诊断上存在一定难度，主要原因有两个方面，一是对贲门癌形态特征认识不充分，二是检查方法不规范。如前所述，此型胃癌多以小弯为中心，形态表现大多呈

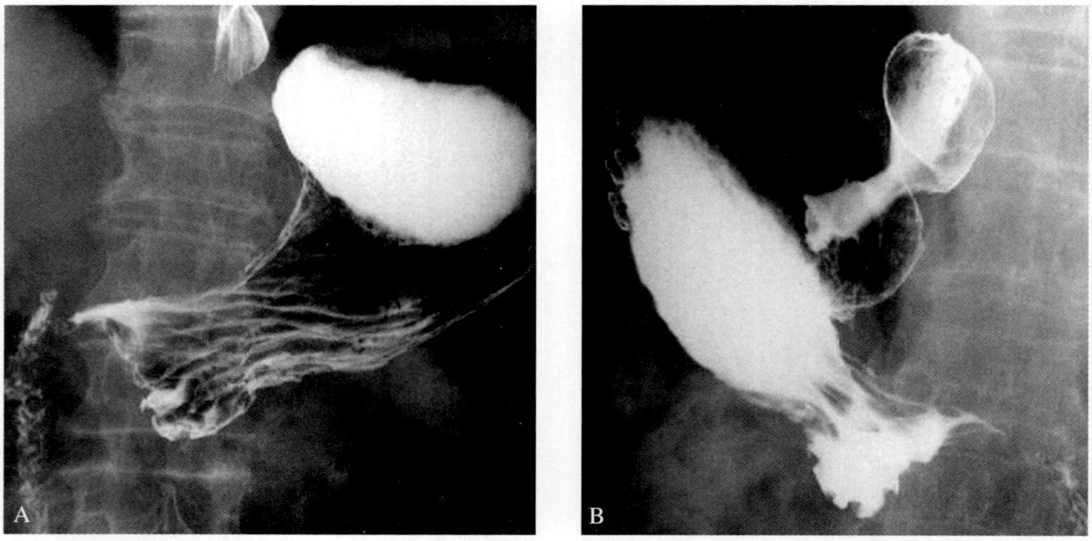

图7-9 胃窦癌

A. 黏膜像显示胃窦部胃腔狭窄，黏膜破坏，胃壁僵硬；B. 同一病例充盈像显示胃窦部胃壁僵硬，胃腔狭窄，蠕动消失

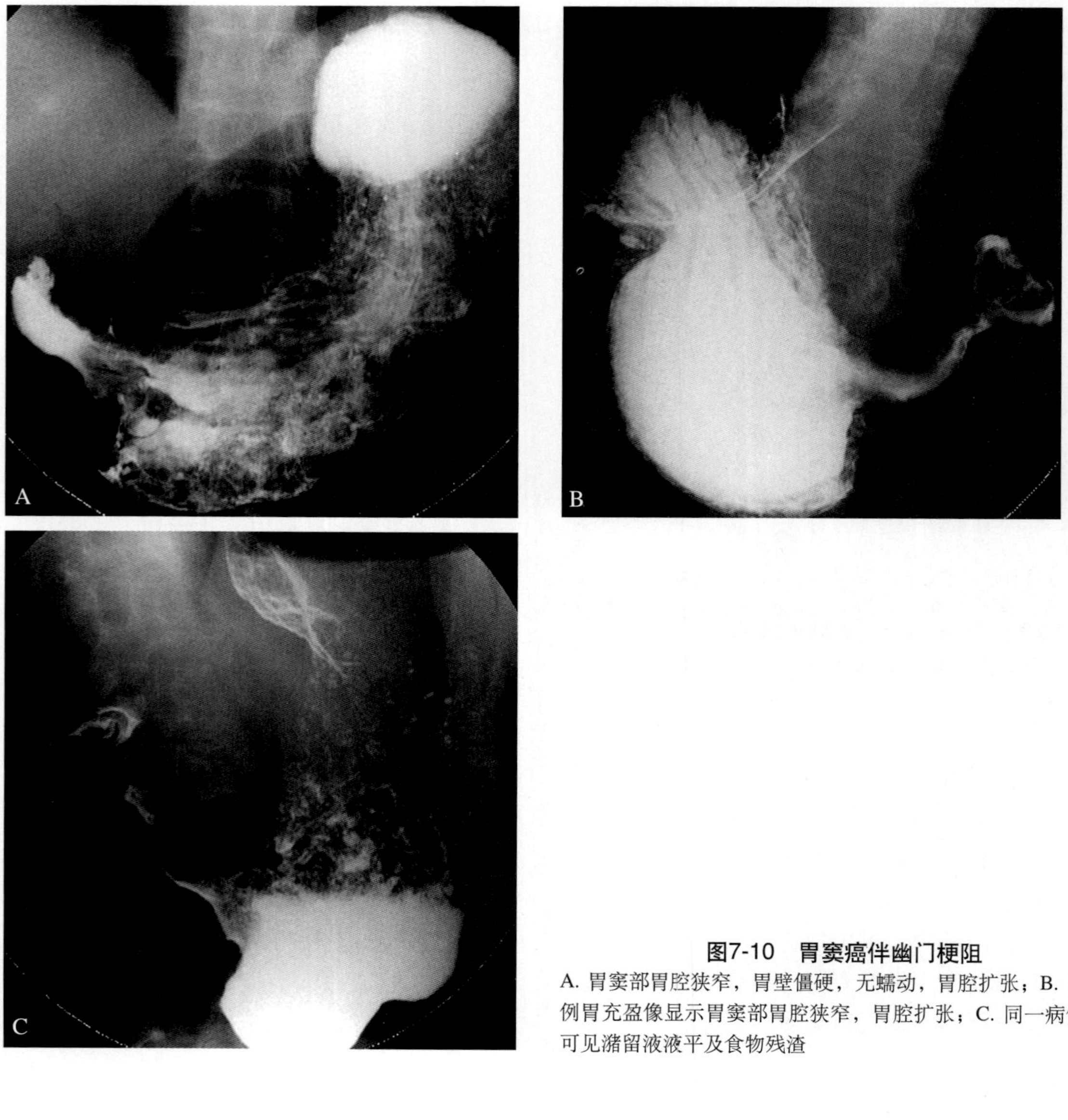

图7-10 胃窦癌伴幽门梗阻

A. 胃窦部胃腔狭窄，胃壁僵硬，无蠕动，胃腔扩张；B. 同一病例胃充盈像显示胃窦部胃腔狭窄，胃腔扩张；C. 同一病例立位可见潴留液液平及食物残渣

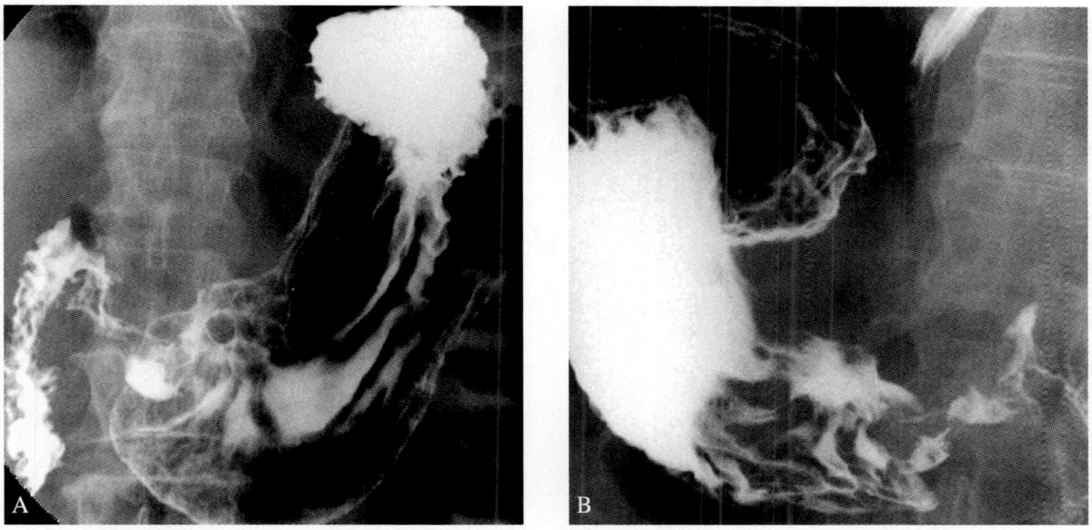

图7-11　胃窦癌

A. 充盈像显示胃黏膜纠集，胃壁僵硬、蠕动差；B. 充盈像显示胃窦小弯侧可见不规则龛影，黏膜纠集、中断，胃壁僵硬

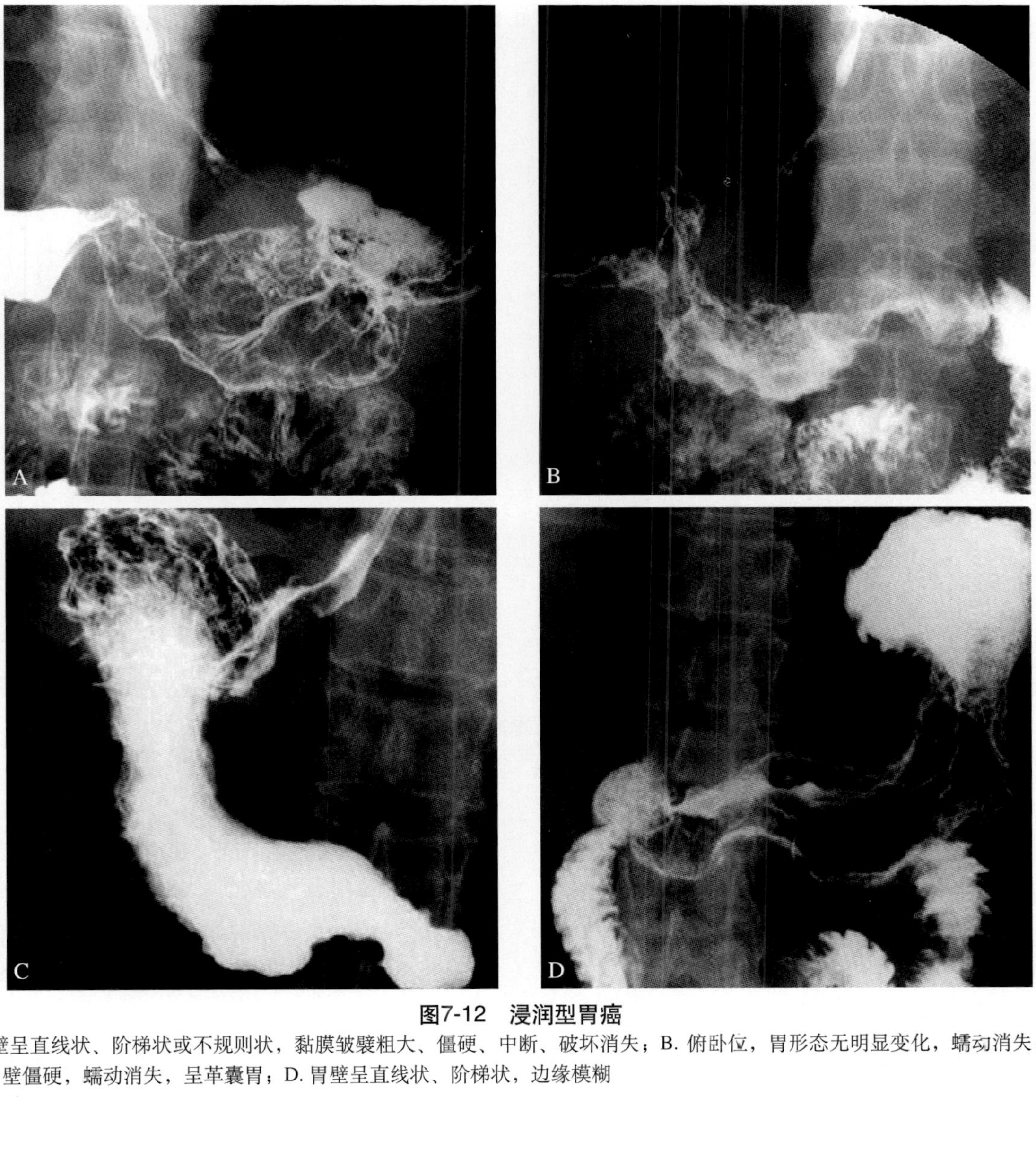

图7-12　浸润型胃癌

A. 胃壁呈直线状、阶梯状或不规则状，黏膜皱襞粗大、僵硬、中断、破坏消失；B. 俯卧位，胃形态无明显变化，蠕动消失；C. 充盈像胃壁僵硬，蠕动消失，呈革囊胃；D. 胃壁呈直线状、阶梯状，边缘模糊

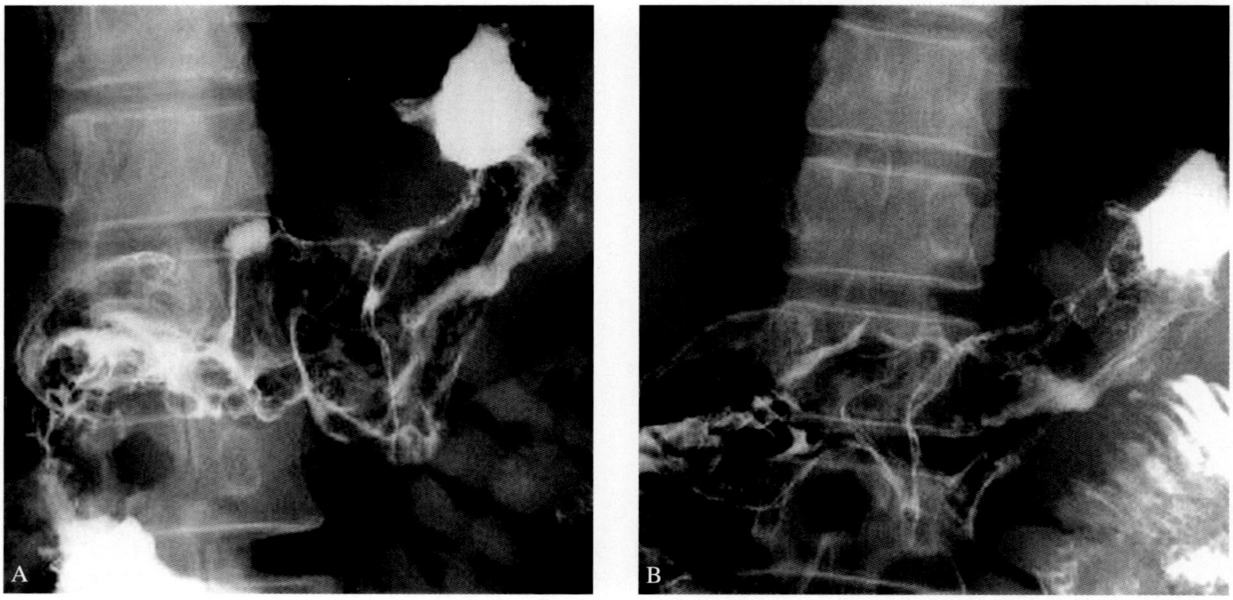

图7-13 浸润型胃癌

A. 胃壁呈直线状、阶梯状或不规则状；B. 黏膜皱襞粗大、僵硬、中断、破坏消失

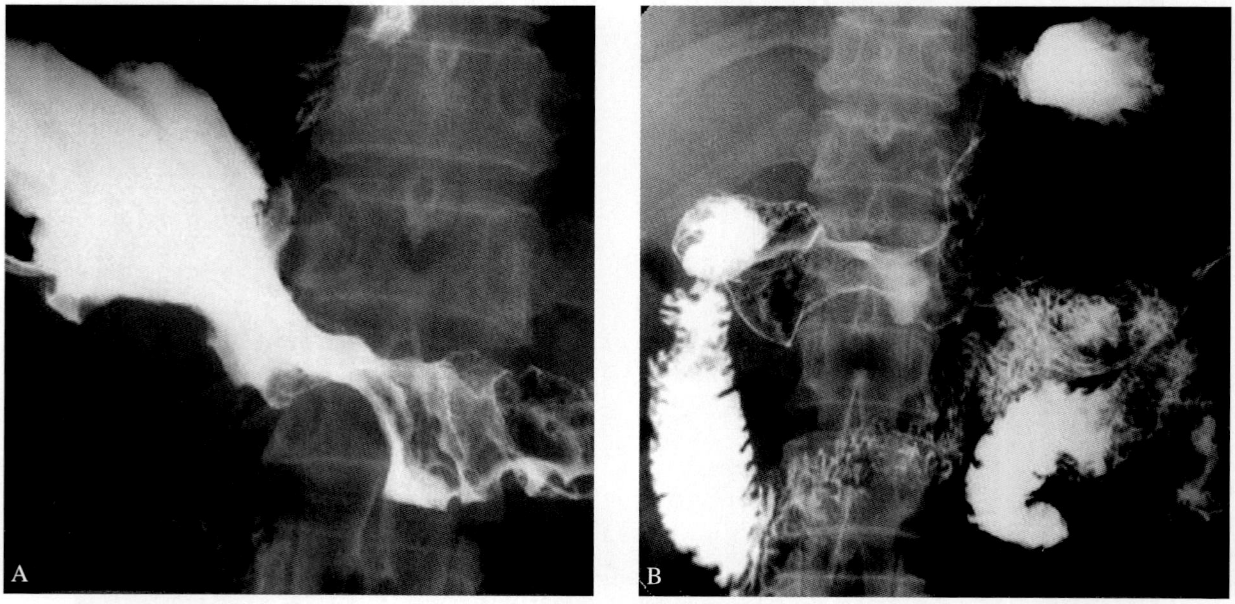

图7-14 浸润型胃癌

A. 胃窦壁僵硬，胃腔扩张差；B. 胃窦壁呈直线状、阶梯状及不规则状，黏膜皱襞粗大、破坏

Borrmann Ⅱ、Ⅲ型癌，因此，在检查中重点应为发现贲门小弯侧肿物的溃疡、环堤及其向周围浸润。大角度左前斜位双对比像辅以薄层像对病变形态特征的显示效果最佳（图 7-15）。

（三）残胃癌的 X 线表现

残胃癌好发于胃残端部，其次为贲门区及大小弯前后壁交界部。因术后粘连及变形，残胃癌的 X 线诊断困难。常见表现为吻合口狭窄，排空迟缓，残胃扩张，胃腔狭窄变形，胃壁僵直，蠕动消失，黏膜破坏，充盈缺损及不规则龛影等（图 7-16，图 7-17）。

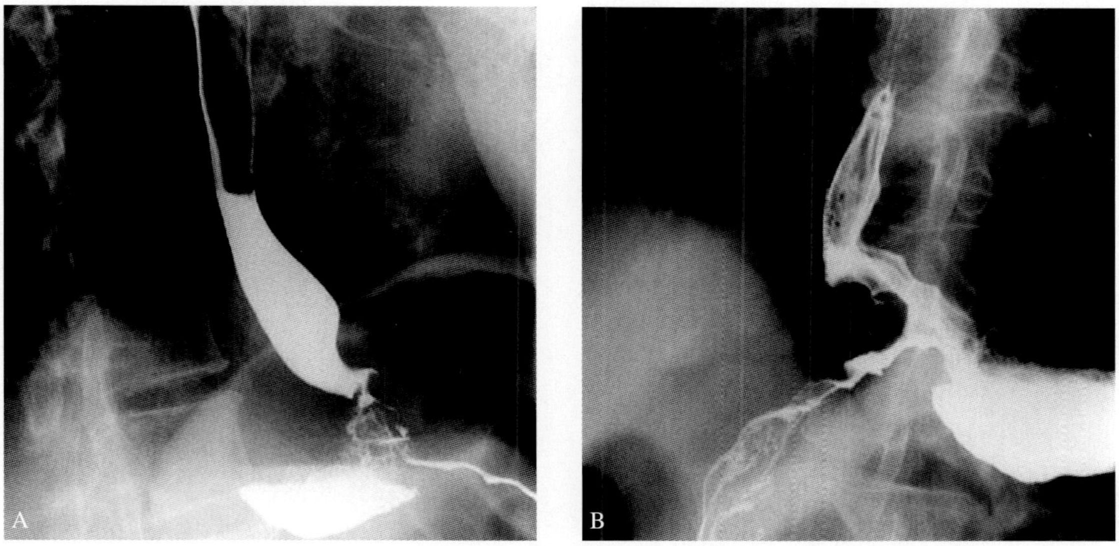

图7-15 贲门癌。贲门管壁僵硬，黏膜紊乱，管腔狭窄，钡剂通过受阻

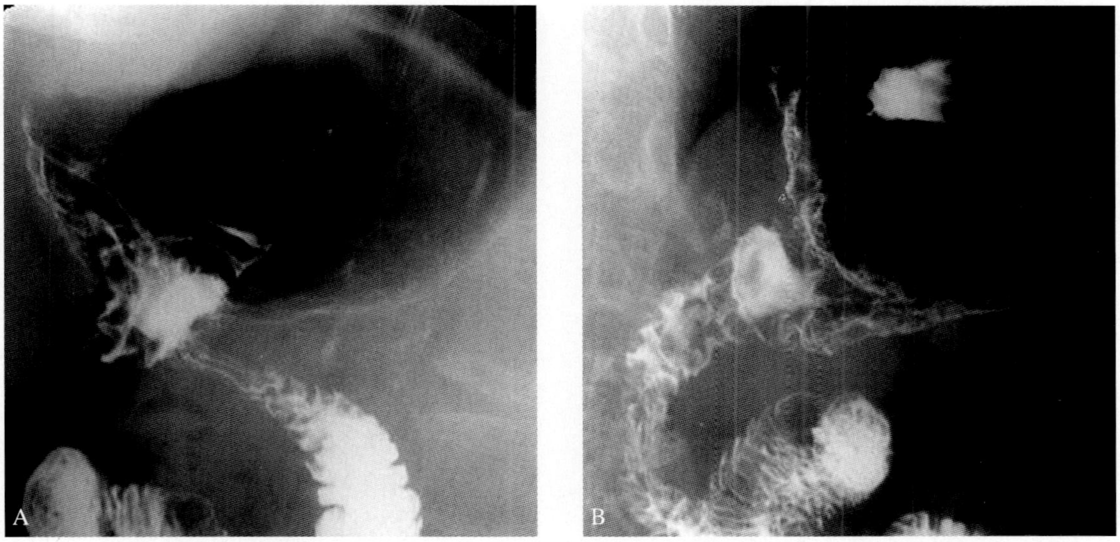

图7-16 胃癌术后复查。吻合口钡剂通过顺利，未见梗阻及狭窄，残胃壁柔软

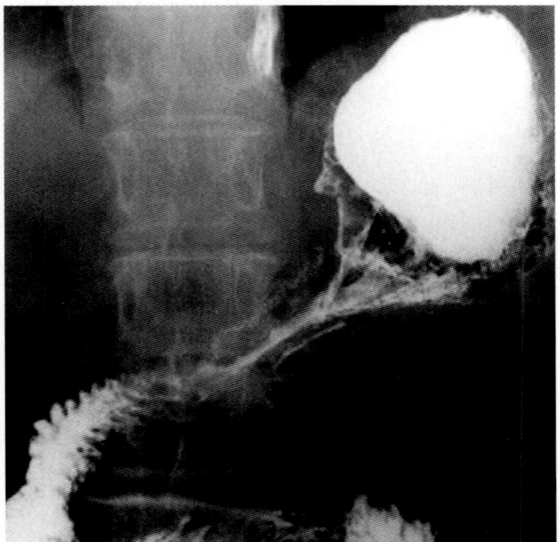

图7-17 胃癌术后残胃复发。残胃黏膜紊乱，近吻合口处胃壁僵硬，胃腔狭窄

（翁巍立 叶兆祥）

第二节　胃癌的CT检查

胃肠道肿瘤的诊断方法，首选消化道气-钡双重对比造影检查和内镜检查。随着CT机的改进，螺旋CT的开发，20世纪90年代初期CT开始应用于胃癌的诊断。近年来多排螺旋（multi-detector row spiral CT, MDCT）容积数据采集及丰富的后处理手段为胃癌CT诊断提供了重要的硬件基础；科学合理的扫描和阅片规范的建立则为胃癌CT的应用和研究提供了技术保障。CT可以直接显示软组织肿块、胃壁的厚度，还可以看到肿瘤向浆膜外的延伸，向相邻脏器的浸润。对肿大淋巴结、肝转移、腹腔内的播种和浸润等，均可进行观察和分析。CT对早期胃癌检出率达90%以上，T分期准确率也达到80%以上。此外CT是术后随访观察胃腔外复发的最佳手段。目前，CT在胃癌中的应用已突破单一的“诊断+分期”模式，逐步形成涵盖精确分期、疗效评价、预后评估和术后并发症检测及随访为一体的影像学评价体系[6, 7, 8]。

一、检查方法

胃腔为空腔脏器，胃癌，尤其是早期癌瘤的检出在很大程度上受其充盈状态的影响，故而，相对于其他部位肿瘤的诊断而言，胃癌CT检查的前处置是必不可少的，也是获得满意图像的前提。

1. 禁食禁水　病人检查前禁食禁水10～12h。

2. 口服造影剂　为使胃腔显影，并使胃壁充分伸展、扩张，在CT检查前应口服造影剂。

（1）水溶性碘制剂：一般用2%～3%泛影葡胺或胃影葡胺（Gastrografin）300～500ml，欧美国家常用胃影葡胺-山梨糖醇液（Gastrografin-Sorbitol），该药为高渗溶液，能较快地到达所查的消化管腔。其缺点是胃壁显示不满意，对胃黏膜改变不能较好地显示。

（2）水：据文献统计服用水或其他饮料，胃壁的显示率可达95%，而且方便，无异味，病人乐于接受。但用量不应少于800～1000ml。

（3）钡剂：可服用1.5%～2%（w/v）的硫酸钡混悬液，其优点是口服时味道较好，对胃酸高者也适用，且在胃肠道不吸收，较安全。

（4）气体：可使胃腔充分伸展，显示内腔，为简单的阴性造影剂。随着多排螺旋CT的应用，仿真内镜技术也用于胃腔的检查，为一种类似于结肠CT造影的检查技术。但在图像显示上应采用适宜的窗水平，否则病灶显示反而不清楚。

（5）脂类：常用12.5%～25%的乳化玉米油，效果也非常理想，但部分患者不能耐受，可能出现恶心、呕吐、腹痛和腹泻等不良反应，因此较少采用。

习惯上，做腹部常规CT时，服用2%～3%有机碘溶液。CT强化检查，胃壁的CT值可达120Hu，因此胃腔内高密度造影剂可能掩盖微细的胃壁病变。笔者所在的医院胃肠道CT检查多选用水，可较好地显示胃壁（图7-18）。低密度造影剂不会对3D后处理影像和CTA成像产生影响。扫描前15min口服水750～1200ml，检查前即刻再口服水250～500ml，充盈胃腔，充分、均匀扩张胃腔，患者易于耐受；对于后期需应用仿真内镜三维重组处理的患者，可口服产气剂8～10g。应注意产气剂服用的过程控制，保证全程、充分的胃腔扩张（图7-19）。

3. 体位　一般采取仰卧位。特殊情况下，如诊断胃癌对胰腺有无浸润，可做侧位或俯卧位扫描。上检查床后嘱患者翻滚数次后开始扫描。

4. 低张处理　检查前10～15min肌肉注射山莨菪碱（654-2）10～20mg。减少了胃壁运动产生的伪影，避免了由于运动造成的胃壁假性增厚。

5. 静脉注射造影剂　主要采用团注法，以3ml/s速度用高压注射器从肘静脉注射非离子型造影剂，总量100～120ml。采用三期增强扫描，即动脉期、门静脉期、平衡期，分别于注射造影剂后30s、60s、150s开始扫描。观察病变增强方式，以及有无异常血管显影等。对淋巴结肿大的诊断，增强扫描是不可缺少的。动脉期对于早期癌及不伴胃壁增厚的癌检出能力较强；利于判断癌纵向侵犯范围，辅助Borrmann分型；可清晰显示胃供血血管及进行三维重建，为手术方案的制订提供帮助。静脉期对于淋巴结及肝转移灶

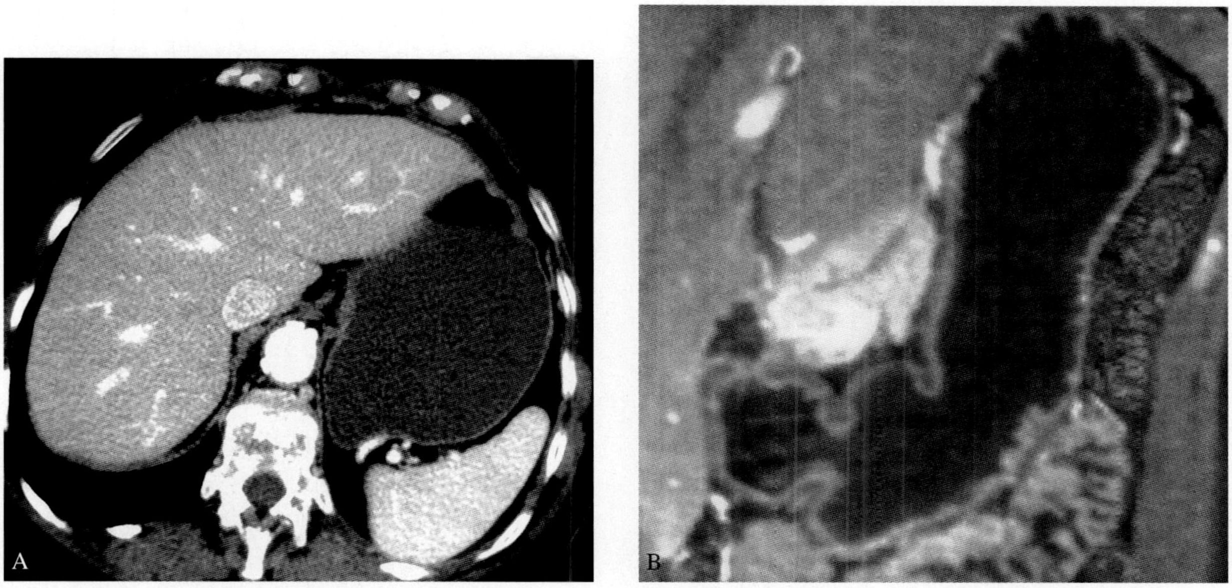

图7-18 口服水造影剂强化CT显示胃壁正常表现，强化的胃壁在胃腔内水和腔外脂肪的衬托下显示清晰

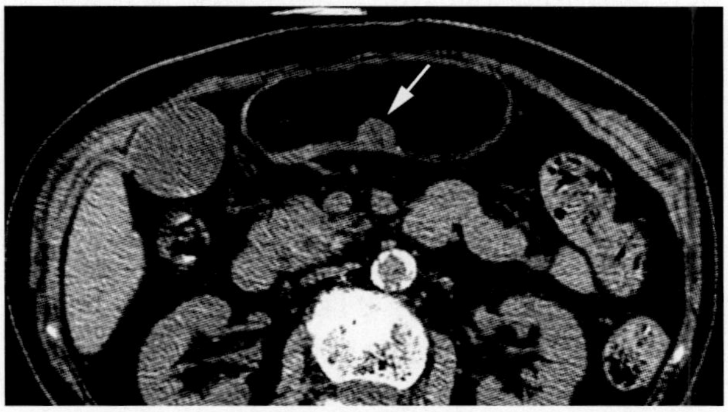

图7-19 口服产气剂CT显示胃腔内充盈气体，胃体部后壁可见结节（箭头），突入胃腔内

的检出和显示较为有利。平衡期则有助于判断癌的横向侵犯情况，辅助胃癌T分期（尤其是T1和T2）[9]。

6. 图像参数 采用1.25mm或1.0mm准直扫描，重建3～5mm图像用于常规读片。重组1.25mm层厚，1.0mm间隔图像，应用一定的影像重叠率，有利于保证3D影像的质量。

二、正常解剖

胃腔为不断蠕动的空腔脏器，体位不同，充盈程度不同，图像会有变化，而不同层面的横断图像，其毗邻器官也不相同。因此必须熟悉胃的解剖及毗邻关系，注意识别胃腔在不同层面上的横断、纵断或斜断图像，必要时要参考X线气-钡双重对比造影图像，有助于对CT图像的理解。

胃壁附有厚薄不等的脂肪组织，借此可区分胃与邻近脏器，并可观察测量胃壁的厚度。

胃位于左上腹，在不同的层面上，可以显示贲门、胃底、胃体、胃窦及幽门前区。胃前壁的内1/3与肝下面相接触，肝左叶肿瘤可直接侵及胃体小弯侧。胃体前外侧及胃底大部与横膈相贴近，胃底部的后外侧壁及部分胃体与脾相贴近，胃后壁则与胰腺关系密切，胰头及胰体部在胃窦后方，中间隔以网膜囊。胃体部后上方邻接胰尾部，胃大弯靠横结肠上缘。肾及肾上腺肿物也可自后方压迫胃壁。

胃内气体为低密度，黏膜为软组织密度，口服对比剂，可清楚显示胃内黏膜沟。静脉注入造影剂后，胃黏膜及胃壁可被强化。大网膜及腹腔内存有脂肪，胃周围的血管可以清楚显示。胃充分扩张时，胃壁厚度为2～7mm，平均5mm，超过10mm则为异常。胃皱襞厚度变异很大，但其深度不应超过10mm。如发现胃壁局限增厚，分界截然，则为异常。

三、读片规范

1. 胃壁增厚 这是判断病灶存在及其性质的重要依据。胃壁增厚可分为局限性增厚和弥漫性增厚。在透视下或钡餐造影时可发现胃壁增厚，但病变向胃腔外发展，则只有CT能清楚地显示。在判断胃壁增厚时，不要把胃蠕动、收缩或胃腔伸展不充分，误认为局限增厚或病变。以胃壁厚度>10mm为异常，胃壁厚度超过10mm而无明显块影者称之为胃壁增厚，有明显块影者称之为胃壁肿块。

2. 形态和密度的异常　CT可直接显示病变的形状、大小和内部结构，能有把握地确定病变有无钙化或有否含脂肪组织，确定病灶内有无液化、坏死等，有助于判断病变的性质，甚至可以作出组织学诊断。

3. 周围脂肪层的改变　胃壁外脂肪层存在与否是确定病变是否向浆膜浸润以及是否与周围脏器粘连的重要指征。静脉注入造影剂对判断胃壁外脂肪是否真正消失有帮助。一般认为，脂肪层存在和钙化是良性病变的征象，但有例外。有人观察胃淋巴肉瘤脂肪层消失的病人，仅有70%～75%证实确有向周围的浸润。此外，病人消瘦时，可看不到脂肪层，判断困难。

4. 邻近脏器的浸润　胃体上部肿瘤多向腹主动脉周围及脾门浸润；胃角至幽门部肿瘤易侵及肝门和胰腺。

5. 远处转移　胃癌经血行转移或腹膜播种。

6. 淋巴结转移　胃癌常转移到纵隔淋巴结及肺门淋巴结，也可转移至肝门淋巴结、主动脉旁淋巴结、髂外淋巴结和腹股沟淋巴结。淋巴结直径大于15mm应疑为异常。但也有直径超过20mm，而病理为反应性增生者。有文献报道，CT发现肿大淋巴结的敏感度为73%，特异性为81%[10]。淋巴结转移的判断对于预测胃癌预后有重要意义，由于胃周引流淋巴结数目众多且所处腹部背景复杂，建立规范的阅读策略对于提高检出、减少遗漏有重要意义。为了提高小淋巴结的检出，推荐在图像存档与传输系统(picture archiving and communication system, PACS)工作站以电影软阅读的方式进行。动态调窗观察，以宽窗检出低密度小淋巴结，对背景脂肪少或与病变融合不易分辨的情况，则调至窄窗观察。建立合理的检出顺序：按分布关系及血管走行将胃周淋巴结分成4个观察区，由上到下、由中心到外周顺序观察。A区：No.1 → No.3 → No.5 → No.6 → No.4 → No.2；B区：No.9 → No.7 → No.8 → No.11 → No.10；C区：No.12 → No.13 → No.14 → No.15；D区：No.16[11]。

7. 增强检查　增强后可清楚显示病变的存在，并有助于判断有无肿大的淋巴结。增强后尚可显示肿瘤的被膜或分隔，且可根据注药前后CT值的变化，了解病变的供血情况，对某些血管性病变作出正确诊断。

8. 后处理　MDCT提供的薄层容积数据可对病变进行多平面重建（multiplanar reconstruction, MPR）观察，由于胃的走行迂曲，为了清晰显示癌瘤的厚度和范围及与邻近脏器的关系，建议常规联合轴、冠、矢状位三平面进行观察（图7-20）。轴位观察贲门胃底及胃体胃窦的前后壁，显示腹腔干及其分支血管，观察脾门的侵犯情况。冠状位可辅助显示胃角病变，便于测量癌瘤沿大小弯长轴浸润的范围，小弯侧癌瘤沿肝胃韧带的浸润亦在此平面显示最佳。矢状位观察胃窦上下壁、胃角及胃底上下壁较佳。胰腺位于胃底、胃体部的后下方，采用矢状位可清晰观察两者关系，矢状位还有助于观察胃窦下壁癌瘤侵犯横结肠的情况。研究认为，结合MPR三平面图像后T分期的准确率可提高10%～20%。仿真胃镜可以很好地显示胃壁和皱襞（图7-21），医师可以任意角度观察整个胃腔及肿物（图7-22）。

9. 分期标准　Ⅰ期：腔内肿块，胃壁厚度小于1cm，无周围脏器侵犯和转移；Ⅱ期：胃壁增厚超过1cm，无周围脏器侵犯和转移；Ⅲ期：胃壁增厚超过1cm，伴有邻近脏器直接侵犯，局部有或无淋巴结肿大，无远处转移；Ⅳ期：胃壁增厚伴远处转移，有或无邻近脏器直接侵犯。

按照胃癌的CT分期做术前评估，经手术和病理严格对照，CT分期的准确性可达86.36%，术前切除性估价准确性达92%[12]。

四、CT 表现

1. 早期胃癌　指局限于黏膜层或黏膜下层的肿瘤，无论肿瘤范围大小或有无淋巴结转移。

早期胃癌的CT表现主要包括：胃壁局限性增厚，表面不光滑，增强早期（动脉期）和增强晚期（静脉期或实质期）均可有强化，动脉期强化程度多高于静脉期或实质期，如果无胃壁的局

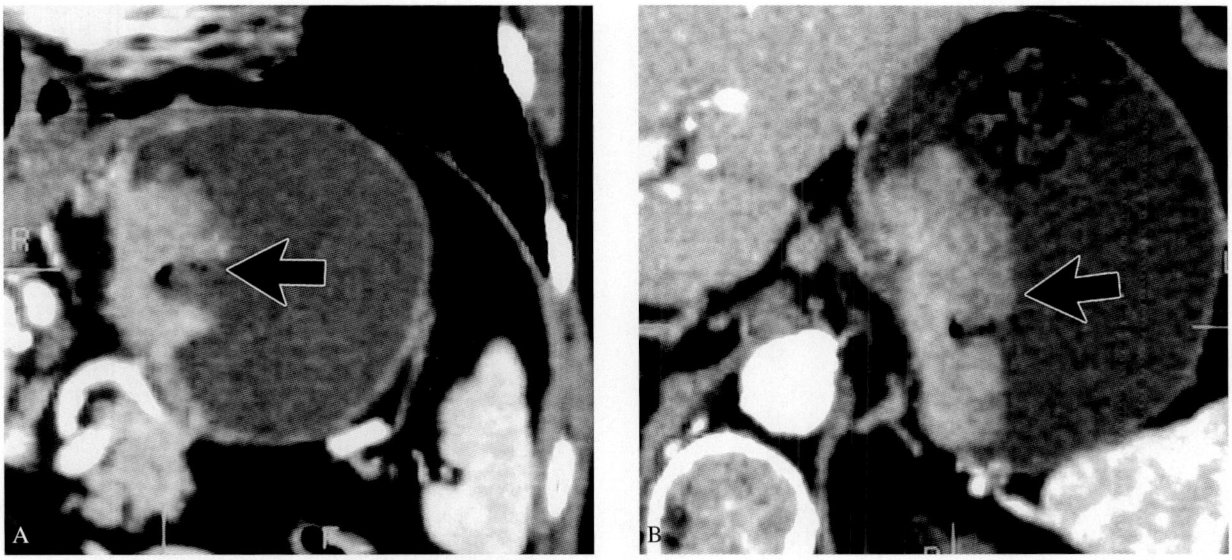

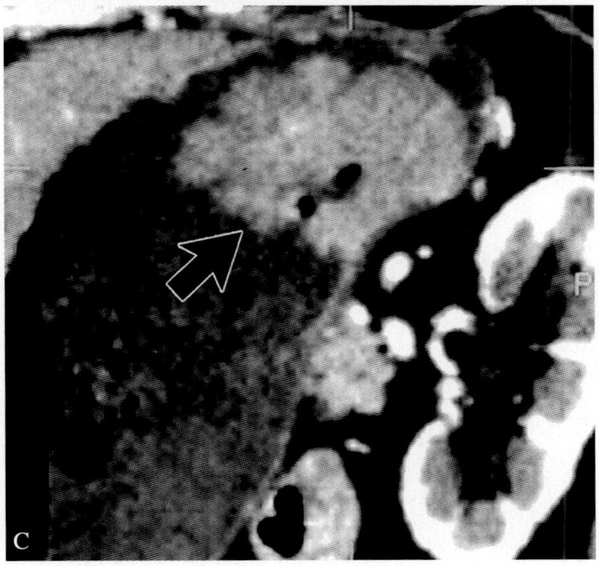

图7-20　冠状面、轴面和矢状面可不同角度显示胃癌肿块（箭头）

限性增厚，则与正常胃黏膜难以鉴别（图 7-23）。因此，CT 对早期胃癌的表浅平坦型和表浅凹陷型检出率较低。

有以下 CT 征象时，可提示早期癌的可能：①胃壁显示为多层结构时，黏膜层增厚，并有明显强化，病变下可见条状低密度带；②胃壁呈单层结构时，仅见明显强化而无胃壁增厚[13]。

2. 进展期胃癌　又称中、晚期癌，其 CT 征象与大体病理分型（Borrmann 分型）密切相关（图 7-24）。

隆起型（Borrmann Ⅰ型）的 CT 表现为胃壁局限性增厚，部分可形成较大的隆起型肿物，向胃腔内或腔外凸出，表面可伴有小溃疡。

局限溃疡型（Borrmann Ⅱ型）的 CT 表现为胃壁局限性增厚，表面可见溃疡，溃疡边缘呈蕈状隆起。

浸润溃疡型（Borrmann Ⅲ型）的 CT 表现与局限溃疡型相似，溃疡更深而大，病变与正常胃壁无明显分界。

浸润型（Borrmann Ⅳ型）的 CT 表现为胃壁广泛增厚，范围大小不等，胃腔缩窄变形，病变边界不清。

CT 增强扫描显示，进展期胃癌的病变多呈明显的不均匀强化。其中胃黏液腺癌的 CT 表现有一定特点，表现为肿瘤以低密度区为主，病变处胃壁可见颗粒状钙化。大量充满黏液的癌细胞在胃壁内浸润是造成肿瘤主要呈低密度的重要病理基础，而肿瘤细胞中的黏液糖蛋白有助于钙盐

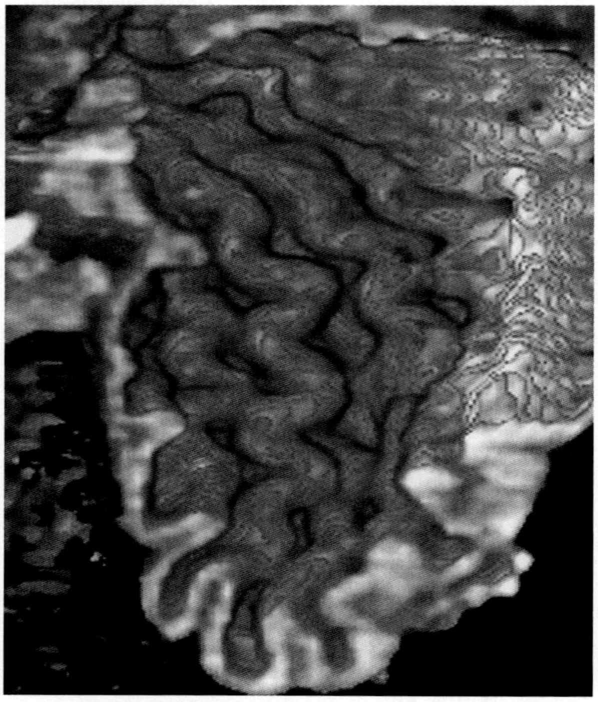

图7-21 仿真胃镜显示胃壁粗大的黏膜皱襞

沉着，这是形成钙化的原因。

3. 胃癌向周围的直接侵犯 中晚期胃癌往往突破浆膜层，侵及邻近的组织和器官。日本学者认为，胃壁厚度超过20mm时，可以说明癌瘤已向浆膜层浸润，同时可以看到胃轮廓不清，浆膜面毛糙，胃周脂肪层模糊不清[14]。在改变体位扫描时，胃与邻近脏器的相对位置固定不变，也提示有直接侵犯的可能。

消瘦和恶病质病人很少能显示胃周脂肪层，肿瘤的轻度侵犯和单纯粘连也不易区分。因此，局部脂肪层的消失并非脏器受侵犯的可靠征象，必须注意观察胃与邻近脏器轮廓和密度的改变，以确定是否受到侵犯。

4. 胃癌淋巴结转移 为胃癌的主要扩散方式。CT显示淋巴结，小于5mm者，不易分辨，有可能漏诊，配合多平面重建有利于胃周淋巴结的检出。但对于腹腔动脉旁、肠系膜上动静脉根部和腹主动脉旁等腹膜后淋巴结肿大，CT的检出率高。一般认为淋巴结直径>15mm为可疑，<10mm则拟诊为正常，但多个8～10mm的淋巴结聚集成团，易被误诊为淋巴结转移[15]。

5. 胃癌远处转移 在胃扫描的同时可以显示肝、肾上腺、肾、胰腺等脏器有无转移。肝是胃癌最常见的远处转移部位，为了提高CT对肝转移瘤的检出率和诊断准确率，必须在增强扫描肝静脉期完成整个肝扫描。

胃癌也能以种植转移的方式转移到网膜、肠系膜和盆腔，表现为网膜、肠系膜的增厚，腹水，腹盆腔结节和肿块。在女性患者，胃癌可合并卵巢转移。

因此，对于进展期胃癌患者，应该行腹、盆腔联合扫描以全面评价病变。

五、胃癌治疗前CT分期

浆膜浸润和淋巴结转移是影响胃癌预后的两大独立因素，分别对应临床的T和N分期。

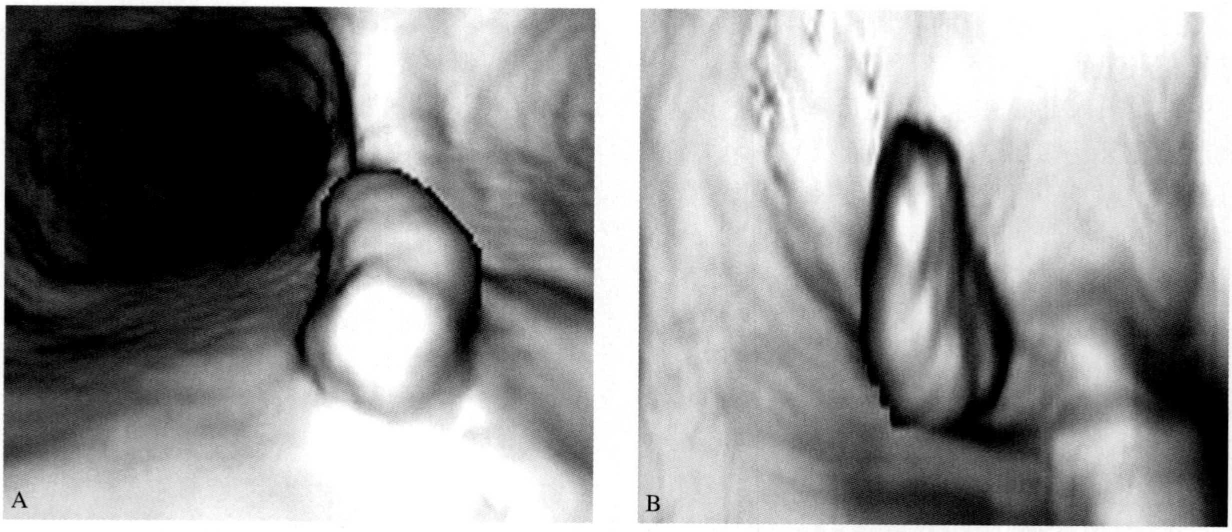

图7-22 口服产气剂CT仿真胃镜可以发现并多角度观察胃腔内肿物

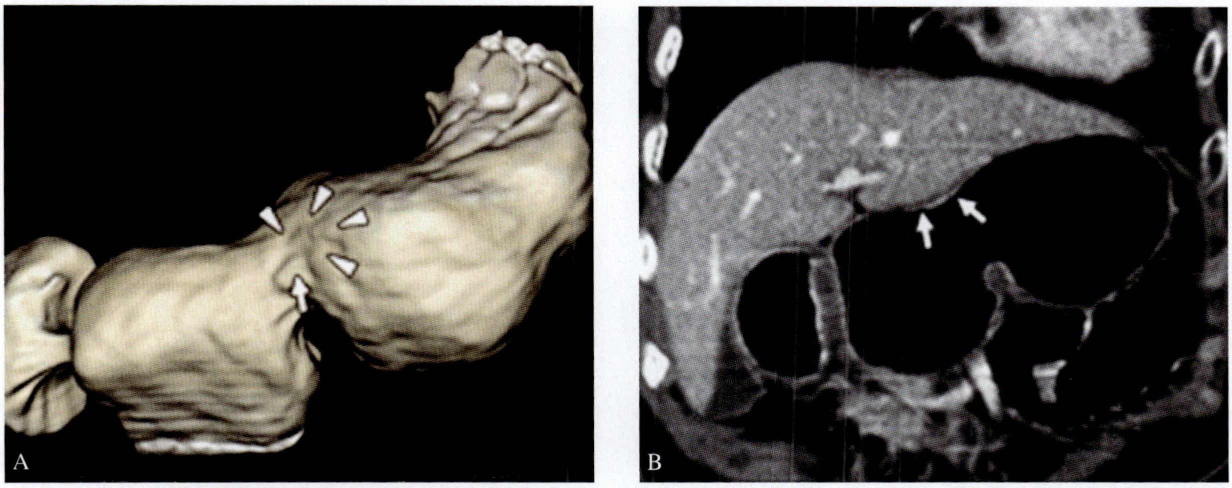

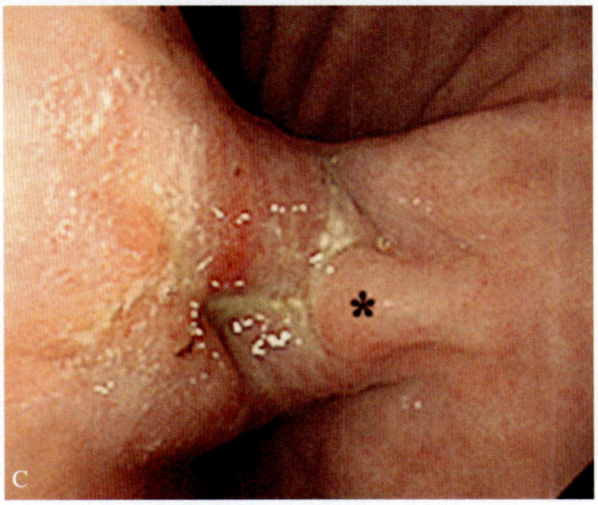

图7-23　早期胃癌

A. SSD图像显示胃角区中心型溃疡病变：周围可见恶性黏膜皱襞改变，杵状增粗（箭头）、突然截断（箭头）、黏膜皱襞纠集（箭和箭头）；B. 冠状面CT显示黏膜局限增厚，明显强化，周围伴有完整的低密度带；C. 常规胃镜可见胃角区深溃疡病变，伴有黏膜杵状增粗（*）

治疗前影像学的精确分期，对于选择治疗方案、评价预后意义重大。MDCT 所提供的薄层影像为各向同性，MPR 图像使传统胃癌轴位断层演变为三维容积成像，可从更为合适的平面、以更高的分辨率评价癌瘤的浸润深度，并检出更多的淋巴结。目前 MDCT 对 T 分期的准确率在 80% ~ 90%，已接近或达到超声内镜水平[16]。

CT 的 T 分期标准主要描述为：CT T1：胃壁内、中层局限性高强化伴或不伴胃壁增厚，强化各期癌瘤和胃周脂肪间均具有可见的低强化带状外层（黏膜下层 / 肌层），断层图像对黏膜面征象辨认困难时应结合仿真内镜观察（图 7-25）；CT T2：局限或弥漫增厚的胃壁全层异常强化，低强化带状外层消失或不完整，但浆膜面光滑平坦 (或浆膜面少许短小索条，范围不足肿瘤侵犯范围的 1/3) (图 7-26)；CT T3：累及胃壁全层的癌瘤浆膜侧呈结节状不规则和（或）胃周脂肪间隙线状、网状、弥漫片絮状密度增高（图 7-27）；CT T4：癌瘤与邻近脏器脂肪间隙消失或直接侵犯邻近脏器，相邻脏器内出现嵌插、浸润灶为确切评判指标[17]（图 7-28）。

CT 可无创、直观地显示胃癌区域淋巴结，是治疗前 N 分期的主要手段。结合 MDCT 多平面重建观察，N 分期准确率可达到 70% ~ 80%。受限于软组织分辨率，CT 难以准确评价 5mm 以下转移的小淋巴结，成为 N 分期水平进一步提高的瓶颈[18]。

六、CTA对手术计划的辅助作用

腹腔镜已成为胃癌根治手术的方法之一，从早期胃癌到进展期胃癌的标准 D2 术，其应用范围越来越广。然而，其缺陷在于难以获得开腹手

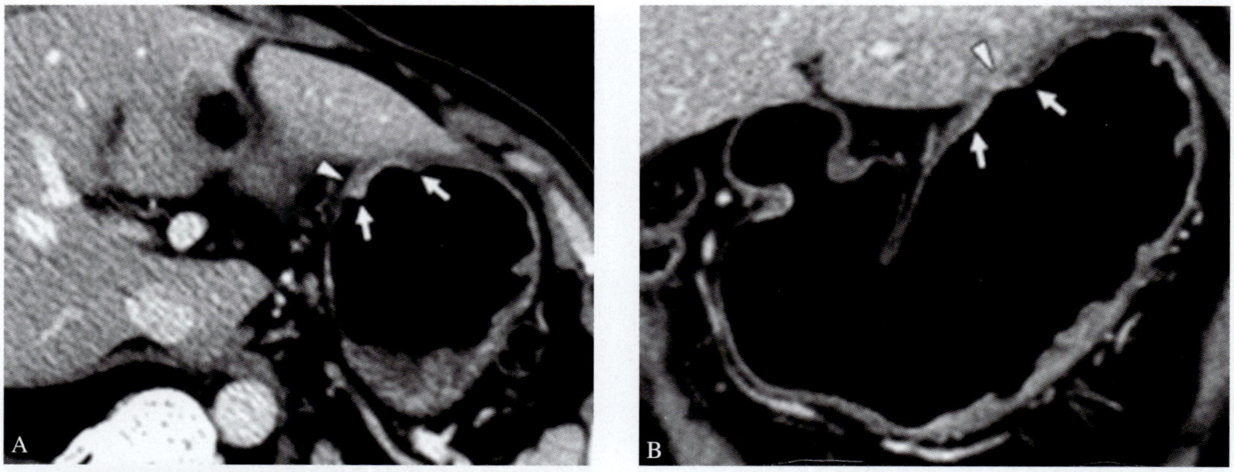

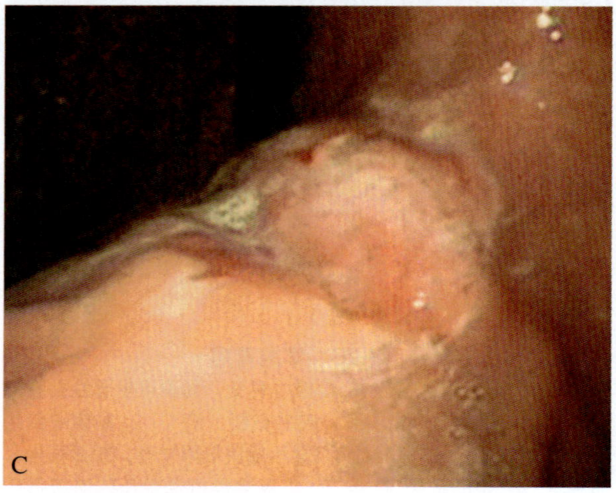

图7-24 进展期胃癌

A、B. 轴面、冠状面CT显示胃体小弯侧胃壁局部不规则增厚（箭头），明显强化，周围低密度带局限缺损消失（箭头）；C. 常规胃镜可见大的浸润溃疡型肿块，提示进展期胃癌（Borrmann Ⅲ型）

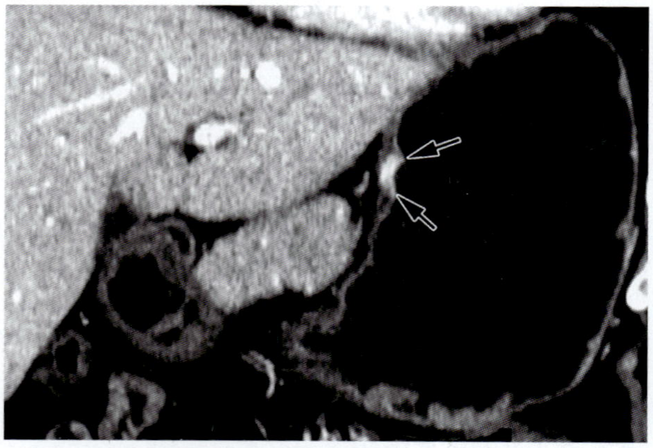

图7-25 冠状面图像显示胃体小弯侧局部胃壁增厚，并非全层胃壁强化，为T1期胃癌

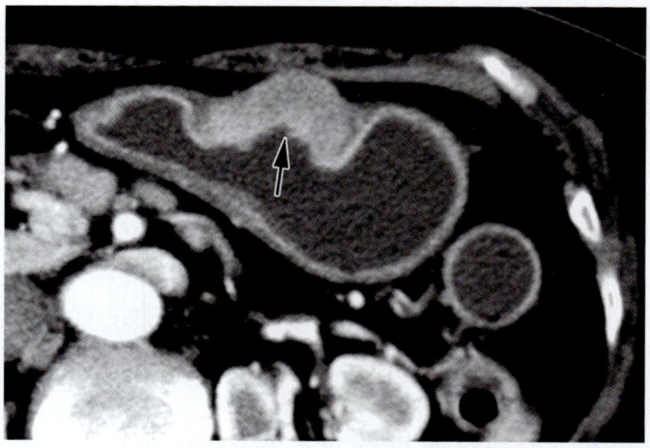

图7-26 轴位CT显示胃体下部局限溃疡型肿物，胃壁全层强化，没有胃周蔓延，为T2期胃癌

术的广阔视野，因无法充分暴露胃周血管的走行形态，造成术中血管结扎分离耗时增加，也使得摘除淋巴结时损伤血管的概率增大，进而造成出血而影响术区的清晰观察[19]。因此，术前对胃周供血动脉及其变异的评价对于安全、快速的手术是非常必要的。

CT血管造影（CT angiography, CTA）是术前评价胃周血管的有效手段，可提供胃周血管

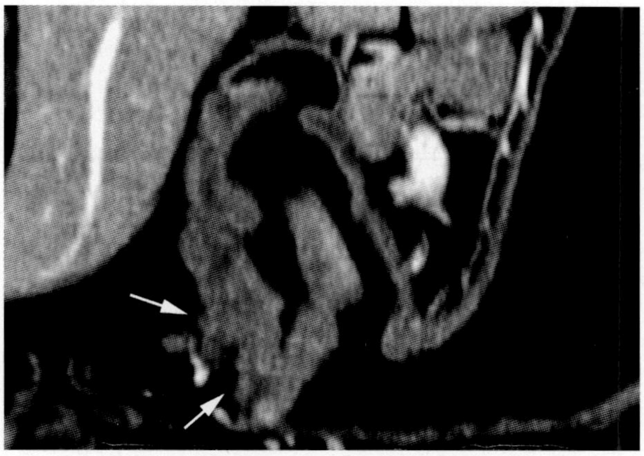

图7-27　冠状面重组图像示胃窦部胃壁弥漫不规则增厚，伴胃周脂肪组织浸润，为T3期胃癌

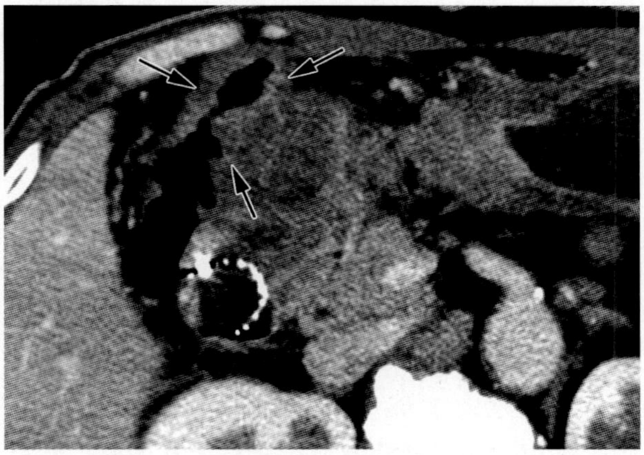

图7-28　轴面CT显示胃窦部进展期胃癌，周围脂肪层消失，邻近肝曲结肠肠壁增厚，为T4期胃癌侵及结肠

的分布信息，辅助制订手术方案（图 7-29，图 7-30）。MDCT 重建图像达到各向同性，可清晰显示胃后血管、胃短血管等小的供血血管。三维容积重建法 (3D volume rendering, 3DVR) 和最大密度投影法 (maximum intensity projection, MIP) 是应用最多的 MDCT 血管成像技术。研究表明，CTA 对胃周主要供血血管的显示率达到 90% ~ 100%；胃左动脉发出的迷走 / 副肝左动脉分支 (发生率 15% ~ 20%) 可利用 CTA 准确检出，从而避免术中出血和缺血性肝损伤；对于腹腔干各分支及胃相关直接或间接供血动脉变异的显示率也达到 90% ~ 100%[20]。术前对胃周血管走行的准确评价还有助于安全和无遗漏地清除淋巴结，减少术中及术后并发症。

七、胃癌化疗CT疗效评价

近年来各种胃癌化疗药物和方案不断发展，新的靶向药物已开始应用于临床，多中心研究也已证实术前新辅助化疗可提高局部进展期胃癌患者根治切除的机会。各种化疗方案孰优孰劣，患者对于治疗的短期反应如何，影像学是目前进行比较的主要手段。其中正电子发射断层扫描（PET）已明确被美国国家癌症综合网络（NCCN）胃癌临床实践指南建议作为胃癌疗

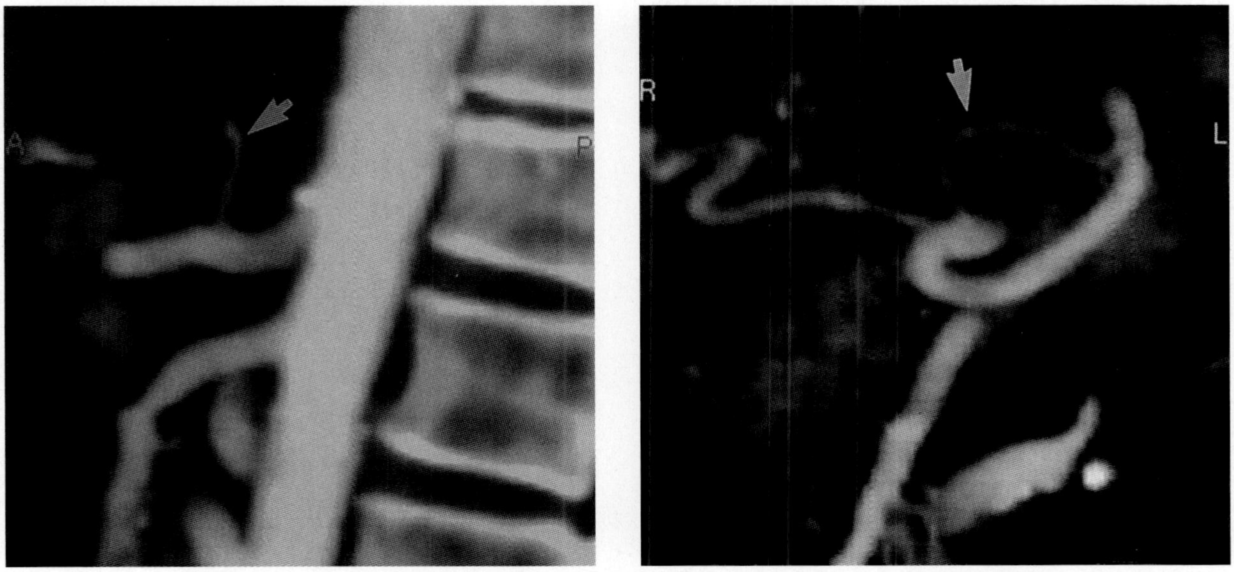

图7-29　矢状面、倾斜面VRCT血管成像显示腹腔干、胃左动脉（箭头）正常解剖

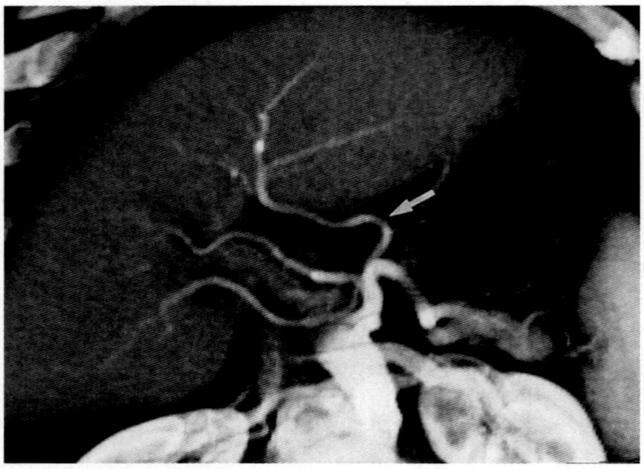

图7-30 VRCT血管成像显示正常解剖变异，胃左动脉（箭头）供应肝左叶

效评价的影像学方法。但PET对胃癌检出的低敏感性使其无法在临床得到广泛应用，高昂的费用也不利于短期内反复检查。CT评价直观简捷，易于操作，且性价比较高，仍是目前研究中最为常用的手段。

实体瘤的疗效评价标准（response evaluation criteria in solid Tumors, RECIST）规定：淋巴结、肝及肺转移等明确的类球形病灶可作为靶病灶测量，而对于癌瘤胃壁厚度，RECIST未给出确定意见，造成实际应用中观点分歧。有学者认为癌瘤胃壁形态稳定性差，易受胃腔充盈度、溃疡形态等因素影响而导致测量偏差，故不建议作为靶病灶进行测量，以致出现“如果转移灶达到完全缓解（CR），即使原发癌残留则仍归为CR”的矛盾。如果认可胃癌原发灶为靶病灶，根据RECIST测量病灶最长径的规定，多数情况下应测量胃癌在长轴上的扩展范围而非胃壁厚度；而由于胃的三维迂曲走行特性，即使结合MPR多平面重建，仍难以客观评价癌瘤长径。而如果排除胃癌原发灶，则可能大大降低可评效患者的数量。

新近有研究利用MDCT后处理工作站提供的容积测量工具得到胃原发癌的体积数据，通过计算得到体积退缩率，发现其与胃癌新辅助化疗后病理缓解分级的相关性优于淋巴结及癌瘤厚度退缩率，甚至优于PET SUV值。这一研究为胃癌化疗CT评效提供了新的思路，可能成为近期研究热点。

八、胃癌术后CT随访

关于CT在胃癌术后定期随访的应用价值和时间选择，尚存争议。有研究表明，CT密集随访组（>2次/年）较常规随访组可更早发现复发(11.5 *vs*. 19.2个月)，推荐作为常规复查手段[21]。然而也有作者认为胃癌术后CT定期复查的意义不大，应仅用于有症状的人群[22]。我们建议在胃癌术后的1月内应常规CT检查，以此作为今后复查的对照，以期早期发现肿瘤复发的表现。

胃癌术后短期（1个月内）复查的CT主要异常征象为术区积液或积脓，以左膈下区、小网膜囊上隐窝及胰周最常见。CT发现术区周围积液范围较大或伴有积气者，应注意吻合口漏的可能性，直接征象不典型者需结合临床症状及口服泛影葡胺造影检查。CT显示十二指肠环状襞“键盘征”或U形充液肠管，常提示输入袢综合征的存在，严重者还可观察到胆系扩张、胰腺炎等并发症。其他并发症包括胃空肠套叠、肠粘连、脾栓塞、切口疝等，一般都可在CT上显示。

胃癌术后复发主要有4种方式：局部复发、腹腔种植、淋巴转移及血行转移；其中淋巴转移最为常见，其次为腹腔种植、局部复发和血行转移。而上述复发情况很少能再通过病理证实，以CT为主的影像学方法就成为主要的检出和监测手段[23]。

胃癌复发的主要诊断依据是吻合口部的软组织肿块或腹腔动脉及腹主动脉周围、肠系膜根部淋巴结和胰腺后方淋巴结的肿大、融合。CT对上腹部淋巴结肿大的检查是最敏感的。

癌性腹膜炎也是重要的表现（图7-31）。癌性腹膜炎在CT上可仅表现为腹水，少数也可无明显异常表现。胃癌术后如发现腹水，应高度疑有癌性腹膜炎，如同时见到腹壁上的小转移灶，则诊断更有把握。

吻合口的局部复发，早期为黏膜改变，CT诊断困难，而内镜和钡餐检查更为优越。吻合口或残端软组织肿块或胰周脂肪界面消失，是胃癌复发的征象（图7-32）。

肝转移一般都合并有淋巴结肿大或癌性腹膜

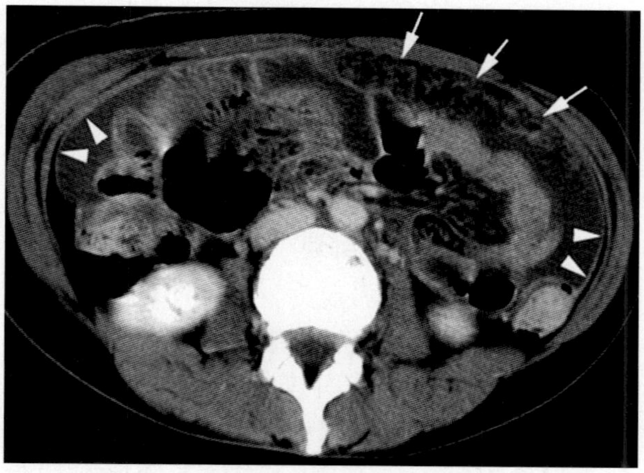

图7-31　轴面CT显示大网膜小的转移性结节（箭头），腹膜增厚、强化（箭头），腹腔积液

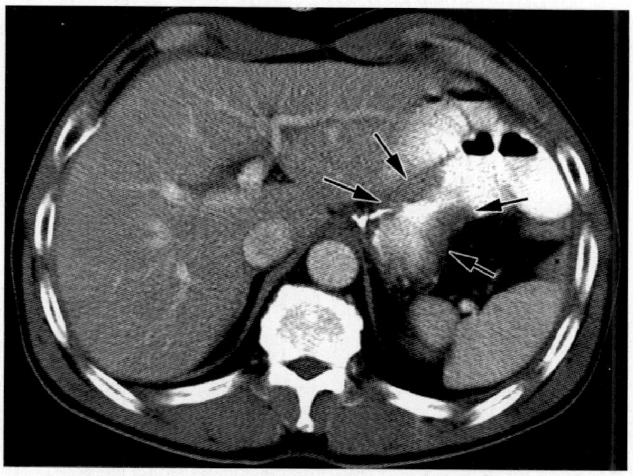

图7-32　轴面强化CT扫描示吻合口区胃壁增厚。该表现易误解为术后改变（可能是折叠缩短术造成的纤维化改变或反流性胃炎）

炎等表现，仅有单纯肝转移者少见。

对癌性腹膜炎和肝转移的诊断，CT应与超声检查相结合。

另外，胃癌的小肠转移并不少见，表现为层样强化"靶环征"，并常伴腹膜转移及肠梗阻等征象，在CT复查过程中应予留意。

（肖建宇　叶兆祥）

第三节　胃癌的MRI诊断

胃癌是消化道最常见的恶性肿瘤，临床上以手术切除为最佳治疗手段，术前正确的诊断和分期是获得良好疗效的关键。内镜检查和钡餐检查可以清楚地显示胃黏膜表面，是检出胃癌的首选方法，而CT和MRI作为断层检查，主要用于观察胃癌浸润深度及与周围脏器的关系及有无转移等情况。特别是MRI，随着近年来检查技术的不断完善，在胃癌诊断和分期中的作用越来越重要[24, 25]。

一、胃癌的MRI检查方法

（一）检查前的准备

胃是蠕动着的空腔脏器，对其检查不同于一般的上腹检查，检查前要使胃保持空腹、减少蠕动、充盈扩张才能获得满意的检查效果[26]。

1. 检查前8～12h禁食，对于胃潴留的患者要进行胃肠减压，以避免胃内容物对图像的干扰。

2. 使用低张药物减少胃蠕动，以避免运动伪影和胃壁收缩所致的假性增厚。目前多采用肌注山莨菪碱（654-2）10～20mg。

3. 口服对比剂使胃适度扩张，能够清楚地显示胃壁轮廓，并能与周围结构区分开来。MRI口服对比剂包括阳性对比剂、阴性对比剂、双向对比剂三类。阳性对比剂是顺磁性物质，通过缩短T1作用来提高信号强度，在T1WI上呈高信号，可以勾勒出胃肠管腔与管壁，主要有高铁铵柠檬酸盐（如枸橼酸铁铵）及Gd-DTPA。阴性对比剂主要缩短T2值，可以降低腔内的信号、减少运动伪影，目前应用较多的有perfluorooctylbromide（PFOB）、黏土混合物、气体、硫酸钡混悬液、超顺磁微粒（superparamagnetic particle, SMP）、AMI-121等。水在T1WI上呈低信号，而在T2WI上呈高信号，又称为双向对比剂。水以其安全可靠、无磁敏感性伪影并能冲去附于胃壁的黏液等优点而成为最常用的MRI口服对比剂，与Gd-DTPA相比，其对病灶的检出和分期的准确程度相似[27]。

（二）胃癌的MRI扫描

患者一般取仰卧位进行扫描，也可根据胃镜或钡餐检查提示的肿瘤部位采取一些特殊体位，使患处充盈充分，有利于肿瘤更好的显示，如胃底部肿瘤采取俯卧位，胃窦部肿瘤采取右侧卧位等。优先选择体部相控阵线圈以获得高信噪比的MRI图像。平扫常规采用T1WI和T2WI序列，T1WI 序列主要用于形态学观察，T2WI 序列主要用于显示病变。由于常规 SE 序列扫描速度较慢，容易受到呼吸运动、心脏大血管搏动及胃肠蠕动的影响，难以满足胃癌的检查。近年来一些单次屏气快速扫描序列被成功应用，获得良好的检查效果。这些快速扫描序列包括快速小角度激发成像（fast low angle shot imaging, FLASH）、快速自旋回波（fast spin echo, FSE）、半傅立叶转换单次激发快速自旋回波（half Fourier acquisition single-shot turbo spin echo, HASTE）、稳定进动快速成像（fast imaging with steady state precession, FISP）、快速扰相梯度回波（fast spoiled gradient echo, FSPGR）和频率预饱和反转复位（spectral presaturation by inversion recovery, SPIR）等[28]。并辅以呼吸门控、流动补偿、脂肪抑制和图像预饱和等技术提高图像质量。常规行横轴位扫描，再根据病变位置辅以斜矢状位及冠状位扫描，扫描范围由膈顶到脐部。动态增强检查由静脉团注 Gd-DTPA 0.1mmol/kg，注射速率 2ml/s，于 30s（动脉期）、60 ~ 90s（静脉期）、240 ~ 300s（平衡期）分别获得图像[29]。

二、胃的正常MRI表现

正常胃壁的厚度与胃的充盈程度有关，并且不同部位的胃壁厚度也不一致。在适度充盈条件下，胃窦和贲门处胃壁较厚，在 MRI 上测量，其厚度小于 8mm，胃体及胃底处胃壁较薄，厚度小于 5mm。正常胃壁由黏膜层、黏膜下层、肌层、浆膜层构成。国外采用小孔径线圈及高分辨力技术可以清楚地显示胃壁标本的四层结构，在 T1WI 上依次为低信号的黏膜层、低或高信号的黏膜下层、低信号的肌层及低或高信号的浆膜或浆膜下层；T2WI 依次显示为低信号的黏膜层、高信号的黏膜下层、高信号的浆膜或浆膜下层，并可将肌层内不同走向的三层肌纤维信号显示出来[30]。目前，在活体胃检查中，由于受到扫描技术和软件的限制，所示胃壁多为 1 ~ 2 层（图 7-33），其中胃黏膜层、黏膜下层和肌层不能分辨，胃浆膜层由于含纤维量较多及在周围脂肪组织信号的衬托下，呈粗细均匀、连续光滑的低信号带状影，少数在胃窦及贲门处可见胃壁 3 层结构。增强扫描，胃壁呈轻度均匀强化。胃壁外缘因腹腔高信号脂肪衬托而显示清晰光整。胃内壁在胃中等度充盈时，可显示呈锯齿样胃黏膜；在明显充盈时，胃内壁光滑连续。

三、胃癌的MRI表现

（一）胃壁增厚及肿块

胃癌在 MRI 上表现为胃壁的不同程度增厚及信号异常，并可形成软组织肿块。早期胃癌仅浸润胃壁的浅表层，并未侵犯肌层，因而胃壁增厚不明显。早期胃癌多数在 T1WI 上与正常黏膜信号相等，在 T2WI 上略高于正常黏膜信号。胃癌多为富血供肿瘤，国外研究报道，93% 早期胃癌动态增强后呈动脉期不均匀强化，而正常的黏膜、黏膜下层和肌层则显示延迟强化。肿瘤强化的特点除与肿瘤的血供有关外，与肿瘤的组织学也有一定的联系。鳞癌和腺癌多在动脉期和静脉期呈明显不均匀强化，在平衡期均匀强化[31]。进展期胃癌可表现为胃壁的不规则增厚，肿块及胃腔的变形、狭窄等，MRI 能较好地显示不同大体病理类型。增生型表现为向腔内或腔外同时生长的软组织肿块（图 7-34，图 7-35）。浸润型表现为胃壁局限或弥漫性增厚，多数增厚不均匀，形态不规则，往往达数厘米（图 7-36）。增生型和浸润型胃癌常引起胃腔狭窄和变形。溃疡型表现为增厚胃壁上大小不等的凹陷，T2WI 上可见凹陷之中充填液体的高信号，胃扩张不够或过分扩张都不易显示溃疡。混合型至少兼有上述两种类型[32]（图 7-37）。进展期胃癌在 T1WI 上一般为低或等信号，T2WI 上呈中等的高信号。少数广泛浸润性的胃癌，不规则增厚的胃壁在 T1WI 和 T2WI 上均表现为较低信号，可能与肿瘤组织中纤维成分增生有关。黏液腺癌信号特征更明显，增厚的胃壁呈分层状改变，其内外层信号高，中间层信号稍低（图 7-37）。快速动态增强扫描胃癌病灶多数早期不规则强化，且在延迟期持续强化。进展期胃癌常突破浆膜层侵及邻近组织和器官，导致浆膜面毛糙，周围脂肪层模糊或消失，并可见向胃周脏器突出的不规则软组织信号影（图 7-35，图 7-38），严重者可与受侵器官及肿大淋巴结融合成团块影。受侵组织或器官的信号改变与原发灶一致。

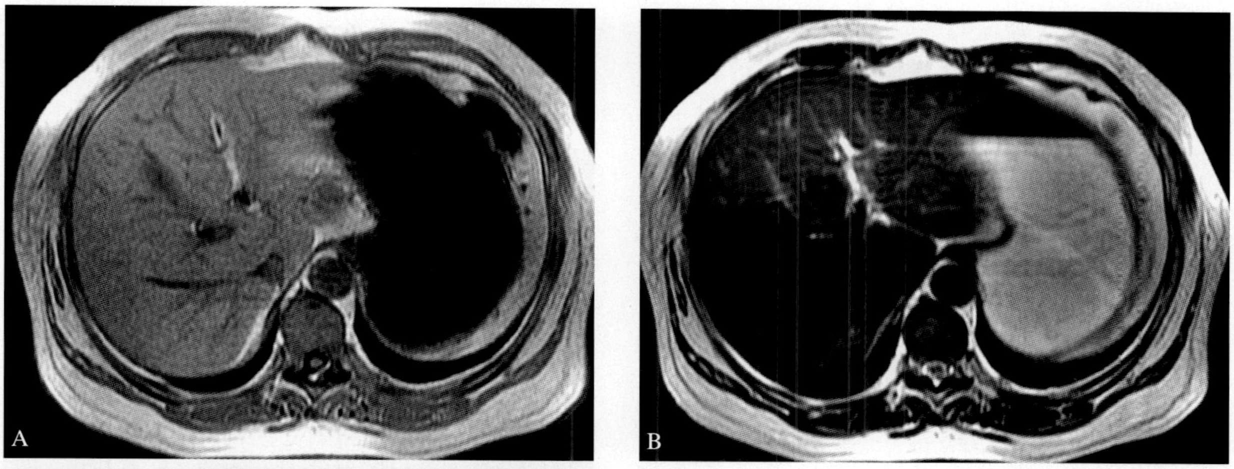

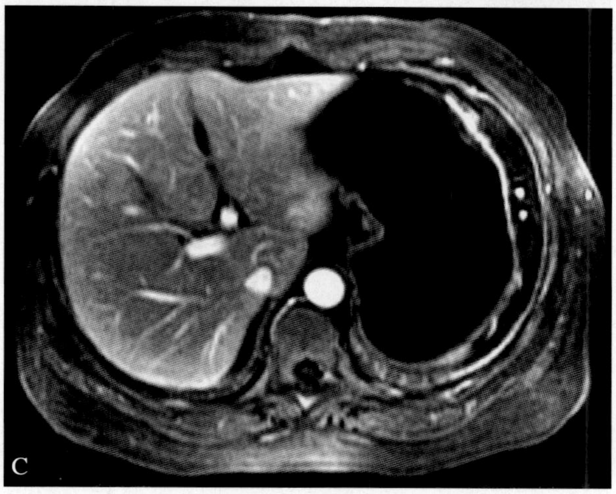

图7-33 正常胃充水后MRI

A. T1WI显示胃充盈良好，水呈低信号，胃壁呈线样较低信号，并可见部分低信号浆膜；3. T2WI显示水呈高信号，胃壁呈较低信号；C. 增强MRI显示胃壁呈均匀线样明显强化

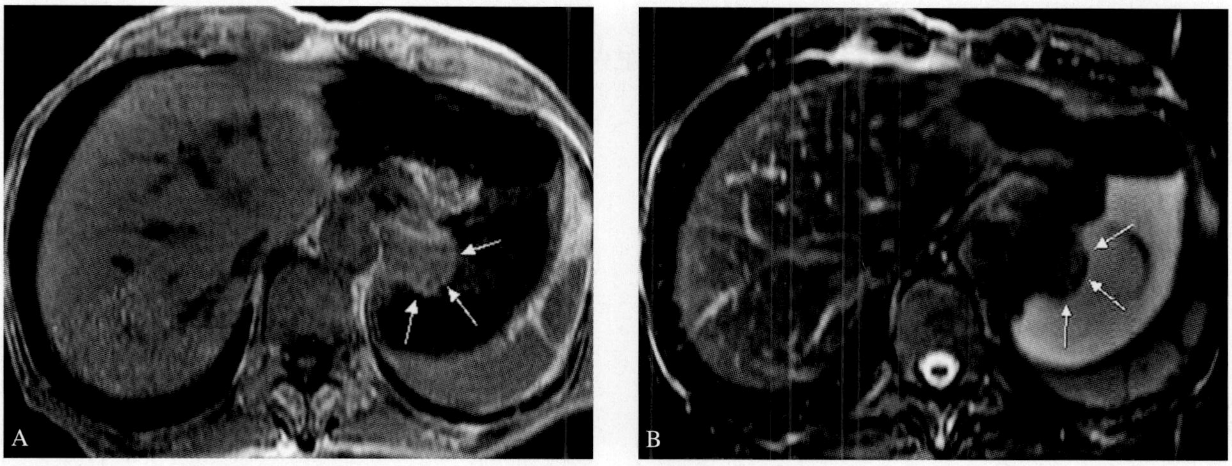

图7-34 贲门腺癌

A. T1WI显示贲门区肿物突入胃内，呈等信号（箭头）；B. T2WI显示病变呈不均匀稍高信号（箭头）

（二）淋巴结转移

淋巴结转移是胃癌重要的转移方式，对其正确判断是对患者采取何种手术治疗的关键所在。淋巴结的大小是判断其有无转移的重要标准，淋巴结转移表现为淋巴结肿大超过 1cm，并可相互融合，也可表现为多个不足 1cm 淋巴结相互聚

拢或成串排列。肿大的淋巴结在T1WI上略低于肌肉信号。T2WI及GR像上，亦呈稍低信号，增强后淋巴结强化较差。但是，淋巴结大小并非诊断淋巴结转移的绝对指征，一些小的淋巴结转

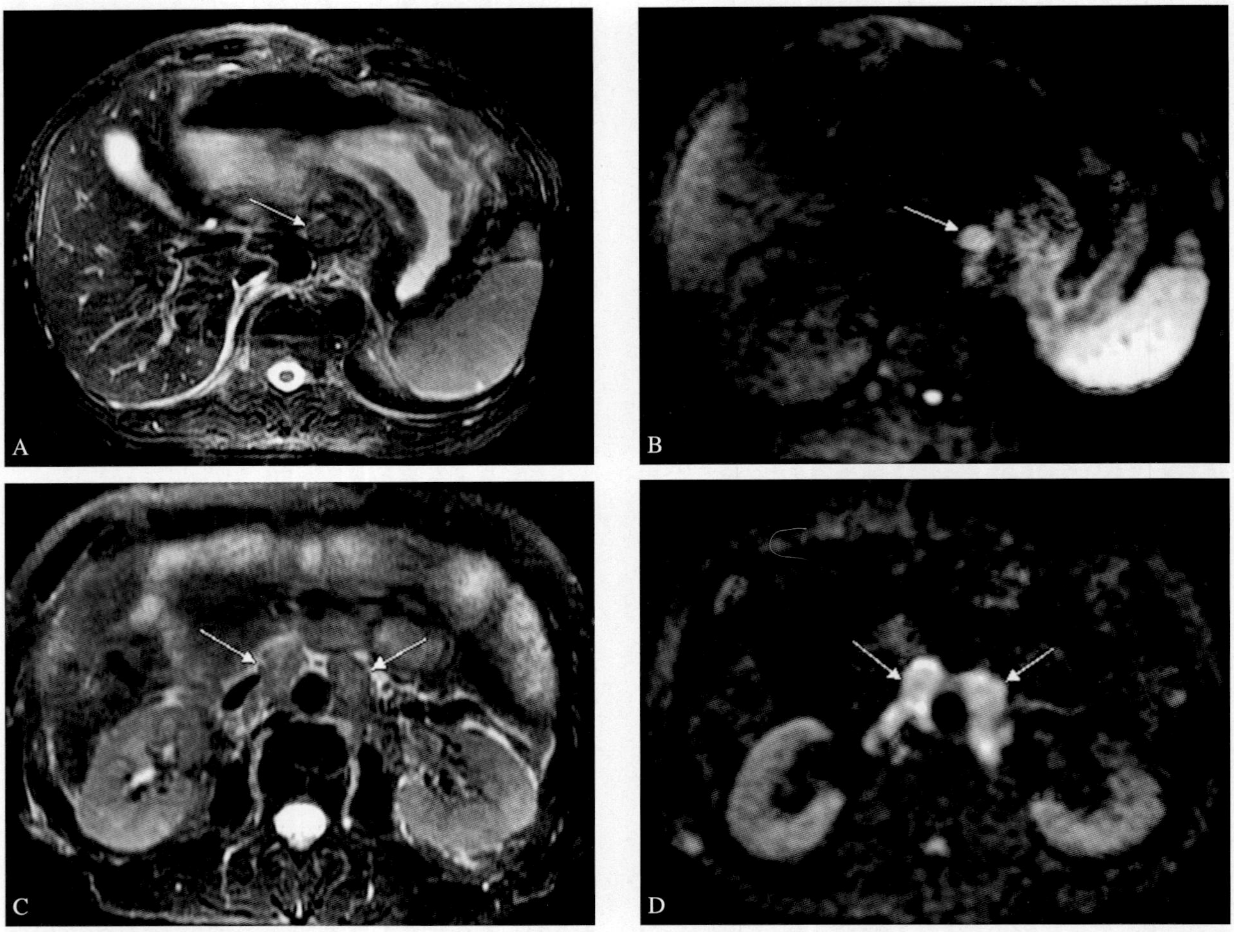

图7-35　胃底、胃体部低分化腺癌多发淋巴结转移

A. T2WI显示胃底、胃体部胃壁增厚，于胃左动脉区可见多发结节影，呈稍高信号（箭头）；B. DWI显示上述结节呈较高信号（箭头）；C. T2WI显示腹膜后腹主动脉周围多发结节影，相互融合，呈稍高信号（箭头）；D. DWI显示上述结节呈明显高信号（箭头）

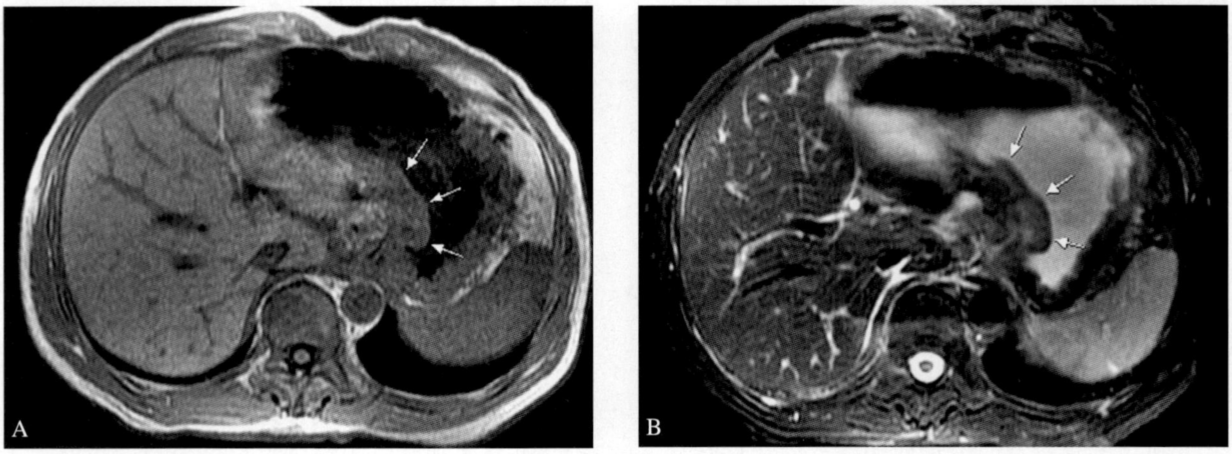

图7-36　贲门区低分化腺癌

A. T1WI显示贲门区胃壁明显增厚，呈稍低信号（箭头）；B. T2WI显示病变呈不均匀稍高信号（箭头）

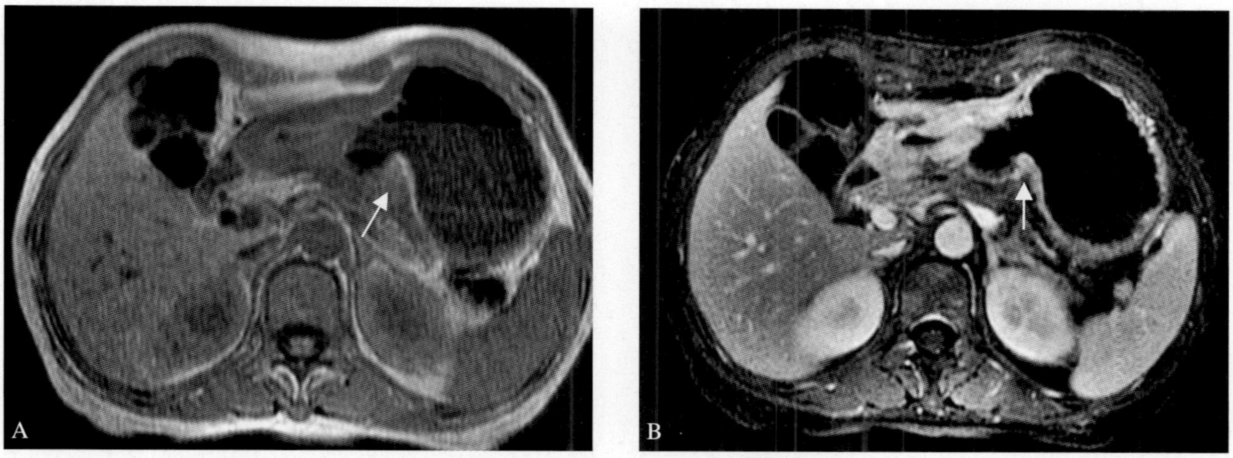

图7-37　胃体、胃窦黏液腺癌及印戒细胞癌

A. T1WI显示胃体及胃窦壁明显增厚，呈分层样结构，即内外层信号高，中间层信号稍低，并于胃体部可见低信号龛影（箭头）；B. 增强MRI显示肿物明显强化，龛影较平扫更加明显（箭头）

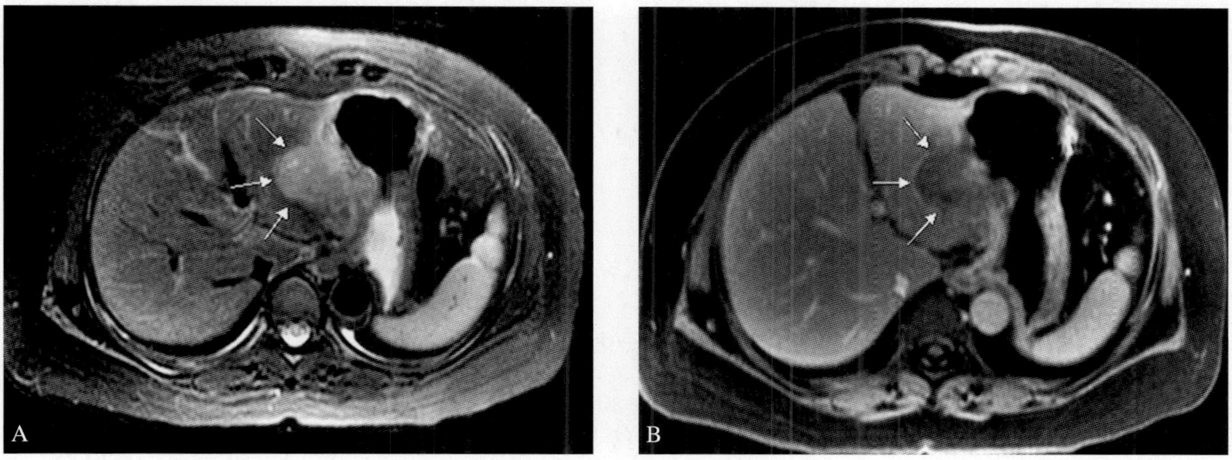

图7-38　胃小弯中分化腺癌

A. T1WI显示胃小弯侧肿物，突破浆膜层，侵入肝左叶内（箭头）；B. 增强MRI显示肿物呈不均匀轻度强化，边缘呈线样强化（箭头）

移小于 1cm，而大于 1cm 的淋巴结也可能为炎性病变。近年来的研究显示，弥散加权（DWI）和超顺磁性氧化铁（SPIO）选择性对比剂可弥补常规 MRI 在这方面的不足，大大提高对淋巴结转移诊断的准确性[33, 34]（图 7-35）。

（三）远处转移

进展期胃癌浸出浆膜后可直接侵犯周围脏器，并可通过血行方式转移到远隔脏器，其中以肝转移最为常见，其次可转移至肾上腺、肾、胰腺、卵巢等。除此之外，胃癌还可以通过种植方式转移至网膜、肠系膜、盆腔内，导致网膜和肠系膜增厚呈饼状、盆腔内积液和肿块。MRI 在检出胃癌远处转移方面优势明显，其多参数、多方位成像及动态增强扫描的软组织分辨力较高，对各部位转移瘤的显示具有较高的敏感性及特异性（图 7-39）。

四、胃癌的术前TNM分期

对胃癌准确的术前分期关系到制订治疗方案、评估手术切除可能性、比较治疗效果、估计预后以及研究交流等，现在多应用 TNM 分期法。① T 分期：MRI 胃癌 T 分期的标准为：T1 是未检出病灶或肿瘤外围胃壁内相应黏膜下层的中间低信号带相对完整；T2 是肿瘤浸润胃壁全层，胃壁外界或其与胃周脂肪间低信号带尚光整；T3 是肿瘤浸润胃壁全层，胃壁外界或其与

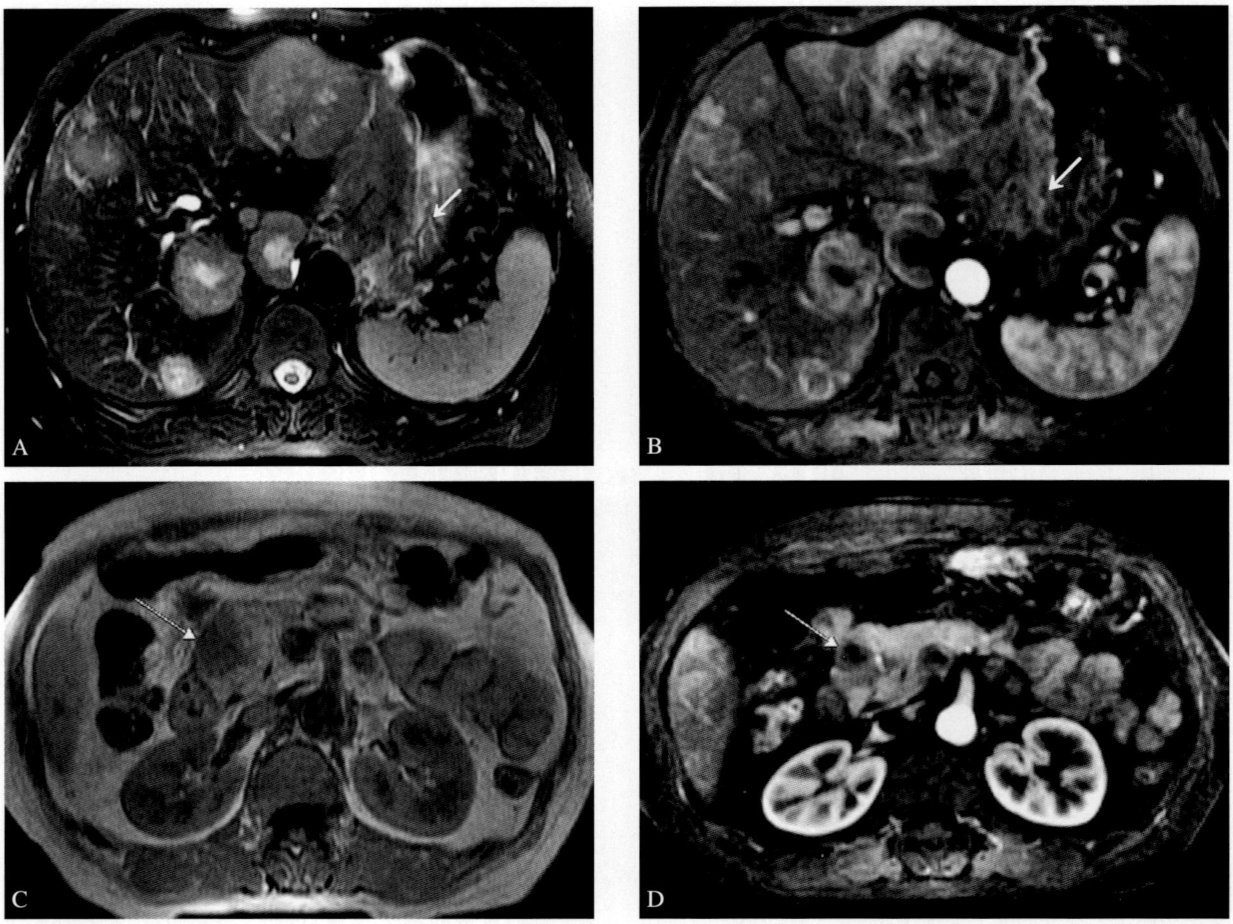

图7-39 胃体低分化腺癌肝、胰转移

A. T2WI显示胃小弯处不规则形肿物，向腔内、外同时生长，呈较高信号（箭头），肝内可见多发大小不等结节影，呈边缘较高信号，中心高信号的“牛眼征”；B. 增强MRI显示胃小弯处肿物呈不均匀强化（箭头），肝内多发结节呈环形强化；C. T1WI显示胰头低信号结节（箭头）；D. 增强MRI显示胰头结节呈环形强化（箭头）

胃周脂肪间存在一低信号带呈网格状、不规则或中断；T4是肿瘤侵及邻近器官[35]。由于目前MRI尚不能分辨胃壁内每层结构，无法分辨出肿瘤侵犯黏膜层、黏膜下层和肌层的确切深度，因而对于局限于胃壁内的胃癌，MRI不能正确区分T1和T2。浆膜层在MRI上能够清晰显示，是胃癌重要的分期标志，若低信号的浆膜层完整与周围组织分界清楚，可诊断为T2；当浆膜层存在形态不规则或中断时，可诊断肿瘤为T3；而当肿瘤组织突破低信号的浆膜层并侵入邻近的结构内时，则表示肿瘤已侵犯邻近组织及器官，可诊断为T4。根据文献报道，胃癌T分期的MRI总体诊断准确性为65%～83%，其中Tl为75%～87.5%，T2为67.7%～77%，T3为78.6%～90%，T4为40%～80%[27, 29, 31]。② N分期：胃的淋巴结大致可分为3组：Ⅰ组是邻近癌肿的胃壁旁浅组淋巴结，位于贲门旁、胃大小弯及幽门上下等；Ⅱ组是引流浅组的深组淋巴结，位于脾门、脾动脉、肝总动脉和胃左动脉附近；Ⅲ组包括腹腔动脉旁、腹主动脉和肠系膜根部等。Ⅰ、Ⅱ组淋巴结肿大MRI检出率较低，仅20%，Ⅲ组淋巴结易检出，且可靠，检出率达95%以上。MRI发现淋巴结转移总的敏感性为53.6%，特异性为86.2%；<1cm淋巴结MRI检出率为35%，>1cm淋巴结MRI检出率为85%[36]。③ M分期：MRI已经公认为诊断胃癌肝转移的最佳影像学手段，具有较高的检出率和敏感性。现有资料显示MRI对胃癌肝转移的敏感性为70%～88%，特异性为95%，其对直径<1mm的转移灶，尤其是肝表面的小结节不易显示，而新型肝胆对比剂(Gd-BOPTA和Gd-EOB-DTPA)有望提高其检出率[37]。

五、胃癌的治疗后观察

胃癌术后复发在MRI上主要表现为残胃形态改变，胃壁增厚、局部肿块以及浆膜外侵犯和转移等。与其他检查手段相比，MRI具有多参数、多方位成像及动态增强扫描的敏感性、特异性较高等特点，对残胃复发的观察更加全面和准确[38]。因而术后患者除胃镜和X线钡餐检查外，定期的MRI随访能及早发现复发，积极地再次手术或综合治疗，对提高胃癌术后生存率具有重要的临床意义。

MRI在胃癌新辅助化疗后疗效观察中同样具有重要作用，除具有较高的软组织分辨力，能够准确地观察肿瘤大小的变化外，弥散加权成像（diffusion weighted imaging, DWI）能够定量地反映化疗后肿瘤内部的坏死，所获得的表观弥散系数（apparent diffusion coefficient, ADC）值在细胞凋亡初期即有所增加，可以在早期评价化疗疗效[39]。

（肖渤瀚　叶兆祥）

第四节　胃癌的超声诊断

胃超声检查可显示胃壁的厚度及层次结构，了解胃壁蠕动情况，显示病变的部位、大小、范围，了解肿瘤的周围邻界及浸润情况。

一、仪器及探头的选择

经腹部胃超声检查以凸阵探头首选，3.5～5MHz，浅表部位及胃周围淋巴结适用于更高频率探头。

二、胃超声检查前准备

（一）空腹经腹壁检查

1. 检查前空腹12小时以上。

2. 胃超声检查应在X线钡餐及胃镜检查前进行，以避免钡剂及气体影响。

3. 若胃内潴留物较多，影响超声检查时，可行胃肠减压或洗胃。

（二）胃充盈经腹壁检查

饮用500ml水或饮用胃充盈剂，能减少胃腔内气体以及食物造成的干扰，从而清晰显示胃壁的层次结构及其病变，进一步测量胃壁的厚度；显示肿瘤病变的形态、大小、范围、内部回声，确定肿瘤的位置；肿瘤浸润的深度；区别胃壁或外生的肿瘤；了解胃蠕动和排空功能。

三、胃超声扫查方法

（一）经腹壁胃常规饮水扫查法

目前仍然是主要方法。主要适用于进展期胃癌及胃平滑肌瘤等。饮水时取坐位，首先对准贲门部，边饮水边扫查，其优点是通过流动的水，可动态观察贲门部、胃体胃窦部等处扩张程度和病灶情况。

饮水达500ml左右时，测量胃壁的厚度（正常5mm左右）。目前多数仪器可显示胃壁的5层结构，尤其5MHz探头更为清晰。为防止遗漏靠近贲门、胃底及幽门口附近的小病灶，还要行左右侧卧位扫查。

（二）经腹壁胃造影剂充盈扫查法

目前较常应用，适用于进展期胃癌及平滑肌瘤等，能对常见胃肿瘤的分型、生长方式、侵犯深度作出判断，区分胃黏膜病变和胃黏膜下病变，诊断胃壁和胃外肿瘤。按声像图回声特征可分成三型[40]。

1. 无回声型　使胃腔充盈并形成均匀的无回声区，如上海、郑州及天津等地生产的各种型号的“胃超声快速显像液”都是中草药研制剂加水口服，胃充盈后1min图像即可达到最佳状态，显像迅速，口感好，易为病人接受。

2. 有回声型　胃腔充盈后形成均匀的类似实质性的等回声，具有消除声学伪像，增强对胃壁低回声病变分辨力的优点，适用于胃肿瘤的诊断。如郭心璋等研制的胃-85超声显像剂，是用大豆粉剂经油炒熟后用时以开水调成糊状而成。

3. 混合回声型　胃腔充盈后形成不均质混合回声，如口服橙汁、海螵蛸混悬液和稀钡等，目前已经极少应用。

（三）胃壁病灶超声定位扫查法

以胃充盈后定位较准确，其中胃体和胃窦部分界处以椎体左缘或者腹主动脉为标记。贲门部为贲门口周围2cm范围内；贲门口水平线以上定为胃底部。以胃体和胃窦部的短轴切面，确认胃的大、小弯，即靠近肝侧为小弯，其对侧是大弯。对于胃的任何超声切面图像，凡是靠近腹壁侧的胃壁均为胃前壁，其对侧是胃后壁。

（四）超声胃镜扫查法

目前国外许多国家超声胃镜扫查法已经成为早期胃癌和小的良性肿瘤不可缺少的确诊手段。因为它既看清了胃黏膜层情况，又通过高频探头(7.5 ~ 12MHz) 看清胃壁 5 层结构，是真正从理论上解决诊断早期胃癌的有效工具。

四、胃的正常声像图

超声检查可观察胃壁的 5 层结构，正常为三明两暗，从胃腔向外黏膜层为高回声，黏膜肌层为低回声，黏膜下层为高回声，固有肌层为低回声，浆膜层为高回声。5 层结构在胃各部分排列整齐，完整连续。充盈后，胃壁厚度在 5mm 左右，正常胃蠕动波一般始于胃体上部，传向胃窦部；幽门部，其前端为舒张波，后端为收缩波。收缩时，胃黏膜向腔内突起，前后壁可闭合（图 7-40）。

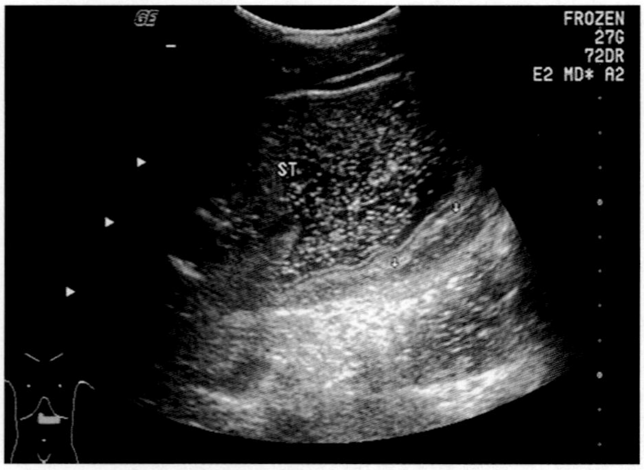

图7-40　正常胃部短轴切面，胃壁5层结构清晰可见（箭头）

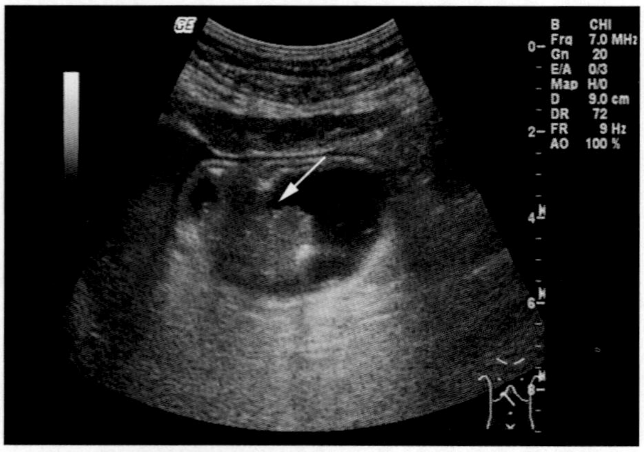

图7-41　进展期胃癌短轴切面，可见胃壁增厚，5层结构破坏，呈“火山口”征（箭头）

五、胃癌声像图表现

胃癌大部分是腺癌，好发于胃窦部。病理上分为早期胃癌和中晚期胃癌，后者也称为进展型胃癌。早期胃癌病变限于黏膜及黏膜下层，直径在 5 ~ 10mm 者称小胃癌，直径 <5mm 者称微小胃癌。中晚期胃癌病变侵及肌层或胃壁全层，常有转移。

（一）早 期 胃 癌

1. 经腹壁超声检查　目前仍较困难，尤其是浅表型和深凹型早期胃癌。目前主要适用于局部隆起型，即病灶自黏膜层向胃腔突起大约 1 ~ 2cm 的光团，该部位黏膜下层仍呈现完整的细线状强回声带是其重要表现。

2. 超声胃镜　能显示出不同深度胃癌的声像图。①黏膜癌：黏膜层的低回声病灶略向腔内隆起，第 1 层和第 2 层结构紊乱，第 3 层连续性好；②黏膜下层癌：第 3 层不规则狭窄，有缺损或模糊，但无中断表现[41]。

（二）进展期胃癌（中晚期胃癌）

经腹壁超声扫查，目前主要适用于该病，各级医院都可以开展。根据超声所见到的肿瘤形态和周围浸润情况将其分为三型：Ⅰ型为局限隆起型，即肿瘤局部隆起，周围胃壁正常；Ⅱ型为浸润隆起型，即肿瘤向胃腔隆起，周围胃壁可见范围不定程度不等的增厚；Ⅲ型为弥漫浸润型，即胃壁弥漫性增厚，累及胃的大部分或全部。胃壁增厚常大于 5mm。有报道弥漫浸润型胃癌，增厚多在 1.0cm 以上，黏膜下增厚尤为显著，回声增强。胃壁 5 层结构破坏，连续性中断，胃腔变窄，形成溃疡，声像图出现典型的“火山口”征（图 7-41），浸润型胃癌声像图显示“假肾征”或“靶心征”，癌肿浸润使胃壁僵硬，蠕动消失，甚至梗阻。当出现转移时，可见胃外转移灶和淋巴结肿大，可呈现单发、多发及融合型，能显示卵巢及肝内转移灶[42]。

六、经腹壁超声诊断胃癌的局限性

胃的小病灶难查，尤其是早期胃癌；胃手术

后复发病灶探查困难；肥胖患者和腹腔气体多的情况下难扫查[43]。

（张晟　魏玺）

第五节　胃癌的腔内超声检查

在内镜引导下，于消化道腔内对消化道及消化道周围的脏器进行超声扫描的检查方法，称为内镜超声检查（endoscopic ultrasonography，endosonography，EUS）。早在1980年美国Di Magno等首次将胃镜与超声组合在一起的电子线阵消化道超声内镜进行动物实验获得成功；同年，日本Aloka与Olympus公司合作制造了机械环扫式超声内镜，在此基础上消化道EUS不断得到改进，新产品及新技术不断涌现。尽管最初发展EUS是为了改善胰腺的超声图像，进一步应用后发现，EUS在胃肠道肿瘤的分期和判断起源于胃肠壁肿瘤的性质方面具有极大的优势。经过近30年的实践和改进，EUS在消化系统疾病的诊断治疗上起着越来越重要的作用。

EUS不同于常规内镜检查，常规内镜在消化道管腔内对消化道黏膜和病变的表面进行观察，而EUS不仅可观察消化道管腔内的黏膜病变，还可以观察消化道壁各层组织结构的变化及消化道周围组织器官的病变。本节主要介绍EUS在早期胃癌的内镜诊治、胃癌术前TNM分期及浸润型胃癌的诊断等方面的应用。

一、胃癌腔内超声检查的设备

进行胃癌腔内超声检查的设备主要有内镜用微探头和超声内镜两类，见图7-42。

1. 微探头（miniature probe）　即在常规内镜下应用的超声探头，可将其插入各种消化内镜的管道，价格便宜，使用非常方便。可供选择的探头较多，从7.5MHz的探头到30MHz的超高频率的探头，后者能使消化道壁的声像图更清晰，适于辨别消化道肿瘤的侵犯深度和微小黏膜下肿瘤的鉴别。但微探头EUS在显示较大病灶和较深层次结构时远处回声衰减明显，不易观察到病灶的全貌。另外，微探头易损，操作宜轻柔。

2. 超声内镜（echoendoscope）　是将微型超声探头安置在内镜前端，当内镜进入胃腔后，在内镜直接观察腔内形态的同时，又可进行实时的超声扫描，以获得管壁各层次的组织学特征及周围邻近脏器的超声图像。目前常用的有电子线阵式超声内镜和电子环扫式超声内镜两种。在胃癌的腔内超声检查中，环扫式超声内镜操作方便，可清晰显示消化道壁及壁外邻近脏器，有助于进展期胃癌的TNM分期，而线阵式超声内镜具有内镜超声引导下细针穿刺功能，对于壁外可疑淋巴结行细针穿刺活检，可提高诊断的准确率。

二、胃癌的腔内超声图像

（一）正常胃壁的EUS特征

正常胃壁因仪器分辨力不同可出现3层、5层、7层、9层，甚至11层的声像。一般能清晰显示5层声像。从黏膜到浆膜表现为高—低—高—低—高回声层，与组织学的关系有很好的相关性，见图7-43。第1层高回声系水和黏膜界面的回声与一部分黏膜；第2层低回声系黏膜（M）及黏膜肌层（MM）；第3层高回声系黏膜下层（SM）；第4层低回声系固有肌层（PM）；第5层高回声系浆膜下层及浆膜层（S）。高分辨力的探头扫描时，有时在第2层低回声带中出现一条不连续的线状强回声带，相当于胃黏膜腺体或黏膜固有层与黏膜肌层之间所产生的组织界面波，此强回声带连同它与第3层强回声带之间的弱回声区相当于黏膜肌层。第4层低回声带中也可能出现1～2条线状强回声带，相当于固有肌层中内环、外纵肌之间或内斜、中环、外纵肌之

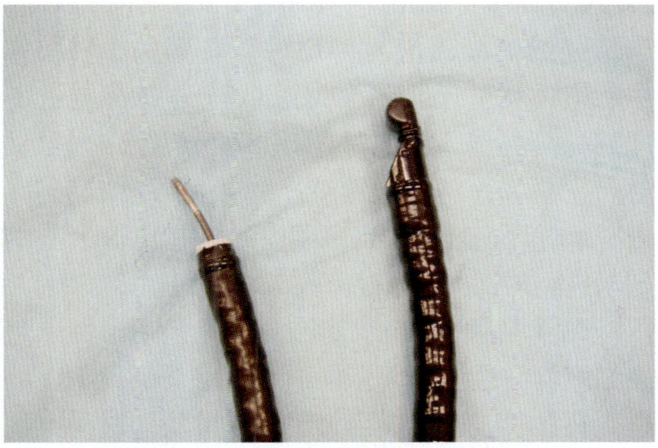

图7-42　超声小探头及线阵式超声内镜

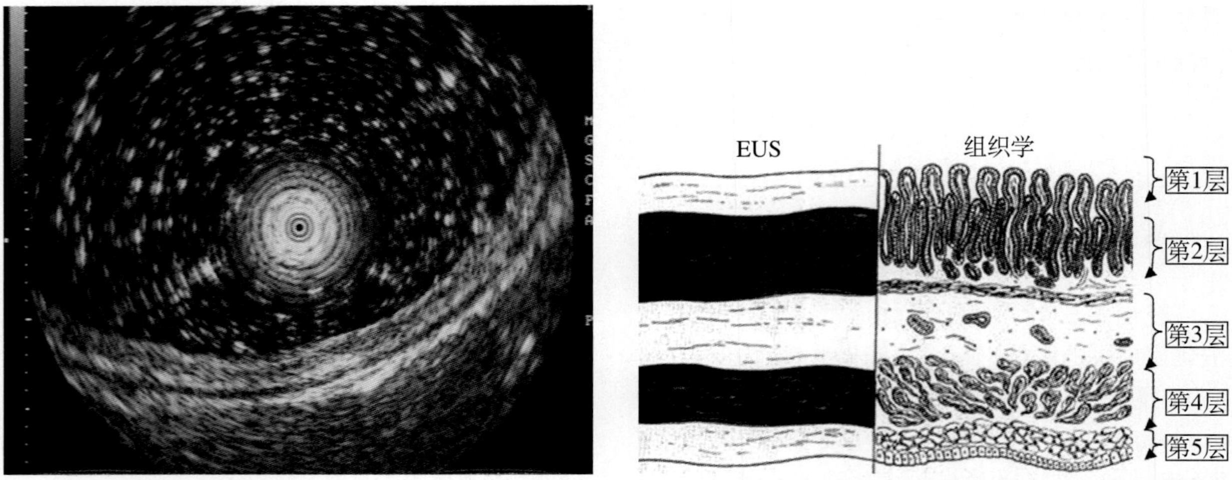

图7-43　正常胃体后壁超声图像，从图像中可清晰显示出5层带，第1层高回声系水和黏膜界面的回声及一部分黏膜；第2层低回声系黏膜及黏膜肌层；第3层高回声系黏膜下层；第4层低回声系固有肌层；第5层高回声系浆膜下层及浆膜层。从黏膜到浆膜表现为高—低—高—低—高回声带

间存在的结缔组织及其界面波，这样整个胃壁就出现了7～11层结构。在胃壁各层中以第3层高回声带（SM）在超声图像上最清晰，最易于识别，可作为管壁层次的定位标志。

（二）胃癌的EUS特征

因EUS能清晰显示黏膜面及黏膜以下各层组织的变化，因此用于判断癌的浸润深度，是以往各种检查方法难以做到的。胃癌的EUS影像表现为不规则的低回声或中低回声肿块影伴正常胃壁结构层次的破坏。EUS对胃癌浸润深度的判断为：黏膜内癌(M癌)：第1层不平和回声减低，第2层低回声带中可见点状高回声或缺损。黏膜下层癌(SM癌)：第3层变薄、模糊或狭窄，但无中断现象。固有肌层癌(PM癌)：第3层突然中断、不规整，第4层回声中有点状高回声。浆膜层癌(S癌)：第3、4层中断，第5层增厚，回声增强或模糊不清。在EUS下胃壁的5层结构中，第4层固有肌层（PM)是划分早期癌与进展期癌的分界线。早期胃癌EUS提示第2、3层呈融合、缺损、增厚性改变。如果第4层有病变，则提示进展期胃癌，目前国内外报道EUS区分早期与进展期胃癌的准确率在80%以上[44-47]。

弥漫浸润型胃癌又称皮革胃，病理学特点为癌细胞弥漫性浸润胃壁，引起胃壁广泛硬化，但很少在黏膜表面形成巨大溃疡或肿块。这种类型的胃癌倾向于扩散至腹膜和周边重要脏器，而且这种胃癌很难早期发现，一旦发现，大多已不能行根治手术。

对于浸润型胃癌患者，尤其是内镜多次活检阴性者，EUS是首选方法。浸润型胃癌的EUS表现与一般胃癌的正常超声层次结构连续性破坏不同，而表现为胃壁大部分或全胃壁弥漫性增厚，为全层增厚，厚度多在1cm以上，胃壁可以无层次结构的消失，5层结构均增厚，尤其出现胃壁超声第4层结构增厚，最具诊断特异性。浸润型胃癌的另一特点为胃壁结构回声强度的变化，可表现为黏膜表层回声增强，后方回声衰减明显，黏膜及黏膜下层结构不清，回声低、不均匀[48]。但有报道EUS诊断浸润型胃癌具有30%的假阳性，因此，在EUS指导下行胃壁黏膜大活检可增加诊断的准确率，还可有效防止盲目深挖活检造成的穿孔和出血。

三、EUS在早期胃癌的应用

近年来随着内镜黏膜切除（endoscopic mucosal resection, EMR）和内镜黏膜下剥离术（endoscopic submucosal dissection, ESD）的应用，扩大了早期胃癌内镜下切除的适应证，EUS检查已成为确定早期胃癌浸润深度的首选。日本消化内镜学会提出内镜下早期胃癌分型(肉眼分类，图7-44)：Ⅰ型：隆起型；Ⅱ型：浅表型（三个亚型：Ⅱa浅表隆起型，Ⅱb平坦型，Ⅱ

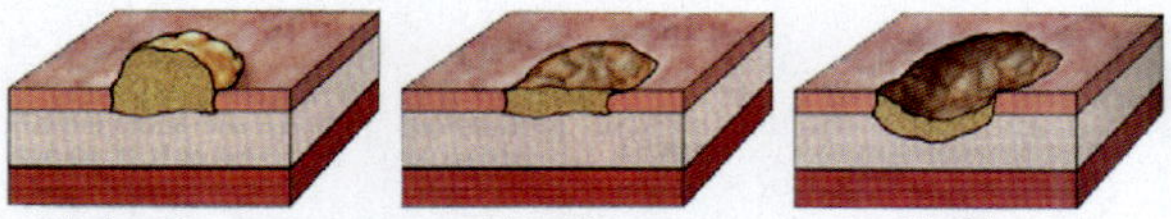

图7-44 早期胃癌的内镜下分型示意图

c 浅表凹陷型）；Ⅲ型：凹陷型。另外，日本学者又提出了早期胃癌的 EUS 分型，将 T1 期肿瘤分成两个亚型：Tim（黏膜内癌，限于第 1 至 2 层）和 T1sm（黏膜下层癌，不超过第 3 层）[49]。

目前的研究显示，EUS 评价早期胃癌的准确率在 80% 左右，EUS 对隆起型和平坦型早期胃癌浸润深度的判断准确率明显高于凹陷型早期胃癌，原因可能为凹陷型胃癌常伴有壁内溃疡和溃疡瘢痕，EUS 较难区分低回声病灶是肿瘤或炎症和纤维化[47, 50]。EUS 仅能显示病灶侵及的范围，但对病灶的性质不能作出准确评价，因此判断良恶性溃疡方面仍需结合组织活检。

四、EUS在胃癌术前TNM分期的应用

胃癌是最常见的消化道恶性肿瘤，为世界上第二位高发的恶性肿瘤，死亡率仅次于肺癌。早期胃癌预后良好，5 年生存率可达 90% 以上，而进展期胃癌 5 年生存率仅 30% ~ 40%。目前胃癌最有效的治疗方法是根治手术，根治的可能性与预后密切相关。EUS 可以从客观上判断肿瘤的浸润深度，在一定程度上评价肿瘤周围浸润范围及发现周围肿大的淋巴结，因此应用 EUS 对胃癌进行 TNM 分期关系到对肿瘤手术切除可能性和预后的判断。

近年来国内外很多研究都应用 EUS 对胃癌术前进行了 TNM 分期，其中 2008 年 Puli 等应用 meta 分析法研究了 EUS 对胃癌 TNM 分期的准确性，列入 376 篇相关文献、22 项研究，病例数达 1896 例。该研究显示：EUS 在胃癌 T 分期方面，T1(图 7-45) 敏感性 88.1%，T2（图 7-46）敏感性为 82.3%，T3（图 7-47）敏感性为 89.7%，T4 敏感性为 99.2%；EUS 在 N 分期方面，N1 敏感性为 58.2%，N2 敏感性 64.9%；EUS 在评价 M 分期方面敏感性为 73.2%。EUS 评价进展期胃癌的准确性优于早期胃癌[51]。国内的研究[52]也显示，EUS 对 T 分期的准确率为 76.7%，N 分期准确率达到 66.7%，而与其他影像学结果对比 EUS 对胃癌的 M 分期几乎无临床价值。由于采用高频的超声探头，超声波穿透力受影响，EUS 仅能探及肝左叶及部分右叶，而不能评价肺转移及远处腹膜播散，因此 EUS 对 M 分期的评价受到一定限制，必须与 CT 和 MRI 等其他影像学检查相结合。应用 EUS 进行 TNM 分期时还存在过浅分期和过深分期的可能，目前普遍认为过浅分期的主要原因是深层次的肿瘤微小浸润不被 EUS 所发现，而癌旁组织的纤维化及炎细胞浸润是过深分期的主要原因。

电子线阵式 EUS 除了能扫查胃内的病变，还可对胃壁外的肿大淋巴结进行细针穿刺活检（EUS-FNA）。正常淋巴结常 <3mm，且由于其回声类型同胃肠旁邻近的脂肪或纤维组织相似，一般在超声图像上不易被发现。EUS 能发现直径 3mm 以上肿大的淋巴结，但对转移性淋巴结与炎症反应性肿大淋巴结的鉴别较困难，而应用 EUS-FNA 有助于提高 TNM 分期的准确率。

五、EUS在胃癌术后随访中的应用

EUS 对胃癌手术治疗后观察随访也有一定价值。胃癌切除术后大约 50% 患者于术后 5 年内死亡，死亡原因大多为原癌的复发。一些吻合口复发可能由内镜及活检诊断，但是很多复发病灶只出现在黏膜下或浆膜侧，普通内镜无法观察到，另外由于术后组织解剖结构变化，CT 等影像学检查很难作出准确判断。而 EUS 可以观察术后吻合口的情况，帮助发现腹腔淋巴结，是诊断胃癌术后复发的重要方法。胃癌术后患者，吻合口上下的管壁有 5 层组织可见，吻合口处只有 3 层，内外 2 层均为高回声区，中间为相对较厚的低回声区。吻合口处黏膜光滑，一般全壁厚 <6mm，局部复发时，吻合口处可显示结节性低回声或形成不规则增厚 >7mm。但吻合口肿瘤复发与吻合口炎症改变鉴别较困难，EUS 假阳性可能与术后纤维瘢痕及炎症反应有关，需结合胃黏膜活检，同样，腹腔淋巴结性质的判断，也需结合细针穿刺活检。

我国属胃癌高发区，早期发现、早期治疗是

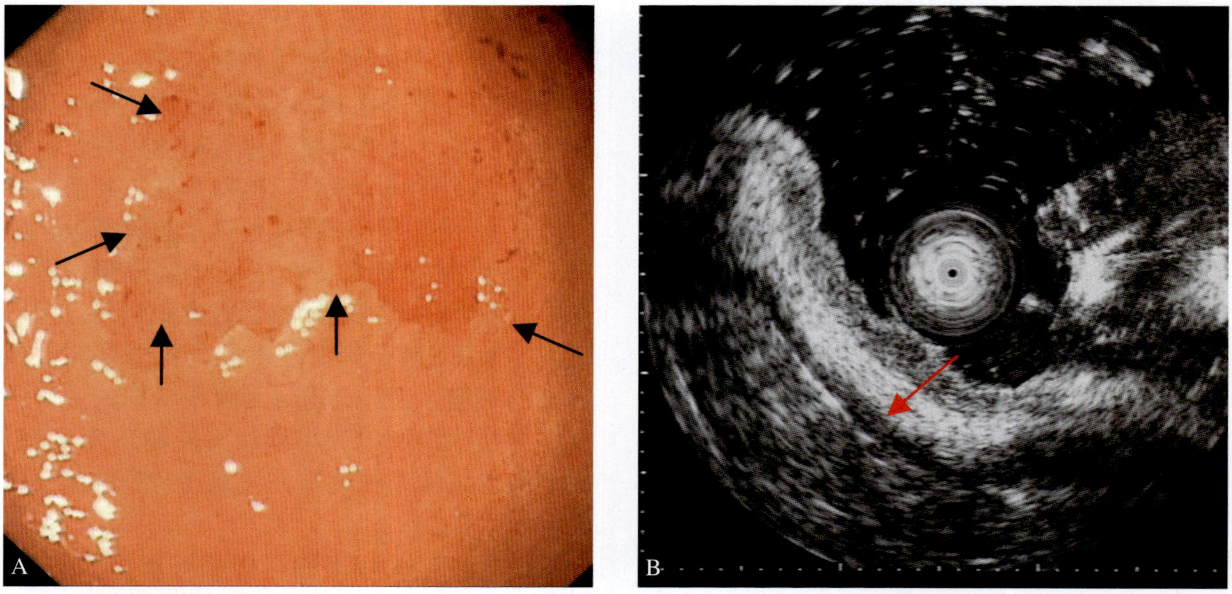

图7-45 胃镜检查显示胃窦、胃体交界前壁大片状不规则黏膜发红，覆陈旧出血点，累及胃角。小探头超声检查见病变中心部位黏膜层与黏膜肌层分层不清，呈低回声，黏膜下层增厚，固有肌层完整，此处取活检病理回报为腺癌。诊断为cT1m期Ⅱb型早期胃癌，经手术切除证实

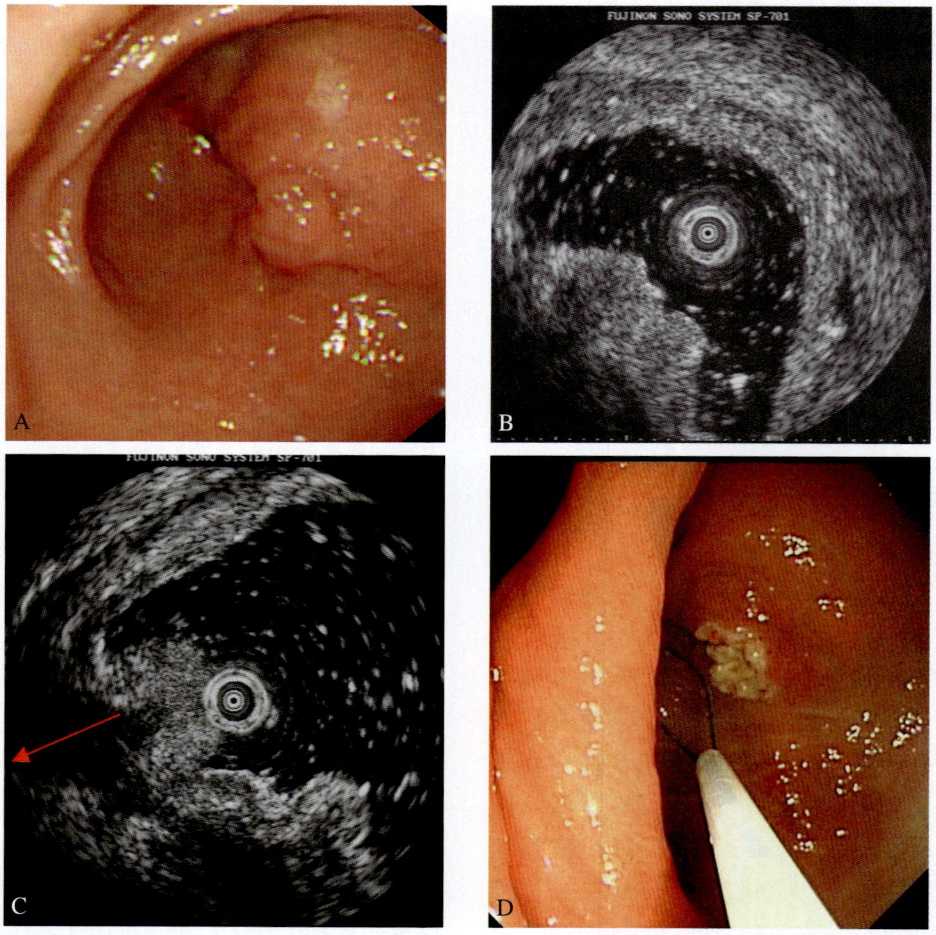

图7-46 A. 胃镜检查显示幽门前区黏膜不规则隆起，幽门变形、狭窄，取活检病理回报为慢性炎症；B. 小探头超声检查见病变处胃壁增厚，分层不清，其内可见不均匀低回声，边界不清；C. 小探头超声显示部分病灶突破固有肌层，分期cT2；D. 行病变处黏膜大活检，病理回报为腺癌

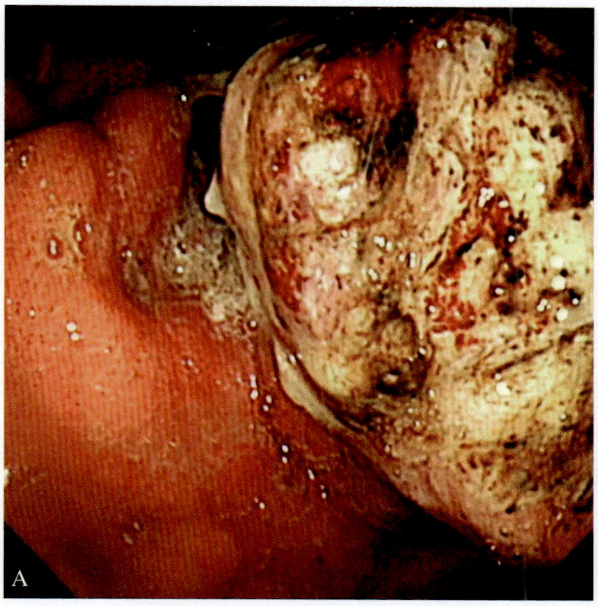

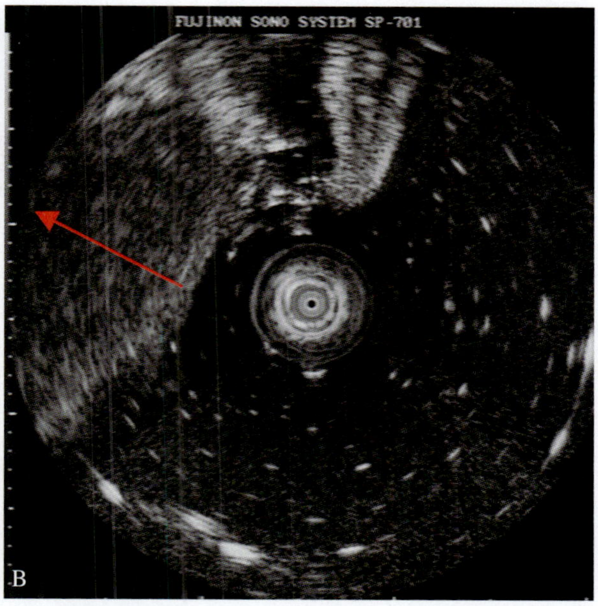

图7-47　胃角、胃体巨大不规则溃疡型肿物。小探头超声15MHz检查见胃壁增厚，分层不清，可见不均匀低回声团块，后方显示不清，诊断为cT3期

关键。应用EUS能直接观察肿瘤生长情况、大小、浸润深度以及与邻近器官的关系，还可检查腹腔内淋巴结肿大情况，为早期胃癌的诊断和内镜下治疗、进展期胃癌的根治性切除及监测术后复发提供了科学依据。

（方维丽　王邦茂）

第六节　胃癌的PET-CT诊断

一、胃癌的PET-CT表现

胃癌病人行正电子发射体层显像（positron emission tomography，PET）检查需禁食5～6h，扫描前口服清水或含碘口服造影剂800～1000ml。为使胃充分扩张，并消除胃蠕动造成的运动伪影，可在无严重禁忌证的情况下于检查前10～15min肌肉注射低张药物山莨菪碱（654-2）。

（一）胃癌原发灶

早期胃癌由于胃壁增厚不明显，在CT图像上与正常黏膜难以鉴别，在PET图像上可见异常放射性浓聚（图7-48）。部分早期胃癌也可无明显放射性摄取，可能和胃癌的病理类型和PET的空间分辨率限制有关。对于PET-CT显像高度可疑的恶性病灶，必要时可加行延迟扫描。注射示踪剂后随时间延长，进入恶性细胞的 ^{18}F-氟代脱氧葡萄糖（^{18}F-2-fluoro-2-deoxyglucose，^{18}F-FDG）参与代谢后被“嵌顿”于细胞内，而正常组织放射性本底逐渐被清除，二者标准化摄取值（standard uptake value，SUV）比值进一步增大，从而降低胃肠蠕动和生理性摄取对病灶的干扰，有利于病灶更好地显示。

中晚期胃癌癌细胞生长活跃，分裂增殖较正常细胞加快，在PET图像上病变区常可见 ^{18}F-FDG异常浓聚（图7-49～图7-52）。SUV是病灶摄取 ^{18}F-FDG的半定量指标，一般病灶SUV≥2.5考虑为恶性，SUV随肿瘤分化程度降低而升高[53-54]。通常病灶内摄取 ^{18}F-FDG越多，SUV则越高，预示肿瘤恶性程度也就越高，发展速度快，预后不良。

病理类型为印戒细胞癌和黏液腺癌的胃癌常造成PET显像假阴性（图7-53），这是因为肿瘤细胞膜表面缺乏Glut1转运体表达，因而造成肿瘤细胞对 ^{18}F-FDG的摄取随之减少。PET-CT实现了PET和CT同机一体化，虽然上述病理类型

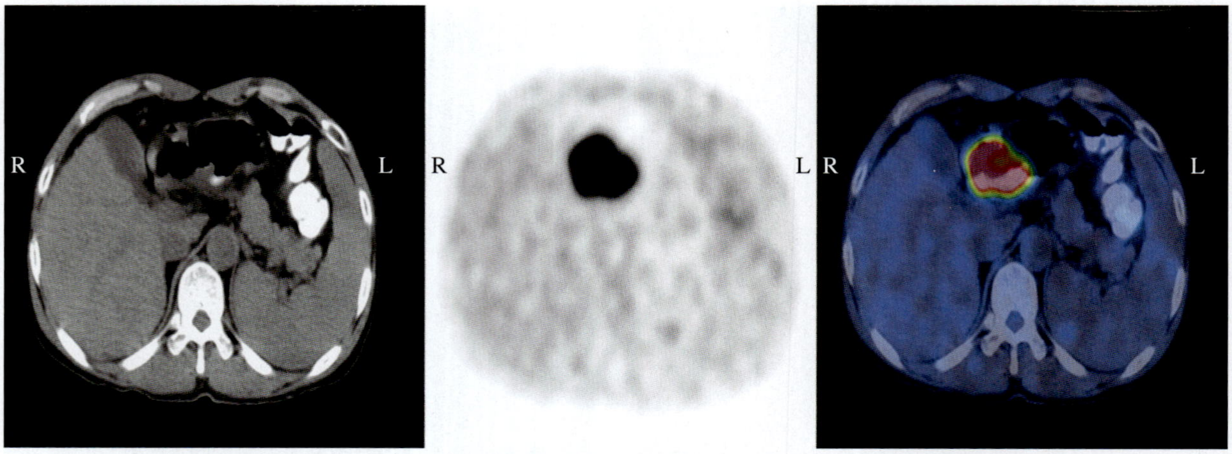

图7-48　胃体癌：CT图像示胃体近胃窦部胃壁略增厚，相应PET图像显示明显放射性浓聚

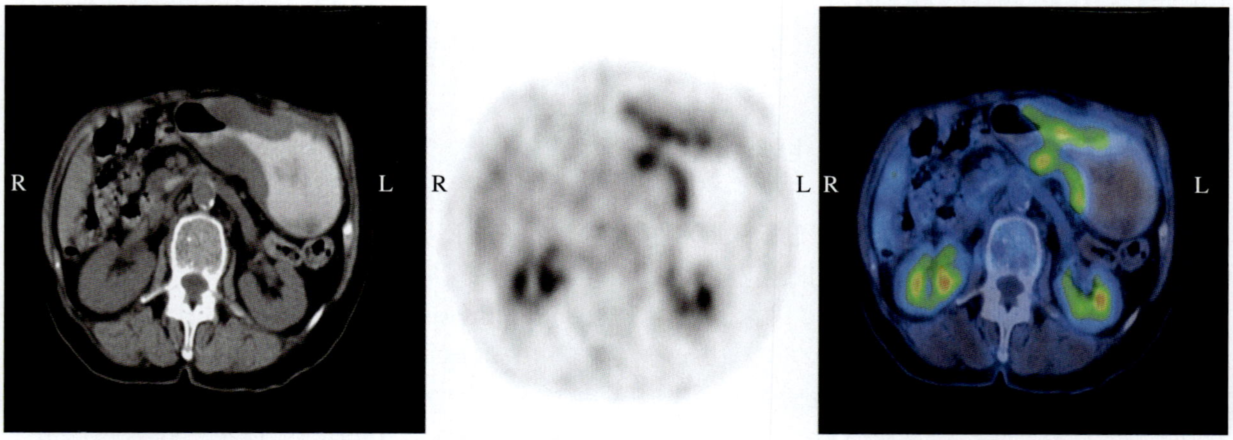

图7-49　胃体癌：CT图像示胃体部胃壁明显增厚，胃腔狭窄，PET图像显示明显放射性浓聚

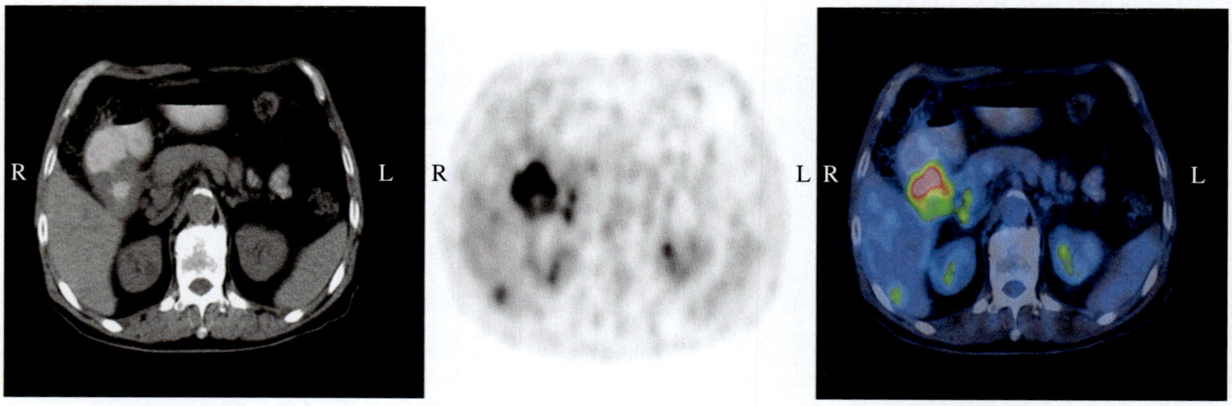

图7-50　胃窦癌：CT图像示胃窦部胃壁环形增厚，相应PET图像示明显放射性浓聚

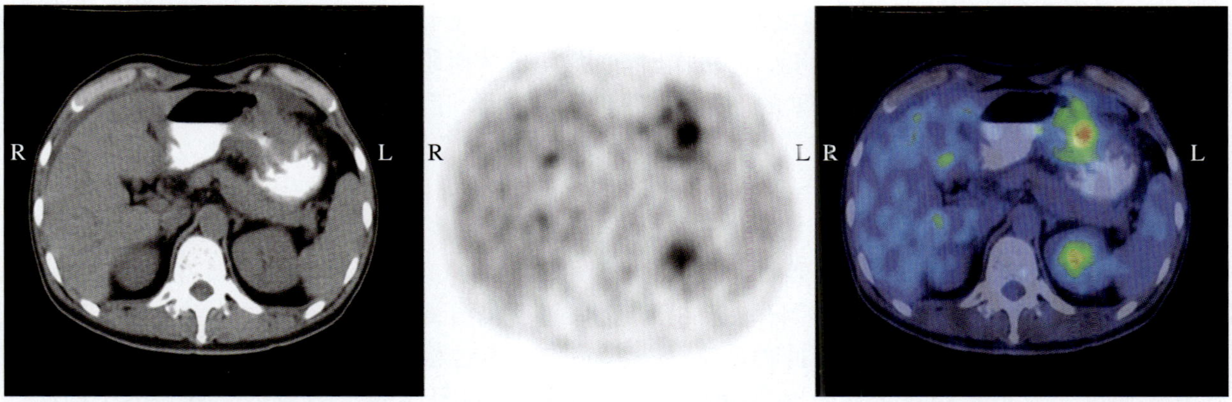

图7-51 胃体癌：CT图像显示胃体部胃壁不规则增厚、僵硬，浆膜面毛糙，肝包膜下可见积液，相应PET图像示明显放射性浓聚

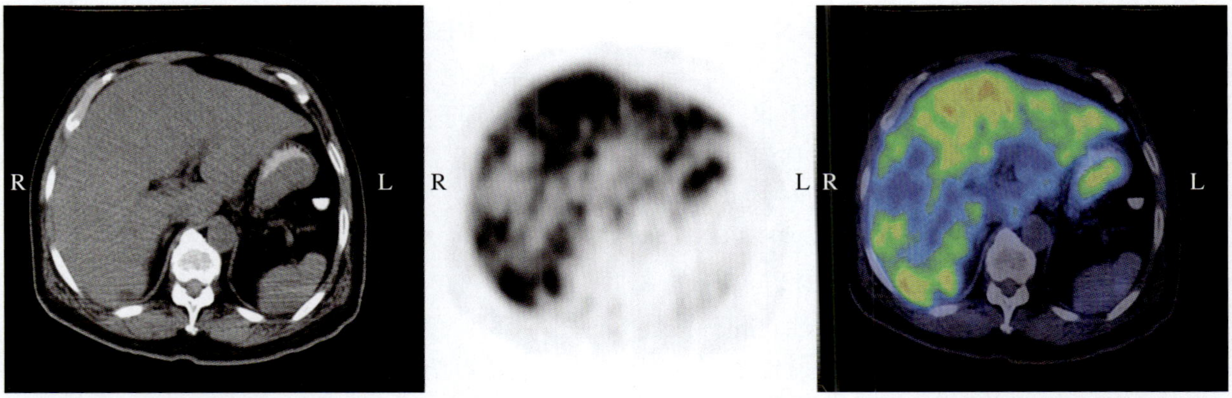

图7-52 胃底癌伴肝转移：CT图像显示胃底部软组织肿块突向胃腔，肝密度欠均匀，相应PET图像显示胃底肿块呈明显放射性浓聚，肝内弥漫片样放射性浓聚

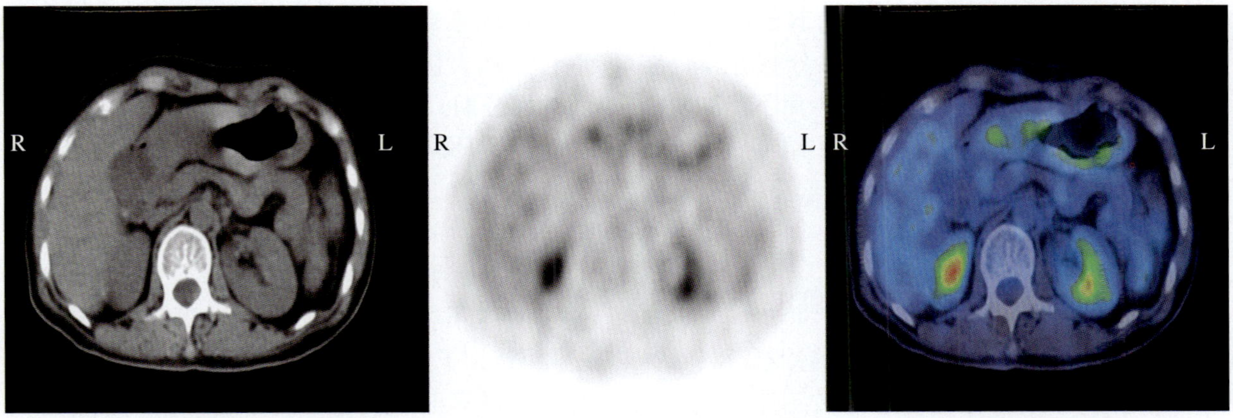

图7-53 胃体黏液腺癌：CT图像显示胃体部胃壁广泛增厚，相应PET图像显示部分增厚胃壁呈略高放射性浓聚

的胃癌在 PET 图像上未能显影，但根据 CT 图像上胃壁增厚或胃壁肿块等形态学改变，亦可作出明确的诊断，从而弥补了单纯 PET 的不足，减少了病变的漏诊。

（二）局部及远处淋巴结转移

胃癌常出现胃周（肝胃韧带、肝十二指肠韧带、胃结肠韧带）、腹膜后（大血管周围）的淋巴结增大，但由于胃壁内淋巴网间存在着相互交通，因而胃病变部位与淋巴回流间关系并不很具有规律性。在 PET 图像上，摄取 ^{18}F-FDG 较多的转移淋巴结易于被检出（图 7-54）。因此，^{18}F-FDG PET-CT 能发现临床未发现或不易发现的转移淋巴结[55-58]。由于胃的生理性摄取、胃蠕动产生的运动性伪影、PET 固有分辨率的限制以及局部淋巴结距原发灶较近而被原发肿瘤遮盖等原因，常造成直径小于 5mm 左右的转移淋巴结无明显放射性浓聚。

（三）远 处 转 移

胃癌最常转移到肝，其次为肾上腺、肾、胰腺和卵巢等；也可以种植的方式转移到网膜、肠系膜和盆腔，出现网膜、系膜的增厚，转移到两侧卵巢表现为卵巢实性、囊实性或囊性肿块，并伴有腹水等（图 7-55）。PET-CT 对胃癌肝转移的诊断具有很高的灵敏度和特异性。肝转移灶在 PET 图像上呈结节状或环状放射性浓聚（图 7-56）。若局部转移灶多且聚集，常融合成不规则片状浓聚影。胃癌骨转移并不常见（图 7-57），但 PET-CT 显像能较 CT、MRI、ECT 等影像学检查方法更早地检出骨骼的单发转移或以溶骨性改变为主的骨转移灶[59]。

PET-CT 显像对腹膜转移灶的检出存在一定的局限性。由于部分腹膜转移结节含纤维组织成分较多，肿瘤细胞比例较少且分散分布，在 PET 图像上病灶摄取 ^{18}F-FDG 较少而不能被明确显示；其次腹膜转移一般呈多发小结节病灶（直径小于 10mm）、弥漫分布，受机器分辨率限制，也可造成 PET 图像假阴性表现。

二、PET–CT对胃癌诊断的临床意义

（一）PET-CT 对胃癌原发灶的诊断

PET-CT 诊断胃癌原发灶的敏感性为 70% ~ 94.74%，特异性为 69% ~ 100%[55, 60, 61]，差异较大。对局限于黏膜层或黏膜下层的 T1 期胃癌，尤其是早期印戒细胞癌或黏液腺癌检出的意义可能不大，但对于 T2 期或以上的原发性胃癌，PET-CT 显像是一种灵敏的检测方法。

^{18}F-FDG 假阳性摄取一般见于胃炎和胃生理性浓聚。胃炎的摄取一般呈弥散分布，而胃癌则呈局灶性分布，多数情况下不难鉴别。但浸润性胃癌可呈沿胃壁弥漫分布的放射性浓聚，此时应结合其他检查结果综合判断。胃生理性摄取 ^{18}F-FDG 的 SUV 值一般较低，且分布与胃走行一致，若呈局限性明显放射性浓聚，则应行延迟扫描。为避免未扩张的胃造成的局灶性 ^{18}F-FDG 浓聚，可于检查前嘱病人饮水或口服含碘溶液 800 ~ 1000ml，必要时可同时肌肉注射低张药物（山莨菪碱），使胃在有效检查时间内保持充分扩张状态。

（二）PET-CT 对胃癌分期的价值

与其他影像学检查方法相比，^{18}F-FDG PET-CT 易于发现淋巴结及其他器官的转移，其灵敏性明显高于 CT，可明显提高腹腔内和远处淋巴结及其他器官转移的检出率。远处转移灶的有无对病人治疗方案的选择十分重要。^{18}F-FDG PET-CT 对寻找远处转移灶非常有效（图 7-58），使不少病人改变了最初的临床分期，从而使治疗方案得到及时调整，避免了不必要的手术[62]。此外，胃癌原发病灶 SUV 高低与肿瘤的进展情况密切相关，随着肿瘤对胃壁累及程度的加深，SUV 随之增高，对肿瘤的 T 分期具有一定参考价值。故 PET-CT 显像对胃癌术前肿瘤分期、病情评估有重要意义。NCCN 2006 年版肿瘤诊治指南提出，PET-CT 用于术前分期优于单独应用 PET 或 CT，且被推荐用于胃癌病人接受术后辅助放疗和（或）放化疗后的再分期。

（三）PET-CT 监测胃癌放疗和化疗效果

在治疗过程中肿瘤代谢活性的变化常明显早于形态学的改变，当接受有效治疗后，坏死的肿瘤细胞很快表现出代谢活动消失，而此时肿瘤的体积往往减小不明显。PET-CT 显像通过肿瘤对 ^{18}F-FDG 摄取的变化，即葡萄糖代谢变化，可早期对放化疗治疗效果作出较为准确的评价。图 7-59A 显示胃癌术后 3 年胰体尾部

复发，采取 S-1+ 西妥昔单抗治疗 6 个疗程后复查 PET-CT，肿瘤局部 ^{18}F-FDG 放射性浓聚程度降低，提示疗效达到 PR（图 7-59B）。若肿瘤细胞对治疗有反应则会发生变性坏死，其代谢水平降低，在 PET-CT 图像上表现为肿瘤局部 ^{18}F-FDG 放射性浓聚程度降低。因此，以代谢为基础的 PET-CT 显像在早期判定疗效方面具有独特优势。

（四）复发与随访

胃癌术后随访的重点是观察术后有无复发和远处转移。PET-CT 显像根据肿瘤组织与邻近瘢痕组织摄取 ^{18}F-FDG 的程度不同，能有效区分存活肿瘤和瘢痕组织，对肿块作出定性判断（图 7-60）；同时进行一次检查即可明确全身病灶分布状况，因此，PET-CT 显像在胃癌术后随访中具有重要作用，尤其对某些术后 AFP、CEA 等肿瘤标志物持续高水平的隐匿性复发胃癌病人意义更大。

在临床应用中 PET-CT 也会出现假阳性和假阴性的诊断。图 7-61 为胃癌术后 1 年患者常规 PET-CT 复查，胰腺上缘局部 ^{18}F-FDG 放射性浓聚明显增高，高度怀疑淋巴结转移。但是在此后的手术中证实为缓释药物骨架形成的炎性包裹结节。图 7-62 为胃癌术后 3 年患者，进行性消瘦，进食不畅，临床包括 PET-CT 在内的所有影像诊断均未提示有肿瘤复发迹象。但是在开腹探查时发现腹腔弥漫浆膜种植。因此，在临床工作中应该综合考虑患者的情况，以便作出

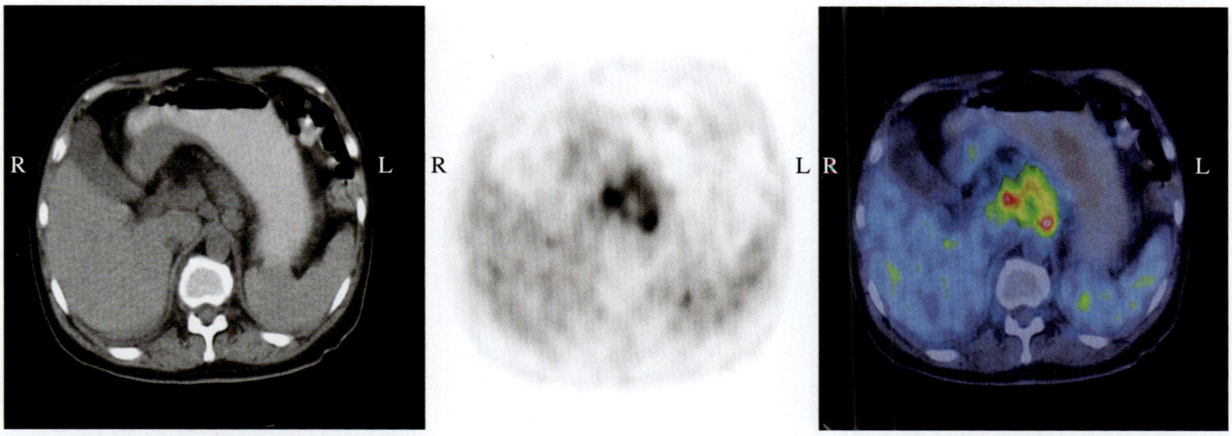

图7-54 胃窦黏液腺癌伴胃左动脉区淋巴结转移：CT图像示胃窦部软组织肿块，胃左动脉区多发结节，相应PET图像示胃窦部肿块呈轻度放射性浓聚，胃左动脉区结节呈明显放射性浓聚

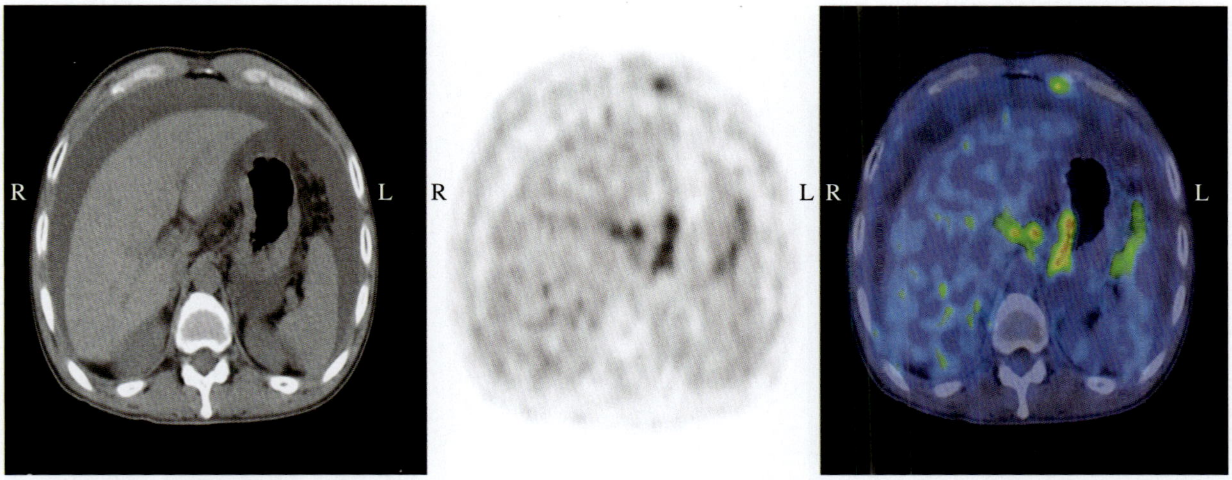

图7-55 胃小弯腺癌伴腹膜转移：CT图像示近贲门胃壁增厚，腹膜结节影，腹腔内积液，相应PET图像显示增厚胃壁可见明显放射性浓聚，腹膜结节亦可见放射性浓聚

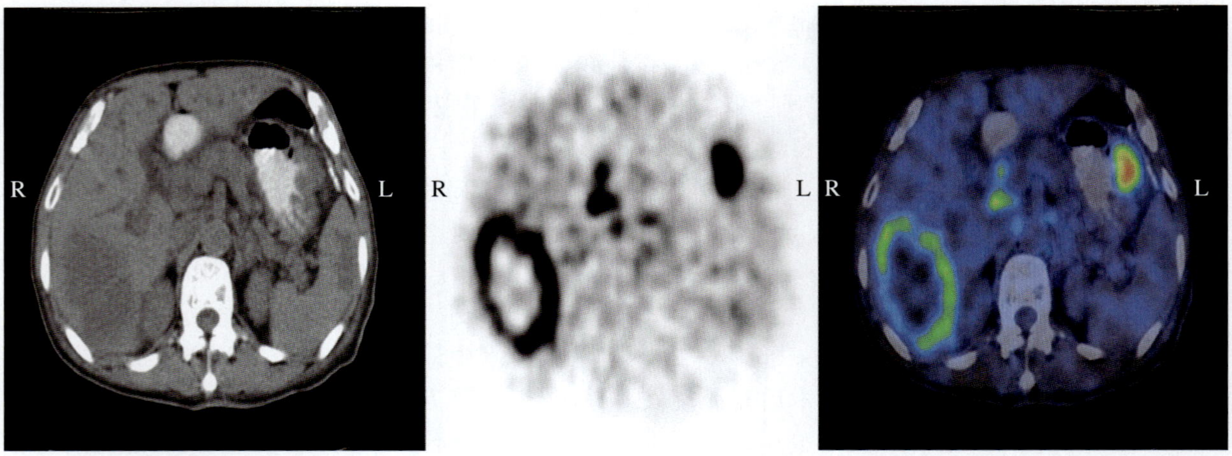

图7-56　胃大弯腺癌伴肝转移、肝门区淋巴结转移：CT图像示胃大弯胃壁局限增厚，肝右后叶低密度灶，肝门区结节影，相应PET图像显示增厚胃壁呈结节样放射性浓聚，肝低密度灶呈环形放射性浓聚，肝门区结节亦可见放射性浓聚

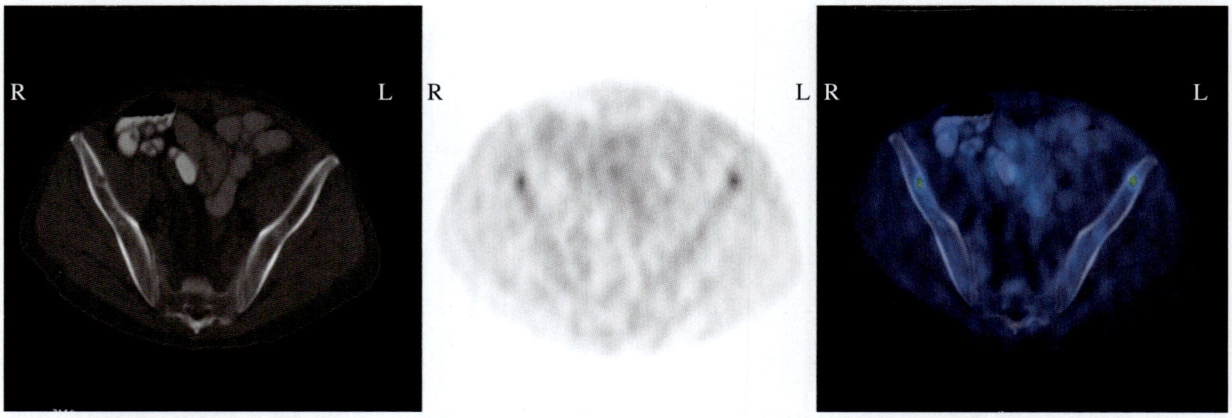

图7-57　胃癌骨转移：CT图像示双侧髂骨密度不均，右侧骨皮质不连续，相应PET图像示双侧髂骨结节样放射性浓聚

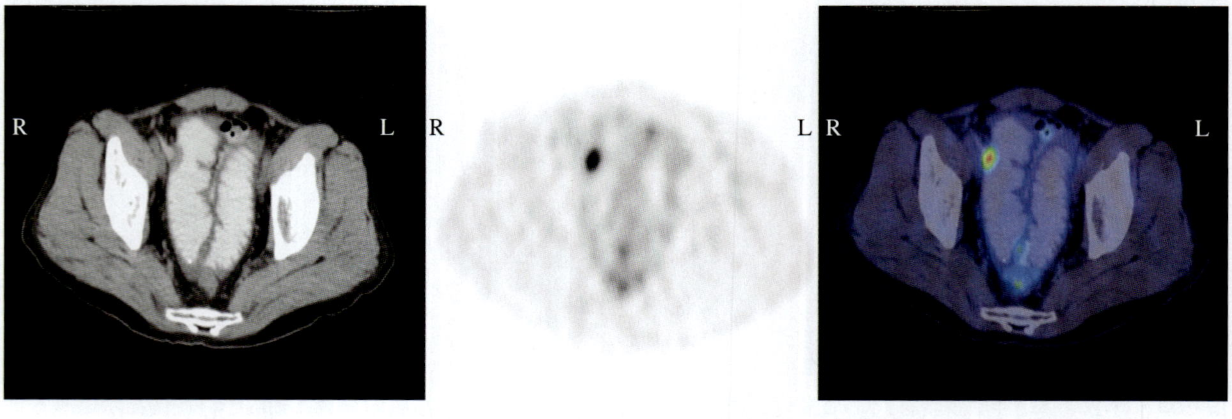

图7-58　胃癌伴肠壁转移：CT图像示乙状结肠肠壁局限增厚，相应PET图像显示结节样放射性浓聚

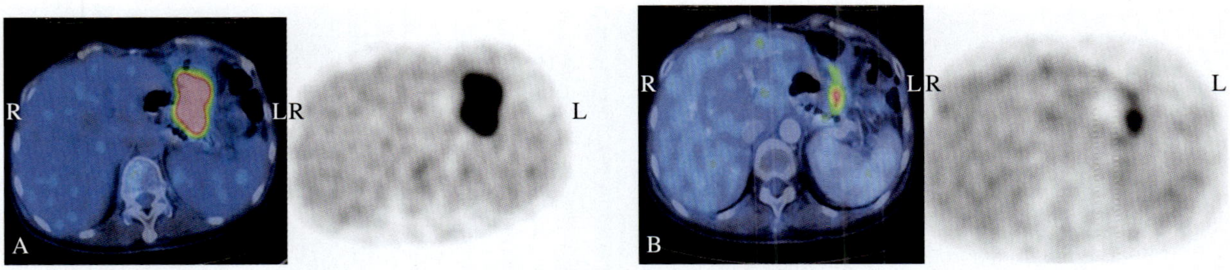

图7-59　A. 胃癌术后局部复发；B. 化疗及靶向治疗后。

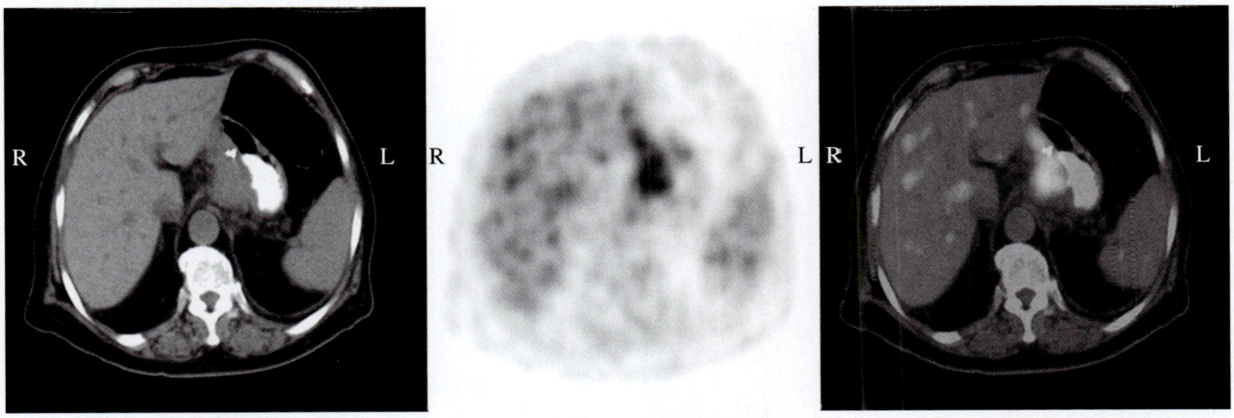

图7-60　胃癌术后吻合口复发：CT图像示残胃吻合口处软组织肿块影，相应PET图像显示异常放射性浓聚

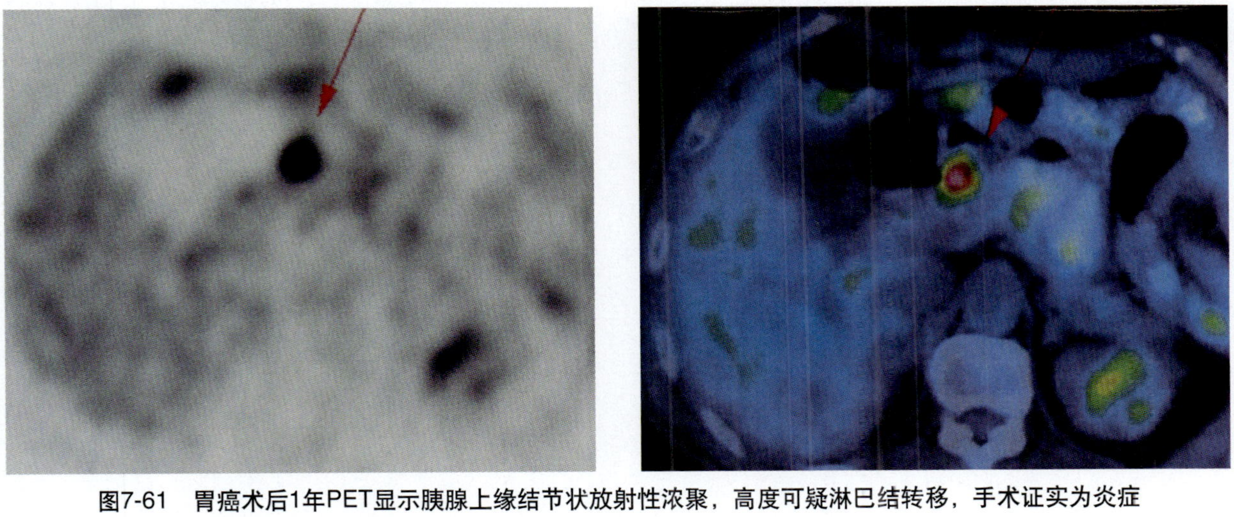

图7-61　胃癌术后1年PET显示胰腺上缘结节状放射性浓聚，高度可疑淋巴结转移，手术证实为炎症

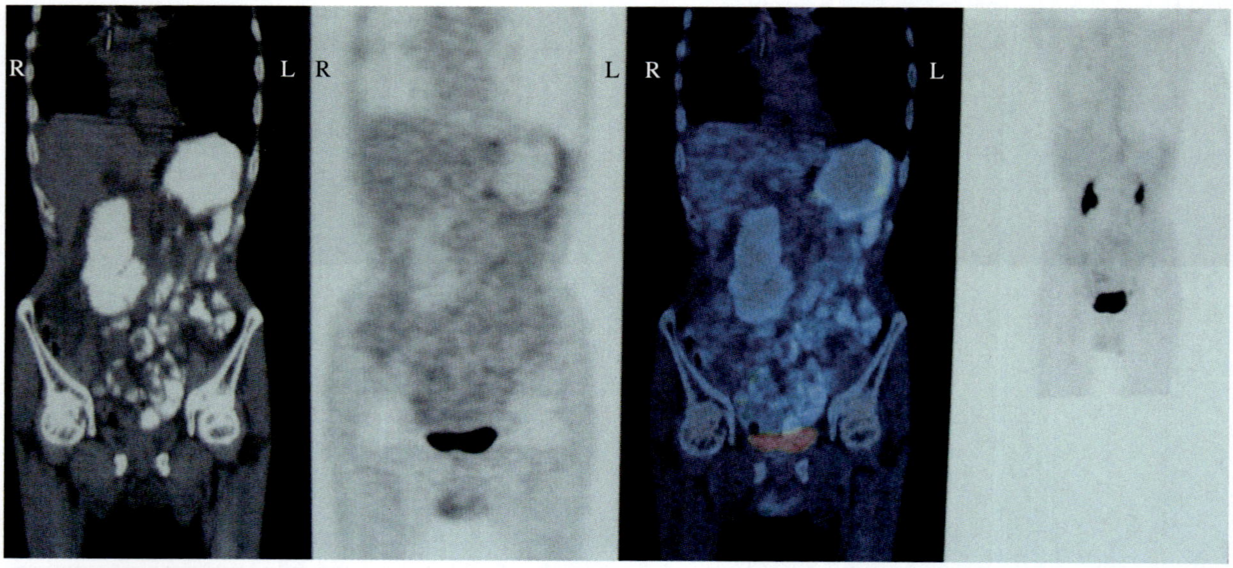

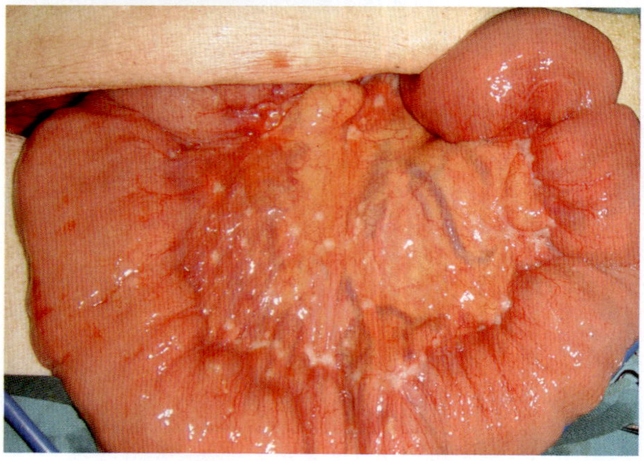

图7-62 胃癌术后3年，进行性消瘦，不全肠梗阻，PET-CT（－），探察：腹膜广泛种植

正确的诊断。

（五）预后判断

病灶治疗前 ^{18}F-FDG 的摄取程度常作为评价原发恶性肿瘤预后的指标[63]。肿瘤对 ^{18}F-FDG 摄取越高，常预示肿瘤恶性程度越高，预后也越差。但对于印戒细胞癌和（或）黏液腺癌等特殊组织类型的胃癌在 PET 图像上常呈假阴性，故 PET-CT 显像对胃癌预后判断的价值尚存较大争议。

（宋秀宇　徐文贵）

参考文献

[1] 王光明，李德春. X线低张双对比钡餐造影在早期胃癌诊断中的应用. 中华医学实践杂志, 2005, 4(9):945-946.

[2] 徐相生，李建刚. 早期胃癌的X线诊断(附12例分析). 肿瘤基础与临床，2008, 21(1):72-73.

[3] 陈克敏，潘自来. 胃癌的影像学检查进展. 放射学实, 2006, 21(7):649-652.

[4] 任刚, 陈克敏. 进展期胃癌影像学研究进展. 医学影像学杂志, 2005, 15(3):248-251.

[5] Ukrisana P, Wangwinyuvirat M. Evaluation

of the sensitivity of the double-contrast upper gastrointestinal series in the diagnosis of gastric cancer. J Med Assoc Thai, 2004, 87:80-86.

[6] Rohren EM, Turkington TG, Coleman RE. Clinical applications of PET in oncology. Radiology, 2004, 231:305-332.

[7] Habermann CR, Weiss F, Riecken R, et al. Preoperative staging of gastric adenocarcinoma: comparison of helical CT and endoscopic US. Radiology, 2004, 230:465-471.

[8] Lo SS, Wu CW, Chen JH, et al. Surgical results of early gastric cancer and proposing a treatment strategy. Ann Surg Onco, 2007, 14:340-347.

[9] Ohashi M, Katai H, Fukagawa T, et al. Cancer of the gastric stump following distal gastrectomy for cancer. Br J Surg, 2007, 94:92-95.

[10] Shimizu K, Ito K, Matsunaga N, et al. Diagnosis of gastric cancer with MDCT using the water-filling method and multiplanar reconstruction: CT–histologic correlation. Am J Roentgenol, 2005, 185:1152-1158.

[11] Kim JH, Eun HW, Hong SS, et al. Early gastric cancer: virtual gastroscopy. Abdom Imaging, 2006, 31:507-513.

[12] Chen CY, Hsu JS, Wu DC, et al. Gastric cancer: preoperative local staging with 3D multi-detector row CT—correlation with surgical and histopathologic results. Radiology, 2007, 242:472-482.

[13] Kim JY, Kim SH, Lee JM, et al. Differentiating malignant from benign wall thickening in postoperative stomach using helical computed tomography: results of multivariate analysis. J Comput Assist Tomogr, 2007, 31:455-462.

[14] Kim AY, Kim HJ, Ha HK. Gastric cancer by multidetector row CT: preoperative staging. Abdom Imaging, 2005, 30:465-472.

[15] Kim HJ, Kim AY, Oh ST, et al. Gastric cancer staging at multi-detector row CT gastrography: comparison of transverse and volumetric CT scanning. Radiology, 2005, 236:879-885.

[16] Kumano S, Murakami T, Kim T, et al. T staging of gastric cancer: role of multi-detector row CT. Radiology, 2005, 237:961-966.

[17] ASGE Technology Committee, Kantsevoy SV, Adler DG, et al. Endoscopic mucosal resection and endoscopic submucosal dissection. Gastrointest Endosc, 2008, 68(1):11-18.

[18] Lee IJ, Kim SH, Lee JM, et al. Multidetector row computed tomographic gastrography findings after endoscopic submucosal dissection for early gastric cancer: emphasis on time evolution and factors for predicting residual tumor. J Comput Assist Tomogr, 2009, 33(2):273-279.

[19] Inamoto K, Kouzai K, Ueeda T, et al. CT virtual endoscopy of the stomach: comparison study with gastric fiberscopy. Abdom Imaging, 2005, 30(4):473-479.

[20] Kim SH, Lee JM, Han JK, et al. Effect of adjusted positioning on gastric distention and fluid distribution during CT gastrography. AJR Am J Roentgenol, 2005, 185(5):1180-1184.

[21] Yu JS, Choi SH, Choi WH, et al. Value of nonvisualized primary lesions of gastric cancer on preoperative MDCT. Am J Roentgenol, 2007, 189(6):315-319.

[22] Woo SK, Kim S, Kim TU, et al. Investigation of the association between CT detection of early gastric cancer and ultimate histology. Clin Radiol, 2008, 63(11):1236-1244.

[23] Lee IJ, Lee JM, Kim SH, et al. Helical CT evaluation of the preoperative staging of gastric cancer in the remnant stomach. Am J Roentgenol, 2009, 192(4):902-908.

[24] Stashuk GA. Gastric magnetic resonance study (methods, semiotics). Vestn Rentgenol Radiol, 2003, (2):32-41.

[25] Portnoi LM, Kazantseva IA. Cancer of the upper stomach: current problems of its diagnosis. Vestn Rentgenol Radiol, 2003, 1:4-22.

[26] 程骏，温新东．进展期胃癌术前磁共振成像的研究．温州医学院学报，2003，33(2):100-101.

[27] Kim AY, Han JK, Kim TK, et al. MR image of advanced gastric cancer: comparison of various MR pulse sequences using water and gadopentetate dimeglumine as oral contrast agents. Abdom Imaging, 2000, 25(1):7-13.

[28] 严超，朱正刚．胃癌术前分期的磁共振成像研究进展．诊断学理论与实践，2003，2(3):231-233.

[29] Kang BC，Kim JH，Kim KW，et al. Value of the dynamic and delayed MR sequence with Gd-DTPA in the T-staging of stomach cancer: correlation with the histopathology. Abdom Imaging, 2000, 25(1):14-24.

[30] Yamada T, Saito S, Takeshita M, et al. Early gastric carcinoma: evaluation with high-spatial-resolution MR imaging in vitro. Radiology, 2001, 220:115-121.

[31] 杨晓棠, 刘起旺. 胃癌MRI诊断的进展. 国外医学·临床放射学分册, 2002, 25(5):283-286.

[32] 黄锐, 孔祥泉. 胃癌的MRI研究. 放射学实践, 2001, 16(6):432-433.

[33] Mack MG, Balzer JO, Straub R, et al. Superparamagnetic iron oxide-enhanced MR imaging of head and neck lymph nodes. Radiology, 2002, 222(1):239-244.

[34] 李如迅, 时高峰, 彰俊杰, 等. MR弥散加权成像诊断淋巴结转移: 与病理相对照. 中国医学影像技术, 2009, 25(9):1628-1630.

[35] Motohara T, Semelka RC. MRI in staging of gastric cancer. Abdom Imaging, 2002, 27(4):376-383.

[36] 任刚, 陈克敏. 胃癌MRI检查的研究进展. 中国临床医学影像杂志, 2005, 16(4):226-229.

[37] 王嵩, 任克. 胃癌磁共振成像的研究进展. 中国临床医学影像杂志, 2008, 19(6):423-426.

[38] 王志军，包小娜，刘杰，等．胃癌术后复发的MRI研究．临床放射学杂志，2007，26(12):1294-1297.

[39] 汪劭婷, 朱朝晖, 李小毅. 胃癌新辅助化疗疗效临床评价方法及进展. 中国普外基础与临床杂志, 2010, 17(2):200-204.

[40] 周永昌, 郭万学. 超声医学. 北京: 科学技术文献出版社, 2004:702-706.

[41] 李建国. 胃肠超声检查和疾病诊断展望. 中华超声影像学杂志, 2000, 9(2):70-74.

[42] 胡兵, 周进祝. 胃肠道肿瘤超声诊断. 世界华人消化杂志, 2003,11(9):1408-1410.

[43] Liuo SR, Dai Y, Huo L, et al. Transabdominal ultrasonography in preoperative staging of gastric cancer. World J Gastroenterol, 2004, 10(23):3399-3404.

[44] Okai T, Yamakawa O, Matsuda N, et al. Analysis of gastric carcinoma growth by endoscopic ultrasonography. Endoscopy, 1991, 23(3):121-123.

[45] Shimizu S, Tada M, Kawai K, et al. Endoscopic ultrasonography for early gastric cancer. Endoscopy, 1994, 26(9):767-768.

[46] Abe S, Lightdale CJ, Brennan MF. The Japanese experience with endoscopic ultrasonography in the staging of gastric cancer. Gastrointest Endosc, 1993, 39(4):586-591.

[47] Mancino G, Bozzetti F, Schicchi A, et al. Preoperative endoscopic ultrasonography in patients with gastric cancer. Tumori, 2000, 86(2):139-141.

[48] 王志强, 王向东, 王永华, 等. BorrmannⅣ型胃癌微探头超声图像特征. 中国介入影像与治疗学, 2005, 2(3):197-199.

[49] 孙思予. 电子内镜超声诊断及介入技术. 北京: 人民卫生出版社, 2006, 12:154.

[50] Kim GH, Park do Y, Kida M, et al. Accuracy of high-frequency catheter-based endoscpic

ultrasonography according to the indications for endoscopic treatment of early gastric cancer. J Gastroenterol Hepatol, 2010, 25(3):506-511.

[51] Puli SR, Batapati, Krishna Reddy J, et al. How good is endoscopic ultrasound for TNM staging of gastric cancers? A meta-analysis and systematic review. World J Gastroenterol, 2008,14(25):4011-4019.

[52] 徐林生，刘俊. 超声内镜在胃癌TNM分期中的临床价值. 中华临床医师杂志，2010, 3:19-23.

[53] Salaun PY, Grewal RK, Dodamane I, et al. An analysis of the 18F-FDG uptake pattern in the stomach. J Nucl Med, 2005, 46:48-51.

[54] Flamen P, Lerut A, Van Cutsem E, et al. Utility of positron emission tomograph for the staging of patients with potentially operable esophageal carcinoma. J CIin Oncol, 2000, 18:3202-3210.

[55] 田嘉禾. 临床正电子断层成像图谱. 北京：中国协和医科大学出版社，2002:224-231.

[56] Tschmelitsch J, Weiser MR, Karpeh MS. Modern Staging in Gastric Cancer. Surg Oncol, 2000, 9(1):23-30.

[57] Lerut T, Flamen P, Ectors N, et al. Histopathologic validation of lymph node staging with FDG PET scan in cancer of the esophagus and gastroesophageal junction: a prospective study based on primary surgery with extensive lymphadenectomy. Ann Surg, 2000, 232:743-752.

[58] Stahl A, Ott K, Weber WA, et al. FDG PET imaging of locally advanced gastric carcinomas：correlation with endoscopic and histopathological findings. Eur J Nucl Med Mol Imaging, 2003, 30(2):288-292.

[59] De Potter T, Flamen P, Van Cutsem E, et a1. Whole-body PET with FDG for the diagnosis of recurrent gastric cancer. Eur J Nucl Med Mol Imaging, 2002, 29(4):525-529.

[60] Kinkel K, Lu Y, Both M, et al. Detection of hepatic metastases from cancers of the gastrointestinal tract by using noninvasive imaging methods (US，CT，MR imaging，PET): a meta-analysis. Radiology, 2002, 224(3):748-756.

[61] 丁勇，田嘉禾，姚树林，等. ^{18}FDG-PET在胃癌诊断中的应用价值. 同位素，2004, 17(1):27-30.

[62] Ahuja V, Coleman RE, Herndon J, et al. The prognostic significance of fluorodeoxyglucose positron emission tomography imaging for patients with non-small cell lung carcinoma. Cancer, 1998, 83:918-924.

[63] Higashi K, Ueda Y, Arisaka Y, et al. ^{18}F-FDG uptake as a biologic prognostic factor for recurrence in patient with surgically resected non-small cell lung cancer. Nucl Med, 2002, 43:39-45.

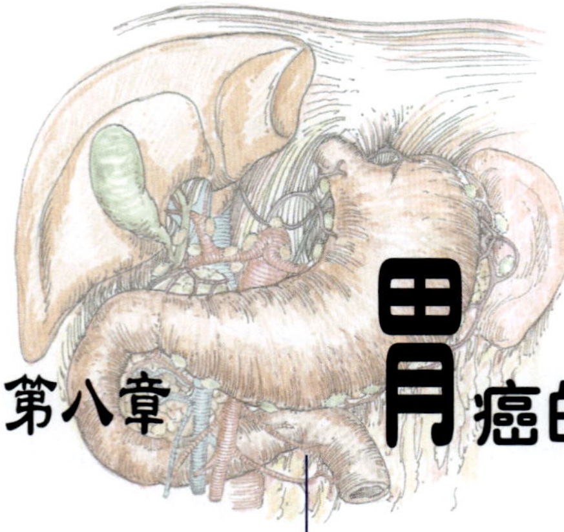

第八章 胃癌的内镜诊断

李嫚
张志广

胃镜检查是最直接、准确、可靠的诊断方法。普通电子胃镜在临床上已经得到广泛应用。经内镜检查诊断为胃癌的例数约为受检总数的3.2%～16.7%。北京地区在12 356例次纤维胃镜检查中，发现胃癌600例(4.85%)，经手术切除病理检查证实早期胃癌54例，占胃癌总数的9%。

第一节　早期胃癌的内镜表现

一、早期胃癌的定义

早期胃癌（early gastric cancer，EGC）是指病变仅限于黏膜及黏膜下层，不论范围大小及有无淋巴结转移。原位癌是指未突破固有膜的癌肿，也属早期胃癌。癌灶直径小于1cm者称小胃癌，小于0.5cm者称微小胃癌。早期胃癌多无明显的临床症状，所以内镜检查尤为重要。早期胃癌术后10年生存率>90%，微小胃癌近100%，因此及时发现和诊断早期胃癌，对于提高胃癌的生存率具有十分重要的意义[1, 2]。放大内镜、色素内镜、荧光内镜、超声内镜、近红外线电子内镜等在早期胃癌的诊断中其作用各有千秋，在临床工作中应结合实际情况进行选择。随着内镜筛查的普遍开展，早期胃癌的检出率逐年增加。早期胃癌以男性发病多见，男女比例为(2～3)：1，发病年龄多在45岁以上，多以各种上消化道疾病的症状就诊，如腹胀、腹痛、反酸、嗳气等。早期胃癌的发生部位以胃窦和胃体小弯处多见。

二、早期胃癌的分型

早期胃癌的分型由日本内镜学会1962年首先提出，并沿用至今。EGC内镜下的表现缺乏特征性，多为黏膜局部的褪色和粗糙感，触之易出血，伴发炎症时可出现斑片状充血及黏膜糜烂等。诊断主要靠内镜医师进行全面仔细的观察，尤其应重视微小隆起性或凹陷性病变及表浅糜烂点。内镜医师应在可疑之处取多块活检送病理检查，必要时可行大块胃黏膜活检，这样可以提高诊断阳性率。早期胃癌根据内镜下病变凹凸程度的不同分为如下3个亚型（图8-1）。

（一）隆起型（息肉型，Ⅰ型）（图8-2）

病灶隆起呈小息肉状，基底宽、无蒂，常大于2cm，隆起高度超过黏膜厚度的2倍，常>0.5cm。其发病率占早期胃癌的15%左右。病变可呈息肉样突起，表面凹凸不平，有灰白色覆盖物，颜色发红或苍白，可有出血斑、黏膜糜烂，有的有蒂，有的无蒂而广基，以后者多见。直径小于2cm的带蒂息肉样病变，一般为良性病变，但广基息肉样病变，不论大小，都应疑为早期胃癌。本型需与BorrmannⅠ型进展

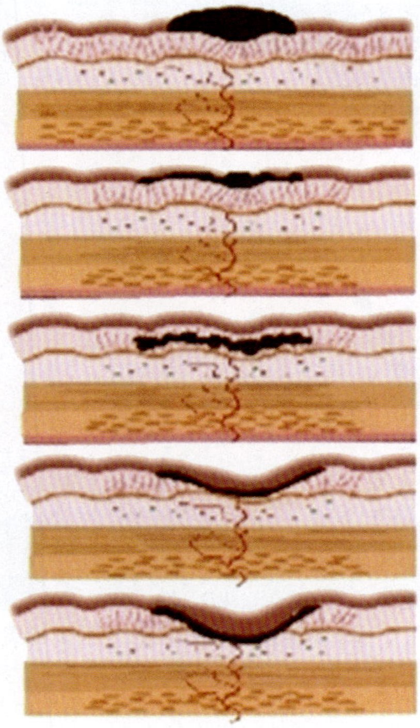

图8-1　早期胃癌内镜下分型示意图

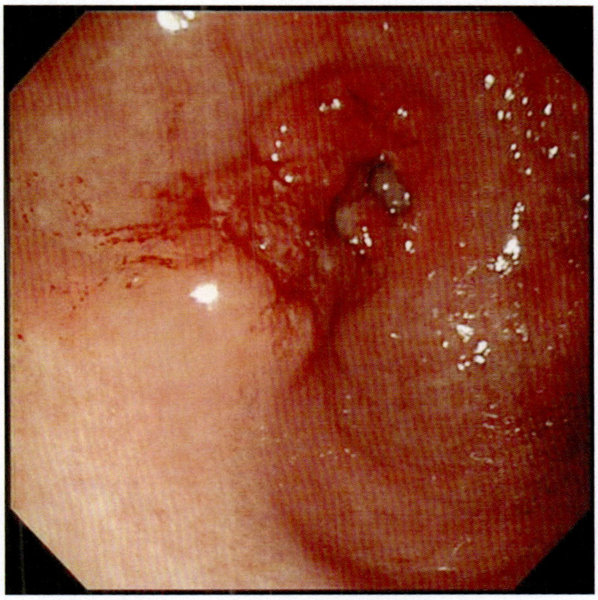

图8-2　Ⅰ型早期胃癌的内镜表现

病变呈宽基息肉样，表面呈颗粒状，凹凸不平，有污秽苔覆盖，局部可见糜烂

期胃癌、良性息肉、恶性间质瘤、平滑肌肉瘤相鉴别。

（二）浅表型（胃炎型，Ⅱ型）

病灶表浅，分3个亚型，共占75%。

1. Ⅱa型（浅表隆起型）（图8-3）　病变稍高出黏膜面，隆起高度小于黏膜厚度的2倍，即5mm。表面不规则，凹凸不平，有出血、糜烂或苔附着，色泽可苍白或发红。隆起形态不一，可呈圆形、椭圆形、葫芦形、马蹄形、桑葚形等。

2. Ⅱb型（浅表平坦型）（图8-4）　肿瘤既不隆起也不凹陷，不超过黏膜平面，与周围黏膜无明显分界。主要改变是黏膜发红或苍白等，区域性黏膜不整、不平坦、不规则等，直径大多在1cm以下。如果有蠕动波样改变，也有助于取材及诊断。此型最少见，占早期胃癌的15%左右。微小型早期胃癌大多属于此型。

3. Ⅱc型（浅表凹陷型）（图8-5）　最常见，占早期胃癌内镜诊断的1/3～1/2。病灶大小不一，大者可至10cm以上而未向深层扩散；小者可不到1cm，易被误认为良性糜烂。病变凹陷不超过0.5cm，病变底面粗糙不平，可见聚合黏膜的中断或融合。病变处黏膜呈浅凹或糜烂，底部覆有白苔或发红，局部可呈颗粒性改变，病灶边缘可出现不规则或虫蚀状，皱襞突然中断或有阶梯样改变。边界清楚、呈阶梯状凹陷是其主要特征。应注意与胃肉瘤、淋巴细胞增生症和良性溃疡瘢痕相鉴别。

（三）凹陷型（溃疡性，Ⅲ型）（图8-6）

单纯发生较少，多与Ⅱc混合存在，约占早期胃癌的10%。黏膜溃烂较Ⅱc型深，但不超过黏膜下层。癌肿呈明显凹陷或溃疡表现，颇似慢性良性溃疡，其基底常有坏死性渗出物覆盖，边缘不整齐，有出血、糜烂及结节状改变，周围聚合皱襞有中断、融合或变形呈杵状。

以上各型可有不同的组合，如Ⅱa＋Ⅱc型、Ⅱc＋Ⅲ型、Ⅲ＋Ⅱc型等（图8-7）。Ⅱa＋Ⅱc型早期胃癌病变为浅隆起，顶端有浅凹陷，需与Ⅱa型早期胃癌、Borrmann Ⅱ型胃癌、良性胃溃疡等相鉴别。Ⅱc＋Ⅲ型早期胃癌是在浅凹陷病灶中央有深凹陷。

第二节　进展期胃癌的内镜表现

一、进展期胃癌的定义

胃癌一旦突破黏膜下层及肌层即为进展期胃

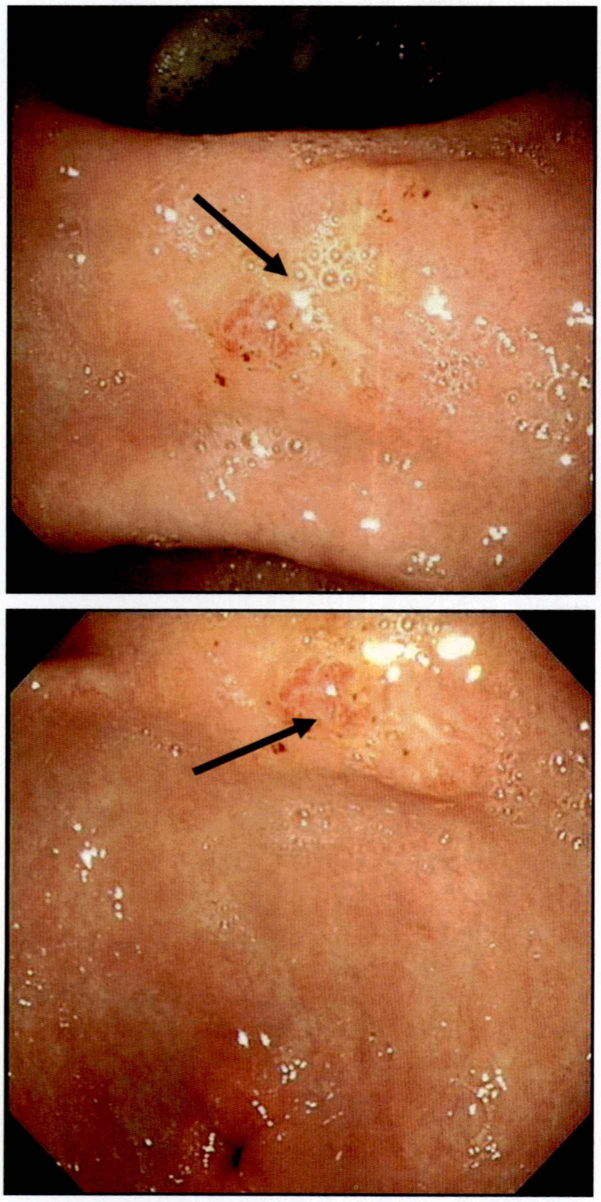

图8-3 Ⅱa 型早期胃癌（浅表隆起型）的内镜表现
病变稍高出黏膜面，表面不规则，有糜烂

癌[3, 4]。在临床上较早期胃癌多见。由于胃癌侵犯胃壁的深度很难在内镜下肉眼进行判断，故准确的癌浸润深度取决于手术切除标本的病理组织学检查。进展期胃癌的肿瘤表面多凹凸不平、糜烂、有污秽苔、活检易出血；也可见深大溃疡，底部覆有污秽灰白苔，溃疡边缘呈结节状隆起，无聚合皱襞，病变无蠕动。

二、进展期胃癌的分型

进展期胃癌的内镜下分型多采用 Borrmann

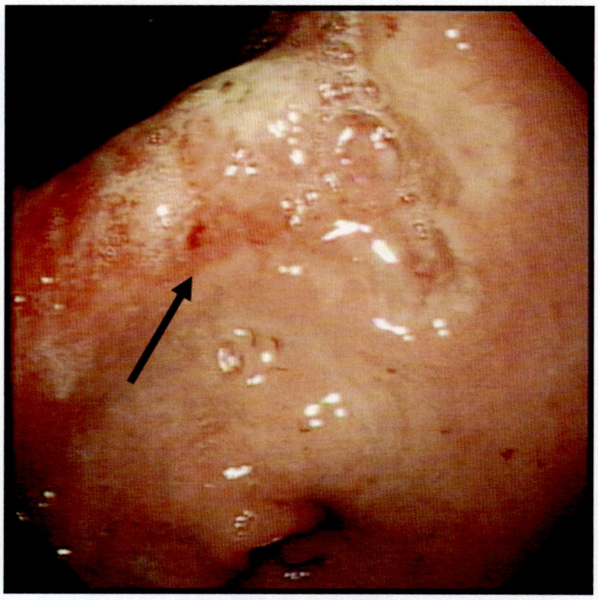

图8-4 Ⅱb 型早期胃癌（浅表平坦型）的内镜表现
病变不超出黏膜面，表面糜烂污秽，局部黏膜不平坦

大体分类法，通常有以下 4 个类型（见图 8-8）。

（一）Borrmann Ⅰ型

又称结节型或息肉型（图 8-9）。约占晚期胃癌的 1/4。癌肿局限，主要向腔内生长，多呈息肉样，广基，直径常大于 2cm，边界清楚，表面粗糙如菜花，中央可有糜烂、溃疡，病变可有颜色改变如发灰或发红，组织较脆、易出血。本型需与良性息肉相鉴别，有时亦需与黏膜下肿瘤和Ⅰ型早期胃癌相鉴别。

（二）Borrmann Ⅱ型

又称溃疡型（图 8-10）。此型常见。其特征为肿瘤局限，呈盘状，中央坏死。常有较大而深的溃疡，直径多 >2cm；溃疡基底污秽出血、高低不平；颜色发灰，僵硬，较脆，常有出血糜烂；边缘隆起呈堤坝状或火山口状，与周围正常黏膜分界清；肿瘤向深层浸润，常伴出血穿孔。

（三）Borrmann Ⅲ型

又称溃疡浸润型（图 8-11）。此型最常见。其特征为肿瘤呈浸润型生长，溃疡四周的环堤全部或一部分逐渐向外倾斜，常形成明显向周围及深部浸润的肿块，癌灶与周围的正常黏膜分界不清楚；中央坏死形成溃疡，常较早侵及浆膜或发生淋巴结转移；溃疡周围黏膜呈结节状，有出血

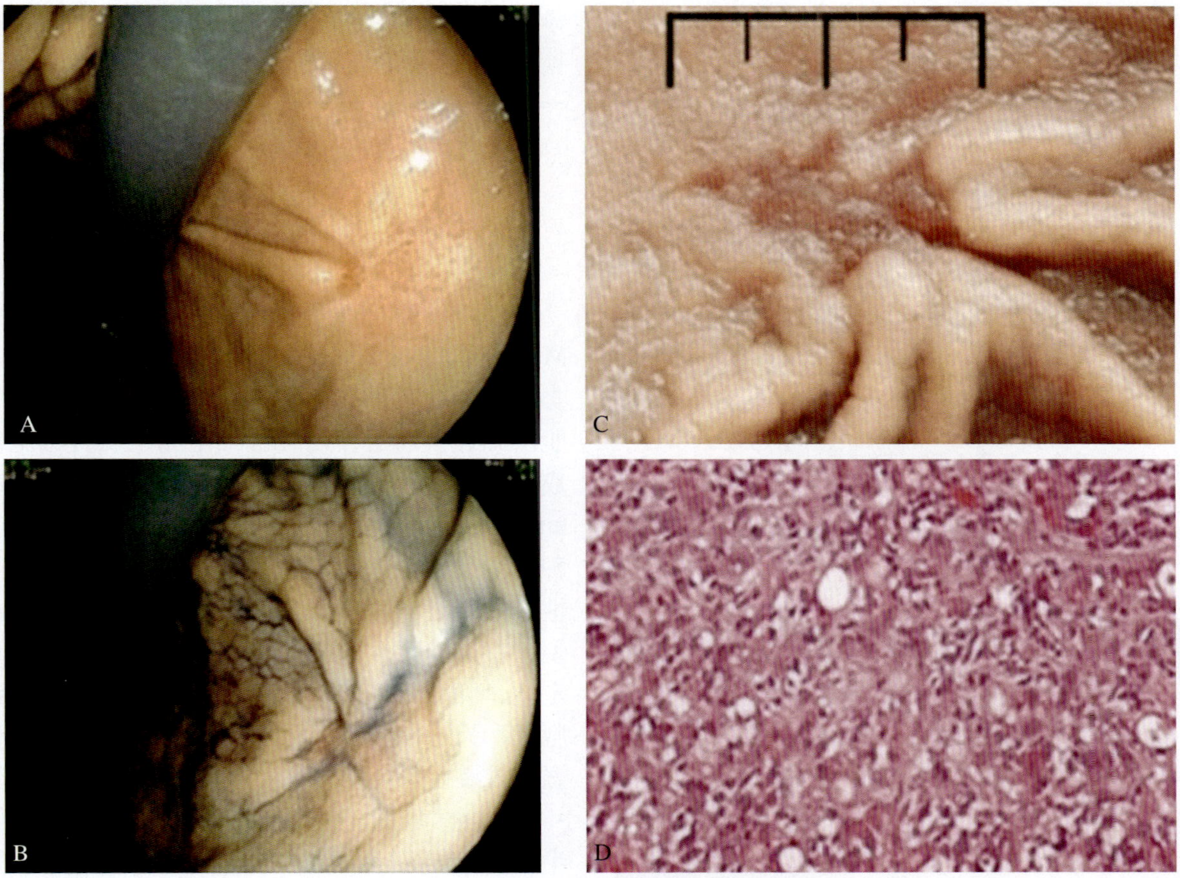

图8-5　Ⅱc 型早期胃癌（浅表凹陷型）的内镜表现
病变呈现浅溃疡样改变，底部凹凸不平，溃疡周围皱襞可见中断

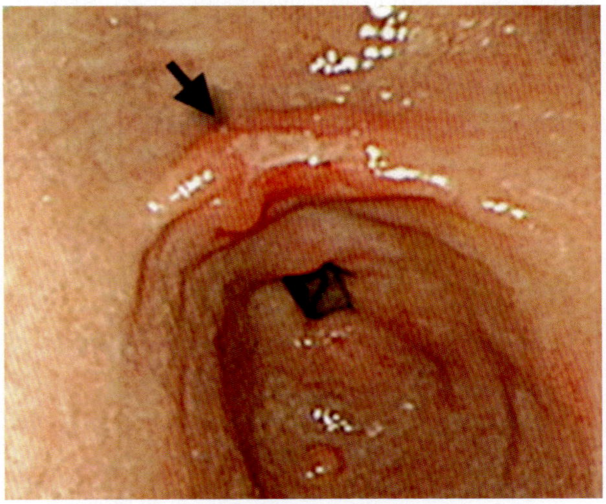

图8-6　Ⅲ型早期胃癌（凹陷型）的内镜表现
病变凹陷呈溃疡样，边缘不规整，周围有结节样改变

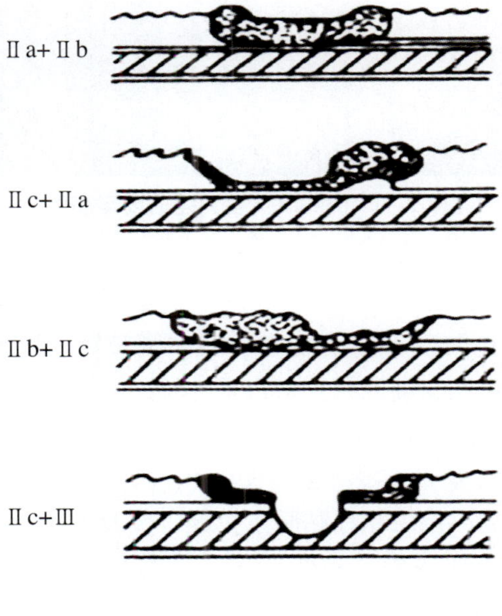

图8-7　早期胃癌分型的不同组合示意图

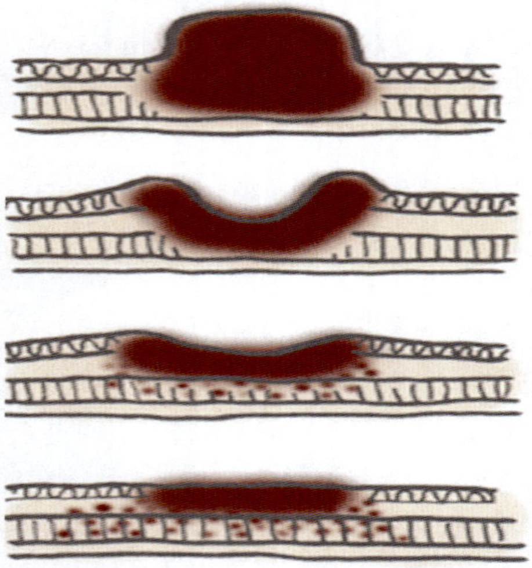

图8-8 进展期胃癌内镜下Borrmann大体分型示意图

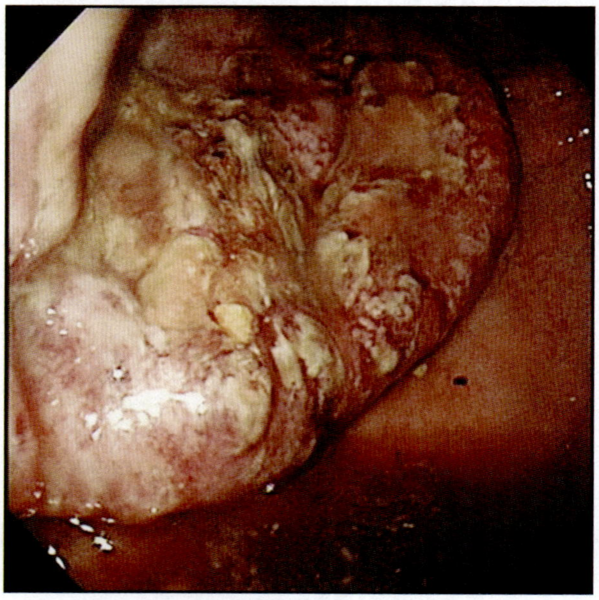

图8-9 Borrmann Ⅰ型胃癌的内镜表现

病变呈结节状突入胃腔，广基，表面不光滑，覆有污秽苔

和颜色改变；向溃疡集中的黏膜皱襞呈突然中断、突然变细或相互融合呈杵状。

（四）Borrmann Ⅳ型

又称弥漫浸润型（图 8-12），即皮革胃。此型少见。癌组织在黏膜下扩展，侵及各层，黏膜表面充血水肿、高低不平、呈大小不等的结节状，可同时伴深浅不一的溃疡；同时伴有纤维组织增生，使胃腔变小，胃壁厚而僵硬，局部蠕动消失，且充气后胃不扩张；癌灶与邻近的正常黏膜境界不清。本型病变早期缺乏黏膜改变，内镜诊断比较困难，应在超声胃镜引导下进行深部活检，有助于提高阳性确诊率。

第三节　胃间质瘤和恶性淋巴瘤的内镜表现

一、胃间质瘤的内镜表现

胃间质瘤是最常见的胃黏膜下肿瘤，它由 Mazur 和 Clark 在 1983 年首次提出[5]。它是一类非定向分化的间叶肿瘤，起源于胃肠道固有肌层和黏膜肌层，由梭形细胞和上皮样细胞组成。它是胃肠道间质瘤（gastrointestinal stromal tumor, GIST）的一种。目前认为 GIST 可以向 4 种类型发展：平滑肌源性分化型，为良性、恶性或边缘性；神经源性分化型，为恶性；混合型，有以上两种成分，为恶性或潜在恶性；未定型，肿瘤细胞无分化特性，是狭义的间质细胞瘤，为恶性或潜在恶性。因此，GIST 大多为恶性或潜在恶性。

胃间质瘤的内镜特征[6, 7]：突入胃腔的丘状、半球形或球形隆起；基底较宽，边界清楚；表面黏膜光滑，色泽与周围黏膜相同，顶端可有糜烂或溃疡；可见桥型皱襞；质地较韧，用活检钳触之较硬，可在黏膜下滚动。胃镜下普通活检往往不能取到肿瘤组织，如在肿瘤表面溃疡部位深取，有时可取到肿瘤组织。根据其起始部位和发展方向，可分为壁间型、腔内型、腔外型及哑铃型。胃间质细胞瘤多为单发，也可见多发病例。该病应与胃息肉和胃腔外压迹相鉴别，鉴别要点为：表面光滑，缓坡样隆起型病变伴桥型皱襞（图 8-13）。

二、胃恶性淋巴瘤的内镜表现

胃恶性淋巴瘤 (malignant lymphoma of stomach) 是指原发于胃部而起源于胃黏膜下层淋巴组织的恶性肿瘤，约占胃部恶性肿瘤的 3% ~ 11%。中老年好发，儿童罕见，男女之比大约为 (1.2 ~ 3.0)：1。病变好发于胃窦部和幽门前区，病理组织学上多为 B 细胞源性，其中 MALT 淋巴瘤 (mucosa-associated lymphoid tissue lymphoma, MALT) 较常见。该概念于 1983 年由英国病理学家 Isaacson 首先提出，意指长期抗原刺激，使黏膜上皮相关淋巴细胞产生免疫应

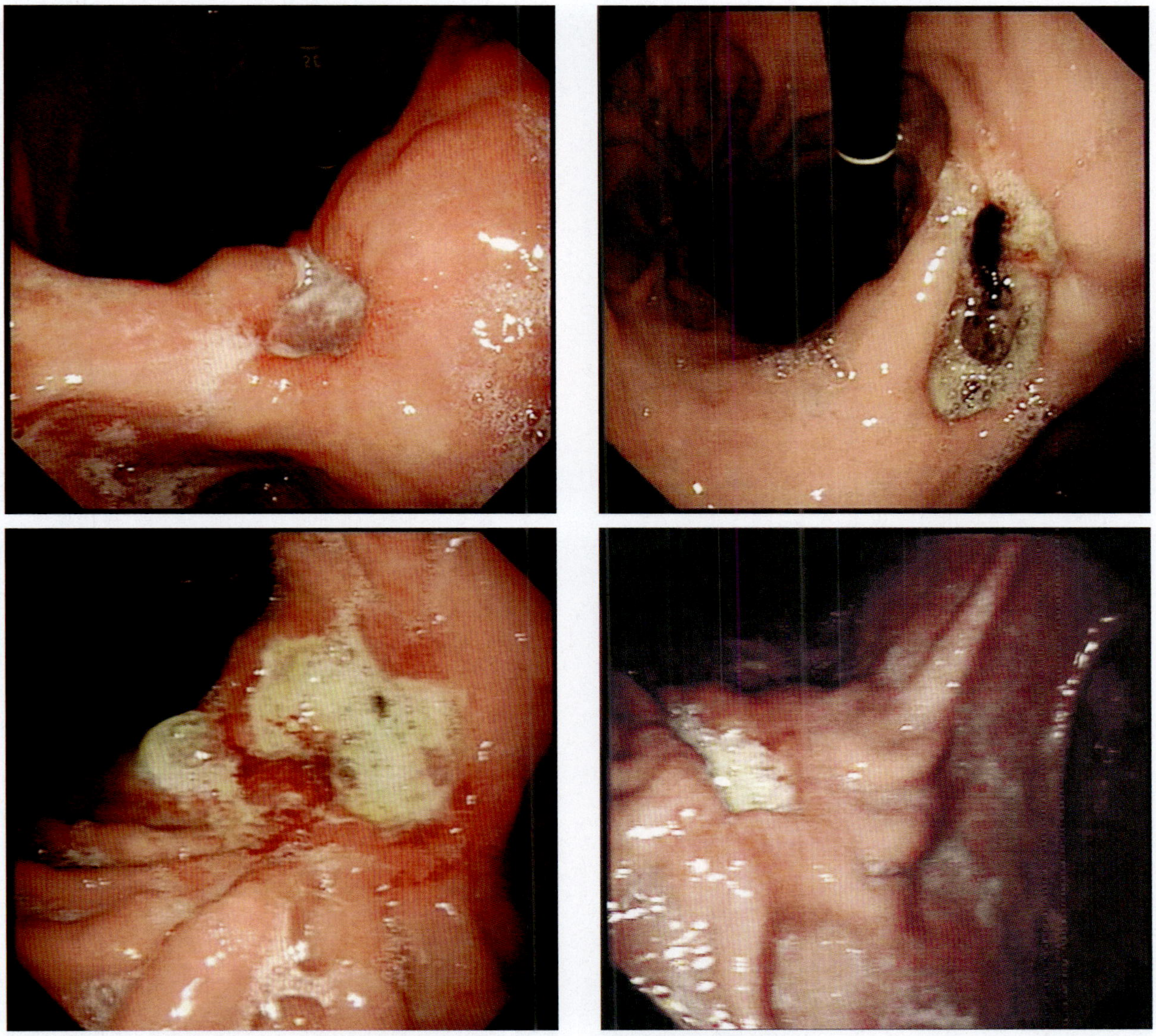

图8-10　Borrmann Ⅱ型胃癌的内镜表现

病变呈溃疡型，边缘隆起呈堤坝样，周围黏膜呈结节状，底部覆有污秽苔

答及局部炎症，并从无到有，发生免疫反应性淋巴增殖，称为获得性或继发性MALT[8]。并由良到恶，产生异常克隆而导致淋巴瘤。临床流行病学资料表明幽门螺杆菌（helicobacter pylori, Hp）相关性胃炎是MALT形成和MALT淋巴瘤发生的基础。

胃恶性淋巴瘤内镜下可见肿块或结节、溃疡及浸润改变，难与癌肿区别。但肿块、结节广泛而多灶，溃疡浅表而多发；大小、形态均不规则，黏膜下浸润表现为鹅卵石样外观或胃壁僵硬，亦可形成皮革样胃。根据大体形态将其分为肿块型、溃疡型、浸润型及结节型（图8-14）。由于胃恶性淋巴瘤的病变常位于黏膜下层，所以活检时应在溃疡边缘内侧进行深部多部位活检，这样才能提高诊断的阳性率。

第四节　新型内镜在胃癌诊断中的应用

一、放大内镜在早期胃癌诊断中的应用

放大内镜（magnification endoscopy）[9-11]是1967年日本在纤维内镜的基础上生产的特殊类型的纤维内镜，但由于性能的限制，未能在临床上得到广泛应用。目前的电子放大内镜放大倍数

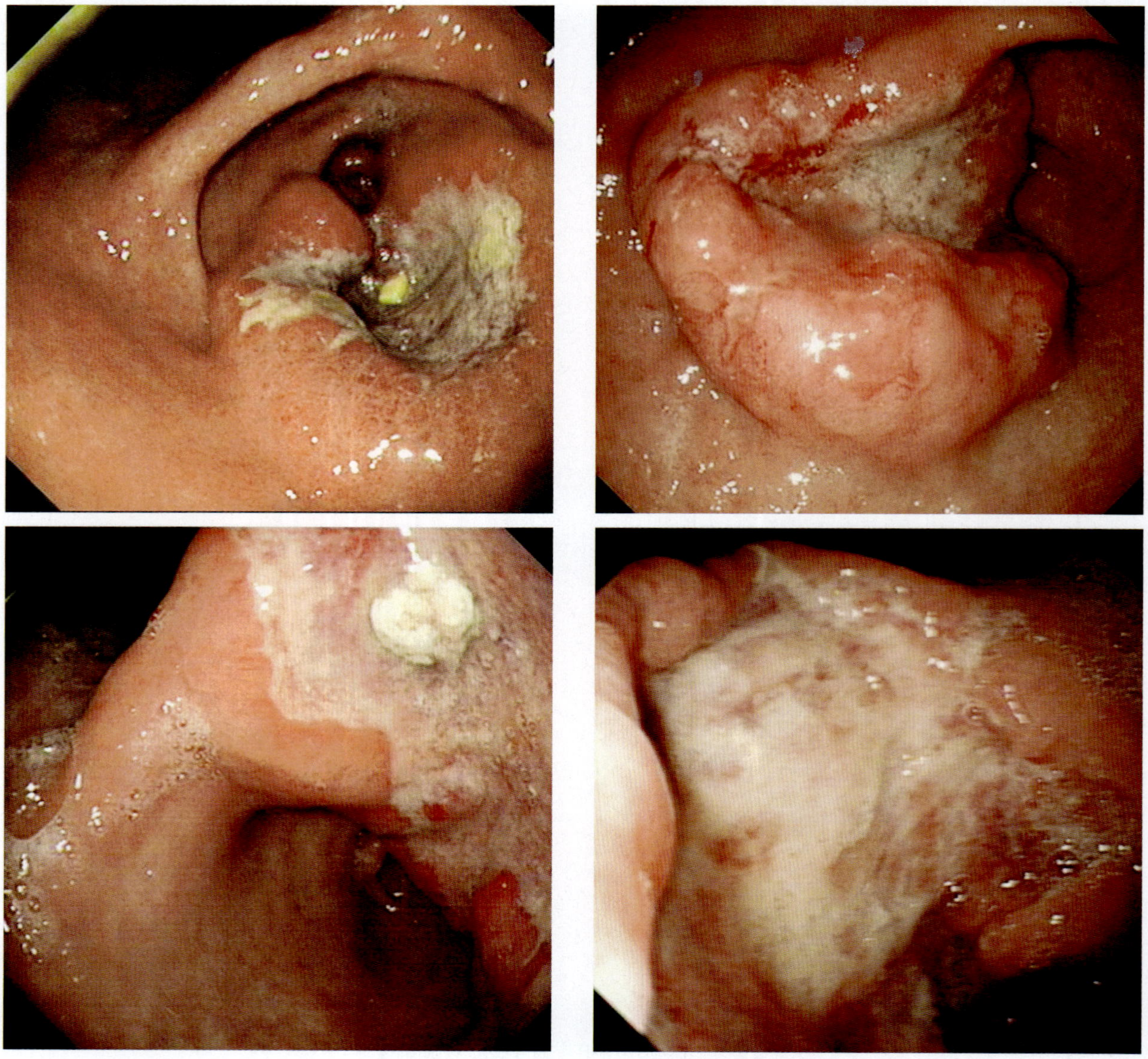

图8-11 Borrmann Ⅲ型胃癌的内镜表现

病变呈溃疡型，向周围浸润生长，与周围正常黏膜分界不清，周围皱襞有中断，底部覆有污秽苔

可达100倍左右，可以清晰地观察消化道黏膜的微小病变，特别是对早期胃癌的诊断有一定的优势。放大内镜下，早期胃癌比较有特征性的改变是胃小凹呈条纹状、网络状，局部微血管改变是出现了紊乱肿瘤血管和集合静脉，真毛细血管网消失（图8-15）。

二、超声内镜在胃癌诊断中的应用

1980年，Dunagnoey 和 Strohm 首次将超声内镜 (endoscopic ultrasonography, EUS) 应用到消化系统疾病的诊断中。经过20年的发展，EUS在消化系统疾病的诊断和治疗中发挥着越来越重要的作用[12, 13]。

EUS可以清楚地显示消化道管壁三强两弱的回声结构，帮助鉴别病变是来源于黏膜层、黏膜下层还是胃壁外的压迫。结合细针穿刺，可以鉴别肿瘤的良恶性，并且帮助了解肿瘤对胃壁的浸润深度，周围淋巴结是否受累以及脏器是否直接浸润的情况，以便进行肿瘤术前的TNM分期（图8-16）。对于黏膜下肿瘤，EUS可以准确地判断肿瘤位置和起源层次，依据起源层次及超声影像学的特点，可以确诊部分黏膜下肿瘤。

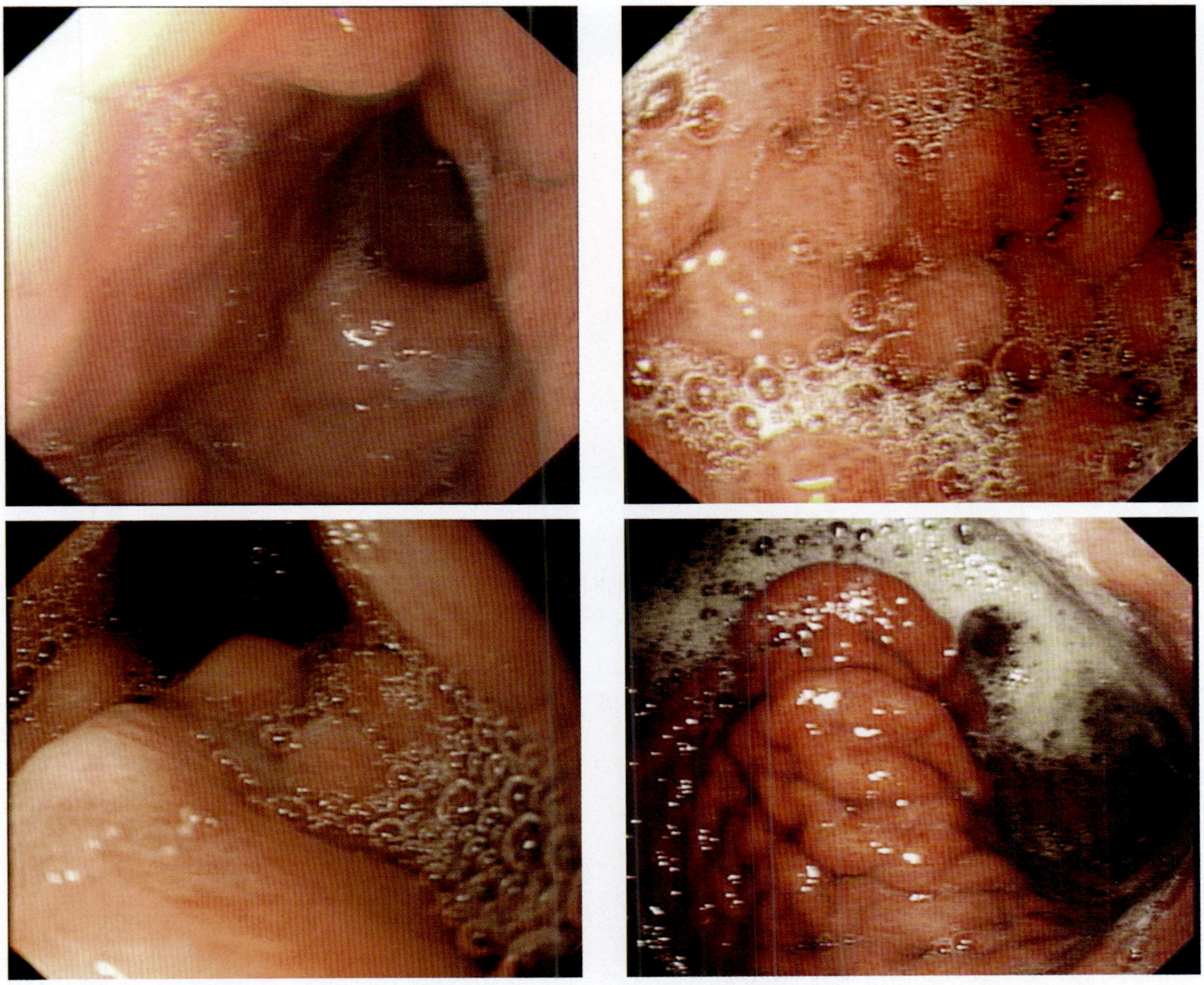

图8-12　Borrmann Ⅳ型胃癌的内镜表现

胃腔变窄，充气后不能扩张，表面黏膜充血水肿，皱襞增粗

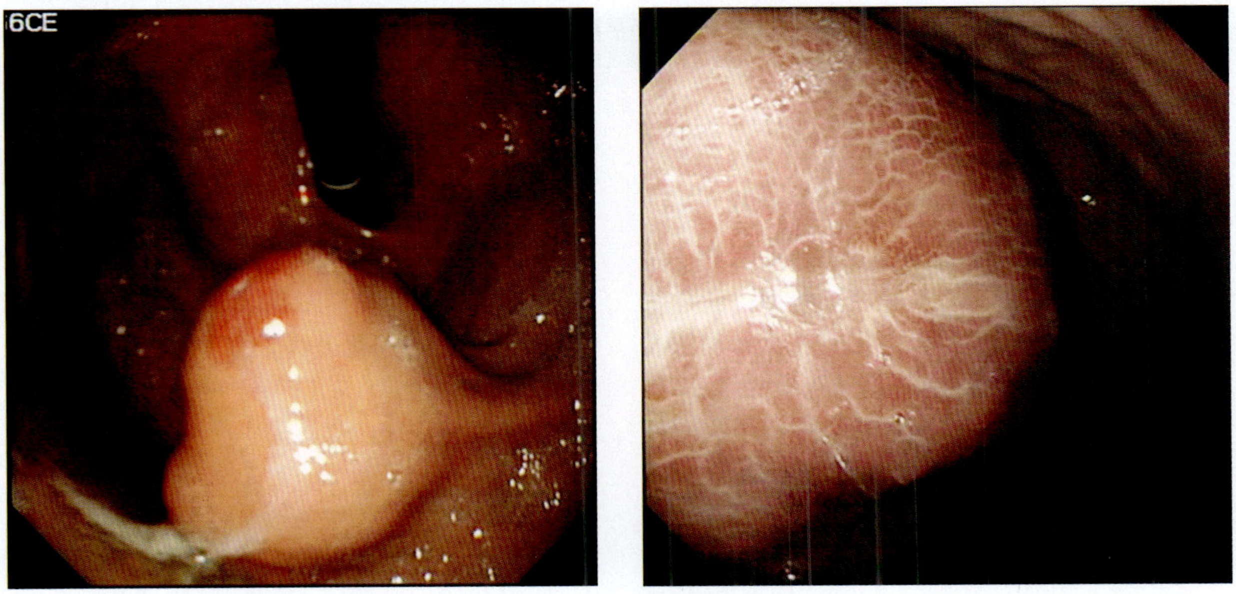

图8-13　GIST的内镜表现

肿瘤呈球形隆起，突入胃腔内，表面黏膜光滑，顶端可见充血糜烂，左图可见桥型皱襞

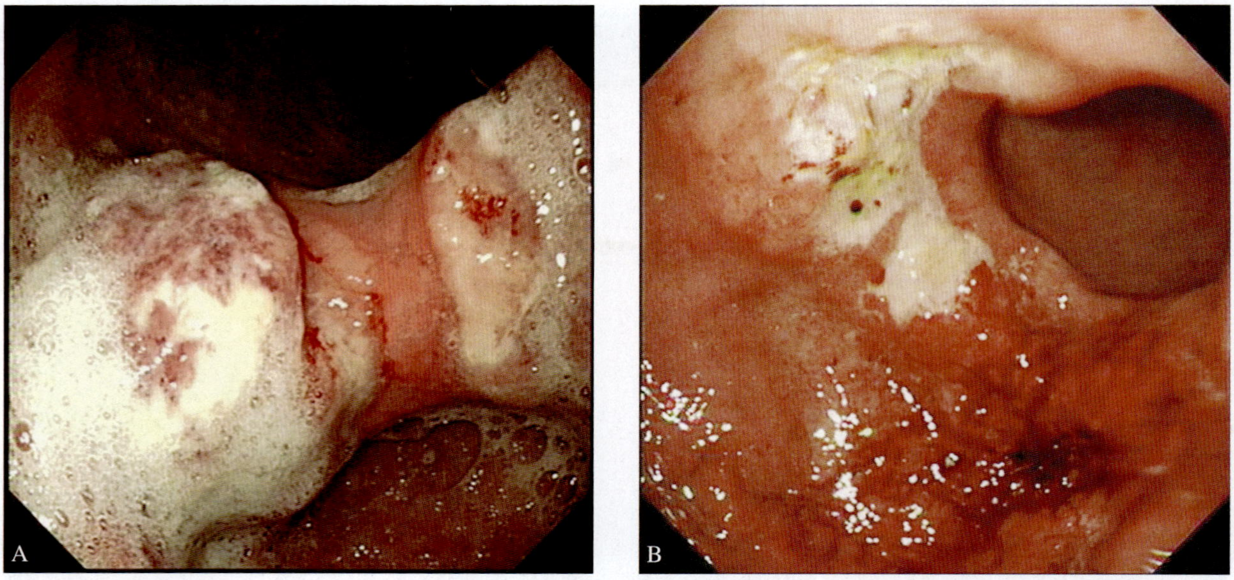

图8-14 胃恶性淋巴瘤内镜下表现

A. 病变呈多发结节样隆起，表面糜烂。B. 病变呈溃疡型，多发浅表，地图状分布，周边无环堤样隆起

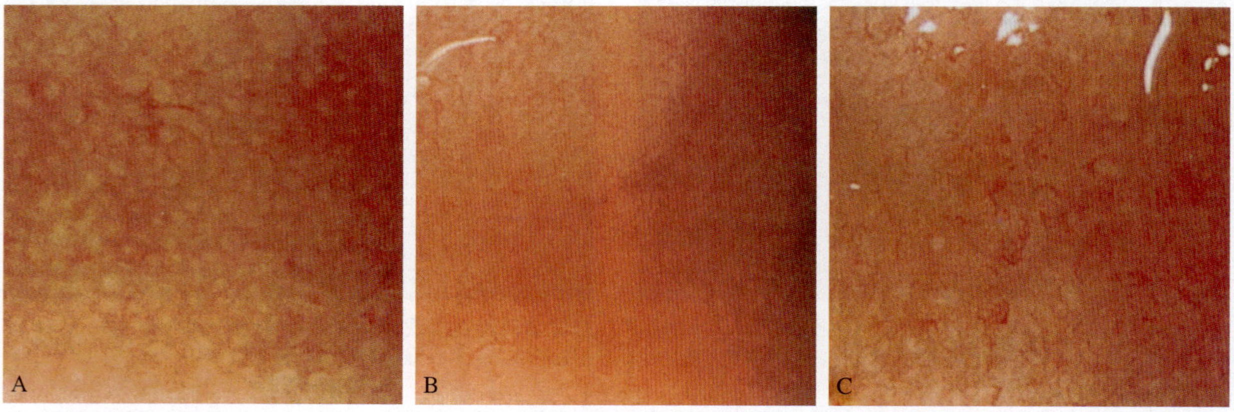

图8-15 放大内镜下早期胃癌的胃小凹改变

A. 胃小凹呈条纹状、网络状；B. 紊乱的肿瘤血管；C. 真毛细血管网消失

三、窄带成像在胃癌诊断中的应用

窄带成像 (narrow band imaging, NBI) [14, 15] 是由日本 Olympus 公司开发的一项新型内镜成像技术，被认为有助于消化道黏膜表面结构的观察，具有放大内镜和染色内镜的双重功效。NBI 是通过特殊的光学滤镜，将组成白光的蓝、绿、红 3 个波段过滤形成带宽较小的 3 个窄波段。这 3 个波段没有覆盖所有的可见光波段，对组织的穿透深度也不尽相同，分别对应黏膜的浅层、中层和深层。消化道黏膜厚 700 ~ 800μm。多数病变起源于黏膜表层，对黏膜层细微结构的观察，主要是毛细血管网的形态和黏膜表面腺管开口的形态，可有助于消化道病变的早期发现、诊断和治疗（图 8-17）。

（张志广　李熳）

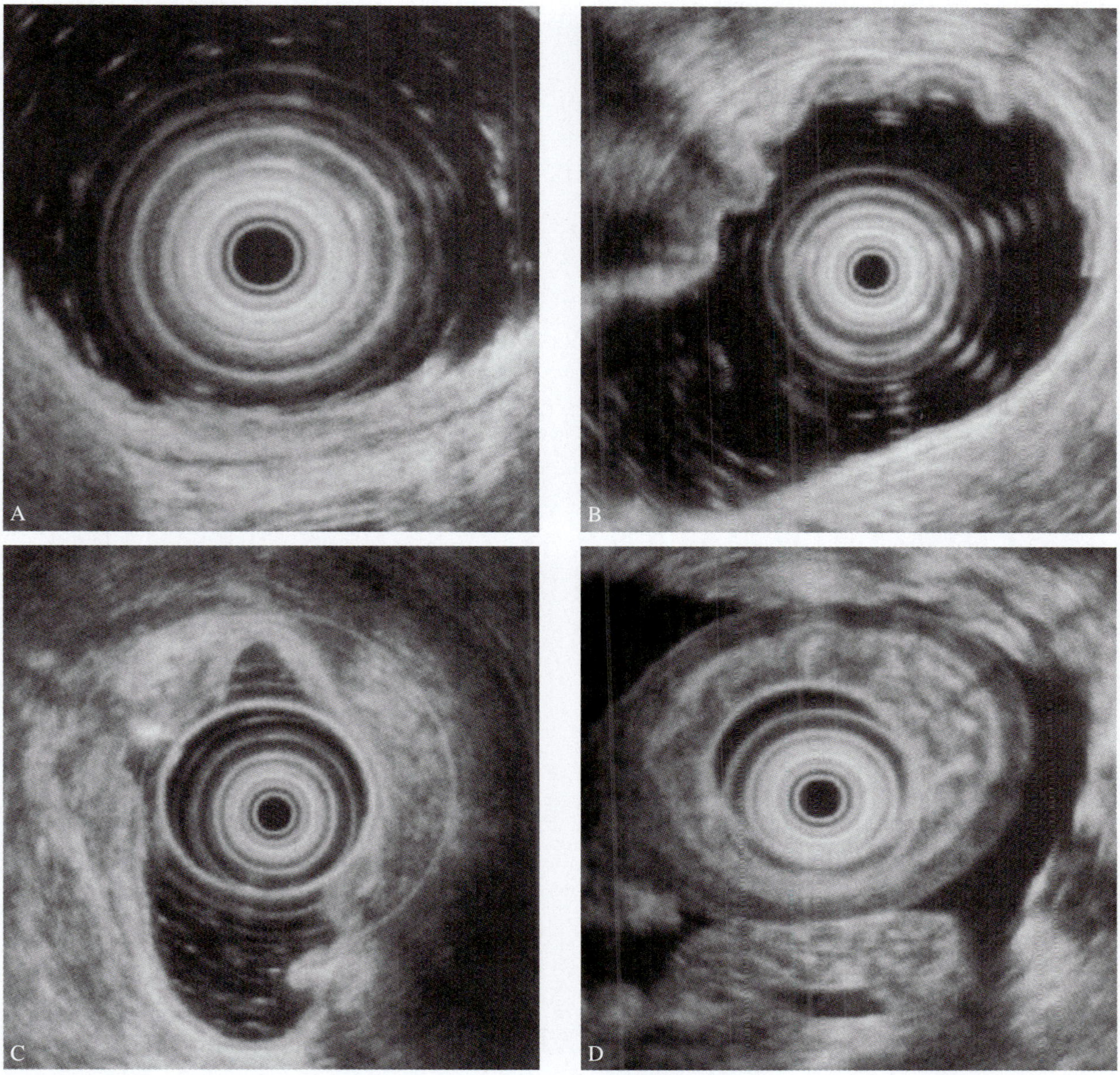

图8-16　胃癌的EUS表现

A. 早期胃癌：低回声未穿透黏膜下层；B. Borrmann Ⅱ型胃癌；C. Borrmann Ⅲ型胃癌；D. Borrmann Ⅳ型胃癌

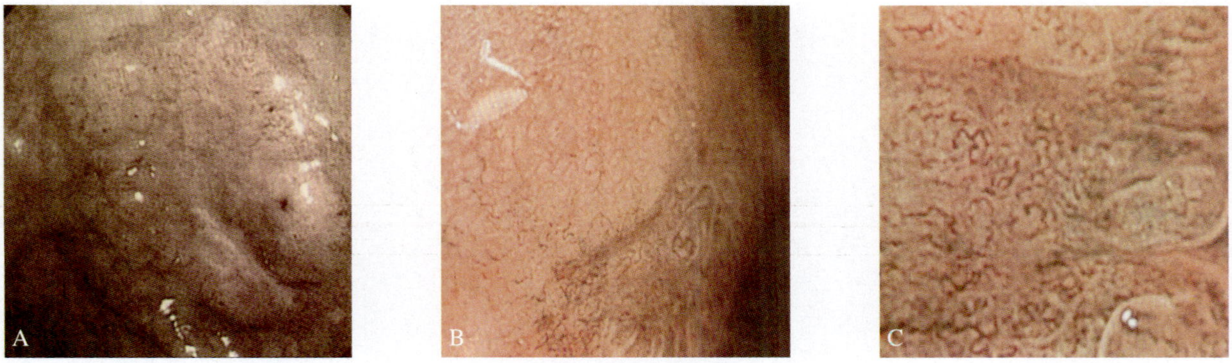

图8-17　早期胃癌的NBI放大观察

A. 病变边界更加清晰；B. 黏膜表面血管紊乱；C. 肿瘤新生血管形成

参考文献

[1] Nogueira C, Silva AS, Santos JN, et al. Early gastric cancer: ten years of experience. World J Surg, 2002, 26(3):330-334.

[2] Hosokawa O, Watanabe K, Hatorri M, et al. Detection of gastric cancer by repeat endoscopy within a short time after negative examination. Endoscopy, 2001, 33:301-305.

[3] Ono H, Yoshida S. Endoscopic diagnosis of the depth of cancer invasion for gastric cancer. Sto Int, 2001, 36:334-340.

[4] Tachmelitsch J, Weiser MR, Karpeh MS. Modern staging in gastric cancer. Surg Oncol, 2001, 9(1):23-30.

[5] 许国铭, 李兆申. 上消化道内镜学. 上海: 上海科学技术出版社, 2003.

[6] 何丽芳, 鲁臣溪. 上消化道间质细胞瘤内镜下分型探讨. 中华消化内镜杂志, 2000, 17(2):90.

[7] Mazur MT, Clark HB. Gastric stromal tumors: Reappraisal of histogenesis. Am J Surg Pathol, 1983, 7(6):507-519.

[8] Hussell T, Issacson PG, Crabtree JE, et al. Helicobacter pylori specific tumor infiltrating T cells provide contact dependent help for the growth of malignant B cell in low-grade gastric lymphoma of mucosa associated lymphoid tissue. J Patho, 1996, 178(2):122.

[9] Nakayoshi T, Taijiri H, Matsuda K, et al. Magnifying endoscopy combined with narrow band imaging system for early gastric cancer: correlation of vascular pattern with histopathology. Endoscopy, 2004, 36(12):1080-1084.

[10] Nelson DB, Block KP, Bosco J, et al. High resolution and high-magnification endoscopy. Gastrointest Endosc, 2000, 52(6):864-866.

[11] 徐雷鸣, 李定国. 放大内镜检查在消化道疾病中的诊断价值. 胃肠病学和肝病学杂志, 2004, 13(6):653-656.

[12] Mertz HR, Sechopoulos P, Delbeke D, et al. EUS, PET, and CT scanning for evaluation of pancreatic adenocarcinoma. Gastrointest Endosc, 2000, 52(3):367-371.

[13] 孙明军, 王轶淳, 刘晓东. 超声内镜对胃癌术前分期的意义. 中华消化内镜, 2006, 26(2):133-134.

[14] Gono K, Obi T, Yamaguchi M, et al. Appearance of enhanced tissue features in narrow-band endoscopic imaging. J Biomed Opt, 2004, 9:568-577.

[15] Yoshida T, Inoue H, Usui S, et al. Narrow-band imaging system with magnifying endoscopy for superficial lesions. Gastrointest Endosc, 2004, 59:288-295.

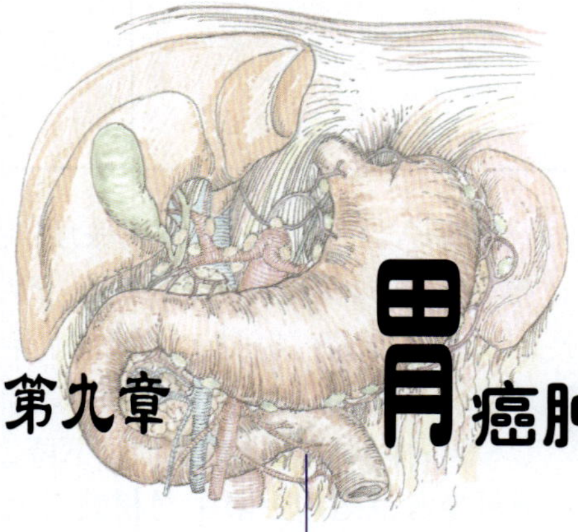

第九章 胃癌肿瘤标志物

詹宏杰

一、肿瘤标志物的概念

肿瘤标志物（tumor marker），是指特征性存在于恶性肿瘤的肿瘤细胞，或由恶性肿瘤细胞异常产生的物质，或是宿主对肿瘤的刺激反应而产生的物质，并能反映肿瘤发生、发展，监测肿瘤对治疗反应的一类物质。存在于肿瘤患者的组织、体液和排泄物中，能够用免疫学、生物学及化学的方法检测。这一概念是 1978 年 Herberman 在美国国立癌症研究所召开的人类免疫及肿瘤免疫诊断会上提出的，次年在英国第七届肿瘤发生生物学和医学会议上被确认，并被公开引用。自 1986 年以来国际肿瘤标志物学会共组织和主持 16 次国际人类肿瘤标志物学术会议，2000 年 3 月在中国香港举办第 17 届国际人类肿瘤标志物学术会议。肿瘤标志物已成为肿瘤学中一个重要的新学科、新领域。

二、肿瘤标志物的发展历史

追溯历史，在世界上首先发现的肿瘤标志物是 1846 年 Bence-Jones 发现在尿中有一种随温度变化而改变成凝溶状态的蛋白质，后经证实其是一种由多发性骨髓瘤病人的浆细胞所产生，由尿液排泄的蛋白质，并被命名为本周蛋白（B-J 蛋白）。本周蛋白的发现，开创了肿瘤标志物的新时期，故常将这一年代称为肿瘤标志物的开创期，或称肿瘤标志物的第一阶段。在以后一段较长的时期内，由于没有理想的测定方法，对肿瘤标志物的研究和应用进展不大，直到 20 世纪 60–80 年代由于免疫学、生物化学、分子生物学及其相应技术，特别是单克隆抗体技术的发展，促使肿瘤生物学标志的研究和应用进入一个崭新的时代，发现了许多肿瘤标志物。肿瘤标志的发展可大体上分为 4 个阶段：第一阶段：1846–1928 年，发现本周蛋白。第二阶段：1929–1963 年，在此期间发现了与肿瘤相关的标志物，包括激素、同工酶、蛋白质。但是这些标志物的应用，特别是肿瘤所表达的这些物质的理化特性，经过相当的一段时间后，才被人们逐渐认识。尤其是在 1963–1969 年，即第三阶段中发现并证实，某些胎儿期蛋白在肿瘤状态时重新出现，从而认为对这种胎儿蛋白的检测，十分有利于对肿瘤的诊断。第四阶段是 1975 年起，发现了单克隆抗体，在肿瘤细胞系中获得了肿瘤抗原，并成功地使用癌胚胎抗原，如 CA125、CA153、CA549 等。近年来，随着分子遗传学的理论和技术的发展，分子探针的使用，单克隆抗体的筛选成功，基因的定位，包括肿瘤基因和抑癌基因的测定，使肿瘤标志物的检测内容更广，技术更先进[1]。

三、肿瘤标志物的评估标准

（一）定量测定的标准

人们要求肿瘤标志物测定和其他实验室检验一样，具有较高的灵敏度和特异性，这是评估肿瘤标志物诊断价值的两项重要标准。所谓灵敏度也就是真阳性率或称阳性率，可按下式计算：

灵敏度 = 测定病例数中超过正常参考值的病例数 / 已确诊患某肿瘤而测定该项标志的病例数 ×100%

如测定1000名已确诊为肝癌患者的血清AFP，超过正常参考值者为720名，即720例为真阳性，或真阳性率为72%；而AFP未超过正常参考值的280名肝癌患者为假阴性，或假阴性率为28%。故灵敏度也可表示为：

灵敏度 = 真阳性例数 /（真阳性例数 + 假阴性例数）×100%

所谓特异性也就是真阴性率。可按下式计算：

特异性 = 测定例数中结果在正常参考值范围之内的例数 / 肯定不患某一肿瘤而测定该项目标志的例数 ×100%

如测定2500名肯定不是肝癌者的血清AFP，未超过正常参考范围者为2400名，即2400例为真阴性，或真阴性率为96%；另外AFP超过正常范围的100名非肝癌患者为假阳性，或假阳性率为4%。故特异性又可表示为：

特异性 = 真阴性例数 /（真阴性例数 + 假阳性例数）×100%

有些临床统计学家惯用阳性预测值 [positive predictive value，PV（+）] 和阴性预测值 [negative predictive value，PV（−）] 来衡量某项检测的应用价值，可按下式计算：

PV（+）= 真阳性例数 / 总阳性例数 ×100%= 真阳性例数 /(真阳性例数 + 假阳性例数）×100%

PV（−）= 真阴性例数 / 总阴性例数 ×100%= 真阴性例数 /（真阴性例数 + 假阴性例数）×100%

故PV（+）和PV（−）分别和灵敏度与特异性类似，唯分母不同而已。一般来说，PV（+）常大于灵敏度，而PV（−）常小于特异性。灵敏度和PV（−）因假阴性率增大而减小，特异性和PV（+）则因假阳性率增加而下降。但阳性率又与正常参考范围的上限密切相关，上限越高，假阳性率越低，特异性可增高，但真阳性率也降低，灵敏度也随之降低。

任何一种肿瘤标志物一般不可能达到100%的灵敏度或PV（+），也较难达到100%的特异性或PV（−）。肿瘤标志物的选择标准应该是真阳性率和真阴性率越高越好，而假阳性率和假阴性率越低越好。

另一个判断肿瘤标志物应用价值的指标是有效率（efficiency），也就是全部测定的正确率(accuracy)。假阳性率和假阴性率越低，有效率也越高。

有效率 =（真阳性例数 + 真阴性例数）/ 总测定例数 ×100%

（二）肿瘤标志物临床应用评定

1996年由美国临床肿瘤协会（American Society of Clinical Oncology, ASCO）组织了一批肿瘤标志物研究专家，其中包括临床肿瘤学家、外科专家、病理学家及临床生物化学家，报道了一组肿瘤标志物对乳腺癌及结肠癌检测的临床价值的评定，并在此基础上提出了肿瘤标志物临床应用级别评分标准（表9-1）。

四、肿瘤标志物的特性

肿瘤标志物在临床上已得到较广泛的应用，理想的肿瘤标志物应具有以下特性：①灵敏度高，使肿瘤能早期发现，早期诊断；②特异性好，即肿瘤患者为阳性，而非恶性肿瘤患者为阴性，能对良、恶性肿瘤进行鉴别；③能对肿瘤进行定位，即具有器官特异性；④与病情严重程度、肿瘤大小或分期有关，即肿瘤越大或越晚期，肿瘤标志物浓度越高；⑤监测肿瘤治疗效果，即肿瘤标志物浓度增高或降低与治疗效果密切相关；⑥监测肿瘤的复发，即肿瘤治疗后肿瘤标志物浓度降低，肿瘤复发时明显升高；⑦预测肿瘤的预后即肿瘤标志物浓度越高，预后越差，

表 9-1　肿瘤标志物的临床应用价值评分标准

应用价值评分	评定的标准
0	肿瘤标志物无临床应用价值
NA	资料还无法在临床应用上给予总结
+/−	资料提示肿瘤标志物与肿瘤有一定的相关性，但需做进一步的深入研究。肿瘤标志物还无法作为临床应用的标准
+	资料显示肿瘤标志物与肿瘤生物学特性变化密切相关，并具有一定的临床意义，但需进一步深入研究，以便提高资料及评定临床应用的标准化
++	肿瘤标志物具有明显的临床应用价值，但还未能单一地使用，并且还需进一步考虑特异性及检测的标准化
+++	肿瘤标志物具有显著性应用价值，并能独立地决定临床意义，以及具有检测的标准化

反之亦然。但至今还没有一种肿瘤标志物能完全满足上述要求。

五、肿瘤标志物的分类

由于肿瘤标志物的来源和性质非常复杂，至今尚未有一个统一的分类方法。目前常用的分类方法有两种：其一是根据肿瘤标志物的来源分类，其二是根据肿瘤标志物本身的化学性质和免疫学特性分类。按肿瘤标志物的来源可分为：①肿瘤特异性标志物，指仅有某一种肿瘤所产生的特异性物质；②肿瘤辅助标志物，在一类组织类型相似而性质不同的肿瘤发生时，其水平都升高。按标志物本身的性质可分为：①胚胎抗原性标志物，如癌胚抗原（CEA）、甲胎蛋白（AFP）等；②糖类抗原（carbohydrate antigen，CA）标志物，如 CA125、CA15-3 等；③蛋白类标志物，如组织多肽抗原（TPA）、细胞角蛋白（CK）等；④酶类标志物，如前列腺特异性抗原（PSA）、神经元特异性烯醇化酶（NSE）等；⑤激素类标志物，如降钙素（CT）、人绒毛膜促性腺激素（hCG）等；⑥基因类标志物，如原癌基因 ras、myc 等，和抑癌基因 Rb 及 p53 等；⑦其他肿瘤标志物，如唾液酸（SA）、多胺及病毒类肿瘤标志物等。

六、肿瘤标志物检测的意义

肿瘤标志物的检测和研究在临床上具有重要意义，可应用于以下几个方面：①肿瘤普查，如甲胎蛋白普查在我国是筛选和诊断无临床症状小肝癌的最主要方法；②肿瘤高危人群的筛选，如家族性甲状腺髓样癌的亲族中患该肿瘤的概率比一般人群高，对这些高危人群检测降钙素水平有助于筛选出可能患早期甲状腺髓样癌的患者；③肿瘤的诊断和鉴别诊断，如前列腺酸性磷酸酶不同于其他组织中的酸性磷酸酶，可用于前列腺癌的诊断和判断转移癌是否来自前列腺；④监测肿瘤，在肿瘤治疗前、治疗中和治疗后检测肿瘤标志物的水平可帮助了解治疗效果，监测肿瘤有无早期复发和转移，如 CEA 对大肠癌、hCG 对绒毛膜癌的监测；⑤肿瘤分类，如用 CEA 和 NSE 可区别胃肠道肿瘤是腺癌（CEA 阳性，NSE 阴性）还是类癌（CEA 阴性、NSE 阳性）；⑥肿瘤分期，前列腺癌的晚期患者血清 PAP 非显高于早期患者，检测血清 PAP 水平可辅助诊断分期；⑦肿瘤定位，利用放射性核素标记的抗体与肿瘤抗原结合，然后通过扫描来定位肿瘤；⑧肿瘤治疗，即应用抗体结合细胞毒药物治疗肿瘤。

七、常见的胃癌肿瘤标志物

（一）癌胚抗原

癌胚抗原是 1965 年 Gold 和 Freedman 首先从胎儿及结肠癌组织中发现的。CEA 是一种分子量为 22kD 的多糖蛋白复合物，45% 为蛋白质。CEA 的编码基因位于 19 号染色体。一般情况下，CEA 是由胎儿胃肠道上皮组织、胰和肝细胞所合成。通常在妊娠前 6 个月内 CEA 含量增高，出生后血清中含量已很低。96% ~ 97% 非吸烟健康成年人血清中 CEA 浓度小于 2.5μg/L，大量吸烟者有 20% ~ 40% 的人 CEA>2.5μg/L，少数 CEA>5.0μg/L。

CEA 属于非器官特异性肿瘤相关抗原，分泌 CEA 的肿瘤大多位于空腔脏器，如胃肠道、呼吸道、泌尿道等。正常情况下CEA经胃肠道代谢，而肿瘤状态时的CEA则进入血和淋巴循环，引起血清CEA异常增高，使上述各种肿瘤患者的血清CEA均有增高。在临床上，整个胃肠道恶性肿瘤患者血清中CEA均可增高，CEA>20μg/L高度提示结肠癌。其他一些恶性肿瘤及非肿瘤性疾病CEA都可升高，故不是恶性肿瘤的特异性标志。CEA在胃癌中的检测阳性率为14.0%～29.6%，在结直肠癌中的阳性率为27.6%～50.8%，表明CEA对胃癌、结直肠癌的筛查和诊断价值有限。但血清CEA水平随着胃癌、结直肠癌分期的增加而增高，呈显著正相关，提示其在一定程度上可反映胃癌、结直肠癌所处的发展阶段和生物学特征，可以作为肿瘤转移后系统性治疗疗效监测的一个指标[2]，但必须警惕应用奥沙利铂（oxaliplatin）开始的4～6周，有可能出现假性上升。当CEA>60μg/L时，可见于结肠癌、直肠癌、胃癌和肺癌。CEA值升高，表明有病变残存或进展。如肺癌、乳腺癌、膀胱癌和卵巢癌患者血清CEA量会明显升高，大多显示为肿瘤浸润，其中约70%为转移性癌。一般来说，手术切除后6周，CEA水平恢复正常，否则提示有残存肿瘤，若CEA浓度持续不断升高，或其数值超过正常5～6倍者均提示预后不良。连续随访定量检测血清CEA含量，对肿瘤病情判断更具有意义[3, 4]。

（二）糖类抗原19-9（CA19-9）

CA19-9为唾液酸化的乳-N-岩藻戊糖Ⅱ，是一种类黏蛋白的糖蛋白成分，为碳水化合物癌抗原，或称胃肠道碳水化合物抗原（GICA），是由Koprowski等应用人类结肠癌培养细胞株免疫BALB/C鼠而获得的19种抗体中的一种肿瘤相关抗原。CA19-9是一种低聚糖类肿瘤相关糖类抗原，分子量约为5000kU，对消化道肿瘤的诊断有较高价值。CA19-9是胰腺癌、胃癌、结直肠癌、胆囊癌的相关标志物，大量研究证明CA19-9浓度与这些肿瘤大小有关，是至今报道的对胰腺癌敏感性最高的标志物。胰腺癌患者85%～95%为阳性，CA19-9测定有助于胰腺癌的鉴别诊断和病情监测。当CA19-9小于1000U/ml时，有一定的手术意义，肿瘤切除后CA19-9浓度会下降，如再上升，则可表示复发。对胰腺癌转移的诊断也有较高的阳性率，当血清CA19-9水平高于10000U/ml时，几乎均存在外周转移。胃癌、结直肠癌、胆囊癌、胆管癌、肝癌的阳性率也会很高，若同时检测CEA和AFP可进一步提高阳性检测率（对于胃癌，建议做CA72-4和CEA联合检测）。CA19-9在胃癌患者血清中阳性率为21.7%～40.5%[5, 6]，其水平随胃癌分期递增而升高，与Ⅲ、Ⅳ期胃肠癌、淋巴结转移、肝转移和生存率以及预后密切相关[7, 8]，胃肠道和肝的多种良性和炎症病变，如胰腺炎、轻微的胆汁郁积和黄疸，CA19-9浓度也可增高，但往往呈“一过性”，而且其浓度多低于120U/ml，必须加以鉴别[4]。

（三）糖类抗原72-4（CA72-4）

CA72-4(carbohydrate antigen 72-4，CA72-4)是1981年Colcher等人用乳腺癌肝转移的癌细胞膜成分免疫小鼠，所得单抗B72.3所识别的肿瘤糖蛋白抗原，主要存在于人腺癌组织中。CA72-4是一种高分子量糖蛋白抗原，对胃癌有较高的敏感性和特异性，不存在于良性肿瘤、渗出物或正常人组织内。CA72-4在胃癌血清中检测阳性率21.43%～59.1%，在结直肠癌中的阳性率为22.73%～62.5%，其水平高低可反映胃肿瘤浸润及淋巴结转移状况，与之呈正相关，同时还能较好地反映肿瘤负荷情况，在胃癌根治术后的随访与复发监测中，血清CA72-4的敏感度高于CEA[9]。

（四）糖类抗原242（CA242）

糖链抗原242(carbohydrate antigen 242，CA242)是一种唾液酸化的黏蛋白型糖类抗原，与肿瘤局部的宿主抗肿瘤免疫反应有关。CA242在胃癌血清中的检测阳性率为13.5%～26.1%，其血清水平可随胃癌TNM分期递增而升高，尤其以Ⅳ期和有肝转移者最为明显，而与组织学类型、肿瘤部位和细胞分化程度无明显相关性。

（五）糖类抗原125（CA125）

CA125是一相对分子质量为200kD左右的糖蛋白。是卵巢癌的首选标志，但在其他肿瘤，主要在消化道肿瘤中也有较高的敏感性。胃癌发生远处转移，尤其当发生腹腔转移时，常伴有CA125的升高。在临床上，CA125结合腹腔镜检查是判断胃癌腹腔转移的良好指标。

（六）甲胎蛋白（AFP）

AFP是肝癌诊断的重要指标，在部分组织类型的胃癌中也可检测到AFP的含量增高，但它不同于肝癌产生的AFP，具有胃肠道特异性，其与凝集素反应的特征是AFP-C1等增多。AFP在3种组织类型的胃癌中升高相对较为显著，即肝样型、卵巢瘤样型及胎儿胃肠型，其中尤以肝样型胃癌相对最为常见，恶性度高。AFP升高的胃癌患者易发生肝转移，预后较差，并多见于胃癌进展期。在极少最早期胃癌中，如AFP升高或经化疗后AFP仍持续升高，证明胃癌易发生肝转移或对化疗不敏感。因此，胃癌中AFP的检测有助于对预后及化疗疗效的判断[10]。

（七）MG7 抗原

MG7抗原是第四军医大学用胃癌细胞系、胃癌转移淋巴结及原发胃癌组织等免疫小鼠制备获得的，对胃癌有较好反应特异性的单克隆抗体（对应抗原称为MG7抗原），与胃癌的反应率在90%以上。通过免疫PCR，对416例胃癌患者血清的抗原检出阳性率为85%，其中有6例为早期胃癌。用该组抗体对90例胃镜活检证实为异型增生的患者胃黏膜进行免疫组化检测，29例阳性（32.3%），对其中19例进行胃镜随访，6例在1～5年内发生胃癌，癌变率31.6%，早期癌4例；而对染色阴性的16例患者进行同样随访，未见胃癌发生，提示MG7抗原有可能作为胃癌的预警分子。最近Lee等对MG7抗原进行了鉴定，发现其为核糖核酸蛋白[11, 12]。

（八）循环血RNA

外周血循环RNA具有和肿瘤相一致的分子变化，它可能是以RNA-蛋白质复合体的形式存在。利用分子生物学技术RT-PCR检测特异性标志蛋白mRNA的表达已被证明是检查外周血、淋巴结和骨髓中循环癌细胞的敏感方法。目前在检测胃癌中报道较多的有CK20 mRNA、CK19 mRNA、CD44v6 mRNA、CEA mRNA[13]。循环血RNA测定具有极高的敏感性及特异性，但它比DNA更容易降解，同时还可能导致假阴性及假阳性[11, 14]。

除上述用于胃癌临床的肿瘤标志外，其他许多肿瘤标志物如C-erbB-2、突变的P53蛋白、细胞因子（如IL-2、IL-10、TNF等）等在胃癌中的临床意义尚需进一步明确，故目前尚未作为常规进行检测[15]。事实上，迄今尚未发现胃癌特异的肿瘤标志物。目前已用于临床的肿瘤标志物在胃癌中的阳性率也大都不及50%，显然几种肿瘤标志物的结合检测对提高胃癌的诊断率及预后评估的准确性是十分重要的。相信随着蛋白质组学等技术的发展和应用，在不久的将来能获得相对更为特异的胃癌标志物，为胃癌诊断、预后判断及疗效评估提供更为可靠有效的方法和依据[11]。

（詹宏杰）

参考文献

[1] 汤钊猷. 现代肿瘤学. 2版. 上海: 复旦大学出版社, 2000:346-365.

[2] Zhang YH, Li Y, Chen C, et al. Carcinoembryonic antigen level is related to tumor invasion into the serosa of the stomach: study on 166 cases and suggestion for new therapy. Hepatogastroenterology, 2009, 56(96):1750-1754.

[3] Locker GY, Hamilton S, Harris J, et al. ASCO 2006 update of recommendations for the use of tumor markers in gastrointestinal cancer. J Clin Oncol, 2006, 24(33):5313-5327.

[4] Hilege E, Mihmanli M, Demir U, et al. Prognostic value of preoperative CEA nd CA 19-9 levels in resectable gastric cancer. Hepatogastroenterology, 2010, 57(99-100):674-677.

[5] Sun Z, Fu X, Zhang L, et al. A protein chip system for parallel analysis of multi-tumor markers and its application in cancer detection. Anticancer Res, 2004, 24(2C):1159-1165.

[6] 杨雪琴, 陈创, 候晋轩, 等. 多肿瘤标志物C12检测系统在胃癌诊断中的价值分析. 中国肿瘤临床, 2008, 35(4):184-188.

[7] Choi SR, Jang JS, Lee JH, et al. Role of serum tumor markers in monitoring for recurrence of gastric cancer following

radical gastrectomy. Dig Dis Sci, 2006, 51(11):2081-2086.

[8] Kidón EU, Bustamante R. Gastric cancer: tumor markers as predictive factors for preoperative staging. J Gastrointest Cancer. [2010-05-25]. http://springer.metapress.com/content/405h21648256070x/fulltext.pdf.

[9] Hen C, Chen LQ, Chen LD, et al. Evaluation of tumor markers biochip C12 system in the diagnosis of gastric cancer and the strategies for improvement: analysis of 100 cases. Hepatogastroenterology, 2008, 55(84):991-997.

[10] Inoue M, Sano T, Kuchiba A, et al. Long-term results of gastrectomy for lpha-fetoprotein-producing gastric cancer. Br J Surg, 2010, 97(7):1056-1061.

[11] 李春海. 肿瘤标志学基础与临床. 北京: 军事医学科学出版社, 2007:454-465.

[12] Chen Z, Hong L, Liu L, et al. Monoclonal antibody MG7 as a screening tool for gastric cancer. Hybridoma (Larchmt), 2010, 29(1):27-30.

[13] Ikoma H, Ichikawa D, Daito I, et al. Clinical application of methylation specific-polymerase chain reaction in serum of patients with gastric cancer. Hepatogastroenterology, 2007, 54(75):946-950.

[14] 屠红, 高海峰, 傅士龙, 等. 肿瘤患者循环DNA的定量检测. 中华肿瘤杂志, 2004, 26(10):606-608.

[15] Zhang J, He XH, Xie XY, et al. The potential for serum p53 to predict the response to chemotherapy of patients with gastric cancer. J Int Med Res, 2010, 38(2):423-431.

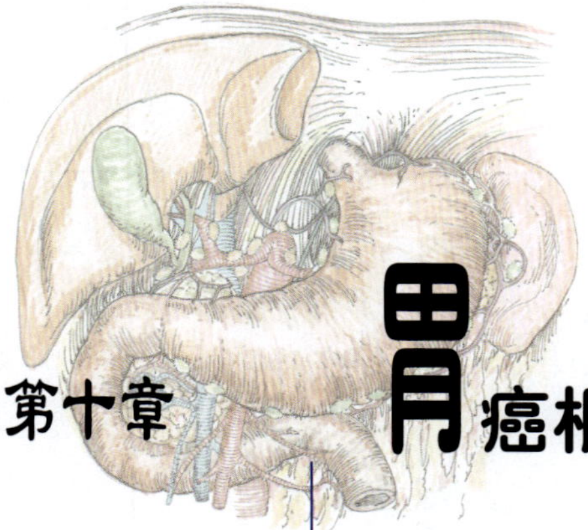

第十章 胃癌根治术淋巴结清扫的解剖基础

胡建昆 梁寒 柯彬

第一节 胃周围血管及解剖变异

胃的血液供应丰富，供应胃各部的动脉有十余条，多为腹腔干的第3、4级分支，沿胃大弯、胃小弯分布形成动脉弓，与胃的同名静脉、胃的神经和淋巴管伴行，分布于胃壁[1]。了解胃周围血管解剖及变异，是进行胃癌外科操作的基础。

一、胃的动脉

胃的动脉来自腹腔干的直接或间接分支，沿胃小弯分布的有胃左、胃右动脉，沿胃大弯分布的有胃网膜左、右动脉，它们分别在胃大弯、胃小弯处形成两个动脉弓，由动脉弓发出胃支至胃前、后壁，并互相吻合。分布于胃底的有胃短动脉、胃后动脉（图10-1）。

胃左动脉（left gastric artery）：是腹腔动脉的最小分支，但却是胃供血流量最大的一支，少数（2.5%～15%）可直接起自腹主动脉。它发出后于胃胰皱襞中行向左上方，至贲门处发出一至数支食管支，沿食管上行与胸主动脉的食管支吻合，主干急转向右，在小网膜两层之间沿胃小弯向右行，沿途发出5～6条胃支，分布至胃小弯侧附近的胃前、后壁。至胃角切迹处与胃右动脉吻合，或可在胃壁内吻合。5%～15%的胃左动脉发出副肝左动脉（图10-2），沿小网膜上部到达肝静脉韧带裂，供应左叶大部分或全部血液。

胃右动脉（right gastric artery）：仅40%左右发自肝固有动脉，其余可发自肝总动脉或胃十二指肠动脉，缺如者约占10%。胃右动脉发出后，上行至胃十二指肠韧带中，下行至幽门上缘，沿胃小弯在小网膜两层之间向左行，至角切迹处与胃左动脉末梢支吻合。胃右动脉沿途发出胃支至胃前、后壁，还有小支至十二指肠上部。

胃网膜右动脉（right gastroepiploic artery）：大多数发自胃十二指肠动脉（90%以上）（图10-3），其余可发自肠系膜上动脉、中结肠动脉或胰十二指肠动脉。发出后在大网膜一、二层间，沿胃大弯向左行走。与胃网膜左动脉吻合，形成胃网膜动脉弓，在其起始部发出幽门支至幽门，沿途发出胃支和网膜支。胃网膜动脉弓向上分支至胃下部和胃中部的胃前、后壁，向下发出2～3支网膜动脉，一支副网膜动脉及数支短网膜动脉。2～3支网膜动脉相互间分支连接形成大网膜动脉弓。

胃网膜左动脉（left gastroepiploic artery）：在脾门附近发自脾动脉或脾动脉下极的分支（图10-4），经胃脾韧带向右下行进入大网膜第一、二层之间，沿胃大弯右行，与胃网膜右动脉吻合，形成胃大弯侧动脉弓。沿途发出多条胃支和网膜支，前者分布于胃大弯附近的胃前、后壁，后者分布于大网膜。胃网膜左、右动脉的每条胃

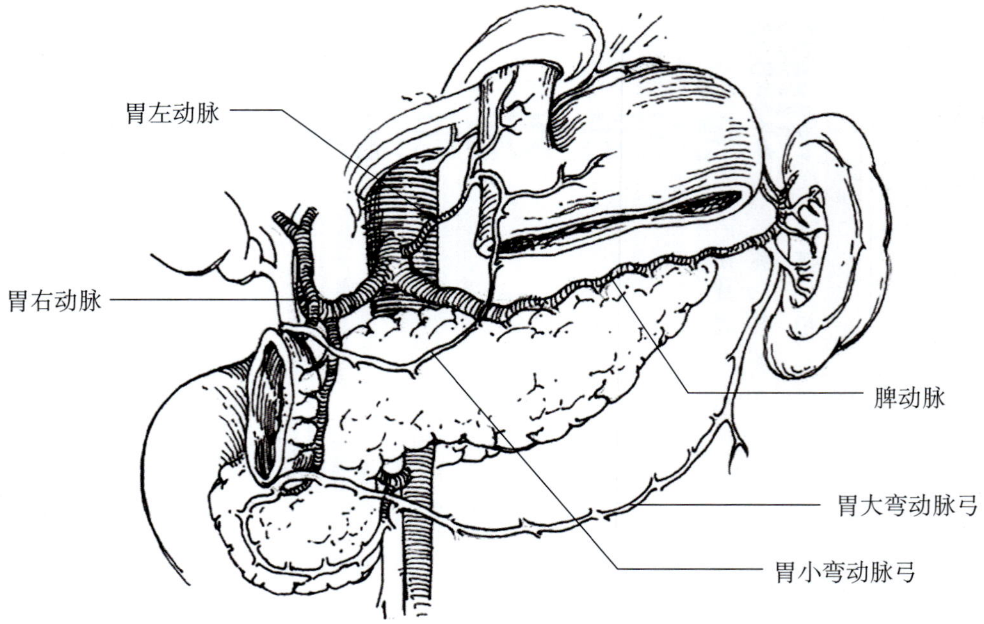

图10-1　胃的动脉

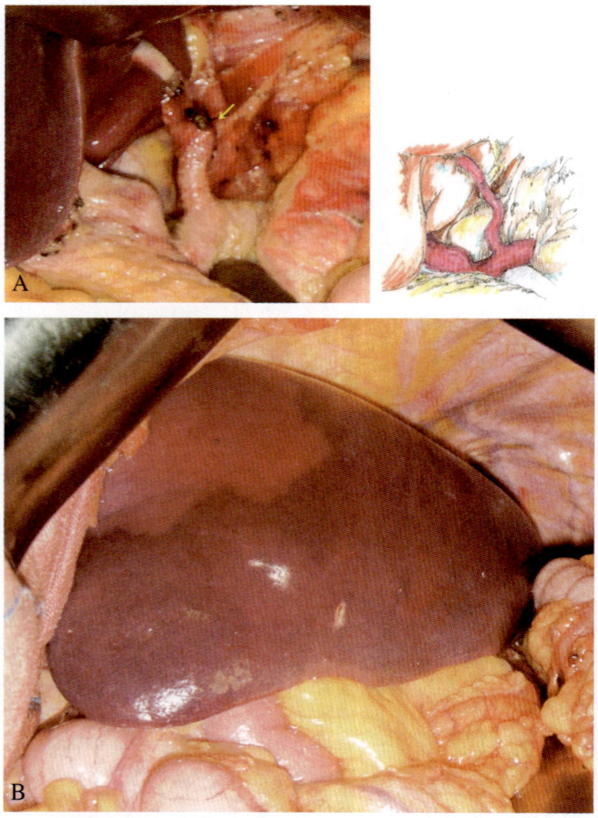

图10-2　A. 肝左动脉起源于胃左动脉，胃左动脉胃支已结扎；B. 如遇肝左动脉变异应该尽量保留其主干，否则会影响肝左外叶血供，但是一般不会出现肝功能改变

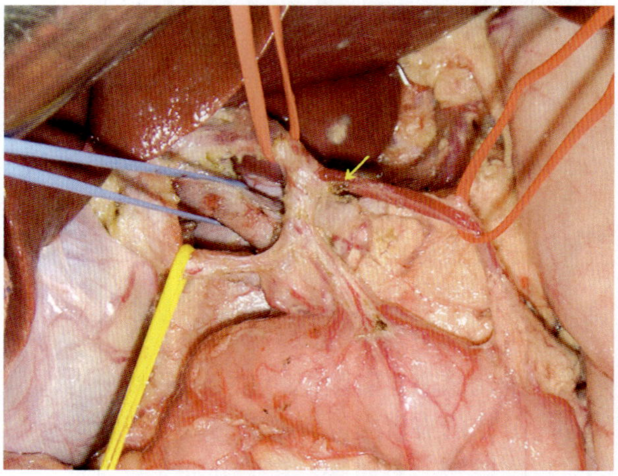

图10-3　胃右动脉发自胃十二指肠动脉

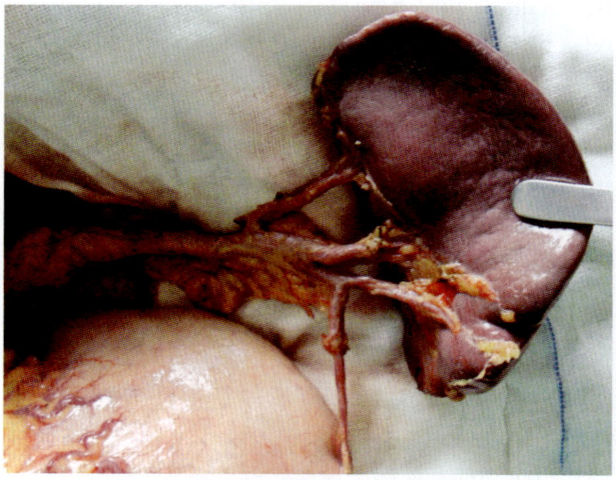

图10-4　胃网膜左动脉发自脾动脉下极分支

支之间的距离约为 1～1.5cm，但在两动脉吻合处，胃支细小而距离加大，在行胃大部切除时，可作为胃适量切除的依据。

胃短动脉（short gastric artery）：自脾动脉的末端或脾支发出，一般为 3～5 支，沿脾胃韧带向右上行，分布至胃底部前、后壁，偶有胃短动脉食管支。

胃后动脉（posterior gastric artery）：出现率约 60%～80%，大多数为 1～2 支，起于脾动脉干（图 10-5）或脾动脉的上极支，上行于网膜囊后壁的后方，经胃膈韧带至胃底的后壁。通常与同名静脉沿后腹膜褶皱向上、向左斜行经胃膈韧带至胃上部后壁，供应邻近贲门和胃底后壁的血液。全胃切除、近端胃切除、胰体尾切除和全胰切除时，应注意此动脉的存在，并予以结扎。在行远端胃次全切除并脾切除时，胃后动脉将是残胃重要的营养血管。

此外，左膈下动脉也可发出 1～2 小支分布于胃底上部和贲门。这些小支对胃大部切除术后保证残胃的血供有一定意义。

胃十二指肠动脉是肝总动脉一个较粗的短分支（图 10-6），在接近幽门处在胃下缘分为 2 支：胃网膜右动脉和胰十二指肠动脉，后者又分为上前支和上后支。

综上所述，胃动脉的血管极为丰富。例如在

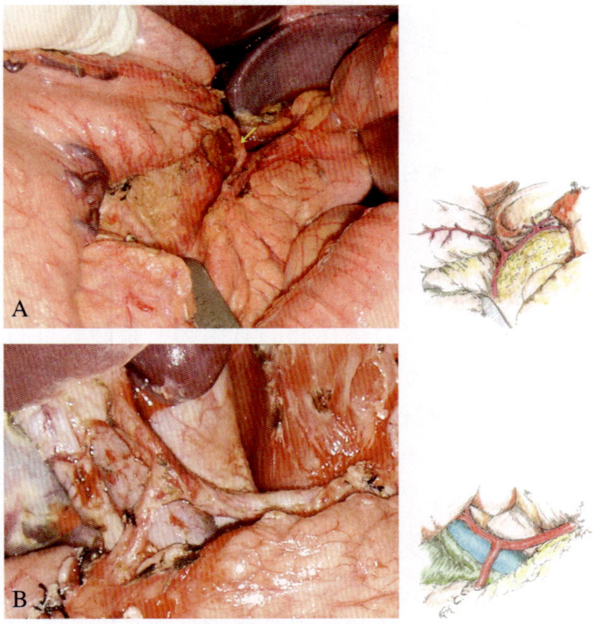

图10-5　A. 胃后动脉起于脾动脉干；B. 胃后动脉缺如

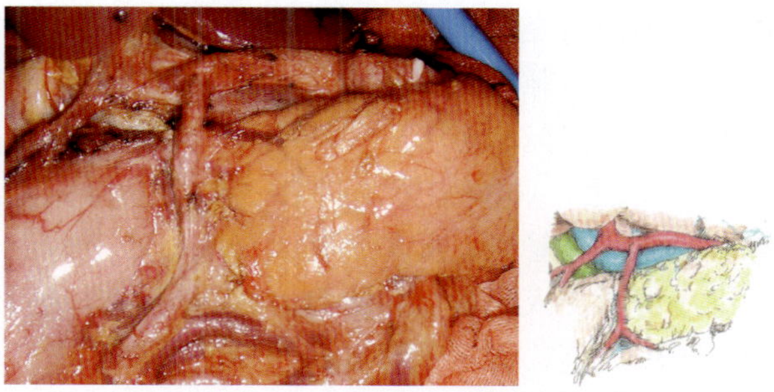
图10-6　胃十二指肠动脉走行于胰腺前侧

近端胃切除时只保留胃网膜右动脉，行食管残胃吻合时胃壁仍有足够血供。行远端胃切除时仅保留 1～2 支胃短血管，仍可保留残胃血供。

二、胃 的 静 脉

胃的静脉多与同名动脉伴行，均汇入肝门静脉系统。各静脉注入处颇不相同。通常胃右静脉沿胃小弯右行，注入肝门静脉；胃左静脉沿胃小弯左行，至贲门处转向右下，汇入肝门静脉或脾静脉。胃网膜右静脉沿胃大弯右行，注入肠系膜上静脉。胃网膜左静脉沿胃大弯左行，注入脾静脉。胃短静脉来自胃底，经胃脾韧带注入脾静脉。此外，多数人还有胃后静脉，由胃底后壁经胃膈韧带和网膜囊后壁腹膜后方，注入脾静脉（图 10-7）。

胃左静脉（left gastric vein）：又称冠状静脉，一般由胃角切迹开始，收集胃左动脉分布区域的静脉血，常与胃左动脉伴行，沿胃小弯在小网膜囊两层间自右向左至贲门处，接受数条食管

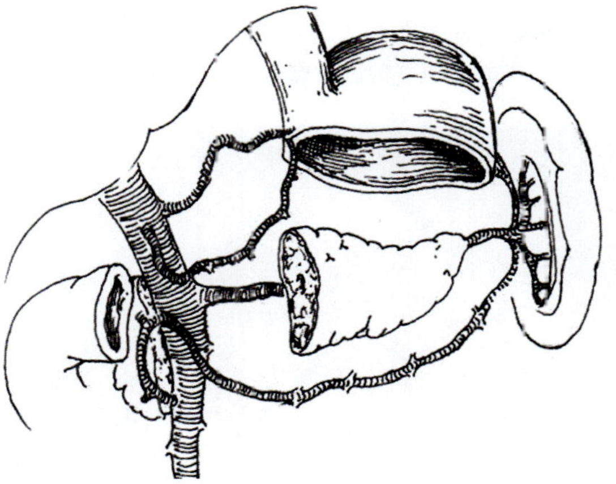
图10-7　胃的静脉

静脉，形成胃左静脉干。根据注入部位不同分为6型：①门静脉型（图10-8）；②脾静脉型（图10-9）；③门脾交角型（图10-10），以上3型占93.25%以上；④缺如型，代之以粗大的胃右静脉；⑤胃底食管型，此型食管、胃底处小静脉汇成细小静脉支入门静脉、胃壁大部由胃右静脉引流；⑥肝内型，胃冠状静脉经左侧肝门横沟入肝内门静脉左支角部（图10-11）。在行胃癌根治术时，常需根部结扎此静脉，因此应熟悉此静脉的各类型变异，避免伤及其出血。

胃右静脉（right gastric vein）：又称幽门静脉。与胃右动脉伴行（图10-12），接受胃小弯下部胃前、后壁分支静脉血，在小网膜两层腹膜间沿胃小弯自左向右，至幽门上方至十二指肠第一部上缘汇入门静脉（97%），其余汇入门静脉左支或右支、门脾角，或与胰十二指肠上静脉共干汇入门静脉或脾静脉。胃右静脉在注入肝门静脉之前，途中收纳幽门前静脉（prepyloric vein）。幽门前静脉为起于幽门前面的一条小静脉，手术中可作为辨认幽门与十二指肠分界的重要标志。

胃网膜右静脉（right gastroepiploic vein）：收集大网膜和胃前、后壁下部血液，起始段与同名动脉伴行，沿胃大弯向右行于胃结肠韧带内，行至幽门处向后达胰头前方，在胰颈部下方汇入肠系膜上静脉（图10-13）。胃网膜右静脉接近末端处，常与来自横结肠的右结肠一条静脉（右结肠静脉）形成胃结肠干（又名Henle干），注入肠系膜上静脉。胃癌根治术根部结扎胃网膜右静脉时注意勿损伤此静脉干。

胃网膜左静脉（left gastroepiploic vein）：收集胃上部大弯侧和相应网膜支的血液，伴同名动脉左行，先后经胃结肠韧带和胃脾韧带两层腹膜之间向左，汇入脾静脉或其主要分支。

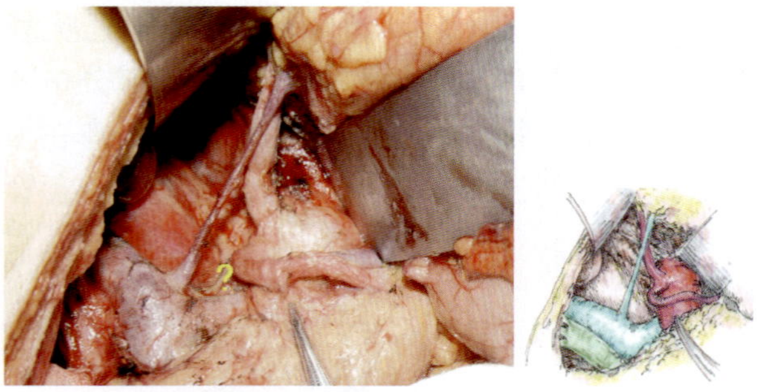
图10-8　冠状静脉回流入门静脉

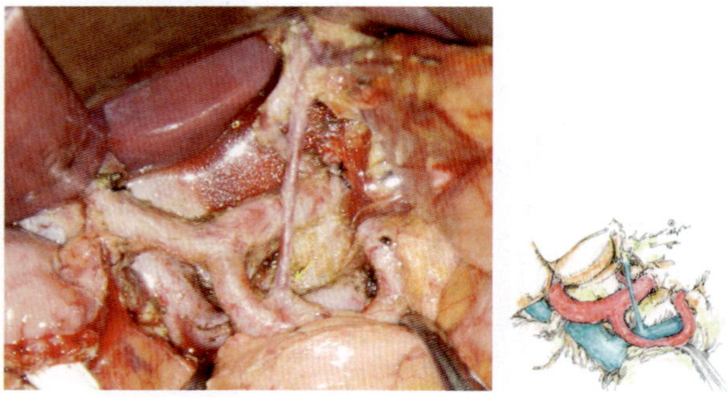
图10-9　冠状静脉回流入脾静脉

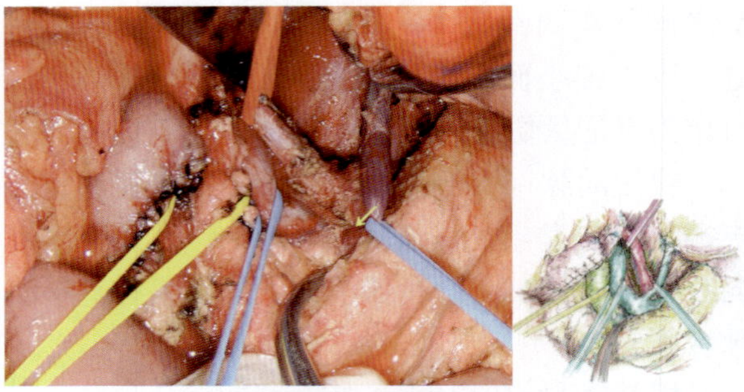
图10-10　冠状静脉汇入脾静脉与门静脉汇合处

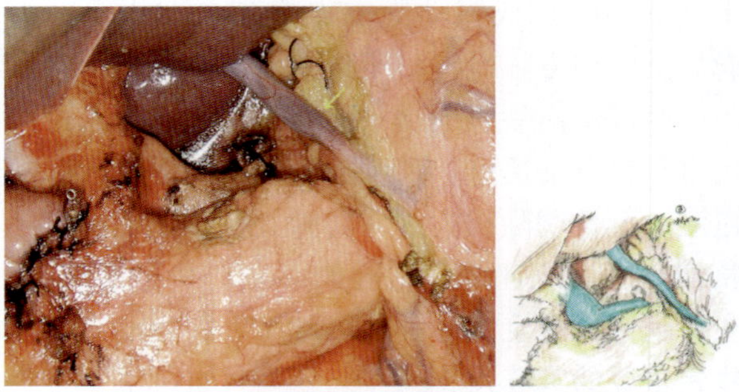
图10-11　冠状静脉经左侧肝门横沟入肝

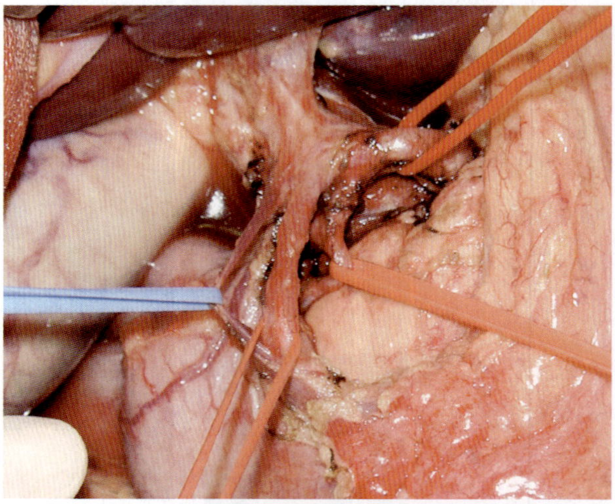
图10-12　胃右静脉（蓝色胶带）与胃右动脉伴行

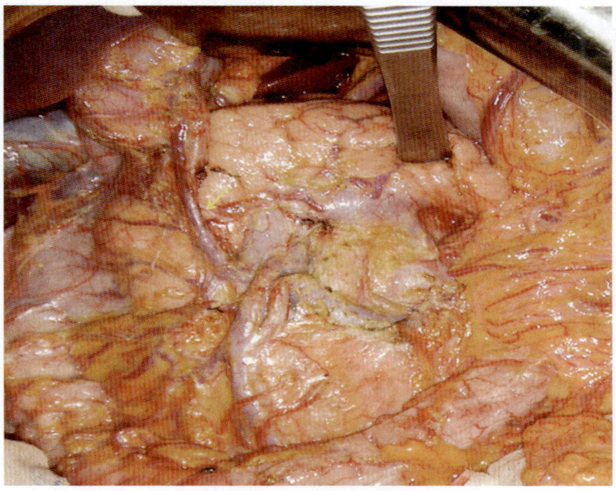

图10-13　胃网膜右静脉

胃短静脉：约 4 ~ 5 支，汇集胃底和胃大弯上部部分静脉血液，伴同名动脉，经脾胃韧带两层间走向脾门，一般注入脾静脉的属支（脾支），也可注入脾静脉本干。

胃后静脉：胃后静脉的出现率为 73.3% ~ 80.6%，多为 1（84%）或 2 支（16%）。由胃壁穿出的部位大多数距贲门不足 5cm。此后，它伴同名动脉走行（少数单独走行），经膈胃韧带中份到达腹膜后间隙，下行越过脾动脉的前方或后方，至胰后方注入脾静脉（约占 46%）。胃后静脉也可注入脾静脉的上极支（约占 48%）或以两支型注入脾静脉和脾静脉上极支（约占 6%）。胃后静脉注入脾静脉的部位约 69.8% 在脾静脉的中 1/3 段，20.8% 注入左 1/3 段，9.4% 注入右 1/3 段。

三、腹腔干的分支及变异

腹腔干（celiac trunk）是腹主动脉发出的第一个无对（奇数）支，在膈肌腹主动脉裂孔稍下方，约平第 12 胸椎处起于腹主动脉的前壁。为一粗短动脉干，长约 1 ~ 3cm，发出胃左动脉、肝总动脉和脾动脉等 3 支[2]。

（一）腹腔干分支

胃左动脉：为腹腔干较小分支之一，其分布和行径见上述。此外，它可直接起自腹主动脉（图 10-14）、肝动脉或肝动脉右支。有 5% ~ 15% 胃左动脉发出副肝左动脉，分布于肝左叶。副肝左动脉多取代肝左叶外侧段动脉，有时甚至完全

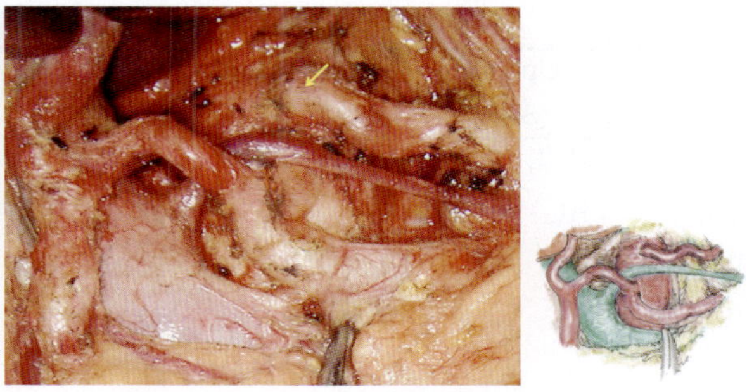

图10-14　胃左动脉独立起源于腹主动脉

取代肝固有动脉左支（肝左动脉），故胃手术结扎胃左动脉应予以注意，以确保肝的血液供应。

肝总动脉（common hepatic artery）：较短，自腹腔干发出后，在网膜囊腹膜壁层后方，沿胰头上缘行向右前方，至十二指肠上部分为肝固有动脉和胃十二指肠动脉（图 10-15）。有的肝总动脉起源于肠系膜上动脉。

脾动脉（splenic artery）：是腹腔干最大的分支，发出后在腹膜（网膜囊后壁）后方沿胰腺上缘迂曲左行，经脾肾韧带抵达脾门，分为 2 ~ 3 支入脾。沿途分出下列分支：胰支分布至胰、胃网膜动脉和胃短动脉。脾动脉一般呈蛇形迂曲走行，文献报道脾动脉平均长度 10.6cm，平均有 2.3 个迂曲。在清扫 No.11 淋巴结时注意辨别迂曲的血管，避免将血管当成淋巴结误扎。图 10-16 显示的是较少见的脾动脉高度迂曲。图 10-17 显示的同样为极其少见的直线走行的脾动脉。

（二）腹腔干分支变异

腹腔干的分支及变异比较多，而且较为复杂。国外按腹腔动脉、肠系膜上动脉及其分支变异进行了多种分型[3, 4]（见表 10-1）。可见胃左

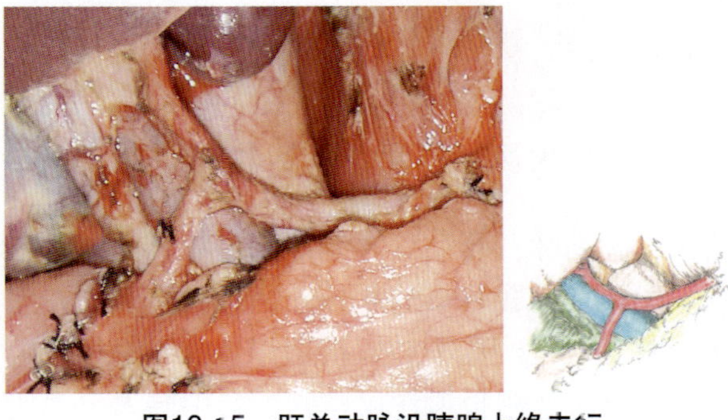

图10-15　肝总动脉沿胰腺上缘走行

表 10-1 腹腔干分支变异类型

分型＼作者	Lipshutz (88例)		Adachi (252例)		Michels (200例)		郁秉辉 (50例)		张年甲 (118例)		胡启仁 (100例)	
Ⅰ型	HGL	75%	HGL	87.7%	HGL	89%	HGL	78%	HGL	79.66%	HGL	73%
Ⅱ型	HL	15%	HL	6.3%	HL	3.5%	HL	6%	HL	5.08%	HG	1%
Ⅲ型	HG	6%	HLM	1.2%	HLM	0.5%	GL	6%	HLM	0.5%	GL	3%
Ⅳ型	GL	4%	HGLM	2.4%	HG	1.5%	HG	2%	HG	0.85%	HL	2%
Ⅴ型			GL+HM	0.4%	GL	5.5%	HGLC	4%	GL+HM	4.24%	HGLM	4%
Ⅵ型			GL	2%	HGLM	0%	HGLP	4%	HGLM	0.85%	GLM	1%
Ⅶ型					HGLC	1.5%			HGLC HGLP $HGLH_A$ $HGLH_L$	8.47%	HLM	1%
Ⅷ型											HGLD	10%
Ⅸ型											HGLC	1%
Ⅹ型											HCLP	2%
Ⅺ型											$HCLP_D$	2%

1. C：结肠动脉；D：膈下动脉；G：胃左动脉；H：肝总动脉；H_A：副肝动脉；H_L：肝左动脉；L：脾动脉；M：肠系膜上动脉；P：胰背动脉；P_D：胰十二指肠动脉；
2. 字母的直接组合表示其各自代表的动脉共干，起自腹主动脉。如HGL表示肝动脉、胃左动脉、脾动脉共干，起自腹主动脉，此型为腹腔干正常型；
3. GL+HM表示胃左动脉、脾动脉共干，肝动脉、肠系膜上动脉共干，两共干分别起自腹主动脉；
4. 分型方式依照文献原文，如GL在Lipshutz组被分为Ⅳ型，而在郁秉辉组、胡启仁组为Ⅲ型，Michels组为Ⅴ型，Adachi组为Ⅵ型。

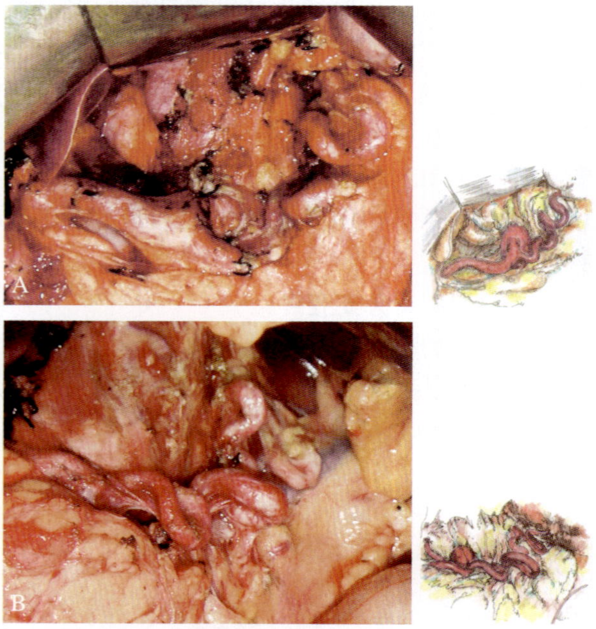

图10-16 A. 脾动脉6个迂曲；B. 脾动脉10个迂曲

动脉、脾动脉、肝动脉共型占大多数。

关于目前腹腔干的变异分型种类繁多，并无统一意见[5, 6]。国外文献报道以 Michels 分型较常见，亦有文献报道建议建立适合中国人自己的

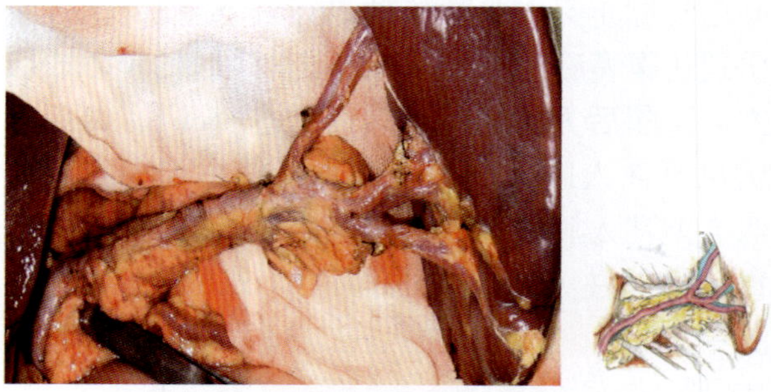

图10-17 脾动脉直线走行非常罕见

分型。陈芝仪[7]等结合 134 例尸检结果，以最常见的统计类型为正常型，按分支的不同组合将腹腔动脉分支可分成 5 个主型和 5 个亚型，方法简便，利于临床应用，介绍如下（图 10-18）。

第Ⅰ型（主型）：为集中型，由肝动脉、胃左动脉和脾动脉三条组成，共 114 例（85.07%），是腹腔动脉正常型（图 10-19）。

第Ⅰ型（亚型）：有肠系膜上动脉或其他脏支参加，共 11 例（8.21%），其中肝动脉、胃左动脉、脾动脉和肠系膜上动脉 4 条组成者 3 例（2.24%），肝动脉、胃左动脉、脾动脉和胰背动脉组成者 7 例（5.22%），肝动脉、胃左动脉、脾

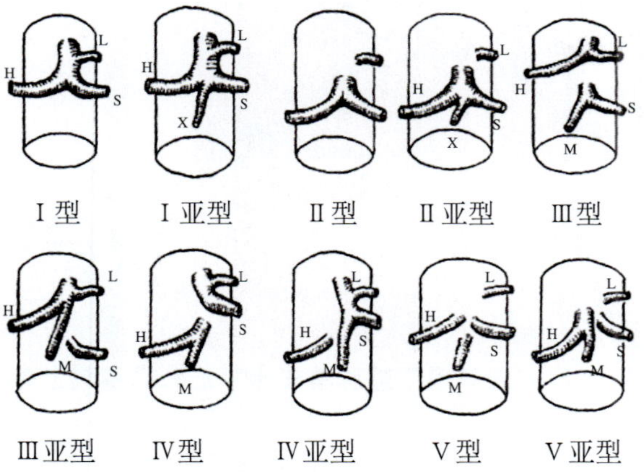

图10-18 腹腔动脉干分支及变异

L：胃主动脉；H：肝总动脉；S：脾动脉；M：肠系膜上动脉

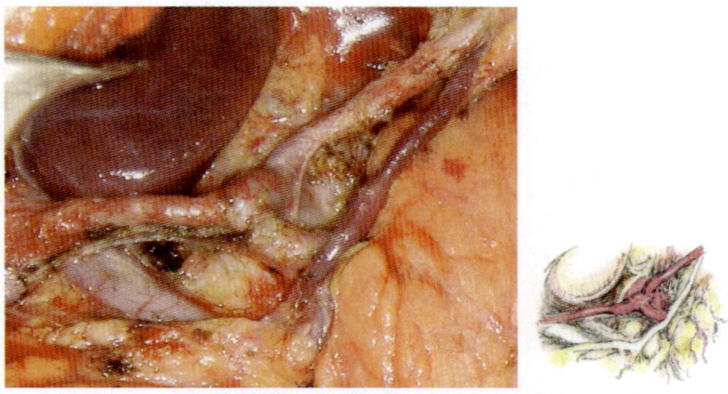

图10-19 肝总动脉、脾动脉和胃左动脉高度共干

动脉、副肝右动脉和肠系膜上动脉5条动脉共干1例（0.75%）。

第Ⅱ型（主型）：肝动脉、脾动脉共干组成腹腔动脉，胃左动脉未参加，共5例（3.73%）。

第Ⅱ型（亚型）：有肠系膜上动脉或胃十二指肠动脉参加各1例，此型共2例（1.49%）。

第Ⅲ型（主型）：肝动脉与胃左动脉共干组成腹腔动脉干，脾动脉未参加，这种类型在陈芝仪组中未发现，但张年甲、郁秉辉、胡启仁各发现1例，Michels发现3例。

第Ⅲ型（亚型）：有肠系膜上动脉参加1例，即肝动脉、胃左动脉和肠系膜上动脉共干组成腹腔动脉干，脾动脉起于腹主动脉。

第Ⅳ型（主型）：胃左动脉和脾动脉共干行成腹腔动脉干，肝动脉未参加，此型在陈芝仪组未发现，张年甲、胡启仁、Michels等均有报道。

第Ⅳ型（亚型）：有肠系膜上动脉或副肝动脉参加时属此型。此型有1例，即由胃左动脉、脾动脉和副肝左动脉共干，肝总动脉起于肠系膜上动脉。

第Ⅴ型（主型）：分散型，即肝动脉、胃左动脉和脾动脉各有不同起点，无共干，此型陈芝仪组仍未发现，文献曾有报道。

第Ⅴ型（亚型）：即有肠系膜上动脉参加其中任意一支时，应列入此型。

四、门静脉及其主干变异

门静脉（protal vein）主要是由肠系膜上静脉和脾静脉在胰颈后方汇合而成，主干长约8～10cm，管径约8～14mm。在十二指肠上部的后方、胃十二指肠动脉和胆总管的后方，以及下腔静脉的前方斜向右上，在十二指肠上方向前转入肝十二指肠韧带两层间上行，至肝门分左、右支入肝，是肝血液的主要来源（约占70%）。门静脉收纳肝以外不成对腹腔脏器的静脉血，以及食管腹段和脐旁的静脉血。

门静脉组成状况较复杂，与周围组织关系密切，变异类型亦较多见[8]。在行胃部手术时了解其变异十分重要。根据对519例国人门静脉解剖观察，按其组成方式分3个类型[9]（图10-20）。Ⅰ型门静脉由肠系膜上静脉、脾静脉汇合而成，肠系膜下静脉汇入脾静脉（图10-21），此型占52.0%；Ⅱ型门静脉由肠系膜上静脉、肠系膜下静脉、脾静脉汇合而成（图10-22），此型占13.3%；Ⅲ型门静脉由肠系膜上静脉、脾静脉汇合而成，肠系膜下静脉汇入肠系膜上静脉

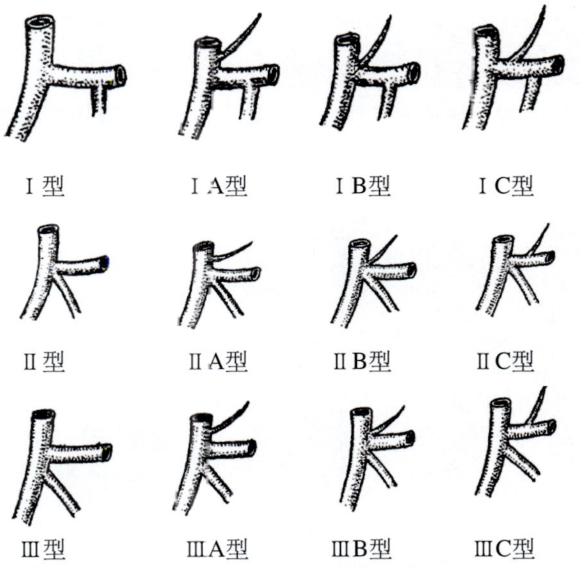

图10-20 门静脉分支及变异

（图 10-23，图 10-24），此型占 34.7%。每型又根据胃左静脉汇入处分为 3 个亚型。国内作者对 479 例胃冠状静脉注入门静脉部位观察，分为 3 型[10]。A 型胃冠状静脉注入门静脉占 51.2%。B 型胃冠状静脉注入门脾静脉角占 8.8%。C 型胃冠状静脉注入脾静脉占 40.0%。合计共分为 9 个亚型，由此可见，在 3 个类型中，Ⅰ型出现率最高，Ⅲ型其次，Ⅱ型最低。各亚型的出现率以 A 亚型最高，C 亚型其次，B 亚型最低。各亚型中均以 A 亚型最高。

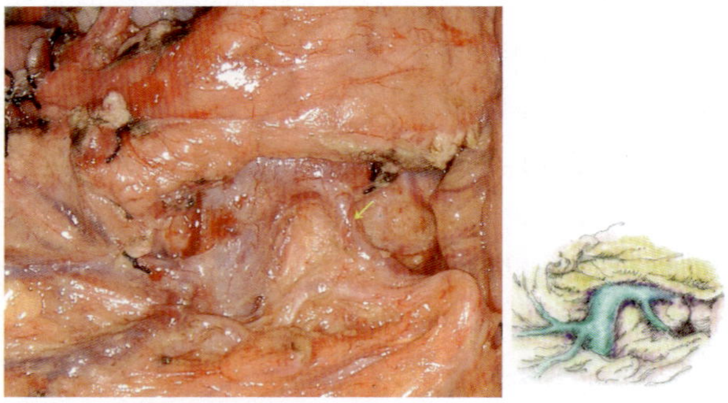

图10-21　肠系膜下静脉于胰腺下缘屈氏韧带附近汇入脾静脉（Ⅰ型）

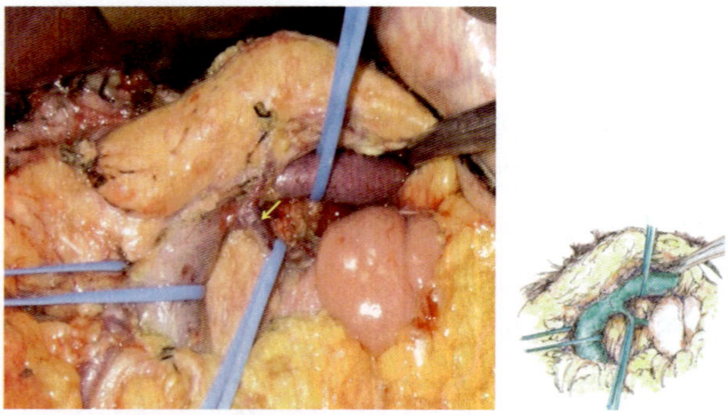

图10-22　肠系膜下静脉、肠系膜上静脉、脾静脉汇合（Ⅱ型）

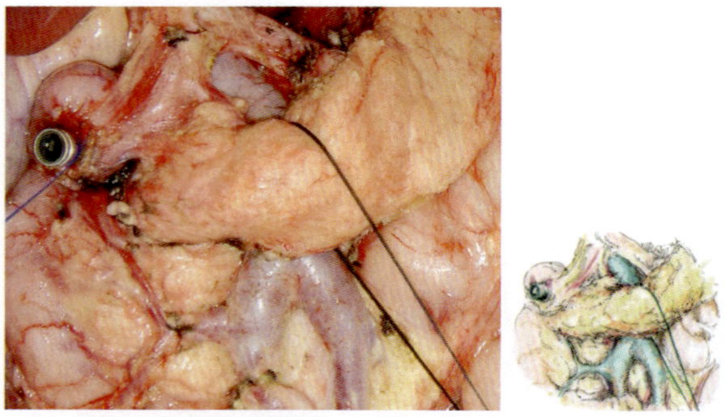

图10-23　肠系膜下静脉与肠系膜上静脉同步汇合形成门静脉（Ⅲ型）

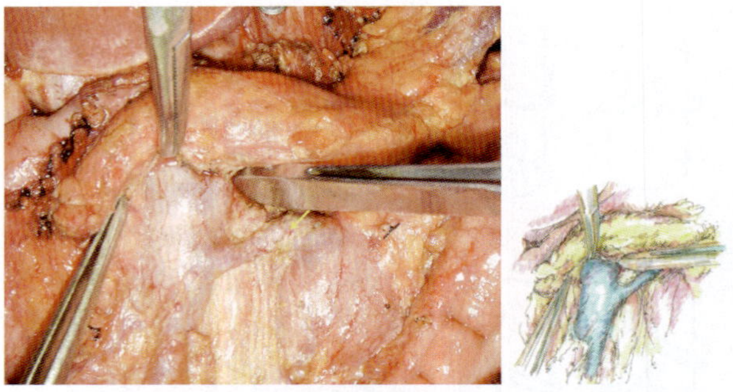

图10-24　肠系膜下静脉首先水平汇入肠系膜上静脉（Ⅲ型）

（柯彬　梁寒）

第二节　前哨淋巴结在胃周淋巴结清扫中的应用

胃癌治疗的规范化与病人的远期生存密切相关，其中尤以手术治疗的规范化更为重要。为达到胃癌切除手术的根治性，要求做到淋巴结清扫范围大于转移范围，术中淋巴结清扫的彻底程度直接和远期生存效果相关。目前在东亚国家，D2 被认为是胃癌的标准术式，并至少应清扫 15 个淋巴结。

前哨淋巴结 (sentinel lymph node，SLN) 是指原发肿瘤最先引流至的一个或多个淋巴结。自 1960 年，Gould 最先提出前哨淋巴结的概念以来，它已在乳腺癌、黑色素瘤、结直肠癌等实体肿瘤中被广泛应用于淋巴结转移状态的预测及手术方式的指导等。由于胃肠道淋巴引流的复杂性及多向性，且有相对较高概率的跳跃性转移，前哨淋巴结在胃癌中的应用至今尚未被广泛接受，目前也仅局限于早期胃癌。

一、胃癌前哨淋巴结应用的适应证

胃癌的淋巴结转移与肿瘤的浸润深度密切相关，黏膜内癌（T1a）患者淋巴结转移的频率约为 0 ~ 2%，而黏膜下癌（T1b）淋巴结转移的频率已可达到 18% ~ 20%。至于 T2 或 T3 的病例，淋巴结转移已高达 50% ~ 70%。如前所述，由于胃肠道淋巴引流的复杂性及多向性，且有相对较高概率的跳跃性转移，显然前哨淋巴结在进展期胃癌患者中不适用。

对于淋巴管可能被堵塞或因此而改道的患者，前哨淋巴结也非其适应证。前哨淋巴结仅适用于原发肿瘤直径不超过 4cm，浸润深度为 T1 的患者，因为这些患者有淋巴结转移的概率相对较小，才能根据前哨淋巴结的活检情况调整手术切除的方式。至于肿瘤的组织类型是否对前哨淋巴结的应用有影响还需要进一步的研究证据[11]。

二、胃癌前哨淋巴结的示踪方法

（一）示踪剂的类型及各自的优缺点

1. 活性染料　目前临床中常用的有异硫蓝、专利蓝、亚甲蓝及活性纳米碳等。它们的颗粒直径较小，能任意通过淋巴管内皮细胞间孔进出淋巴管，并借助自身所带磺酸基团通过与内源性蛋白磺酸化的作用在淋巴脉管系统中流动，从而使淋巴结显色达到定位作用[12]。该类染料具有获取容易、操作方便等优点，且重要的是避免了放射性核污染的问题，但对染料染色结果的判断受患者的肥胖程度、局部脂肪量等影响较大，从而导致手术医师主观因素判断失误，且有引起患者过敏的可能性[13]。此外，该类染料虽可避免放射性核素标记淋巴管时的散射干扰现象，但又可能仅导致淋巴管着色而淋巴结不显色的结果。新近，荧光素染料在胃癌前哨淋巴结研究中备受关注，该类荧光素染料有 ATX-S10Na（Ⅱ）及靛青绿等[14, 15]。此类荧光素染料与前述染料的最大不同点在于，它不是由肉眼可见色来定位淋巴结，而是通过激发荧光及荧光成像系统来定位前哨淋巴结。由于荧光的放大效应，大大增加了前哨淋巴结检测的敏感性，避免了主观因素的影响。此类荧光素染料在临床中将会有广阔的应用前景。图 10-25 为纳米碳示踪前哨淋巴结的临床应用。

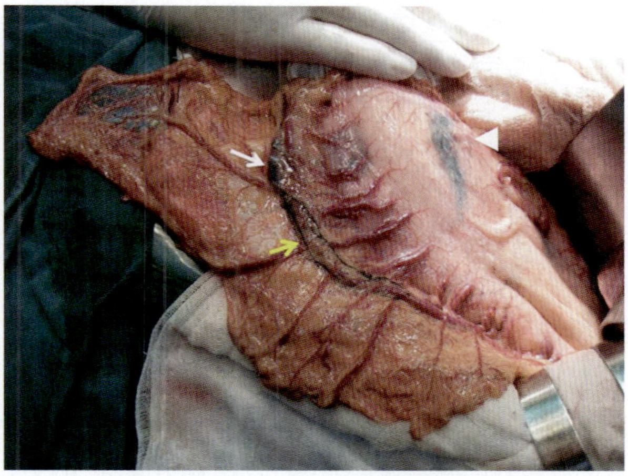

图10-25　胃癌手术中使用纳米碳示踪前哨淋巴结。白三角形示原发肿瘤，白箭头示前哨淋巴结，黄箭头示着色的淋巴管

2. 放射性核素　常用 ^{99m} 锝进行标记。放射性核素标记的胶体作为大分子颗粒被吞噬细胞吞噬后，随吞噬细胞经淋巴管引流到周围的淋巴结系统，从而导致淋巴系统放射性的聚集。此时，再利用放射性探测器如 γ 探测器来进行定位。它的优点包括：放射性核素的敏感性高，能大大提高前哨淋巴结的检出，降低假阴性率；可避免活性染料染色导致的“仅淋巴管着色而淋巴结无显色”现象；避免肥胖、脂肪厚度导致的结果主观判断失误；前哨淋巴结的放射性活性往往要比非前哨淋巴结高很多，通过放射性活性差异的分析有助于识别前哨淋巴结。缺点有：放射性核素可能导致潜在的放射性污染；使用放射性核素来进行示踪存在放射干扰及放射重叠现象，导致结果判断偏差；使用放射性核素时需在术前 1 天经内镜注射，这对内镜医生要求较高；需要放射性探测设备、核医学专业人才等，过程烦琐复杂；放射性核素仅在大医院采用，临床应用受到限制[13-16]。

3. 活性染料与放射性核素联合法　鉴于活性染料淋巴示踪法与放射性核素淋巴示踪法各有其优缺点，且各自的优缺点在一定程度上可以互补，所以目前提倡联合活性染料与放射性核素进行淋巴结示踪。目前的研究结果不一，活性染料示踪法的敏感度约为 60% ~ 100%[14, 17, 18]，放射性核素的敏感性约为 80% ~ 100%[19-21]，而联合法的敏感性约为 82% ~ 100%[22-24]。总的来说，活性染料示踪法在三者中敏感度最低，而放射性核素法与联合法敏感性类似，但对于某些亚组（如 T1 亚组）来说，联合法的敏感性可能要高于放射性核素法[25]。

（二）示踪剂的给予时间及部位

对于淋巴结显示的效果，其中的两个问题是关于示踪剂给予时间是术前好还是术中好？示踪剂经浆膜下给予好还是经黏膜下给予好？

一般来说术前给予示踪剂是通过内镜黏膜

下注射，而术中给予示踪剂是瘤周直接浆膜下注射，当然也可术中内镜直视下经黏膜下注射示踪剂。由于放射性核素使用的特殊性，要求在术前1天经内镜注射。而活性染料示踪时，可在术前1天经内镜注射染料至黏膜下层，也可在术中浆膜下注射。术前内镜下注射可直视肿瘤，定位精准，然而内镜技能要求较高，有胃壁穿孔、将染料注射入腹腔的危险。术中注射至浆膜下操作相对容易，然而有时因肿瘤太小而无法经胃壁准确扪及，陷入无法辨明注射点的尴尬局面；或因不能明确肿瘤边界而将染料直接注射进瘤体（特别是在腹腔镜手术时容易发生）。有研究结果提示术前或术中给药对前哨淋巴结检出的敏感性无统计学差异[26]。又有研究结果表明术前黏膜下注射靛青绿优于术中浆膜下注射[27]。所以目前研究结果尚有差异，尚需大样本随机对照试验来证实。事实上，受染料理化性质、淋巴管通畅程度、肿瘤生物特性等因素的影响，前哨淋巴结显影时间个体间有所差异。笔者的经验表明早期胃癌淋巴管引流均较通畅，术中浆膜下注射示踪剂在半小时内都能很好地将胃周淋巴结显示。但需注意的是，无论是术前黏膜下注射或术中浆膜下注射显示剂，皆应在肿瘤周围多点给药，才能使引流淋巴系统充分显影。

为了探测前哨淋巴结，如使用非荧光的活性染料作为显示剂，应采用术中浆膜下注射的方法。

（三）示踪剂的给予剂量

活性染料给予的剂量一般为0.5～1ml；放射性胶体给予的剂量一般为0.5ml，含大约150MBq的放射量[11]。

（四）术中前哨淋巴结的观察

为便于充分观察着色的淋巴结、探测荧光或放射性活性，要求切开胃结肠韧带，充分显露网膜囊。若使用活性染料示踪，术中注射显示剂3～5min内首先显色的一个或一组淋巴结即为前哨淋巴结，着色淋巴结可被肉眼直接观察到或经腹腔镜视野观察到。需注意，由于受患者肥胖程度、脂肪等影响有假阴性的结果，观察需十分仔细，在开腹手术中配合触觉以充分检出受染淋巴结。若使用放射性核素示踪，需在术中使用γ探测器来对有放射性活性的前哨淋巴结定位，前哨淋巴结的放射性活性通常高于非前哨淋巴结。在腹腔镜手术中也可经腹部trocar处使用一特制的γ探测器来定位。

（五）前哨淋巴结清除与检查

整块切除前哨淋巴管池是一种集中清扫前哨淋巴结的方法，该种方法所清扫的淋巴结内含有放射性高活性淋巴结或染料着色淋巴结。目前的证据表明，即便前哨淋巴结呈假阴性活检结果，前哨淋巴管池内也含有真正阳性的淋巴结。较单个摘除淋巴结而言，前哨淋巴管池清扫能够提高前哨淋巴结检测的敏感性[23]，所以目前前哨淋巴管池清扫被认为优于单个淋巴结清扫。

前哨淋巴结切除后应送病理学冰冻或淋巴结印片检查，根据病理学的检查结果决定手术方式。然而其间还有一影响手术效果的因素，即肿瘤的淋巴结微转移(1ymph nodes micrometastasis，LNM)。肿瘤的淋巴结微转移指的是常规病理学检查结果阴性，而通过更敏感的方法可以检测到细微的淋巴结转移，通常以单细胞或微小细胞团簇形式存在，直径多为0.2～2.0mm[16]。有报道，胃癌前哨淋巴结的微转移可高达10%左右，且几乎均为前哨淋巴结发生微转移，非前哨淋巴结很少发生微转移[28]。尽管淋巴结的微转移对生存的影响目前尚存争议，但淋巴结微转移可能是影响胃癌患者的预后因素之一。其次，对淋巴结微转移的检查也有助于准确分期。这就要求我们不得不重视前哨淋巴结的微转移问题。因此，我们推荐常规对胃癌前哨淋巴结进行连续切片行病理检测，并通过免疫组化法及RT-PCR法检测腺癌的标志物，如CK（细胞角蛋白），CEA等的表达情况以提高淋巴结微转移的检出率。相信随着病理检测技术水平的提高和进步，术中快速的淋巴结微转移检测将成为可能。

三、前哨淋巴结在胃癌手术中的应用

（一）导 航 手 术

根据日本第14版胃癌治疗指南，目前胃癌的标准手术是D2手术。D2手术的有效性及安全性已得到公认。然而并非每一例患者都需一成不变地行胃癌D2根治术，对于某些病期较早的病例可以施行缩小手术，包括EMR、ESD、D1、D1+No.8a ＋ No.9清扫等。实际上，早期胃癌淋巴结转移率较低（黏膜内癌约为0～5%，黏膜下癌约为 6% ~ 20% ）。早期胃癌中前哨淋巴结的转移状态可能会预测其他淋巴结的转移情况，应用前哨淋巴结定位活检技术选择性地对前哨淋巴结阴性的早期胃癌患者实施缩小淋巴结清扫范围的手术可能是可行的。该类手术即称为胃癌前哨淋巴结导航手术 (sentinel node navigation surgery，SNNS)。实施胃癌前哨淋巴结导航手术的目标是在不影响患者远期生存的情况下，降低对机体的打击，降低手术并发症的发生率及病死率，尽可能改善患者术后的生存质量。前面已提及活性染料示踪法的敏感度约为 60% ~ 100%，放射性核素的敏感性约为 80% ~ 100%，联合法的敏感性约为 82% ~ 100%。前哨淋巴结定位活检的敏感性相对较高，因此前哨淋巴结定位活检能较准确可靠地判断早期胃癌淋巴结转移状况。这就给胃癌前哨淋巴结导航手术提供了理论依据。日本前哨淋巴结导航外科手术协会开展了一项多中心前瞻性研究。该研究共纳入 433 例 T1N0M0 或 T2N0M0、肿瘤直径小于 4cm 的胃癌患者，采用放射性胶体及活性染料联合标记法定位前哨淋巴结。结果发现被标记的淋巴结占了 97.5%(387/397)。每例患者平均前哨淋巴结的个数为 5.6 个。57 例有淋巴结转移的患者中，53 例有前哨淋巴结的转移，敏感度即为 93%。前哨淋巴结转移状态的准确率达到 99%（383/387)。最终该研究得出结论，认为前哨淋巴结定位活检对于 N0 的早期胃癌患者是实用的。对于前哨淋巴结阴性的早期胃癌患者，个体化地缩小胃切除范围及选择性地清扫淋巴结是可行的 [29]。

除了开腹手术中可应用前哨淋巴结示踪活检技术以外，在腹腔镜胃癌手术中仍然可以应用前哨淋巴结示踪活检技术。虽然目前腹腔镜胃癌根治术在进展期胃癌中的应用尚有争议，在早期胃癌中腹腔镜手术的安全性及远期生存疗效基本已达成共识。此外，腹腔镜胃癌手术对患者的创伤小，有利于患者术后的恢复。因此，若将早期胃癌患者的腹腔镜手术及前哨淋巴结示踪活检技术结合起来，必将能进一步减轻对患者的创伤。腹腔镜可用于术前探查或术中对胃周淋巴结转移状态进行判断。目前的研究结果表明，腹腔镜下胃癌前哨淋巴结示踪技术仍然有较高的准确度及敏感性，可用于指导腹腔镜早期胃癌手术 [23, 30]。但同开腹胃癌前哨淋巴结示踪活检技术相比，其依旧有一定的局限性，表现为：目前依旧缺少术中腹腔镜下浆膜下注射及术中放射性探测的理想设备；腹腔镜下浆膜下注射活性染料时不如开腹手术中灵活与方便 [16]。

前已述及，对于进展期胃癌，由于胃肠道淋巴引流的复杂性及多向性，且有相对较高概率的跳跃性转移，且进展期胃癌可能导致淋巴管的堵塞或改道，因此前哨淋巴结示踪活检技术不适用于进展期胃癌。对于可切除的进展期胃癌而言，D2 淋巴结清扫是标准手术。进展期胃癌的淋巴结示踪技术虽不能用于指导、导航手术，但可用于指导术后标本的清理及微小淋巴结的检出。

（二）前哨淋巴结微转移检测，提高分期准确性

尽管淋巴结的微转移对生存的影响目前尚存争议，但由于对早期胃癌患者前哨淋巴结转移状况的判断指导了手术的方式及术后治疗方式，因此术中对前哨淋巴结转移状况的判断仍然十分重要。理论上对于每一个淋巴结都应该进行微转移的检测以提高分期的准确性，但由于胃癌根治术所清扫的淋巴结数目众多，若每一个淋巴结都进行微转移的检测将耗费大量的人力、物力及时间，因此是不现实的。基于早期胃癌患者中，前哨淋巴结无转移则其他区域淋巴结也无转移的理论，对早期胃癌患者的前哨淋巴结进行微转移的检查即变得非常有意义。胃癌前哨淋巴结微转移的检测有助于提高分期的准确性，帮助判断预后及指导术中、术后的治疗。其次，对微转移的检出及发现也有助于研究微转移对远期生存、肿瘤复发的影响。

总之，胃癌前哨淋巴结示踪技术可用于早期胃癌患者手术的导航，也有利于微转移的检出，从而提高胃癌分期的准确性，帮助判断预后，指导胃癌术中、术后的治疗。而且结合前哨淋巴结示踪技术，还可进一步认识早期胃癌的生物学特征，探索胃癌淋巴结的转移机制。不过，我们仍期待大规模、多中心临床随机对照试验来进一步阐明早期胃癌前哨淋巴结示踪技术的临床应用价值及前景。

（胡建昆）

参考文献

[1] 彭裕文. 局部解剖学. 6版. 北京: 人民卫生出版社, 2008:89-111.

[2] 陈尔东. 胃癌外科治疗与临床实践. 江苏: 江苏科学技术出版社, 2007:10-16.

[3] 丁家明, 李惠君. 肝动脉的应用解剖. 解剖科学进展, 2000, 6(4):350-351.

[4] Koops A, Wojciechowski B, Broering DC, et al. Anatomic variations of the hepatic arteries in 604 selective celiac and superior mesenteric angiographies. Surg Radio Anat, 2004, 26, (3):239-244.

[5] Hiatt JR, Gabbay J, Busuttil RW. Surgical anatomy of the hepatic arteries in 1000 cases. Ann Surg, 1994, 220(1):50-52.

[6] Abdullah SS, Mabrut JY, Garbit V, et al. Anatomical variations of the hepatic artery: study of 932 cases in liver transplantation. Surg Radio Anat, 2006, 28(5):468-473.

[7] 陈芝仪, 鲍国正. 腹腔动脉的分支类型——关于动脉分支分型问题的讨论. 解剖学通报, 1965, 2(1):46-50.

[8] Lee SG, Hwang S, Kim KH, et al. Approach to anatomic variations of the graft portal vein in right lobe living-donor liver transplantation. Transplantation, 2003, 75(3s):28-32.

[9] 张书琴, 靳仕信, 张万胜. 门静脉及其属支的观察. 解剖学通报, 1982, 5(1):66-71.

[10] 金武男，杨香，车成日. 门静脉的解剖与变异. 中国临床解剖学杂志，2006, 24(2):157-160.

[11] Kitagawa Y, Saikawa Y, Takeuchi H, et al. Sentinel node navigation in early stage gastric cancer-updated data and current status. Scand J Surg, 2006, 95(4):256-259.

[12] Tangoku A, Seike J, Nakano K, et al. Current status of sentinel lymph node navigation surgery in breast and gastrointestinal tract. J Med Invest, 2007, 54(1-2):1-18.

[13] 林为东，刘忠. 早期胃癌前哨淋巴结的研究现状和最新进展. 医学综述，2010, 16(3):377-380.

[14] Kusano M, Tajima Y, Yamazaki K, et al. Sentinel node mapping guided by indocyanine green fluorescence imaging: a new method for sentinel node navigation surgery in gastrointestinal cancer. Dig Surg, 2008, 25(2):103-108.

[15] Koyama T, Tsubota A, Nariai K, et al. Detection of sentinel nodes by a novel red-fluorescent dye, ATX-S10Na (II), in an orthotopic xenograft rat model of human gastric carcinoma. Lasers Surg Med, 2007, 39(1):76-82.

[16] 叶延伟, 师英强. 胃癌前哨淋巴结的研究进展. 中国癌症杂志, 2009, 19(9):720-723.

[17] Simsa J, Hoch J, Leffler J, et al. Sentinel node biopsy in gastric cancer: preliminary results. Acta Chir Belg, 2003, 103(3):270-273.

[18] Rino Y, Takanashi Y, Hasuo K, et al. The validity of sentinel lymph node biopsy using dye technique alone in patients with gastric cancer. Hepatogastroenterology, 2007, 54(78):1882-1886.

[19] Uenosono Y, Natsugoe S, Higashi H, et al. Evaluation of colloid size for sentinel nodes detection using radioisotope in early gastric cancer. Cancer Lett, 2003, 200(1):19-24.

[20] Kim MC, Kim HH, Jung GJ, et al. Lymphatic mapping and sentinel node biopsy using ^{99m}Tc tin colloid in gastric cancer. Ann Surg, 2004, 239(3):383-387.

[21] Kitagawa Y, Fujii H, Mukai M, et al. The role of the sentinel lymph node in gastrointestinal cancer. Surg Clin North Am, 2000, 80(6):1799-1809.

[22] Morita D, Tsuda H, Ichikura T, et al. Analysis of sentinel node involvement in gastric cancer. Clin Gastroenterol Hepatol, 2007, 5(9):1046-1052.

[23] Lee JH, Ryu KW, Kook MC, et al. Feasibility of laparoscopic sentinel basin dissection for

limited resection in early gastric cancer. J Surg Oncol, 2008, 98(5):331-335.

[24] Ichikura T, Sugasawa H, Sakamoto N, et al. Limited gastrectomy with dissection of sentinel node stations for early gastric cancer with negative sentinel node biopsy. Ann Surg, 2009, 249(6):942-947.

[25] Lee JH, Ryu KW, Kim CG, et al. Sentinel node biopsy using dye and isotope double tracers in early gastric cancer. Ann Surg Oncol, 2006, 13(9):1168-1174.

[26] Lee JH, Ryu KW, Kim CG, et al. Comparative study of the subserosal versus submucosal dye injection method for sentinel node biopsy in gastric cancer. Eur J Surg Oncol, 2005, 31(9):965-968.

[27] Tajima Y, Yamazaki K, Masuda Y, et al. Sentinel node mapping guided by indocyanine green fluorescence imaging in gastric cancer. Ann Surg, 2009, 249(1):58-62.

[28] Ishii K, Kinami S, Funaki K, et al. Detection of sentinel and non-sentinel lymph node micrometastases by complete serial sectioning and immunohistochemical analysis for gastric cancer. J Exp Clin Cancer Res, 2008, 27:7.

[29] Kitagawa Y, Takeuchi H, Takagi Y, et al. The Japan Society of Sentinel Node Navigation Surgery (JSNNS). Prospective multicenter trial of sentinel node mapping for gastric cancer. J Clin Oncol, 2009, 27(15):4518.

[30] Rino Y, Yukawa N, Murakami H, et al. Usefulness and faults of the sentinel lymph node biopsy using dye technique in distal gastrectomy for gastric cancer. J Clin Oncol, 2009, 27(15):15509.

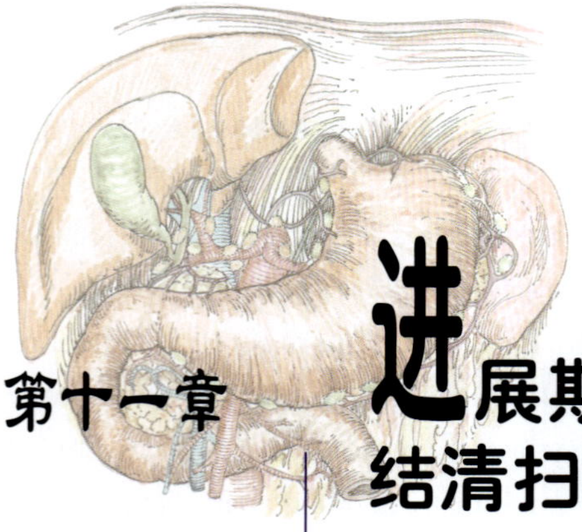

第十一章 进展期胃癌的淋巴结转移规律及淋巴结清扫的意义

所剑 陈岩

第一节 概　　述

胃癌是世界性常见的恶性肿瘤之一。在我国，胃癌发病率居各类肿瘤的首位，每年约有17万人死于胃癌，死亡率为各类癌症死亡的第一位。其中胃癌的浸润深度（T）和淋巴结转移程度（N）被认为是评价胃癌预后的独立且重要的因素[1,2]，因此规范彻底的淋巴结清扫与胃癌预后关系密切。东西方学者对胃癌的淋巴结清扫范围的争论已持续多年，目前越来越多的学者趋向于把D2清除术作为胃癌治疗的标准术式。

胃癌根治术要求手术彻底切除原发病灶和转移灶，从而达到提高生存率的目的。因此，针对不同分期和部位的肿瘤，采取个体化的淋巴结清除在目前手术治疗过程中已经达成共识。日本在胃癌淋巴结清扫方面积累了较多的经验，国内学者也做了大量工作并取得了良好的成绩。

日本20世纪50–60年代开创的以D2或D3淋巴结清扫为代表的胃癌根治术，使患者5年生存率逐年提高，证实了规范彻底的淋巴结清扫术可明显改善胃癌患者的预后[3]。然而由于认识的局限性，当时很多外科医生把胃癌的清扫范围逐渐扩大，D3手术联合脏器切除在一段时期内盛行。直到20世纪80年代，大量回顾性的研究发现单纯的扩大手术不但没有收到良好的效果，反而造成术后并发症及死亡率的上升和生活质量的下降。学者们逐渐认识到胃癌根治手术中的过犹不及，D3根治与D2相比并无明显的优势。此外，大量术后随访资料表明，D2手术与D1手术相比同样具有明显的优势，行D2手术患者其肿瘤复发率低于行D1手术患者，术后生存率得到显著提高。因此D2清扫术作为胃癌手术的标准术式已经被广泛接受，胃癌手术研究的热点也逐渐转移到如何确定不同位置及分期肿瘤D2手术清扫的具体范围上。

此外，外科医生的手术经验同样是影响D2/D3淋巴结清除术病死率和并发症发生率的关键因素。Brennan等学者通过研究全胃D2淋巴结清除术的学习曲线发现，胃肠外科医生历经23～35例全胃D2淋巴结清除术，或在大的胃癌中心学习8个月之后，方可使手术病死率和并发症发生率降至可以接受的范围[4]。因此，2005年的欧洲胃癌会议提出，要在欧洲加强胃肠外科医生的培训，以推广D2淋巴结清除术[5]。

2010年1月日本胃癌协会发行了第3版《胃癌治疗指南》。在前两版的文献基础上，新版指南吸纳、充实了近年来更高级别的循证医学依据以及研究成果，废止了上一版《胃癌处理规约》中的基于解剖学基础的N分期方法，而采用根据淋巴结转移数目确立的N分期方法（表11-1），在此基础上取消了第1站、第2站淋巴结等概念，规定了术式固定的淋巴结清扫范围及简明的 D1/D2 淋巴结清扫手术方式，为规范化的胃癌手术治疗提供了翔实可靠的参考依据。

虽然新版治疗指南在胃癌的病理分期中采用了更为简单的分期方法，但淋巴结的分区并没有较大的改动，依然延续了以往的淋巴结分组（图 11-1），胃癌根治性手术操作仍然需要明确淋巴结的分组以及各个不同位置的肿瘤需要清扫的淋巴结范围，这就需要学者们对于各组淋巴结的转移频率掌握循证医学证据，用来指导 D2 淋巴结清除术的决策。

第二节　淋巴结的清扫

自从 1881 年 Billroth 首例胃切除成功，直到 20 世纪 50 年代，胃癌的外科治疗只局限于胃大部切除水平。1950 年以后，外科医生开始逐渐重视胃切除及淋巴结清扫，开展了受侵脏器的联合切除手术。日本学者首先提出了胃癌标准根治术 (D2) 及胃癌扩大根治术 (D3) 的概念，在此

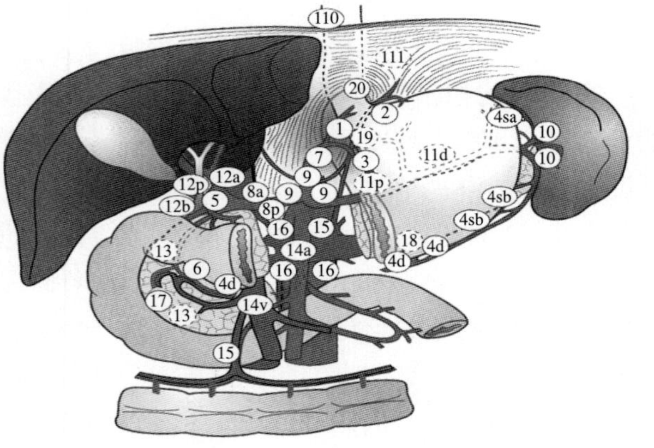

图11-1　胃癌淋巴结分组

后相当长的一段时期内，胃癌淋巴结清扫逐渐积累了丰富的经验，手术安全性也逐步提高。1962 年日本出版了第一版《胃癌处理规约》，肯定了胃癌手术行彻底的淋巴结清扫可明显提高 5 年存活率，提出将 D2 淋巴结清扫术作为胃癌外科治疗的标准术式。

No.1 淋巴结为贲门右淋巴结，清扫时可沿肝下缘切断肝胃韧带，达到食管水平，与腹主动脉前方淋巴结的清扫区域相汇合，向下清扫 1 组淋巴结，充分显露食管下段及小弯侧胃壁。胃壁的骨骼化可应用超声刀及 Ligasure 操作，保证淋巴结彻底清扫的同时，可大大缩短手术时间。胃底贲门区胃癌侵犯食管下段，或者术中发现小弯侧淋巴结怀疑转移者不要试图做保留迷走神经的淋巴结清扫，需切断迷走神经彻底清扫。高位肿瘤累及食管者，可切开膈肌脚，最多可游离 10cm 左右的食管下段，以达到充分显露食管、淋巴结清扫完全彻底的目的。

No.2 淋巴结为贲门左淋巴结，是沿左膈下动脉贲门食管支分布的淋巴结。其清扫涉及近端胃或全胃切除，需在膈肌侧切断胃膈韧带，直至食管下段，向下裸化食管，才能得到彻底的清扫。

No.3 淋巴结是小弯侧淋巴结，其清扫比较容易，多数可与胃组织一并切除。对于胃壁保留较多的病例，应注意 No.3 淋巴结的彻底清扫，需分束切断小弯侧前后壁血管，彻底裸化胃壁。同样，超声刀及 Ligasure 的使用可以简化手术操作。

No.4 淋巴结是大弯侧淋巴结，分为 No.4sb、No.4sa、No.4d 3 个亚组，No.4sb、No.4sa 淋巴结的清扫可沿结肠分离大网膜至结肠脾曲，贴近胰尾裸化胃网膜左动静脉，于根部切断，清扫第

表11-1　第3版《胃癌治疗指南》淋巴结分站

	近端胃切除	远端胃切除	全胃切除	保留幽门胃切除
D1	1, 2, 3, 4sa, 4sb, 7	1, 3, 4sb, 4d, 5, 6, 7	1, 2, 3, 4d, 4sa, 4sb, 5, 6, 7	1, 3, 4d, 4sb, 6, 7
D2	D1+ 8a, 9, 10, 11	D1+ 8a, 9, 11p, 12a	D1+ 8a, 9, 10, 11, 12a	D1+ 8a, 9, 11p

4sb 组淋巴结，向上沿脾门切断脾胃韧带，切断脾胃韧带注意要尽可能靠近脾一侧。由于脾位置较深，可用湿纱垫垫起，同时充分松解脾与周围组织的粘连，可应用超声刀或 Ligasure 逐支离断脾胃韧带内胃短血管，注意防止脾被膜撕裂，造成不可控的脾破裂出血，直至脾胃交界处无血管及系膜区域，再向下裸化胃大弯直至预切平面。近脾门区域的解剖应特别注意，相当一部分病例胰尾部弯曲折向前方，应仔细分辨，避免损伤，同时保证淋巴结脂肪组织的完全清除。而 No.4d 淋巴结在远端胃癌可随远端胃组织一并切除，近端胃癌施行近端胃切除术中为了保证残胃血运，应注意保护大弯侧血管弓，裸化血管时注意防止其损伤。

No.5 淋巴结是幽门上淋巴结，其清扫需要注意应于根部结扎胃右动脉，保证其清扫的彻底性。

No.6 淋巴结是幽门下淋巴结。应注意胃网膜右动静脉之间的间隙，No.6 淋巴结正好位于其间隙内，静脉在前，动脉在后，注意网膜右静、动脉应分别于根部结扎，才可保证 6 组淋巴结清扫完全。术中操作应注意其解剖关系，同时，胰头前方直至十二指肠降部、水平部及横结肠肝曲所形成的区域此时应一并显露，做到彻底清扫。

No.5 和 No.6 淋巴结涉及幽门上下，与十二指肠球部，甚至部分降部相连，细小血管分支较多，术中应彻底止血，条件允许时可应用超声刀，或者双极电凝等预先止血解剖，防止出血后层次不清。

No.7 淋巴结是胃左动脉干淋巴结，清除该组淋巴结需将胃向上提起，并向左上方牵拉，保持胃胰皱襞的张力，同时将肝向右上方拉起，将胰腺向下压，充分显露胰腺上方区域。胃胰皱襞张力最高部分即胃左动静脉的走行方向。需要注意的是，胃左静脉的汇入方式主要有 3 种：①从肝总动脉或脾动脉的下方汇入脾静脉；②向右侧走行，汇入门静脉；③从肝总动脉或脾动脉上方汇入脾静脉。术中应充分了解胃左静脉的变异情况，防止造成损伤出血。多数术者一般在胰腺上缘处结扎，术中仔细操作，可以充分显露胃左静脉周围的解剖关系。胃左动脉解剖层次较为清楚，做到根部结扎、甚至游离骨骼化并不困难。

No.8 淋巴结是肝总动脉干淋巴结，分为 2 个亚组，位于肝总动脉前面与上缘的称为 No.8a，位于后面者称为 No.8p。No.8p 为Ⅲ站淋巴结。清扫 No.8 淋巴结可沿肝固有动脉向心走行，骨骼化肝总动脉。为了清扫彻底或方便手术操作，可于血管鞘内进行分离。No.8a 淋巴结很容易清扫，No.8p 淋巴结的清扫有一定困难，需要向前牵拉肝总动脉以充分显露动脉后方区域。

No.9 淋巴结是腹腔干动脉周围淋巴结，即胃左动脉、肝总动脉和脾动脉根部的淋巴结。肝总动脉、胃左动脉、脾动脉 3 支汇合处即为腹腔干，正常情况下腹腔干为腹主动脉分出的一支短粗动脉，也有一些解剖变异，但不多见。No.9 淋巴结入路较多，清扫也不困难。腹腔干周围淋巴结延续至近端腹主动脉前方，可一并清扫直至膈肌水平，操作难度不大。

No.10 淋巴结是脾门淋巴结。以胰尾为界，其远端为 No.10 淋巴结，部分患者胰尾和脾门关系密切，无法做到完全分离。清扫 No.10 淋巴结要求将脾门血管骨骼化，因脾的血供较为丰富，术中结扎小的脾门分支血管，不会造成脾的血供障碍。为了手术操作方便，可充分游离脾及胰体尾部，将脾提至腹腔外，直视下进行脾门淋巴脂肪组织的清扫，完成后再还纳入脾窝，无需固定。对于术中发现明显脾门淋巴结转移者，不建议行保脾的淋巴结清扫，应行脾切除术。

No.11 淋巴结是脾动脉周围淋巴结，靠近脾的半侧是 No.11d，靠近十二指肠的半侧是 No.11p。脾动脉的走行不甚规律，并非严格走行于胰腺上缘，蜿蜒曲折走向脾门方向，在靠近胰尾处有较多分支，因此，行 No.11 淋巴结的清扫时，一方面应注意脾动脉的走行，防止误伤。另一方面不仅要清除动脉上方、前方，还要清扫动脉下方及动脉与胰腺之间的脂肪、淋巴组织。胰腺上缘因细小血管分支较多，部分患者术中、术后存在渗血、出血风险，必要时可应用双极电凝、超声刀仔细解剖，保持术野清洁，易于解剖辨认。

No.12 淋巴结是肝十二指肠韧带内淋巴结，所分亚组较多，沿肝动脉分布的称为 No.12a，沿胆道分布的称为 No.12b，门静脉后面的称为 No.12p，位于胆囊管的称为 No.12c，位于肝门部的称为 No.12h。沿胆道清除 No.12b 淋巴结，裸化胆道，向上达胆囊管，注意防止胆道损伤。近肝缘处切开小网膜囊，沿肝固有动脉向下清除 No.12a 淋巴结。继续向十二指肠韧带后方清扫 No.12p 淋巴结时，应充分显露门静脉，术中用左手示指辅助翻转肝十二指肠韧带，保证 No.12p 淋巴结清扫完全。操作时注意保护门静脉，防止损伤。至此，将肝十二指肠韧带内三大管道完全裸化，完成 No.12 淋巴结的清扫。肝十二指肠韧带后方的清扫较为困难，No.12b 和 No.12p 淋巴结清扫后，可用纱条等将肝十二指肠韧带提起，再行彻底的淋巴结清扫，防止淋巴结残留。标准的 No.12 淋巴结清扫后，可以实现肝十二指肠韧带的完全裸化。

No.13 淋巴结是胰头后方淋巴结，常与 No.12b 淋巴结相延续。术中沿 Kocher 切口游离十二指肠侧腹膜，显露胰腺后方至下腔静脉，暴露胰头后方，进行 No.13 淋巴结清扫。同时可以彻底松解十二指肠，使大多数患者毕 I 氏消化道重建成为可能。笔者在术中通常首先打开 Kocher 切口并且直接向下分离横结肠系膜前后叶，有利于横结肠系膜前后叶的寻找与分离。

No.14 淋巴结是肠系膜根部淋巴结，沿肠系膜上静脉的淋巴结称为 No.14v，沿肠系膜上动脉的淋巴结称为 No.14a，按淋巴结位于肠系膜上动脉的上下左右分别称为 No.14a、No.14b、No.14c、No.14d。术中沿结肠中静脉走行，很容易暴露肠系膜上静脉、右结肠静脉、胃网膜右静脉及 Henle 干，进而清扫肠系膜上静脉根部周围淋巴脂肪组织，包括胃网膜右静脉根部胃结肠静脉共同干附近淋巴脂肪组织。在胰腺下缘将淋巴结和脂肪组织清除后，可继续向上剥除胰腺被膜，保证网膜囊的完整切除。

No.15 淋巴结是结肠中动脉周围淋巴结，术中于大网膜横结肠附着处切开，即可顺利进入横结肠系膜前后叶之间，可以很容易分开胃结肠韧带和横结肠系膜的血管系统，两侧分别至结肠肝曲及脾曲。由于两层之间无血管走行，出血的发生往往意味着间隙的错误。术中需要注意保护横结肠边缘血管，其重要性甚至高于结肠中动脉的离断，因为边缘血管的损伤可直接导致横结肠的坏死。锐性剥离横结肠系膜前叶时，助手需要将横结肠系膜展平，便于手术的操作，要注意防止损伤横结肠系膜血管。沿结肠中动脉及其分支分离、显露结肠中血管后，清扫 No.15 淋巴结，同时包括横结肠系膜前后叶之间的脂肪组织，留下“薄如蝉翼”的横结肠系膜后叶。横结肠系膜前后叶在右侧部分较为疏松，易于分离，有时左侧半粘连紧密，应细致解剖，才能做到彻底的网膜囊切除。

No.16 淋巴结是腹主动脉周围淋巴结，对 No.16 淋巴结又可分为几个亚组，胰腺上缘的 No.16 亚组淋巴结清扫较为容易，后方及下方淋巴结的清扫略为困难，如需进行胰腺下方腹主动脉周围淋巴结的清扫，可以沿 Kocher 切口继续向下游离，松解结肠肝曲，游离右侧半结肠，将胰头、右侧半结肠及其系膜完整翻起，充分显露腹主动脉、下腔静脉，才能做到清扫的彻底性。

第三节 淋巴结的分组和转移频率

淋巴结的分站分组经历了一系列的改动，现在为学者们所接受的是日本第 13 版《胃癌处理规约》中的 No.3 淋巴结分组。第一站淋巴结有逐渐扩大的趋势，涵盖了远端胃肿瘤的 No.1 淋巴结以及长期以来一直列为第二站淋巴结中的 No.7 淋巴结。在长期的工作实践中，学者们已经意识到该两组淋巴结清扫的重要性，而在淋巴结清扫范围有所缩小的大环境下，局部 D1 范围的扩大则更进一步说明 No.1 及 No.7 淋巴结在清扫中的重要程度。虽然日本在第 3 版《胃癌治疗指南》中 N 分期中也采用了淋巴结个数作为分期标准，但淋巴结分组仍然延续了下来。了解不同位置肿瘤淋巴结转移频率，对于 D2 手术的实施具有重要意义。

No.1 淋巴结在 T1 ~ 2 期的胃窦癌中转移率低，可以不予清扫，T3 ~ 4 期肿瘤 1 组淋巴结转移率较高，国内进展期胃窦肿瘤甚至有 73.5% 的报道[6]。根据我院近 3 年来 967 例胃癌淋巴结转移资料显示，小弯侧及大弯侧肿瘤 1 组淋巴结在胃窦癌转移率为 5.49% 和 1.03%，胃体癌为 23.57% 和 14.29%，胃底贲门癌为 55.94% 和 33.43%，基本与国内外资料相近[7]。提示只有早期胃癌、肿瘤位于胃窦大弯侧，才可以考虑不清扫1组淋巴结。

No.2淋巴结的转移频率，我院近3年来统计资料显示近端胃癌中小弯侧转移率为23.53%，大弯侧为35.67%，而胃窦癌中转移率低于1%[7]。国内外学者对于该组淋巴结的处理也基本达成共识，即只有在近端胃切除或全胃切除时予以清扫。同时在远端胃切除中，为了避免2组淋巴结过度清扫后影响残胃的血运，No.2淋巴结应予以保留。

No.3淋巴结在各个不同位置的肿瘤中均为第一站淋巴结，其转移率较高。有资料显示，胃体下部及胃窦癌中转移率为29.44%，而近端胃癌中转移率为38.10%，对于全胃癌，转移率高达60%以上[7]，所以对于该组淋巴结应进行彻底的清扫。

No.4淋巴结转移率较高，应常规清扫[7]。No.4淋巴结涉及范围较大，又可分为No.4d、No.4sa、No.4sb三个亚组。对应切除范围周边的2个亚组淋巴结均在第一站淋巴结清扫范围之内，例如远端胃切除中的No.4d和No.4sb，但对于非相邻淋巴结，即No.4sa淋巴结在远端胃切除，No.4d淋巴结在近端胃切除的意义尚有争议。

胃窦癌和胃体癌的淋巴结常规清扫后我们发现，No.4d淋巴结在贲门胃底、胃体和胃窦癌中转移率分别为9.13%、18.59%和37.63%。No.4sb淋巴结在贲门胃底、胃体和胃窦癌中转移率分别为18.35%、19.06%和25.65%，充分说明了胃窦和胃体肿瘤中该两个亚组淋巴结清扫的必要性。而No.4sa淋巴结在胃窦癌的转移率较低，为5.48%，其中小弯侧4.34%，大弯侧8.33%，胃体癌小弯侧及大弯侧分别为3.58%和11.52%，胃底贲门癌小弯侧及大弯侧分别为18.49%和35.57%。因此在远端胃根治术淋巴结清扫时，No.4sa淋巴结，特别对大弯侧的肿瘤，应引起足够的重视[7]。

对于近端胃癌而言，No.4d亚组淋巴结的转移率可达9.13%[7]，意义甚至高于No.4sa亚组。对于胃窦癌，在国内胃癌发现时分期偏晚的前提下，该组淋巴结的清扫应引起足够的重视。近端胃癌根治术式的选择一般采用全胃切除术，可以对该组淋巴结进行彻底的清扫。对于那些不能耐受或需要近端胃切除的病例而言，为了保证残胃血运等原因，亦应尽可能考虑清扫No.4d淋巴结。

对于No.5、No.6淋巴结，为远端胃切除时常规清扫的第一站淋巴结，转移率较高，绝大部分资料显示No.5淋巴结的转移高于No.6淋巴结，但也有个例报道No.6淋巴结转移率超过No.5淋巴结[6]，资料显示No.5、No.6淋巴结总的转移率分别为35.48%和24.39%。在近端胃癌中，由于日本胃癌发现较早，转移率低，被列入第二站淋巴结。国内有资料示近端胃癌的转移率分别为13.53%和11.54%，远高于日本资料的6.0%和12.9%，具有较高的淋巴结转移率，甚至个别文献[8]报道No.5、No.6淋巴结的转移率分别27.4%和26%，因此，鉴于国内胃癌往往由于患者就诊时间较晚，多为进展期肿瘤，在我国应将No.5、No.6淋巴结列为近端胃癌的第一站淋巴结，予以常规清扫。

No.7淋巴结具有较高的转移率，日本曾经报道过No.7淋巴结高达44.7%的转移率，国内研究也发现伴有淋巴结转移的早期胃癌中，发生No.7淋巴结转移者占25%[9]。在远端胃癌中No.7淋巴结转移率为24.91%，近端胃癌为32.6%，提示各个位置的肿瘤，No.7淋巴结均有较高频率的转移。即使在早期胃癌中，No.7淋巴结的转移率也有3.18%，而单一淋巴结转移的病例中，No.7淋巴结的转移率达到8.9%[6]，充分说明了该组淋巴结清扫的重要程度，即便早期胃癌也应对本组淋巴结予以清扫。与以往第13版《胃癌处理规约》不同的是，在最新的日本《胃癌治疗指南》中，No.7淋巴结被列入第一站淋巴结范围内，同样说明No.7淋巴结清扫的必要性。

No.8、No.9淋巴结长期以来都被列为第二站淋巴结，但报道的转移率都不容忽视，甚至与No.7淋巴结近似。在D2手术得到认可的前提下，No.8、No.9淋巴结也属于常规清扫范围。需要指出的是，通常所指的No.8淋巴结指的是No.8a淋巴结，而血管后方No.8p淋巴结则被列为第3站淋巴结，不在常规清扫范围之内。日本国立癌中心资料显示胃窦和胃体癌No.8淋巴结转移率高于 No.9（30.4% *vs.* 16.0%），近端胃癌则相反（9.3% *vs.* 17.1%）。国内有数据同样显示 No.8、No.9 淋巴结均有相当高的转移频率，其中远端胃癌中 No.8 淋巴结的转移率高于 No.9，但两者相差不大。我们的资料显示无论何种位置的肿瘤，按肿瘤所处胃分区、前后壁、大小弯等各个方法分类，其转移率可达 17.14% ~ 47.59%，均不容忽视 [7]。而近年来日本学者 [10] 提出的淋巴结清除范围缩小的手术在部分病例可以不清扫 No.8、No.9 淋巴结，但前提是术前考虑无淋巴结转移的早期癌病例，条件较为严格。

No.10 淋巴结与脾切除关系紧密，清扫时有一定风险。随着手术技巧的提高，保脾清扫 No.10 淋巴结已不困难。日本相关研究资料显示早期近端胃肿瘤 No.10 淋巴结转移率较低（0.9%），可以不清扫。进展期肿瘤 No.10 淋巴结转移率 T3 期为 13.4%，T4 期为 34.4%[11]。国内资料中脾门淋巴结转移率报道多少不等，我院的资料显示 No.10 淋巴结在进展期近端胃癌的转移率，小弯侧为 11.23%，大弯侧为 29.77%，提示清扫脾门淋巴结，对于近端胃肿瘤特别是肿瘤位于大弯侧时是必要的 [7]。而对于肿瘤直接浸润，或者术中发现明确的脾门淋巴结转移的病例，学者间的意见较为一致，应行肿瘤扩大根治，切除脾，做到彻底的淋巴结清扫，不再施行保脾的淋巴结清扫。而胃窦肿瘤中，脾门淋巴结转移率不足 1%，可不予清扫。

No.11 淋巴结中的 No.11p 淋巴结位置上与 No.7、No.9 淋巴结相毗邻，在远端胃肿瘤中的转移率较高。No.11d 淋巴结在远端胃癌的转移频率明显降低，淋巴结的检出率也明显减少，国内文献 [12] 报道仅有 2%，笔者所在医院的资料显示胃窦肿瘤 No.11p 淋巴结转移率在小弯侧及大弯侧分别为 15.25% 和 7.56%，胃体肿瘤转移率为 20.98% 和 17.89%，接近于 No.9 淋巴结的转移频率，应重视其清扫，而 No.11d 淋巴结由于转移频率较低，在远端胃根治切除时可以不予清扫。胃上部癌两亚组淋巴结转移率均较高，小弯侧 No.11p 和 No.11d 的转移率分别为 31.37% 和 19.37%，大弯侧为 27.25% 和 14.25%[7]；日本有学者也发现近端胃癌 T3 和 T4 期 No.11 淋巴结转移率为 13% 和 25%[11]。因此两个亚组淋巴结应区别对待。远端胃癌清扫 No.11p 即可，而近端胃癌行全胃或近端胃切除时，No.11p 和 No.11d 的清扫同等重要。

No.12 淋巴结的转移频率较低，国内资料显示为 5% ~ 12%，笔者所在医院的资料显示只有 No.12a 转移率为 11.13%，No.12p、No.12b 依次递减为 6.93% 和 2.17%，而 No.12h 转移几乎可以忽略不计。在新版的指南中，No.12 淋巴结的重视程度有所下降，仅在远端胃及全胃切除时将 No.12a 淋巴结列为第二站淋巴结，其他亚组均在 D2 手术的根治范围之外。

No.13 淋巴结转移率低，文献报道仅为 2.53%，并且发现 No.13 淋巴结的转移与 No.12 淋巴结息息相关，在 No.12 淋巴结已经发生转移的情况下，No.13 淋巴结才有可能发生转移 [13]。而在手术操作当中，No.13 淋巴结与 No.12b 淋巴结的界限常难以精确分辨，虽然淋巴结的检出率较高，但转移率较低，只有 1.54%[7]，多数转移病例发生在胃窦肿瘤，累及幽门及十二指肠，其他位置的可切除肿瘤 No.13 淋巴结的转移率很低。

No.14v 淋巴结自从第 13 版《胃癌处理规约》以来作为第二站淋巴结得到彻底的清扫，但淋巴结的转移率甚至检出率均较低，资料显示 No.14v 淋巴结的转移率为 2.14%，即便 T3/T4 期的胃窦部肿瘤其转移率也仅为 1.6% ~ 3.61%[6]，而 T1 ~ 2 期肿瘤极少见到 No.14v 淋巴结发生转移。笔者所在医院的资料显示 957 例胃癌病例只有 4 例发生 No.14 淋巴结转移，发生转移病例肿瘤均较晚，且都存在 No.6 淋巴结的转移。而早期胃癌 No.14v 淋巴结转移率为 0%[13]，因此可以不予清扫。发生转移的病例多数肿瘤分期已较晚，患者预后较差，5 年生存率只有 11.3%。也有少数观点认为发生 No.14v 淋巴结转移的病例，给予彻底清扫后也可获得较好疗效。

No.15 淋巴结转移频率较低，即使在肿瘤累及横结肠系膜或扬管时，其转移率仍较低，单纯局部脏器切除即可得到较好的疗效。因此，在剥除横结肠系膜前叶时简单予以清扫即可。

No.13、No.14、No.15 淋巴结转移率不高 [14, 15]，相当于第 3 站淋巴结，其中 No.13、No.15 淋巴结在第 13 版《胃癌处理规约》中即列为第 3

站淋巴结，新版指南中更是将No.13、No.14、No.15淋巴结一并排除在D2手术之外。

No.16淋巴结清扫是否能切实延长患者生存率和改善预后，国内外研究较多，甚至一度持积极态度。20世纪90年代初Yonemura Y等[16]报道了胃癌No.16淋巴结清除术，术后5年生存率为20%。但目前严格前瞻性研究结果表明，在D2+腹主动脉旁淋巴结清扫的并发症无明显差异的前提下，对于腹主动脉旁已经发生了转移的肿瘤病例，即便行彻底的淋巴结清扫，其术后效果仍不乐观[17]。笔者的资料也显示即便发现No.16淋巴结转移，行彻底清扫后，患者的预后仍没有明显的改善。

第四节 淋巴结分站分组的变化及展望

不同位置的肿瘤淋巴结转移方向不同，但都有一定的规律性。目前很多胃淋巴回流的研究[5]作用有限，不能满足更加精细化的临床工作要求并指导淋巴结的清扫。随着术前分期系统逐渐完善，肿瘤的T分期和M分期可以做到影像学结果与病理学结果基本相符，但N分期仍然不能达到满意的结果。因此，不同位置的淋巴结转移率的研究以及长期生存率的随访对于进一步确定淋巴结清扫范围的指导意义重大。

1962年，日本胃癌研究会制定了首版《胃癌处理规约》，至2009年共修订过14版（表11-2），日本《胃癌处理规约》中淋巴结分站及其所属淋巴结经历了一系列改动。主要是各组淋巴结（包括相应亚组淋巴结）的淋巴结分站归属的变化，最新发表的新规约也将会对淋巴结的具体分站做进一步改动。第1版《胃癌治疗指南》于2001年3月发行，其后2004年4月再度修订出版，于2010年1月刊出修订后的第3版《胃癌治疗指南》。《胃癌治疗指南》不仅对日本的胃癌治疗具有规范和指导性的作用，而且对世界范围内胃癌治疗的规范也具有重大的影响和参考意义。

表11-2 日本《胃癌处理规约》修订时间表

版次	年	月
1	1962	6
2	1963	2
3	1964	2
4	1965	4
5	1966	6
6	1968	5
7	1970	5
8	1971	11
9	1974	9
10	1979	5
11	1985	4
12	1993	6
13	1999	6
14	2009	3

综上所述，半个多世纪以来，随着大规模临床资料的统计，D2根治术以其手术风险低以及预后改善明显的特点，越来越被更多的临床医生所认可，目前已经成为胃癌根治的标准术式。但D2根治术具体手术清除范围，以及各组淋巴结分站的归属情况，目前临床还存在一定争议。由于就诊时机的不同，我国胃癌患者淋巴结转移情况与国外的数据存在一定差异。因此，对于不同部位及分期肿瘤的淋巴结清扫范围，仍有待于国内多中心大规模样本的进一步统计与研究。针对不同的患者，我们需要谨慎、准确和明智地应用当前所能获得的最为可靠的循证医学证据，作出科学合理的治疗决策。

（所剑　陈岩）

参考文献

[1] Zhang. M, Zhu G, Ma Y, et al. Comparison of four staging systems of lymph node metastasis in gastric cancer. World J Surg, 2009, 33(11):2383-2388.

[2] Bilici A, Seker M, Ustaalioglu BB. Determining of metastatic lymph node ratio in patients who underwent D2 dissection for gastric cancer. Med Oncol, 2010, 27(3):975-984.

[3] Hur H, Park CH. Surgical treatment of gastric carcinoma. Korean J Gastroenterol, 2009, 54(2):83-98.

[4] Brennan MF. Current status of surgery for gastric cancer: a review. Gastric Cancer, 2005, 8(2):64-70.

[5] Lee JH, Ryu KW, Lee JH, et al. Learning curve for total gastrectomy with D2 lymph node dissection: cumulative sum analysis for qualified surgery. Ann Surg Oncol, 2006, 13(9):1175-1181.

[6] 涂小煌, 王烈, 姚和祥, 等. 进展期胃癌淋巴结转移的特点及临床意义. 中华胃肠外科杂志, 2003, 6 (6):382-384.

[7] 所剑. 胃癌淋巴结的清扫及意义. 中国普外基础与临床杂志, 2010, 17(1):5-7.

[8] 田大宇, 胡祥. 101例早期胃癌个体化手术治疗的临床分析. 中国医师进修杂志, 2006, 29 (6):863-865.

[9] 朱海涛, 赵宜良, 吴云飞, 等. 胃癌各组淋巴结的转移特点及其在实施合理根治术中的指导意义. 中华肿瘤杂志, 2008, 30(11):863-865.

[10] 日本胃癌學会. 胃癌治ガイドライン(医师用). 东京: 金原出版社, 2001:9-10.

[11] Ishikawa S, Shimada S, Miyanari N, et al. Pattern of lymph node involvement in proximal gastric cancer. World J Surg, 2009, 33(8):1687-1692.

[12] 覃新干. 进展期远端胃癌淋巴结转移特点与 D2术式的应用. 临床和实验医学杂志, 2008, 7(10):25-26.

[13] Shen DF, Chen DW, Quan ZW, et al. Dissection of No. 13 lymph node in radical gastrectomy for gastric carcinoma. World J Gastroenterol, 2008, 14(6):936-938.

[14] 黄宝俊. 217例早期胃癌扩大胃切除与淋巴结清除术的回顾分析. 中华胃肠外科杂志, 2007, 10(3):221-225.

[15] Masuda. TA, Sakaguchi Y, Toh T, et al. Clinical characteristics of gastric cancer with metastasis to the lymph node along the superior mesenteric vein (14v). Digestive Surgery, 2008, 25(5):351-358.

[16] Yonemura Y, Katayama K, Kamata T, et al . Surgical treatment of advanced gastric cancer with metastasis in para-aortic lymph node. Int Surg, 1991, 76 (4):222-225.

[17] Sasako M, Sano T, Yamamoto S, et al. D2 lymphadenectomy alone or with para-aortic nodal dissection for gastric cancer. N Engl J Med, 2008, 359(5):453-462.

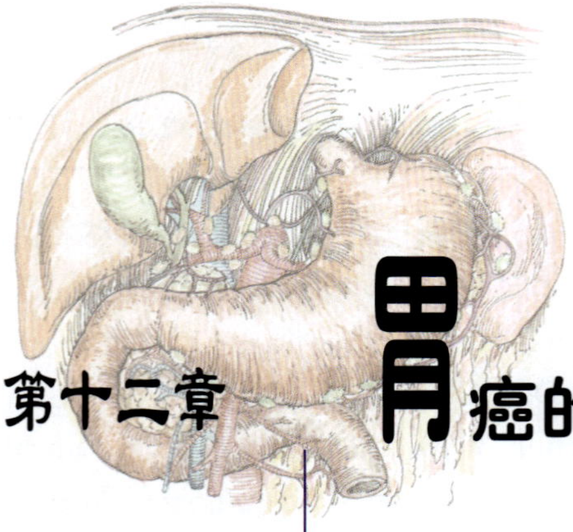

第十二章 胃癌的多学科综合治疗

叶颖江

胃癌是常见的消化道恶性肿瘤。2007 年全世界新发胃癌 1 066 543 例，仅次于肺癌、乳腺癌和结直肠癌，位居第 4 位；全世界每年约有 800 000 人因胃癌死亡，位居男性癌症死亡病因第 2 位，女性癌症死亡病因第 4 位 [1]。世界各地区胃癌发病分布不一，北美、西欧发病率较低，而东亚、南美、东欧发病率较高 [2]。据 2002 年世界卫生组织国际癌症研究机构统计，2/3 的胃癌发生在发展中国家，其中 42% 发生在中国。在世界范围内我国胃癌发病率仅次于日本，为 60.6/10 万 [3]。胃癌按肿瘤的浸润深度分为早期胃癌和进展期胃癌。早期胃癌与进展期胃癌预后不同，治疗理念不同，因此胃癌准确的术前分期显得颇为重要。手术是胃癌的主要治疗方法。随着医学技术的发展，内镜、腹腔镜治疗应用于早期胃癌的治疗，不仅降低了创伤、体现了微创优势，而且预后与传统手术相当，但治疗方法的选择需要相关学科共同参与，严格掌握适应证，才能使病人获得合理的治疗方案；而对于进展期胃癌，给机体带来的已不再是局部问题，仅通过手术治疗，无法更好地改善患者的生存质量，需要以手术治疗为主，肿瘤内科、放疗科等其他学科多学科共同参与的综合治疗，延长患者生存期，使病人获益。

一、术前影像学分期是胃癌多学科治疗方案合理选择的前提和基础

准确的术前分期对选择合理的治疗方案至关重要，不同分期可选择相应的治疗方案。对于Ⅰa 和Ⅰb 期胃癌，手术效果非常好，部分胃黏膜癌因其淋巴结转移率极低还可行局限性切除术；对于Ⅱ和Ⅲa 期胃癌，虽然淋巴结转移可能性较大，但这部分病例行根治性手术的效果较好，且多能实现 R0 切除；而对于Ⅲb 和Ⅳ期胃癌，单纯手术往往难以达到根治的目的，常存在肉眼或镜下残留灶，所以多为姑息性切除且不能明显改善预后，对于这部分病例需要行新辅助化疗等术前治疗，待肿瘤体积或转移灶得以适当控制后再考虑手术。

（一）腹部 B 超

传统的胃癌术前检查方法包括腹部 B 超、CT、MRI 等。腹部 B 超操作简便、经济且无创，是目前最常规的影像学检查方法。近年来，随着仪器性能和检查方法的改进，对胃癌术前分期的判断准确率亦有所提高。在检查前，通常需空腹饮水 300 ~ 800ml，或加服胃超声显影液 10ml 后进行检查，沿胃形态做系列纵横断面连续扫查并通过变换体位来获得图像。虽然，腹部超声检查价格低廉、无创伤，但对胃癌 TNM 分期的准确率差异较大，对胃癌局部浸润深度的诊断准确率

约为56.0%～76.2%，而且对过度肥胖、肿瘤种植转移、肠腔气体干扰及肠液充盈不良者无法进行有效分期，且检查结果受操作者本身及设备的影响较大。腹部B超对肝转移癌的诊断率可达50%～70%，而且对于小于1cm的转移灶，诊断率只有20%[4]；因此，临床医生以腹部B超作为胃癌术前分期的依据并不常见。

（二）腹部CT

CT是较B超更为精确的检查方法，CT对胃癌T分期的诊断准确性取决于是否能清楚地显示出胃壁各层、浆膜外浸润及邻近器官受侵情况。关于CT对T分期判断的准确率各家报道不一。Botet等[5]报道T分期准确率为42%，Minami等[6]和Cho等[7]报道T分期准确率分别为69%及68%。CT对胃癌淋巴结的检测大多数研究以正常淋巴结的最大直径为8～15mm作为诊断标准，Mani等[8]等采用淋巴结最大径为8mm作为标准。CT检查对N分期的判断准确率为69%，其判断淋巴结总体状况的准确率达73.7%，其中对淋巴结转移的敏感性和特异性分别为71.4%和80.0%，对第一、二、三站淋巴结状况的判断准确率分别达73.7%、84.2%和94.7%。Fukuya等[9]以>5mm为标准，淋巴结检出敏感性为75%，特异性为42%。但CT对淋巴结的检测也有其局限性[10]，无法仅从形态学上将其完全区分。而且为了提高CT对淋巴结转移的检测敏感性而降低淋巴结直径阈值，也不可避免地降低了特异性。CT检查对肝转移的敏感性较高，主要因为CT增强扫描时肝强化效果好，且无运动伪影干扰，对小转移灶不易漏诊。CT检测肝转移的敏感性和准确性分别达100.0%和94.4%[11]，但对于直径小于1cm的肿瘤敏感性则只有48%[12]，而且由于显影剂灌注不理想等原因，还有15%的假阳性率[13]。

（三）腹部PET

PET被临床肿瘤学认为是一种比较实用的诊断方法，但价格相对昂贵，在国内医院尚未普及。对于远处转移的判定，CT很容易忽略肝微小转移灶，而PET则会由于高代谢而发现该处转移灶。PET对T分期的诊断相对差些。与CT相比，PET对明确局部淋巴结转移有更高的特异性（前者为92%，后者为62%），但敏感度较低（前者为56%，后者为78%）。目前NCCN不推荐PET常规用于术前分期，然而可以与CT联合应用，以提供一些额外信息。与单独使用PET或CT相比，PET/CT联合扫描优势更多，而且能比单用PET或CT提供更准确的诊断和术前分期信息。PET/CT联合扫描术前分期准确性显著高于单独使用PET（47%）和CT（53%）[14]。

（四）腹部核磁（MRI）

近年来，随着快速成像技术的迅速发展，腹部核磁图像清晰度明显提高，从而丰富了胃癌诊断与术前分期的影像信息。胃癌在增强MRI图像上呈现胃壁局灶性增厚和增强。研究显示：MRI对胃癌T分期的准确率可达73%～88%，其中T1为75%～100%，T2为63%～80%，T3为79%～96%，T4为40%～100%[15, 16]。相对CT来讲，MRI对软组织的分辨率更高，因此，MRI更有利于胃癌T分期的进行。Kim等[17]研究显示，MRI检查对胃癌术前T分期的判断准确率（81%）高于CT检查（73%）。Sohn等[18]研究亦显示MRI检查对胃癌T分期的判断准确率（73.3%）稍优于CT（66.7%）。目前应用MRI检查判断胃癌N分期尚处在探索阶段，多数研究采用CT检查鉴别淋巴结转移与否的诊断标准（直径≥8mm或增强）。Kang等[19]研究显示，MRI检查对胃癌N分期的判断准确率仅52%，但其判断淋巴结总体状况的准确率达82.6%，转移的敏感性和特异性分别为85.3%和75.0%，其中对第一、二、三站淋巴结状况的判断准确率分别为91.3%、67.4%和82.6%。虽然MRI对T分期的判断准确性高于CT，但对淋巴结N分期的作用价值并无定论，有些学者认为MRI对于淋巴结N分期并不优于CT。Sohn和Kim的研究结果显示，MRI对于N分期的准确性分别为55%和65%，均低于CT对N分期的准确性（58.6%和73%）。而且MRI由于受横结肠蠕动及主动脉搏动的影响，较难区分胃周的第6组淋巴结。因此，MRI对N分期的应用价值有待于进一步研究。对于胃癌的M分期，MRI有较高的准确率和特异性，准确率可达63%～95%，特异性可达95%，但对直径小于1cm的转移灶，尤其是肝表面的小结节不易显示，尽管如此，核磁检查仍旧被认为是对于大于2cm的肝转移癌术前无创检查最佳的检查方法[20]。

（五）超声内镜检查

胃镜虽能判定黏膜病变的大小、部位，但较难确定其浸润胃壁的深度，更不能判断淋巴结及远处转移情况，不适于术前分期。有报道内镜超声对胃癌术前分期的准确率达80.3%，超声内镜具备内镜和超声的双重功能，一般正常胃壁在EUS图像上呈5层结构，EUS可根据最深破坏层次判断胃癌浸润深度，同时可以通过淋巴结的形状、回声密度等判断其有无转移。扫描时，肿瘤组织多表现为不规则的不均匀低回声肿块影，伴局部或全部管壁结构层次的破坏。早期胃癌表现为第一层管壁层次结构消失、增厚或变薄、缺损或模糊不清；进展期胃癌溃疡型多表现为局限性管壁增厚代之以不均匀低回声伴中央凹陷，且第一层回声消失，覃伞型多呈不规则突出于腔内的不均匀低回声。Willis等[21]报道超声内镜对胃癌术前T分期总的正确率为77%。T1、T2、T3和T4正确率分别为：80%、63%、95%和83%。超声内镜也可根据淋巴结回声类型、界限及大小判断转移情况。文献报道[22]如将直径大于10mm、内部回声不均匀、界限清楚作为转移淋巴结的诊断标准，其敏感性为85%，特异性为45%～85%。但超声内镜也具有一定的局限性，比如：不能对全胃进行满意观察，虽对胃贲门、胃窦部的胃壁显示较满意，但对胃底、胃体部胃壁的显示常不理想；超声内镜对转移性淋巴结和炎症性肿大淋巴结的鉴别有时较困难；由于超声内镜采用高频探头，其穿透深度将受到限制，因此EUS在肿瘤术前M分期方面也将受到限制，但是否有远处转移可借助于CT检查，目前开展的多层螺旋CT以其快速扫描、多层重建技术的应用在胃癌术前评估方面取得了较大进展，不仅对T4分期有其独特的优越性，还能发现内镜超声较难发现的远处淋巴结和脏器（肺、肝）转移，提高了病灶检出率及术前TNM分期的准确性。所以将EUS和CT结合起来，将有利于术前分期，提高术前分期的正确率，有利于手术适应证的确定。

（六）腹腔镜探查术

术前诊断性腹腔镜探查能观察原发肿瘤的部位、范围、浸润程度、淋巴结转移情况、腹腔转移情况、腹水及邻近组织是否受侵犯。另外，还可通过腹腔镜对可疑病灶进行活组织病理学检查，以完善临床和影像诊断结果，为鉴别诊断和临床分期提供进一步的根据，从而使治疗方案更为合理。Lowy等[23]对71例术前认为可切除的胃癌患者行腹腔镜探查，结果显示16例用传统方法未检出的胃癌腹腔转移，在腹腔镜探查中被发现；12例避免了开腹的痛苦。Stell等[24]对胃癌进行了腹腔镜探查，并与腹部B超、腹部CT进行比较，发现对于胃癌肝转移的诊断，三者的准确率依次为99%、76%、79%；对于腹膜转移的诊断，准确率依次为94%、84%、81%。Graaf等[25]对511例胃食管癌的病例进行了术前的腹腔镜分期，发现有20.2%的病例分期后治疗方案发生了变化，术前的腹腔镜分期使84例（20.2%）患者因避免了单纯剖腹探察手术而获益。但由于费用较高，目前还无法应用腹腔镜检查进行常规的术前分期。腹腔镜检查的主要适应证为：① CT扫描证实可能存在腹膜转移的患者；②通过影像学检查疑为T3或T4期的胃癌患者[26]。Sloan-Kettering纪念癌症中心[27]的一项临床研究对657例可切除的胃腺癌患者进行了为期10年的腹腔镜探查随访，发现31%的患者出现远处转移，并且多见于低分化胃癌（36%）、胃食管结合部癌（42%）和全胃癌（66%）。该研究认为：如果原发肿瘤并非发生于胃食管结合部或全胃，同时无淋巴结肿大时，不必进行腹腔镜探查。腹腔镜探查的局限性在于它仅能进行二维评估，并且对肝转移及胃周淋巴结转移的评估作用有限。2009年NCCN指南对腹腔镜探查用于胃癌分期为2B类推荐。

（七）腹腔镜内镜超声

腹腔镜超声影像技术是一种由腹腔镜和超声装置相结合的新技术，主要由数字式视频摄像系统、腹腔镜高分辨率超声系统和数字式双图像显示系统3个子系统组成。通过腹腔镜专用超声探头与被检器官直接接触扫描，能对肿瘤病灶部位、浸润范围、深度及周围血管管道关系、肝与腹膜有无转移及腹腔淋巴结是否肿大进行重点检查，对可疑病变在腹腔镜超声探头引导下进行穿刺活检，从而判断肿瘤有无转移、能否切除。腹腔镜超声检查（LUS）综合了腹腔镜和内镜超声检查的优点，对胃癌的 T 分期和 M 分期准确率达 92 %，LUS 结合腹腔游离癌细胞的检测也是术前分期的一种可行手段。Anderson 等[28]前瞻性地比较了术前 CT、经腹超声和腹腔镜内镜超声对食管胃肿瘤的 TNM 分期，指出腹腔镜内镜超声对判断原发肿瘤、淋巴结转移情况比常规术前检查更准确（前者 91% *vs.* 64%，后者 91% *vs.* 62%），明显提高了肿瘤分期诊断的正确性，提高肿瘤切除率达到 97%。通过术前分期我们可以对处于不同时期的胃癌患者选择更合理的治疗方案，正确的术前分期是胃癌综合治疗方案实施的前提和基础。

二、早期胃癌治疗方法的多种选择

早期胃癌的治疗目前存在多种选择，要使患者真正从中获益，则需要多个学科的共同参与、共同协商，最终使患者得到一个最佳的治疗方案。一般认为：早期胃癌的治疗方法分为两大类：内镜、手术治疗，手术治疗总体又可分为标准根治手术和缩小手术。

（一）内 镜 治 疗

随着内镜设备和操作技术的不断发展，内镜已经成为治疗早期胃癌的重要方法，早期发现肿瘤病变并通过内镜切除已经成为胃肠道肿瘤治疗的理想目标。应用较多的早期胃癌内镜治疗方法有内镜黏膜切除术（endoscopic mucosal resection, EMR）和内镜黏膜下剥离术（endoscopic submucosal dissection, ESD），其他还有内镜下激光治疗、微波治疗、光动力学治疗和氩离子凝固术（argon plasma coagulation, APC）等多种方法，但由于后者无法获得完整病灶的病理标本，在临床应用中受到很大限制。

EMR 是胃癌微创手术的重大进步，其治疗早期胃癌最早在日本用于临床，目前已广泛在日本应用。在内镜下黏膜切除术引入日本之前，胃切除术是早期胃癌唯一的治疗方法。EMR 是用高渗生理盐水黏膜下局部注射后，用针状切开刀切开病变周围黏膜，然后用圈套器将病变全部切除。随后又出现了其他 EMR 方法：①黏膜大块活检术：生理盐水黏膜下局部注射后，使用双通道内镜，用活检钳提起病变，圈套器将病变切除；②透明帽辅助内镜下黏膜切除术：将透明帽套在内镜前端，高频圈套器安装在透明帽内，黏膜下注射后通过负压吸引将病变吸入透明帽套内，用圈套器切割；③套扎辅助内镜下黏膜切除术：将套扎器套在内镜前端，黏膜下注射后通过负压吸引将病变吸入套扎器内，将橡皮圈套扎在病灶处，再用高频圈套器在橡皮圈下方切割；④黏膜分次切除术：较大病变不能一次切除者可以通过分次切割清除病灶，但分次切除后存在难以评估是否完全切除等问题。日本学者 Tanabe[29] 对 1832 例患者采用内镜下黏膜切除术治疗，10 年内未发生与内镜下黏膜切除并发症相关的死亡。该项技术的优点在于只需使用普通胃镜，不需要特殊设备，缺点在于该技术不能整块切除较大块的病变，取出的碎块状标本难以进行详细的病理分析，肿瘤分期不明确，存在较高的肿瘤复发风险。在美国，由于早期胃癌发病率较低，这些技术的应用受到限制。Soetikno 等[30] 认为 EMR 的适应证为几乎没有淋巴结转移可能的病例且病灶能完全切除，包括：①病灶直径 < 2cm，内镜诊断为黏膜内癌；②高分化癌；③凹陷型病变表面未形成溃疡者。目前还没有比较 EMR 和其他手术治疗胃肠道肿瘤的临床研究。然而，EMR 在早期胃癌的诊治方面依然有很好的发展前景。由于缺乏长期随访及生存数据，2009 年 NCCN 指南认为，除临床研究以外，不推荐常规使用内镜技术，EMR 仅限于经验丰富的中心进行。

ESD 是指在内镜下运用改良的针刀直接从黏膜下层对黏膜进行剥离，相对于 EMR 而言是可最大限度地减少肿瘤残留和复发的诊治方法。ESD 最初起源于日本，是目前最常用的大面积病变切除方法，在其他国家也被使用。ESD 首先通过电凝方法在病变周围进行标记，之后黏膜下注射使病变隆起；利用针状电切刀或尖端绝缘针状电切刀沿标记部位环形切割黏膜，使黏膜层与黏膜下层部分分离；继续向黏膜下注射，使已经切开的病变进一步隆起；最后用高频圈套器切割使病变完全切除，术后也应当对新切除的标本进行病理组织学检查，判断病变是否完全切除。ESD 不但实现了大面积病变的整块切除，并且提供了准确的病理分期以预防复发。随着内镜治疗方法的不断改进，早期胃癌的内镜治疗适应证也在不断变化。与 EMR 相比，ESD 可以把较大面积的、形态不规则或合并溃疡、瘢痕的肿瘤一次性完整地从固有肌层表面剥离下来，一次性完整切除率达到 96% 以上，明显减少了肿瘤的残留和复发。目前学者基本达成一致意见的是无淋巴结转移的早期胃癌是内镜治疗的适应证。ESD 适应证包括：①任何大小的分化型黏膜内癌且无溃疡形成者；②分化型黏膜内癌如伴溃疡形成，则病变直径应 <3cm；③未分化型黏膜内癌，如果无溃疡形成，则病变直径 <2cm；④直径 <3cm 无溃疡形成及无血管（淋巴管）浸润的分化型黏膜下微小癌 [31-33]。

随着内镜设备更新和技术进步，还研制出了一系列的新型电刀和装置，新出现的多种内镜和附件能够帮助顺利完成比较复杂的内镜治疗。比如：安全性能极高的尖端绝缘刀、能独立完成 ESD 各个操作和刀锋方向可变的螺旋伸缩刀、前端弯钩状的钩形刀、前端三角形的三角刀、短针的针状刀和小口径透明帽等。还研制出了一些用于 ESD 的新型内镜和装置，如带独立注水泵的内镜、多弯内镜、高频电发生装置，便于黏膜下剥离的新型水泵装置和球囊辅助剥离技术等。但内镜治疗早期胃癌目前也存在问题：①在手术前如何准确判定淋巴结转移的可能性。②内镜治疗是否真的优于外科手术治疗。③西方国家和日本的早期胃癌判断标准不同，西方国家诊断的重度异型增生常被日本病理医生诊断为早期胃癌。综上所述，内镜治疗早期胃癌的远期效果，以及符合我国诊断标准的早期胃癌的内镜治疗的预后还有待于进一步研究。

（二）外科手术治疗

与内镜手术相比，传统手术治疗虽然存在切口感染、切口裂开、倾倒综合征、腹泻、肠梗阻等明显并发症，且肺部感染及心、脑血管等并发症发生率也显著高于内镜手术，但早期胃癌内镜下切除仅适用于无淋巴结转移的病例，对存在血管（淋巴管）浸润及侵犯、淋巴结转移等高危因素者需行手术治疗，而且术后可获得完整的病理标本并提供准确的肿瘤分期、分型，以用于评估预后和指导后续治疗。外科手术治疗又分为传统的开腹手术和腹腔镜手术。

传统的开腹手术常用的手术方式有 D2 手术及缩小手术。D2 手术作为早期胃癌的标准术式已得到良好的治疗效果，该手术适用于所有的早期胃癌。早期胃癌的预后与有无淋巴结转移密切相关，有淋巴结转移和无淋巴结转移的 5 年存活率分别为 84.3% ~ 88.7% 和 97.5% ~ 98.0%，而早期胃癌发生淋巴结转移的病例仅占 7.8% ~ 21.0%，因此，对大多数早期胃癌病例均采用 D2 淋巴结清扫术意义不大。缩小手术主要是相对于 D2 标准根治术而言，包括缩小胃切除范围（2/3 以下）、淋巴结清扫范围（D2 以下）和保留胃周自主神经（迷走神经肝支、腹腔支），不切除网膜囊，保留大网膜 [34]，有利于预防肠管与腹前壁切口粘连。缩小手术又分为：缩小手术 A（MGA：改良 D1 根治术）和缩小手术 B（MGB：改良 D2 根治术）。缩小手术 A 的适应证是：①无淋巴结转移的黏膜内癌；②分化型直径 <1.5cm 的黏膜下癌，无淋巴结转移。手术范围包括 D1 和 No.7 淋巴结切除，下部胃癌再加 No.8a 淋巴结切除。缩小手术 B 的手术适应证是：①无淋巴结转移的黏膜下癌；②直径 <2cm，仅伴 No.1 淋巴结转移的早期胃癌。手术范围包括 D1 加 No.7、No.8a、No.9 淋巴结切除 [35]。但是在实际临床工作中，对于术中判断淋巴结有无癌转移往往存在一定的困难，淋巴结清扫范围的缩小会存在癌残留的风险，而且跳跃式转移并不少见，因此缩小手术应用时应当谨慎选择。

早期胃癌的腹腔镜应用已取得国内外的共识。1994 年 Kitano 等 [36] 报道了首例腹腔镜辅助远端胃切除术（laparoscopy-assisted distal gastrectomy, LADG）后，早期胃癌的腹腔镜根治术在日本和韩国得到了蓬勃发展，越来越多的早期胃癌病人接受腹腔镜下根治性手术。早期胃癌腹腔镜胃切除手术的术式主要包括：腹腔镜局部切除术、腹腔镜胃癌根治术和内镜联合腹腔镜胃癌根治术。腹腔镜局部切除术包括腹腔镜下楔形切除术和腹腔镜下胃内黏膜切除术。日本胃癌协会建议 [37] 局部切除手术适应证是直径 <2cm 的高分化黏膜内癌。这两种术式的选择主要取决于病变部位，楔形切除适合于病变位于胃前壁、胃大弯、胃小弯者；胃内黏膜切除术适合于胃后壁、邻近贲门或幽门处的病灶。无论是楔形切除还是胃内黏膜切除术，一般都需要术中内镜下的

肿瘤定位。腹腔镜楔形切除和胃黏膜切除术与传统的内镜黏膜切除术（EMR）及内镜黏膜下剥离术（ESD）相同，均属于对癌灶的局部切除，且清除病灶范围有限，并不清扫胃周淋巴结，术后均有肿瘤残留及复发的风险[38]，因此，应用范围较局限。然而腹腔镜胃癌根治术既能达到足够的切缘，又能根据肿瘤侵犯深度采取不同范围的胃周淋巴结清扫，因此可广泛应用于早期胃癌的治疗。对于一个疾病的治疗，人们最关心的首先是安全性与根治性，其次才是微创性，胃癌也不例外，医生必须在保证肿瘤根治的基础上，手术微创化才有意义。开腹胃癌根治术无论是手术适应证、手术方式还是淋巴结清扫范围等都已建立规范，而腹腔镜手术只有遵循开腹手术原则，才可保证其远期疗效等同于传统手术。因此如何在手术中严格遵循肿瘤根治原则，使腹腔镜手术达到肿瘤根治效果，是人们关注的焦点，更是腹腔镜胃癌手术的核心问题之一。Pugliese 等[39]对早期胃癌实施腹腔镜胃癌手术，正常组织切缘平均为 6.7±0. 5cm，开腹组为 6.3±0.7cm，两组无统计学差异。Han 等[40]报道 20 例早期胃癌行腹腔镜胃癌根治术，手术平均清扫淋巴结为 31.9 枚，与开腹组淋巴结清扫数目比较无差异。

近年有些学者报道了腹腔镜手术联合内镜治疗的经验。Abe 等[41]报道了 5 例内镜黏膜下切除术（ESD）联合腹腔镜下淋巴结清扫术（laparoscopic lymph node dissection, LLND）的研究结果，显示：ESD 能完整切除病灶，病灶切缘均阴性，LLND 顺利完成淋巴结清扫，腹腔镜和内镜手术均无并发症发生，清扫的淋巴结数平均为 15 个（6 ~ 22 个），随访未发现肿瘤复发。并且提出，直径＜2cm 的分化型早期胃癌可以通过内镜黏膜下切除（ESD）联合腹腔镜下淋巴结清扫术（LLND）得到根治性的治疗。双镜联合（内镜切除和腹腔镜胃切除）无疑开创了治疗早期胃癌的另一种全新的微创手段，在根治性的前提下，可最大限度地保留胃功能和良好的生活质量。这是一项高水平的新技术组合，要求较高的知识与技术条件，需要更好的科间合作。

三、进展期胃癌预后的改善需要多学科综合治疗

我国约 90% 的病例确诊时已属进展期胃癌，进展期胃癌与早期胃癌相比疾病进展，治疗难度大，预后差，根治手术切除是治疗进展期胃癌的主要方法，但是尚需多个学科的共同参与，制订最佳的治疗方案，改善进展期胃癌的预后。

（一）手术治疗

进展期胃癌的手术方式有根治性切除术、扩大根治术、姑息手术和短路手术。手术的根治性可分为：手术切除范围和淋巴结清扫范围两个方面。胃癌根治手术要求切除距离≥肿瘤 5cm 的胃组织，手术方式根据肿瘤的位置分为：远端胃大部切除术、近端胃大部切除术和全胃切除术。但 20 世纪中期，有学者提出无论肿瘤位于何处，将全胃切除作为胃癌的常规手术，但由于当时较高的手术死亡率和并发症发生率，且生存率无明显提高而被放弃。近年来随着技术的进步，手术死亡率已降至 5% 以下，部分学者又开始主张对进展期患者行全胃切除，其理由是全胃切除消除了肿瘤局部复发的可能。但意大利 Gouzi 等[42]和法国 Bozzetti 等[43]对胃窦等远侧肿瘤分别进行的两项随机对照研究结果都显示：全胃切除和部分胃切除的手术死亡率相近，5 年生存率无明显差异。美国 Harrison 等[44]则对近端胃癌做了对照研究，发现全胃切除和部分胃切除两组的手术死亡率、5 年生存率和肿瘤复发时间均无统计学差异。但目前更多的学者认为，胃壁切除范围需根据肿瘤部位决定，只要满足切缘大于 5cm 即可，无需进行全胃切除术。2009 年 NCCN 指南推荐，对于远端胃癌首选远端胃大部切除术，认为其效果与全胃切除相当，而且并发症发生率明显减少；而对于近端胃癌的手术方式的选择，由于近端胃切除和全胃切除术后均出现营养障碍，因此指南建议对于近端胃癌可以根据临床指征选择两种方式中的一种。

根据胃切除范围加上淋巴结的清扫范围，胃癌根治术可分为：D0、D1 和 D2 切除。D0 切除是指 N1 淋巴结没有得到清扫；D1 切除是指受累的近端胃、远端胃和全胃切除，并包括大小网膜；D2 切除范围除上述以外，还要切除网膜囊和横结肠系膜前叶，同时清扫相应动脉旁的淋巴结。目前，根治性 D2 手术被认为是进展期胃癌基本首选的术式，术后效果好，主要适用于Ⅱ和Ⅲ a 期胃癌，但是关于 D2 手术的必要

性和安全性人们还在寻找大样本的循证医学证据。欧美学者不积极主张D2手术或扩大手术，Sungon等[45]对来自80个中心的711例接受胃癌根治手术的患者进行研究，380例患者接受了D1手术，331例接受了D2手术，随访中位生存时间15.2年，D1手术组15年总体生存率为21%，D2手术组15年生存率为29%，两者间无统计学差异（*P*=0.34）；而手术相关死亡率D2手术组明显高于D1手术组，分别为10%和4%，两者有统计学差异（*P*=0.004）。由医学研究委员会（medical research committee, MRC）[46]进行的因果协作组实验同样没有发现D2切除比D1切除有更大的生存获益。D1切除和D2切除的5年生存率分别为35%和33%，两组的总生存期也无差别；而且D2切除增加了并发症发生率和死亡率。

但是也有一些西方国家支持日本人推荐的胃癌D2切除根治理念，而且认为经D2切除的患者可获得更好的预后。西班牙Sierra等[47]研究发现，D2切除与D1切除相比具有明显的生存优势，5年生存率分别为50.6%和41.4%，两者在并发症发生率上无统计学差异，D1切除和D2切除并发症发生率分别为48.2%和53.5%；D1切除的手术死亡率为2.3%，D2切除组为0。人们对于Ⅲb和Ⅳ期胃癌，可以先行新辅助治疗后再考虑手术根治，二期临床试验已证实有较好的效果。而对于是否行扩大根治术，不同的学者意见不一致。荷兰学者Henk[48]认为广泛的淋巴结清扫，特别是合并胰脾切除会增加术后并发症的发生率和病死率，并不提高生存率；而日本学者则提倡积极的D2或扩大手术，Sano等[49]研究发现，对合适的病例，扩大根治术并未增加手术并发症发生率及死亡率，死亡率低于3%。然而对是否联合脾切除各国已初步达成共识，认为预防性脾切除只增加了术后并发症，并不能延长患者的生存期[50]。2009年NCCN指南也推荐不进行常规或预防性的脾切除手术。姑息性切除术或短路手术，主要是因为癌肿浸润及广泛转移，无法完成根治手术，通过手术解除梗阻，改善进食及机体免疫状态，延长带瘤生存期。

除以上术式外，随着腹腔镜技术的成熟，对于进展期胃癌开展的腹腔镜D2根治术也越来越多，Huscher等[51]研究显示腹腔镜组近期效果好、恢复快，且开腹组和腹腔镜组术后5年总体生存率（5.7% *vs*. 54.8%）和无病生存率（58.9% *vs*. 57.3%）无显著差异。腹腔镜下胃癌根治术是我国进展期胃癌微创治疗的一个发展方向，但腹腔镜进展期胃癌手术适应证仍存在争议。目前已被认可的腹腔镜胃癌根治性手术的适应证为肿瘤浸润深度在T2以内的胃癌患者[52]；而我国及欧美的一些学者认为，由于腹腔镜胃癌手术与开腹手术在手术方式及肿瘤根治彻底性方面是一致的，对于肿瘤侵犯浆膜层但浆膜面积较小的进展期胃癌患者也可采取腹腔镜胃癌D2根治术作为临床探索性研究[53]。对于胃癌伴大面积浆膜层受侵，或肿瘤直径大于10cm，或淋巴结转移灶融合并包绕重要血管者和（或）肿瘤与周围组织器官广泛浸润者则不宜采用腹腔镜手术。

对于Ⅳ期胃癌的治疗，多借助于化疗等姑息治疗。但研究发现，转移灶手术切除可以延长患者生存期。尽管总体来看，胃癌手术治疗预后不如结肠癌那么理想，但是一些学者认为，手术仍是最佳的选择方案。Tibero等[54]对4个中心73例胃原发癌接受根治手术的肝转移病人进行了回顾性研究，接受支持治疗患者45例，化疗组17例，肝转移灶手术切除组11例，1、2、3年生存率肝转移灶切除手术组最高，分别为：80.8%、30.3%和20.2%，化疗组和支持治疗组1、2、3年生存率分别为：44.9%、12.8%、6.4%和22.2%、4.4%、2.2%，并进行多因素分析显示，治疗方式是影响患者预后的最重要的因素，接受手术治疗病人的预后明显优于其他治疗。

（二）术中辅助治疗

现代观念认为肿瘤是一种全身性疾病，仅通过手术局部治疗，即使是联合脏器切除，扩大清扫范围，均无法保证能达到完全根治胃癌的目的。进展期胃癌肿瘤常会侵犯浆膜，腹腔内游离癌细胞及微小癌灶是导致胃癌根治术后复发，尤其是腹腔种植转移的主要原因。因此，术中辅助治疗有着重要意义。目前常用于术中治疗的方法有：术中大量液体腹膜灌洗、普通腹腔内化疗和术中腹腔内温热灌注化疗。而腹腔内热灌注治疗是一种集腹腔灌洗、温热效应及化疗药物的综合疗法。国内外许多文献报道认为，腹腔热灌注治疗在杀死腹腔内游离癌细胞，降低其种植率，减少或延缓复发，提高生存率和改善生活质量方面有明显的疗效，并且已证实无严重全身性不良反应[55]。但术后腹腔化疗时，因为腹膜粘连等原因，药物难以均匀分布，致局部药物浓度过高，可诱导化学性腹膜炎、难治性肠梗阻等严重并发症的发生。

（三）术前新辅助治疗

近年来新辅助治疗日益受到重视，其主要理论依据有：①杀灭癌细胞，缩小肿瘤，增加手术切除的机会；②杀灭手术区域内的亚临床转移灶，预防肿瘤播散；③获得肿瘤的体内药敏资料，为术后选择化疗方案提供依据等。新辅助治疗包括新辅助化疗、新辅助放疗和新辅助放化疗。Kang 等[56]对 107 例患者以术前 Vp-16/5-Fu + DDP 方案化疗 2 ~ 3 个周期与单独手术做随机对照研究，结果显示：新辅助化疗组的手术切除率明显较高，然而中位生存期两组无显著性差异，分别为 3.6 年和 2.5 年（P=0.11）。英国 MRC 的 MAGIC 研究是一个设计完好、样本量较大的胃癌新辅助化疗临床Ⅲ期研究[57]。该研究中，503 例可切除的局部晚期胃癌患者随机分为 3 周期新辅助化疗 + 手术 + 3 周期术后化疗组（化疗方案为表柔比星、顺铂和 5-Fu，ECF 方案）与单纯手术组。结果表明，新辅助化疗组的 5 年总生存率显著高于单纯手术组（36% *vs*. 23%，P=0.009），5 年无复发生存率也显著高于单纯手术组（P= 0.0001）；同时降低了复发率（14.4% *vs*. 20.6% ,P= 0.009）。另外，新辅助化疗将 R0 切除率提高了 10% (79% *vs*. 69%，P=0.018)，而且具有降低分期的疗效（T3 /T4 的比例，新辅助化疗组 49% *vs*. 单纯手术组 64%，P= 0.011)。虽然新辅助化疗为进展期胃癌患者增加了手术根治机会，但需要掌握的原则是：要个体化判断，选择合适的病例及疗程，才能为手术治疗创造最佳条件。

术前放疗是提高局部控制率并减少术后复发的较为理想的方法。术前放疗的目的在于：放疗导致处于放射敏感时相的胃癌细胞死亡，使原发灶缩小，利于手术切除；8.4% ~ 20.8% 的胃癌患者行根治性手术时血液中癌细胞数量明显增加，而姑息手术时更高达 36.8% ~ 56%，术前放疗降低处于放射低敏感时相的胃癌细胞增殖能力，减少术中血行转移和种植；术前放疗使肿瘤周围正常组织的血管、淋巴管内皮细胞增生，造成管腔不平或者狭窄，使血液滞缓，减少术中挤压造成肿瘤细胞入血的几率。但术前放疗对胃癌预后的影响，各临床试验结果并不统一。Skoropad V 等[58]报道一组随机临床试验的 20 年随访结果：152 例剖腹探查的胃癌中，对能行根治术的 102 例进行随机试验，试验组放疗（20Gy/5d）并行胃次全切或全切术，对照组仅行手术。结果显示 20Gy 的集中放疗安全可行，试验组和对照组 5、10 年总生存率分别为 39% 和 30%、32% 和 18%，两组生存无显著性差异。Zhang 等[59]进行的一项针对术前放疗的大样本Ⅲ期随机对照研究显示：对 171 例胃贲门腺癌进行术前放疗，较单纯手术的 199 例患者可显著延长无病生存时间以及总体生存时间，总体 5 年生存率术前放疗组为 30%，而单纯手术组为 20%，有统计学差异。因此，术前放疗在胃癌中的价值，还有待于继续深入研究。

（四）术后辅助治疗

虽然胃癌辅助化疗的效果仍不是很理想，但是最近越来越多的报道认为，化疗可以延长患者生存期，改善预后，所以化疗日益受到重视。2008 年发表的两项荟萃分析，纳入的研究项目数分别为 15 项和 23 项，涵盖病例分别为 3212 例和 4919 例。结果表明，与单纯手术相比，术后辅助化疗的 3 年存活率、无进展生存期和复发率均有改善的趋势。胃癌化疗目前尚无统一方案，方案很多，如 FAMTX、EAP、ECF、ELF 等，但没有一种方案显示出明显的治疗优势，大多是以 5-Fu 或铂类为基础进行二药或三药联合化疗。近年，一些新药如奥沙利铂、紫杉醇类、伊立替康、卡培他滨，S1（替吉奥）等，正在临床研究中，依据其建立起来的新方案如 FOLFOX、FOLFIRI、XELOX、TCF 等均在进行临床试验，从已有的疗效报道看，可以提高患者中位生存期，改善预后，同时不良反应也有不同程度下降。2007 年发表的 JCOG 试验在超过 1000 例病例的随机对照临床研究中发现，S1 单药作为Ⅱ ~ Ⅲ期采用统一 D2 根治术后的辅助化疗方案，与单纯手术组相比具有明显的生存优势。日本 Sakuramoto 等 [60] 报告的 ACTS 试验采用术后口服 S1 单药 1 年，与单纯手术比较，3 年生存率分别为 80.5% 与 70.1%(*P*=0.024)，复发率分别为 25.1% 与 35.5%。这是日本首次Ⅱ、Ⅲ期胃癌 D2 清扫术后辅助化疗有效的临床研究。

对于术后复发和进展的胃癌化疗方案的选择，各国各中心并未达成一致。美国 2002 年 ASCO 年会上报告 FOLFOX 方案（5-Fu/CF 联合奥沙利铂）作为晚期胃癌的一线化疗，反应率为 42.0% ~ 53.0%，中位生存时间为 8 个月左右。Louvet 等 [61] 对 53 例转移性胃癌入组病人进行了化疗方案为 FOLFOX 方案的Ⅱ期临床试验，有效率为 44.9%，总生存期为 8.6 个月，疾病无进展生存期为 6.2 个月；并且安全性好，Ⅲ ~ Ⅳ度毒性反应的发生率很低，试验组中与奥沙利铂相关的常见毒性为外周神经毒性，发生外周神经毒性的病人占 21%。研究发现紫杉类药物对晚期胃癌也具有一定的有效率，有效率可达 11% ~ 24%。瑞典临床和流行病学肿瘤研究组（SAKK）开展的多中心的Ⅱ期临床试验 [62]，将 119 例晚期胃癌患者分为 ECF 方案 [EPI（表柔比星）+ DDP（顺铂）+ 5-Fu]，DC 方案 [TXT（多西他赛）+ DDP], DCF (TXT + DDP + 5-Fu) 组。研究显示 DCF 治疗胃癌的缓解率达到 56%，明显优于其他两组，但其粒细胞减少发生率明显高于其他两组。SPIRITS 试验 [63] 对 S1 联合顺铂治疗与单药 S1 进行了比较，研究显示联合用药中位生存期明显优于单药 S1 治疗，中位生存期分别为 13 个月和 11 个月（*P*=0.04）。随后 Koizumi 等 [64] 也研究显示 S1 联合顺铂治疗反应率（74%）明显优于单药治疗 [65]（44% ~ 49%）。来自 24 个国家 146 个中心的 FLAGS 研究 [66] 发现，顺铂联合 S1 与顺铂联合静脉输注 5-Fu 相比总体中位生存时间虽无明显差异，分别为 8.6 个月和 7.9 个月，但前者的安全性明显优于后者（*P*<0.05），因此 S1 联合顺铂被许多专家推荐为复发和转移胃癌的一线化疗方案。至目前为止，以氟尿嘧啶为基础的化疗方案一般作为胃癌复发和进展的一线化疗方案，对于其出现耐药和抵抗的病人方案的选择还不明确，日本东京肿瘤协作组胃肠肿瘤组的 TCOG GC-0501 试验 [67] 研究显示对 5-Fu 为基础的化疗方案治疗失败的复发和进展病例，应用紫杉醇双周治疗方案作为二线治疗可以取得良好的效果，7.5% 的病人获得 PR，52.5% 获得 SD，平均无进展生存时间为 111d，平均总体生存时间为 254d。关于胃癌术后复发、进展后化疗方案的选择还需要多中心、大规模的临床研究提供循证医学证据。

术后放疗是对手术的局部补充治疗，多用于肿瘤的姑息性切除、有残余病灶或未能切除转移病灶淋巴结的病例等，术中应在肿瘤残留处置以银夹标记。研究显示在高危复发的胃癌病人，术后局部区域复发为治疗失败的主要原因，故术后 3 周对这些部位根据标记采用 50 ~ 60Gy 的高能射线治疗可收到降低局部复发率的效果。INT-0116 多中心试验证明，联合放化疗组与单纯 D0/D1 手术组比较，其局部复发率降低，中位生存期延长，3 年无复发生存率和总生存率显著提高。说明 D0/D1 手术后，应采用术后化放疗。而 Bamias 等 [68] 对 143 例进展期胃癌分为术后化疗组（顺铂和紫杉醇）71 例和化疗联合放疗组 72 例，研究发现两组中位生存期（55.3 个月 *vs.* 44.5 个月）、中位无病生存期（37 个月 *vs.* 33.1 个月）以及 3 年总体生存率（61% *vs.* 57%）和 3 年无病生存率（51% *vs.* 48%）并无统计学差异（*P*<0.05）。因此，术后化疗联合放疗能否改善 D2 根治术后的远期生存还有待于继续研究。

另外，虽然外科手术技术提高，传统放化疗技术取得进步，新辅助疗法实施，但进展期胃癌疗效仍不理想，术后 5 年生存率仅有 30% ~ 40%。随着胃癌分子生物学研究的不断深入，针对肿瘤细胞生长、凋亡、细胞周期、侵袭浸润以及血管生成等分子生物靶点提出的分子靶向治疗成为胃癌综合治疗的重点和热点，化疗联合新靶向药物有可能为胃癌的治疗开辟新途径，目前常用的分子靶向治疗药物包括：表皮生长因子受体酪氨酸激酶抑制剂，代表药物有吉非替尼、埃罗替尼等；抗 EGFR 单抗，代表药物有西妥昔单抗；血管内皮生长因子抑制剂，如贝伐单抗；还有其他类型的分子靶向药物，如 Her-2 受体抑制剂、细胞周期抑制剂、凋亡促进剂以及基质金属蛋白酶抑制剂等。西妥昔单抗、贝伐单抗和 Her-2 受体抑制剂在进展期胃癌临床应用上显示了初步的临床效果。Suntharalingam 等 [69]

于2006年在ASCO年会上报道采用西妥昔单抗联合放、化疗治疗胃癌和食管癌的Ⅰ期临床研究。在37例入组的患者中，有30例完成了临床试验，其中67%的患者达到了临床完全缓解（CCR），43%的患者达到病理完全缓解（PCR）。Shah等[70]报道了一项多中心Ⅱ期临床研究，采用贝伐单抗联合伊立替康和顺铂治疗局部晚期或转移性胃癌和胃食管交界癌，结果显示，总有效率为65%，TTP为8个月，MST为12个月，组织学证实总缓解率可达75%。另一项Enzinger等进行的Ⅱ期临床研究[71]，显示贝伐单抗联合多西他赛（多西紫杉醇）治疗晚期胃食管癌的总有效率为24%。但在应用分子靶向药物过程中也会出现一些不良事件，Shah等的研究中出现了胃穿孔（6%）、静脉血栓事件（25%）、高血压（28%），Enzinger等研究中报道动脉血栓事件发生率10%，胃肠道出血发生率15%，因此，在使用贝伐单抗时仍需注意其安全性。ToGA试验[72]是关于Her-2受体抑制剂赫赛汀疗效的Ⅲ期临床试验，在Her-2受体阳性的胃癌病人常规化疗方案联合使用赫赛汀的中位生存时间明显优于单纯化疗组，分别为13.5个月和11.1个月（P=0.0048），总反应率分别为47.3%和34.5%，前者明显优于后者（P=0.0017）。在胃癌靶向治疗的研究中，靶向药物初步显示了良好的抗肿瘤活性，但是胃癌靶向治疗的确切疗效尚不明确。因为胃癌发病机制比较复杂，胃癌的发生、发展、转归是一个多靶点多环节调控的结果，同时细胞中信号传导机构又是一个复合的、多因素交叉的网络体系，所以针对单一靶点、单一环节的靶向治疗可能疗效有限。随着对人类基因组学、蛋白质组学的深入了解，高新技术如高通量药物筛选的进步，将会涌现出更多、更为有效的治疗靶点和靶向药物。

综上所述，胃癌的治疗方案的选择有赖于准确的术前分期，早期胃癌的治疗需要内镜科、外科等科室的共同合作，需要一组由消化内科、消化内镜、放射科、外科以及病理科医师组成的多学科专家组队伍，在尊重各自立场的前提下平等地进行共同研究和商讨，为早期胃癌病人制订合理的治疗方案；而对于进展期胃癌则同样需要这样一个多学科专家组队伍，根据患者的全身情况，肿瘤细胞的分化程度、生物学特性、肿瘤分期、手术类型等制订个体化方案，采用术后辅助化疗、放疗、分子靶向治疗等综合治疗，以达到减少复发率，改善预后，提高远期治疗效果的目的。另外，多学科综合治疗过程中，各个学科的治疗不是独立进行的，需要针对疾病共同商讨、共同合作，即需要建立多学科专家组诊疗模式（即MDT模式）。2008年胃癌NCCN指南开始明确规定：胃癌病人的所有诊疗，必须经过多学科专家组讨论、评估，避免任何学科单方面作出治疗决策。

（叶颖江）

参考文献

[1] Global cancer facts and figures, 2007. American Cancer Society. http://www.cancer.org/docroot/STT/content/STT_1x_Global_Cancer_Facts_and_Figures_2007.asp.

[2] Lochhead P, El-Omar EM. Gastric cancer. Br Med Bull, 2008, 85:87-100.

[3] Parkin DM, Bray F, Ferlay J, et al. Global cancer statistics, 2002. CA Cancer J Clin, 2005, 55:74-108.

[4] Scholmerich J, Volk BA, Gerok W. Value and limitations of abdominal ultrasound in tumour staging: liver metastasis and lymphoma. Eur J Radiol, 1987, 7:243-245.

[5] Botet J F , Lightdale CJ , Zauber AG, et al. Preoperative staging of gastric cancer: comparison of endoscopic US and dynamic CT. Radiology, 1991, 181:426-443.

[6] Minami M, Kawauchi N, Itai Y, et al. Gastric tumors: radiologic-pathologic correlation and accuracy of T staging with dynamic CT. Radiology, 1992, 185:173-178.

[7] Cho J S, Kim J K, Rho SM, et al. Preoperative assessment of gastric carcinoma: value of two2phase dynamic CT with mechanical IV injection of contrast material. AJR, 1994, 163:69-75.

[8] Mani NBS, Suri S, Gupta S, et al. Two-

phase dynamic contrast-enhanced computed tomography with water-filling method for staging of gastric carcinoma. Clin Imaging, 2001, 25(1):38.

[9] Habermann CR, Weiss F, Riecken R, et al. Preoperative staging of gastric adenocarcinoma: comparison of helical CT and endoscopic US. Radiology, 2004, 230:465-471.

[10] RossiM, Broglia L, Maccioni F, et al. Hydro-CT in patients with gastric cancer: p reoperative radiology staging. Eur radiol, 1997, 7:659-664.

[11] Dux M, Richter GM, Hansmann J, et al. Helical hydro-CT for diagnosis and staging of gastric carcinoma. J Comput Assist Tomogr, 1999, 23:913.

[12] Wernecke K, Rummeny E, Bongartz G, et al. Detection of hepatic masses in patients with carcinoma: comparative sensitivities of sonography, CT and MR imaging. AJR Am J Roentgenol, 1991, 157:731-739.

[13] Karl RC, Choi J, Yeatman TJ, et al. Role of computed tomographic arterial portography and intraoperative ultrasound in the evaluation of patients for resectability of hepatic lesions. J Gastrointest Surg, 1997, 1:152-158.

[14] Chen J, Cheong JH, Yun MJ, et al. Improvement in preoperative staging of gastric adenocarcinoma with positron emission temography. Cancer, 2005, 103:2383-2390.

[15] Wang CK, Kuo YT, Liu GC, et al. Dynamic contrast-enhanced subtraction and delayed MRI of gastric tumors:radiologic-pathologic correlatio. J Comput Assist Tomogr, 2000, 24:872.

[16] Matsushita M, Oi H,Murakami T, et al. Extraserosal invasion in advanced gastric cancer:evaluation with MR imagine. Radiology, 1994, 192:87.

[17] Kim AY, Han JK, Seong CK, et al. MRI in staging advanced gastric cancer: is it useful compared with spiral CT. J Comput Assist Tomogr, 2000, 24:389.

[18] Sohn KM, Lee JM, Lee SY, et al. Comparing MR imaging and CT in the staging of gastric carcinoma. AJR, 2000, 174:1551.

[19] Kang BC, Kim JH, Kim KW, et al. Value of the dynamic and delayed MR sequence with Gd-DTPA in the T-staging of stomach cancer: correlation with the histopathology. Abdom Imaging, 2000, 25:14.

[20] Ward B, Miller D, Frank J, et al. Prospective evaluation of hepatic imaging studies in the detection of colorectal metastases: correlation with surgical findings. Surgery, 1989, 105:180-187.

[21] Willis S, Truong S, Gribnitz S, et al. Endoscopic ultrasonography in the preoperative staging of gastric cancer: accuracy and impact on surgical therapy. Surg Endosc, 2000, 14:951-954.

[22] Heintz A, Mildenberger P, Georg M, et al. Endoscopic ultrasonography in the diagnosis of regional lymph nodes in esophageal and gastric cancer. Endocscopy, 1993, 25:231-235.

[23] Lowy AM, Mansfield PF, Leach SD, et al. Laparoscopic staging for gastric cancer. Surgery, 1996, 119:611-614.

[24] Stell DA, Carter CR, Stewart I, et al. Prospective comparison of laparoscopy, ultrasonography and computed tomography in the staging of gastric cancer. Br J Surg, 1996, 83:1260-1262.

[25] de Graaf GW, Ayantunde AA, Parsons SL, et al. The role of staging laparoscopy in oesophagogast ric cancers. Eur J Surg Oncol, 2007, 33:988-992.

[26] Lehnert T, Rudek B, Kienle P, et al. Impact of diagnostic laparoscopy on t he management of gastric cancer : prospective study of

120 consecutive patient s with primary gastric adenocarcinoma. Br J Surg, 2002, 89:471-475.

[27] Sarela AI, Lefkowitz R, Brennan MF, et al. Selection of patients with gastric adenocarcinoma for laparoscopic staging. Am J Surg, 2006, 191:134-138.

[28] Anderson DN, Campbell S, Park KG. Accuracy of laparoscopic ultrasonography in the staging of upper gastrointestinal malignancy. Br J Surg, 1996, 83 :1424-1428.

[29] Tanabe S, KoizumiW, Mitomi H, et al. Clinical outcome of endoscopic aspiration mucosectomy for early stage gastric cancer. Gastrointest Endosc, 2002, 56 (5):708-713.

[30] Soetikno R, Kaltenbach T, Yeh R, et al. Endoscopic mucosal resection for early cancers of the upper gastrointestinal tract. J Clin Oncol, 2005, 23:4490-4498.

[31] Ishikawa S, TogashiA, InoueM, et al. Indications for EMR/ESD in cases of early gastric cancer: relationship between histological type, depth of wall invasion, and lymph node metastasis. Gastric Cancer, 2007, 10:35-38.

[32] Lee JH, Kim JJ. Endoscop ic mucosal resection of early gastric cancer: Experiences in Korea. World J Gastroenterol, 2007, 13:3657-3661.

[33] Youn JC, Youn YH, Kim TI, Factors affecting long-term clinical outcomes of endoscopic mucosal resection of early gastric cancer. Hepatogastroenterology, 2006, 53:643-647.

[34] Shimoyama S, Yasuda H, Mafune K, et al. Indications of a minimized scope of lymphadenectomy for submucosal gastric cancer. Ann Surg Oncol, 2002, 9:625-631.

[35] http://www.jgca.jp/gakkai/foreigner.html.

[36] Kitano S, Iso Y, Moriyama M, et al. Laparoscopy-assisted Billroth I gastrectomy. Surg Laparosc Endosc, 1994, 4:146-148.

[37] The Japanese Gastric CancerAssociation. Guidelines for the treatment of gastric cancer. 2nd ed. Tokyo: Kane-hara, 2004.

[38] OhgamiM, Otani Y, Kumai K, et al. Curative laparoscopic surgery for early gastric cancer: five years experience. World J Surg, 1999, 23:187-193.

[39] Pugliese R, Maggioni D, Sansonna F, et al. Total and subtotal laparoscopic gastrectomy for adenocarcinoma. Surg Endosc, 2007, 21:21-27.

[40] Han HS, Kim YW, Yi NJ, et al. Laparoscopy-assisted D2 subtotal gastrectomy in early gastric cancer. Surg Lapamsc Endosc Percutan Tech, 2003, 13:361-365.

[41] Abe N, Mori T, Takeuchi H, et al. Laparoscopic lymphnode dissection after endoscopic submucosal dissection: a novel and minimally invasive approach to treating early stage gastric cancer. Am J Surg, 2005, 190:496-503.

[42] Gouzi JL. Huguier M, Fagniez PL, et al. Total versus subtotal gastrectomy for adenocarcinoma of the gastric antrum. A French prospective controlled study. Ann Surg, 1989, 209:162-166.

[43] Bozzetti F, Marubini E, Bonfanti G, et al. Subtotal versus total gastrectomy for gastric cancer five-year survival rates in a multicenter randomized Italian trial. Ann Surg, 1999, 230:170-178.

[44] Harrison LE, Karpeh MS, Brennan MF. Total gastrectomy is not necessary for proximal gastric cancer. Surgery, 1998, 123:127-130.

[45] Songun I, Putter H, Kranenbarg EM, et al. Surgical treatment of gastric cancer: 15-year follow-up results of the randomised nationwide Dutch D1D2 trial. Lancet Oncol, 2010, 11:439-449.

[46] Cuschieri A, Weeden S, Fielding J, et al. Patient survival after D1 and D2 resections for gastric cancer: long-term results of the MRC randomized surgical trial. Surgical

Co-operative Group. Br J Cancer, 1999, 79:1522-1530.

[47] Sierra A, Regueira FM, Hernández-Lizoáin JL, et al. Role of the extended lymphadenectomy in gastric cancer surgery: experience in a single institution. Ann Surg Oncol, 2003, 10:219-226.

[48] Hartgrink HH, van de Velde CJ. Status of extended lymph node dissection: Locoregional control is the only way to survive gastric cancer. J Surg Oncol, 2005, 90:153-165.

[49] Sano T, Sasako M, Yamamoto S, et al. Gastric cancer surgery: morbidity and mortality results from a prospective randomized controlled trail comparing D2 and extended para-aortic lymphadenectomy Japan Clinical Oncology Group Study 9501. J Clin Oncol, 2004, 22:2767-2773.

[50] Brady MS, Rogatko A, Dent LL, et al. Effect of splenectomy on morbidity and survival following curative gastrectomy for carcinoma. Arch Surg, 1991, 126:359-364.

[51] Huscher CG, Mingoli A, Sgarzini G, et al. Laparoscopic versus open subtotal gast rectomy for distal gastric cancer:five-year result s of a randomized prospective trial. Ann Surg, 2005, 241:232-237.

[52] Kitano S, Shiraishi N. Minimally invasive surgery for gastric tumors. Surg Clin North Am, 2005, 85:151–164.

[53] Huscher CG, Mingoli A, Sgarzini G, et al. Videolaparoscop ic total and subtotal gastrectomy with extended lymph node dissection for gastric cancer. Am J Surg, 2004, 188:728-735.

[54] Tiberio GA, Coniglio A, Marchet A, et al. Metachronous hepatic metastases from gastric carcinoma: a multicentric survey. Eur J Surg Oncol, 2009, 35:486-491.

[55] Elias D, Otmany AEL, Bonnay M, et al. Human pharmacokinetic study of heated intraperitoneal oxaliplatin in increasingly hypotonic solutions after complete resection of peritoneal carcinomatosis. Oncology, 2002, 63:346-352.

[56] Kang YK. A phase Ⅲ randomized comparison of neoadjuvant chemotherapy followed by surgery versus surgery for locally advanced stomach cancer. ASCO Proc, 1996, 15:210-215.

[57] Cunningham D, Allum WH, Stenning SP, et al. Perioprative chemotherapy versus surgery alone for resectable gastroesophageal cancer. N Engl J Med, 2006, 355:11-20.

[58] Skoropad V. Concentrated p reoperative radiotherapy for respectable gastric cancer: 20-years follow-up of a randomized trial. J Surg Oncol, 2002, 80:72-78.

[59] Zhang ZX. Randomized clinical trial on the combination of p reoperative irradiation and surgery in the treatment of adenocarcinoma ofgastric cardia (AGC): report on 370 patients. Int J Radiat Oncol Biol Phys, 1998, 42:929-934.

[60] Sakuramoto S, Sasako M, Yamaguchi T, et al. Adjuvant chemotherapy for gastric cancer with S-1, an oral Fluoropyrimidine. N Engl J Med, 2007, 357:1810-1820.

[61] Louvet C, Andre T, Tigaud JM, et al. Phase Ⅱ study of oxaliplatin, fluorouracil, and folinic acid in locally advanced or metastatic gastric cancer patients. J Clin Oncol, 2002, 20:4543.

[62] Louvet C, Andre T, Tigaud JM, et al. Phase Ⅱ study of oxaliplatin, fluorouracil, and folinic acid in locally advanced or metastatic gastric cancer patients. J Clin Oncol, 2002, 20:4543.

[63] Koizumi W, Narahara H, Hara T, et al. S-1 plus cisplatin versus S-1 alone for first-line treatment of advanced gastric cancer (SPIRITS trial): a phaseⅢtrial. Lancet Oncol, 2008, 9:215-221.

[64] Koizumi W, Tanabe S, Saigenji K, et al. Phase Ⅰ/Ⅱ study of S-1 combined with cisplatin in

patients with advanced gastric cancer. Br J Cancer, 2003, 89:2207-2212.

[65] Koizumi W, Kurihara M, Nakano S, et al. Phase Ⅱ study of S-1, a novel oral derivative of 5-fluorouracil, in advanced gastric cancer. Oncology, 2000, 58:191-197.

[66] Ajani JA, Rodriguez W, Bodoky G, et al. Multicenter phase Ⅲ comparison of cisplatin/s-1 with cisplatin/infusional fluorouracil in advanced gastric or gastroesophageal adenocarcinoma study: the FLAGS trial. J Clin Oncol, 2010, 20, 28:1547-1553.

[67] Koizumi W, Akiya T, Sato A, et al. Second-line Chemotherapy with biweekly paclitaxel after failure of fluoropyrimidine-based treatment in patients with advanced or recurrent gastric cancer: a report from the Gastrointestinal Oncology Group of the Tokyo Cooperative Oncology Group, TCOGGC-0501 trial. Jpn J Clin Oncol, 2009, 39:713-719.

[68] Bamias A, Karina M, Papakostas P, et al. A randomized phase Ⅲ study of adjuvant platinum/docetaxel chemotherapy with or without radiation therapy in patients with gastric cancer. Cancer Chemother Pharmacol, 2010, 65:1009-1021.

[69] Suntharalingam M, Dipertrillo T, Akerman P, et al. Cetuximab, paclitaxel, carboplatin and radiation for esophageal and gastric cancer. J Clin Oncol, 2006, 24:4029-4031.

[70] Shah MA, Ramanathan RK, Ilson DH, et al. Multicenter phase Ⅱ study of irino tecan, cisplatin,and bevacizumab in patients with metastatic gastric or gastroesophageal junction adenocarcinoma. J Clin Onco l, 2006, 24:5201-5206.

[71] Enzinger FC, F idias B, Meyerhardt J, et al. Phase Ⅱ study of bevacizumab and docetaxel in metastatic esophageal and gastric cancer. Proc ASCO Gastrointestinal Cancers Symposium, 2006, abstract 68.

[72] Van Cutsem E, Kang Y, Chung H, et al. Efficacy results from the ToGA trial: A phase Ⅲ study of trastuzumab added to standard chemotherapy (CT) in first-line human epidermal growth factor receptor 2 (HER2)-positive advanced gastric cancer (GC). J Clin Oncol, 2009, 27:18.

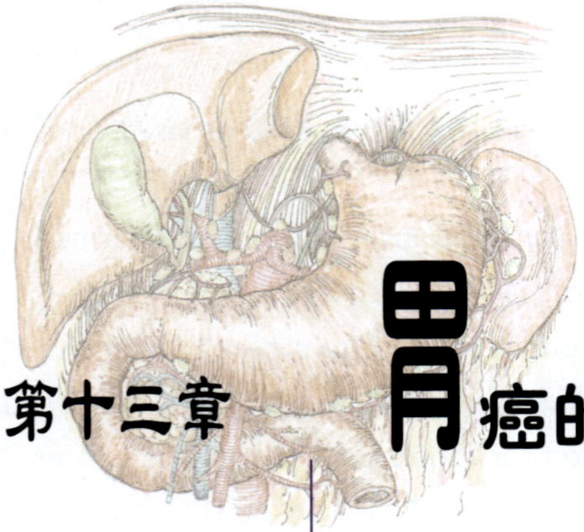

第十三章 胃癌的手术前分期

朱正纲 燕敏 严超

准确的胃癌术前分期对选择合理的治疗方案、评价预后等具有重要的指导意义，特别是随着经内镜、腹腔镜治疗及术前新辅助化疗等新技术的开展，准确的术前分期显得尤为重要。传统的胃癌术前检查方法包括胃镜、X 线对比检查等，但其在术前分期方面存在明显的局限性，而随着内镜超声检查（EUS）、多层螺旋 CT（MSCT）、磁共振成像（MRI）、正电子发射型断层成像（PET）、PET-CT 和腹腔镜超声检查（LUS）等影像学技术的发展及其检查方法的改进，胃癌术前分期的准确率得到明显提高，从而基本满足了胃癌综合治疗方案实施的需要。本章将就胃癌术前分期的临床意义及各种检查方法的临床应用价值做一阐述。

第一节 胃癌术前分期的临床意义

胃癌术前分期是实施胃癌综合治疗方案的需要，在胃癌术前评估的基础上，不同分期可选择相应的治疗方案。日本《胃癌治疗指南》（第 3 版）中根据胃癌的临床分期确定如下治疗方案：部分胃黏膜癌因其淋巴结转移率极低可行局限性切除术，如内镜黏膜切除术（EMR）或内镜黏膜下剥离术（ESD）等；部分胃黏膜癌和黏膜下癌可行 D1 或 D1+ 淋巴结清扫；对于进展期胃癌或术前判断为有淋巴结转移的早期胃癌均需行 D2 淋巴结清扫；对于临床分期为 M1 期（有远处转移）的胃癌仅行姑息性治疗（图 13-1）。此外，部分局部进展期胃癌，单纯手术往往难以达到根治的目的，常存在肉眼或镜下残留灶，所以多为姑息性切除且不能明显改善预后。对于这部分病例有必要行新辅助化疗等术前治疗，待肿瘤体积或转移灶得以适当控制后再考虑手术[1, 2]。新近一项由英国医学研究委员会主持的术前化疗Ⅲ期临床研究（medical research council adjuvant gastric infusional chemotherapy, MAGIC 研究）表明，以 ECF（表柔比星、顺铂和 5-Fu）方案进行围术期化疗可以显著改善可切除胃癌的无进展生存时间和总生存时间，从而奠定了围术期化疗在可切除胃癌患者中的标准治疗地位[3]。2010 年《NCCN 胃癌临床实践指南》中确定，对于术前判断为进展期或伴有淋巴结转移（无远处转移）的可切除胃癌患者，除行手术治疗外，可考虑选择术前化疗或放化疗后再手术。对于无远处转移、肿瘤无法切除的局部晚期胃癌可选择 45 ~ 50.4Gy 放疗 + 同时予以氟尿嘧啶类（5-Fu、卡培他滨）为基础的放疗增敏剂或化疗，治疗后重新分期，如达到完全缓解或明显缓解，适当时可行手术治疗。从上述两个胃癌治疗指南不难看出，准确的术前分期对选择合理的治疗方案至关重要，研究精准、合理的胃癌术前分期方案将是目前胃癌研究领域的一个热点。

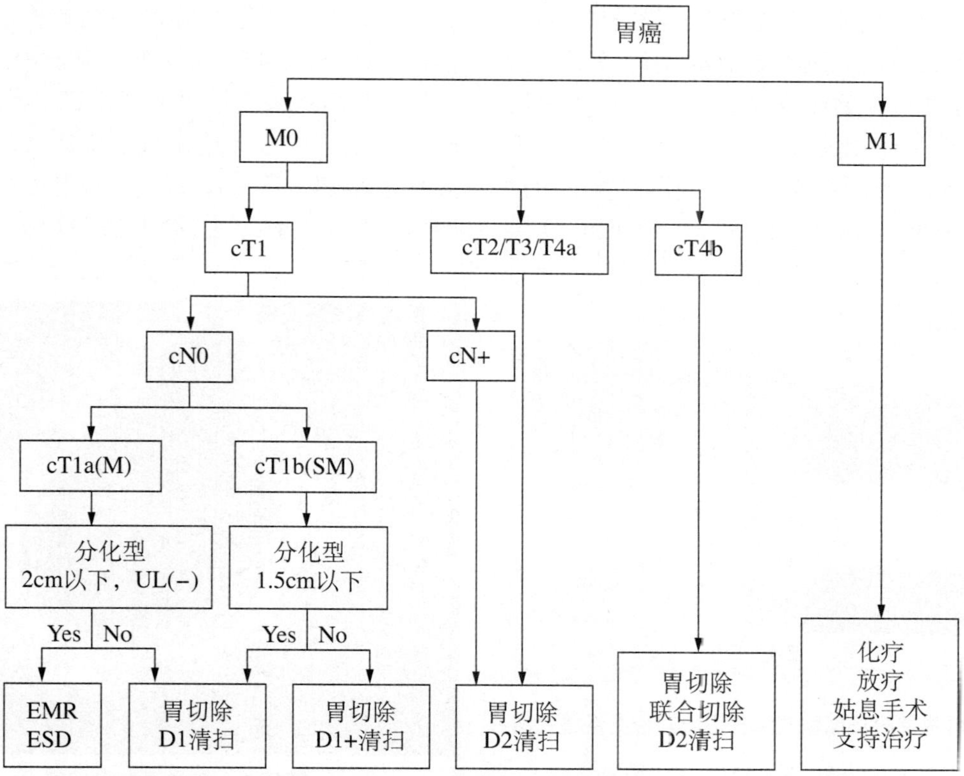

图13-1　日本《胃癌治疗指南》（第14版）中基于胃癌临床分期的治疗方案

需要指出的是，国际抗癌联盟（UICC）/ 美国癌症联合委员会（AJCC）新近发布了第 7 版胃癌 TNM 分期系统，并正式应用于临床实践；2010 年 3 月问世的新版日本《胃癌处理规约》（第 14 版）在胃癌 N 分期上放弃了第 13 版中按解剖学的群（站）分类法，采用了 UICC/AJCC 的新版分期法，从而在世界范围内首次实现了胃癌分期系统的统一，为横向评价胃癌疗效提供了权威的标准，对促进胃癌的临床研究具有不可估量的作用。上述两个胃癌治疗指南中应用的即为新版胃癌 TNM 分期法。但目前尚无基于胃癌新版分期系统的术前分期研究报道，既往研究采用的多为 UICC 第 4、5 或 6 版 TNM 分期系统，故下述胃癌术前分期方法中提及的分期准确率均基于旧版分期系统。

第二节　胃癌术前分期的方法

一、内镜超声检查（EUS）

EUS 具备内镜和超声的双重功能，一般正常胃壁在 EUS 图像上呈 5 层结构，由内至外依次为：高回声层（相应于黏膜界面层）、低回声层（相应于黏膜固有层）、高回声层（相应于黏膜下层）、低回声层（相应于固有肌层）、高回声层（相应于浆膜层和浆膜下层）（图 13-2，图 13-3）。EUS 可根据最深破坏层次判断胃癌浸润深度；同时 EUS 可以通过淋巴结的形状、回声密度等判断其有无转移。文献报道 EUS 对胃癌术前 T、N 分期的准确率可分别达 70% ~ 88% 和 65% ~ 77%[4 ~ 7]，并且其为目前唯一能比较准确地鉴别黏膜和黏膜下癌的检查方法。我们研究显示 EUS 对胃癌 T 分期的判断准确率为 80.3%，其鉴别胃黏膜和黏膜下癌的准确率为 63.6%，并且 EUS 对临床病理特征符合 EMR 等微创手术适应证的早期胃癌（隆起型、平坦型或不伴溃疡或溃疡瘢痕的凹陷型；组织学分化型；直径小于 2cm）浸润深度的判断准确率较高[8]；EUS 对胃癌 N 分期的判断准确率为 65.1%，其中 N0 89.4%，N1 64.3%，N2 29.0%[9]（图 13-4 ~ 图 13-6）。

但 EUS 对 T4 期胃癌的判断准确率相对较低，主要由于 EUS 受到探头主体扫描范围的限制，有时对较大的T4期肿瘤外边界显示欠清晰，并无法明确胃周脏器的具体浸润情况。新近，EUS对早期胃癌浸润深度判断的临床应用价值亦受到质疑，比较研究显示EUS对胃黏膜癌和黏膜下癌的鉴别准确率与单纯运用胃镜相比并无优势（67.4% ~ 78.9% *vs.* 73.7% ~ 81.4%）[10, 11]。同时，EUS对胃癌转移淋巴结的检出率仍受其部位和大小的影响，多数腹腔动脉周围的转移淋巴结离超声探头较远而难以被EUS检出。此外，EUS受到超声束穿透距离的限制（7.5MHz，最大穿透距离为5 ~ 7cm），一般肝右叶大部，腹腔内肠系膜上血管以下的后腹膜和肠系膜淋巴结

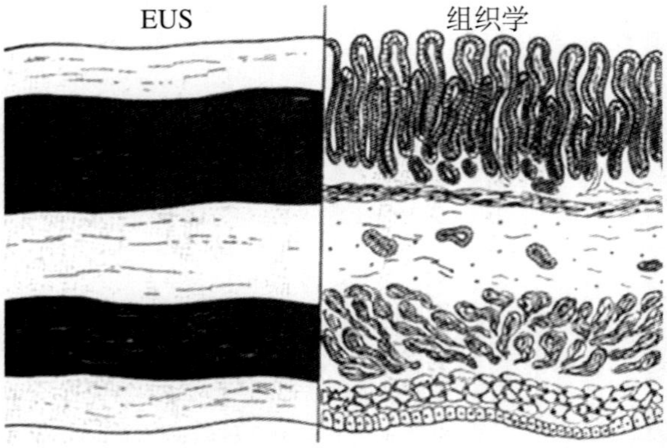

图13-2　正常胃壁EUS图像与解剖层次对应关系模式图

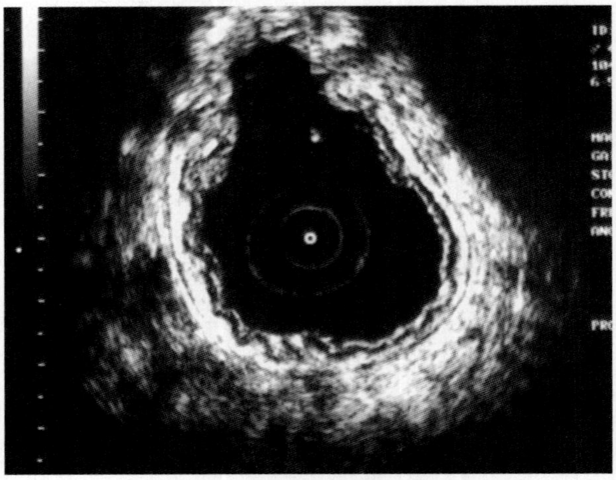

图13-3　正常胃壁EUS图像

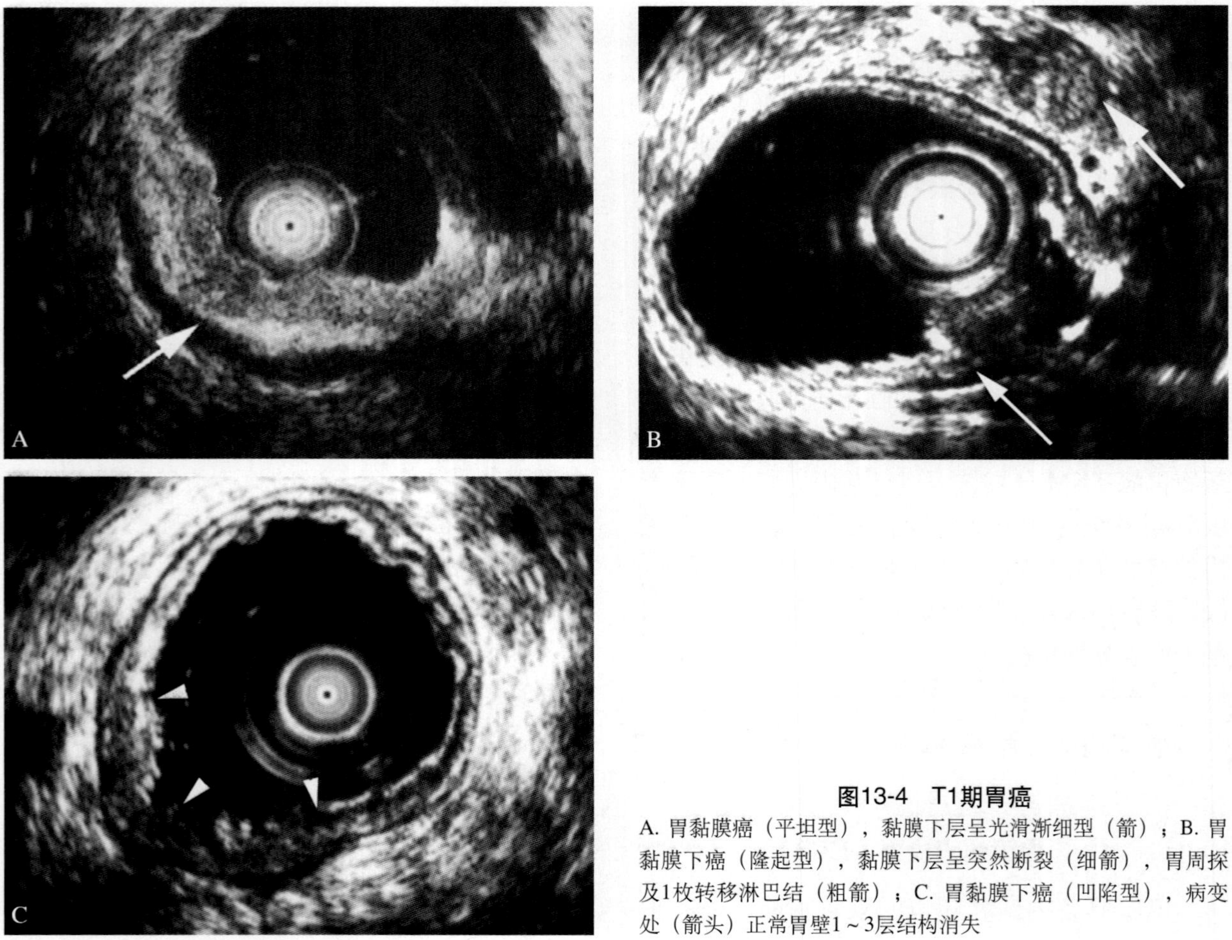

图13-4　T1期胃癌

A. 胃黏膜癌（平坦型），黏膜下层呈光滑渐细型（箭）；B. 胃黏膜下癌（隆起型），黏膜下层呈突然断裂（细箭），胃周探及1枚转移淋巴结（粗箭）；C. 胃黏膜下癌（凹陷型），病变处（箭头）正常胃壁1 ~ 3层结构消失

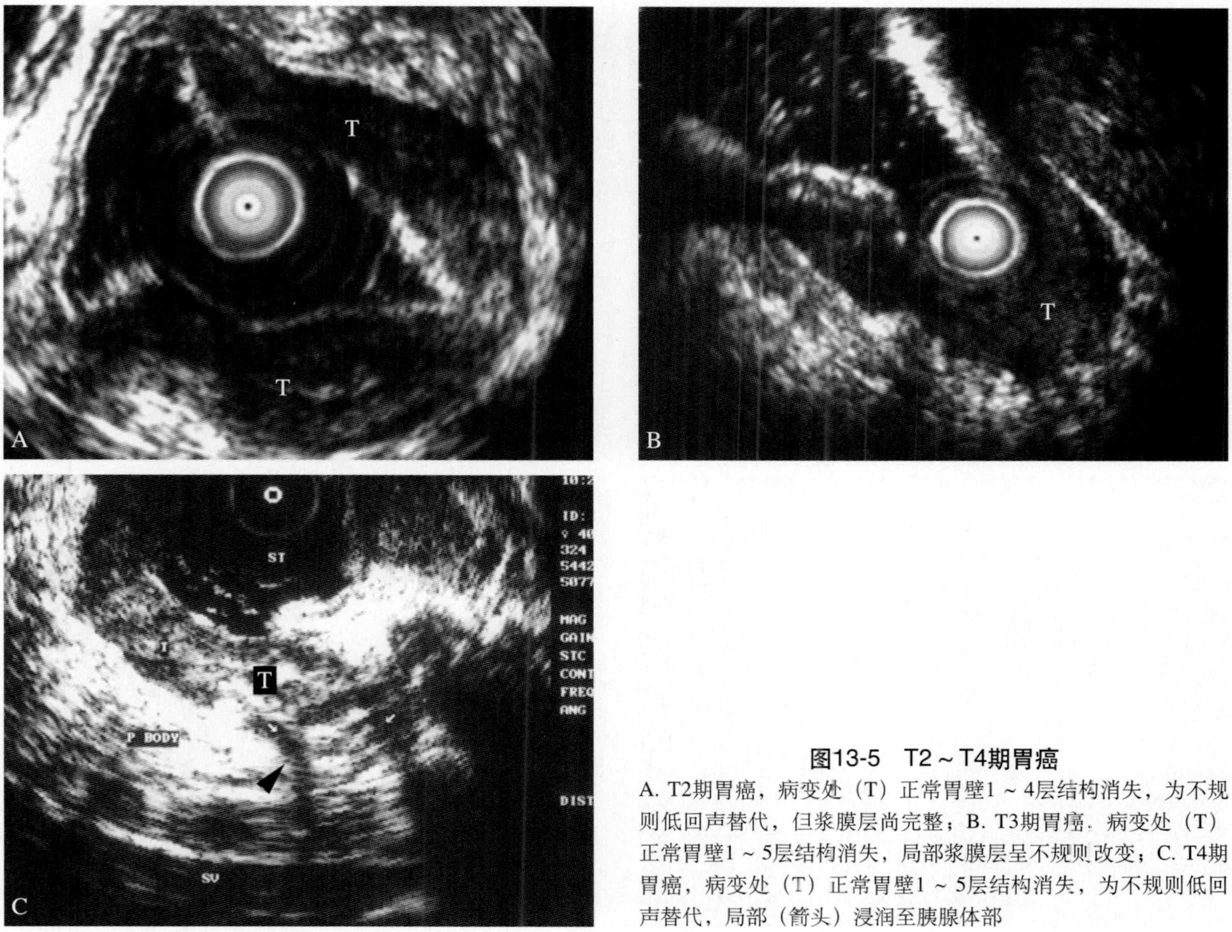

图13-5　T2～T4期胃癌

A. T2期胃癌，病变处（T）正常胃壁1～4层结构消失，为不规则低回声替代，但浆膜层尚完整；B. T3期胃癌，病变处（T）正常胃壁1～5层结构消失，局部浆膜层呈不规则改变；C. T4期胃癌，病变处（T）正常胃壁1～5层结构消失，为不规则低回声替代，局部（箭头）浸润至胰腺体部

等均不能被EUS探及，所以EUS对于胃癌N和M分期存在一定的局限性，特别是对M分期不能提供结论性诊断。所以，单独运用EUS不能满足实施胃癌综合治疗方案的需要，有必要联合螺旋CT和腹腔镜等检查以进一步提高胃癌术前分期的准确率。2010年《NCCN胃癌临床实践指南》中仅将EUS列为术前可选择检查项目。

二、经腹超声检查（TAUS）

TAUS操作简便、经济且无创，近年来，随着其仪器性能和检查方法的改进，对胃癌术前分期的判断准确率亦有所提高。经腹超声检查时正常胃壁亦可呈5层结构，尽管其总体清晰度可能不及EUS，但仍是准确判断胃癌T分期的基础，有研究显示其对胃癌术前T分期的判断准确率亦达78.6%～81.0%[12-14]，而肿瘤与胰腺间"滑动征"阴性有助于判断胃癌胰腺浸润[15]。同时，其对胃癌腹腔动脉周围淋巴结转移的敏感度和对该区域转移淋巴结的检出率分别达74%和73.9%[16]。此外，TAUS还有助于胃癌远处转移病灶的检出，特别是肝转移。有研究显示胃癌病灶的彩色多普勒血管指数（CDVI）与胃癌微血管密度（MVD）呈线性相关，并且是胃癌患者的独立预后因素[17]。

但是，由于受肋骨和胃底气体的干扰，超声对胃底肿瘤的探测常不够理想。并且，胃体上部和胃底部癌由于其和胰尾在腹腔内特定的解剖位置关系，滑动征的运用受到明显限制。我们研究显示TAUS对胃癌术前T分期的准确率仅56%，对胃癌N分期的判断准确率为57.1%，其中N0 100%、N1 16.7%、N2 35.3%（图13-7～图13-10）。并且TAUS对胃癌综合TNM分期判断的临床应用价值相对有限。所以，尽管TAUS对胃癌术前T、N和M分期均具有一定的临床实用价值，并且通过彩色多普勒超声检测的胃癌CDVI能较好地反映肿瘤血管生成的情况（图

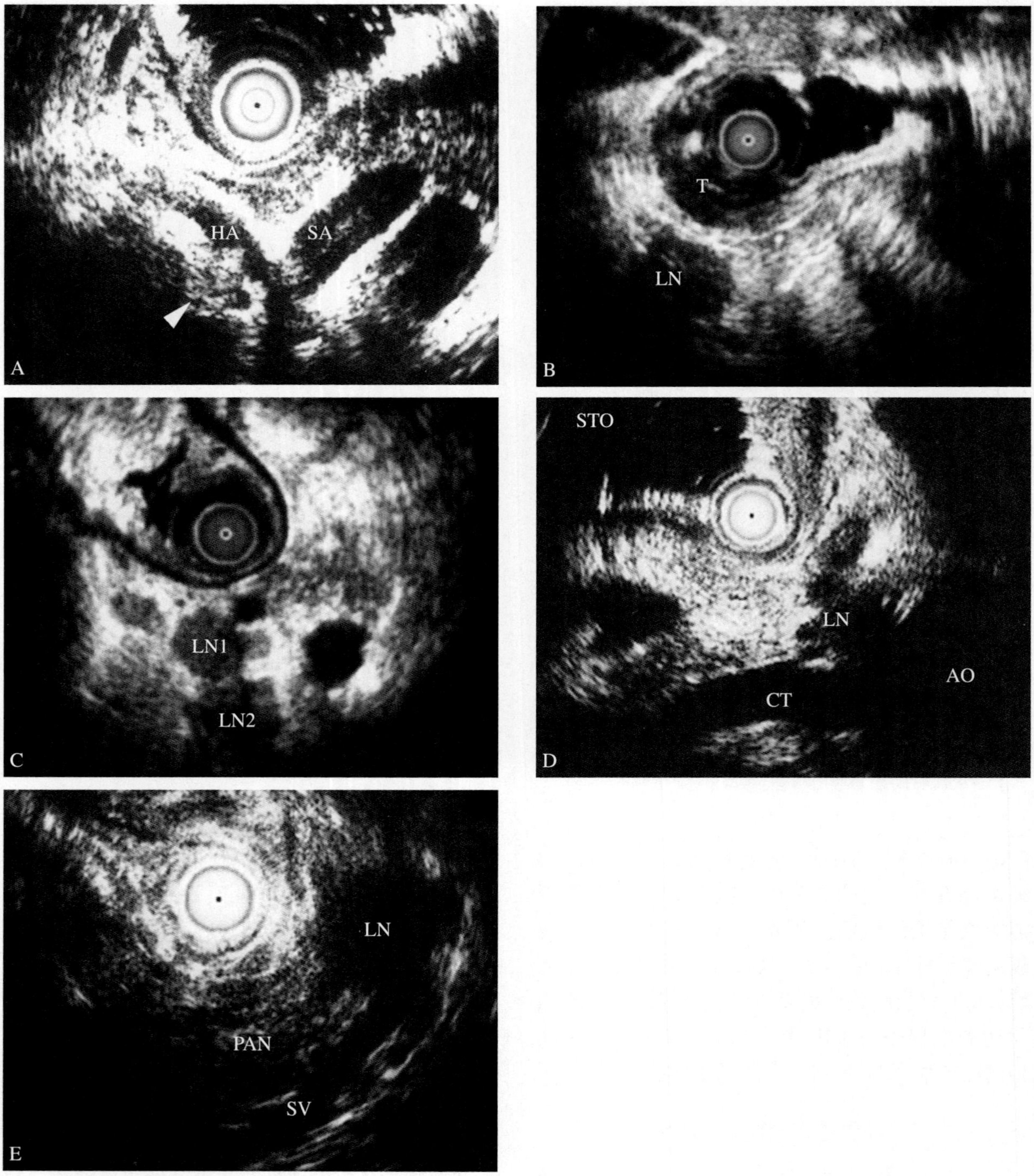

图13-6　N0～N2期胃癌

A. 非转移淋巴结（箭头），位于肝总动脉（HA）后方，呈高回声、边界模糊；B. N1转移淋巴结（LN），距病灶（T）3cm内，呈低回声、类圆形、边界清晰；C. N2转移淋巴结，呈低回声，圆形、边界清晰，其中1枚位于距病灶3cm以外的小弯侧（LN1），另1枚位于腹腔动脉周围（LN2）；D. N2转移淋巴结（LN），多枚位于腹腔动脉周围（CT），呈低回声，边界清晰并趋向融合，（AO指腹主动脉）；E. N2转移淋巴结（LN），位于胰腺（PAN）后方，呈低回声、类圆形、边界清晰，直径约3cm（SV指脾静脉）

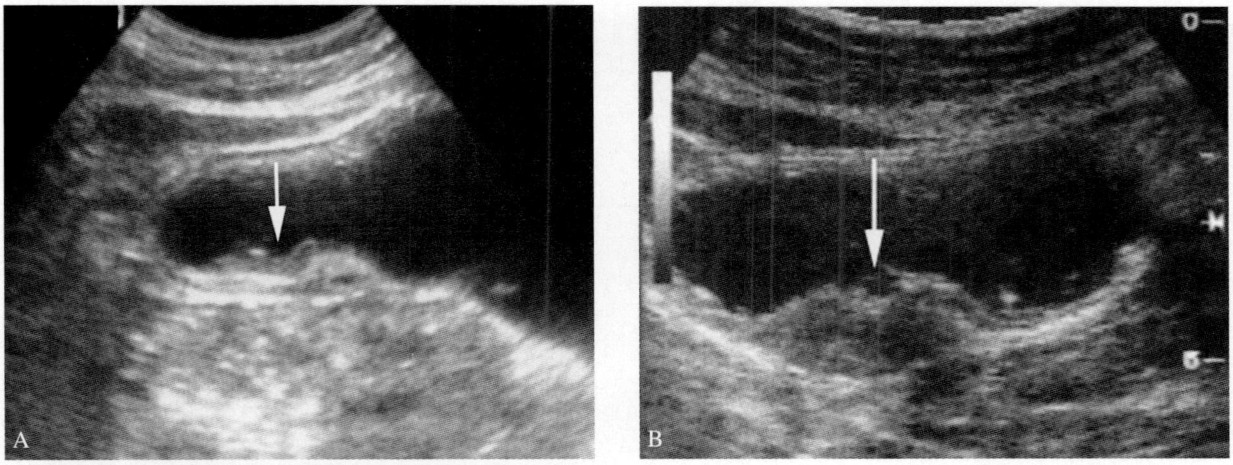

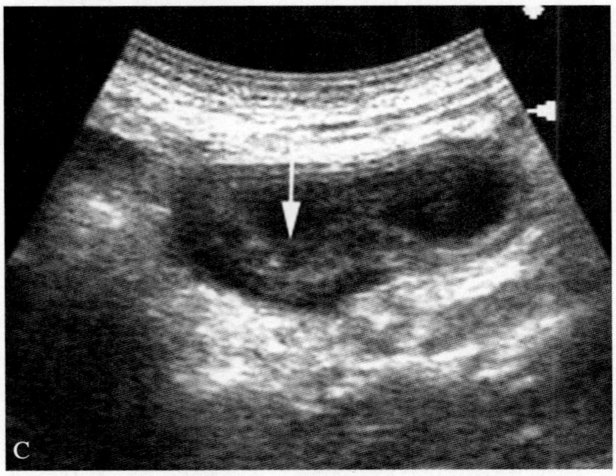

图13-7　T1～T3期胃癌

A. T1期胃癌，黏膜下层基本完整；B. T2期胃癌，浆膜层尚完整；C. T3期胃癌，浆膜面不规则（箭所指处为胃癌病灶）

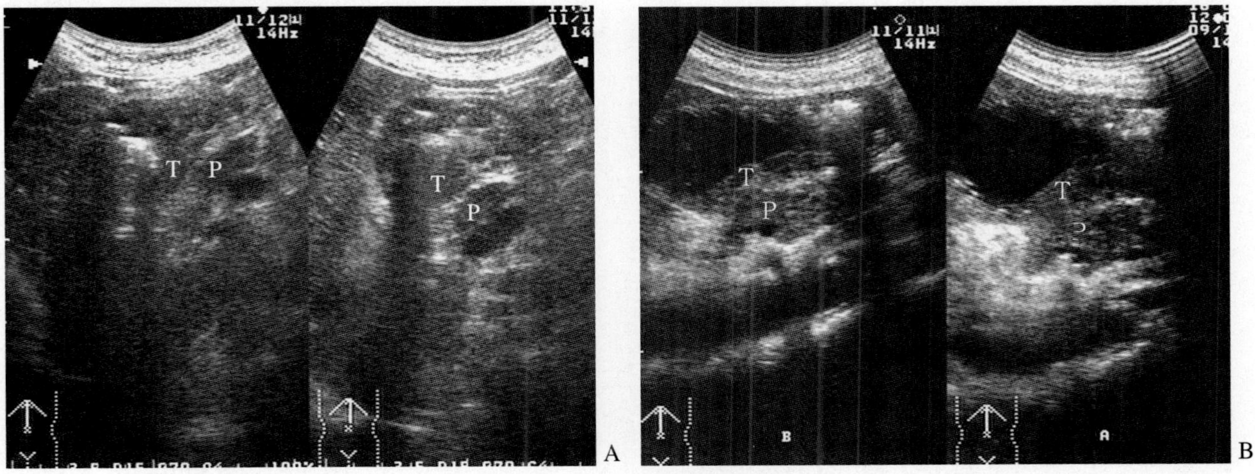

图13-8　T3和T4期胃癌

A. T3期胃癌（滑动征阳性），左侧图显示平静呼吸时胃癌（T）可疑浸润胰腺（P），右侧图显示深吸气后病灶沿胰腺表面滑动，同时二者间脂肪层清晰、尚完整，术中证实胰腺未被浸润；B. T4期胃癌（滑动征阴性），左侧图显示平静呼吸时胃癌（T）可疑浸润胰腺（P），右侧图显示深吸气后病灶和胰腺间无明显滑动，同时二者间脂肪层消失，术中证实胰腺受侵犯

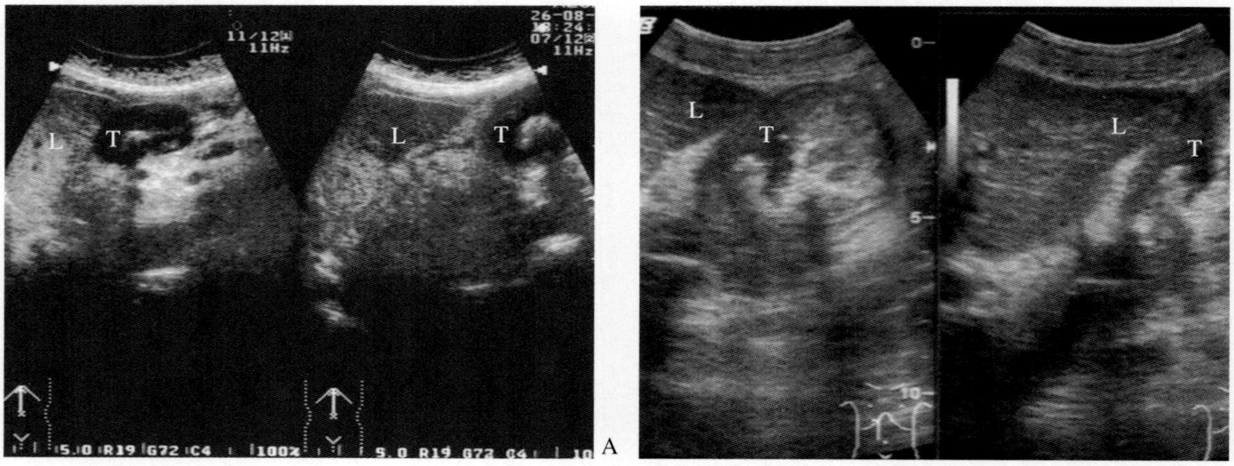

图13-9 T3和T4期胃癌

A. T3期胃癌（滑动征阳性），左侧图显示平静呼吸时胃癌（T）可疑浸润肝（L），右侧图显示深吸气后病灶和肝分离，术中证实肝未被浸润；B. T4期胃癌（滑动征阴性），左侧图显示平静呼吸时胃癌（T）可疑浸润肝（L），右侧图显示深吸气后病灶和肝间无明显滑动，术中证实肝左叶受侵犯

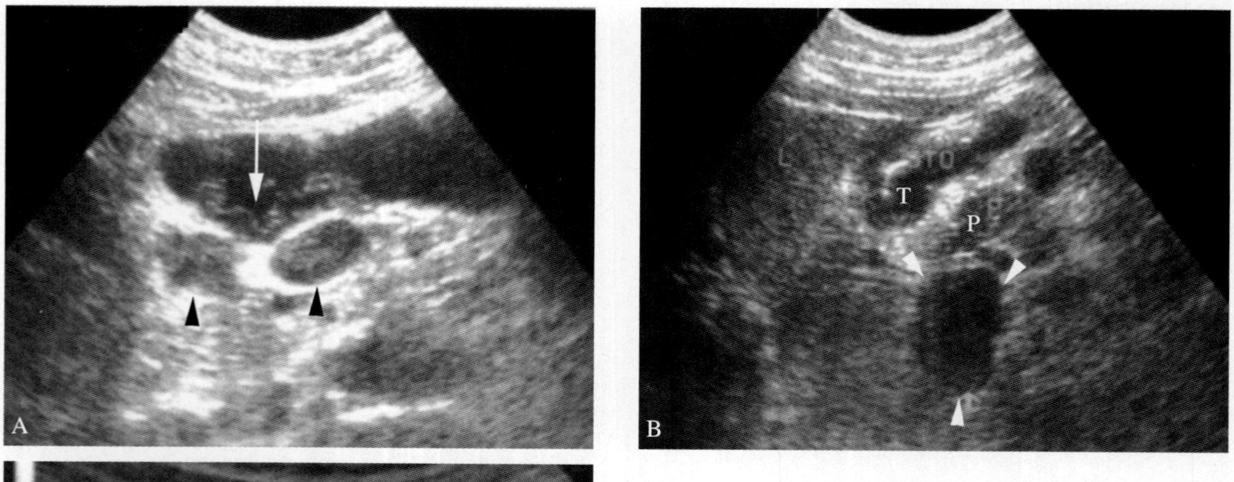

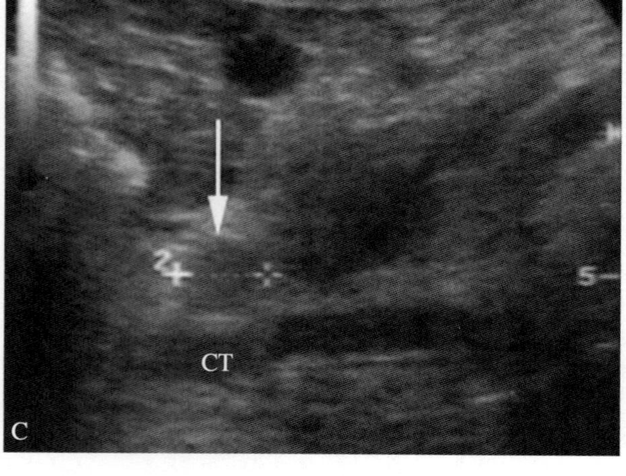

图13-10 N1和N2转移淋巴结

A. N1转移淋巴结，病灶（箭）周围可及2枚转移淋巴结，经病理证实；B. N2转移淋巴结，第11组淋巴结明显肿大融合（箭头）（T指原发灶；P指胰腺）；C. N2转移淋巴结，腹腔动脉（CT）周围的转移淋巴结（箭）

13-11～图 13-13），但 2010 年《NCCN 胃癌临床实践指南》中并未将其列入术前检查项目。但是，根据我国国情，我们认为 TAUS 可作为胃癌患者术前的一项常规检查，特别是在经济欠发达地区[18]。

三、多层螺旋CT（MSCT）

长期以来，CT 一直作为胃癌患者检出远处转移的主要检查方法。随着 CT 扫描技术的改进，特别是 MSCT 的临床应用，由于其扫描速度快，能完成对靶器官的多期扫描，同时可对容积扫描数据进行多层面重建（MPR），甚至可实现 CT 仿真胃镜（CTVG），使得 CT 对胃癌原发灶的检出率和 TNM 分期的准确率均得到明显提高。在 MSCT 图像上，正常胃壁厚度一般在 5mm 以下，在 CT 增强扫描图像上可呈 1～3 层结构。其 3 层结构对应关系为：①明显增强的内层（相应于黏膜层和黏膜肌层）；②中间低密度层（相应于黏膜下层，包含脂肪和结缔组织）；③外层轻微增强（相应于固有肌层和浆膜层）。胃癌则表现为胃壁增厚和（或）胃壁异常增强，MSCT 判断其浸润深度的标准见表 13-1 和图 13-14。早年（1997–2001 年）的文献报道显示，动态或螺旋 CT 对胃癌 T 分期的判断准确率可达 60.6%～87%，其中 T1 40%～100%，T2 35.9%～88%，T3 50%～100%，T4 33.3%～100%[19, 20]；综合各组的数据显示，CT 对胃癌 T 分期的准确率为 75.7%（376/497），其中 T1 84.4%（130/154），T2 65.9%（110/167），T3 76.3%(87/114)，T4

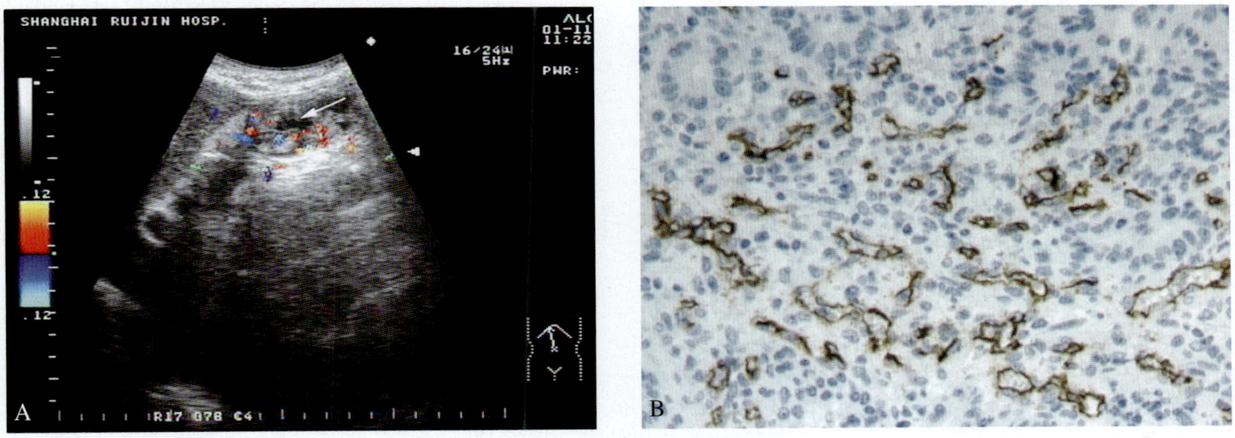

图13-11　高CDVI胃癌病例

A. 彩色多普勒超声检查显示胃癌病灶内血流信号丰富，CDVI=25%；B. 胃癌组织抗CD34抗体免疫组化染色显示微血管密度较高（EnVision法，×200）

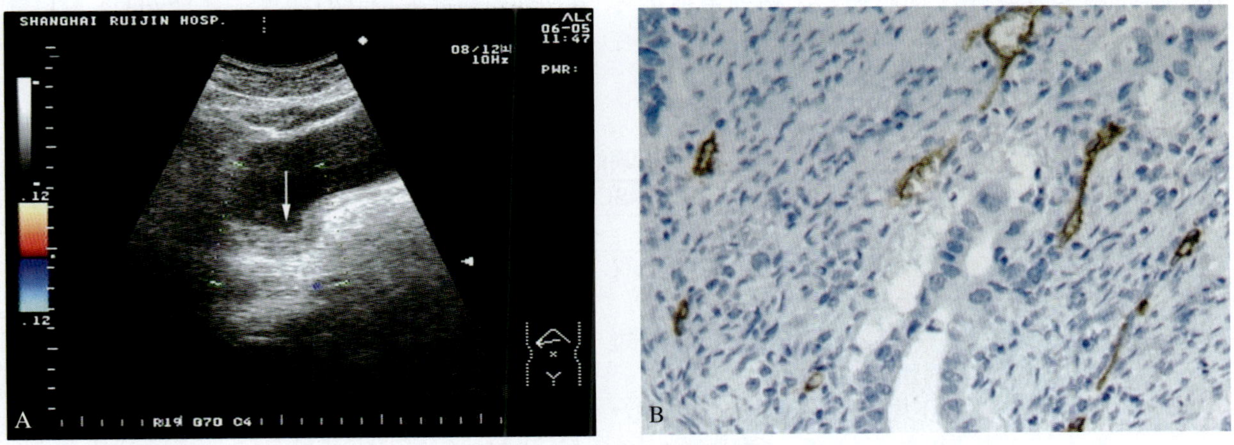

图13-12　低CDVI胃癌病例

A. 彩色多普勒超声检查显示胃癌病灶内无血流信号；B. 胃癌组织抗CD34抗体免疫组化染色显示微血管密度较低（EnVision法，×200）

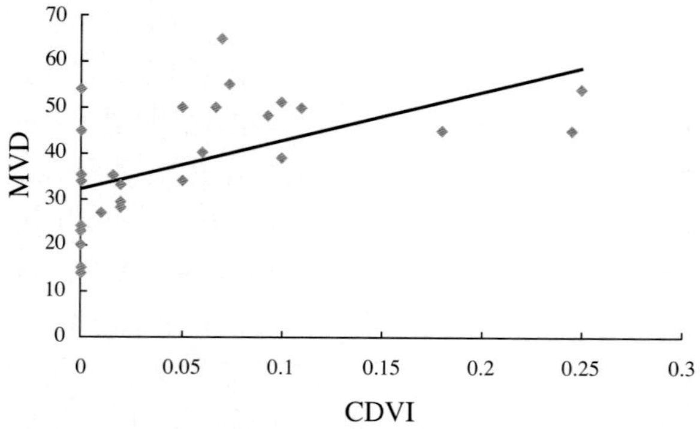

图13-13 胃癌CDVI与MVD的相关性（r=0.5628，P=0.0018）

79%(49/62)。近年（2004–2007年）的文献报道显示，MSCT对胃癌T分期的判断准确率达77.9%（380/488），其中T1 72.7%（129/179），T2 83.5%（81/97），T3 82.4%(103/125)，T4 76.5%(13/17)；MSCT对胃癌淋巴结转移判断的敏感度、特异度和准确率分别为84.6%（132/156）、73.9%（119/161）和79.2%（251/317）[21]。

我们的一项大宗病例研究显示，MSCT对胃癌术前T分期的总体判断准确率较高（73.8%），特别是对T3和T4期胃癌的判断准确率分别达86.5%和85.8%[21]。同时，尽管MSCT对早期胃癌的检出率偏低，但被MSCT检出的早期胃癌由于其淋巴结转移率高、肿瘤较大以及黏膜下癌比例高，不宜行EMR或ESD等治疗[21]。值得指出的是，三期扫描对胃癌浸润深度的判断具有较大价值，因为部分胃癌具有从黏膜层到浆膜层渐进性强化的特点，Takao等的研究亦显示有28%的进展期胃癌从动脉期到平衡期呈渐进性强化，而此类胃癌多半为硬癌（图13-15～图13-18）。MSCT对胃癌N分期的判断准确率为75.2%，其中N0 76.2%，N1 68.8%，N2 80.6%（图13-19）[21]。

早期的比较研究显示CT对胃癌术前T、N分期的准确率仅分别为42%～43%和49%～51%，而EUS则分别达71%～86%和65%～74%[22, 23]，因此EUS被认为是胃癌术前分期的首选方法。但近期的比较研究亦显示MSCT对胃癌术前T、N分期的准确率（76%～83.3%和62.8%～75%）与EUS（74.7%～87.5%和66%～90%）无明显差别[24-26]。我们的一项比较研究显示，MSCT较之EUS在N分期上有一定的优势，且对胃周脏器浸润的判断准确率较高，并鉴于MSCT目前为诊断胃癌远处转移的主要常用检查方法（图13-20），所以其作为一项“全合一”检查，可以代替EUS成为胃癌术前分期的首选方法[27-29]。2010年《NCCN胃癌临床实践指南》中已将腹部CT列为术前必须检查项目，并将EUS列为可选择检查项目。

此外，CTVG对提高早期胃癌的检出率和进展期胃癌大体分型的鉴别准确率有一定的价值（图13-21，图13-22）[30]。术前通过MSCT行3D-CTA明确胃周血管的解剖关系有助于腹腔镜胃癌手术的实施（图13-23）[31, 32]。MSCT图像上胃癌强化程度和瘤周低密度带厚度有助于对胃癌组织学类型的判断，且瘤周低密度带厚度还有助于对淋巴结转移的判断（图13-24，图13-25）[33]。MSCT灌注成像技术可获得反映胃癌血管通透性的量化值（表面通透性值），并有助于对胃癌TNM分期和组织学类型等的预测（图13-24）[34, 35]。胃肝样腺癌、EB病毒相关性胃癌及胃黏液腺癌

表13-1 胃癌T分期的MSCT诊断标准

分期	MSCT诊断标准	
	正常胃壁呈单层结构	**正常胃壁呈多层结构**
T1	非透壁性明显增强并伴胃壁局灶性增厚，或仅明显增强而无胃壁增厚，或未检出病灶	胃壁增厚且明显增强，但不伴中、外层的突然消失，或未检出病灶
T2	胃壁透壁性增强并伴局灶性增厚，并且其外边界光整和（或）病灶周围脂肪层清晰	胃壁异常增强并伴中、外层的突然消失，并且其外边界光整和（或）病灶周围脂肪层清晰
T3	增厚胃壁外边界不规则或呈条索状高密度影，和（或）病灶周围脂肪层模糊	增厚胃壁外边界不规则或呈条索状高密度影，和（或）病灶周围脂肪层模糊
T4	胃癌与邻近脏器间的脂肪层消失，同时伴有邻近脏器内CT值的改变	胃癌与邻近脏器间的脂肪层消失，同时伴有邻近脏器内CT值的改变

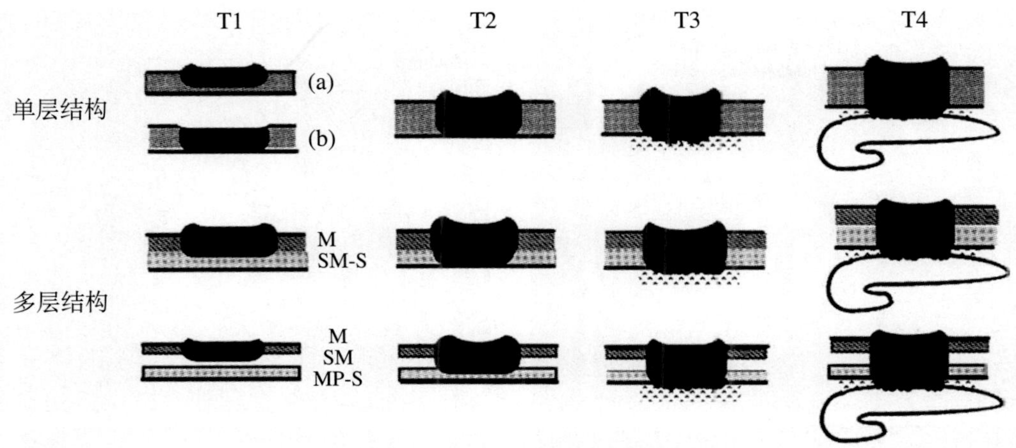

图13-14　MSCT胃癌T分期判断标准示意图

（a）非透壁性明显增强伴胃壁局灶性增厚；（b）透壁性明显增强但胃壁不增厚。M，黏膜层；SM，黏膜下层；MP．固有肌层；S，浆膜层

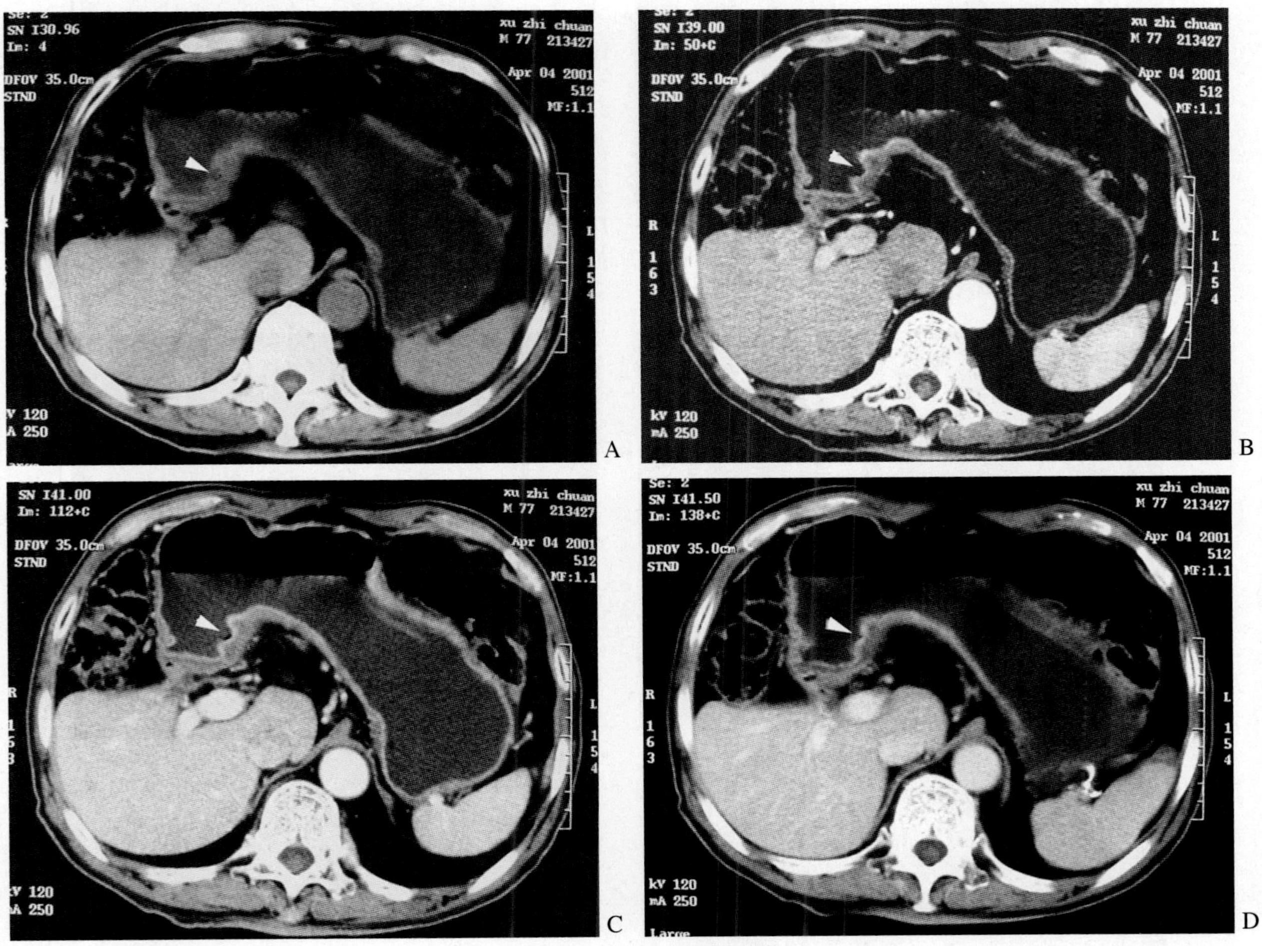

图13-15　T1期胃癌（黏膜癌）

A. MSCT平扫显示胃窦部溃疡型病灶，直径约2cm；B. 动脉期扫描显示病灶内层轻度强化；C. 门静脉期扫描显示内层显著强化，但中间层完整；D. 平衡期扫描显示内层仍明显强化，但相应于黏膜下层的中间层仍保持完整（箭头所指处为胃癌病灶）

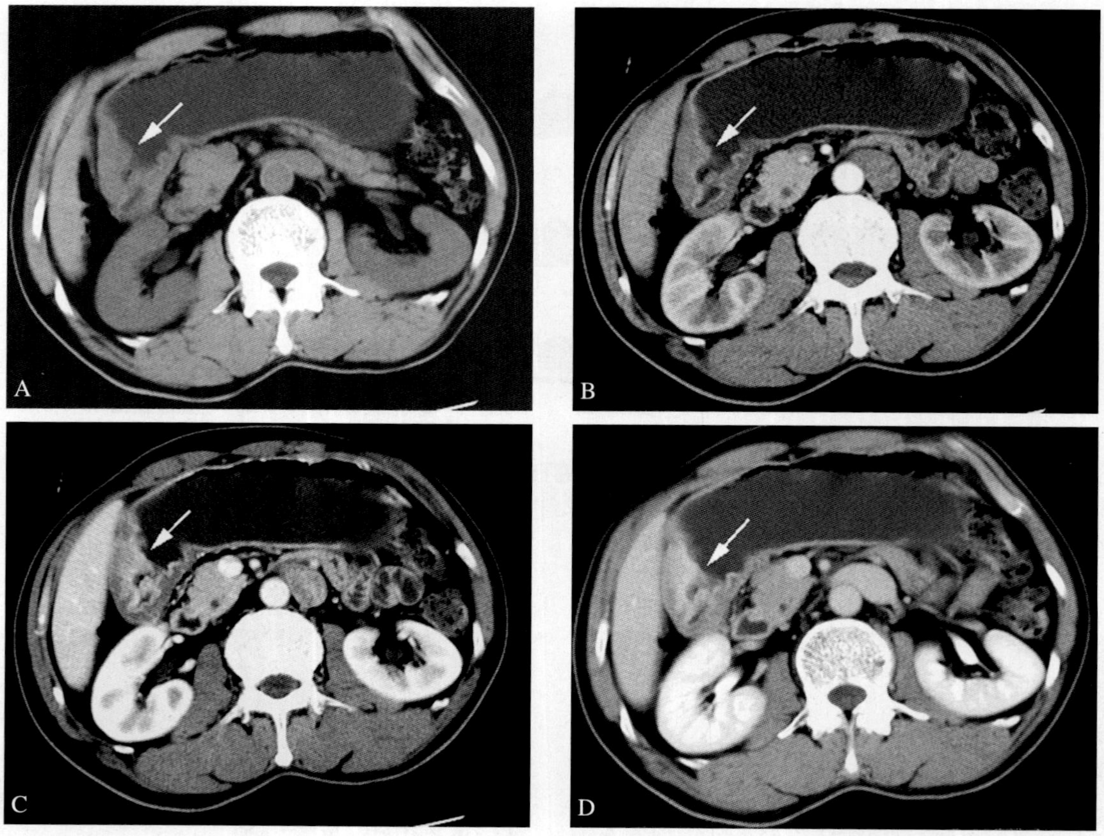

图13-16　T2期胃癌

A. MSCT平扫显示胃窦部溃疡型病灶，直径约4.5cm；B. 动脉期扫描显示病灶内层轻度强化；C. 门静脉期扫描显示内层显著强化，并且部分中间层亦强化；D. 平衡期扫描显示局部病灶全层强化，但其外边界尚光整（箭所指处为胃癌病灶）

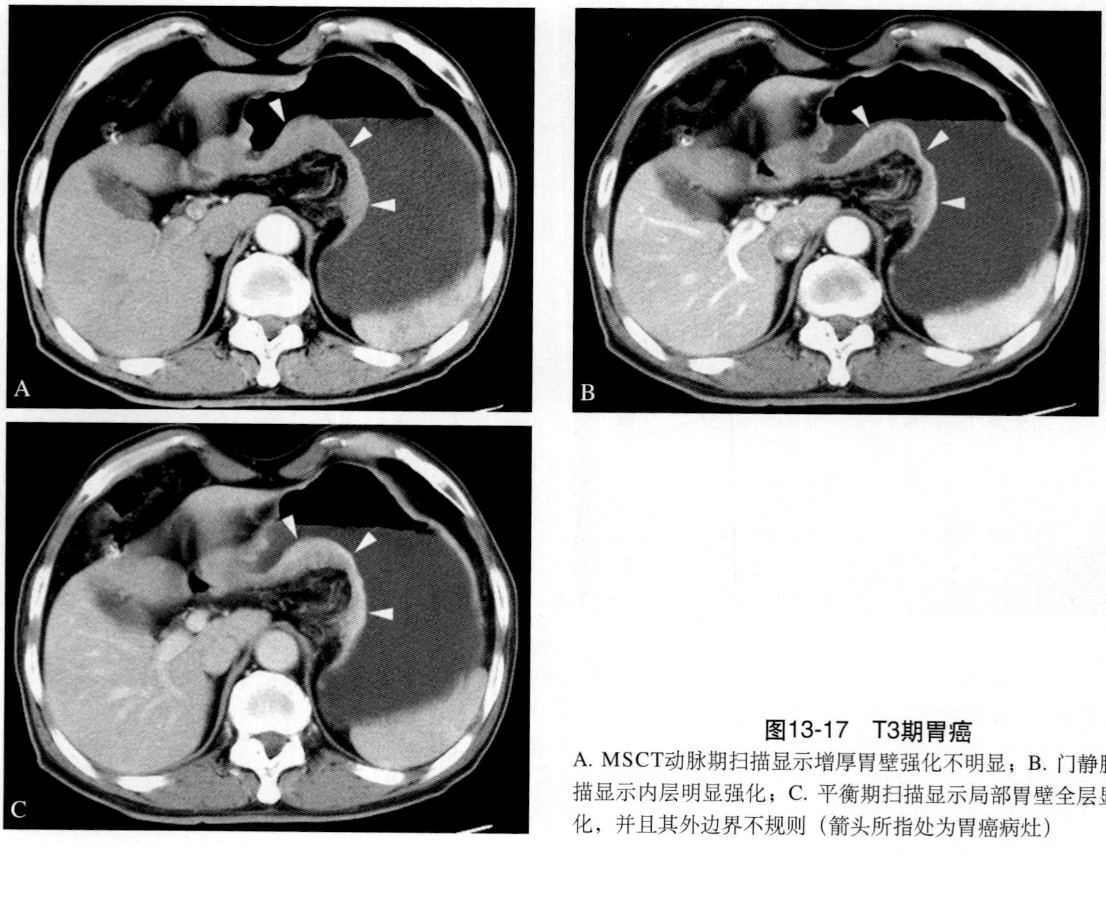

图13-17　T3期胃癌

A. MSCT动脉期扫描显示增厚胃壁强化不明显；B. 门静脉期扫描显示内层明显强化；C. 平衡期扫描显示局部胃壁全层显著强化，并且其外边界不规则（箭头所指处为胃癌病灶）

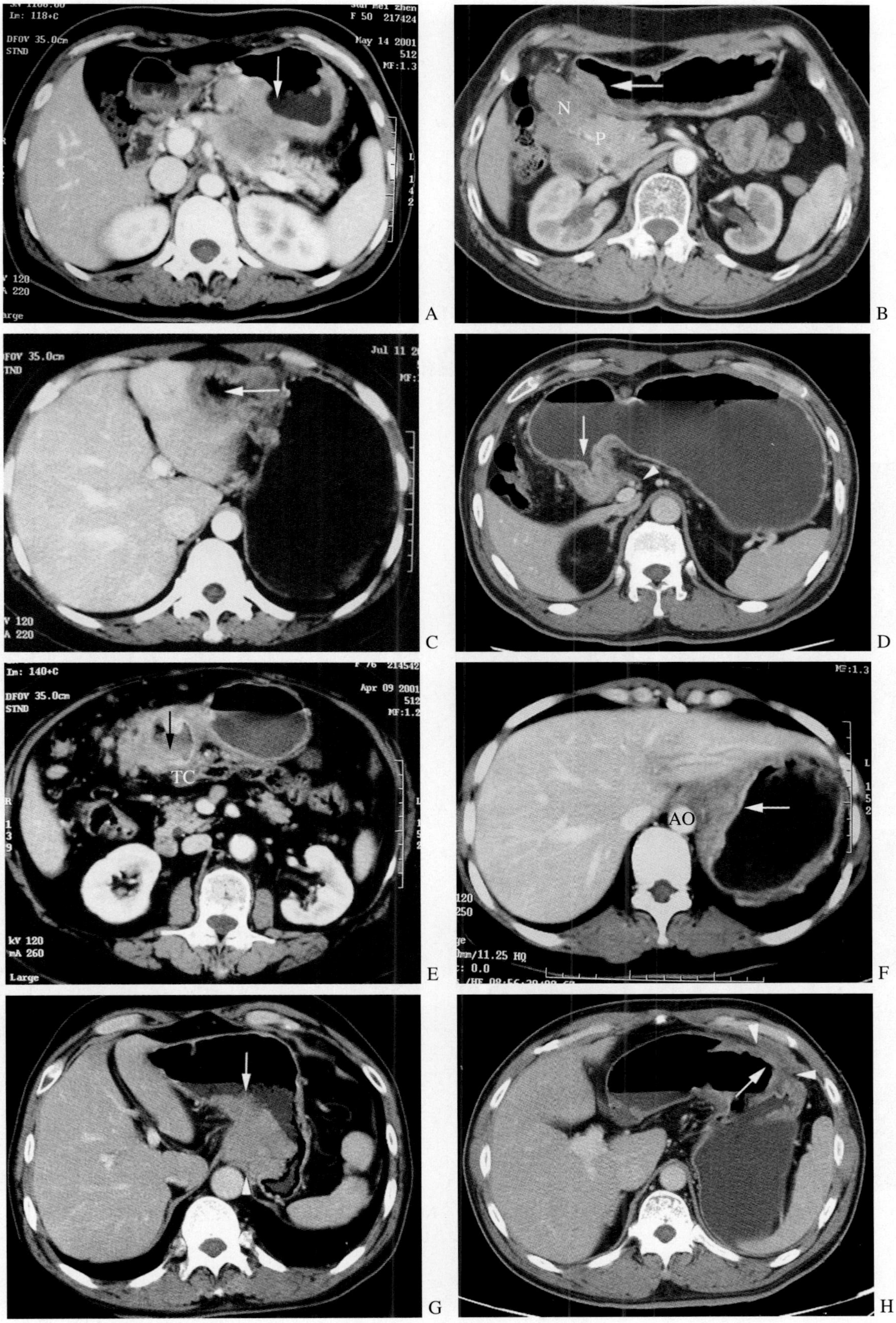

图13-18 T4期胃癌

A. 胰腺浸润；B. 第6组转移淋巴结（N）肿大融合，并二次性侵入胰头部（P）；C. 肝浸润；D. 肝十二指肠韧带浸润（箭头）；E. 横结肠（TC）浸润；F. 腹主动脉（AO）浸润；G. 左膈脚（箭头）浸润；H. 腹壁浸润（箭头）

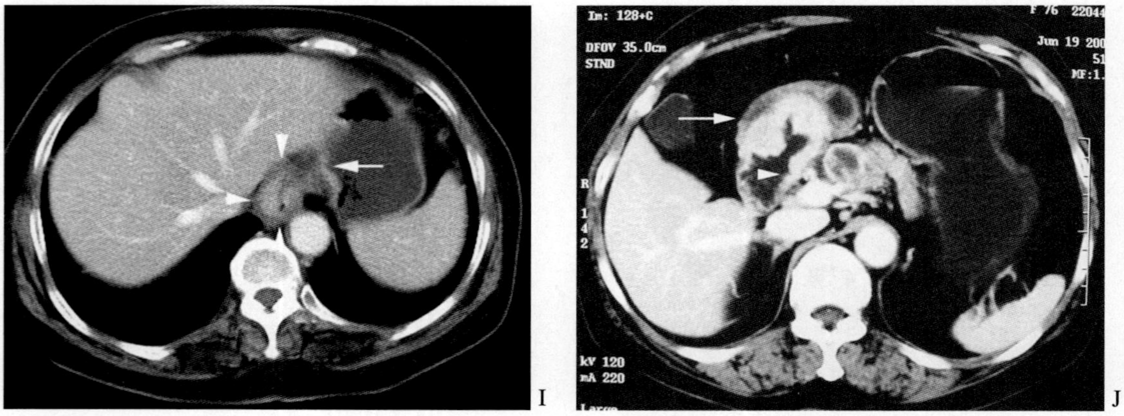

图13-18（续） T4期胃癌

I. 食管浸润（箭头）；J. 十二指肠浸润（箭头）（箭所指处为胃癌病灶）

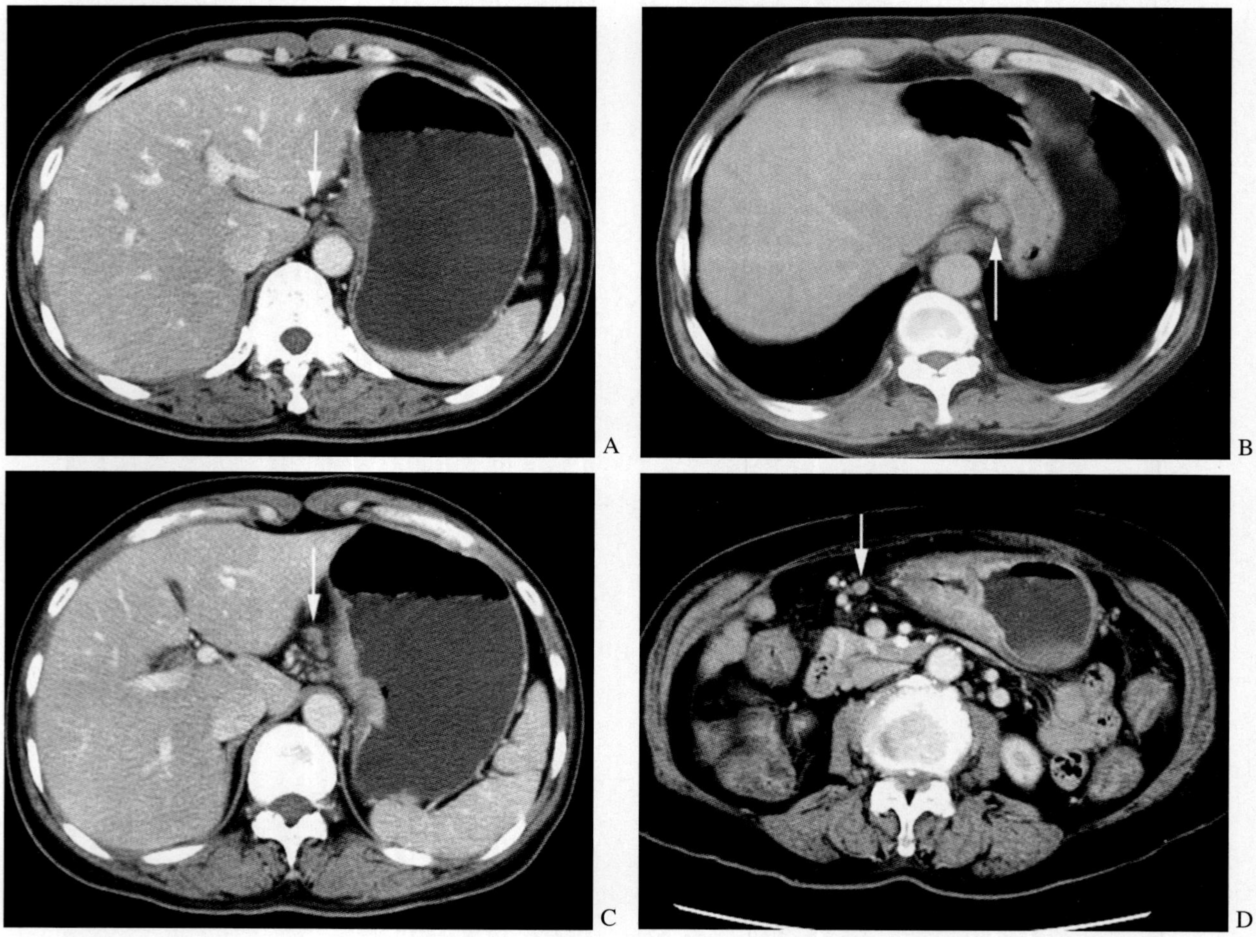

图13-19 No.1～No.15转移淋巴结

A. No.1；B. No.2；C. No.3；D. No.4

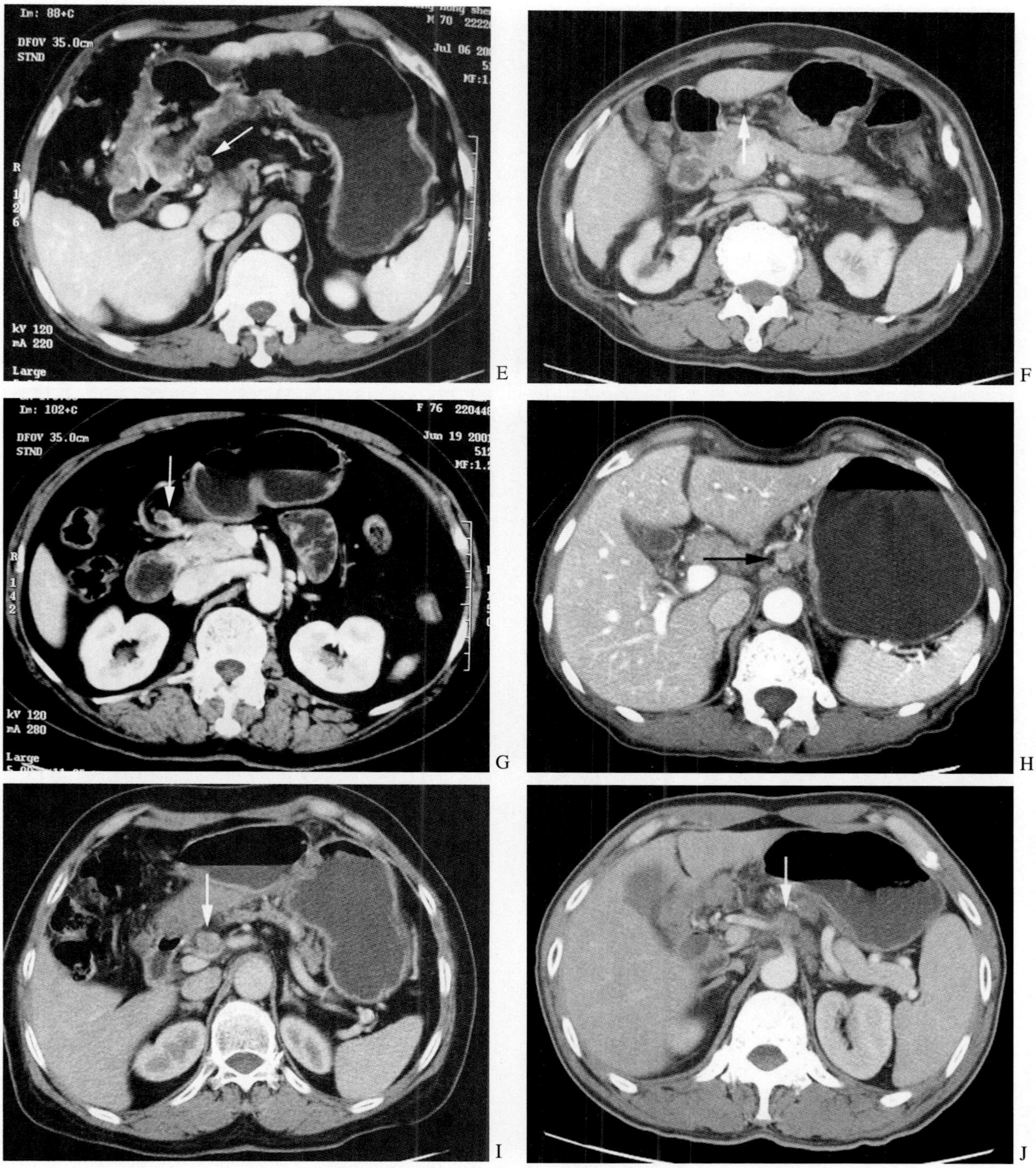

图13-19（续）　No.1 ~ No.15转移淋巴结

E ~ F. No.5；G. No.6；H. No.7；I. No.8；J. No.9

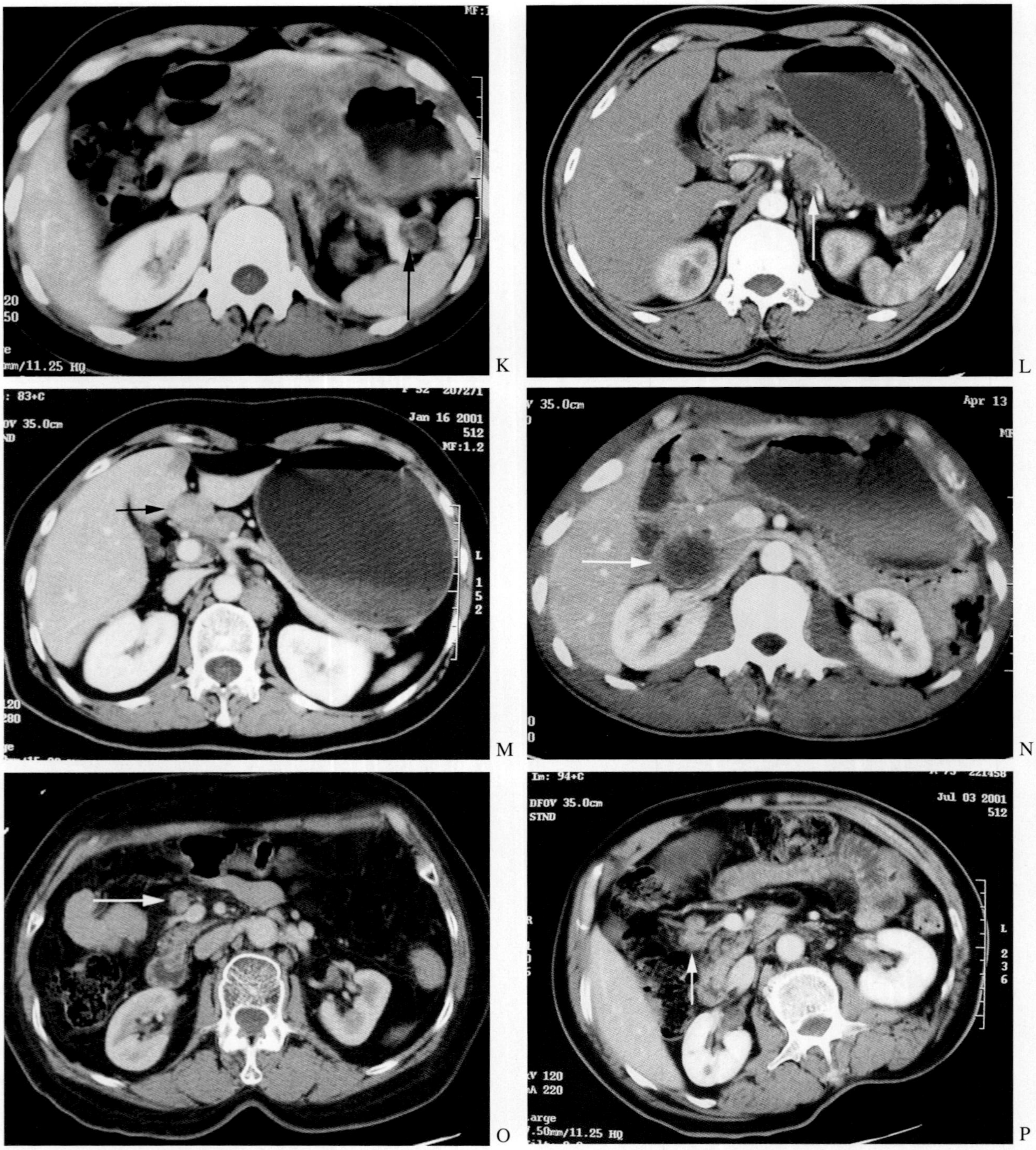

图13-19（续） No.1～No.15转移淋巴结
K. No.10；L. No.11；M. No.12；N. No.13；O. No.14；P. No.15

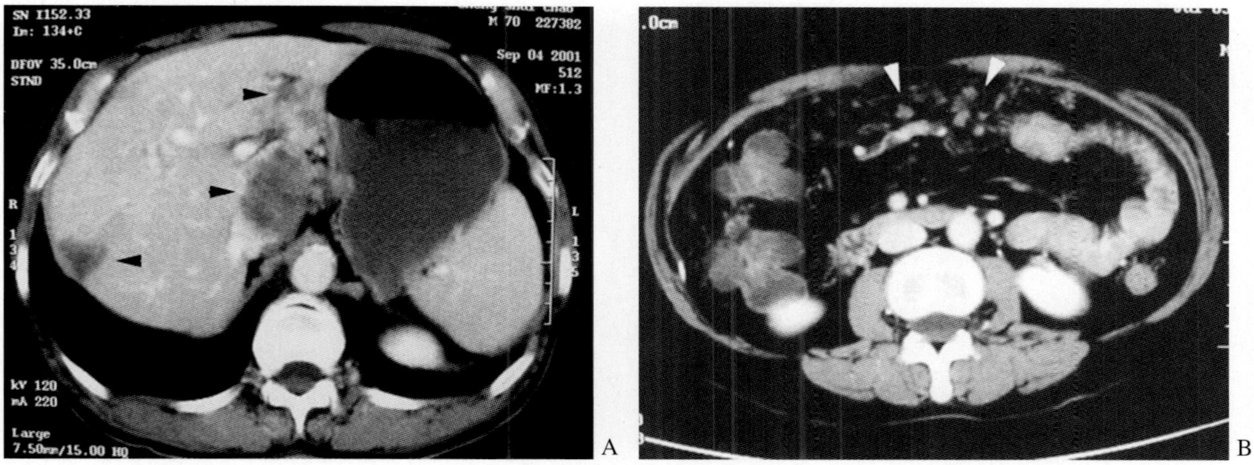

图13-20　M1期胃癌

A. 肝转移（箭头）；B. 腹膜转移结节（箭头），不伴腹水

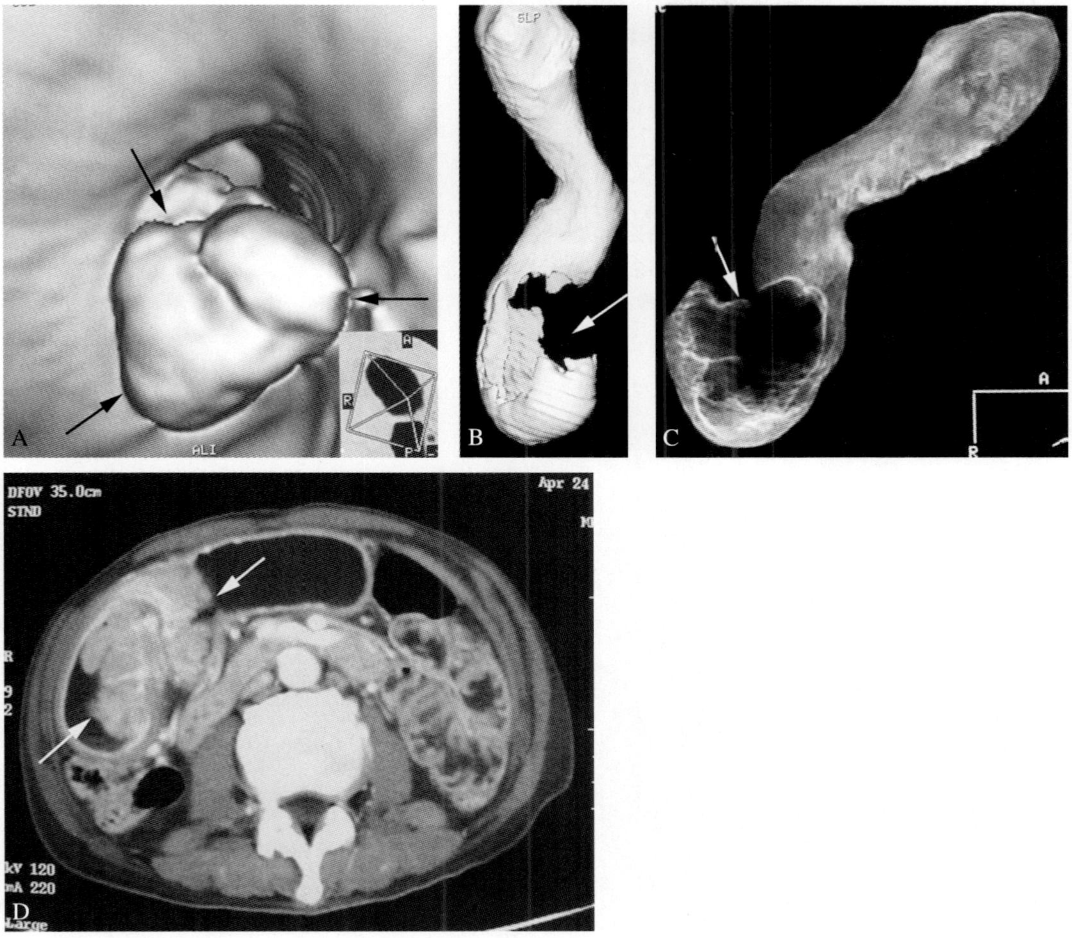

图13-21　Borrmann Ⅰ型胃癌

A. CTVG图像（胃窦部巨大隆起型病灶）；B. SSD图像；C. Raysum图像；D. 增强扫描轴位图像（箭所指处为胃癌病灶）

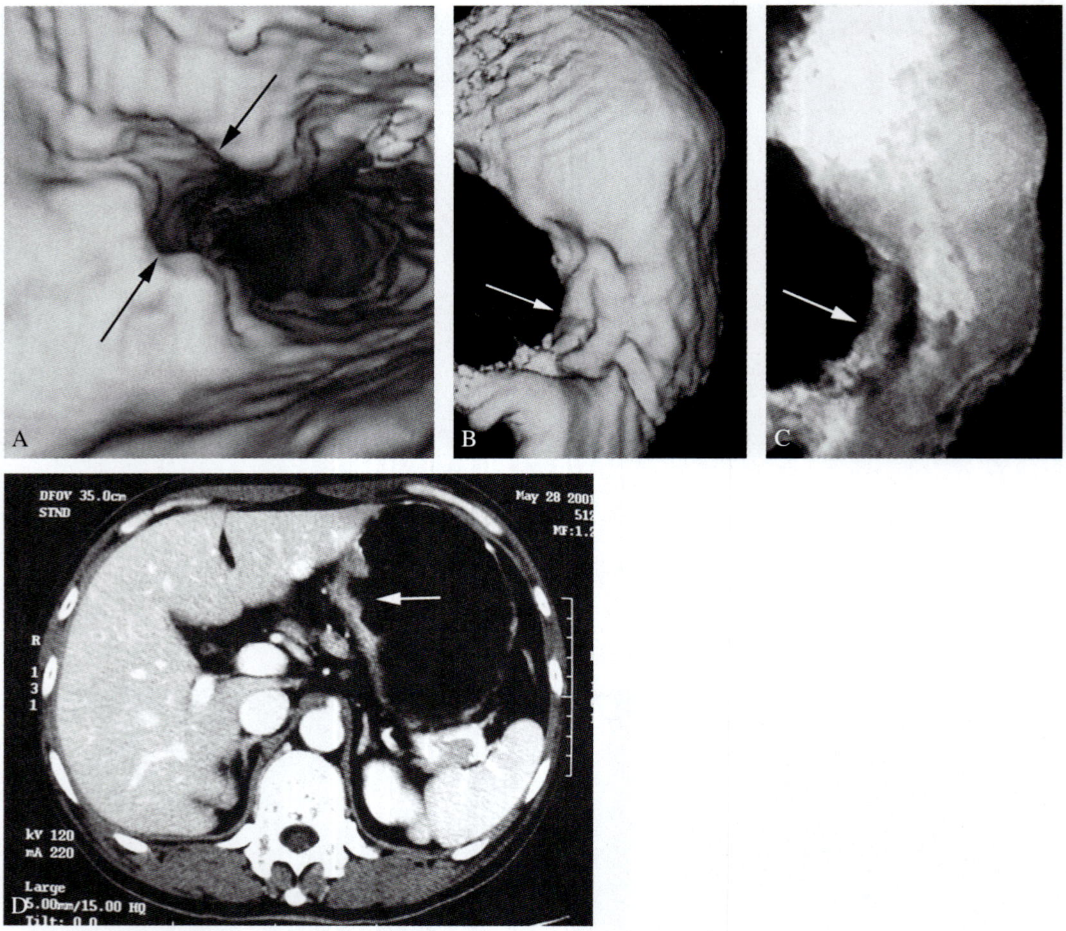

图13-22 Borrmann Ⅲ型胃癌

A. CTVG图像（胃窦体部溃疡浸润型病灶）；B. SSD图像（部分环堤与正常胃壁无明显分界，并可见黏膜皱襞集中）；C. Raysum 图像；D. 增强扫描轴位图像（箭所指处为胃癌病灶）

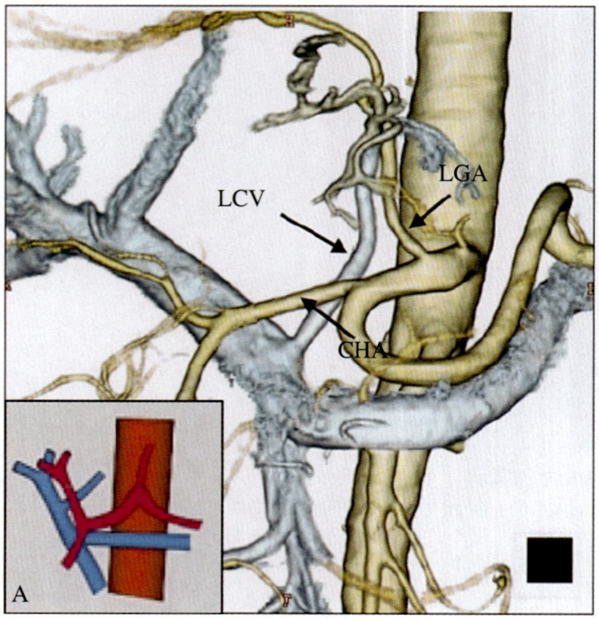

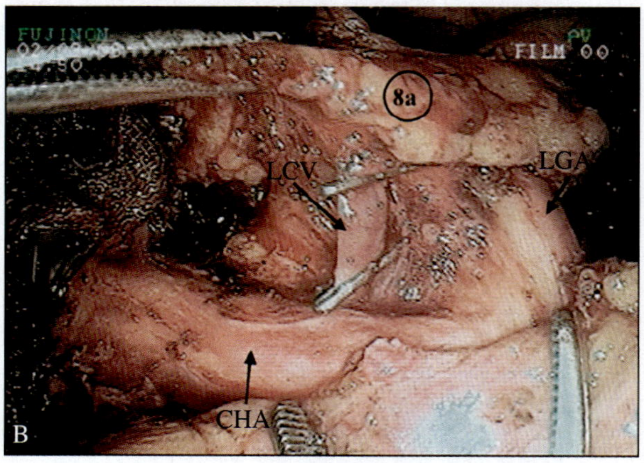

图13-23 胃冠状静脉（LCV）通过肝总动脉（CHA）背侧汇入门静脉病例

A. CT血管重建图像，左下框内为模式图；B. 腹腔镜术中所见与术前判断一致。LGA，胃左动脉等均有其相对特异的MSCT征象[36, 37, 38]。通过MSCT检测的胃癌患者腹部形态有助于判断其术后短期结局[39]；并且对于可切除性胃癌，MSCT评估的临床分期有助于对其预后的判断[40]。另外，CT是目前评估胃癌化疗等治疗方法疗效和随访的最为常用的影像学方法，新近有研究利用MSCT后处理工作站提供的容积测量工具得到胃原发灶的体积数据，通过计算得到体积退缩率，发现其与胃癌新辅助化疗后病理缓解分级的相关性优于淋巴结及癌肿厚度退缩率，甚至优于PET-CT检测的SUV值[41]。所以，随着影像技术的进展，CT对于胃癌患者已突破单一的“诊断+分期”模式，逐步形成涵盖精确分期、疗效评价、预后评估和术后并发症检测及随访为一体的影像学评价体系。

尽管CT对胃癌术前TNM分期的判断准确率已得到明显提高，且对术前T分期的研究结果已趋一致，新近研究显示采用血管探针重建技术可进一步将T分期的准确率提高至94%[42]；但对于胃癌术前N分期还存在较多的分歧和不足。我们前期的研究和文献报道均显示，MSCT对N分期的预测如采用新版分期系统（淋巴结转移数目）及现有以淋巴结大小为主的鉴别淋巴结转移与否的诊断标准将产生不足分期的趋势[40, 43]。目前亟待进一步建立和优化鉴别淋巴结转移与否的综合诊断标准以提高胃癌术前N分期的诊断准确率，以满足新版分期在临床实践中的需求。有报道显示胃癌患者最大转移淋巴结直径与其淋巴结转移数目呈线性相关[44]，我们研究显示MSCT检出的最大淋巴结的直径对胃癌淋巴结转移数目和N分期术前预测有一定的价值，其准确率与采用检出转移淋巴结计数的方法基本一致，并可避免不足分期的趋势，有望作为该传统方法的有益补充[43]。此外，尽管MSCT对胃癌远处转移已具较高的诊断准确率，但其对胃癌腹膜转移的敏感度仍较低，仅为51%，所以必须联合腹腔镜检查以提高对胃癌腹膜转移判断的准确率[45]。2010年《NCCN胃癌临床实践指南》中

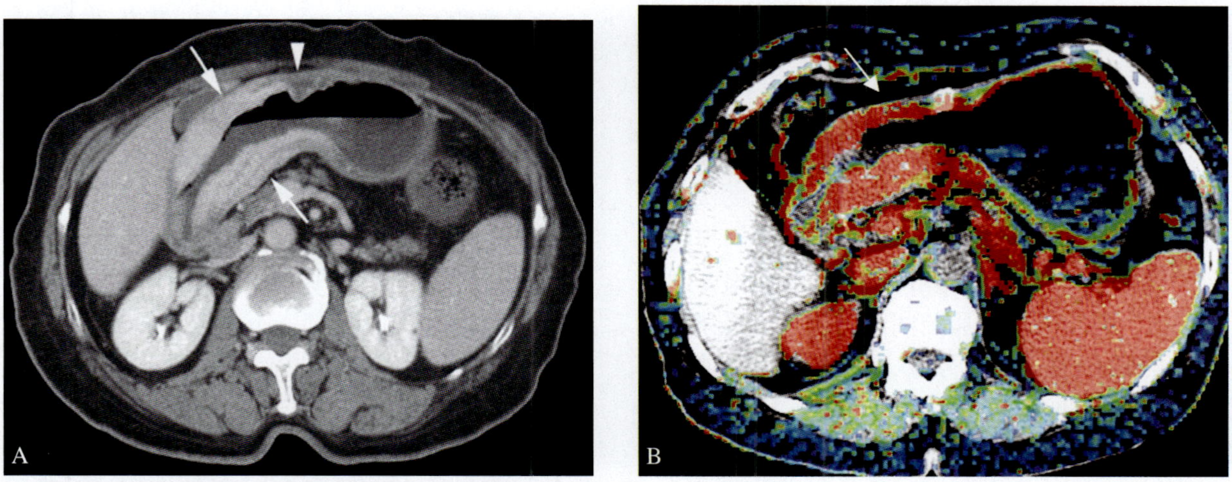

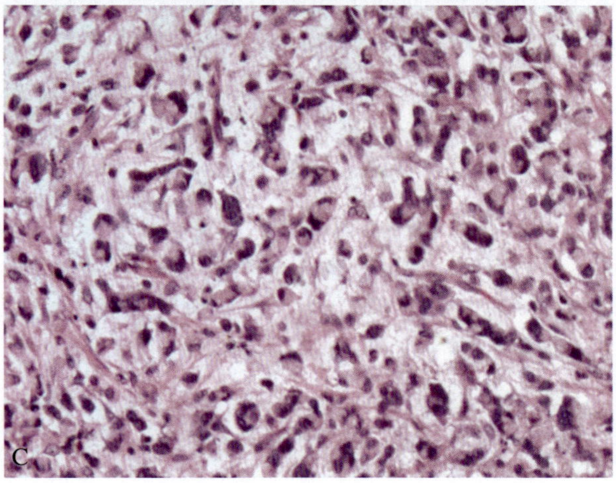

图13-24 未分化型胃癌（pT3N2M0）

A. MSCT增强扫描轴位图像，胃癌病灶（箭）全层显著增强，并且外边界不规则，强化程度为100HU，瘤周低密度带（箭头）厚度为1.21cm，肿瘤最大径和厚度分别为8.76cm和1.87cm；B. MSCT灌注成像的表面通透性（PS）图，PS值为43.03 mL/(100g·min)，箭所指为胃癌病灶；C. 病理组织学检查提示为未分化型胃癌（苏木精-伊红染色，×200）

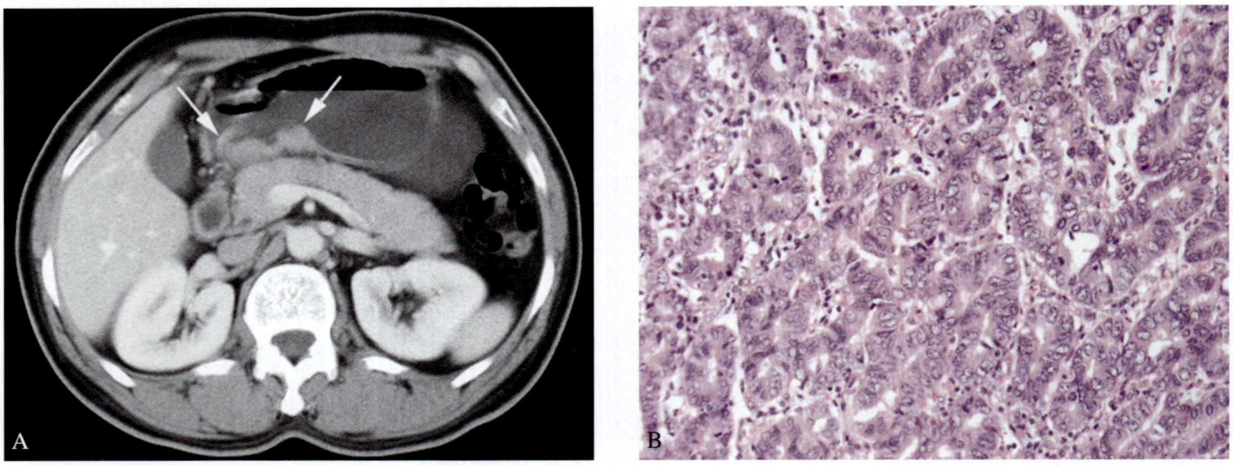

图13-25 分化型胃癌（pT3N0M0）

A. MSCT增强扫描轴位图像，胃癌病灶（箭）全层轻度增强，并且外边界不规则，强化程度为32HU，瘤周低密度带不明显，肿瘤最大径和厚度分别为4.5cm和1.35cm；B. 病理组织学检查提示为分化型胃癌（苏木精-伊红染色，×200）

推荐对每位MSCT等检查未检出远处转移的胃癌患者进行腹腔镜探查分期，但这将导致许多病人接受无谓的腹腔镜检查并且医疗费用增加，所以目前亟待确立适应我国国情的胃癌患者行腹腔镜探查分期的指征。

四、磁共振成像（MRI）

目前由于快速磁共振成像技术的发展，不仅提高了图像清晰度，而且由于成像速度快，可进行动态增强扫描，从而为胃癌术前分期提供了与CT相当的图像质量。MRI在扰相位梯度回波成像时，胃壁及胃周脂肪间由于化学位移和相位抹消伪影产生一低信号带，该低信号带对胃癌浆膜层浸润的判断具有较大的价值（图13-26）。文献报道MRI对胃癌T分期的判断准确率可达73.3%～88%，其中T1 75%～100%，T2 63%～80%，T3 78.6%～96%，T4 40%～100%[20]。综合各组的数据显示，MRI对胃癌T分期的准确率为82.7%（182/220），其中T1 84.6%（11/13），T2 72.4%（42/58），T3 89.5%（102/114），T4 77.1%（27/35）。并且其对淋巴结和肝转移的判断准确率亦较高。

Kim等[46]研究显示，MRI对胃癌术前T分期的判断准确率（81%）显著高于螺旋CT（73%）；Sohn等[47]研究亦显示，MRI胃癌T分期的判断准确率（73.3%）稍优于螺旋CT（66.7%）；新近的一项比较研究显示MRI与MSCT对胃癌术前T分期的准确率基本一致（74.4% *vs.* 76.7%）[48]。两项比较研究显示，MRI对胃癌术前N分期的判断准确率（55%～65%）稍低于螺旋CT（58.6%～73%），但无统计学差异[46, 47]。我们研究显示MRI和MSCT对胃癌术前T分期的判断准确率基本相当，但MRI对于胃癌术前N分期的判断准确率和对淋巴结转移的敏感度低于MSCT，所以MRI目前尚不能完全取代MSCT在胃癌术前分期中的应用[49]（图13-27，图13-28）。2010年《NCCN胃癌临床实践指南》中未将MRI列入术前检查项目。

五、腹腔镜和腹腔镜超声检查（LUS）

目前普遍认为，在非侵袭性影像学检查中，EUS、TAUS、MSCT和MRI等检查方法对腹膜转移的敏感度均较低，而通过腹腔镜对腹腔的直视检查则可鉴别其他影像学方法难检出的较小的网膜及腹膜种植灶，有望填补这一诊断间隙，腹腔镜超声则为传统腹腔镜检查提供了类似于EUS的图像质量。

腹腔镜检查对胃癌可切除性判断的准确率达91.6%～96%，对腹膜转移的敏感度为69%～96%，对肝转移的敏感度为60%～96%。Stell等[50]研究发现腹腔镜、B超和CT对肝转移判断的准确率分别为99%、76%和79%，对腹膜转移的判断

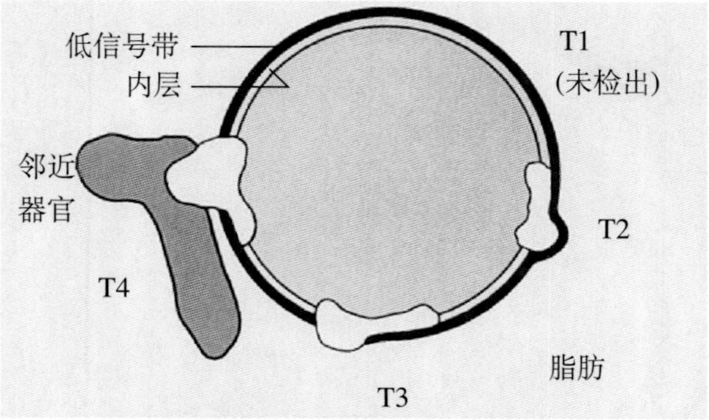

图13-26　MRI根据胃周低信号带判断胃癌T分期

MRI-T1：病灶未检出；MRI-T2：增强病灶处的胃周低信号带清晰而光滑；MRI-T3：胃周低信号带遭破坏；MRI-T4：胃周低信号带消失，增强病灶侵入邻近器官

准确率分别为94%、84%和81%，腹腔镜检查明显优于B超和CT。Lowy等[51]认为虽然新型CT对胃癌肝转移的敏感度高，假阴性率仅4%，不失为一种有效的分期方法，但对缺乏腹水的腹膜转移则敏感度较差，假阴性率达25%，而腹腔镜检查成功地检出了其中94%的病例。近年Muntean等[52]研究显示，诊断性腹腔镜检查对胃癌远处转移的敏感度、特异度和准确率分别为89%、100%和95.5%，成功避免了37.8%患者行不必要的剖腹探查术，研究者据此认为行新辅助化疗等术前治疗的患者应常规接受诊断性腹腔镜检查。

LUS则综合了腹腔镜和内镜超声检查的优点，其对肿瘤T分期的作用接近于EUS，准确率达92%，并可检出直径仅3mm的转移淋巴结，能对所有16组淋巴结作出比较准确的评估，其准确率达89%。LUS可检出腹腔镜检查漏诊的肝转移灶，其对肿瘤的M分期检测准确率达92%。此外，LUS对肿瘤可切除性的评估准确率达96%，有报道联合EUS和LUS对不可切除病例的检出率达100%。但是，LUS对胃癌临床分期评估的运用在世界范围内并未普及，近年已少有文献报道。

与此同时，存在诊断性腹腔镜检查的指征问题，2010年《NCCN胃癌临床实践指南》中推荐对每位MSCT等检查未检出远处转移的胃癌患者进行腹腔镜探查分期。既往有研究对CT检查排除明显远处转移的病例即行腹腔镜检查，结果虽然提高了手术切除率，但2/3以上的病例接受了无谓的腹腔镜检查。Lehnert等[53]在对120例胃癌患者的前瞻性研究中，仅对临床分期（CT、MRI和EUS等）可疑T4期和可疑存在腹膜和肝转移的病例行腹腔镜检查，结果既提高了手术切除率，又避免了无谓的腹腔镜探查。Feussner等[54]对111例CT和EUS判断为T3或T4期并排除了有明显远处转移的胃癌患者行术前诊断性腹腔镜及腹腔镜超声检查，结果修改了46%胃癌患者的术前分期，改变了40.5%患者的治疗方案，避免了不必要的术前化疗和剖腹探查术。该研究认为腹腔镜和腹腔镜超声检查所增加的医疗费用完全可为避免不必要的手术、降低并发症等所减少的费用抵偿。近年Song等[55]对符合上述条件的胃癌患者行诊断性腹腔镜检查，亦取得了较好的临床效果。由于诊断性腹腔镜检查主要用于检出腹膜转移，Hur等[56]研究显示，如仅对临床分期为T3或T4期、无明显腹膜转移、大体分型为Borrmann Ⅲ或Ⅳ型、肿瘤直径大于4cm的胃癌患者行诊断性腹腔镜检查，可以在Feussner等[54]标准的基础上进一步降低腹腔镜探查率及提高结果阳性率。我们近期的一项大宗病例研究显示，对MSCT判断为T0～2NXM0或TXN0M0期，或肿瘤较小的胃癌病例由于其腹膜转移的发生概率较小而无需行腹腔镜探查[45]。

六、正电子发射断层扫描（PET）和PET-CT

PET针对肿瘤特殊的生物学特点，通过选择不同的显像剂，从分子水平显示肿瘤细胞的特征，为临床提供肿瘤特征化和诊治相关的信息。最常用的显像剂是^{18}F-FDG（^{13}氟标记的脱氧葡萄糖）。PET可以同时对胃癌原发病灶、淋巴结转移、远处组织和器官转移作出判断，对肿瘤的分期和治疗计划的制订有着重要的参考作用。PET较高的敏感度和特异度并不依赖于肿瘤的形态学改变，它根据细胞的生理、生化功能的改变，从^{18}F-FDG摄取的角度发现恶变细胞，并准确地作出定位和定性诊断（图13-29，图13-30）。

国内一项研究显示PET对胃癌判断的敏感度和特异度分别为92%和71%，对淋巴结转移的敏感度达80%，对远处转移的敏感度为

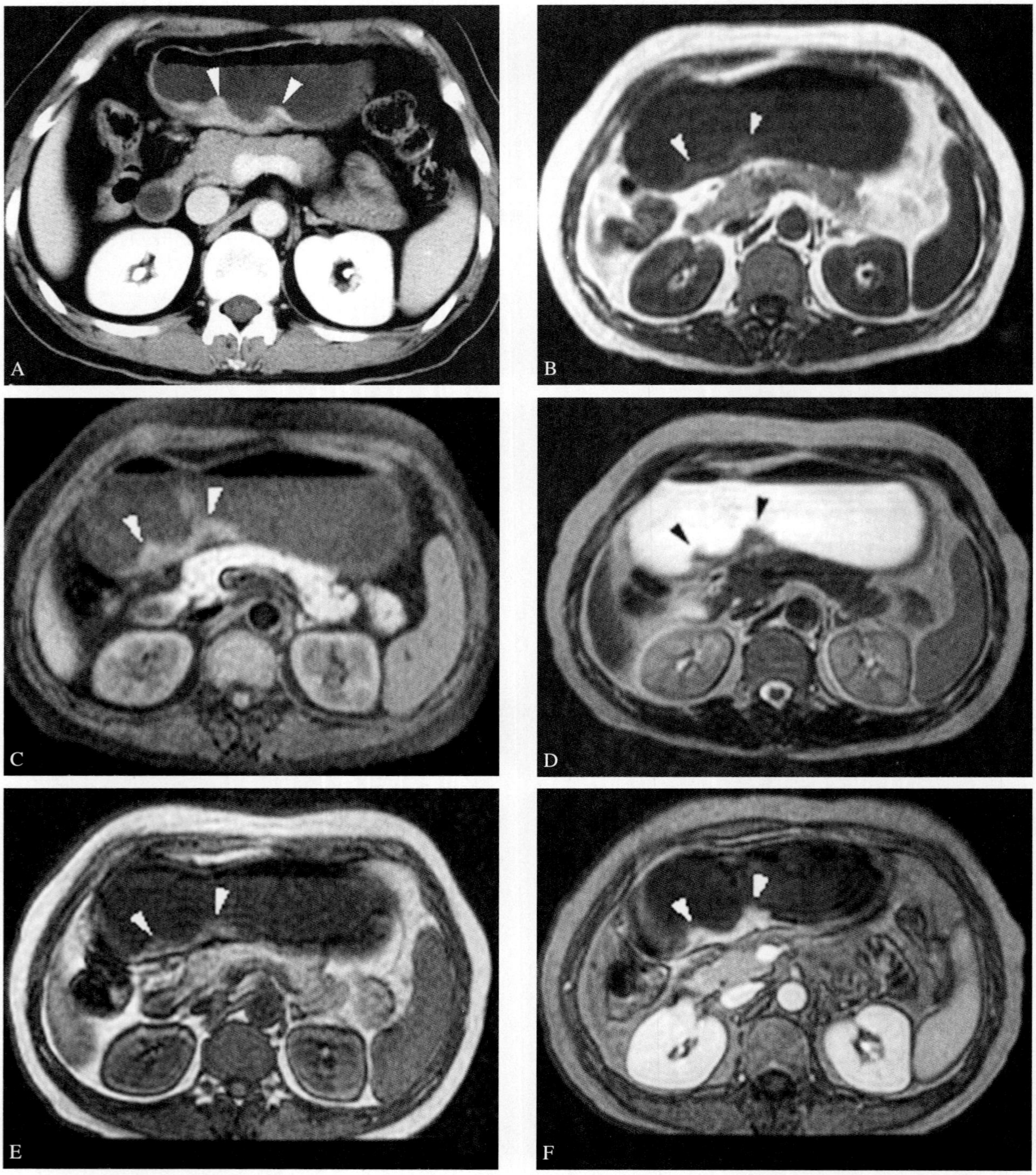

图13-27 T2期胃癌

A. MSCT增强扫描显示胃壁局灶性增厚和增强（箭头），但其外边界光整、病灶周围脂肪层清晰；B. FSE T1WI显示增厚胃壁（箭头）呈中等偏低信号；C. 脂肪抑制FSE T1WI显示增厚胃壁（箭头）呈稍高信号；D. FSE T2WI显示增厚胃壁（箭头）呈中等信号；E. FSPGR显示增厚胃壁（箭头）呈稍高信号，其周围的低信号带完整；F. 增强FSPGR显示增厚胃壁（箭头）全层明显增强，但其外边界光滑，胃周低信号带仍完整

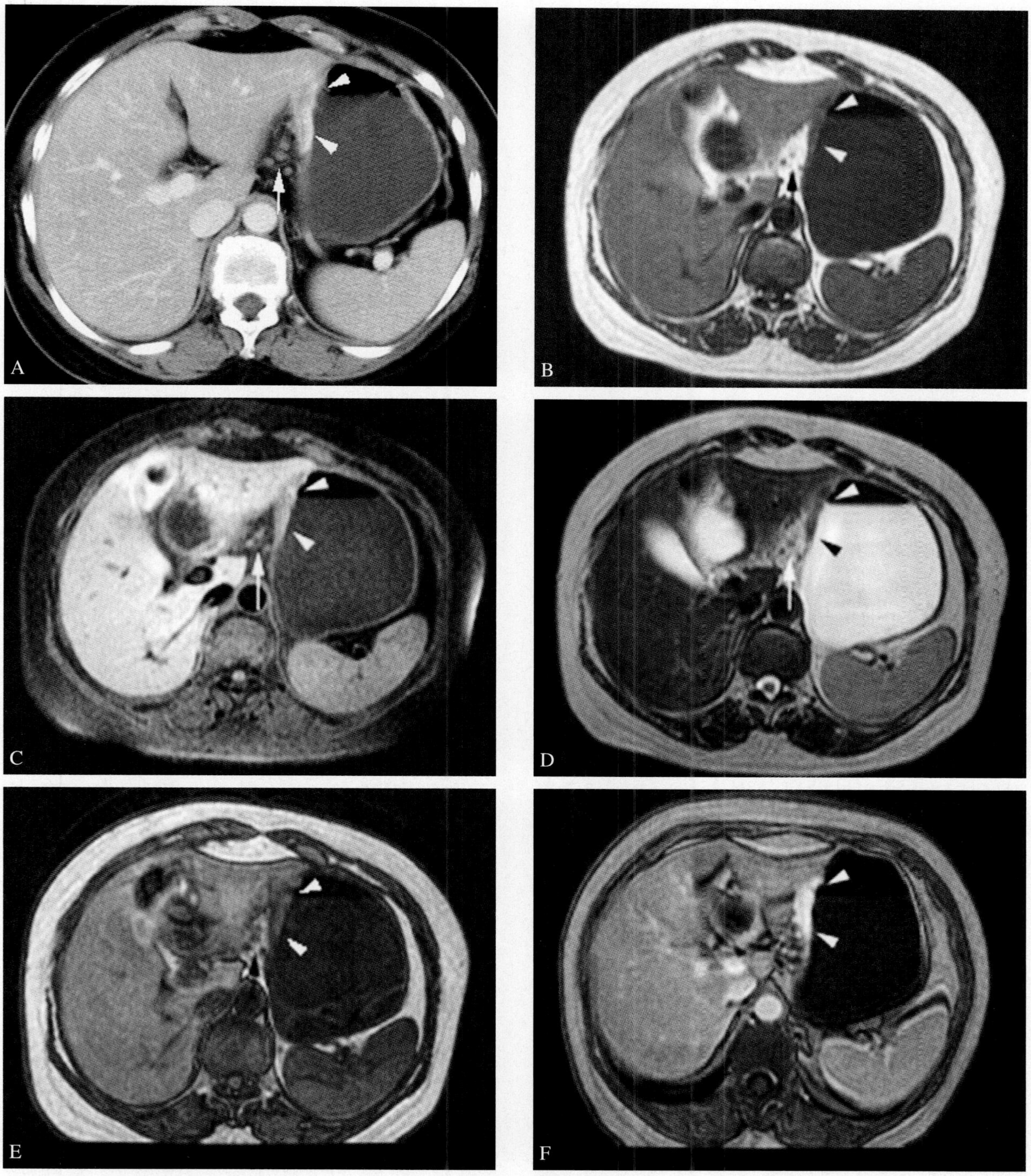

图13-28 T3N1期胃癌

A. MSCT增强扫描显示胃壁局灶性增厚和增强（箭头），外边界不规则，胃周可见多枚转移淋巴结（箭）；B. FSE T1WI显示增厚胃壁（箭头）呈中等偏低信号，胃周可见多枚稍低信号转移淋巴结（箭）；C. 脂肪抑制FSE T1WI显示增厚胃壁（箭头）呈稍高信号，胃周可见多枚稍高信号转移淋巴结（箭）；D. FSE T2WI显示增厚胃壁（箭头）呈中等信号，胃周可见多枚稍低信号转移淋巴结（箭）；E. FSPGR显示增厚胃壁（箭头）呈稍高信号，胃周可见多枚稍低信号转移淋巴结（箭）；F. 增强FSPGR显示增厚胃壁（箭头）全层明显增强，局部外边界不规则

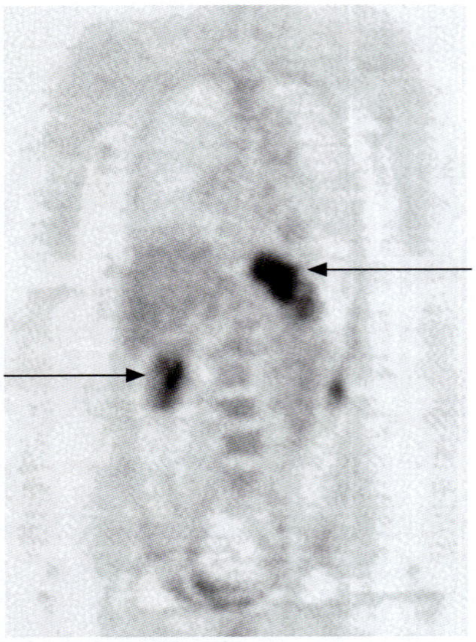

图13-29 胃癌PET图像，原发灶清晰显示

87.5%[57]。国外多项研究显示 PET 对胃癌诊断的敏感度和特异度分别为 58% ~ 94% 和 78% ~ 100%[58]。PET 对胃黏液腺癌、印戒细胞癌、低分化腺癌以及弥漫型胃癌（Lauren 分型）的检出率较之管状腺癌、中分化腺癌及肠型胃癌为低（图 13-31）[58]。各项结果间的差异与各组病例间上述病理类型所占的比例存在一定的相关性。PET 对区域转移淋巴结的显示不佳，无法将其与原发灶清楚鉴别开（图 13-32）[59]。PET 对胃癌各站转移淋巴结的检出敏感度均较低，特别是对 N1 站，显著低于 CT（17.6% ~ 46.4% *vs.* 58% ~ 89.3%）（图 13-33）[58]。PET 对胃癌腹膜转移的敏感度和特异度分别为 9% ~ 50% 和 63% ~ 99%[58]。PET 对胃癌肝转移判断的敏感度和特异度分别为 85% 和 74%，对肺转移的判断分别为 67% 和 88%，对骨转移的判断则为 30% 和 82%[58]。此外，尽管 PET-CT 较之 PET 有更多的优势，其对进展期胃癌的检出率与 CT 基本一致，但其对胃癌诊断的敏感度仍受病理类型的影响，其对区域淋巴结转移检出的敏感度仍显著低于 CT（41% 比 75%）[60]。同时，近期两项比较研究显示，PET 和 PET-CT 对腹膜转移的诊断敏感度显著低于 CT（35.3% ~ 57.1% *vs.* 76.5% ~ 82.1%）[61, 62]。所以，单用 PET 或 PET-CT 对胃癌进行检测和术前分期并不能提供充分的诊断信息。

尽管单用 PET 或 PET-CT 对胃癌术前分期的价值并未获得广泛认可，但其另一项功能却越来越受到关注。PET 可作为肿瘤治疗效果检测和评估指标，^{18}F-FDG 摄取率的下降是证明肿瘤对治疗出现反应的客观标准。在细胞培养和动物实验中证明，在放、化疗初期，存活的细胞 ^{18}F-FDG 摄取是增高的，但临床上的研究却恰恰相反，^{18}F-FDG 的摄取率和肿瘤细胞的减少是平行的。少数学者甚至认为 ^{18}F-FDG 是唯一可以检测肿瘤放、化疗有效性的方法。肿瘤糖代谢的降低加速了肿瘤体积的缩小，尤其是化疗后，^{18}F-FDG 摄取率下降比肿瘤缩小出现更早，也更敏感。如治疗后标准摄取值（SUV）下降程度越高，说明肿瘤对治疗越敏感，肿瘤细胞坏死越多，虽然形态学上没有太大的改变，但 PET 却已经能预言患者良好的预后了。Ott 等 [63, 64] 的前瞻性研究显示

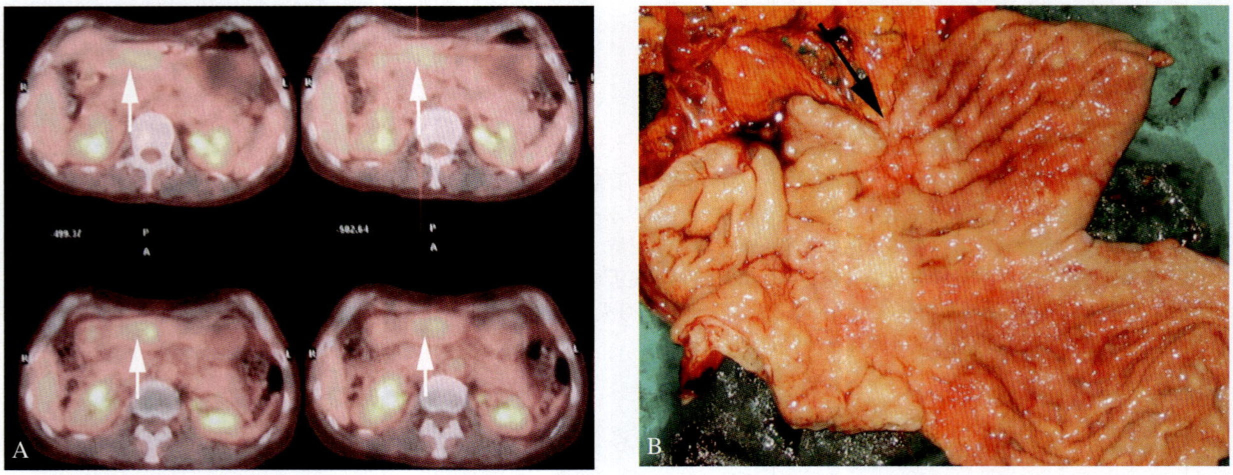

图13-30 胃癌PET-CT诊断示例

A. PET/CT图像；B. 术后标本（箭所指处为胃癌病灶）

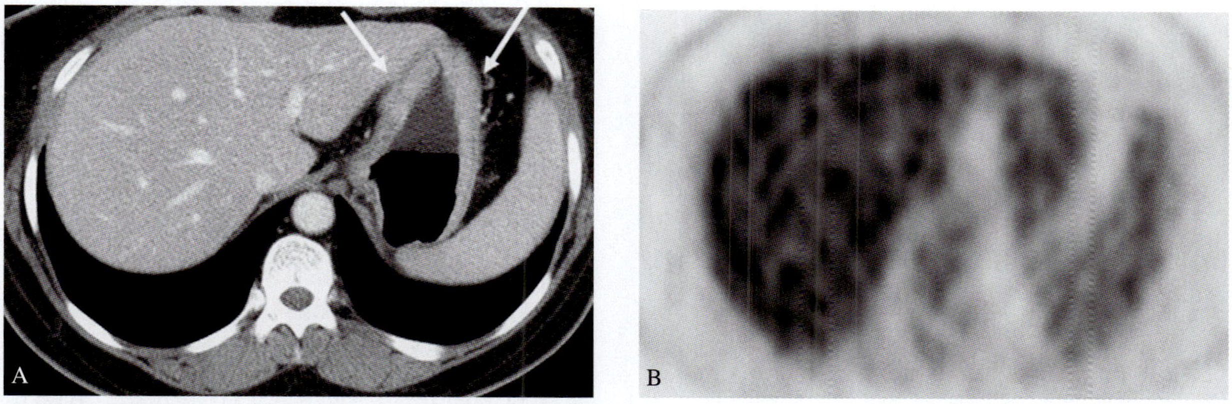

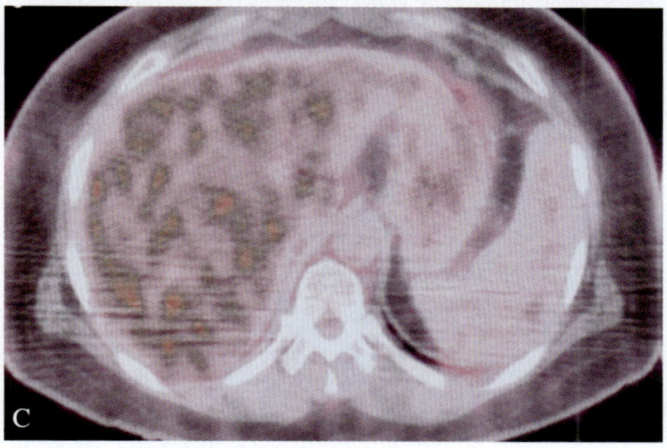

图13-31　弥漫型胃癌的MSCT和PET-CT图例

A. MSCT门脉期扫描提示胃底贲门部胃壁弥漫性增厚及增强（箭所指处为胃癌病灶）；B. PET图像；C. PET-CT图像（PET及PET-CT图像均提示增厚胃壁处无FDG摄取）

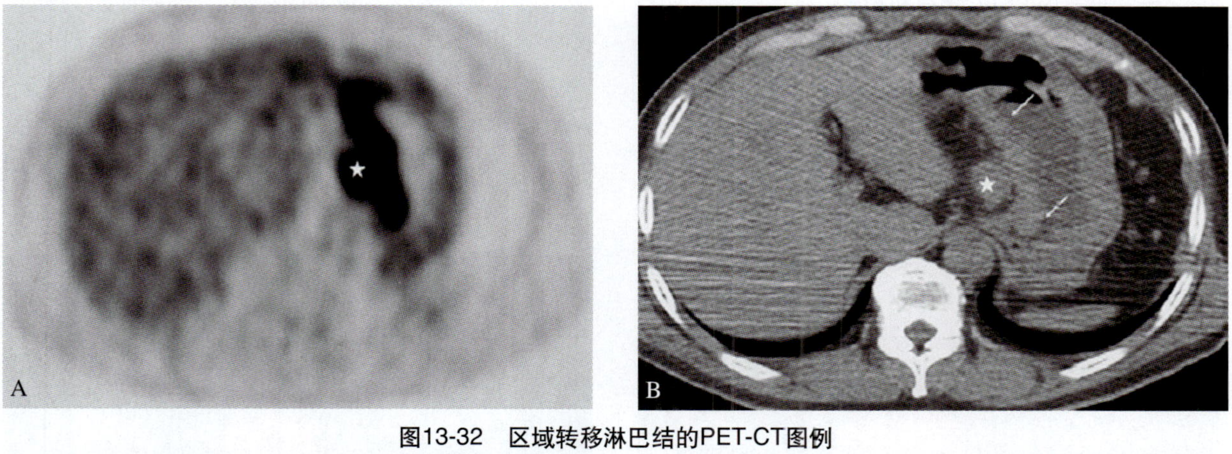

图13-32　区域转移淋巴结的PET-CT图例

A. PET图像提示胃体中部有一摄取FDG的隆起性肿块（星号）；B. PET-CT扫描的CT图像能清晰鉴别胃癌病灶（箭）与区域转移淋巴结（星号）

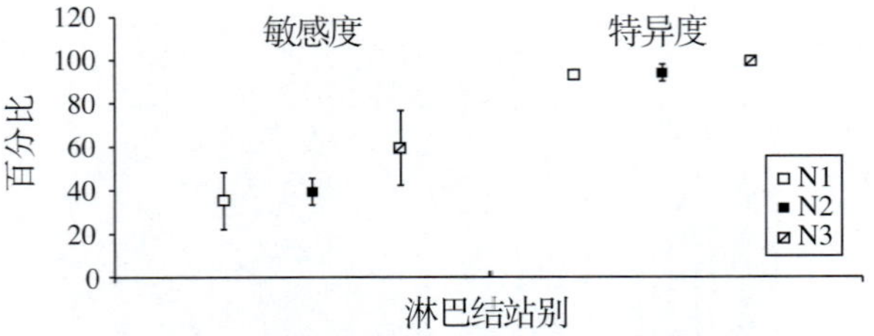

图13-33 PET对胃癌各站淋巴结诊断的敏感度和特异度

PET可以预测原发灶摄取FDG的胃癌病例对新辅助化疗的疗效及其预后（图13-34）。通过比较初始治疗前及2周后胃癌原发灶SUV的变化准确地反映疗效，从而在治疗早期使疗效不佳者避免无效治疗，及时采用二线治疗以改善预后。但是，近期两项研究却显示，PET或PET-CT可能又无法准确反映新辅助化疗后的组织病理反应疗效[41, 65]。所以，有待深入开展多中心大宗病例研究以取得足够的循证医学依据，以明确PET或PET-CT对胃癌新辅助化疗等术前治疗疗效预测的价值。2010年《NCCN胃癌临床实践指南》中仅将PET或PET-CT列为术前可选择检查项目。

七、其他方法（预测淋巴结转移状况）

（一）Maruyama计算机软件

由Maruyama教授主持研制的胃癌术前淋巴结转移预测软件系统具有如下特点：①该软件研究是一项前瞻性课题，资料取自3785例胃癌根治术患者，样本大，包括胃癌的各个类型；②将影响胃癌淋巴结转移的众多因素分别进行单元及多元分析，筛选出术前即能获取的八项重要临床病理指标，即性别、年龄、肿瘤Borrmann分型、肿瘤位置、肿瘤分区、最大直径、组织学类型和浸润深度，研制出Maruyama软件；③将胃癌患者的上述八项指标输入并应用该软件进行分析后，能较系统、客观地预测胃癌各组、各站淋巴结转移状况、不同根治性切除术后的逐年生存率以及与肿瘤复发的相互关系等重要信息，从而为胃癌术前分期，选择合理手术方案，判断预后等提供了相对可靠的依据。我们的一项研究显示该软件对胃癌淋巴结状况评估的总体准确率达89.0%，敏感度98.2%，特异度70.7%，阳性预测值（PPV）87.0%，阴性预测值（NPV）95.1%，具有较高的临床应用价值[66]。

（二）分子生物学方法

一个运用微列阵技术的研究显示，胃癌淋巴结转移可以从分子生物学特征的角度得到准确的预测。在该研究中，研究者基于12条在淋巴结转移阳性和阴性肿瘤中存在显著差异的基因建立了一个方程，通过这个方程可以获得用于预测淋巴结转移的评分参数。在前瞻性研究中，所有9例病例的淋巴结状况均得到准确预测[67]。我们的一项研究亦显示，VEGF-C和CCR7表达对胃癌患者淋巴结转移判断的敏感度、特异度、PPV、NPV和准确率分别为73.8%、70.2%、72.6%、71.4%、72.0%和82.0%、77.2%、79.4%、80.0%、79.7%。特别是行VEGF-C和CCR7表达联合检查时，PPV和NPV分别达到85.4%和

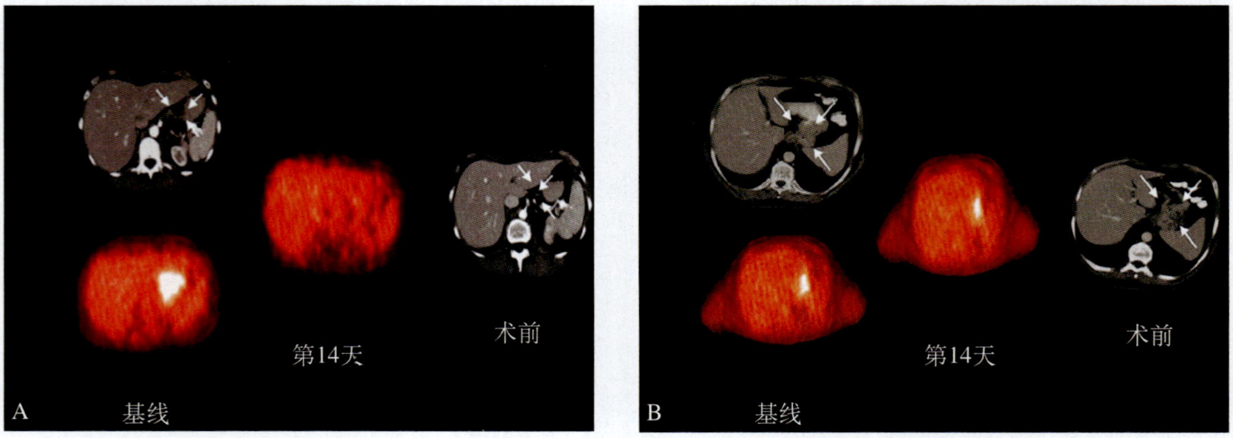

图13-34 反应型和非反应型胃癌的PET图像

A. 反应型肿瘤，化疗后2周FDG摄取明显下降至背景水平；B. 非反应型肿瘤，FDG摄取无明显改变。

82.9%。同时，淋巴结转移需要经过一系列复杂的相关步骤，如肿瘤细胞的分离、侵入淋巴管、淋巴管中迁移、滞留于淋巴结和在淋巴结内增殖。因此，淋巴管生成和胃癌细胞向淋巴结的定向移动可能仅为与淋巴结转移有关的两个重要步骤。所以，我们推测，基于涉及淋巴结转移相关步骤的众多因子而建立的方程可更加准确地预测胃癌病例的淋巴结状况，特别是当它与Maruyama计算机软件和影像学检查相结合时[68,69]。

总之，准确的胃癌术前分期对选择合理的治疗方案、评价预后等具有重要的指导意义。随着影像学技术及相关分子生物学技术的发展，胃癌术前分期的准确率得到明显提高，基本满足了胃癌综合治疗方案实施的需要，但仍有待探讨更精确、合理的术前检查方案，并最终达到提高胃癌患者预后及生活质量的目的。

（严超　燕敏　朱正纲）

参考文献

[1] 尹浩然, 朱正纲, 林言箴. 进展期胃癌外科综合治疗的方法与步骤. 外科理论与实践, 2000, 5:134-135.

[2] 燕敏, 严超. 胃癌术前分期与外科综合治疗. 外科理论与实践, 2006, 11:481-485.

[3] Cunningham D, Allum WH, Stenning SP, et al. Perioperative chemotherapy versus surgery alone for resectable gastroesophageal cancer. N Engl J Med, 2006, 355:11-20.

[4] 严超, 朱正纲. 影像学检查在胃癌术前分期中的应用 // 朱正纲. 胃肠道肿瘤外科综合治疗新技术. 北京: 人民军医出版社, 2002:45-66.

[5] Willis S, Truong S, Gribnitz S, et al. Endoscopic ultrasonography in the preoperative staging of gastric carcinoma. Surg Endosc, 2000, 14:951-954.

[6] Wang JY, Hsieh JS, Huang YS, et al. Endoscopic ultrasonography for preoperative locoregional staging and assessment of resectability in gastric carcinoma. Clin Imaging, 1998, 22:355-359.

[7] Hunerbein M, Handke T, Ulmer C, et al. Impact of miniprobe ultrasonography on planning of minimally invasive surgery for gastric and colonic tumors. Surg Endosc, 2004, 18:601-605.

[8] 严超, 朱正纲, 诸琦, 等. 内镜超声检查在早期胃癌术前分期的应用. 中华肿瘤杂志, 2003, 25:390-393.

[9] 严超, 朱正纲, 燕敏, 等. 内镜超声检查对胃癌术前评估淋巴结状况的价值. 诊断学理论与实践, 2002, 1:157-160.

[10] Choi J, Kim SG, Im JP, et al. Comparison of endoscopic ultrasonography and conventional endoscopy for prediction of depth of tumor invasion in early gastric cancer. Endoscopy, 2010, 42:705-713.

[11] Choi J, Kim SG, Im JP, et al. Is endoscopic ultrasonography indispensable in patients with early gastric cancer prior to endoscopic resection? Surg Endosc, 2010, 24(12):3177-3185.

[12] Venkataraman I, Rao HK, Singh P, et al. Efficacy of hydrogastric sonography and spiral computed tomography in staging of gastric carcinoma-A comparative study. J Clin Ultrasound, 2010, 38:480-485.

[13] Segura JM, Olveira A, Cinde P, et al. Hydrogastric sonography in the preoperative staging of gastric carcinoma. J Clin Ultrasound, 1999, 27:499-504.

[14] 张惠萍, 刘燕, 李影, 等. 体表超声在胃癌定量诊断中的应用. 中国超声医学杂志, 2002, 18:25-28.

[15] Lim HK, Kim SA, Lim JH, et al. Assessment of pancreatic invasion in patients with advanced gastric carcinoma: usefulness of the sliding sign on sonograms. AJR, 1999, 172:615-618.

[16] Yoshinaka H, Nishi M, Kajisa T, et al. Ultrasonic detection of lymph node metastases in the region around the celiac axis in esophageal and gastric carcinoma. J Clin

Ultrasound, 1985, 13:153-160.

[17] Chen CN, Cheng YM, Lin MT, et al. Association of color Doppler vascularity index and microvessel density with survival in patients with gastric carcinoma. Ann Surg, 2002, 235:512-518.

[18] 严超, 朱正纲, 詹维伟, 等. 经腹超声检查对胃癌术前评估的价值. 中华胃肠外科杂志, 2005, 8:121-124.

[19] 严超, 朱正纲. 胃癌术前分期的CT研究进展. 中国医师杂志, 2002, 4:1288-1290.

[20] 严超, 朱正纲. CT和MRI检查应用于胃癌术前分期的研究进展. 实用癌症杂志, 2003, 18:327-329.

[21] Yan C, Zhu ZG, Yan M, et al. Value of multidetector-row computed tomography in the preoperative T and N staging of gastric carcinoma: a large-scale Chinese study. J Surg Oncol, 2009, 100:205-214.

[22] Ziegler K, Sanft C, Zimmer T, et al. Comparison of computed tomography, endosonography, and intraoperative assessment in TN staging of gastric carcinoma. Gut, 1993, 34:604-610.

[23] Perng DS, Jan CM, Wang WM, et al. Computed tomography, endoscopic ultrasonography and intraoperative assessment in TN staging of gastric carcinoma. J Formos Med Assoc, 1996, 95:378-385.

[24] Bhandari S, Shim CS, Kim JH, et al. Usefulness of three-dimensional, multidetector row CT (virtual gastroscopy and multiplanar reconstruction) in the evaluation of gastric cancer: a comparison with conventional endoscopy, EUS, and histopathology. Gastrointest Endosc, 2004, 59:619-626.

[25] Habermann CR, Weiss F, Riecken R, et al. Preoperative staging of gastric adenocarcinoma: comparison of helical CT and endoscopic US. Radiology, 2004, 230:465-471.

[26] Hwang SW, Lee DH, Lee SH, et al. Preoperative staging of gastric cancer by endoscopic ultrasonography and multidetector-row computed tomography. J Gastroenterol Hepatol, 2010, 25:512-518.

[27] 严超, 朱正纲, 燕敏, 等. 内镜超声检查和多层螺旋CT对胃癌淋巴结转移状况的评估价值. 中华外科杂志, 2005, 43:174-176.

[28] 朱正纲, 严超, 陈克敏, 等. 内镜超声检查与多层螺旋CT对胃癌术前分期的对比研究. 中华胃肠外科杂志, 2002, 5:99-103.

[29] 陈军, 严超, 朱正纲, 等. 内镜超声检查和多层螺旋CT对胃癌术前T、N分期的比较研究. 中国实用外科杂志, 2005, 25:278-281.

[30] 严超, 朱正纲, 燕敏, 等. 多层螺旋CT对胃癌术前临床分期的评估价值. 中国普通外科杂志, 2003, 12:15-18.

[31] Matsuki M, Kani H, Tatsugami F, et al. Preoperative assessment of vascular anatomy around the stomach by 3D imaging using MDCT before laparoscopy-assisted gastrectomy. AJR, 2004, 183:145-151.

[32] Kumano S, Tsuda T, Tanaka H, et al. Preoperative evaluation of perigastric vascular anatomy by 3-dimensional computed tomographic angiography using 16-channel multidetector-row computed tomography for laparoscopic gastrectomy in patients with early gastric cancer. J Comput Assist Tomogr, 2007, 31:93-97.

[33] 严超, 朱正纲, 燕敏, 等. 进展期胃癌CT征象与其临床病理特征的关系. 外科理论与实践, 2005, 10:413-418.

[34] 严超, 朱正纲, 燕敏, 等. 多层螺旋CT灌注成像对胃癌血管通透性评估的价值. 现代肿瘤医学, 2007, 15:1796-1799.

[35] Zhang H, Pan Z, Du L, et al. Advanced gastric cancer and perfusion imaging using a multidetector row computed tomography: correlation with prognostic determinants. Korean J Radiol, 2008, 9:119-127.

[36] 严超, 朱正纲, 燕敏, 等. 胃粘液腺癌的临床病理和CT特征. 外科理论与实践, 2007,

12:362-366.

[37] Maeda E, Akahane M, Uozaki H, et al. CT appearance of Epstein-Barr virus-associated gastric carcinoma. Abdom Imaging, 2009, 34:618-625.

[38] Lee MW, Lee JY, Kim YJ, et al. Gastric hepatoid adenocarcinoma: CT findings. Abdom Imaging, 2007, 32:293-298.

[39] Lee JH, Paik YH, Lee JS, et al. Abdominal shape of gastric cancer patients influences short-term surgical outcomes. Ann Surg Oncol, 2007, 14:1288-1294.

[40] Park SR, Kim MJ, Ryu KW, et al. Prognostic value of preoperative clinical staging assessed by computed tomography in resectable gastric cancer patients: a viewpoint in the era of preoperative treatment. Ann Surg, 2010, 251:428-435.

[41] Lee SM, Kim SH, Lee JM, et al. Usefulness of CT volumetry for primary gastric lesions in predicting pathologic response to neoadjuvant chemotherapy in advanced gastric cancer. Abdom Imaging, 2009, 34:430-440.

[42] Moschetta M, Stabile Ianora AA, Anglani A, et al. Preoperative T staging of gastric carcinoma obtained by MDCT vessel probe reconstructions and correlations with histological findings. Eur Radiol, 2010, 20:138-145.

[43] Yan C, Zhu ZG, Yan M, et al. Size of the largest lymph node visualized on multi-detector-row computed tomography (MDCT) is useful in predicting metastatic lymph node status of gastric cancer. J Int Med Res, 2010, 38:22-33.

[44] Dhar DK, Kubota H, Kinukawa N, et al. Prognostic significance of metastatic lymph node size in patients with gastric cancer. Br J Surg, 2003, 90:1522-1530.

[45] 严超, 朱正纲, 燕敏, 等. 多排CT对胃癌腹膜转移术前预测的单中心大宗病例研究. 中华胃肠外科杂志, 2010, 13:106-110.

[46] Kim AY, Han JK, Seong CK, et al. MRI in staging advanced gastric cancer: is it useful compared with spiral CT. J Comput Assist Tomogr, 2000, 24:389-394.

[47] Sohn KM, Lee JM, Lee SY, et al. Comparing MR imaging and CT in the staging of gastric carcinoma. AJR, 2000, 174:1551-1557.

[48] Anzidei M, Napoli A, Zaccagna F, et al. Diagnostic performance of 64-MDCT and 1.5-T MRI with high-resolution sequences in the T staging of gastric cancer: a comparative analysis with histopathology. Radiol Med, 2009, 114:1065-1079.

[49] 严超, 朱正纲, 燕敏, 等. 磁共振成像和多层螺旋CT对胃癌术前分期的比较研究. 中国现代医学杂志, 2005, 15:2951-2955.

[50] Stell DA, Carter CR, Stewart I, et al. Prospective comparison of laparoscopy, ultrasonography and computed tomography in the staging of gastric cancer. Br J Surg, 1996, 83:1260-1262.

[51] Lowy AM, Mansfield PF, Leach SD. Laparoscopic staging for gastric cancer. Surgery, 1996, 119:611-614.

[52] Muntean V, Mihailov A, Iancu C, et al. Staging laparoscopy in gastric cancer. Accuracy and impact on therapy. J Gastrointestin Liver Dis, 2009, 18:189-195.

[53] Lehnert T, Rudek B, Kienle P, et al. Impact of diagnostic laparoscopy on the management of gastric cancer: prospective study of 120 consecutive patients with primary gastric adenocarcinoma. Br J Surg, 2002, 89:471-475.

[54] Feussner H, Omote K, Fink U, et al. Prectherapeutic laparoscopic staging in advanced gastric carcinoma. Endoscopy, 1999, 31:342-347.

[55] Song KY, Kim JJ, Kim SN, et al. Staging laparoscopy for advanced gastric cancer: is it also useful for the group which has an aggressive surgical strategy? World J Surg, 2007, 31:1228-1233.

[56] Hur H, Lee HH, Jung H, et al. Predicting factors of unexpected peritoneal seeding in locally advanced gastric cancer: Indications for staging laparoscopy. J Surg Oncol, 2010, 102(7):753-757.

[57] 卫勃, 陈凛, 尹大一, 等. 正电子发射型断层扫描成像诊断胃恶性肿瘤的临床价值初探. 中华外科杂志, 2005, 43:176-177.

[58] Dassen AE, Lips DJ, Hoekstra CJ, et al. FDG-PET has no definite role in preoperative imaging in gastric cancer. Eur J Surg Oncol, 2009, 35:449-455.

[59] McAteer D, Wallis F, Couper G, et al. Evaluation of ^{18}F-FDG positron emission tomography in gastric and oesophageal carcinoma. Br J Radiol, 1999, 72:525-529.

[60] Kim EY, Lee WJ, Choi D, et al. The value of PET/CT for preoperative staging of advanced gastric cancer: Comparison with contrast-enhanced CT. Eur J Radiol, 2011, 79(2):183-188.

[61] Lim JS, Kim MJ, Yun MJ, et al. Comparison of CT and ^{18}F-FDG PET for detecting peritoneal metastasis on the preoperative evaluation for gastric carcinoma. Korean J Radiol, 2006, 7:249-256.

[62] Dromain C, Leboulleux S, Auperin A, et al. Staging of peritoneal carcinomatosis: enhanced CT vs. PET/CT. Abdom Imaging, 2008, 33:87-93.

[63] Ott K, Fink U, Becker K, et al. Prediction of response to preoperative chemotherapy in gastric carcinoma by metabolic imaging: results of a prospective trial. J Clin Oncol, 2003, 21:4604-4610.

[64] Ott K, Herrmann K, Lordick F, et al. Early metabolic response evaluation by fluorine-18 fluorodeoxyglucose positron emission tomography allows in vivo testing of chemosensitivity in gastric cancer: long-term results of a prospective study. Clin Cancer Res, 2008, 14:2012-2018.

[65] Vallböhmer D, Hölscher AH, Schneider PM, et al. [18F]-fluorodeoxyglucose-positron emission tomography for the assessment of histopathologic response and prognosis after completion of neoadjuvant chemotherapy in gastric cancer. J Surg Oncol, 2010, 102:135-140.

[66] 朱正纲, 程东峰, 燕敏, 等. 应用Maruyama软件术前预测胃癌淋巴结转移状况的可行性研究. 中华胃肠外科杂志, 2001, 4:161-164.

[67] Hasegawa S, Furukawa Y, Li M, et al. Genome-wide analysis of gene expression in intestinal-type gastric cancers using a complementary DNA microarray representing 23,040 genes. Cancer Res, 2002, 62:7012-7017.

[68] Yan C, Zhu ZG, Yu YY, et al. Expression of vascular endothelial growth factor C and chemokine receptor CCR7 in gastric carcinoma and their values in predicting lymph node metastasis. World J Gastroenterol, 2004, 10:783-790.

[69] 严超, 朱正纲, 于颖彦, 等. 趋化因子受体CCR7在胃癌中的表达及其与淋巴结转移的关系. 中华胃肠外科杂志, 2004, 7:315-318.

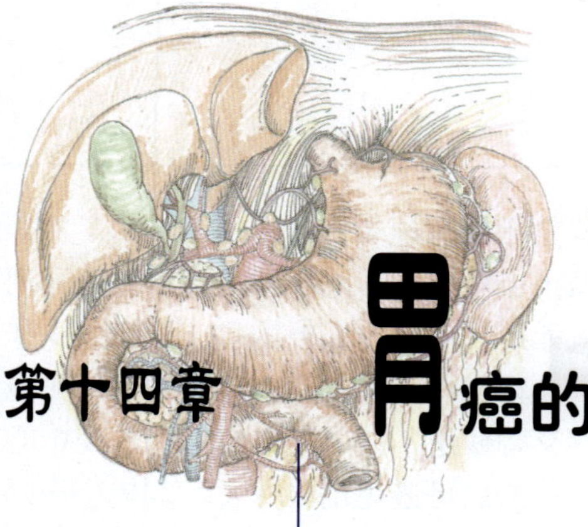

第十四章 胃癌的内镜治疗

周平红

发现与切除消化道早期癌与癌前病变，一直是内镜医师关注的焦点。在内镜治疗胃癌开展之前，早期胃癌（early gastric cancer, EGC）和无远处转移的进展期胃癌一般通过外科手术治疗达到根治的目的，对于不能手术者仅予全身化疗以延长生命。随着消化内镜治疗的广泛开展，部分早期胃癌患者因高龄、心肺功能不全不能耐受手术，经过胃镜治疗亦可达到根治目的，而不能手术的进展期胃癌可在内镜下进行姑息性治疗，以减少全身化疗带来的不良反应。近年来消化道早期癌的检出呈不断上升趋势，这和人们对肿瘤疾病的重视和消化内镜各项新技术如染色内镜、放大内镜、超声内镜、荧光内镜等的开展密切相关，同时这也推动了内镜切除技术的不断发展，使这些患者在避免外科手术的情况下得到及时有效的治疗。

内镜下切除病变的基本要求是完整切除、没有病变残留。理论上，没有淋巴结转移、浸润程度较浅、采用内镜方法可以安全、完整切除的消化道局部病变都是内镜治疗适应证。病变性质和浸润深度的判断是决定内镜治疗适应证的关键。内镜超声（endoscopic ultrasonography, EUS）可以明确黏膜下肿瘤的起源层次和大小，但对平坦病变的浸润深度（尤其是黏膜下层）判断，其准确性各家报道差异较大，有其局限性。我们认为采用窄带成像技术（narrow-band imaging, NBI）和内镜染色明确病变范围和性质后，结合放大内镜观察整个病变的毛细血管形态、腺管结构和腺管开口对判断病变的浸润深度极有价值。指导病变是否适合内镜切除治疗的另一简单而准确的判断方法是抬举征（lifting sign），没有一个侵犯到黏膜下层的病变注射生理盐水后会明显抬起[1, 2]。

经内镜治疗胃癌的方法较多，有内镜高频电黏膜切除术、内镜黏膜下剥离术、微波疗法、激光疗法、药物注射法、冷冻疗法等。治疗时根据患者具体情况、病程分期和肿瘤分型选择具体方法，亦可联合采用两种或两种以上的治疗方法，以提高内镜治疗效果[3, 4]。

第一节 内镜高频电黏膜切除术

局限于黏膜层内的早期胃癌可以采用高频电进行电切除以达到根治目的，治疗效果优于其他方法。少数患者可采用与息肉摘除相似的方法，但绝大多数患者需要采用内镜黏膜切除术（endoscopic mucosal resection, EMR）进行套切。内镜黏膜切除术由最早于1973年Dyhle等首先报道的黏膜下注射生理盐水切除结肠无蒂息肉的方法发展而来，1984年多田正弘等首次将该技术应用于诊治早期胃癌，并将之命名为“剥脱活检术（strip biopsy）”，又称“内镜黏膜切除术”。此后随着内镜技术的进步和内镜器械的改进和发明，EMR技术不断得到改进与创新，透明帽法（EMR with a cap, EMR-C）、套扎器法（EMR with a ligation, EMR-L）、分片切除法（piecemeal EMR, EPMR）等内镜下手术方法和手段不断问世[4]。

一、器　械

（一）高频电发生器

高频电发生器根据高频电流通过人体时会产生热效应的原理设计，一般电流频率大于300kHz，使组织凝固、坏死来达到切除息肉及止血目的，而无神经效应，对心肌和其他神经肌肉无影响，保证人体安全。目前临床内镜治疗最常用的高频发生器是德国ERBE公司ICC-200高频电切装置和APC300氩离子凝固器（图14-1），以及日本Olympus公司生产的UES-10、PSD-10型。电流强度可从小到大调节，最大输出功率UES型为300W，PSD型为80W左右。

上述各类高频发生器均可产生电凝、电切和凝切混合电流。切割波是一种连续等高的正弦波，通电单位面积电流密度大，在短时间内局部组织达到高温度，使组织水分蒸发、坏死而达到切除效果。凝固波是一种间歇阻力正弦波，波形呈间歇、减幅，通电时局部温度低，不引起组织氧化，仅使蛋白变性凝固，从而达到止血目的。电切波组织损伤小，表浅，但凝固作用弱，易引起出血。电凝波有止血作用，但组织损伤较深，易引起穿孔。混合波是指根据需要选择1∶3或1∶4等比例同时发出电凝、电切波。息肉切除时选择何种波形电流无严格规定，要根据息肉形态、操作者习惯等具体情况而定。一般较大病灶选用先电凝后电切，交替使用，或用混合波切除，使中心血管得到充分凝固可避免出血并发症。较小病灶可能需少用凝固档，多采用切割档，避免穿孔的发生。

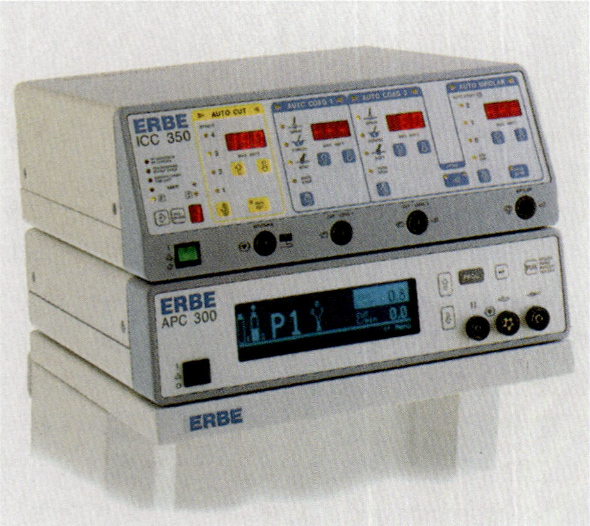

图14-1　德国ERBE公司ICC-200高频电切装置

电流强度选择同样根据病灶大小，有无蒂柄，病灶周围有无黏液等决定。一般用火花肥皂试验，把肥皂置于电极板上，圈套网丝接触肥皂后通电，把强度调节至有火花发生为强度基点。实施时见圈套器与套住息肉的接触点有白色烟雾，黏膜发白，则是电流强度最佳指数。如无上述表现则从小到大逐渐调节至出现上述现象即可。

临床使用前需对高频发生器进行校试，如工作正常，则在电极板上放置一块生理盐水纱布，敷于患者肩腿或臀部，使电极板与患者体表皮肤有足够接触面积。如接触面积太小，在通电时会引起接触部体表皮肤灼伤。

（二）圈套灼除器

1. 圈套器　由圈套钢丝及手柄组成。根据圈套钢丝张开的形态分为六角形、新月形和椭圆形，适用于各种大小有蒂病灶和直径大于0.5cm的无蒂病灶。

2. 热活检钳　与普通活检钳相似。钳身由绝缘套管组成，能咬取组织，通电灼除。特点是所切除的组织可做病理学检查。适用于直径小于0.5cm的无蒂病灶。

3. 电凝器　前端呈球形，通电灼除病灶。缺点是将组织完成灼除时无病理标本，故一般送活检后灼除。适用于直径小于0.5cm的无蒂病灶。

4. 病灶回收器　根据前端张开形态的不同分为三叉形和花篮形。将摘除病灶抓持后随内镜一起退出，并送病理检查。

二、适 应 证

EMR的一个适应证是获得组织标本以用于常规活检未能明确诊断的病理学诊断，另一主要适应证是切除消化道扁平息肉、早期癌和部分来源于黏膜肌层和黏膜下层的肿瘤。EMR仅适用于早期胃癌，进展期胃癌不宜采用本方法。日本胃癌学会编写的《胃癌治疗指南》（2004 年 4 月版）规定为：①病理类型为分化性腺癌，②内镜下判断癌浸润深度限于黏膜层（M），③病变直径 <2cm，④病变局部不合并溃疡，以上 4 个条件需同时具备。近年来随着内镜设备、附件的改进和内镜技术的提高，EMR 治疗的适应证有所放宽，但 EMR 对于 1.5cm 以上的病变很难一次完整切除，取得完整标本，而且切除后很容易发生病变残留和复发。具体适应证为直径 <2cm 的隆起型病灶（Ⅰ型和Ⅱ a 型），直径 <1cm 的平坦型病灶（Ⅱ b、Ⅱ c 型）[5, 6]。

三、术前准备

可采用双孔道手术内镜，如单纯套切亦可选用普通内镜。认真校试所有需要器械，工作正常才能使用。了解病人病史和体格检查，尤其是凝血机制有无异常，如有异常应该纠正至正常后才能进行。治疗前 15min 肌内注射 10mg 地西泮，静脉注射山莨菪碱 10mg 以抑制胃肠蠕动，便于内镜治疗。

四、操作方法

（一）单纯息肉摘除法

对于有亚蒂的息肉样早期癌，可采用电圈套器进行摘除。将电圈套器套住肿瘤根部，收紧圈套器后先电凝后电切，将肿瘤摘除。对于直径 <0.8cm 的平坦型或凹陷型病灶，可以用热活检钳进行钳咬切除。

（二）双圈套器息肉摘除法

在双孔道手术内镜下，先将电圈套器张开置病灶上，圈套器张开范围可大些，用活检钳钳住病灶并将其提起成亚蒂状，然后在其根部收紧电圈套器进行电凝切除。亦可将圈套器先套在活检钳上，待活检钳将病灶提起成亚蒂状后，用圈套器套紧病灶根部进行电切。如无双道内镜，可采用 2 根细径内镜进行操作。

（三）EMR 方法

适用Ⅰ a、Ⅱ b、Ⅱ c 型病灶，具体分为以下 5 种方法。

1. 息肉切除法　即黏膜下注射 - 切除法（图 14-2）。该方法简单方便，临床应用最广。充分的黏膜下注射可使病变完全抬举，同时也可避免穿孔并发症的发生。注射液目前仍多采用含肾上腺素的生理盐水。注射时通常从病变对侧端开始，以免近侧端注射后病变突向对侧端而影响对侧端病变的观察和注射；注射液体量根据病变大小而定，以整个病变充分抬举为限，并可在操作中重复注射。选择带刺、多股钢丝圈套器，单股钢丝圈套病变往往容易滑脱，导致切除不完全。黏膜下注射后，圈套器外鞘抵住病变周边 0.5cm 正常黏膜，负压吸引过程中收紧圈套器，切除前稍放松圈套器使可能累及的固有肌层回复原位，如此操作多可安全、完整切除包括周围正常黏膜在内的病变[7]。

2. 透明帽法（EMR with a cap, EMR-C）　即在内镜头端安装不同规格、不同平面或斜面的透明塑料帽对病变进行吸引、切除。内镜下对病变进行黏膜下注射后，放置圈套器于透明帽前端凹槽内，透明帽对准所要切除的病变，吸引至透明帽内，收紧圈套器电切病变，电切前同样稍放松圈套器使可能累及的固有肌层回复原位。EMR-C 适用于黏膜病变和来源于黏膜肌层和黏膜下层的黏膜下肿瘤的内镜切除。该方法安全简便，并发症少，基层单位也能推广应用。

3. 套扎器法（EMR with a ligation, EMR-L）　内镜头端安装套扎器，内镜下套扎器对准所要切除的病变进行吸引后，橡皮圈套住病变以形成亚蒂样息肉，再在橡皮圈下圈套电切包括橡皮圈在内的病变。该法操作简便，电切过程中视野清晰，易于把握切除深浅度，局部损伤小，术中、术后出血并发症少，较为安全，但单次切除范围较小。

4. 剥脱活检法　采用双孔道内镜或 2 根细径内镜进行操作。先在预定切除病灶的外周 0.5 ~ 1.0cm 处用高频电刀做一环形点状切口，然后在病灶的黏膜下层注射适量的 HS-E，使病灶隆起以便切割，同时防止切割造成的出血。用高频电刀将环形点状切口做环状切开，然后用活检钳剥离牵拉使病灶更为隆起以易于圈套。最后用电圈套器套住其根部，将整个病灶电切下来。为使病灶显示更清晰，亦可在操作前用亚甲蓝（美蓝）喷洒在病灶部位，HS-E 中亦可掺入少量亚甲蓝（美蓝）。

5. 分片切除法（piecemeal EMR, EPMR）　对

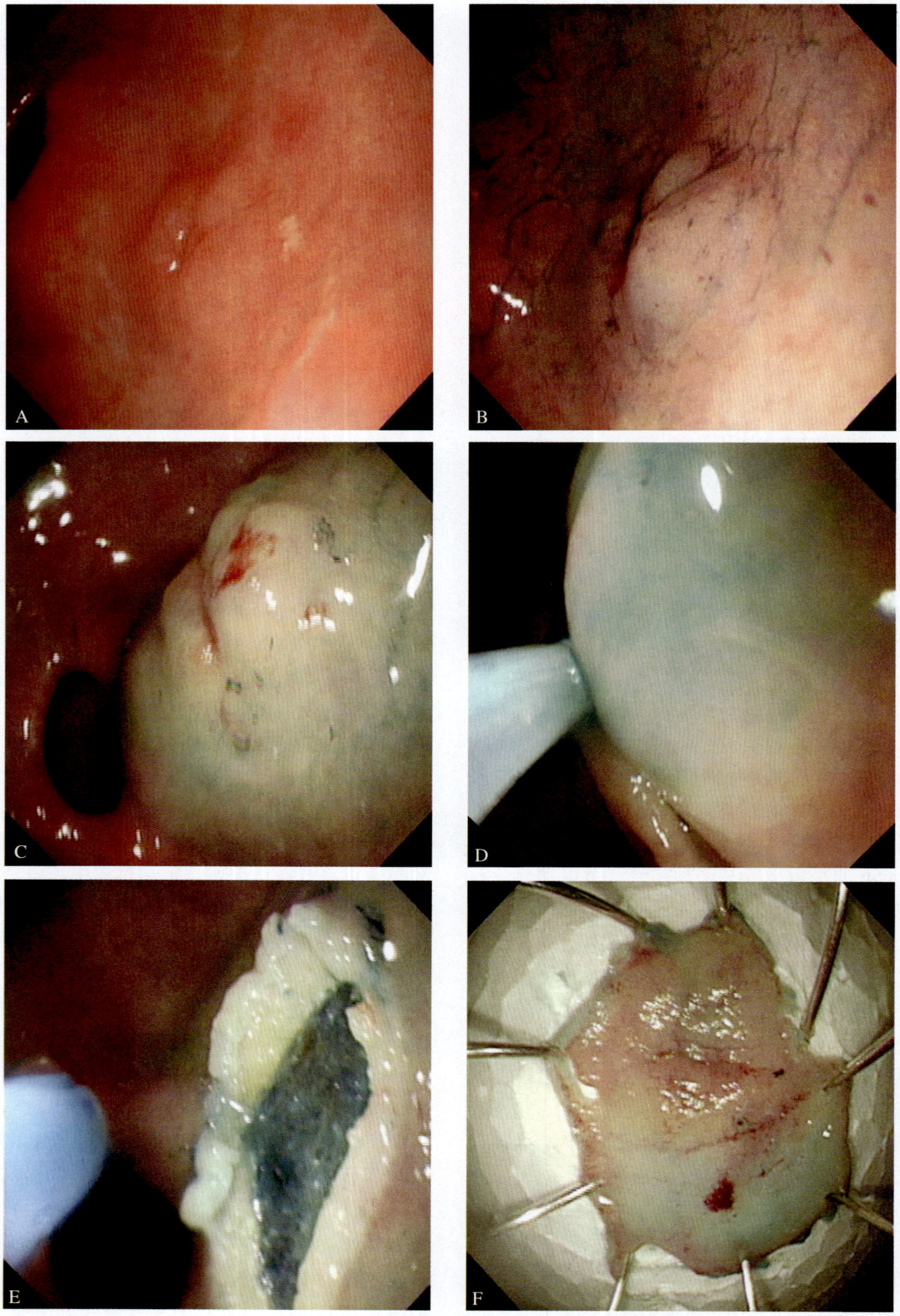

图14-2 胃窦部早期胃癌的EMR治疗——息肉切除法

A. 胃窦部1.2cm扁平隆起病变；B. 染色后病变范围更清晰；C. 黏膜下注射生理盐水（含靛胭脂），病变抬举良好；D. 圈套电切病变；E. 用氩离子凝固术电灼创面小血管；F. 切除病变标本

于 >2cm 的巨大平坦病变，以上传统 EMR 方法往往只能分片切除，分片切除的可能结果是病变残留和复发。为避免 EPMR 产生的病变残留，黏膜下注射后先用针形切开刀切开病变周围正常黏膜，再用圈套器连续、分块电切病变，即“注射 - 预切 - 分块圈套电切”，治疗中反复黏膜下注射，调整病变于 6 点钟位置以利圈套（图 14-3）。完整切除病变后应用氩离子凝固术（argon plasma coagulation, APC）处理创面小血管和所有岛状隆起[8]。

五、早期胃癌内镜完全切除的标准

回收的病灶应做连续切片，以观察肿瘤浸润的深度和是否完全切除。宫崎提出切除边缘无癌细胞的标准为：每个切片的边缘均无癌细胞，癌灶边缘与标本边缘的距离在高分化管状腺癌为 1.4mm，中度分化腺癌为 2mm。滨田提出是否完全切除的标准为：完全切除指癌灶边缘与切除边缘最短距离在 2mm 以上，不完全切除指癌灶边缘与切除边缘最短距离小于 2mm，残留切除指切除边缘仍有癌细胞[9, 10]。

不完全切除和残留切除的原因有：① 病灶直径大于 2mm；② 对于某些病灶如Ⅱ b 型术前难以估计其范围大小；③ 某些部位的病灶在操作上存在困难。处理方法为：不完全切除的高分化腺癌可在内镜下再次做黏膜切除，不完全切除的低分化腺癌和残留切除者追加外科手术治疗。

六、注 意 事 项

1. 切除后，应观察创面数分钟，如无出血方可退出内镜。有出血者可用电凝探头进行电凝止血，术后 24h 内应严密观察有无再出血。

2. 摘除后应常规取出送病理检查，观察是否达到根治。

3. 术后当天应卧床休息并禁食，次日进流质。

七、并 发 症

摘除后创面上一般均有浅溃疡形成，可常规应用胃酸抑制剂和黏膜保护剂。出血是最常见的并发症，根据日本国立癌症中心 2000–2003 年统计 EMR 的出血率为 6%，大多数出血发生在术中或术后 24h 内。术中出血较为常见，轻度出血可以应用热活检钳夹住渗血的血管，并用高频电刀柔和模式使之凝固，金属止血夹可在出血更为活跃或术后出血时应用。穿孔在 EMR 中较为罕见，Gotoda 等报道 EMR 穿孔发生率为 0.5%。

第二节　内镜黏膜下剥离术

胃癌外科根治性切除及淋巴清扫术曾被认为是早期胃癌的首选治疗方法，黏膜内癌和黏膜下癌的外科根治术 5 年生存率高达 99% 和 96%，但根治性手术相关并发症发生率和死亡率分别高达 43% 和 6.5%，外科根治术后常并发早饱、吞咽困难、反流、腹部不适等症状，术后生活质量与进展期胃癌相似。研究证实，淋巴结转移发生率很低的早期胃癌适合于内镜治疗。随着消化内镜诊疗技术的不断发展，部分消化道息肉、早期癌和黏膜下肿瘤可以施行内镜下的切除，而不再需要传统的剖腹手术。内镜治疗目前普遍采用的方法是内镜黏膜切除术（EMR）。EMR 有多种手术方式，如透明帽吸引法（EMR-C）、内镜圈套法（EMR-L）等。对于消化道较大的平坦病变，EMR 治疗只能通过分块切除的方法来进行，一次性完整切除率低于 50%，2 片、3 片、4 片或更多片切除后的局部复发率分别高达 6%、26% 和 24%，其结果是不能获得完整的病理学诊断资料，不能明确胃癌浸润深度，肿瘤局部残留和复发的几率也大为增加。因此，日本胃癌学会规定的 EMR 治疗适应证仅限于分化型、无溃疡形成、<20mm 隆起型或≤ 1cm 的平坦型或凹陷型早期胃癌。EMR 切除病变的局限性和不完整性，促使人们去开发更新的技术去剥离更大、更完整的组织。1994 年日本学者 Takekoshi 等发明顶端带有绝缘陶瓷圆球的电刀（insulated-tip knife，IT 刀），使更大的消化道黏膜病变进行一次性完整切除成为可能。1999 年日本专家 Gotoda 等对 >2cm 的消化道早期癌进行黏膜下剥离一次性切除成功，即内镜黏膜下剥离术（endoscopic submucosal dissection, ESD）治疗消化道早期癌，使得更多的消化道病变能够一次性地在内镜下大块、完整切除，随后不断出现各种新的 ESD 治

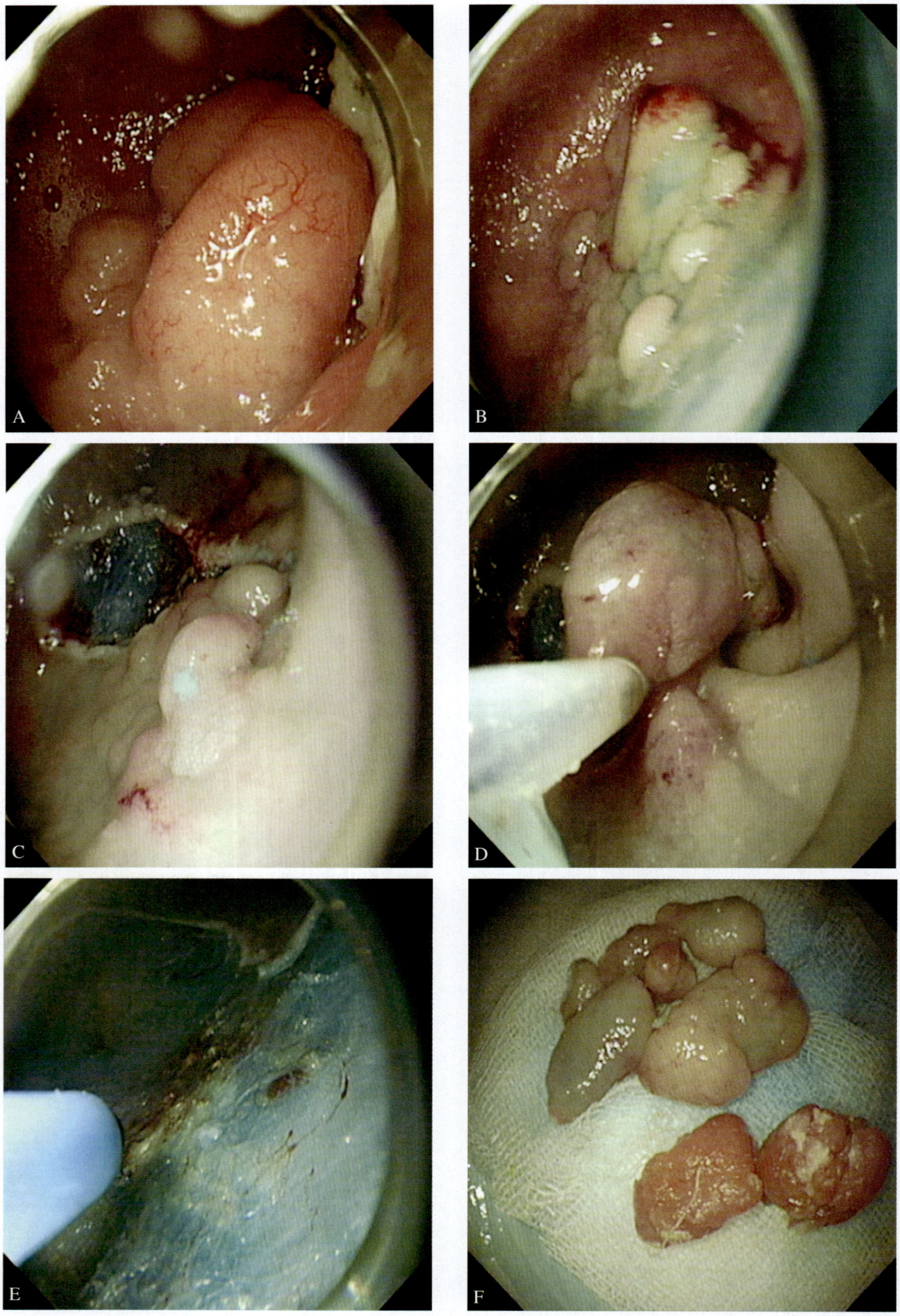

图14-3 胃窦部巨大病变的分片切除法

A. 胃窦部巨大扁平隆起病变；B. 黏膜下注射生理盐水（含靛胭脂），病变抬举良好；C、D. 分块圈套电切病变；E. APC电灼创面小血管；F. 切除病变标本疗器械。目前在日本，绝大多数条件具备的医院已普遍开展ESD，而国内仅极少数医疗单位才刚刚开始ESD治疗工作[11, 12]。

一、ESD手术适应证

对于没有淋巴结、血管转移的消化道局部病变理论上都可以进行ESD，目前对ESD治疗的适应证仍有争议，认为只要无固有肌层浸润、无淋巴和血行转移，不论病变位置及大小，ESD均能切除。现时ESD主要应用于以下消化道病变的治疗：①消化道巨大平坦息肉：<2cm息肉一般采用EMR切除；≥2cm息肉推荐ESD治疗，一次完整切除病变。②早期癌：根据术者经验，结合染色内镜、放大内镜、超声内镜检查，确定胃癌的浸润范围和浸润深度，局限于黏膜层和没有淋巴结转移的黏膜下层早期癌，ESD治疗可以达到外科手术同样的根治效果。③黏膜下肿瘤：超声内镜检查确定来源于黏膜肌层和黏膜下层的肿瘤，通过ESD治疗可以完整剥离病变；对于来源于固有肌层的肿瘤，采用ESD方法可以进行内镜黏膜下挖除术（endoscopic submucosal excavation, ESE），但ESE挖除病变的同时往往伴有消化道的穿孔，目前不主张勉强挖除，有丰富内镜治疗经验的医生可以尝试运用。

Gotoda等认为ESD治疗早期胃癌适应证为：①分化型黏膜内癌、无溃疡发生、不论大小；②溃疡、分化型黏膜内癌，<30mm；③SM1浸润分化型腺癌、无溃疡发生、无淋巴及血行转移，<30mm；④低分化型黏膜内癌，无溃疡发生，<20mm。2001年日本《胃癌治疗指南》建议，对于伴或不伴溃疡的分化型黏膜内癌，只要不超过黏膜下层均可行ESD[11]。

ESD的适应证有待于我国学者对该技术充分认识、熟练掌握并进行大批患者的随访后方能得出最后的结论，但上述ESD适应证范围已经大大超出EMR范围，我们认为ESD适用于局限于固有肌层无淋巴结转移的病例，对于此类病例ESD是最佳的内镜治疗方法[13, 14]。

二、ESD手术禁忌证

ESD手术时间长，清醒状态下患者难以耐受，一般在静脉麻醉下进行。对于不具备开展无痛内镜检查条件的医疗单位、一般情况较差的患者，不主张开展ESD治疗。心脏或大血管手术术后服用抗凝剂、血液病、凝血功能障碍者，在凝血功能障碍没有得到纠正前严禁ESD治疗。病变基底部（黏膜下层）注射盐水后局部无明显隆起，提示病变基底部的黏膜下层与肌层间有粘连，肿瘤可能浸润至肌层组织，应列为ESD禁忌。

三、ESD手术方法

（一）手术器械

ESD手术要用到一些特殊器械（图14-4），如IT刀（insulation-tipped knife）、钩形电刀（hooking knife）、扁平电刀（flex knife）、三角形电刀（triangle knife）、海博刀（hybird knife）。上海中山医院最初应用头端屈曲1mm的针形切开刀（类似于钩形电刀）用于ESD治疗。

（二）手术步骤

ESD步骤复杂、操作时间长，所涉及的器械较多，技术要求也较高，出血、穿孔等并发症的发生率较高，临床应用尚未普及。ESD治疗前胃镜头端附加透明帽（图14-5）。

1. 标记（图14-6）　首先利用0.1%～0.4%靛胭脂染色清楚地显示肿瘤的边界，应用针形切开刀，扁平电刀或APC于病灶边缘0.5cm电凝标记切除范围，每一标记间隔约2mm。标记时电凝功率宜小，设定约20W，过大往往容易伤及肌层，发生出血或穿孔。标记顺序可顺时针，亦可逆时针。

2. 病变局部黏膜下注射　胃肠道黏膜层发生于内胚层，而固有肌层发生于中胚层，中间以疏松结缔组织相连构成黏膜下层，EGC病变区域黏膜下层注射液体后黏膜层、黏膜下层和固有肌层分离，有利于ESD完整地切除病灶，而不容易损伤固有肌层，减少穿孔和出血等并发症的发生。目前临床可供黏膜下注射的液体有生理盐水、甘油果糖、透明质酸钠等。与生理盐水相比，甘油果糖和透明质酸钠等吸收较慢，局部潴留时间较长，可以减少治疗中的反复注射次数。如果病变小、位于胃体中下部位、无溃疡形成时，注射液可使用10%甘油、5%果糖和生理盐水混合溶液，混合溶液价格低，但维持时间

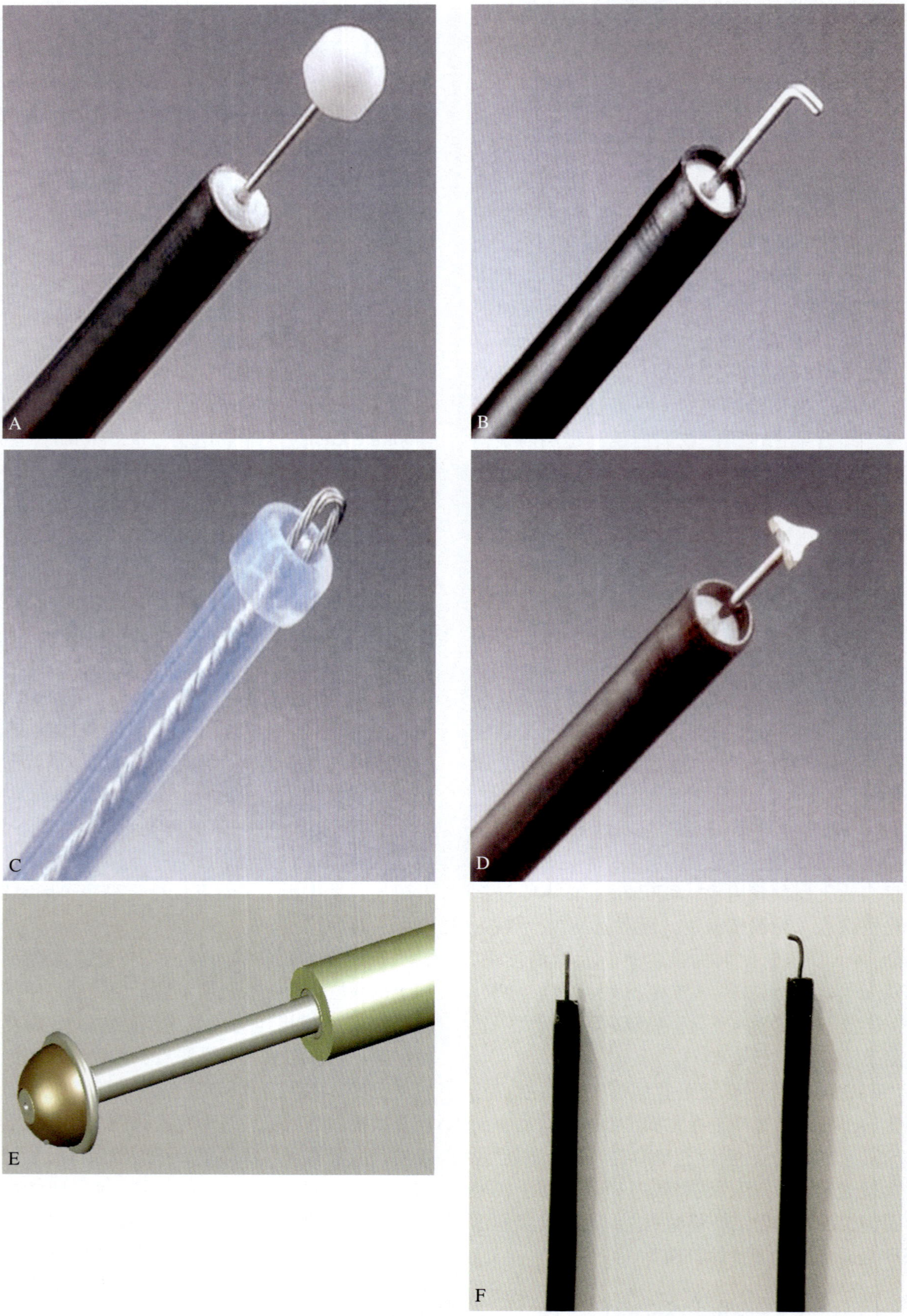

图14-4 常用ESD剥离器械

A. IT刀；B. 钩形电刀；C. 扁平电刀；D. 三角形电刀；E. 海博刀；F. 针形切开刀

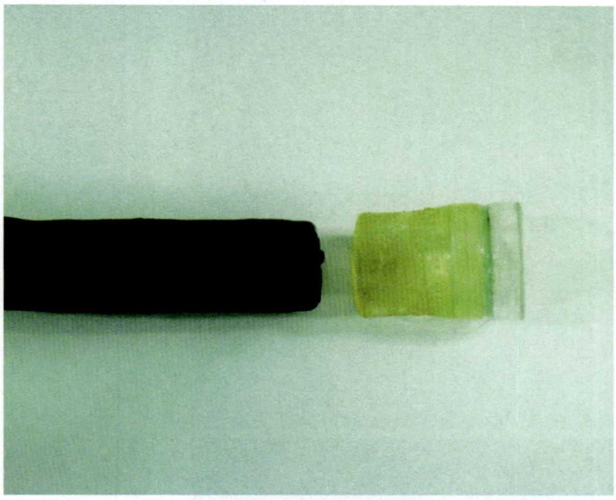

图14-5　ESD治疗前胃镜头端附加透明帽

短；如果病变大、位于胃体上部或内镜不易操作部位时，则可加用1%透明质酸钠。甘油果糖和透明质酸钠的混合比例约为7∶1，该混合液维持时间长。注射液中均需加用少量肾上腺素和靛胭脂，肾上腺素浓度约为0.0005%，能使局部血管收缩以止血及减少出血，而加用靛胭脂可以使术者更容易地分辨剥离范围、时刻监测剥离的深度，减少穿孔并发症的发生。上海中山医院开展ESD至今，注射液体仍是含靛胭脂和肾上腺素的生理盐水。注射顺序：上消化道自肛侧向口侧，下消化道自口侧向肛侧。有时病变横跨消化道皱襞，视野受限，内镜治疗较为困难，应用内镜前端的透明帽展平皱襞后可以顺利进行ESD[15]。

3. 预切开周围黏膜　顺利预切开病变周围黏膜是ESD治疗成功的关键步骤。沿标记点或标记点外侧缘应用针形切开刀切开病变周围部分黏膜，再用IT刀切开周围全部黏膜。切开过程中一旦发生出血，冲洗创面明确出血点后应用IT刀或针形切开刀直接电凝出血点，或应用热活检钳钳夹出血点电凝止血。笔者常规使用钩形刀顺时针方向沿黏膜下层切开黏膜，口侧或肛侧端刀尖为左右方向，两侧刀尖向上，以免损伤肌层造成穿孔。

4. 剥离病变　当肿瘤四周充分切开后，如果肿瘤小，有时可使用圈套器剥离切除病灶，但如果肿瘤较大、肿瘤部位伴有溃疡形成、肿瘤形态不规则或胃角等部位难以圈套切除时，则必须进行ESD。根据病变不同部位和术者操作习惯，选择应用IT刀、钩形电刀或扁平电刀等剥离器械沿黏膜下层剥离病变，有时联合使用几种剥离器械可以提高剥离效率；剥离中反复黏膜下注射，始终保持剥离层次在黏膜下层；剥离中通过拉镜或旋镜沿病变基底切线方向进行剥离。对于胃底病变，往往需要倒镜进行剥离。

Onozato等报道ESD平均操作时间约80min(10～600min)。黏膜下剥离的难易程度主要与病变大小、部位、是否合并溃疡、瘢痕形成等有关。当肿瘤位于胃底部、中上部胃体大弯侧、幽门或下部胃体小弯侧时可能较难操作，而病灶位于胃窦、胃体中部小弯、胃体下部后壁时操作则相对较为容易。术程中应及时反复黏膜下注射以维持病灶的充分抬举，如果视野不清可使用透明帽，术程中应按照病灶具体情况选择合适的治疗内镜及附件。术中出血可使用各种切开刀、热活检钳或止血夹等治疗，切割过程中应及时发现裸露血管并及时对之进行预防性止血，预防出血比止血更关键。对于较小黏膜下层血管，应用针形切开刀或APC直接电凝；而对于较粗的血管，用热活检钳钳夹后电凝血管。黏膜剥离过程中一旦发生出血，应用冰生理盐水（含去甲肾上腺素）冲洗创面，明确出血点后应用APC或热活检钳钳夹出血点电凝止血，但APC对动脉性出血往往无效。上述止血方法如不能成功止血，可以采用金属止血夹夹闭出血点，但往往影响后续的黏膜下剥离操作。笔者最近进行1例低位直肠巨大息肉ESD过程中，创面发生动脉活动性出血，由于动脉回缩，金属夹夹闭出血点后出血未能停止，注射硬化剂亦未奏效，最后应用尼龙绳于金属夹根部结扎后出血才得以停止[16]。

术中一旦发生穿孔，应用金属止血夹自穿孔两侧向中央缝合裂口后继续剥离病变，也可先行病变剥离再缝合裂口。由于ESD操作时间较长，消化道内积聚大量气体，气压较高，有时较小的肌层裂伤也会造成穿孔，因此ESD过程中必须时刻注意抽吸消化道腔内气体。

5. 创面处理　当肿瘤完整切除后，应对ESD人工溃疡创面上所有可见血管进行预防性止血处理，小血管或可能发生渗血部位以止血

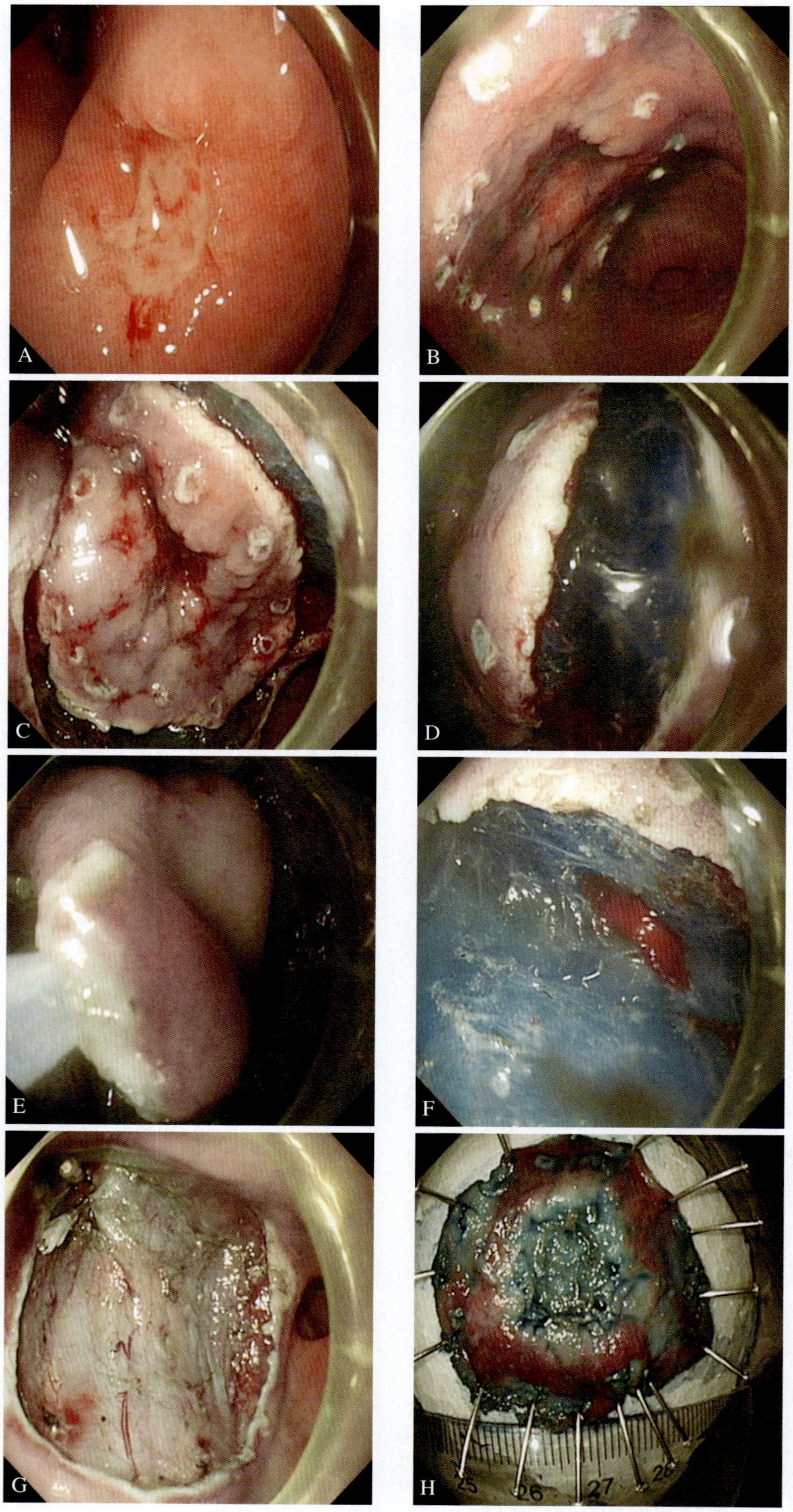

图14-6 早期胃癌的ESD治疗

A. 胃窦部1.5cm溃疡；B. 染色后电凝标记切除范围；C. 黏膜下注射后沿标记点外侧缘切开周围黏膜；D. 沿病变下方黏膜下层开始剥离；E. 剥离中多次黏膜下注射；F. 剥离中黏膜下层出血的小血管；G. 剥离病变后创面；H. 切除病变标本

钳、APC 等治疗，较大裸露血管应以止血夹夹闭，最后喷洒胃黏膜保护溶剂保护创面、预防出血。对于局部剥离较深、肌层有裂隙者，金属夹缝合裂隙当属必要。笔者术毕常规应用金属夹缝合大部分创面，喷洒 20ml 硫糖铝胶（舒可捷）保护胃创面。

随着内镜检查的普遍开展和超声内镜的广泛应用，消化道黏膜下肿瘤（submucosal tumor, SMT）的发现和诊断水平有了显著提高。内镜下高频圈套电切和尼龙绳套扎治疗已在临床上获得广泛应用，但治疗消化道 SMT 时圈套器容易滑脱，难以一次完整切除病变，肿瘤残留和出血穿孔等并发症发生率高；尼龙绳套扎病变有时较为困难，不能获得病理诊断资料。对于来源于黏膜肌层和黏膜下层的 SMT，如平滑肌瘤、脂肪瘤、类癌等，不管病变大小，采用 ESD 治疗能一次完整切除病变（图 14-7），并发症发生率低[17]。

随着 ESD 的开展和临床经验的积累，我们应用钩形刀对内镜发现来源于固有肌层的 SMT 进行内镜黏膜下挖除术（endoscopic submucosal excavation, ESE）治疗（图 14-8），取得了较好的治疗效果。ESE 治疗在切除病变的同时有时可能伴有消化道的穿孔，不主张勉强切除，有丰富内镜治疗经验的医生可以尝试运用，一旦发生穿孔，可行内镜下金属夹缝合，必要时联合腹腔镜进行穿孔修补，实现消化道间质瘤的双镜（硬镜和软镜）联合治疗[18, 19, 20]。

四、ESD术后管理

术后第 1 天患者应禁食、禁饮水，术后常规进行相关实验室检查和胸部、腹部 X 线检查，如临床表现及相关检查无异常，术后第 2 天可进食软食。1 周后患者出院前应随访胃镜以了解 ESD 后溃疡创面的愈合情况，出院后口服质子泵抑制剂（proton pump inhibitor，PPI）和胃黏膜保护剂直至溃疡愈合。2 个月后随访胃镜以了解溃疡愈合情况及明确局部是否存在复发，如果 ESD 完整切除肿瘤，以后应每年随访胃镜一次以及时发现新生病灶。对于肿瘤未能完整切除或切除的病灶界限不清，但符合淋巴结阴性的肿瘤，术后至少 3 年内应每 6 个月随访 1 次胃镜以及时发现局部复发。

五、ESD手术并发症的预防和处理

EMR 和 ESD 是治疗早期胃癌及其癌前病变的有效手段，相对于外科手术，EMR 和 ESD 具有方法简便、创伤性小、并发症少、住院时间短、疗效与外科手术相当等优点，充分体现了微创治疗的优越性。早年日本进行的 ESD 手术时间长，出血发生率达 17%，穿孔发生率达 6.7%。近年来随着 ESD 操作技术的进步，手术时间明显缩短，并发症发生率也有所下降。据 Ono 2005 年报告，488 例 ESD 中有 471 例获得成功，达 96%，出血和穿孔发生率均为 5%，均无需外科手术。

（一）疼　痛

上腹部疼痛是胃部病变 ESD 及 EMR 术后典型症状，程度较轻，一般口服 PPI 1 ~ 2 天后即可缓解。疼痛较为剧烈、持续时间较长时必须密切观察腹部体征，排除消化道穿孔引起的腹膜炎。

（二）出　血

出血是最常见的并发症，ESD 出血发生率约为 7%。出血分术中出血和迟发出血，前者指治疗过程中发生的出血，后者指治疗结束后至少出现下列 4 个指标中的 2 个：①呕血、黑便或晕厥；②血红蛋白下降 >20g/L；③血压下降 >20mmHg 或脉搏增快 >20 次 /min；④溃疡分级：Forrest Ⅰ或Ⅱa ~ Ⅱb。患者年龄小于 65 岁；病变直径 >15mm，操作者内镜工作经验少于 5 年为出血发生的高危因素，行内镜治疗时应警惕出血的发生。

出血和穿孔是 ESD 治疗的主要并发症，穿孔一般较小，术中都能及时发现，只要具有良好的内镜治疗基础和治疗经验，应用止血夹往往能夹闭穿孔，而术中出血有时处理较为棘手。预防和及时处理出血相对于处理穿孔而言更加重要。术中一旦发生出血，止血过程要耗费很长时间，而且影响内镜视野；盲目止血过程中也很容易发生穿孔；出血量较大时，有时还不得不中止 ESD 手术。因此 ESD 手术中必须有意识地预防出血的发生。对于剥离过程中发现的较小黏膜下层血管，可以应用针形切开刀头端直接电凝；而对于较粗的黏膜下层血管，用热活检钳钳夹血管后外拉热活检钳，使活检钳远离胃壁再电凝血

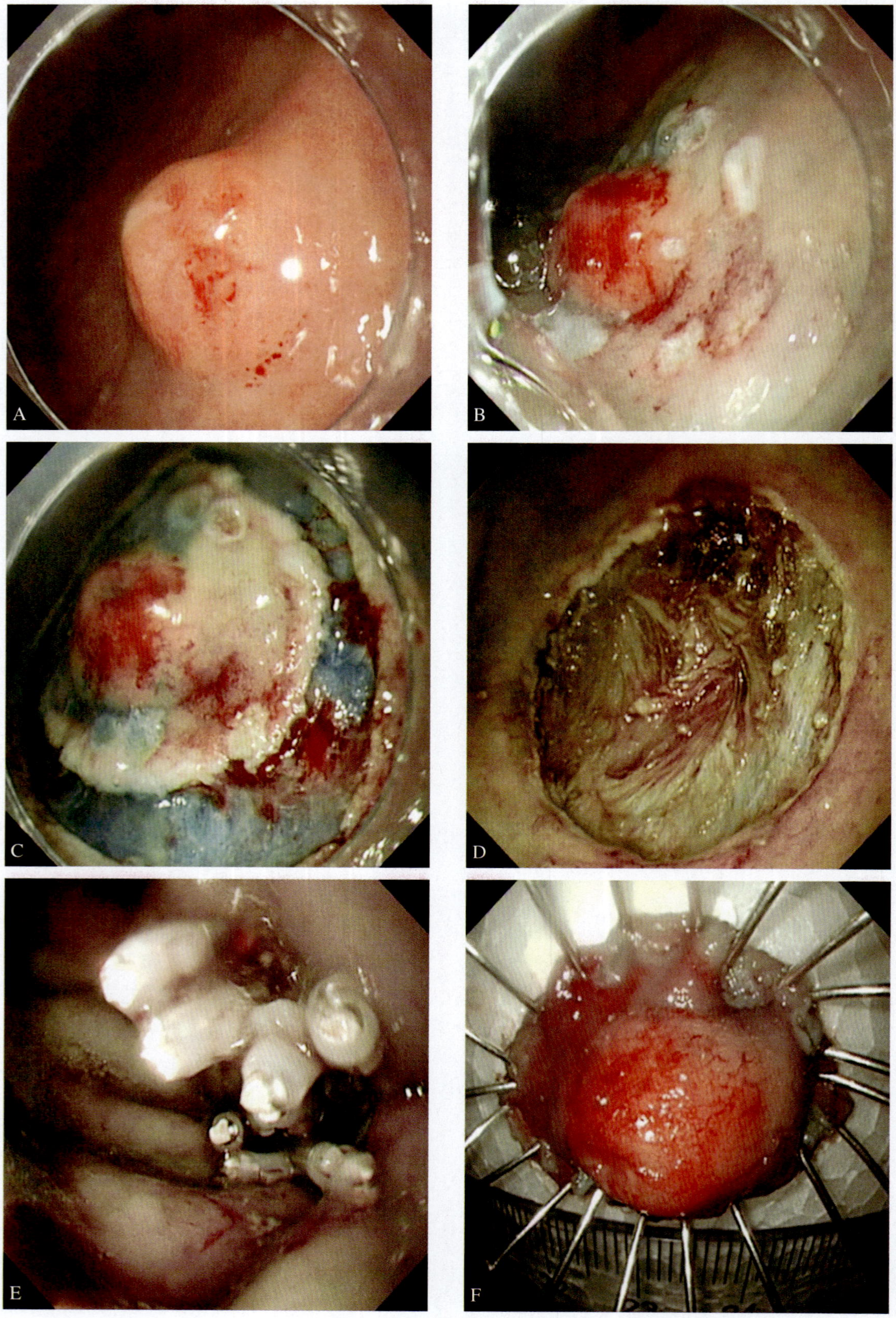

图14-7　胃类癌的ESD治疗

A. 胃窦部1.5cm黏膜下隆起；B. 电凝标记切除范围；C. 黏膜下注射后沿标记点外侧缘切开周围黏膜；D. 连同部分肌层完整剥离病变；E. 多枚金属夹缝合创面；F. 切除病变标本，术后病理证实胃类癌，基底和切缘无肿瘤累及

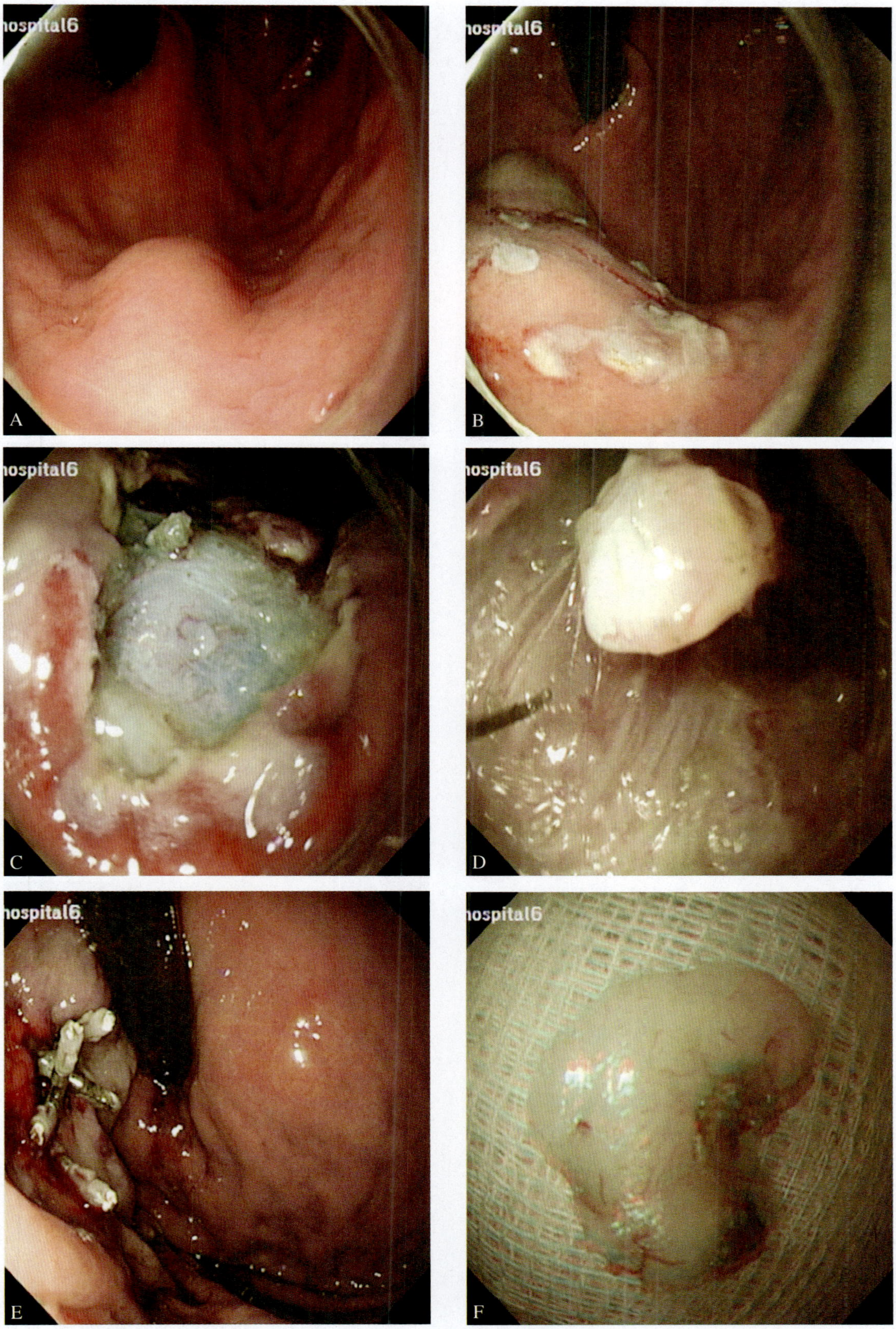

图14-8　胃底间质瘤的ESE治疗

A. 胃底黏膜下肿瘤；B. 电凝标记切除范围；C. 圈套电切除肿瘤表面黏膜；D. 沿病变周围进行挖除，肿瘤来源于固有肌层；E. 多枚金属夹缝合创面；F. 剥离病变标本管。黏膜剥离过程中一旦发生出血，应用冰生理盐水（含去甲肾上腺素）对创面进行冲洗，明确出血点后应用针形切开刀直接电凝出血点，或应用热活检钳钳夹出血点电凝止血。上述止血方法如不能成功止血，可以采用止血夹夹闭出血点，但往往影响后续的黏膜下剥离手术操作。当病变完整切除后，可应用 APC 电凝创面所有小血管，必要时也可应用止血夹夹闭血管[21, 22]。

（三）穿 孔

胃穿孔的发生率有下降趋势，目前约为 3% ~ 4%。胃穿孔的高危因素有：病变位于胃体中、上部，合并溃疡形成及肿瘤直径 >3cm。当术中怀疑穿孔时，应及时拍摄腹部 X 线平片，以便及时确定。术中治疗包括：监测血压、血氧饱和度和心电图等重要生命体征，使用内镜充分吸引胃腔内气体后以止血夹夹闭穿孔，当穿孔较大时可利用大网膜将其封闭。术后治疗包括：术后持续胃肠减压，并保持引流管通畅；半卧位；静脉预防性使用抗生素。严重穿孔气腹可能导致腹腔间隔室综合征，从而引起呼吸功能受损或休克等，可应用 20G 穿刺针于上腹部穿刺排气减压。应该指出，术后出现的腹部局限性压痛和腹腔游离气体不是外科手术指征，随访观察中只要全身一般状况较好，生命体征平稳，腹痛程度无加剧，腹痛范围无扩大，腹肌无紧张，可以继续随访观察腹部体征而不需外科手术。黏膜下层应用较长储留时间的注射液，随时处理术中出血点，剥离过程中反复黏膜下注射，将有助于预防穿孔的发生。

Ikehara 等报道日本国立癌症中心于 1996–2003 年，共行 ESD 治疗早期胃癌及癌前病变 1629 例，其中 90 例（5.5%）发生穿孔，83 例应用止血夹封闭创面获得成功，1 例外科手术，6 例于其他医院外科手术。止血夹夹闭穿孔后，胃肠减压 1 天，禁食 2 天，如无不适第 4 天进流质。穿孔后，27 例内镜下未完整切除和 4 例术后局部复发行外科手术治疗，9 例有腹水，细胞学检查无 1 例发现癌细胞。该研究表明，应用止血夹可有效治疗穿孔且穿孔后不会引起肿瘤种植。图 14-9 为 ESD 穿孔内镜处理过程[23, 24]。

（四）狭 窄

狭窄发生率较低。Tsunada 等报道 532 例

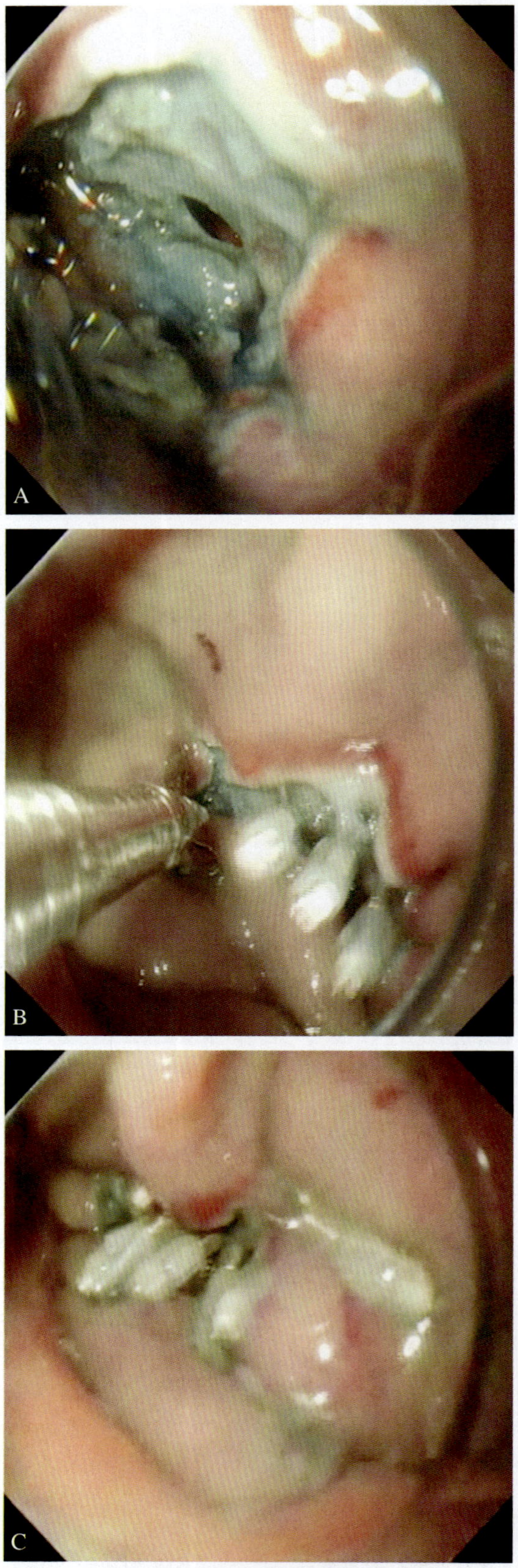

图14-9 ESD穿孔的发生和处理

A. 剥离胃底病变后创面见小裂口；B. 金属夹直接夹闭裂口；C. 金属夹对缝创面后

ESD治疗早期胃癌及癌前病变的病例中，5例出现术后狭窄，狭窄部位均发生在胃窦，其中1例外科手术，4例行内镜下水囊扩张，2例扩张成功，2例扩张后出现穿孔。该研究表明，ESD术后出现狭窄的主要部位在胃窦，内镜下水囊扩张可作为一种狭窄处理方法，但穿孔发生率高，风险较高，其疗效有待进一步研究。

六、完整切除率与复发情况

对于无淋巴结转移及血行转移的小病灶（≤10mm）EMR常能一次性根治性切除，但较大病灶（>20mm）由于EMR的技术限制，常需多次分片切除，切除后的标本破碎，无法提供详细、准确的病理组织学评估，病灶残留、复发率高。Yokoi等报道的一项胃黏膜大块病变EMR分片切除与ESD大块切除后复发率对照研究显示，EMR为17%而ESD为0。对于直径>20mm的病变，应首选ESD治疗，同时术前明确病变边界、设计切除范围、术前标记，可降低病变残留及局部复发。

笔者认为，在实施早期胃癌和癌前病变ESD治疗前应对术者进行严格的操作训练，术前、术中严格掌握适应证，仔细设计病变切除范围并进行标记，术中控制黏膜下注射量，尽可能一次性完整切除病变，避免残留，如发现有残留病灶，联合其他微创治疗方法进行治疗，术中、术后恰当使用预防并发症发生的措施，即使在少数病例发生并发症的情况下，及时进行恰当的处理，亦可有效降低并发症造成的后果。

七、ESD治疗早期胃癌评价和国内开展现状

ESD治疗早期胃癌，与外科剖腹手术及EMR等内镜治疗方法相比，具有以下明显优势：①个体化治疗，针对性强。ESD可以根据病变的部位、大小、形状和组织类型制订个体化治疗方案，既能保证肿瘤的彻底切除，又能最大限度地保留正常组织及其功能。②创伤小，患者易接受。外科手术因创伤大和麻醉等需要，对患者全身状况（如心、肺功能等）的要求较高。ESD因其创伤较小而降低了患者的痛苦，有利于患者的迅速恢复，适用于不能耐受或不愿接受剖腹手术的患者（如高龄，心肺功能较差者）。③同一患者可以接受多次ESD治疗，同时一次也可以进行多部位和多个病变的ESD治疗。ESD对异时性多原发癌，尤其是涉及消化道的多原发癌治疗具有独特的优势。④ESD可以在不手术的情况下获得完整的病理学诊断资料，从而可以明确病变的性质、浸润深度、分化程度、是否存在淋巴和血管浸润、预测是否存在淋巴结转移等高危因素，有助于临床选择正确的后续治疗方案，免除不必要的手术治疗。⑤与EMR相比，ESD可以把较大面积、形态不规则的或合并溃疡、瘢痕的肿瘤一次性完整地从固有肌层表面剥离下来，明显减少了肿瘤的转移和复发。

但消化道病变ESD治疗手术难度较高，手术时间更长，手术并发症发生率更高，对操作者的技术要求较高。开展ESD内镜室人员配备必须充足；操作者必须熟练进行胃肠镜单人操作，使用双管道治疗内镜完成EMR 600例以上，掌握EMR和内镜下止血及缝合技术，同时接受过ESD全面教育；医院内科、外科配合良好，能共同处理术后并发症。ESD培训一般要经过观摩、助手、动物实验和正式操作4个阶段。观摩阶段学习各种刀的使用方法、高频电凝电切的设定和局部黏膜下的注射；助手阶段熟悉内镜和各种配件的准备；动物实验阶段反复操练，掌握全部过程；正式操作阶段前30例ESD必须在上级医生指导下操作，完成30例后方可独立操作。

虽然ESD手术在日本开展仅有十余年时间，但其治疗消化道早期癌的优越性已得到普遍认可。目前能否进行ESD手术已成为衡量一家医院内镜水平高低的标志。国内学者对ESD新技术非常重视和感兴趣，上海中山医院开展消化道ESD的前6个月共完成30例，而现在每月就要完成近40例消化道ESD治疗，目前共完成600多例ESD治疗。

第三节　微 波 疗 法

微波是指波长1～1000mm、频率为300～30 000MHz(特高频至极高频)的电磁波。按波长分为3段：分米波(1～10dm)、厘米波(1～10cm)和毫米波(1～10mm)。按效应分为3种：显著热效应、特殊热效应和非热效应(小于

10mW/cm^2)。微波具有在空间呈直线集束传播，可通过同轴电缆形成很强的定向辐射，遇透明物质时透射量大于光波，抵御较低频率干扰，热凝固组织为里外同时进行等优点。

利用微波的热效应使癌肿组织凝固、坏死，对于早期癌可以达到根治，进展期胃癌亦可缓解症状，延长生命。微波凝固疗法（microwave coagulation therapy, MCT）治疗肿瘤不同于一般的微波透热治疗，后者的依据是微波加温达 42 ~ 44℃时可抑制癌细胞的 DNA 和 RNA 合成，杀伤癌细胞，而对正常细胞无影响。MCT 抗肿瘤机制是：①热效应：凝固肿瘤组织；②非热效应：当肿瘤细胞被微波作用后，抗原从中释放，即变性的肿瘤蛋白刺激免疫系统，提高了细胞免疫和体液免疫功能，从而抑制肿瘤组织的生长。临床应用证明疗效确切，操作简便，使用比较安全。

一、适 应 证

各种类型的早期胃癌、进展期胃癌。

二、术 前 准 备

前视型纤维胃镜或电子胃镜、微波发生器、同轴电缆、针状探头或球状探头。患者术前空腹 6h 以上。

三、临 床 应 用

（一）早 期 胃 癌

用球状探头抵触在肿瘤表面进行微波辐射凝固，亦可用针状探头刺入病灶内进行多中心辐射。辐射功率为 50 ~ 80mA，时间为 5 ~ 20s。治疗后应复查，反复活检阴性者已达到根治，无需再治疗。仍有癌细胞者应继续治疗。

Morikawa 等对 12 例Ⅱa、Ⅱc 型小胃癌，3 例Ⅲ型胃癌进行了 MCT 治疗，从治疗后 1 个月开始随访 1 年，经内镜活检，所有病例癌细胞为阴性。Kawada 等用 MCT 治疗 15 例早期胃癌，随访 1 ~ 18 个月，其中仅 2 例癌细胞为阳性。Kugama 等治疗 15 例早期胃癌，1 例Ⅰ型，6 例Ⅱa 型，1 例Ⅱa 和Ⅱc 型，7 例Ⅱc 型，治疗后随访观察 27 个月，无复发。

MCT 治疗早期胃癌绝对适应证为：①肿瘤直径小于 2cm；②无溃疡形成；③分化型腺癌；④黏膜内癌。MTC 治疗早期胃癌相对适应证为：①肿瘤直径大于 2cm；②低分化腺癌；③浸润至黏膜肌层。

（二）进展期胃癌

可用球状探头或针状探头进行多中心辐射。每 1 ~ 2 周重复治疗 1 次，直至肿瘤明显缩小、消失或梗阻消除。

对晚期食管癌、胃癌、直肠癌等引起的管腔狭窄，一些学者试用 MCT 来改善临床症状。Morikawa 等对 2 例晚期食管癌性狭窄病例用 40W × 10s 反复 4 次行 MCT 治疗，治疗后显示食管腔扩大，吞咽困难症状改善。另 1 例患直肠癌的 77 岁老人，因无法耐受手术，采用 MCT 治疗，用 40W × 10s 反复 2 次，第 3 周经内镜检查，肿瘤消失，第 4 周活检肿瘤细胞转为阴性。林庚金等治疗胃肠道癌性管腔狭窄 20 例（食管、贲门癌 16 例，直肠癌 4 例），经 2 ~ 4 次 MCT 治疗后，食管、贲门管腔狭窄程度平均由不足 0.5cm 扩大到 0.8cm 以上，能进半流质饮食，直肠管径平均由不足 1cm 扩大到 1.5cm，排便通畅。

四、注 意 事 项

1. 如探头与组织粘连，应先通以离解电流使探头与组织松解后再退出探头，以免造成出血。

2. 手术当天禁食，次日流质。如有不适，可使用黏膜保护剂。

五、并 发 症

微波治疗安全可靠，除创面癌肿脱落形成溃疡外，几乎无其他并发症。

第四节 激 光 疗 法

目前世界各国医院的消化科使用 Nd:YAG 激光比较普遍。我国于 1981 年研制成功可供临床使用的内镜 Ar ＋激光和 Nd:YAG 激光，近年来已应用内镜激光对消化道疾病进行诊治，取得较好的疗效。

Nd:YAG 激光的波长为 1.06μm，为近红外光，属不可见光，临床应用时常以氦氖光作为同路。Ar ＋激光波长为 488nm 和 514.5nm，前者为蓝色光，后者为绿色光，可用以治疗体表的血管病变和良恶性肿瘤，并可通过单根石英光导纤维传导，治疗胃肠道疾病。近年来还发展了光动力疗法（photodynamic therapy，PDT）。激光照射到组织以后，被组织吸收即能产生生物学效应。Nd:YAG 激光对组织的穿透较深，治疗时可以掌握好光导纤维顶端与组织的距离、照射功率和照射时间，防止胃肠穿孔的发生。近年来，多数临床工作者更多选用内镜 Nd:YAG 激光治疗内腔疾病。

Nd:YAG 激光治疗肿瘤的原理在于其气化作用。当激光照射病灶后，被肿瘤组织吸收，造成局部大量热蓄积，引起凝固、坏死和气化，从而使病灶缩小或消失。动物实验中，Nd:YAG 激光对小鼠 S180 肿瘤有明显的杀伤作用，其机制为：① 激光对肿瘤细胞直接灼伤，使其发生干涸性坏死，肿瘤缩小；② 肿瘤血管由于激光的热作用，产生凝固、阻断、闭塞，以致肿瘤细胞发生缺血性坏死。

光动力学疗法治疗原理是指静脉注射光敏剂血卟啉衍生物（HPD）后 48 ~ 72h，应用适当波长（630nm）激光照射含光敏剂浓度高的组织，可使肿瘤组织发生坏死。PDT 治疗肿瘤的机制尚未完全清楚，可能是血卟啉与肿瘤的血管基质结合，激光照射后可直接破坏肿瘤细胞，或者使含血卟啉的肿瘤细胞产生单态氧，后者具有细胞毒作用，将肿瘤细胞破坏。

一、Nd:YAG激光治疗

1. 适应证　①胃的良性肿瘤如各种息肉、腺瘤及隆起性病变；②早期癌，即局限于黏膜层和黏膜下层的癌，全身情况差或高龄不能耐受手术者；③进展期胃癌引起管腔狭窄、产生梗阻；④癌组织溃破出血时。

2. 术前准备　前视型纤维胃镜或电子胃镜，Nd:YAG 激光器，石英光导纤维。患者空腹 6h 以上。

3. 操作方法　①早期胃癌：用氦 - 氖激光瞄准病灶后，距病灶 1.5cm 左右发射 Nd:YAG 激光，功率 50W 左右，每次照射 0.5 ~ 1s，应对整个病灶进行照射。复查时活检阴性可暂停治疗，如活检仍发现癌细胞，可继续激光治疗。②进展期胃癌：方法同上，功率可加大至 90W 左右，每次照射 1 ~ 2s。首先在肿瘤中心处进行照射，然后在其周围照射，使癌肿坏死、汽化。2 ~ 3d 后复查，将坏死组织清除后，如仍有肿瘤组织或梗阻仍未解除，可继续用 Nd:YAG 激光照射，直至肿瘤组织明显缩小或消失。

4. 疗效　Ell 等报道 Nd:YAG 激光治疗上消化道肿瘤 1359 例，成功率达 83%。Loffler 等介绍 Nd:YAG 激光治疗上消化道息肉 31 例均获成功，治疗大肠息肉 280 例，成功率为 61%，无效 7%，严重并发症者占 2.2%，包括穿孔、出血、狭窄及腹膜炎。Fakemoto 收集文献中激光治疗胃癌 858 例，其中 785 例为早期癌。采用 Nd:YAG 激光治疗 747 例，其中 427 例随访 1 年以上，347 例无复发，80 例复发，另外 320 例随访时间不到 1 年。笔者本人治疗 47 例的经验是，隆起型 15 例全部治愈，凹陷型 32 例治愈 27 例（84%），复发 5 例（16%）；黏膜癌 31 例全部根治，黏膜下癌 16 例，5 例治疗失败（31%）。

Nd:YAG 激光对进展期癌的治疗属于姑息治疗，通过汽化、切割作用，使癌灶缩小，解除梗阻，或用于控制出血。Lambert 等应用 Nd:AG 激光治疗 2001 例 209 个结、直肠肿瘤，其中 131 个病灶为癌，78 个病灶为腺瘤，大多位于乙状结肠和直肠，疗效均很满意，未发生严重并发症。意大利米兰国立肿瘤研究所治疗食管癌 125 例，显效和有效 112 例，有效率达 90%。直肠癌 56 例，显效和有效 52 例，占 93%，结肠癌 23 例，有效 19 例，占 83%。

5. 注意事项　不能在同一部位反复照射，照射功率不宜太大，时间不宜过长，否则有可能造成穿孔。如光导纤维顶端有烧焦的组织，应及时去除，以免影响其能量的传导。

6. 并发症　操作不慎会导致穿孔，术者应具备一定的激光使用经验。发生穿孔者应紧急外科手术治疗。

二、光动力学疗法

1. 适应证　同 Nd:YAG 激光，对早期胃癌更为适合。

2. 术前准备　纤维胃镜或电子胃镜、氮离子激光器、光导纤维。患者术前 2d 注射光敏剂（较多使用的是血卟啉衍生物），术前空腹

6h 以上。

3. 操作方法　静脉注射 HPD3 ~ 5mg/kg 后 48 ~ 72h 做内镜检查，将波长 630nm 的红色激光经光导纤维送入内腔，距离肿瘤 1 ~ 2cm，照射 10 ~ 40min，功率为 90 ~ 600mW（120 ~ 240J/cm^2），含高浓度 HPD 的肿瘤在照射后数分钟即出现水肿、变色和渗液，以后逐渐干燥变黑而成焦痂，当焦痂脱落后基底部为新鲜肉芽组织。

4. 疗效　日本早田义博等应用 PDT 治疗 180 例恶性肿瘤，包括肺癌、食管癌和胃癌等，13 例肺部早期癌中 10 例（77%）完全缓解。笔者认为 PDT 适用于不宜手术或拒绝手术切除的早期胃癌，亦可作为癌前病变的治疗。对进展期癌，手术前做 PDT 可能缩小手术切除范围和放宽手术指征。Karanov 等采用 PDT 治疗 6 例早期胃肠癌，均得到根除，无并发症发生，治疗后随访 7 ~ 16 个月无复发。国内北京、上海均开展 PDT 治疗，已取得良好成绩。

5. 注意事项　注射光敏剂后患者应避免阳光照射，以免造成光敏性皮炎，1 个月以后才能接触阳光。部分患者可能对光敏剂过敏，注射前应做皮试，以免造成过敏。

6. 并发症　主要为光敏性皮炎，系阳光或室内强光照射暴露的皮肤后，产生光敏反应，造成皮肤红肿。可用氯苯那敏（扑尔敏）等抗过敏药治疗。

三、内镜激光治疗管腔狭窄

1. 原理　消化道管腔狭窄病人的营养摄入及排泄可受到严重影响，其病因包括良性瘢痕狭窄和恶性肿瘤狭窄，临床治疗颇为困难。可利用激光的高温、高压、光电磁场效应等作用，使组织炭化、气化、离解和凝固瘢痕组织的血管，引起组织缺血、坏死和脱落，起到切割作用，从而解除管腔的狭窄。

2. 适应证　适用于下列情况引起的管腔狭窄：①食管、贲门癌手术后吻合口狭窄；②胃肠道癌引起管腔狭窄，不能接受手术者；③胃肠道癌术后复发，再度手术有困难者；④外伤、化学伤或放疗后引起的管腔狭窄。

3. 操作方法

（1）先行内镜检查，了解管腔狭窄的部位、范围及性质，结合 X 线检查，估计狭窄的程度。

（2）送入光导纤维，引入 Nd:AG 激光，照射狭窄病变近端，分次照射，逐渐向远端推进，并及时清除坏死组织。有人介绍从狭窄口近侧边缘开始照射时，每次照射狭窄口的两个点，逐渐打开狭窄口，多次反复进行治疗。

（3）Ell 等对狭窄程度较轻者，先用细径内镜，通过狭窄段，从病变远端进行激光治疗，逐渐移向近端。其优点是在内镜直视下见到管腔进行治疗，穿孔的危险性大大减少。

（4）凡管腔重度狭窄者，应先进行气囊或水囊扩张，至能通过细径内镜，再行 Nd:YAG 激光治疗，或用引导探针，在内镜直视下通过狭窄段。激光治疗可从上缘开始，沿着引导探针，向远侧进行，直到通过狭窄段，操作中应做纵向切口和高能激光照射，防止出现再狭窄。

4. 疗效　武汉地区应用 Nd:YAG 激光治疗 52 例食管狭窄，包括 23 例瘢痕狭窄和 29 例癌性狭窄，Nd:YAG 激光功率 50W，每次照射 0.5s，给予若干次照射，每周治疗 1 次，3 ~ 8 次为一疗程。对瘢痕性狭窄有效率为 98%，癌性狭窄为 84%，未发生严重的并发症。王振和等报道，应用 Nd:YAG 激光治疗 106 例食管癌及贲门癌根治术后吻合口狭窄患者，有效率达 100%，有 4.7% 出现严重并发症，包括穿孔 2.6%、瘘管 0.8%、出血 0.7%、败血症 0.6%。

结肠癌出现梗阻时，往往需要分期手术，手术死亡率高达 30%。一组资料报道采用激光治疗，先解除梗阻，可使手术死亡率下降至 8.8%。57 例经激光治疗后肠腔畅通者为 54 例 (94.7%)，其中 38 例顺利接受外科手术，无 1 例死亡。因此，激光照射对癌性管腔狭窄可解除梗阻，能摄入营养，延长患者生存期。

第五节　冷冻疗法

用导管将液氮输送至冷冻杆，使肿瘤组织的温度骤降至 −30 ~ −60℃而坏死、脱落。由于需要特殊装备，临床上使用较少。

一、适应证

各种类型的早期胃癌和进展期胃癌。

二、术 前 准 备

前视式胃镜、高压液氮罐、冷冻杆、冷冻导管。病人术前空腹6h以上。

三、操 作 方 法

内镜检查发现病灶后，插入冷冻杆，使其接触在病灶表面，打开液氮开关进行冷冻。早期胃癌的冷冻时间为1～2min。进展期胃癌可延长至3～4min，并可在肿瘤的多个部位进行冷冻。

四、注 意 事 项

冷冻时如胃内有水雾影响视野应暂停冷冻，并用吸引器将其吸出。避免冷冻时间过长，以防穿孔。

五、并　发　症

冷冻后组织坏死脱落后可形成溃疡，造成出血，治疗结束后应严密观察，如有出血，可行内镜下止血，如癌肿溃疡较深，有可能造成穿孔。

第六节　经内镜药物注射疗法

内镜直视下将抗癌药物、无水酒精、免疫调节剂等药物注射到局部胃癌组织内，肿瘤组织坏死脱落而达到治疗目的。局部注射抗癌药物可使局部胃癌组织和区域淋巴结内有较高浓度的药物含量，直接杀伤癌细胞。与全身化疗相比，内镜局部治疗具有疗效好、不良反应小等优点。常用的化疗药物有氟尿嘧啶（5-Fu）、丝裂霉素（MMC）、博来霉素（BLM）和多柔比星（ADM）等。局部注射无水酒精可使胃癌组织凝固坏死，其疗效与抗癌药物相似。近年来有人试用卡介苗等免疫调节剂进行局部注射，取得了一定疗效。

一、适　应　证

部分早期胃癌患者因心肺功能不全不能耐受手术或拒绝手术者，已有远处转移失去手术机会的进展期胃癌都是内镜药物注射疗法的适应证。内镜下局部注射药物可使胃癌组织缩小，减轻患者痛苦，提高生活质量，延长生命。

二、术 前 准 备

采用前视式纤维或电子胃镜、胃镜专用注射针。根据具体情况选用合适的注射药物。术前空腹6h。患者术前准备同内镜高频电黏膜切除。

三、治 疗 方 法

胃镜检查发现肿瘤后，从胃镜活检孔插入注射针，直视下将注射针刺入瘤体内，深度视肿瘤大小而定，一般为0.3～0.5cm，早期胃癌浅些，进展期胃癌深些。对于隆起型和平坦型胃癌，可在肿瘤中心及周围选择3～4个注射点进行注射。对于溃疡型胃癌，选择溃疡边缘的隆起部位为注射点。肿瘤造成消化道梗阻者，选择梗阻的近端周围进行注射。一般每周注射1次。早期胃癌注射治疗后活检呈阴性后方可停止注射，而进展期胃癌注射应至肿瘤明显缩小、梗阻部位通畅、肿瘤界限消失后为止。常用药物的剂量如下。

1. 抗癌药　① 5-Fu：每次250mg，注射前稀释至5ml（50mg/ml），每点注射1～2ml；② MMC：每次2～6mg，稀释至0.5mg/ml，每点注射0.5～1ml；③ BLM：每次10～20mg，稀释至5mg/ml，每点注射1～2ml；④每次10mg，稀释至2mg/ml。

以上各类抗癌药物中MMC注射后易造成深溃疡，而BLM则反应较轻，不易形成深溃疡。对于早期胃癌内镜注射治疗应以达到根治为目的，但部分已有淋巴结转移的早期胃癌，一般的注射治疗较难达到根治目的。对于进展期胃癌内镜注射仅起姑息治疗作用，如注射后肿瘤未坏死脱落可同时将几种抗癌药物混合在一起进行局部注射，亦可结合微波、激光治疗。

2. 无水酒精　总量用2～4ml，每点注射0.5～1ml，早期胃癌可以达到根治，而进展期胃癌则可以明显改善症状。

3. 免疫调节剂　① OK-432：是一种溶血性链球菌的低毒变异株经特殊处理后制成的一种免疫调节剂，具有免疫调节、抗肿瘤的作用。每次用量10U，稀释至5ml后进行多点注射。②其他：卡介苗、肿瘤坏死因子、干扰素、白细胞介素-2等亦用于胃癌的局部注射治疗。

四、注意事项

1. 早期胃癌以手术治疗为主，能手术者应尽量施行手术。对于无手术条件不能耐受手术者才行内镜局部注射治疗。

2. 在肿瘤基底部进行注射治疗时，避免将抗癌药物注射入正常组织造成出血。

3. 对于溃疡性胃癌注射不宜在其中心进行，以免造成穿孔。如肿瘤浸润较深而又必须在中心注射时，注射切忌过深。

五、并发症

1. 溃疡　局部药物注射后一般都有溃疡形成，可以使用胃酸抑制剂和胃黏膜保护剂。

2. 出血　可于内镜下进行止血，局部注射去甲肾上腺素或硬化剂出血即可停止。

3. 穿孔　注射用药剂量过大、注射过深造成的深溃疡易造成穿孔。如出现穿孔引起的腹膜炎体征和膈下游离气体，应立即手术治疗。

4. 发热　注射治疗后一般都有低热，对症治疗即可。

（周平红）

参考文献

[1] 周平红, 姚礼庆. 内镜黏膜切除及黏膜下剥离术操作方法和技巧. 中华消化内镜杂志, 2008, 25(11):564-567.

[2] 邹晓平, 戴伟杰. 染色、窄带成像、内镜超声技术在内镜切除术中的应用. 中华消化内镜杂志, 2008, 25(11):561-562.

[3] 令狐恩强. 癌前病变与早癌内镜下切除术的演变与发展. 中华消化内镜杂志, 2008, 25(11):562-564.

[4] 周平红, 姚礼庆, 陈巍峰, 等. 结直肠腺瘤性息肉和早期癌的内镜治疗. 中华外科杂志, 2008, 46(18):1386-1389.

[5] Ono H, Kondo H, Gotoda T, et al. Endoscopic mucosal resection for treatment of early gastric cancer. Gut, 2001, 48:225-229.

[6] Kojima T, Parra-Blanco A, Takahashi H, et al. Outcome of endoscopic mucosal resection for early gastric cancer: review of Japanese literature. Gastrointest Endosc, 1998, 48:550-555.

[7] Soetikno R, Gotoda T, Nakanishi Y, et al. Endoscopic mucosal resection. Gastrointest Endosc, 2003, 57:567-579.

[8] Fujisaki J, Matsuda K, Tajiri, H. Endoscopic mucosal resection for early gastric cancer: aiming at safety, speed, and reliability. Dig Endosc, 2003, 15:8-11.

[9] Takagi K, Iwakiri K, Matsuoka S, et al. EMR performed four times for residual IIa cancer of the gastric angle: report of a case. Stomach Intestine, 1998, 33:1749-1754.

[10] Misumi A, Murakami A, Honmyo U, et al. Treatment of remnants and recurrence after EMR on the basis of analysis of gastrectomy cases. Stomach Intestine, 2001, 37:1201-1209.

[11] Gotoda T, Kondo H, Ono H, et al. A new endoscopic mucosal resection procedure using an insulation-tipped electrosurgical knife for rectal flat lesions: report of two cases. Gastrointest Endosc, 1999, 50:560-563.

[12] Oyama T, Kikuchi Y. Aggressive endoscopic mucosal resection in the upper GI tract: hook knife EMR method. Minim Invasive Ther Allied Technol, 2002, 11: 291-295.

[13] 施新岗, 李兆申, 徐丹凤, 等. 内镜黏膜下剥离术治疗早期胃癌. 中华消化内镜杂志, 2008, 25(11):574-577.

[14] 周平红, 姚礼庆, 陈巍峰, 等. 内镜黏膜下剥离术治疗胃巨大平坦病变. 中华消化杂志, 2007, 27(9):604-607.

[15] Fujishiro M, Yahagi N, Kakushima N, et al. Comparison of various submucosal injection solutions for maintaining mucosal elevation during endoscopic mucosal resection. Endoscopy, 2004, 36:579-583.

[16] Oka S, Tanaka S, Kaneko I, et al. Advantage of endoscopic submucosal dissection

compared with EMR for early gastric cancer. Gastrointest Endosc, 2006, 64:877-883.

[17] Rosch T, Sarbia M, Schumacher B, et al. Attempted endoscopic en bloc resection of mucosal and submucosal tumors using insulated-tip knives: a pilot series. Endoscopy, 2004, 36:788-801.

[18] 周平红, 姚礼庆, 徐美东, 等. 内镜黏膜下剥离术治疗消化道固有肌层肿瘤. 中华消化内镜杂志, 2008, 25(1):22-25.

[19] 周平红, 姚礼庆, 秦新裕. 内镜黏膜下剥离术治疗20例胃肠道间质瘤. 中华胃肠外科杂志, 2008, 11(3):219-222.

[20] 周平红, 姚礼庆, 徐美东, 等. 消化道黏膜下肿瘤的内镜黏膜下挖除术治疗. 中国医疗器械信息, 2008, 14(10):6-9.

[21] Yokoi C, Gotoda T, Hamanaka H, et al. Endoscopic submucosal dissection allows curative resection of locally recurrent early gastric cancer after prior endoscopic mucosal resection. Gastrointest Endosc, 2006, 64:212-218.

[22] Oka S, Tanaka S, Kaneko I, et al. Endoscopic submucosal dissection for residual/local recurrence of early gastric cancer after endoscopic mucosal resection. Endoscopy, 2006, 38:996-1000.

[23] Fujishiro M, Yahagi N, Kakushima N, et al. Successful nonsurgical management of perforation complicating endoscopic submucosal dissection of gastrointestinal epithelial neoplasms. Endoscopy, 2006, 38:1001-1006.

[24] 张月明, 王贵齐. 内镜黏膜切除及黏膜下剥离术的并发症处理及预防. 中华消化内镜杂志, 2008, 25(11):567-569.

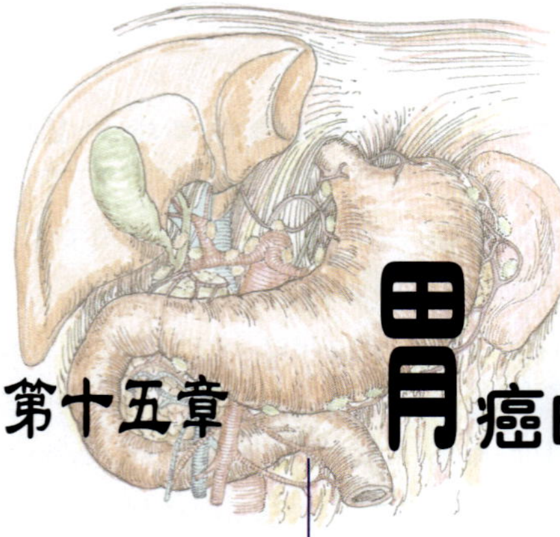

第十五章 胃癌的腹腔镜手术

李国新 王亚楠 黄昌明 林建贤

胃癌是全世界及我国常见的恶性肿瘤之一，虽然目前发病率在全球范围内有下降趋势，但在我国，胃癌的死亡率仍达23.86/10万。其中男性为32.36/10万，女性为15.93/10万[1]。目前在我国首诊胃癌分期Ⅲ期以上的患者占70%以上，因此仍应强调早期诊断，并推广以胃癌标准根治手术为主的综合治疗。

从1992年Goh P等[2]第一次报道腹腔镜辅助远端胃大部切除术加Billroth Ⅱ式吻合用来治疗继发的消化道溃疡以来，很多学者就在尝试运用腹腔镜技术治疗胃癌。1994年Kitano[3]等报道了第一例用于胃癌治疗的腹腔镜辅助远端胃大部切除加Billroth Ⅰ式吻合术。此后，陆续有较多的学者报道了腹腔镜全胃切除及胃大部切除术，证明了该项技术有许多重要的优势[4]。随着腹腔镜胃癌D2根治术在技术上的不断成熟，腹腔镜技术在进展期胃癌中的应用已逐步得到更多学者的认可。已有的临床研究表明随着腹腔镜操作技术的不断熟练，学习曲线的缩短，腹腔镜胃癌根治术的术中、术后并发症已与开腹手术无明显差异，并有以下优势：①创伤小、术后恢复快、美观；②对患者免疫功能影响小；③超声刀的良好凝固作用能减少淋巴清扫过程中肿瘤细胞自淋巴管的脱落[5]。腹腔镜胃癌根治术在操作技术上的可行性、安全性已逐步得到证实。目前腹腔镜胃癌根治术在日本、韩国等国家已广泛开展，成为早期胃癌的标准手术方式之一[6, 7]。

在治疗原则上，腹腔镜胃癌手术遵循开腹手术的肿瘤根治原则：①肿瘤及周围组织整块切除；②肿瘤操作的非接触原则；③足够的切缘；④彻底的淋巴结清扫。对于早期胃癌，远期随访显示腹腔镜手术与传统手术有相同的5年生存率，而进展期胃癌目前仅有小样本前瞻性研究显示相同近期疗效，其远期治疗效果尚待大样本前瞻性随机临床试验验证[7, 8]。

鉴于我国胃癌患者就诊时绝大多数已属进展期胃癌，腹腔镜下胃癌根治术原则上仍应以D2根治术规定的淋巴结组为基本清扫范围。但由于腹腔镜胃癌D2根治术属于高难度的腹腔镜技术，术者必须具有良好的腹腔镜技术和丰富的开腹胃癌D2以上根治手术经验，最好具有操作中等难度腹腔镜手术的经验，如结直肠癌根治、脾切除及良性疾病的胃大部切除术等。

一、手术适应证和禁忌证

1. 已被认可的腹腔镜胃恶性肿瘤手术适应证：①胃癌肿瘤浸润深度在T2以内者；②胃恶性间质瘤、淋巴瘤等其他恶性肿瘤；③胃恶性肿瘤的探查及分期；④晚期胃恶性肿瘤的短路手术。

2. 可作为临床探索性研究的适应证：①肿瘤侵及浆膜层但浆膜受侵面积小于10cm^{2}者；②胃

癌伴肝或腹腔转移患者的姑息性胃切除术。

3. 不宜行腹腔镜手术者：胃癌伴大面积浆膜层受侵，或肿瘤直径大于10cm，或淋巴结转移灶融合并包绕重要血管者和（或）肿瘤与周围组织广泛侵犯者。

4. 禁忌行腹腔镜手术者：腹部严重粘连、重度肥胖者、胃癌的急症手术（如上消化道大出血、穿孔等）和心肺功能不良者为相对手术禁忌证；全身情况不良，虽经术前治疗仍不能纠正者；有严重心、肺、肝、肾疾患，不能耐受手术者。

二、手术设备与手术器械

1. 常规设备：包括高清晰度摄像与显示系统、全自动高流量气腹机、冲洗吸引装置，录像和图像储存设备。腹腔镜常规手术器械主要包括：5 ~ 12mm 套管穿刺针（trocar）、分离钳、无损伤肠道抓钳和持钳、剪刀、持针器、血管夹与施夹器、牵开器与腹腔镜拉钩、标本袋、血管吊带、荷包钳等。

2. 特殊设备：超声刀（ultracision）、结扎束高能电刀（ligasure TM 血管封闭系统）、双极电凝器、手辅助器、各种型号的肠道切割缝合器、闭合器和圆型吻合器。

三、手术方式与种类

1. 胃恶性肿瘤的腹腔镜手术方式：①全腹腔镜胃手术：胃的切除与吻合均在腹腔镜下完成，技术要求较高，手术时间相对较长；②腹腔镜辅助胃手术：胃的游离及淋巴结清扫在腹腔镜下完成，胃的切除或吻合是通过腹壁小切口辅助下完成，是目前应用最多的手术方式；③手助腹腔镜胃手术：在腹腔镜手术操作过程中，通过腹壁小切口将手伸入腹腔进行辅助操作完成手术。

2. 腹腔镜胃的手术种类主要有：①腹腔镜远端胃切除术；②腹腔镜近端胃切除术；③ 腹腔镜全胃切除术；④腹腔镜胃切除合并临近脏器切除术。

3. 按胃周淋巴结清扫范围分主要有：①腹腔镜胃 D1 淋巴结清扫术，清除胃周第 1 站淋巴结；②腹腔镜胃 D1+α 或 β 淋巴结清扫术，清除第 1 站及第 7 组或第 7、8a、9 组淋巴结；③腹腔镜胃 D2 根治术，清除胃周第 2 站淋巴结。原则上前两种清扫范围主要适用于胃淋巴瘤、胃恶性间质瘤等非上皮来源恶性肿瘤手术以及早期胃癌病灶局限于黏膜内者或胃癌患者因高龄、全身合并病而不能耐受长时间扩大手术者。对于进展期胃癌以及侵犯黏膜下层的早期胃癌原则上应施行 D2 淋巴结清扫术。腹腔镜下的胃癌 D3 淋巴结清扫术目前尚无学者报道其可行性，但随着内镜技术及器械的逐步进步，可在合适的条件下逐步开展。（不同部位胃癌淋巴结清扫范围遵循日本第 13 版胃癌分期方法，详见表 15-1）。

四、胃癌根治术基本原则

1. 手术切除范围　等同于开腹手术。局限型胃癌胃切缘距离肿瘤应在 4cm 以上，对于浸润型胃癌距离肿瘤应在 5cm 以上。对于食管胃结合部癌，食管切缘距肿瘤应在 3cm 以上，可疑时应行冰冻病理切片检查。对于侵犯幽门管的肿瘤，十二指肠切缘距肿瘤应在 3cm 以上。应按胃癌分期方法的规定清除足够范围的淋巴结，行

表15-1　胃癌淋巴结清扫范围

肿瘤部位	肿瘤不同部位淋巴结分站		
	D1	D2	D3
MLU/UML/LMU/MUL	1, 2, 3, 4sa, 4sb, 4d, 5, 6	7, 8a, 9, 10, 11p, 11d, 14v	8p, 12b/p, 13, 16a2/b1, 19, 20
LD/L	3, 4d, 5, 6	1, 7, 8a, 9, 11p, 12a, 14v	4sb, 8p, 12b/p, 13. 16a2/b1
LM/M/ML	1, 3, 4sb, 4d, 5, 6	7, 8a, 9, 11p, 12a	2, 4sa, 8p, 10, 11d, 12b/p, 13, 14v, 16a2/b1
MU/UM	1, 2, 3, 4sa, 4sb, 4d, 5, 6	7, 8a, 9, 10, 11p, 11d, 14v	8p, 12b/p, 13, 15a2/b1, 19, 20
U	1, 2, 3, 4sa, 4sb	4d, 7, 8a, 9, 10, 11p, 11d	5, 6, 12a, 12b/p, 16a2/16b1, 19, 20, 112

U：胃上1/3，M：胃中1/3，L：胃下1/3。

D2 根治时，肝总动脉、肝固有动脉、脾动脉等血管应达到骨骼化，为了避免过多破坏腹腔自主神经，腹腔动脉干下方也可不行骨骼化处理，仅清扫其两侧及上方的淋巴结。肠系膜上静脉应显露其前壁。对于胃中上部癌是否行脾切除术，可参考以下原则：①胃小弯侧癌由于很少转移至脾门部，在探查脾门无肿大淋巴结情况下可保留脾；②胃大弯侧癌距脾 5cm 以内者原则上应联合脾切除；③当 4sb 组或 11d 组考虑有转移或术中病理显示有转移时应考虑行脾切除以清扫 10 组淋巴结。

2. 无瘤操作原则　先在血管根部结扎静脉、动脉，同时清扫淋巴结，然后分离切除标本。术中操作轻柔，应用锐性分离，少用钝性分离，尽量做到不直接接触肿瘤，避免淋巴结的破损以防止癌细胞扩散和局部种植，对于浆膜层受侵者可采用覆盖法或涂抹各类胶予以保护。

3. 早期胃癌患者　具备条件时，可考虑行保留迷走神经或保留幽门等保留功能手术。

4. 肿瘤定位　由于腹腔镜手术缺少手的触觉，某些病灶不易发现，术前钡餐、内镜下注射染料，术中胃镜等可帮助定位。

5. 中转开腹手术　在腹腔镜手术过程中，确实出于患者安全考虑需行开腹手术者，或术中发现肿瘤在腹腔镜下不能切除或肿瘤切缘不充分者，应当及时中转开腹手术。

6. 取出标本　标本取出时应注意保护切口，防止切口肿瘤细胞种植。

7. 术毕腹腔冲洗　术毕应行腹腔灌洗以尽量清除腹腔内游离癌细胞，灌洗液可选用蒸馏水、醋酸氯已定（0.6g/4L 蒸馏水）及 5-Fu 等，设备条件许可时可优先选择术中腹腔热化疗。

五、手术前准备

1. 术前应尽量通过 CT、超声内镜、钡餐等检查手段明确肿瘤分期、肿瘤部位、范围，有无食管受侵及邻近组织侵犯，有无腹腔、肝等远处转移情况和腹膜后、肠系膜淋巴结肿大情况；行 CT 重建胃周围血管，了解有无血管变异情况。

2. 控制可影响手术的有关疾患，如高血压、冠心病、糖尿病、呼吸功能障碍、肝肾疾病等。

3. 纠正贫血、低蛋白血症和水电解质酸碱平衡紊乱，改善患者营养状态；行必要的洗胃及肠道准备等。

六、手术步骤

（一）腹腔镜远端胃大部切除并 D2 淋巴结清扫术（适用于位于胃中下部的恶性肿瘤）

1. 手术范围　肿瘤远近切缘应在 5cm 以上，当幽门管受侵时，十二指肠切缘应距肿瘤 3cm 以上。对于早期胃癌可保留大网膜，对于进展期胃癌，应切除大网膜、胃远端大部、十二指肠球部部分，清扫 1、3、4、5、6、7、8a、9、11、12a、14v 组淋巴结。

2. 手术体位　采用气管内插管全身麻醉。取分腿平卧位。初学时术者可根据手术需要变换位置。笔者认为若操作已较为熟练，则可术者位于患者左侧，扶镜手位于两腿之间，助手位于患者右侧进行手术，可无需变换位置而缩短手术时间。（图 15-1）

3. 建立气腹　脐孔穿刺并建立气腹，也可采用开放式。维持腹内压在 12 ~ 15mmHg。通常脐孔处也可耻骨上 10mm 戳孔放置镜头（戳孔 A）、左侧腋前线肋缘下行 12mm 戳孔为主操作孔（戳孔 B），脐左 5cm 偏上行 5mm 戳孔为辅操作孔（戳孔 C），右侧腋前线肋缘下 5mm 戳孔（戳孔 D），右锁骨中线平脐偏上 12mm 戳孔（戳孔 E）。（图 15-2）

4. 腹腔的探查　置入 30° 腹腔镜探查腹腔，了解病变的位置、大小、与周围器官的关系，了解淋巴结转移情况及其他脏器的情况，确定切除的范围。

5. 游离大网膜、横结肠系膜前叶和胰腺包膜　自结肠脾曲开始，沿横结肠上缘向右侧游离并切断胃结肠韧带、肝结肠韧带和相应横结肠系膜前叶，进入网膜囊；直至结肠肝曲，并显露十二指肠球部和降段。向头侧剥离横结肠系膜前叶和胰腺包膜，直至胰腺上缘。

6. 处理胃网膜左血管、部分胃短血管，游离大网膜并清除大弯侧淋巴结（No.4）　将胃大弯向右下方牵引，沿大弯侧血管弓找到胃网膜左血管分支于脾血管处（图 15-3），用 Hem-o-lok 止血夹夹闭并用超声刀于远心端切断。继续向头侧游离，显露脾胃韧带，向左侧逐步用超声刀切断

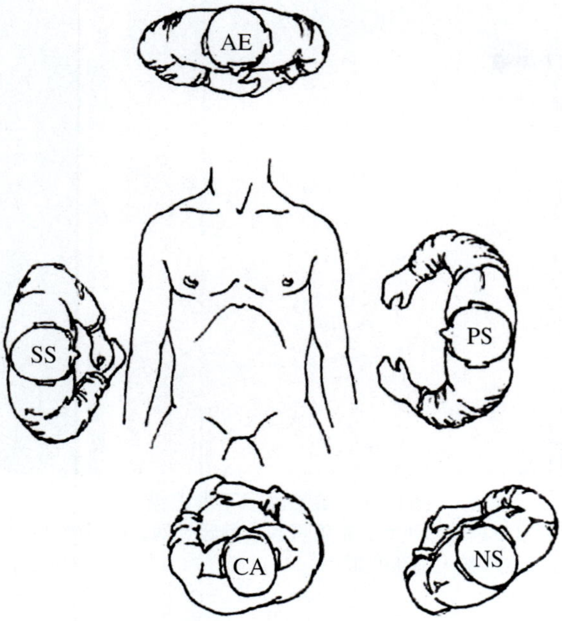

图15-1 腔镜手术体位及手术人员位置

PS：术者；SS：助手；CA：扶镜手；NS：器械护士；AE：麻醉师

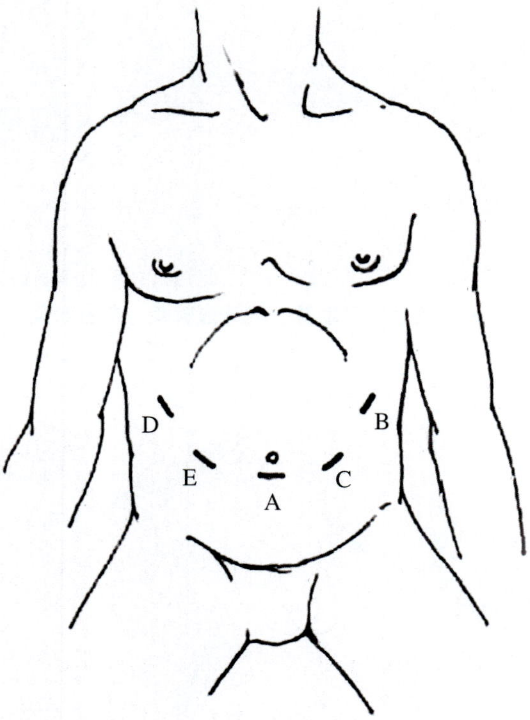

图15-2 戳孔的位置

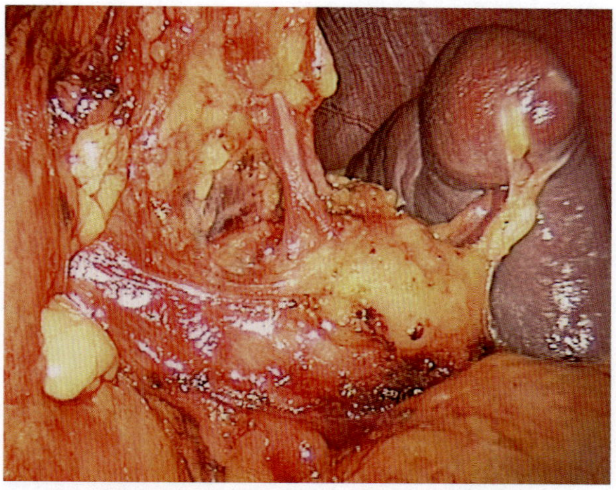

图15-3 游离出胃网膜左血管分支于脾血管处

胃短血管 2 支。自此处沿胃大弯向右侧切断大网膜附着于胃壁处直至幽门下方，同时彻底清除大弯侧淋巴结（No.4）。

7. 处理胃网膜右血管并清除肠系膜上静脉旁淋巴结（No.14v）及幽门下淋巴结（No.6） 将胃向头侧牵引，向下牵拉横结肠；在胰颈下缘、十二指肠水平段前方，于横结肠系膜内找到结肠中血管并向近心端找到肠系膜上静脉，清扫其周围淋巴结（No.14v）（图 15-4）。找到此静脉向右侧的属支 Henle 胃结肠静脉干，并依此向头侧追踪胰头表面的胃网膜右静脉（图 15-5）直至胰腺上缘。于此水平夹闭、切断静脉；于静脉左侧找到并骨骼化胃网膜右动脉（图 15-6），并清除幽门下淋巴结（No.6）（图 15-7）。

8. 显露腹腔干各分支并清除幽门上（No.5）、肝十二指肠韧带内（No.12a）、肝总动脉（No.8a）、胃左动脉（No.7）、腹腔干（No.9）、脾动脉干（No.11）周围淋巴结 将胃向头侧翻转，于胰腺上缘剥离包膜，找到肝总动脉；切开血管鞘，并于鞘内向右侧游离（图 15-8），于胃窦十二指肠 C 形环左侧约 1cm 处，找到肝总动脉三分叉；于此处向远心端继续游离，骨骼化肝固有动脉（向肝）、胃十二指肠（贴十二指肠内侧壁向下）动脉（图 15-9）、胃右（向胃壁）动脉，并清除 No.5、No.8a 淋巴结。继续骨骼化肝固有动脉，于其后方、右侧的肝十二指肠韧带内，分别显露门静脉和胆总管，清除 No.12a 淋巴结。继续切开肝总动脉血管鞘，在胰腺上缘向

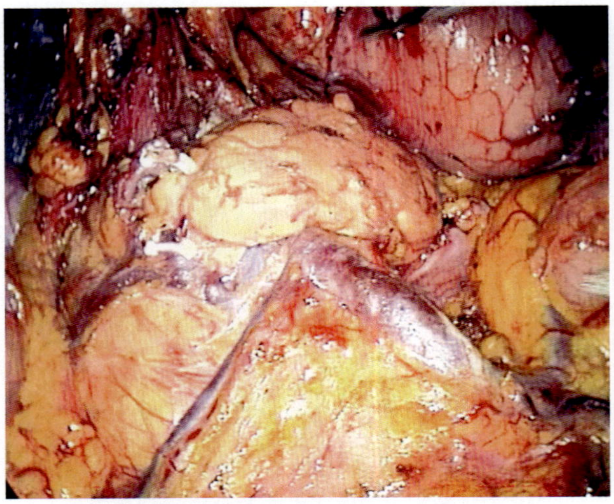

图15-4 清除完肠系膜上静脉旁淋巴结

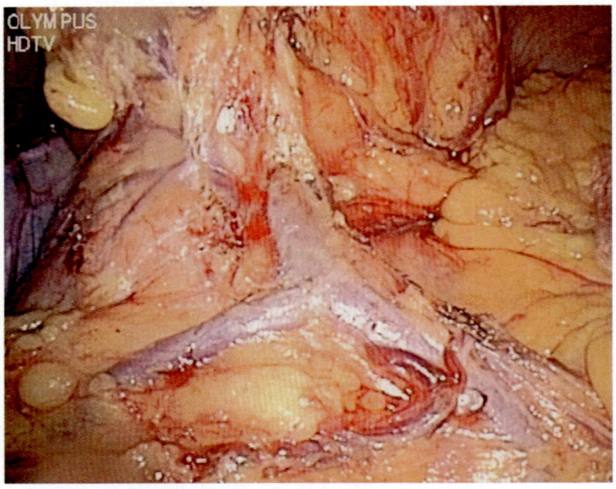

图15-5 游离出胃网膜右静脉

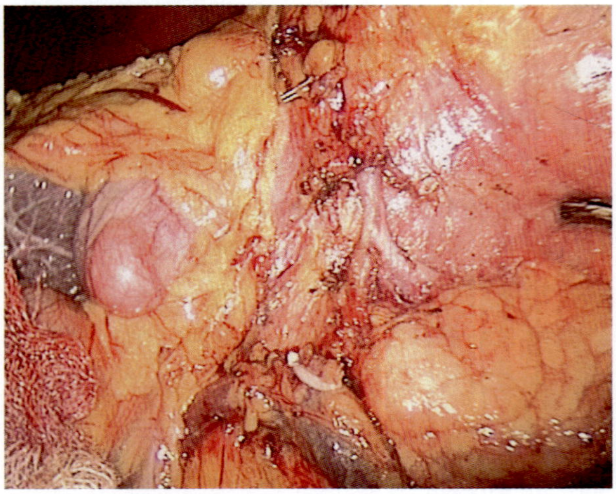

图15-6 游离出胃网膜右动脉

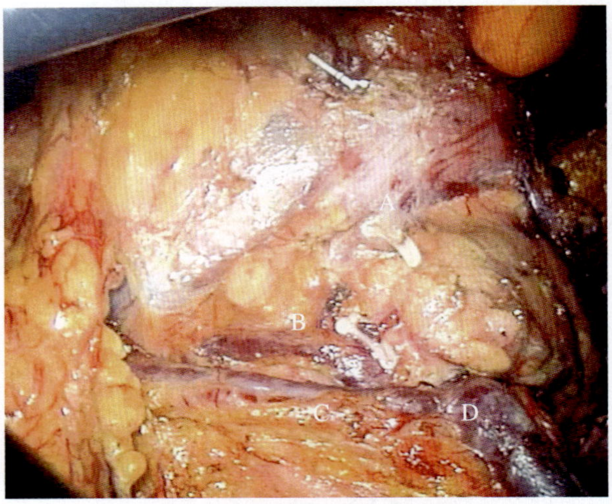

图15-7 清除幽门下淋巴结

A.胃网膜右动脉残端；B.胃网膜右静脉残端；C.胃结肠静脉干；D.肠系膜上静脉根部

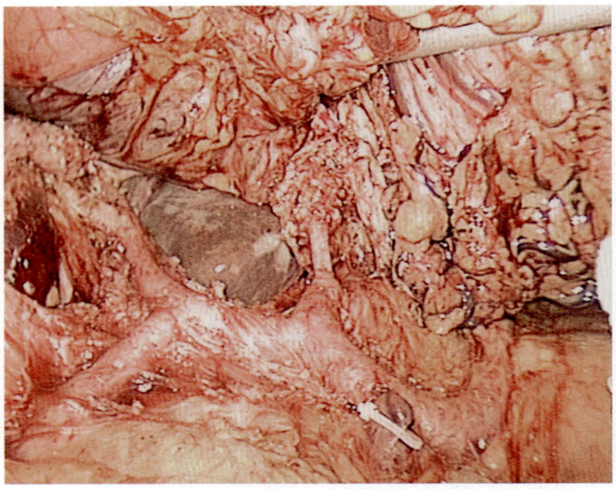

图15-8 找到肝总动脉，切开血管鞘，向右游离

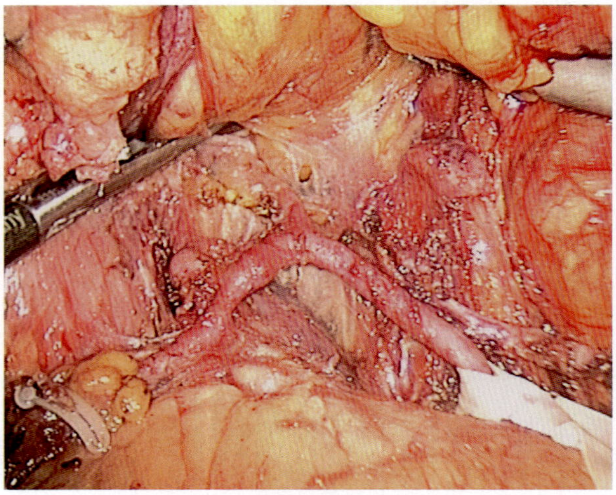

图15-9 游离胃十二指肠动脉

右侧游离、骨骼化动脉 2cm，直至胃胰襞胰腺端下缘的腹腔干分叉处，依此游离动脉：向背侧腹腔干、向胃端胃左动脉、向左侧脾动脉游离 5cm；并清除 No.7、No.9、No.11 淋巴结。于胃左动脉腹侧游离胃左静脉（图 15-10），两血管均妥善夹闭和切断（图 15-11）。

9. 游离小网膜并清除贲门右（No.1）、小弯侧（No.3）淋巴结　将胃复位并向下方牵引，于肝十二指肠韧带左缘，紧贴肝左叶下缘向左侧切开肝胃韧带，再次进入网膜囊，向左侧直至膈肌右侧脚处的贲门右侧；其间分开胃窦、胃体与肝左叶脏面的粘连。沿贲门右侧紧贴胃小弯向远侧切断小网膜，直至十二指肠上段上缘。并清扫贲门右（No.1）、小弯侧（No.3）淋巴结。

至此，胃体大部、胃窦、十二指肠上段和周围淋巴结的腹腔镜下游离操作已完成。经 trocar 撤销气腹并拔除各 trocar，做上腹部正中切口，长约 10cm，逐层进腹。

10. 远端胃手术后吻合方法

（1）Billroth Ⅰ式吻合：清扫完成后，以血管吊带捆扎幽门部，上腹正中取长 4 ~ 6cm 切口，塑料袋保护切口。先将十二指肠提于切口外，距幽门 3cm 做荷包缝线切断十二指肠，将胃暂时放回腹腔，十二指肠残端放入 29mm 吻合器针座后送回腹腔，将胃提出，前壁切口，置入吻合器完成吻合，于预切平面切断胃。胃十二指肠吻合口间断全层缝合加强，胃管置入吻合口以远。

（2）Billroth Ⅱ式吻合：清扫完成后，腹腔镜下以 45 或 60mm 直线切割闭合器切断十二指肠，分别以无损伤抓钳抓持胃残端及近端空肠。上腹正中取 4 ~ 6cm 长切口，塑料袋保护切口。将胃拖出腹腔外，距肿瘤 5cm 以上以直线切割器 (100mm) 或闭合器离断胃。将空肠提出腹腔外，在胃大弯侧及空肠对系膜缘分别戳孔，插入 45mm 直线切割器完成胃空肠吻合，胃管置入输入袢，间断缝合关闭共同开口（图 15-12）。也可加行布朗式吻合，此时胃空肠吻合口距屈氏韧带 20cm。

（二）腹腔镜近端胃癌根治术（适用于位于胃上部的恶性肿瘤）

1. 手术范围　应切除大网膜、胃近端大部，

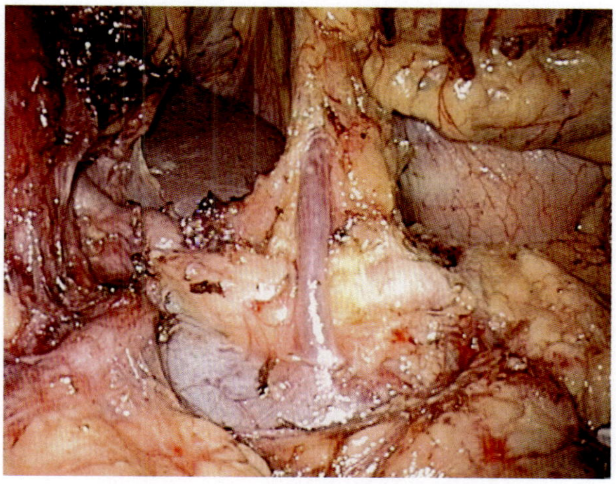

图15-10　游离胃左静脉至脾静脉

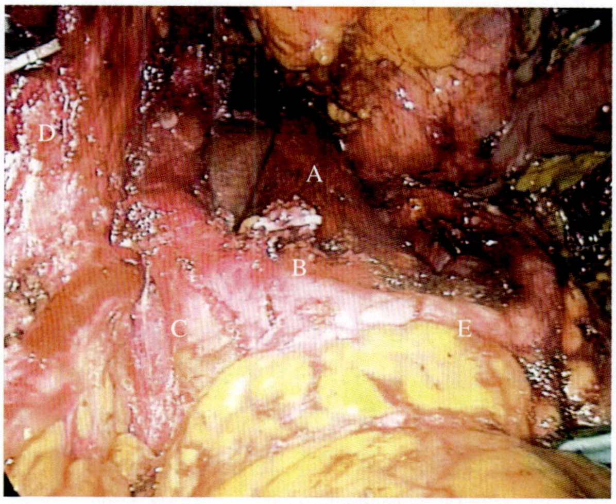

图15-11　胃左血管游离切断后

A.腹主动脉；B.胃左动脉残端；C.肝总动脉干；D 胃右动脉残端；E.脾动脉

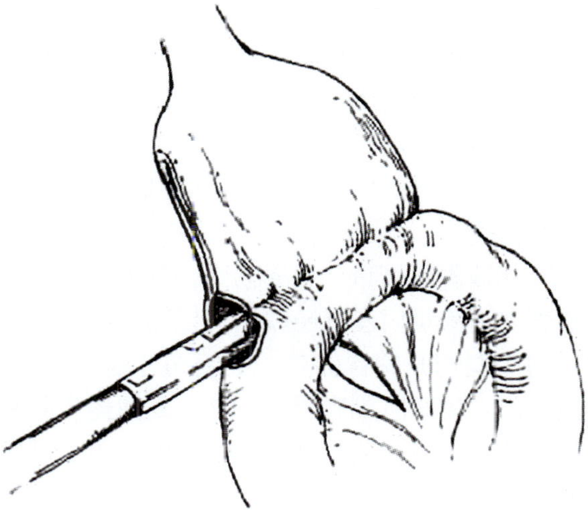

图15-12　胃空肠吻合

食管下段部分。食管切缘距肿瘤应在3cm以上，胃切缘距肿瘤应在5cm以上。近端胃癌D2淋巴结清扫术应常规清扫包括第1、2、3、4、5、6、7、8a、9、11组淋巴结。是否应联合脾切除以清扫第10组淋巴结，不同学者有不同观点。建议可参考以下标准考虑是否行联合脾切除：①胃小弯侧癌由于很少转移至脾门部，在探查脾门无肿大淋巴结情况下可保留脾；②胃大弯侧癌距脾5cm以内者或胃后壁癌侵犯浆膜时且肿瘤大于4cm者原则上应联合脾切除；③当4sb组或11d组考虑有转移或术中病理显示有转移时应考虑行脾切除以清扫10组淋巴结。

2. 麻醉及体位　麻醉及患者体位同远端胃手术。

3. 建立气腹　建立气腹及放置腹腔镜套管如远端胃手术。

4. 探查　置入30°腹腔镜探查腹腔，了解病变的位置、大小、与周围器官的关系，了解淋巴结转移情况及其他脏器的情况，确定切除的范围。

5. 剥离胃结肠韧带和横结肠系膜前叶　紧贴横结肠上缘切开相互融合的胃结肠韧带和横结肠系膜前叶，延长切口，向右侧到达幽门下方，向左侧到达脾下极。将胃结肠韧带向头侧翻转，在横结肠系膜前、后叶之间的疏松结缔组织间隙内，将前叶向头侧钝性分离，经胰腺下缘，连同胰腺被膜，向头侧剥离直至胰腺上缘。

6. 处理胃网膜左血管并清除大弯侧（No.4）淋巴结　将胃大弯向右侧牵引，显露脾门与胃大弯之间的间隙。继续向左侧延长胃结肠韧带切口，直至胰尾上缘；显露胃网膜左静脉汇入脾静脉处，骨骼化胃网膜左静脉后于根部用止血夹夹闭，超声刀切断（注意勿损伤脾上极静脉、脾下极静脉和脾静脉主干）。大弯侧淋巴结（No.4）同时被游离。

7. 切断脾胃韧带、膈胃韧带，处理胃短、胃后血管并清除贲门左（No.2）淋巴结　经脾门前方，向头侧切开脾胃韧带，继续切开膈胃韧带，直至贲门左侧膈肌脚腹膜反折处；其间逐步离断胃短血管各支和胃后血管，并于食管下段左后侧切断迷走神经后干。贲门左（No.2）淋巴结同时被游离。

8. 清除幽门下淋巴结（No.6）　向尾侧牵引横结肠，于胰头下缘找到胃结肠干并向远侧追溯，经胰头前方至胃网膜右静脉起始于胃壁处并找到伴行动脉。骨骼化胃网膜右血管，幽门下淋巴结（No.6）同时被游离。

9. 处理胃左血管并清除胃左动脉（No.7）、肝总动脉（No.8a）、腹腔干（No.9）、脾动脉干（No.11）淋巴结　将胃体向头侧翻转，于胰体尾部上缘找到沿胰腺上缘向左侧走行的脾静脉，向左侧追溯至胃左静脉汇入处，于根部夹闭、离断胃左静脉。向头侧张紧胃胰襞，于其内找到胃左动脉并于根部夹闭、离断。胃左动脉（No.7）淋巴结同时被游离。于脾静脉背侧游离出脾动脉，进入血管鞘，向右侧追溯并骨骼化至腹腔干、肝总动脉。脾动脉干（No.11）、腹腔干（No.9）、肝总动脉（No.8a）淋巴结同时被游离。

10. 游离食管下段、切断肝胃韧带、游离肝十二指肠韧带并清除贲门右（No.1）、小弯侧（No.3）和幽门上（No.5）淋巴结　将胃向尾侧牵引，切断膈食管韧带并向右侧，经右侧膈肌脚延伸至肝胃韧带。在食管右前侧离断迷走神经前干，并将食管下段与食管膈肌裂孔充分游离。使贲门以上的食管游离段长度超过10cm。紧靠肝缘向右侧切开肝胃韧带，到达胃小弯中段。于此处向胃壁切开，并紧贴小弯侧胃壁向头侧剥离小网膜直至贲门右侧。小弯侧（No.3）、贲门右（No.1）淋巴结同时被游离。于小弯侧骨骼化胃右动脉至幽门上方，将幽门上（No.5）淋巴结完全切除。

11. 联合脾切除术方法　当行联合脾切除时，助手先抓持脾胃韧带将胰尾及脾提起，切断脾结肠韧带，先分离胰体尾后方的疏松间隙，助手将胰尾挑起后切断脾肾韧带，充分游离胰体尾及脾。清扫完成后上腹部取5～7cm长切口，先将脾置于腹腔外，完成脾切除及第10、11组淋巴结清扫。

12. 吻合方式　近端胃手术后吻合方式种类繁多，应依术者的个人经验而行，以保证安全可靠的吻合。初学者可采用上腹部辅助小切口体外切除吻合：清扫完成后，以血管吊带捆扎食管，于上腹正中剑突下方取5～7cm小切口，塑料袋保护切口。提起食管，距肿瘤上缘3cm以上置荷包钳，完成荷包缝合后离断食管，置入25mm吻合器针座。将胃提出切口外，距肿瘤5cm以上横断胃后于胃前壁做小切口，置入吻合器，于后壁穿出，完成胃食管吻合。

（三）腹腔镜根治性全胃切除术（适用于胃中部恶性肿瘤或胃上部、下部恶性肿瘤侵犯中部者及皮革胃）

1. 手术范围　应切除大网膜、胃全部、食管下段部分、十二指肠球部部分。食管切缘距肿瘤应在3cm以上，十二指肠切缘距肿瘤应在5cm以上。全胃D2淋巴结清扫术应常规清扫包括1、2、3、4、5、6、7、8a、9、11、12a、14v等组淋巴结。对于是否应联合脾切除以清扫第10组淋巴结可同近段胃癌手术标准。

2. 麻醉及体位　麻醉及患者体位同远端胃手术。

3. 建立气腹　建立气腹及放置腹腔镜套管如远端胃手术。

4. 探查　置入30°腹腔镜探查腹腔，了解病变的位置、大小、与周围器官的关系，了解淋巴结转移情况及其他脏器的情况，确定切除的范围。

5. 游离及淋巴结清扫　方法可参考远端胃及近端胃手术方法。

6. 切断十二指肠　以45mm直线切割缝合器切断十二指肠。

7. 消化道重建　方式较多，初学者可采用上腹部辅助小切口体外切除全胃后行食管空肠端侧吻合或Roux-en-Y吻合。下面简单介绍一下小切口辅助食管空肠端侧吻合：以血管吊带捆扎食管，于上腹正中剑突下方取5～7cm小切口，塑料袋保护切口。提起食管，距肿瘤上缘3cm上荷包钳、荷包线后离断，置入25mm吻合器针座。距屈氏韧带45cm处切开对系膜缘空肠壁，插入吻合器于距十二指肠悬韧带约30cm处肠壁对系膜缘完成食管空肠端侧吻合，将吻合口间断缝合加固。在吻合口下方15mm切口处完成近远端空肠侧侧吻合。

七、手术后观察与处理

1. 密切观察患者生命体征、引流物的性质和数量。

2. 维持水电解质酸碱代谢平衡，给予抗生素防治感染。

3. 持续胃肠减压至肠道功能恢复，肛门排气后可给予流质饮食，逐渐过渡到低渣常规饮食。

4. 手术后行抗癌综合治疗，根据肿瘤性质制订方案，给予化疗、放疗与免疫疗法。

八、手术常见并发症

腹腔镜胃肠癌术后并发症主要分为以下两类。

1. 与开腹手术基本相同的并发症主要有：①吻合口瘘；②十二指肠残端瘘；③术后出血；④肠粘连、肠梗阻；⑤术后输入、输出袢排空障碍；⑥切口感染；⑦创伤性胰腺炎；⑧胰瘘；⑨膈下积液；⑩术后内疝嵌顿；⑪术后倾倒综合征。以上并发症处理方法同开放手术。

2. 腹腔镜胃癌手术特有的并发症

（1）高碳酸血症：因腹腔镜胃癌根治术手术时间较长，术中因CO_2气体的吸收，可能出现高碳酸血症，可加大潮气量，加快CO_2排除，若患者血中CO_2分压持续升高，需暂停腹腔镜手术，中转为传统开腹手术。

（2）穿刺并发的血管和胃肠道损伤：腹腔镜手术中腹腔镜套管穿刺时，常因不慎导致血管和胃肠道损伤，建议先开放置入脐下观察孔腹腔镜套管后，在内镜直视下放入其余腹腔镜套管，以最大限度避免血管及肠管损伤。

（3）皮下气肿：为术中、术后常见的并发症。若皮下气肿量较小可无需特殊处理，待其自行吸收。若积气量大，可用注射器穿刺抽吸。

（4）气体栓塞：为腹腔镜手术最严重的并发症，极为少见，若出现多造成患者猝死，因此术中要避免损伤大的静脉，并持续监测生命体征及血中CO_2分压。

九、腹腔镜胃癌根治术淋巴结清扫的疗效评价

1994年日本学者Kitano等[9]首次报道了腹腔镜胃癌根治术治疗早期胃癌后，早期胃癌的腹腔镜根治手术在日本和韩国得到了蓬勃发展，多中心前瞻性随机临床对照试验结果显示：早期胃癌行腹腔镜手术的近期疗效优于传统开腹手术，远期疗效与开腹手术相当。腹腔镜早期胃癌良好

的疗效使得腹腔镜胃癌根治术的手术适应证从早期胃癌扩大到较早期的进展期胃癌。1997年开始Goh等[10]将腹腔镜胃癌D2根治术用于治疗进展期胃癌，并取得良好的近期疗效。经过近10余年的发展，腹腔镜胃癌手术技术不断成熟，设备及器械不断更新，腹腔镜胃癌根治术的术中、术后并发症已与开腹手术无明显差异，甚至优于开腹手术，腹腔镜胃癌根治术的安全性、可行性已经得到证实。但是腹腔镜胃癌手术能否满足肿瘤根治的原则，能否达到与开腹手术相同的淋巴结清扫效果，目前尚存争议。因此，本文结合国内外本领域的最新进展和笔者所在科室的经验[11, 12]，就腹腔镜胃癌根治术中淋巴结清扫的临床疗效进行论述。

腹腔镜胃癌手术必须遵循与传统开腹手术相同的肿瘤根治原则，包括规范的胃周围淋巴结的清扫（图15-13，图15-14，图15-15）。尽管目前关于淋巴结清除范围东西方存在较大争议，但是越来越多的研究显示，胃癌D2根治术能够明显提高进展期胃癌患者的长期生存率而不增加术后并发症发生率及手术死亡率[13]。新版的日本胃癌治疗规约将胃癌D2根治术定为标准胃癌根治术。腹腔镜胃癌根治术只有在保证淋巴结清扫数目及远期疗效的前提下，才能成为治疗胃癌的常规方法之一。韩国学者Song等[14]通过对75例早期胃癌患者施行标准D2根治术（其中腹腔镜组44例，开腹组31例），并对两组患者淋巴结清扫的情况进行对比研究显示：两组患者淋巴结清扫总数的差异无统计学意义（37.2 *vs*. 42.4，*P*=0.103），且两组患者第1站和第2站淋巴结清扫数目的差异亦无统计学意义，认为腹腔镜胃癌D2淋巴结清扫是安全可行的，能够达到与开腹手术相当的淋巴结清扫效果。Tanimura等[15]回顾性对比分析235例腹腔镜辅助胃远端癌D2淋巴结清扫术和200例开腹手术患者的资料发现，两组平均淋巴结清扫数目分别为31枚和30枚，差异无统计学意义。而Lee等[16]发表的前瞻性随机对照研究结果亦显示，腹腔镜胃癌根治术淋巴结清扫数目平均31.8枚，开腹组平均38.1枚，两者差异无统计学意义，且术后随访14个月无复发，认为腹腔镜下淋巴结清扫符合胃癌根治术的要求，并具有良好的近期疗效。笔者所在科室通过对506例腹腔镜与同期428例

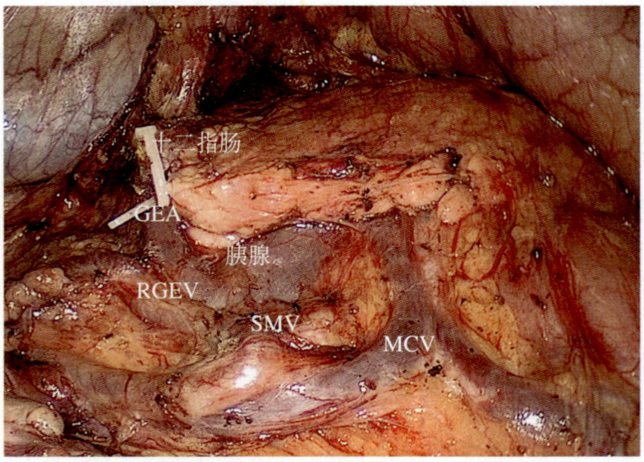

图15-13 No.6和No.14v淋巴结清扫情况
GEA：胃网膜右动脉；RGEV：胃网膜右静脉；SMV：肠系膜上静脉；MCV：横结肠静脉

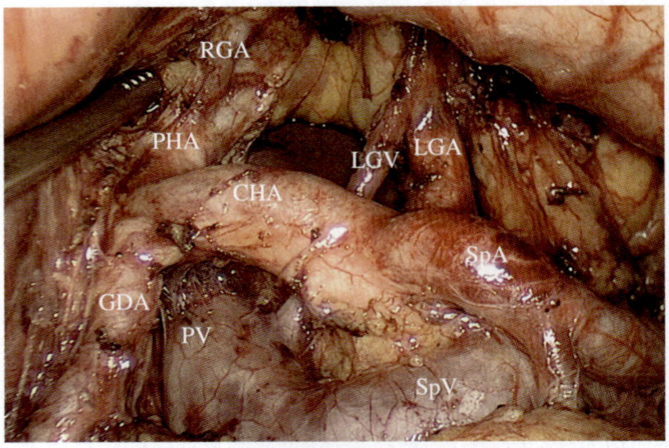

图15-14 胰腺上缘淋巴结清扫情况
RGA：胃右动脉；PHA：肝固有动脉；CHA：肝总动脉；GDA：胃十二指肠动脉；PV：门静脉；LGV：胃左静脉；LGA：胃左动脉；SpA：脾动脉；SpV：脾静脉

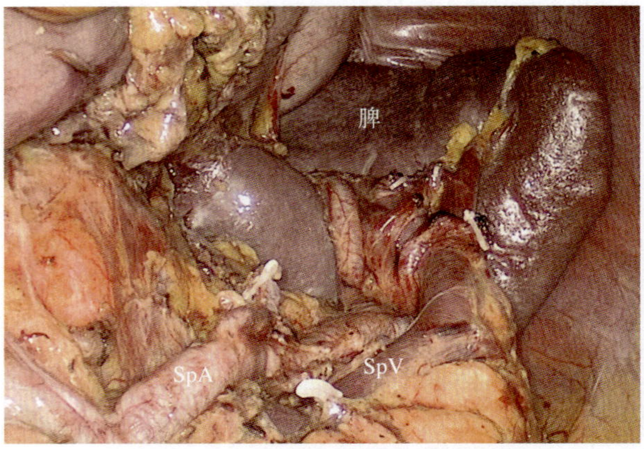

图15-15 脾动脉和脾门淋巴结清扫情况
SpA：脾动脉；SpV：脾静脉

开腹胃癌根治手术患者淋巴结清扫数目的研究显示，腹腔镜组平均淋巴结清扫数目为（29.1±10.4）枚/例，与开腹组的（28.3±10.1）枚/例相当（$P>0.05$）。腹腔镜胃癌手术在淋巴结清扫方面完全可以达到开腹手术的效果。

在区域淋巴结清扫中，Miura等[17]对腹腔镜辅助胃远端癌淋巴结清扫术和开腹手术两组患者的淋巴结进行分组对比后认为，由于手术操作困难等原因，腹腔镜组的No.4、No.6、No.9、No.11淋巴结清扫数目显著少于开腹组。但是Huscher等[18]通过同样分析显示，腹腔镜与开腹手术各组别淋巴结清扫数目均相似。我们的资料显示腹腔镜组No.7、No.8淋巴结清扫数目较开腹组明显增多（$P<0.05$），而其余各组别淋巴结清扫数目均相似（图15-16）。并且进一步分层分析发现，pT3期患者腹腔镜组淋巴结清扫数目多于开腹组（表15-2）。熟练的腹腔镜手术技术及内镜视野下良好的解剖层次感是淋巴结清扫的关键；腹腔镜有效的放大作用能够显示更为精细的脉管、神经及筋膜等结构，有利于术者寻找特定的筋膜间隙和进行血管鞘内的淋巴结的清扫；另外，超声刀具有良好的切割、止血作用，且具有对周围组织损伤轻的特点，可以完全裸露血管。因此，腹腔镜手术能够实现在血管根部进行结扎和淋巴结的完整切除，对某些进展期胃癌患者腹腔镜下淋巴结清扫可能更具优势。正是由于腹腔镜这种特殊的解剖视角和器械操作方法，使得术者必须经过一定的学习曲线才能较好地掌握该技术。

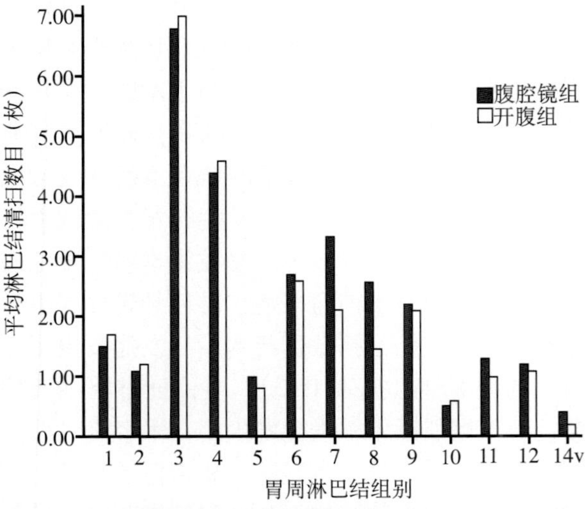

图15-16　腹腔镜组与开腹组胃周围各组淋巴结平均清扫数目对比

Kim等[19]的研究认为完成50例腹腔镜胃癌手术后才能成功跨越学习曲线，做到比较理想的系统性淋巴结清扫。国内钱锋等[20]的研究亦显示腹腔镜胃癌根治手术开展到50例后，手术时间较前明显缩短，术中出血量明显减少，中转开腹率逐渐下降，术者的操作技术可以达到比较稳定的程度，认为腹腔镜胃癌根治术的学习曲线大致为50例。我们以手术例数为指标的分层分析中也发现，≤50例腹腔镜组平均淋巴结清扫数目少于开腹组，而51例后两组的差异则无统计学意义（见表15-2）。可见，随着腹腔镜外科医师技术逐渐成熟，腹腔镜胃癌淋巴结清扫数目可以达到开腹手术水平。为了能够尽早地跨越学习曲线，首先，必须要有一个相对固定的腹腔镜胃癌手术团队，以利于协调配合，提高手术效率，改善手术效果。其次，术者与助手均需掌握熟练的开腹胃癌根治术的手术技巧，并利用腹腔镜训练操作平台尽早熟练掌握腹腔镜下各种操作技术，同时术者与助手可适当互换角色，以使配合更加默契。另外，开展腹腔镜手术早期，选择体型较瘦、肿瘤位于胃远端、病期较早的病例，不仅可以减少手术并发症的发生，还能增加术者的信心。由此不断积累经验，可较早地顺利跨越学习曲线。

患者术后的长期生存是腹腔镜胃癌根治术淋巴结清扫疗效的重要内容。在日本和韩国，早期胃癌患者采取腹腔镜手术治疗的比例增长迅速，长期随访结果显示，腹腔镜早期胃癌根治手术能够达到与开腹手术相当的远期疗效。Mochiki等[21]报道89例行腹腔镜胃癌根治手术与60例行开腹手术的早期胃癌患者术后5年生存率分别为98%和95%，差异无统计学意义。日本的一项多中心包含1294例早期胃癌患者行腹腔镜手术的研究结果[22]显示：术后中位随访期为36个月，仅6例患者复发，5年生存率ⅠA期为99.8%，ⅠB期为98.7%，Ⅱ期为85.7%，认为腹腔镜手术治疗早期胃癌具有良好的远期疗效。而对于进展期胃癌患者腹腔镜手术的远期疗效虽然报道较少，但结果亦显示，腹腔镜胃癌根治术治疗进展期胃癌能取得与开腹手术相当的远期

表15-2 腹腔镜组与开腹组平均淋巴结清扫数目的分层分析

项目	腹腔镜组	开腹组	*t*	*P*
浸润深度				
pT1	22.2±7.3	23.8±9.0	−1.249	0.149
pT2	28.2±10.1	27.5±9.1	0.836	0.421
pT3	32.3±10.2	30.1±10.3	1.657	0.019
淋巴结清扫范围				
D1+α/β	17.2±6.4	19.4±6.5	−0.996	0.323
D2	29.8±10.1	28.6±10.2	0.536	0.120
胃切除方式				
全胃切除	31.14±10.2	29.7±10.7	1.390	0.165
胃大部切除	27.3±10.1	26.4±9.3	1.073	0.284
手术例数				
≤50例	26.8±11.6	29.1±11.8	−1.921	0.038
51～100例	28.3±8.1	28.4±10.2	−0.765	0.689
≥101例	29.7±10.4	28.1±9.8	1.120	0.313

疗效。Huscher 等[23]报道 59 例患者随机 30 例行腹腔镜手术治疗，另外 29 例行开腹手术作为对照，其中进展期胃癌患者两组均为 23 例，结果显示腹腔镜组与开腹组患者术后 5 年总生存率为 58.9% 和 55.7%，无病生存率分别为 57.3% 和 54.8%，差异均无统计学意义。Ibanez 等[24]和 Azagra 等[25]分别对胃癌患者（大多数为进展期胃癌）行腹腔镜辅助胃癌根治术，长期随访结果表明胃癌腹腔镜手术与开腹手术的远期疗效相当。我们对腹腔镜与同期开腹胃癌根治术的患者进行 1～43 个月生存情况的随访结果显示，腹腔镜组与开腹组的生存曲线的差异亦无统计学意义（$P>0.05$，见图 15-17）。但是，腹腔镜胃癌根治术后的远期疗效，尤其进展期胃癌患者的远期疗效尚需大宗前瞻性随机对照试验的进一步研究。

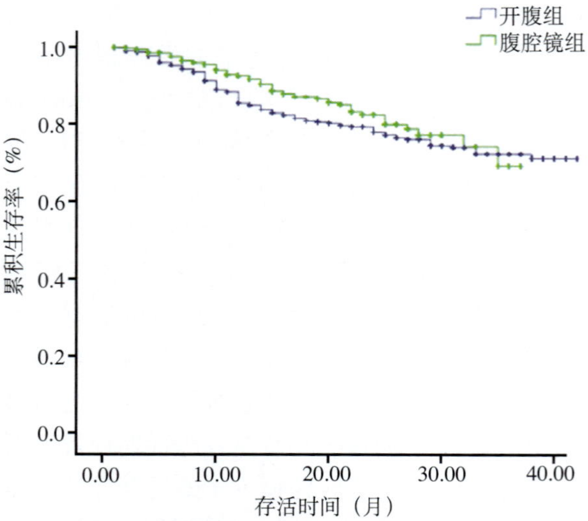

图15-17 腹腔镜组与开腹组患者生存曲线的比较（$P>0.05$）

目前文献报道腹腔镜胃癌根治术的术后并发症发生率为 7.3%～23.3%[26-28]，除与气腹相关的并发症外，其他与开腹手术类似。而影响腹腔镜胃癌根治术后并发症发生的危险因素各家报道不一。Ryu 等[29]报道，术者手术经验和淋巴结清扫范围（D1+α/β 和 D2 根治术）是影响腹腔镜胃癌根治术后并发症发生的独立危险因素。但是 Pugliese 等[30]的研究则显示，D1+α/β 与 D2 根治术后并发症发生率无明显差异，认为腹腔镜胃癌根治术后并发症的发生主要与手术医师技术的熟练程度有关。福建医科大学协和医院胃肠外科 506 例腹腔镜胃癌根治手术的患者术后并发症发生率约为 11.1%，以术后并发症的发生为观察指标的多因素分析结果显示，易发生术后并发症的独立危险因素有术前合并症、淋巴结转移与手术经验，而淋巴结清扫数目与术后并发症发生率无明显的相关性（见表 15-3）。要保证淋巴结清扫数目而不增加手术并发症发生率，术者应具有开腹胃癌根治手术的丰富经验；要掌握熟练的腹腔镜操作技术；能熟练使用各种腹腔镜器械和各种胃肠吻合技术。对术后并发症的处理应以预防为

表15-3　腹腔镜组术后并发症发生的多因素Logistic回归分析

项 目	回归系数	标准误	Wald值	P	相对危险度	95%可信区间
发病年龄	0.011	0.007	1.335	0.151	0.978	0.778 ~ 1.230
术前合并症	1.149	0.248	21.399	0.000	3.156	1.939 ~ 5.137
淋巴结转移	0.459	0.134	11.742	0.001	1.583	1.217 ~ 2.059
淋巴结清扫数目	0.001	0.013	0.012	0.913	1.001	0.976 ~ 1.028
手术经验	−0.546	0.204	7.187	0.007	0.579	0.388 ~ 0.863
手术时间	0.001	0.003	0.127	0.722	1.001	0.996 ~ 1.006
常数项	−3.676	1.314	7.827	0.005		

主，术前积极治疗和纠正患者的合并症；术中及时发现并处理术后可能发生并发症的各种情况，如尽量减轻吻合口的张力、缝扎术野中有淋巴液漏出的组织、轻柔操作避免胰腺的损伤等；术后细心观察，对并发症的发生进行早期诊断、早期治疗。

总之，随着腹腔镜外科医师技术逐渐成熟，腹腔镜胃癌根治手术能够达到与开腹手术相当的淋巴结清扫效果。在保证腹腔镜胃癌根治手术中淋巴结清扫数目的同时并不会增加术后并发症发生率。

（李国新　王亚楠　黄昌明　林建贤）

参考文献

[1] 吴孟超、吴在德. 黄家驷外科学. 北京：人民卫生出版社, 2008.

[2] Goh P, Tekant Y, Kum CK, et al. Totally intra-abdominal laparoscopic Billroth II gastrectomy. Surg Endosc, 1992, 6(3):160.

[3] Kitano S, Iso Y, Moriyama M, et al. Laparoscopy-assisted Billroth I gastrectomy. Surg Laparosc Endosc, 1994, 4(2):146-148.

[4] Kodera Y, Fujiwara M, Ohashi N, et al. Laparoscopic surgery for gastric cancer: a collective review with meta-analysis of randomized trials. J Am Coll Surg, 2010, 211(5):677-686.

[5] Ohtani H, Tamamori Y, Noguchi K, et al. Meta-analysis of laparoscopy-assisted and open distal gastrectomy for gastric cancer. J Surg Res, 2010. http://www.ncbi.nlm.nih.gov/pubmed/20638674.

[6] Song KY. The current status and future perspectives of laparoscopic surgery for gastric cancer. Korean J Gastroenterol, 2007, 50(4):233-241.

[7] Kitano S, Yasuda K, Shiraishi N. Laparoscopic surgical resection for early gastric cancer. Eur J Gastroenterol Hepatol, 2006, 18(8):855-861.

[8] Hur H, Park CH. Surgical treatment of gastric carcinoma. Korean J Gastroenterol, 2009, 54(2):83-98.

[9] Kitano S, Iso Y, Moriyama M, et al. Laparoscopy-assisted Billroth I gastrectomy. Surg Laparosc Endosc, 1994, 4(2):146-148.

[10] Goh PM, Khan AZ, So JB, et al. Early experience with laparoscopic radical gastrectomy for advanced gastric cancer. Surg Laparosc Endosc Percutan Tech, 2001, 11(2):83-87.

[11] 黄昌明, 王家镔, 郑朝辉, 等. 腹腔镜辅助胃远端癌淋巴结清扫术近期疗效. 中华胃肠外科杂志, 2009, 12(6):584-587.

[12] 王家镔, 黄昌明, 郑朝辉, 等. 腹腔镜胃癌D2根治术218例疗效评价. 中华外科杂志, 2010, 48(7):502-505.

[13] Lewis WG, Edwards P, Barry JD, et al. D2 or not D2? The gastrectomy question. Gastric cancer, 2002, 5(1):29-34.

[14] Song KY, Kim SN, Park CH. Laparoscopy-assisted distal gastrectomy with D2 lymph node dissection for gastric cancer: technical

and oncologic aspects. Surg Endosc, 2008, 22(3):655-659.

[15] Tanimura S, Higashino M, Fukunaga Y, et al. Laparoscopic distal gastrectomy with regional lymph node dissection for gastric cancer. Surg Endosc, 2005, 19:1177-1181.

[16] Lee JH, Han HS, Lee JH, et al. A prospective randomized study comparing open vs laparoscopy-assisted distal gastrectomy in early gastric cancer: early results. Surg Endosc, 2005, 19:168-173.

[17] Miura S, Kodera Y, Fujiwara M, et al. Laparoscopy-assisted distal gastrectomy with systemic lymph node dissection: A critical reappraisal from the viewpoint of lymph node retrieval. J Am Coll Surg, 2004, 198:933-938.

[18] Huscher C, Mingoli A, Sgarzini G, et al. Value of extended lymphadenectomy in laparoscopic subtotal gastrectomy for advanced gastric cancer. J Am Coll Surg, 2005, 200(2):314.

[19] Kim MC, Jung GJ, Kim HH. Learning curve of laparoscopy-assisted distal gastrectomy with systemic lymphadenectomy for early gastric cancer. World J Gastroenterol, 2005, 11:7508-7511.

[20] 钱锋，孙刚，唐波等. 腹腔镜胃癌根治手术的学习曲线. 中国微创外科杂志，2008,8(6):510-512.

[21] Mochiki E, Kamiyama Y, Aihara R, et al. Laparoscopic assisted distal gastrectomy for early gastric cancer: Five years' experience. Surgery, 2005,137:317-322.

[22] Kitano S, Shiraishi N, Uyama I, et al. A multicenter study on oncologic outcome of laparoscopic gastrectomy for early cancer in Japan. Ann Surg, 2007, 245(1):6.

[23] Huscher GC, Mingoli A, Sgarzini G, et al. Laparoscopic versus open subtotal gastrectomy for distal gastric cancer: five-year results of a randomized prospective trial. Ann Surg, 2005, 241(2):232-237.

[24] Ibanez Aguirre FJ, Azagra JS, Erro Azcárate ML, et al. Laparoscopic gastrectomy for gastric adenocarcinoma. Long term results. Rev Esp Enferm Dig, 2006, 98(7):491-500.

[25] Azagra JS, Ibanez Aguirre JF, Goergen M, et al. Long-term results of laparoscopic extended surgery in advanced gastric cancer: A series of 101 patients. Hepatogastroenterology, 2006, 53(68):304-308.

[26] Gristiano GS, Huscher AM, Giovanna S, et al. Laparoscopy versus open subtotal gastrectomy for distal gastric cancer. Ann Surg, 2005, 241(2):232-236.

[27] Japan Society for Endoscopic Surgery. Seventh nationwide survey of endoscopic surgery in Japan. Jpn Soc Endosc Surg, 2004, 9:495-500.

[28] 余佩武, 钱锋, 罗华星, 等. 腹腔镜胃癌根治术的临床疗效. 中华消化外科杂志，2008, 7(1):38-40.

[29] Ryu KW, Kim YW, Lee JH, et al. Surgical complications and the risk factors of laparoscopy-assisted distal gastrectomy in early gastric cancer. Ann Surg Oncol, 2008, 15(6):1625-1631.

[30] Pugliese R, Maggioni D, Sansonna F, et al. Total and subtotal laparoscopic gastrectomy for adenocarcinoma. Surg Endosc, 2007, 21(1):21-27.

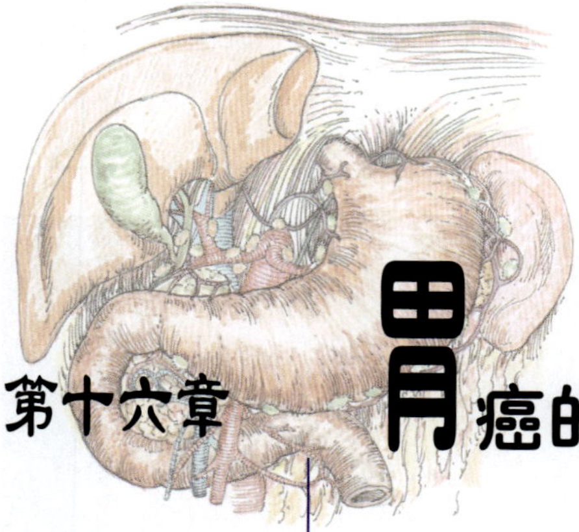

第十六章 胃癌的机器人手术

余佩武

1994 年经美国 FDA 批准，自动定位内镜系统作为机器人持镜手应用于普通外科临床，此后又开发了宙斯机器人系统，但 FDA 仅批准其作为外科手术助手而不能作为真正的手术者。2000 年 7 月，美国 FDA 正式批准了 Intuitive Surgical 公司研发的达·芬奇机器人手术系统应用于临床外科治疗。在此后几年中，应用达·芬奇机器人手术系统相继开展了胆囊切除术、胃底反折术、Heller 肌切除术、胃旁路术、结肠切除术等腹部外科手术。在胃癌外科领域，2002 年 Hashizume 等首次报道达·芬奇机器人手术辅助胃癌根治手术。此后韩国、日本、意大利学者等有零星散在报道，但由于手术难度大，技术要求高，手术设备较昂贵，一直进展缓慢。2010 年 3 月西南医院全军普通外科中心在国内率先成功开展了达·芬奇机器人胃癌根治术，初步探索了达·芬奇机器人胃癌根治手术系列技术方法，取得较好的临床疗效。

达·芬奇机器人手术系统采用主从式操作系统，整套设备由医生控制台、成像系统和床旁手术器械臂系统三部分组成。医生可以通过控制台远程控制 3 个机器人仿真手腕器械，并通过腹腔镜对接端口来实施腹腔镜微创手术。与传统的腹腔镜手术不同，达·芬奇机器人手术系统具有手颤抖消除、动作比例设定和动作指标化功能，从而显著提高了手术操作的稳定性、精确性和安全性。同时，该系统传输的高清晰三维立体图像实现了真正的三维景深和高分辨率，使手术者可以拥有如同开放式手术般的视野。另外，3 个仿真手腕器械具有 7 个自由活动度，每个关节的活动范围超过 90°，因而可以在手术医师指腕的控制下完全重现人手动作。

一、适应证

达·芬奇机器人胃癌手术的适应证主要为：①胃癌浸润深度在 T3 以下者；②胃癌的探查及分期；③晚期胃癌的短路手术。

二、禁忌证

禁忌证包括：①全身情况不良，虽经术前治疗仍不能纠正者；②有严重心、肺、肝、肾疾病，不能耐受手术者；③有上腹部手术史，腹腔内广泛粘连者；④胃肠胀气明显，胃癌的急症手术（如上消化道大出血、穿孔等）。

三、术前准备

达·芬奇机器人胃癌手术术前准备包括：①改善患者全身情况，纠正低蛋白血症、贫血和水电解质紊乱；②术前 3 日流质饮食，伴幽门梗阻者每日以高渗温盐水洗胃；③术前放置胃管；④清洁脐垢。

四、麻醉与体位

气管内插管，全身麻醉。患者取平卧两腿分开位，术者站于病人的左侧或两腿之间（图16-1）。扶镜者站于两腿之间或右侧（同腹腔镜远端胃切除术）。

五、手术步骤

（一）手术体位和 trocar 布局

患者体位采用平卧位，两腿分开。trocar 一般采用五孔法布局，脐孔下缘穿刺放置 12mm trocar 作为观察孔；左腋前线肋缘下置 8mm 第一机械臂主操作孔，左锁骨中线平脐下 2cm 为辅助操作孔，主要用于助手进行牵拉、结扎、吸引、冲洗等辅助操作。右腋前线肋缘下置 8mm trocar 作为机械臂 3 操作孔，左锁骨中线平脐下 2cm 置 8mm trocar 作为机械臂 2 操作孔（图16-2，图 16-3）。

（二）清扫第 4sb 及 4sa 组淋巴结

向上提起大网膜，紧贴横结肠用第一机械臂电凝钩分离大网膜（图 16-4）：向左侧至结肠脾曲，分离出胃网膜左动、静脉（图 16-5），清扫其周围淋巴结，于根部置血管夹夹闭并切断胃网膜左动、静脉，清扫第 4sb 组淋巴脂肪组织。如果行全胃切除，则继续沿着胃大弯依次离断胃后动脉、胃短动脉，向贲门部位游离，直至贲门左侧。完整清扫第 2、4sa 组淋巴脂肪组织（图16-6）。

（三）清扫第 14v 及 6 组淋巴结

继续向右侧离断大网膜，横结肠系膜前叶在

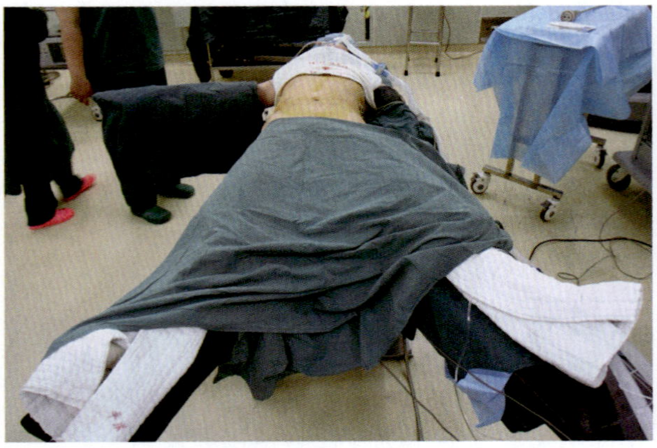

图16-1　手术体位

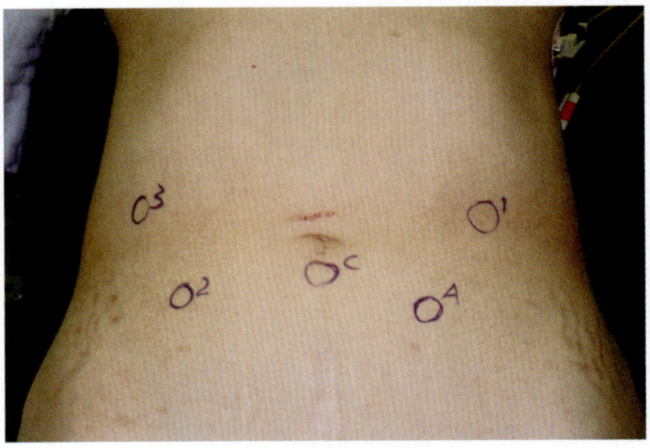

图16-2　戳孔布局

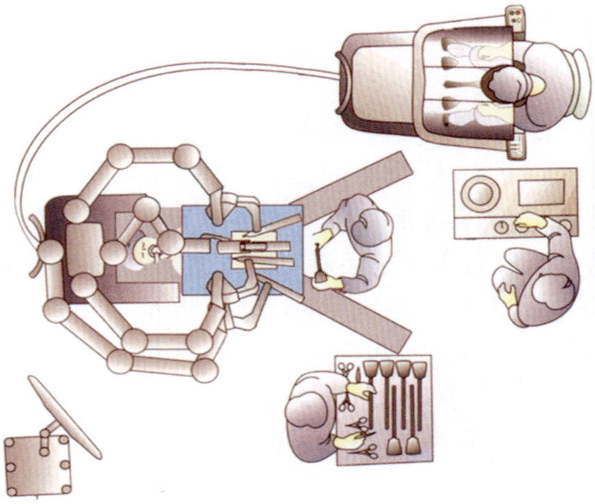

图16-3　手术室布局

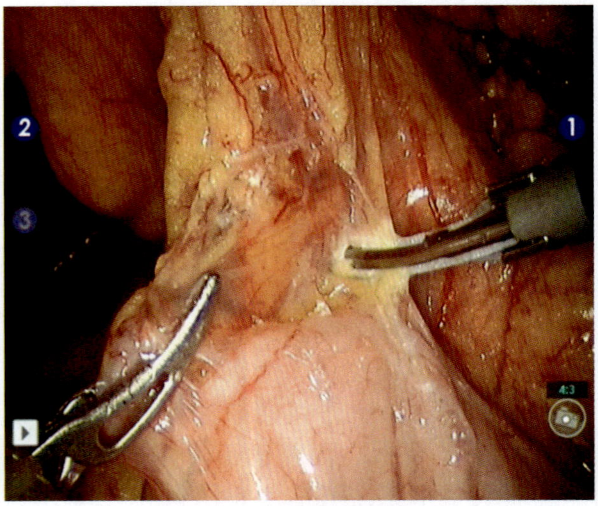

图16-4　清扫大网膜

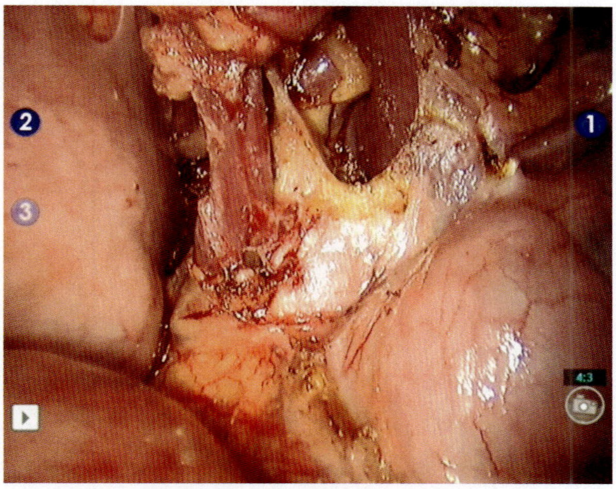

图16-5　胃网膜左动、静脉

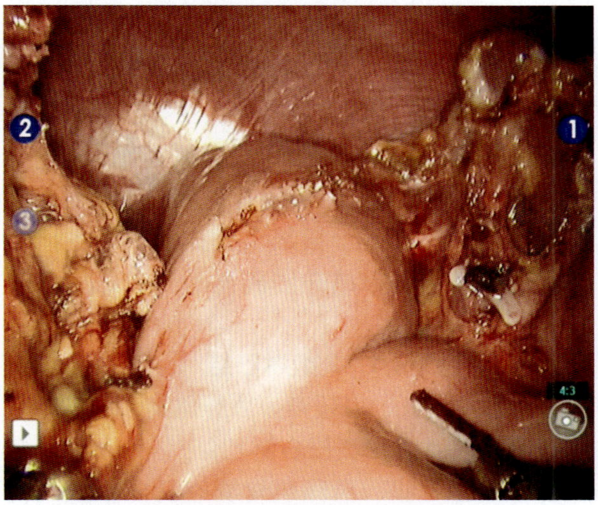

图 16-6　第4sb组淋巴结清扫完成效果

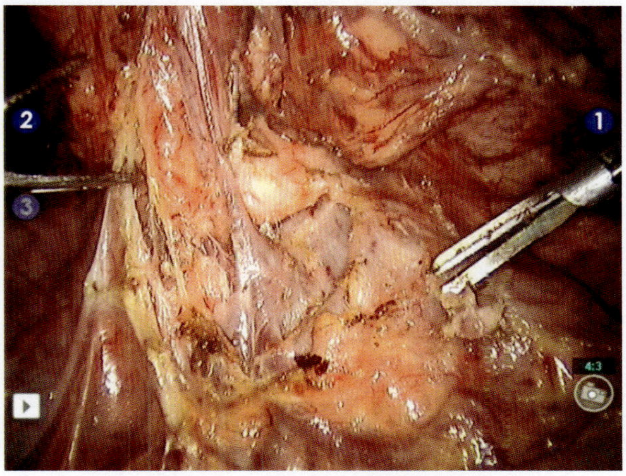

图16-7　清扫第14v组淋巴结

近胰头处与胃网膜右静脉、右结肠静脉和 Henle 干被膜相互移行融合，沿结肠中静脉表面向胰腺下缘方向分离，铲除横结肠系膜前叶，并于胰腺下缘显露肠系膜上静脉，清扫周围淋巴结（14v）（图 16-7）。向右紧贴胰头表面在胰十二指肠前筋膜深面分离，暴露右结肠静脉，在胃网膜右静脉汇入胃结肠静脉干处上钛夹后切断。

继续向右紧贴胰头表面分离，裸化十二指肠上段。沿铲除的横结肠系膜前叶向胰腺被膜移行方向，在其深面游离，裸化胃网膜右动脉根部，近端上双重钛夹后，用超声刀离断（图 16-8，图 16-9）

（四）清扫第 11p、7、9、8a 组淋巴结

将大网膜翻向头侧，第三机械臂抓持牵拉胃胰韧带，将胃翻向上方，清扫胰腺被膜。紧贴胰腺上缘分离，显露脾动脉近端，清扫第 11p 组淋巴结。再继续向右进行清扫，沿脾动脉显露肝总动脉及腹腔动脉干，清扫第 7、9 组淋巴结（图 16-10）。继续沿暴露的肝总动脉近端向右侧分离，清扫第 8a 组淋巴结。清扫完成后分别离断冠状静脉（图 16-11）和胃左动脉（图 16-12）。

将胰腺压向右下方，紧贴肾前筋膜前的疏松间隙内分离，清扫第 11d 组淋巴结。继续向头侧分离胃后间隙，离断胃后血管，并紧靠胃壁离断最后一支胃短血管（注意：离断最后一支胃短动脉时应适当远离脾，否则易导致脾尖缺血或脾上极血管出血。至此，清扫完胰腺上缘相关淋巴

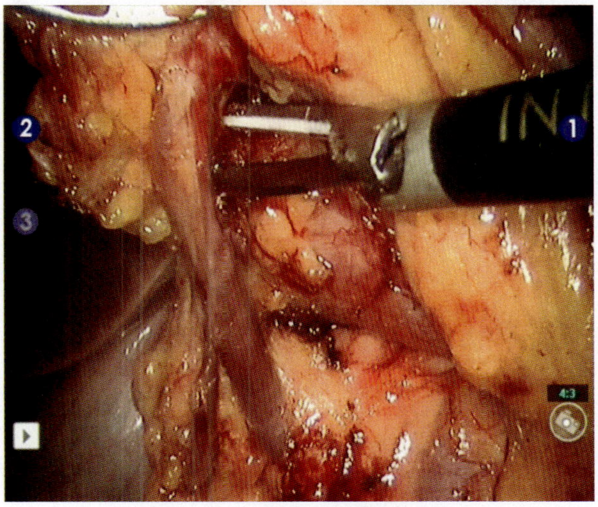

图16-8　游离胃网膜右静脉

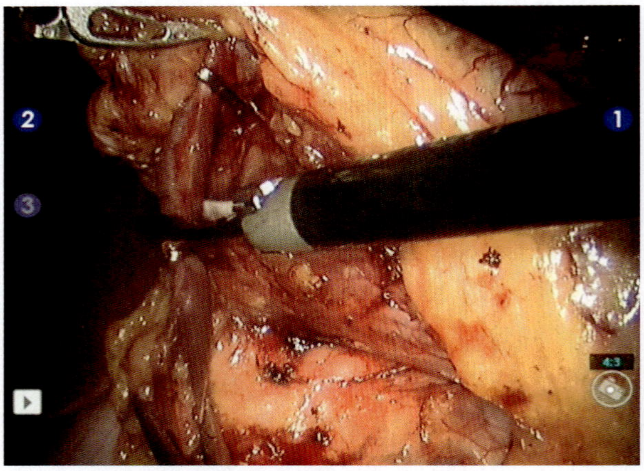
图16-9　切断胃网膜右动脉

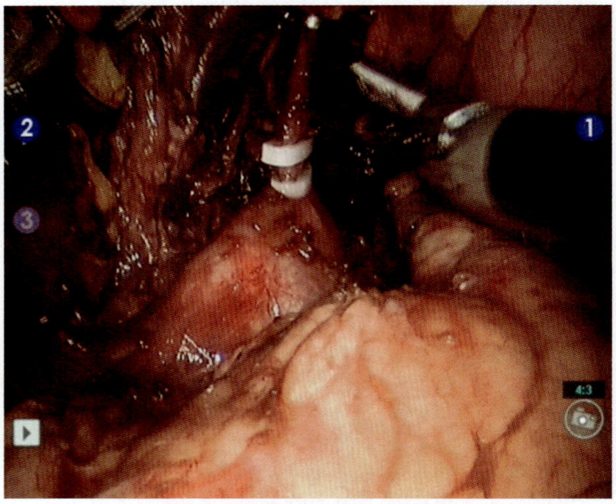
图16-12　准备离断胃左动脉

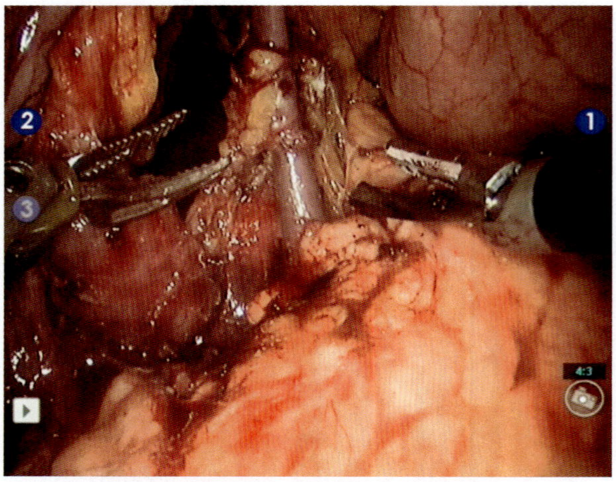
图16-10　清扫第7、9组淋巴结

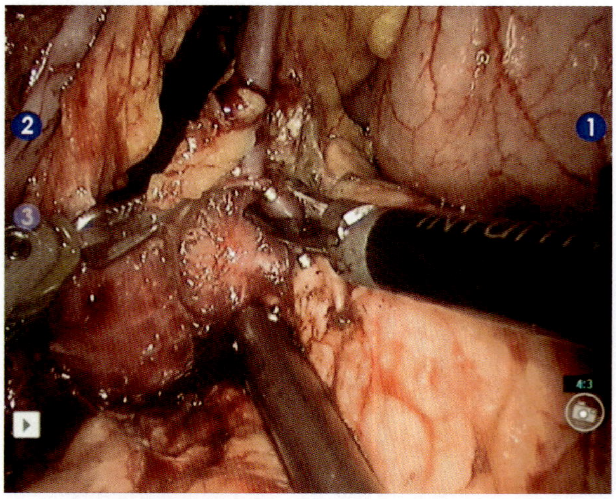
图16-11　离断冠状静脉

结）（图 16-13）。

（五）清扫第 12a、5 组淋巴结

将胃转而向下腹部牵拉，助手挑起肝，切开肝十二指肠韧带前面被膜，显露肝固有动脉，清扫第 12a 组淋巴结，沿肝固有动脉向下游离，显露胃右动脉根部，于根部上钛夹后离断。清扫幽门上第 5 组淋巴结并游离离断胃右血管（图 16-14、16-15）。

（六）清扫第 1、2 组淋巴结

助手挑起肝，用超声刀靠肝侧离断肝胃韧带至贲门右侧，清扫贲门右淋巴结（第 1 组），切开食管前面腹膜，沿膈肌食管裂孔向左游离食管，清扫第 2 组淋巴结。将食管向前下牵引，于食管左前侧离断迷走神经前干，再于右后侧离断迷走神经后干。裸化食管下段，在癌缘上 3cm 切断食管。对于部分左肝肥大、食管下段裸化困难患者，可用超声刀离断左肝三角韧带并挡向右侧，充分显露食管下段，图 16-16 为完成图。

（七）切断十二指肠

胃游离完毕后，从脐右旁戳孔置入 60mm 腔内直线切割闭合器，切断十二指肠（图 16-17）。

六、消化道重建

分为两种，分别为小切口辅助和全腹腔镜下吻合两种方式。

（一）远端胃手术吻合方式

1. 小切口辅助的胃 - 空肠侧侧吻合　与开腹手术相同。淋巴结清除完毕后，于上腹正中做一

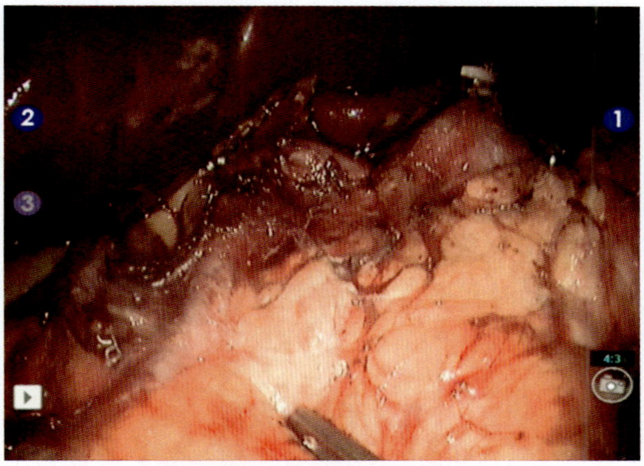

图16-13　清扫完成后效果

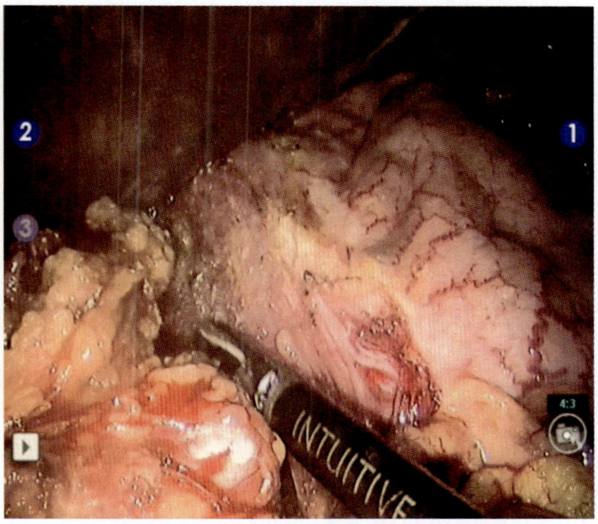

图16-16　清扫第1、3组淋巴结完成效果

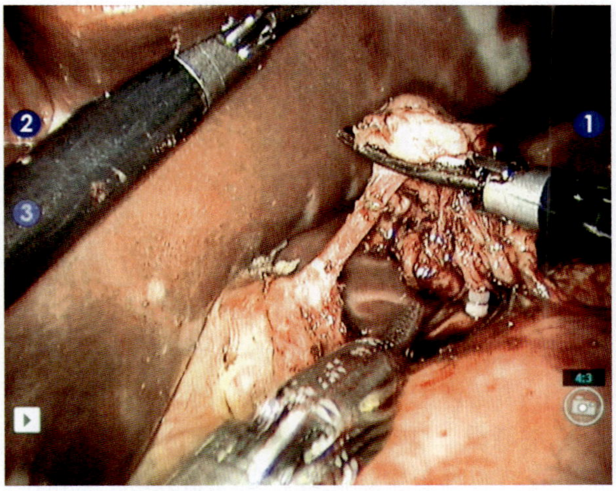

图16-14　游离胃右血管

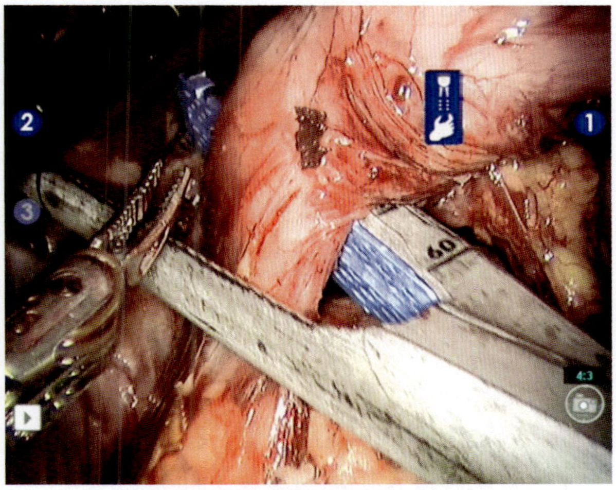

图16-17　准备切断十二指肠

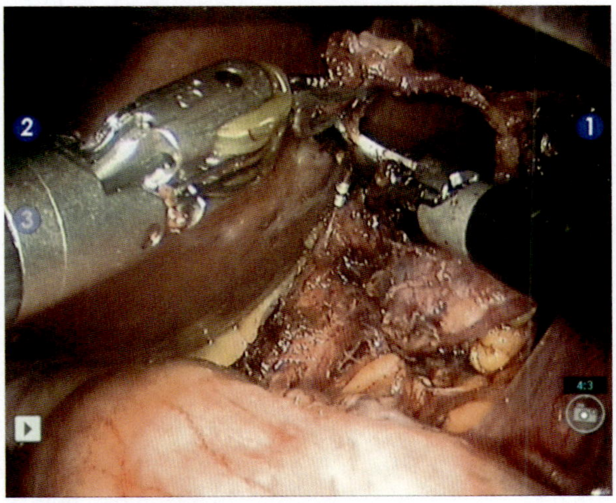

图16-15　离断胃右血管

4～6cm小切口，用塑料袋保护切口。将胃拉出切口外，近端距癌肿5cm以上横断胃，移除标本，将残胃和近端空肠用腔内直线切割闭合器行侧侧吻合。该吻合方式简单、快捷、方便。

2. 全腹腔镜下胃-空肠侧侧吻合　在全腹腔镜下用腔内直线切割闭合器行残胃和近端空肠侧侧吻合。该吻合方式较费时、烦琐，临床甚少采用。

（二）近端手术吻合方式

1. 小切口辅助的食管胃吻合　与开腹手术相同。淋巴结清除完毕后，以血管吊带捆扎食管，于上腹正中做一4～6cm小切口，用塑料袋保护切口。提起食管，距癌肿上缘3cm以上置荷包钳，完成荷包缝合后切断食管，将胃提出切口外，距癌肿 5cm 以上横断胃将其暂时送回腹腔。将 25mm 吻合器抵钉座置于食管，于胃前壁做小切口，置入吻合器，从后壁穿出，完成食管胃吻合。

2. 全腹腔镜下胃食管吻合　主要用于：①病人肥胖或桶状胸或左肝肥大，食管内置入抵钉座有相当困难；②预计食管切断平面在膈肌食管裂孔附近或更高，用小切口辅助法置入抵钉座难度大，风险高。

以血管吊带捆扎食管，于上腹正中做一 3 ~ 5cm 小切口，置入 25mm 吻合器抵钉座，用手助器（蓝碟）封闭切口，重建气腹，在食管预切平面腹腔镜直视下行浆肌层荷包缝合，切开食管前壁，置入抵钉座，荷包线打结后，切断食管后半部分。由于食管较细，通过缝合浆肌层方式完成食管荷包缝合，腹腔镜下较易实施。并且在不切断食管的情况下放入抵钉座，由于有食管的牵拉对抗作用，抵钉座的放置更为简单。

七、术中操作难点和要点

淋巴结清扫和消化道重建是达·芬奇机器人手术系统胃癌手术操作的难点和要点。达·芬奇机器人手术系统胃癌手术淋巴清扫通常是沿着筋膜间隙进行。腹膜下存在两层筋膜组织，即腹膜下深层筋膜和腹膜下浅层筋膜。腹膜后的重要脏器、脉管及神经位于两层腹膜下筋膜之间，在某些部位存在筋膜的融合。在行胃周淋巴结清扫时若沿着特有的筋膜间隙游离，操作更为容易。因此，术者必须掌握胃背系膜与胰腺前后筋膜、横结肠系膜间相互移行及融合方式，选择恰当的解剖平面进行手术操作。此外，由于腹腔镜手术缺乏开腹手术整体解剖方位感，因此在手术中需要根据筋膜间移行的解剖标志如胰腺上下缘、胃网膜左右血管、胃左动脉等将胃周淋巴结分为各个区，通常淋巴结清扫分区域进行。

消化道重建是腹腔镜全胃切除术的另一大技术难点。消化道重建方式有两种，分别为小切口辅助和全腹腔镜下吻合两种方式。小切口辅助消化道重建具有简便、快捷、安全、经济等优点，适用于绝大部分患者。但对于患者肥胖、桶状胸、食管离断平面高者，小切口辅助消化道重建技术难度大，操作困难，这时需要全腹腔镜下吻合，图 16-8 为胃术后切口恢复情况。

八、术后处理

基本原则同开腹手术，即给予禁食、胃肠减压、抗炎、补液及营养支持治疗。由于达·芬奇机器人手术系统胃癌手术创伤小，术后疼痛轻，下床活动时间早，术后平均住院日明显短于开腹手术。

九、手术并发症

达·芬奇机器人手术系统胃癌手术后并发症除了腹腔镜手术特有的并发症（皮下气肿、穿刺并发的血管和胃肠管损伤、气体栓塞等）以外，与开腹手术基本相同。下面介绍近期常见并发症。

（一）十二指肠残端瘘

为最常见的并发症。其可能原因为：①切割时，十二指肠上提张力过大，离断后断端退缩，缝合钉脱落；②超声刀对十二指肠壁的热损伤；③输入袢留置长度不合适，导致输入袢不全梗阻，输入袢张力过大（过短导致吻合口成角，过长导致输入袢扭曲、内疝）。预防方法为：①使用 Endo-cutter 离断十二指肠时，上提张力不宜过大；②超声刀分离十二指肠后壁时，避免损伤十二指肠壁；③输入袢留置长度为 10cm 左右，将空肠系膜缝于中结肠段，避免胃及吻合口缩回左上腹后导致成角；④间断缝合加强十二指肠残端；⑤胃管置入输入袢；⑥行空肠空肠侧侧吻合

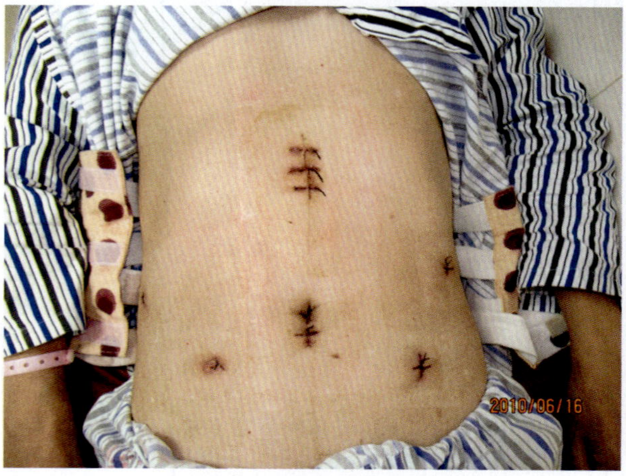

图16-18　术后切口恢复情况

(Braun 吻合)。

（二）吻合口并发症

包括吻合口瘘、出血、梗阻。文献报道达·芬奇机器人手术系统胃癌手术并未增加吻合口并发症的风险。由于吻合器械的进步，手术技术的提高，近年吻合口并发症发生率明显降低。笔者体会，只要保证吻合口两端组织血供好，无张力，熟练掌握吻合器械使用方法，吻合口并发症极少发生。即使发生，多可通过保守治疗痊愈。

（三）术后出血

达·芬奇机器人手术系统胃癌手术后消化道出血与开腹手术的发生率基本一致，腹腔内出血常见原因及预防主要有：①血管断端钛夹松动脱落导致出血；②超声刀处理由主干血管直接分出的分支血管（如胃短动脉）时，应用防波堤技术，并且要适当远离动脉主干切断血管，以防术后血压升高冲破凝固块导致出血。

（四）肠粘连、肠梗阻

达·芬奇机器人手术系统胃癌手术可减少肠粘连、肠梗阻的发生。

（五）淋巴漏

达·芬奇机器人手术系统胃癌手术由于超声刀对淋巴管断端具有更佳的凝结效应，可降低术后淋巴漏的发生。

（六）切口感染

达·芬奇机器人手术系统胃癌手术小切口术后感染概率小于开腹手术。

（余佩武）

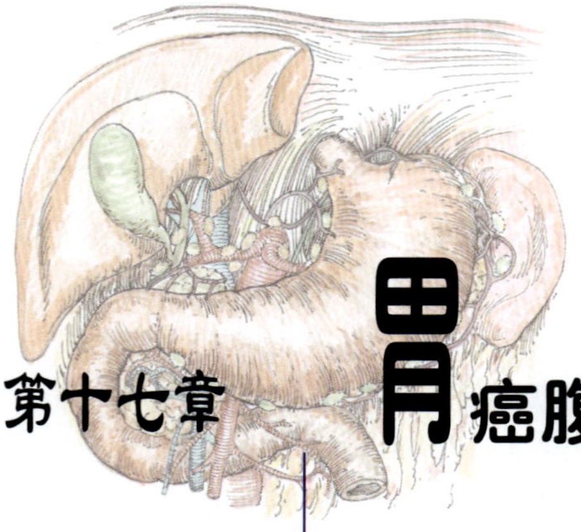

第十七章 胃癌腹膜亚临床转移的诊治进展

徐惠绵

胃癌是我国发病率和死亡率最高的恶性肿瘤之一，每年新增病例约 30 万人，其中死亡人数达 17 万左右。在目前住院病例中，90% 以上为进展期胃癌，即使施行根治手术，5 年生存率仍徘徊在 30% 左右。胃癌根治术后腹膜种植性转移占 40% ~ 50%，是影响预后的首要因素。胃癌腹膜转移的过程为：癌细胞浸透胃浆膜，向腹腔脱落，在腹腔内环境作用下形成有生物活性的脱落癌细胞，进而与腹膜黏附着床，增殖形成癌结节。腹膜转移病灶一旦形成，即为临床转移，治疗则陷入十分困难的境地。近年来提出了恶性肿瘤亚临床转移的概念并为广大临床医生接受，即肿瘤细胞散播并存活于腹腔、淋巴结、外周血及骨髓和其他各组织器官中，却又尚未形成转移结节，无临床症状，常规检查包括影像学、内镜、病理活检等难以发现微小转移灶。根据这一概念，如果能够在术前或术中检出脱落的癌细胞，进而采取有效的阻断治疗，则成为提高疗效的关键。了解和把握胃癌腹膜转移规律，确立亚临床转移早诊或预测指标及防治靶点，建立有效的预防和综合治疗体系，是提高远期疗效的关键，也是目前国内外胃癌治疗研究的热点课题。

本文系统叙述了腹腔脱落癌细胞（exfoliated cancer cell, ECC）成因及腹膜环境变化与 ECC 种植的机制，筛选出一组诊断或预测腹膜亚临床转移的分子标志物，经临床验证，具有较高的敏感性和特异性。并针对腹膜亚临床转移防治问题，从癌细胞脱落至腹膜种植的不同阶段和环节，分别提出了直接杀伤或抑制增殖的物理疗法，生物反应调节与抗黏附疗法，温热低渗化疗与缓释靶向化疗等一系列预防干预和治疗手段。

第一节　胃癌腹膜转移形成的病理因素与分子机制[1-6]

Tanaka 等证实，胃癌的腹膜转移与血行转移和淋巴转移不同，具有独特的转移机制和路径。Nishimur 等研究认为，胃癌腹膜播散转移是一个多阶段、序贯的复杂过程，包括 3 个连续的步骤：①癌灶侵破胃壁浆膜，癌细胞从浆膜脱落，脱落的主要为胃壁浆膜癌细胞，其中也包括腹腔淋巴结转移灶和腹腔脏器转移灶侵破被膜脱落的癌细胞；②游离癌细胞在腹腔内游走并黏附于腹膜；③发生侵袭和新生毛细血管生成，并沿血管周围增殖。

目前，对于腹膜转移的机制，主要有以下两种学说：种子 - 土壤学说 (seed and soil hypothesis) 和肿瘤异质性 (tumor heterogeneity)。腹腔内肿瘤术后腹膜种植的机制包括：①癌肿浸润至胃肠浆膜外形成腹腔内游离癌栓；②术中解剖分离造成肿瘤细胞从被切断的脉管或原发灶逸出；③手术野残留血凝块中含具有活性的肿瘤细胞；④游离癌栓陷入受伤的腹膜表面并被纤维蛋白包裹；⑤创伤愈合过程中的相关生长因子促进肿瘤细胞增殖。癌细胞可通过多种途径脱落于腹腔内，形成复发的“种子”；由于手术剥离等机械性创伤，使腹膜间皮下组织裸露，即形成所谓的“土壤”，为癌细胞种植提供了适宜的微环境。两者间的相互作用和其他细胞及化学因子共同促使腹膜转移的发生。另外，肿瘤细胞在不断增殖演进的过程中不断变异，造成该肿瘤内瘤细胞亚群表型的多样性，诸如侵袭性、转移能力、核型乃至对激素的反应性和抗肿瘤药物的敏感性等，这些瘤细胞亚群具有彼此不同的特性，即所谓异质性。与胃癌腹膜转移直接相关的就是癌细胞的转移潜能 (metastatic potential)。癌细胞的转移潜能有高低之分，具有高转移潜能的癌细胞容易发生转移。另外，尚有学者提出了乳斑学说，腹膜乳斑是一种特殊的解剖学结构，位于人和其他哺乳动物的腹膜和网膜表面，主要由巨噬细胞、淋巴细胞、中性粒细胞、基质细胞等构成。此处间皮细胞排列并非连续，有助于脱落胃癌细胞种植。乳斑对肿瘤细胞的作用主要体现在巨噬细胞分泌的细胞因子对肿瘤细胞具趋化和杀伤作用。活化的巨噬细胞可分泌干扰素 -γ（INF-γ）、肿瘤坏死因子（TNF）等细胞毒性因子间接杀伤肿瘤细胞；趋化因子白细胞介素（IL）、MCP-1 不仅能趋化肿瘤细胞，而且能促进肿瘤的增殖，促进血管形成，为肿瘤的生长提供营养。

本文以此为理论基础，分别从癌细胞和腹膜微环境两个角度对胃癌腹膜转移形成的分子机制进行了探讨。

一、腹腔脱落癌细胞（ECC）的病理因素及成因[7-21]

术中腹腔冲洗液细胞学检查是目前诊断腹膜亚临床转移的金标准。通过研究脱落癌细胞 (ECC) 与胃癌浆膜受侵及类型的关系发现，浆膜受侵胃癌的 ECC 阳性率为 43.2%，当浆膜受侵面积 >20cm^2 时，ECC 阳性率超过 60%。腱状或多彩弥漫型浆膜改变病例的 ECC 阳性率达 90% 以上。为术中预估 ECC 状况提供了实用的参考依据。

对 ECC 形成的分子机制研究发现：①胃癌组织中钙黏附分子（E-cad）在浸润型、浆膜受侵病例的表达率明显降低。腹腔冲洗液中 E-cad mRNA 表达下降对预测 ECC（+）的敏感度为 59%，特异度为 91%。CD_{44}、$β_1$ 整合素 mRNA 高表达与浆膜受侵类型、ECC（+）及肉眼腹膜转移密切相关。提示：E-cad 低表达使癌细胞间黏附和连接力下降，脱离胃浆膜游离至腹腔，而 CD_{44}、$β_1$ 整合素进一步介导 ECC 与腹膜黏附。②胃癌组织中 β- 葡萄糖醛酸酶、Ⅳ型胶原酶 2、组织蛋白酶 D（CD）含量明显升高，尤其在受侵浆膜呈腱状或多彩弥漫型胃癌的组织中更为显著，提示此类型浆膜被蛋白水解酶严重水解破坏，促使癌细胞向腹腔脱落。③ 60 例胃癌腹腔液中Ⅳ型胶原和层粘连蛋白（LN）的水平明显高于对照组，且与浆膜类型、受侵面积、ECC（+）率明显相关。提示，被蛋白酶降解的Ⅳ型胶原、层粘连蛋白等基底膜成分以可溶性形式向体液中释放。④ 48 例胃癌腹腔液中肝素酶和存活素（survivin）mRNA 表达阳性率为 54% 和 66.7%。在肉眼腹膜转移病例中表达阳性率分别为 100% 和 92%。提示腹腔液中肝素酶或存活素可能是脱落癌细胞增殖、侵袭的始动因素。

二、腹膜微环境变化的影响因素及分子机制

（一）腹膜间皮损伤的环境与条件[22-26]

正常的腹膜由单层间皮细胞及其下方的细胞外基质组成，能够防止肿瘤细胞对于腹膜的黏附。对于癌细胞如何突破完整连续的间皮细胞与腹膜黏附种植，目前认为早在癌细胞黏附于腹膜之前，腹膜就已经发生了改变。其中腹膜纤维化是重要的表现形式之一。我们通过研究发现，完整的间皮层能够防止肿瘤细胞对于腹膜的黏附，但在间皮细胞损伤脱落以后，胃癌细胞轻易黏附在间皮脱落所形成的裸区。动物实验显示：接触胃癌细胞上清后腹膜间皮细胞变为圆形、柱形，间皮细胞脱落，有大量纤维素样物质沉积。在体外实验中间皮细胞微绒毛倒伏、断裂、脱失，细胞呈梭形改变，细胞骨架重构，与体内情况一致；间皮细胞在胃癌转移过程中并不仅仅是“受害者”，还可以是“主动参与者”。胃癌细胞诱导损伤间皮后，受损残余的间皮可以反作用于癌细胞，使其迁移转移力提高。

腹膜损伤是腹膜转移形成的必要条件之一。体内外研究证明，手术操作或术野暴露可致医源性腹膜损伤，血液中白细胞、血小板、CEA等成分可介导癌细胞与受损腹膜表面黏附。我们首次发现：①当腹腔ECC（+）或腹腔液中TGF-β_1 mRNA高表达时，腹膜出现间皮细胞肿胀或脱落、间皮下纤维结缔组织增生及炎性细胞浸润等病理改变。扫描电镜观察到间皮细胞呈半球状隆起，严重者间皮细胞连续性和完整性消失，间皮下基质纤维化。②动物腹膜移植瘤模拟实验证实，当人胃癌细胞系SGC-7901种植入裸鼠腹腔3～6天，间皮细胞肿胀变性，7～10天，间皮脱落，腹膜表层被增生的纤维结缔组织取代，10天后高转移癌细胞克隆形成，成簇聚集于受损腹膜表面。③体外实验将腹膜间皮细胞HMrSV$_5$与三种胃癌细胞系共培养48小时，间皮细胞出现凋亡现象，72小时后细胞数量显著减少。提示在无医源因素损伤条件下，癌细胞产生的一系列黏附分子、细胞因子、蛋白水解酶等多因素、多步骤作用致腹膜间皮损伤，为癌细胞着床创造适宜的条件。

综上所述可以得出以下结论：①正常间皮细胞可以抵御胃癌细胞的侵袭，保护腹膜。②胃癌细胞可以通过其自分泌或旁分泌某种细胞因子诱导腹膜纤维化。③受损伤刺激后的间皮细胞可以反作用于胃癌细胞，促进其迁移及侵袭。

（二）间皮细胞损伤的细胞因子筛选[27-35]

为验证造成间皮细胞损伤、致腹膜纤维化的机制，以细胞因子筛查为切入点进行研究。①采用RT-PCR联合ELISA方法筛查了3种胃癌细胞系中TGF-β_1、b-FGF、IL-8、HGF、KGF、VEGF、PAK$_4$ mRNA及蛋白表达水平，发现其表达量由高到低依次为TGF-β_1>b-FGF>VEGF>PAK$_4$>IL-8>HGF>KGF。②在培养的间皮细胞系HMrSV$_5$中加入不同浓度的TGF-β_1或b-FGF，间皮细胞分泌纤维连接蛋白（FN）量增加，且具浓度依赖性，以TGF-β_1作用为最显著。③以TGF-β_1为靶点，构建了siRNA表达载体，瞬时转染人胃癌细胞系SGC-7901，转染组癌细胞TGF-β_1表达下降，增殖活性降低，与间皮细胞黏附能力减弱，裸鼠腹膜移植成瘤时间延长。④反之，将TGF-β_1 siRNA表达载体转染人网膜组织原代培养的间皮细胞，间皮细胞中TGF-β_1 mRNA和蛋白水平显著下降，与胃癌细胞SGC-7901黏附能力减弱，FN分泌量显著下降。上述正反互补研究证明TGF-β_1、b-FGF是导致腹膜间皮细胞损伤和基质纤维化的主要细胞因子，有望成为腹膜转移阻断治疗的分子靶点之一。

第二节　腹膜亚临床转移早诊方案的确立

腹腔冲洗细胞学(peritoneal lavage cytology，PLC)检查是目前常规用于腹腔脱落癌细胞检测的方法，但其缺点是对微量癌细胞检测敏感性低，阳性率仅为14%～21%，有较高的漏诊率，而且部分ECC阴性病例根治术后仍然发生腹膜转移。为了进一步提高腹膜亚临床转移早期诊断的敏感性和特异性，我们应用免疫细胞化学方法鉴别ECC，同时，以腹膜转移形成机制研究结果为基础，对所发现的重要的转移相关分子标志物进行系统比较，探讨其作为腹膜转移早诊指标的可行性及应用价值。

一、腹膜亚临床转移相关标志物的筛查[37-57]

我们从上述问题出发，选取与胃癌腹膜转移密切相关的8种分子生物学检测标志物，分别为癌胚抗原（carcinocmbryonic antigen，CEA）、肝素酶（heparanase，HPA）、多巴脱羧酶（dopadecarboxylase，DDC）、转化生长因子β_1（transforming growthfactor β_1，TGFβ_1）、基质金属蛋白酶7（matrixmetalloproteinase-7，MMP-7）、细胞角蛋白20（cytokeratin 20，CK20）、碱性成纤维细胞生长因子(basic fibroblastgrowth factor, bFGF)、磷酸丝氨酸磷脂酶（L-3-phosphoserinephosphatasc，L-3-PP），用RT-PCR方法对92例胃癌患者的腹腔冲洗液进行并行检测，对上述标志物进行初步筛选，以期找出提高脱落肿瘤细胞检出率的理想指标，用以进一步指导临床的诊断治疗。

结果，8种标志物中，CEA、HPA、DDC mRNA的阳性率明显高于TGFβ_1、MMP-7、

CK20、bFGF 和 L3-PPmRNA 和 PLC 检查 ($P<0.05$)，显示了较好的敏感性。而 TGF-β_1、MMP-7、CK20、bFGF、L3-PP mRNA 与 PLC 检查相比，虽有增高，但无统计学差异 ($P>0.05$)。在浸润深度为 T3、T4 的 21 例中，CEA、HPA、DDC mRNA 的表达阳性率分别为 95.2%、90.5%、90.5%；PLC 结果阳性的 23 例中，CEA、HPA、DDC mRNA 的表达阳性率分别为 95.7%、87.0%、91.3%；肉眼腹膜转移阳性的 13 例中，CEA、HPA、DDC mRNA 阳性表达的比例分别为 100%、92.3%、100%，均显示了较好的敏感性。

肿瘤标志物检测还可协助鉴定潜在肿瘤的来源，比如 CA199、CA15、CA724 等。Fujimura 等通过酶联免疫方法，证实检测血清 CA125 是预测胃癌腹膜转移的一个良好指标，其预测腹膜转移的敏感度为 55%，特异度为 100%，准确率为 76%。Gaspar 等研究了 82 例术前胃癌患者血清 CEA、CA199、CA724 等肿瘤标记物与预后的关系，发现 CA199、CA724 与肿瘤分期、淋巴结转移、腹膜转移关系密切，且 CA724 浓度高者的死亡率是 CA724 浓度低者的 4.2 倍，提示 CA724 对估计胃癌患者预后，预测腹膜转移具有参考价值。而腹腔液中的层粘连蛋白，以及 E 钙粘素、MMP2、MMP7、MMP9 等都是反映胃癌生物学行为的分子标志物，与胃癌腹膜转移密切相关，其预测腹膜亚临床转移的敏感度优于 pCEA 和 PLC。此外，相关临床报道证实，galectin 3 表达与胃癌的转移密切相关。Iurisci 等最近也发现，胃肠道肿瘤伴转移的患者血清 galectin 3 浓度较不伴转移者显著升高，galectin 3 水平同肿瘤的演进有关。因而认为，对癌症患者检测到血清学 galectin 3 水平升高可能意味着肿瘤转移这一恶性生物学特性。另外，有学者证实 IGFBP2 表达水平常与肿瘤的恶性程度呈正相关。因此，能否通过检测血清或腹腔冲洗液 IGFBP2 水平来预测胃癌的腹膜转移，为临床诊治提供新方法，值得进一步探索。

我们采用 RIA 方法检测胃癌腹腔液中 CEA 蛋白的表达。首先证明其灵敏度和特异度均优于常规细胞学方法。进一步以 CEA 为靶基因，对腹腔冲洗液进行 CEA mRNA 的 RT-PCR 检测，发现该方法可检测到 10^3 最低数量级癌细胞的 CEA mRNA 表达，其阳性表达率（55.8%）明显高于 CEA 蛋白（37.2%）和 ECC（32.6%）。采用变性高效液相色谱（DHPLC）技术，检测 90 例腹腔冲洗液沉渣中游离 DNA P53 基因的突变，与细胞学检查结果基本一致。其中 8 例细胞学检查阴性病例中存在 P53 基因突变，其中 7 例 2 年内死于腹膜转移。提示该方法简捷、特异，适用于腹膜亚临床转移的诊断。

综上所述，可以得出以下结论：① RT-PCR 作为一种检测胃癌腹腔脱落癌细胞的方法具有较好的灵敏性；② CEA、HPA、DDC 作为胃癌腹膜转移相关的 3 种标志物，用于胃癌腹膜转移的预测和腹膜亚临床转移的筛检，具有较好的灵敏性和特异性，优于 PLC 检查。

二、免疫细胞化学对腹腔脱落癌细胞鉴别诊断[58]

采用低分子量角蛋白（CK^{LMW}）、癌胚抗原（CEA）、间皮细胞抗原（MC）及波形蛋白（Vim）一组正反互补单克隆抗体，对 67 例胃癌腹腔冲洗液中细胞成分进行免疫细胞化学（ICC）检测，ICC 对脱落癌细胞阳性检出率为 86.2%，明显优于常规方法的阳性诊断率（58.6%）。证明 CK^{LMW} 和 CEA 对微量癌细胞的检测有较好的敏感性，CK^{LMW} 和 MC 对鉴别腺癌细胞和变性间皮细胞具有相对特异性，可作为腹腔液中细胞学鉴别诊断的方法。

第三节　腹膜亚临床转移防治的实验与临床研究[59-67]

以往单纯依靠腹腔化疗治疗胃癌腹膜转移疗效有限，Terence C Chua 通过研究认为对于胃癌腹膜转移的患者采用细胞减灭手术（cytoreductive surgery，CRS）联合围术期腹腔内化疗 (perioperative intraperitoneal chemotherapy, PIC) 可以提高患者的生存期，而且治疗风险可以被人接受。Tristan D Yan 通过系统回顾和 meta 分析也得出结论：根治手术联合术中腹腔温热低渗灌洗以及术后早期腹腔化疗能够延长患者的生存期，但是像腹腔内脓肿、粒细胞减少症等相关并发症必须予以考虑。我们针对国内外的研究进展，在亚临床水平诊断腹膜转移的基础上，从实验研究到临床应用，开展了一系列腹膜转移的防治研究。

一、胃癌浆膜面封闭胶的临床应用[68-70]

术中采用TH医用生物胶封闭受侵的胃癌浆膜面，形成结合紧密、不易脱落的凝胶保护层。扫描电镜观察胶面完整、无皲裂。75例浆膜印片癌细胞阳性的病例，涂胶后印片复查，均转为阴性。另对30例涂胶前腹腔ECC阴性病例，关腹前再次复查均为阴性结果，证明其可作为防止术中医源性腹膜种植的常规方法。其优点是：①保护癌浆膜面确实可靠；②任何部位的胃肠癌均可保护；③喷雾法涂胶均匀一致，较一般的直接涂抹方法准确可靠，喷涂面积较大；④使用方便，几秒钟即可完成全过程；⑤无副作用。

二、外科手术[71-74]

进展期胃癌患者，如果发生腹膜转移，转移肿瘤多数无法切除，但是如果为孤立病灶，则切除手术效果尚佳。Sugarbaker PH早在1996年首先提出根据病变大小以及分布范围将腹膜转移量化，称为腹膜癌指数（peritoneal cancer index，PCI），数值从0到39。Terence C Chua通过研究发现PCI>17时预后不良。而细胞减灭手术的完成情况也有量化指标，叫做细胞减灭完成度（completeness of cytoreduction，CC），CC0指无肉眼残留病灶；CC1指没有大于2.5mm的癌结节残留；CC2指残留的癌结节大小为2.5mm～2.5cm；CC3指残留的癌结节大于2.5cm。腹膜切除(peritonectomy)是针对胃癌腹膜转移外科治疗提出的一个新概念，主要采用Sugarbaker方法，目的是术中切除所有肉眼可见的转移病灶，包括腹膜和脏器，诸如左上腹腹膜切除术、右上腹腹膜切除术、肝纤维包膜切除术、左右膈肌腹膜切除术、盆腔腹膜切除术等，其适应证为转移性病灶在腹膜分布有限而无肝转移和远处淋巴结转移的病人。腹膜切除术与常规手术相比，在治疗腹膜复发和延长术后生存时间方面有较显著改善，但作为一种新的术式，其具体操作和要求在不同国家和地区仍有差异，有待进一步探讨和完善。而且，我们仍需要大宗病例以及RCT研究来验证到底哪部分病人真正能够通过根治手术获益，哪些病人只是徒增手术风险。

三、阻断胃癌细胞与腹膜黏附、侵袭的实验研究[75-81]

CD_{44}和整合素β_1是介导胃癌腹膜转移的主要黏附分子。透明质酸（HA）、精氨酸-甘氨酸-天冬氨酸三肽（RGD），分别是CD_{44}和整合素β_1的配体。模拟人腹膜组织，采用黏附、侵袭实验及反义技术，发现HA和RGD均可有效抑制胃癌高转移细胞系SGC-7901的黏附和侵袭能力；HA与RGD联合明显优于单一处理组；CD_{44}和整合素β_1反义寡核苷酸转染癌细胞，其mRNA表达水平下降，癌细胞黏附及侵袭能力明显受到抑制。首次发现H_2受体拮抗剂西咪替丁参与阻断胃癌细胞黏附、侵袭和诱导细胞凋亡作用。小剂量西咪替丁（<0.25mmol）具有拮抗胃癌细胞SGC-7901与腹膜间皮细胞黏附及侵袭细胞外基质的双重作用；大剂量（>0.5mmol）西咪替丁同时具有诱导癌细胞凋亡的作用。

四、腹膜亚临床转移免疫生物治疗的实验研究[82]

位于腹膜表面尤其是大网膜乳斑的主要成分是巨噬细胞，是腹腔脱落癌细胞早期侵入位点或者进入腹膜的门户。在静止状态下巨噬细胞不具活性或杀伤能力很弱。以有效激活巨噬细胞为切入点，通过大鼠腹腔注射INF-γ、高聚生及NDV-L 3种生物反应调节剂（BRM），发现3种BRM均可使大鼠网膜乳斑量明显增加，乳斑内巨噬细胞及腹腔内巨噬细胞数量增多，巨噬细胞表达的效应因子（TNF-α、NO）亦明显增加，同时对SGC-7901胃癌细胞杀伤活性增强，其中以INF-γ的激活作用最强。为腹腔免疫化疗提供了重要的实验依据。

五、腹腔温热低渗化疗的实验研究和临床研究[83-88]

腹腔温热低渗化疗（hyperthermic intraperitoneal chemotherapy，HIPEC）的实验研究包括：①卡铂腹腔化疗药代动力学的研究证明，120、240分钟时药物在腹腔内均保持较高浓度，在腹腔中峰值浓度较股静脉高 139 倍与 64 倍，门静脉亦较股静脉高 13.3 倍与 6.5 倍。提示腹腔给药可明显提高并延长卡铂的有效浓度，而毒副作用亦较静脉给药低。②温热低渗液联合卡铂腹腔化疗的体内实验证明，43℃双蒸馏水（DDW）、卡铂 30mg 和 43℃ DDW + 卡铂 10mg 3 个实验组，对胃癌腹膜移植瘤细胞均有直接杀伤、抑制增殖、诱导凋亡及延长荷瘤小鼠生存时间等效果，以 43℃ DDW 协同卡铂组疗效最为显著。③低渗化疗的体外实验证明，低渗液组对瘤细胞的增殖抑制作用较等渗液组明显增强，增效比为 11.5。低渗液联合顺铂（CDDP）组起效时间较等渗液联合 CDDP 组明显提前呈速效型，对瘤组织的穿透性增强（等渗组 2.0mm，低渗组 4.5mm），瘤细胞对 CDDP 摄入量和铂结合量亦显著高于等渗组。为胃癌腹腔温热低渗化疗提供了重要的理论和实验依据。

在实验研究的基础上，我们对施行根治术的 317 例胃癌患者随机施行关腹前腹腔灌洗，采用 43℃ DDW 4000ml 灌洗 10 分钟（A 组，158 例）；DDW 4000ml + 5% 醋酸氯己定 12ml（0.015%）灌洗 3 ~ 4 分钟（B 组，79 例）；常温生理盐水 3000ml 灌洗作为对照（C 组，80 例），其适应证为除 M、SM 癌以外的根治性切除进展期胃癌病例。随访结果显示，A 组与 B 组的 5 年生存率（48.5% 和 48.1%）基本相同，而 C 组为 31.3%。灌洗组较对照组提高 5 年生存率 15% 左右，分层分析显示主要是Ⅱ、Ⅲa 期胃癌获益。

六、腹腔缓释靶向化疗的实验研究[89]

为了提高腹腔区域化疗的药物浓度、延长作用时间以及增强药物的靶向选择性，采用机械研磨法和气相合成法，研制炭粒直径在 50 ~ 150nm 的活性炭（CH_{40}）吸附化疗药物 5-Fu 和羟基喜树硷（HCPT）腹腔应用。5-Fu-ch（CH_{40} 吸附 5-Fu）或 HCPT-ch（CH_{40} 吸附 HCPT）腹腔给药后与对照组（5-Fu、HCPT）比较，药物吸收时间及在腹腔液中维持时间均明显延长，清除半衰期分别是对照组的 8.7 倍和 1.6 倍。裸鼠的腹膜转移程度和瘤重均低于对照组，生存期明显延长，为腹腔缓释或靶向化疗提供了实验依据。

七、术后早期腹腔低渗化疗的临床研究[90-95]

术后早期腹腔低渗化疗（early postoperative intraperitoneal chemotherapy，EPIC）的适应证是：患者无重要脏器功能衰竭，患者能够耐受腹腔内的液体和压力并且有正常的排尿量，还有就是没有腹腔内化疗系统的渗漏。禁忌证是：患者存在血流动力学异常或发生早期术后并发症。需要减少药量的情况是：术前状态不佳，行扩大根治术，手术时间超过 12 小时。

1996 年以来，我们在术中温热低渗灌洗的基础上，对近 1000 例施行根治手术的进展期胃癌进行了术后早期腹腔化疗。方法是手术后 7 ~ 10 天，5-Fu 750mg + CDDP 50mg 溶入 DDW 1000ml 快速滴入腹腔，隔周 1 次，共 2 ~ 4 次。适应证为 T2 期（MP）癌伴淋巴结转移，T3 ~ T4 期癌，ECC、CEA mRNA 等任一指标阳性病例。经与前期未行腹腔化疗且病期相同的 237 例比较，腹腔化疗组较非化疗组 3、5 年生存率分别提高了 13.8% 和 6.5%。Kaplan-Meier 生存曲线显示两组差异显著。

随着诊断技术的快速发展，新的、特异性强的肿瘤标志物和方法将会不断出现，这使我们能够准确对腹膜转移进行预测，同时可以积极采取各种有效的干预措施，将胃癌腹膜转移的诊治提高到亚临床水平，解决目前胃癌腹膜转移严重威胁患者生命的现状。

（徐惠绵）

参考文献

[1] Tanaka T, Kumagai K, Shimizu K. Peritoneal metastasis in gastric cancer with particular reference to lymphatic advancement: extranodal invasion is a significant risk factor for peritoneal metastasis. J Surg Oncol, 2000, 75:165-171.

[2] Nishimura S, Chung YS, Yashiro M, et al. Role of alpha2 beta 1 and alpha 3 beta 1 integrin in the peritoneal implantation of scirrhons gastric carcinoma. Br J cancer, 1996, 74:1406.

[3] Fanelli MF, de Paiva TF Jr, Silva MJ, et al. Predictors of peritoneal carcinomatosis in patients with gastric cancer treated at a single institution in Brazil. J Surg Oncol, 2009, 100:452-455.

[4] Yamashita K, Sakuramoto S, Kikuchi S, et al. Strong association of lymph node metastasis with intraperitoneal free cancer cell (IFCC) in advanced gastric cancer. Hepatogastroenterology, 2008, 55:1873-1877.

[5] Tamura S, Miki H, Nakata K, et al. Intraperitoneal administration of paclitaxel and oral S-1 for a patient with peritoneal dissemination and hydronephrosis due to advanced gastric cancer. Gastric Cancer, 2007, 10:251-255.

[6] 吴涛，徐惠绵. 胃癌腹膜转移预测和治疗进展. 国外医学·肿瘤学分册，2005，32(1):61-65.

[7] 冯众一，徐惠绵，吴涛，等. 基质金属蛋白酶-2和组织蛋白酶D与胃癌生物学行为及腹膜转移的关系. 中国肿瘤临床，2002，29(10):720-722.

[8] 郑志超，王舒宝，徐惠绵. Heparanase及bFGF在胃癌组织中的表达及其与胃癌侵袭转移的关系. 中国肿瘤临床，2004，31(7):387-390.

[9] 李健，徐惠绵，孙秀菊，等. 人核糖体小亚基蛋白24剪接变异体mRNA在胃癌中的表达. 中华实验外科杂志，2004, 21(9):1076-1078.

[10] 张剑军，徐惠绵，阎影，等. 热休克蛋白70和90α在人胃癌组织中表达及其与胃癌生物学行为的关系. 中华肿瘤防治杂志，2006，13(7):495-497.

[11] 冯众一，徐惠绵，黄宝俊. 基质金属蛋白酶-7基因表达与胃癌生物学行为及腹膜转移的关系. 肿瘤学杂志，2004, 10(6):413-415.

[12] Chen B, Jin F, Lu P, et al. Effect of mitogen-activated protein kinase signal transduction pathway on multidrug resistance induced by vincristine in gastric cancer cell line MGC803. World J Gastroenterol, 2004, 10(6):795-799.

[13] Li LG, Xu HM. Inducible nitric oxide synthase, nitrotyrosine and apoptosis in gastric adenocarcinomas and their correlation with a poor survival, World J Gastroenterol, 2005, 11(17):2539-2544.

[14] 满晓辉，徐岩，王振宁，等. 贲门癌中染色体8p2-12p23杂合性丢失的研究. 遗传，2006, 28(6):641-645.

[15] 吴涛，徐惠绵. 胃癌侵袭和转移分子机制研究进展. 中国肿瘤临床，2000, 27:211-213.

[16] 张涛，徐惠绵，赵宜良. 胃癌组织VEGF、MMP-9和PCNA表达的相关性研究. 实用肿瘤学杂志，2008, 22(1): 45-48.

[17] 曲晶磊，徐惠绵，阎影，等. 人胃癌组织中分子伴侣蛋白的表达及检测. 世界华人消化杂志，2005, 13(15):1809-1813.

[18] 张涛，徐惠绵，赵宜良. 胃癌组织中VEGF、MMP-9和PCNA表达与胃癌生物学行为的关系. 实用癌症杂志，2008, 23(3):242-244.

[19] 朱志，徐惠绵. 胃癌腹膜转移的相关基因. 世界肿瘤学杂志，2008, 35(3):202-205.

[20] Xu Y, Zhang Y, Wang Z, et al. Role of heparanase-1 in gastric carcinoma invasion. Asian Pac J Cancer Prev, 2009, 10(1):151-154.

[21] 吴涛，徐惠绵. 胃癌病理特征及生长因子表达对腹膜形态学变化的影响. 中华实验外科，2001, 18(suppl):39-40.

[22] 那迪，徐惠绵. 人胃癌裸鼠模型的建立及应用. 实用肿瘤学杂志，2007, 21(6):565-566.

[23] 那迪，徐惠绵. 间皮细胞损伤在胃癌腹膜转移中的作用. 实用肿瘤学杂志，2007，21(5):467-470.

[24] Na D, Liu FN, Miao ZF, et al. Astragalus extract inhibits destruction of gastric cancer cells to mesothelial cells by anti-apoptosis. World J Gastroenterol, 2009, 15(5):570-577.

[25] Na D, Lv ZD, Liu FN, et al. Transforming growth factor beta1 produced in autocrine/paracrine manner affects the morphology and

function of mesothelial cells and promotes peritoneal carcinomatosis. Int J Mol Med, 2010, 26(3):325-332.

[26] Na D, Liu F, Miao Z, et al. Destruction of gastric cancer cells to mesothelial cells by apoptosis in the early peritoneal metastasis. J Huazhong Univ Sci Technolog Med Sci, 2009, 29(2):163-168.

[27] 吴涛, 徐惠绵, 吴晓华, 等. 应用载体介导的RNAi技术抑制人胃癌和腹膜间皮细胞中TGF-β1的表达. 世界华人消化杂志, 2005, 13(21):2530-2534.

[28] 吴涛, 徐惠绵, 吴晓华, 等. 转化生长因子β1小干扰RNA抑制SGC-7901腹膜转移. 中华医学杂志, 2006, 86(5):343-345.

[29] 吴涛, 高娜, 苏忠, 等. TGF-β1小干扰RNA影响人腹膜间皮细胞黏附胃癌细胞株SGC-7901的研究. 中华肿瘤防治杂志, 2006, 13(12):884-887.

[30] 吴涛, 徐惠绵, 苏忠, 等. 转化生长因子-β1小干扰RNA对胃癌细胞生物学行为的影响. 中华实验外科杂志, 2006, 23(6):651-653.

[31] 赵丹懿, 徐惠绵, 尚超. 多巴脱羧酶小干扰RNA体外对胃癌细胞侵袭转移能力的影响. 世界华人消化杂志, 2007, 15(19):2097-2100.

[32] 王振宁, 徐惠绵, 鲁翀, 等. 一种应用RNAlater保存腹腔液中细胞RNA的新方法. 中华实验外科杂志, 2002, 19(6):608.

[33] 张勇, 王振宁. 小干扰RNA抑制胃癌细胞肝素酶表达及侵袭的试验研究. 中华医学杂志, 2007, 87(24):1717-1720.

[34] 李泽, 徐惠绵, 李丰. p21活化激酶4在胃癌中的表达及意义. 中华肿瘤杂志, 2008, 30(1):30-33.

[35] Liu F, Li X, Wang C, et al. Downregulation of p21-activated kinase-1 inhibits the growth of gastric cancer cells involving cyclin B1. Int J Cancer, 2009, 125(11):2511-2519.

[36] 徐惠绵, 王振宁, 王剑峰, 等. 胃癌腹膜亚临床转移相关标志物的检测及临床意义. 中华医学杂志, 2001, 81(17):1083-1084.

[37] 徐惠绵, 陈峻青, 王舒宝. 胃癌的腹膜亚临床转移检测及阻断治疗研究. 中国肿瘤临床, 2002, 29(2):134-137.

[38] 孙秀菊, 王舒宝, 赵彦艳, 等. S100A4蛋白表达与胃癌侵袭转移关系研究. 中国肿瘤临床, 1999, 26:589-591.

[39] 徐惠绵, 王剑峰, 王振宁. CEA mRNA、CEA蛋白及细胞学检测胃癌腹腔液中游离癌细胞评价. 中华肿瘤杂志, 2000, 22:45-47.

[40] 王剑锋, 徐惠绵, 吴涛. RT-PCR检测胃癌腹腔液中癌细胞CEA-mRNA转表达预测腹膜微转移的研究. 中国肿瘤临床, 2000, 27:511-513.

[41] Wang ZN, Xu HM, Jiang L, et al. Expression of survivin mRNA in peritoneal lavage fluid from patients with gastric carcinoma. Chinese Med J, 2004, 117(8):1210-1216.

[42] Wang ZN, Xu HM, Jiang L, et al. Expression of survivin in primary and metastatic gastric cancer cells obtained by laser capture microdissection. World Journal Gastroenterol, 2004, 10(21):3094-3098.

[43] Wang ZN, Zhang X, Xu HM, et al. Detection of peritoneal micrometastasis by reverse transcriptase-polymerase chain reaction for heparanase mrna and cytology in peritoneal wash samples. J Surg Oncol, 2005, 90(2):59-65.

[44] Wang ZN, Xu HM. Relationship between collagen IV expression and biological behavior of gastric cancer. World Journal Gastroenterol, 2000, 6(3):438-439.

[45] 王振宁, 徐惠绵. Ⅳ型胶原在胃癌组织中的分布及其意义. 中国肿瘤临床, 1999, 26(5):347-349.

[46] 王振宁, 徐莹莹, 吕钢, 等. 腹腔液中Ⅳ型胶原含量与胃癌病理及腹膜转移相关因素的关系. 中国肿瘤临床, 2003, 30(4):239-242.

[47] 王振宁, 周欣, 徐莹莹, 等. 腹腔液中层粘连蛋白含量与胃癌病理及腹膜转移相关因素的关系. 中国现代医学杂志, 2003, 30(4):239-242.

[48] 张剑军, 徐惠绵, 赵宜良, 等. T淋巴细胞及其亚群在胃癌腹腔冲洗液中含量及临床意义. 实用肿瘤学杂志, 2001, 15(3):198-200.

[49] 赵东晖, 徐惠绵, 张世浦. 腹腔液中TGF-β1 mRNA表达与胃癌预后的关系. 肿瘤学杂志, 2002, 8(5):266-267.

[50] 张剑军, 徐惠绵, 赵宜良, 等. 胃癌腹腔冲洗液中白细胞介素8表达及临床意义. 实用肿瘤学杂志, 2003, 17(1):44-45.

[51] 赵东晖, 徐惠绵, 孙秀菊, 等. 腹腔液中S100A4 mRNA表达与胃癌腹膜转移的关系. 中国肿瘤临床, 2007, 34(12):709-711.

[52] 冯众一, 徐惠绵, 黄宝俊. MMP-7 mRNA及蛋白异常表达在胃癌侵袭和转移中的作用. 中国肿瘤临床, 2005, 32(1):45-47.

[53] 苏晓晖, 尤振宇, 徐惠绵, 等. 胃癌组织及腹腔液中TGF-β1表达与胃癌预后的关系. 中国医科大学学报, 2005, 34(2):164-166.

[54] 赵丹懿, 徐惠绵, 尚超. 多巴脱羧酶小干扰RNA体外对胃癌细胞侵袭转移能力的影响. 世界华人消化杂志, 2007, 15(19):2097-2100.

[55] 赵东晖, 徐惠绵, 孙秀菊. 腹腔液中CD44和整合素β1表达与胃癌腹膜转移的关系. 世界华人消化杂志, 2007, 15(11):1288-1291.

[56] Lu C, Xu HM, Ren Q, et al. Somatic mutation analysis of p53 and ST7 tumor suppressor genes in gastric carcinoma by DHPLC. World J Gastroenterol, 2003, 9(12):2662-2665.

[57] 鲁翀, 王振宁, 徐惠绵, 等. 应用部分变性高效液相色谱技术检测胃癌组织、血清中基因突变的研究. 中国医科大学学报, 2005, 34(6):566-568.

[58] 吴广平, 高英贤, 方长青, 等. 胃癌患者腹腔冲洗液中脱落癌细胞免疫细胞化学检测的价值. 中华胃肠外科杂志, 2002, 5(3):207-209.

[59] Chua TC, Morris DL, Esquivel J. Impact of the peritoneal surface disease severity score on survival in patients with colorectal cancer peritoneal carcinomatosis undergoing complete cytoreduction and hyperthermic intraperitoneal chemotherapy. Ann Surg Oncol, 2010, 17:1330-1336.

[60] Yan TD, Black D, Sugarbaker PH, et al. A systematic review and meta-analysis of the randomized controlled trials on adjuvant intraperitoneal chemotherapy for resectable gastric cancer. Ann Surg Oncol, 2007, 14:2702-2713.

[61] Yan TD, Deraco M, Baratti D, et al. Cytoreductive surgery and hyperthermic intraperitoneal chemotherapy for malignant peritoneal mesothelioma: multi-institutional experience. J Clin Oncol, 2009, 27:6237-6242.

[62] Bakkevold KE, Kambestad B. Morbidity and mortality after radical and palliative pancreatic cancer surgery. Risk factors influencing the short-term results. Ann Surg, 1993, 217:356-368.

[63] Kusamura S, Younan R, Baratti D, et al. Cytoreductive surgery followed by intraperitoneal hyperthermic perfusion: analysis of morbidity and mortality in 209 peritoneal surface malignancies treated with closed abdomen technique. Cancer, 2006, 106:1144-1153.

[64] Elias D, Goere D, Blot F, et al. Optimization of hyperthermic intraperitoneal chemotherapy with oxaliplatin plus irinotecan at 43 degrees C after compete cytoreductive surgery: mortality and morbidity in 106 consecutive patients. Ann Surg Oncol, 2007, 14:1818-1824.

[65] Yan TD, Black D, Savady R, et al. Systematic review on the efficacy of cytoreductive surgery combined with perioperative intraperitoneal chemotherapy for peritoneal carcinomatosis from colorectal carcinoma. J Clin Oncol, 2006, 24:4011-4019.

[66] Chua TC, Yan TD, Saxena A, et al. Should the treatment of peritoneal carcinomatosis by cytoreductive surgery and hyperthermic

intraperitoneal chemotherapy still be regarded as a highly morbid procedure? A systematic review of morbidity and mortality. Ann Surg, 2009, 249:900-907.

[67] Yang XJ, Li Y, Yonemura Y. Cytoreductive surgery plus hyperthermic intraperitoneal chemotherapy to treat gastric cancer with ascites and/or peritoneal carcinomatosis: Results from a Chinese center. J Surg Oncol, 2010, 101:457-464.

[68] 王舒宝, 徐惠绵, 吴云飞, 等. 福爱乐医用胶覆盖癌浆膜面临床试用报告. 临床外科杂志, 2003, 11(4):257.

[69] 王舒宝, 郑虹, 梁洪伟. 术中用TH胶封闭癌浆膜面的研究. 中华肿瘤杂志, 1994, 6(3):11-12.

[70] 王舒宝, 路平, 姜凯. 癌肿浆膜面封闭胶的临床应用(附200例临床报告). 中华外科杂志, 1997, 35:507-509.

[71] Sugarbaker PH. Five Reasons why cytoreductive surgery plus hyperthermic intraperitoneal chemotherapy must be regarded as the new standard of care for diffuse malignant peritoneal. Ann Surg Oncol, 2010, 17:1710-1712.

[72] Jacquet P, Sugarbaker PH. Clinical research methodologies in diagnosis and staging of patients with peritoneal carcinomatosis. Cancer Treat Res, 1996, 82:359-374.

[73] Chua TC, Morris DL, Esquivel J. Impact of the peritoneal surface disease severity score on survival in patients with colorectal cancer peritoneal carcinomatosis undergoing complete cytoreduction and hyperthermic intraperitoneal chemotherapy. Ann Surg Oncol, 2010, 17:1330-6.

[74] Glehen O, Gilly FN, Arvieux C, et al. Peritoneal carcinomatosis from gastric cancer: a multi-institutional study of 159 patients treated by cytoreductive surgery combined with perioperative intraperitoneal chemotherapy. Ann Surg Oncol, 2010 Mar 25. [Epub ahead of print].

[75] 徐惠绵, 崔越宏, 董武, 等. 透明质酸、透明质酸酶和RGD抑制胃癌细胞SGC7901黏附侵袭的实验研究. 中华肿瘤杂志, 2004, 26(5):260-263.

[76] 崔越宏, 徐惠绵, 董武, 等. CD44反义寡核苷酸抑制胃癌细胞粘附侵袭的研究. 中华实验外科杂志, 2003, 20(9):863.

[77] 董武, 崔越宏, 孙宏, 等. β1-整合素反义寡核苷酸抑制胃癌细胞系SGC7901粘附侵袭的实验研究. 中国肿瘤临床, 2004, 31(11):601-603.

[78] 姜成钢, 刘芙蓉, 徐惠绵, 等. 西咪替丁对人胃癌细胞SGC-7901生物学行为的影响. 中华医学杂志, 2006, 86(26):1813-1816.

[79] Jiang CG, Li JB, Liu FR, et al. Andrographolide inhibits the adhesion of gastric cancer cells to endothelial cells by blocking e-selectin expression. Anticancer Res, 2007, 27:2439-2447.

[80] 姜成钢, 李嘉斌, 徐惠绵, 等. 西咪替丁对胃癌细胞SGC-7901增殖及凋亡的影响. 世界华人消化杂志, 2007, 15(2):118-122.

[81] Jiang CG, Liu FR, Yu M, et al. Cimetidine induces apoptosis in gastric cancer cells in vitro and inhibits tumor growth in vivo. Oncol Rep, 2010, 23(3):693-700.

[82] 毛伟征, 陈峻青. 激活小鼠大网膜乳斑及腹腔巨噬细胞杀伤胃癌SGC-7901的研究. 中华肿瘤杂志, 2003, 25(3):225-229.

[83] 王娟, 陈峻青. 卡铂腹腔化疗药代动力学实验研究. 中华肿瘤杂志, 1994, 16(3):196-198.

[84] 徐惠绵, 陈峻青, 何三光, 等. 胃癌Balβ/c小鼠腹膜移植模型建立及生物学特性的研究. 中国医科大学学报, 1998, 27:490-492.

[85] 徐惠绵, 陈峻青, 何三光. 温热低渗液联合洗必泰卡铂对胃癌腹膜移植瘤增殖活性的影响. 中华肿瘤杂志, 1997, 19:270-273.

[86] 徐惠绵, 陈峻青, 何三光. 温热低渗液表面活性剂对胃癌腹膜转移瘤的防治作用. 中华实验外科杂志, 1998, 15:210-212.

[87] 郑虹, 陈峻青. 胃癌亚临床转移的诊治进展. 实用肿瘤杂志, 1999, 14(6):325-327.

[88] 郑虹，陈峻青. 胃癌低渗腹腔化疗的研究概况. 国外医学·肿瘤学分册，2000，27(6):324-325.

[89] 董怡民, 沓小容, 姚崇舜, 等. 纳米活性炭对氟尿嘧啶的吸附和缓释作用的实验研究. 中国医科大学学报, 2004, 33(3):205-206.

[90] 徐惠绵, 陈峻青, 王舒宝, 等. 胃癌根治术中应注意的3个问题. 中国肿瘤临床, 1996, 23:785-788.

[91] 陈峻青, 王舒宝, 徐惠绵, 等. 胃癌根治切除并温热低渗液腹腔灌洗的疗效分析. 中华医学杂志, 2001, 81(12):730-732.

[92] 陈峻青, 王舒宝, 徐惠绵, 等. 胃癌根治切除并腹腔温热、低渗液灌洗治疗的远期疗效. 中国实用外科杂志, 2000, 20:370-372.

[93] 陈峻青，齐春莲，玉舒宝，等. 温热蒸馏水腹腔灌洗在胃癌根治术中的应用(附166例报告). 中国实用外科杂志，1994，14(10):610-612.

[94] Chen JQ, Xu HM, Dai DQ, et al. The effect of thermal double distilled water on gastric cancer cell line and its effect in peritoneal lavage during radical gastrectomy. Chinese-German J Clin Oncol, 2002, 1(4):185-189.

[95] 张亚群，徐惠绵. 胃癌术后腹腔化疗疗效对比分析及评价. 中国肿瘤临床，2005，32(3):154-157.

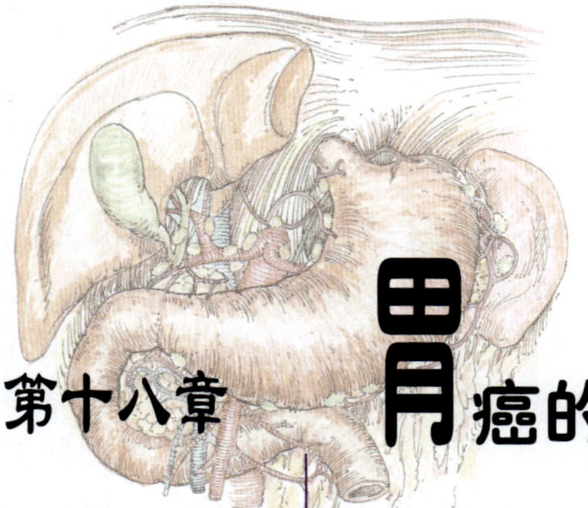

第十八章 胃癌的外科治疗

王亮 何裕隆 梁寒 孙益红 张汝鹏 韩方海 李洪明 房学东 任辉 曲日初 薛英威 叶颖江 申占龙 王杉 戴冬秋 刘宁

第一节 进展期胃癌合理的淋巴结清扫范围

胃癌仍是严重威胁人类健康的恶性肿瘤之一。外科根治性切除目前被认为是治愈胃癌的唯一方法，然而何谓胃癌合理化、规范化的外科治疗？长期以来没有定论，争论的焦点集中在胃癌根治术淋巴结清扫范围上。目前进展期胃癌淋巴结清扫术主要有 3 种：①欧美国家主张的 D1 根治术，又称限制性淋巴结清扫术 (limited lymph node dissection)；②在亚洲国家被认为是标准根治术的 D2 根治术，又称广泛性淋巴结清扫 术 (extended lymph node dissection，ELND)；③在日本应用较广的 D2 加腹主动脉旁淋巴结清扫术（D2 plus para-aortic nodal dissection，D2 + PAND)，以往也被称为 D4 根治术。究竟何种程度的淋巴结清扫才具有最好的安全性和最佳的效果？近年来循证医学的发展为这一问题的解决提供了可能。本节我们利用循证医学证据讨论进展期胃癌合理的淋巴结清扫范围。

一、循证医学的相关概念

循证医学 (evidence based medicine，EBM) 在医学领域中迅速兴起，为以往以经验医学为主的临床医学注入了新的活力。循证医学是指将最好的医学研究证据、临床专门技术和病人评估用于临床诊断和治疗中。它包括三个要素：①最佳的临床证据指导临床；②医生需具备充分的临床专业技能；③客观评价病人的具体情况，结合病人的选择与意愿，制订最佳的治疗方案。

循证医学口的证据按质量和可靠程度可分为五级（可靠性依次降低）。一级：所有随机对照试验（randomized controlled trial，RCT）的系统评价 /meta 分析；二级：单个的样本量足够的 RCT 结果；三级：设有对照组但未用随机方法分组；四级：元对照的病例观察；王级：专家意见。在治疗方面，国际公认大样本随机对照试验（RCT）和 RCT 的系统评价（systematic review，SR，或 meta 分析）是证明某种疗法的有效性和安全性最可靠的依据（金标准)。

meta 分析又称荟萃分析，是研究如何综合同类研究结果的一种统计分析方法。近年来，随着循证医学的兴起，作为循证医学中最高级别证据的 meta 分析越来越为人们所熟悉、认同和接受，并得到广泛应用。meta 分析强调对研究课题进行系统全面的文献检索，确定文献纳入和剔除的标准，并对纳入文献进行严格评价，在此基础上对结果进行定量合并。因此，与传统的文献综述相比，meta 分析能最大限度地减少偏倚，保证结论的客观性、真实性和可靠性。通过 meta 分析，可以定量估计研究效应的平均水平，对有争议甚至互相矛盾的研究结果得出一个较为明确的结论。一个完整的 meta 分析报告应包括提出问题、收集和分析数据、报告结果等基本研究过程。

二、进展期胃癌淋巴结清扫范围的循证分析

（一）D2 与 D1 的纷争

胃癌淋巴结清扫范围方面，东西方长期存在争论，以中、日、韩三国外科医生为代表的东方肿瘤学家相信为了实现根治性切除及治愈疾病的目的，有必要进行根治性胃切除术及预防性的第 1、2 站区域淋巴结的完整切除 (D2 根治)，以切除所有病灶并降低局部复发的可能性。另外，也可以获得患者的准确病理分期。但是，西方的外科医生则认为淋巴结转移仅是胃癌发生转移的一个标志，预示着肿瘤系统性的广泛播散以及较差的预后，而 D2 及以上淋巴结清扫术后并发症和死亡率明显高于 D1 清扫术，且没有证据表明 D2 清扫能增加胃癌患者的远期生存率，因此只需进行标准胃切除术及第 1 站区域淋巴结切除以明确分期。

长期以来，东西方各执一词，难以达成一致。日本的大量和大宗的回顾性研究报告支持 ELND，认为 ELND 能显著提高胃癌患者的 5 年生存率，而手术并发症和病死率无明显增加。1991 年 Korenaga[1] 等报告，D2 切除术使 93 例 80 岁以上胃癌患者的 5 年生存率明显提高 (D2 ： D1 为 65.4% ： 55.8%)，而手术并发症和病死率无明显增加；1998 年 Maruyama[2] 等报道，应用 ELND 手术方法可使 Ⅱ 期和 Ⅲ a 期胃癌的 5 年生存率分别从 61% 和 39% 提高到 76% 和 63%。我国学者的非随机性对照研究也报道了类似的结果 [3]。

但南非和大部分欧美国家的学者却对此持否定态度，他们的前瞻性随机对照研究得出了与日本相反的结论。南非的 Dent[4] 等最早在 1988 年用随机对照研究方法比较了 D2 根治术与 D1 根治术，结果发现 D2 根治并不能改善患者的预后。随后在欧洲，英国医学研究会和荷兰胃癌治疗组各自分别进行了大规模多中心 RCT 来比较 D1 和 D2 胃癌手术的疗效和安全性。英国的 Cushieri[5, 6] 牵头的 RCT 结果发现 D1 和 D2 切除术的 5 年生存率差异无统计学意义，而与 D1 切除术比较，其术后早期死亡率和术后并发症发生率分别增加了 14 % 和 18%。荷兰 [7, 8] 的 RCT 结果同样发现两种术式的胃癌手术之间患者 5 年生存率差异无统计学意义，D2 手术组的并发症发生率和术后死亡率增加。1994 年，香港的 Robertson[9] 等也报道了小规模的胃癌 D1 和 D2 切除术的前瞻性随机对照试验结果，也未能证明 D2 切除术可使胃癌患者受益。基于以上的这些研究东西方在淋巴结清扫的问题上长期存在分歧。

我们利用上文介绍的 meta 分析方法来尝试研究进展期胃癌合理的淋巴结清扫范围。我们汇总了全球范围内有关胃癌根治术淋巴结清扫的前瞻性随机对照临床研究并进行 meta 分析，系统评价各术式之间疗效和安全性的差异。文献入选标准：①原始研究为比较 D2 与 D1 胃癌根治术淋巴结清扫范围的前瞻性随机对照临床研究；②治疗组和对照组所有病例应术前病理证实为原发性胃癌患者，且没有远处转移，对胃癌的分期则未做限制；③治疗组和对照组均未接受过新辅助放化疗；④所有研究应具有术后生存率、复发率以及术后并发症发生率等治疗终点中的至少一项；⑤原文必须是公开发表的英语或中文文献，其他语种的文献不纳入。文献剔除标准：①回顾性和非随机对照研究、病例总结和病例报告；②研究没有原始资料或者没有随访；③有远处器官转移、食管侵犯、腹膜播散者除外，腹主动脉旁淋巴结转移被认为是远处转移；④有肝硬化，严重的心、肺、肾等器官障碍的患者除外。然后自 Medline、EMBASE、OVID、Cochrane Controlled Trials Register Databases、中国生物文献数据库（China Biology Medicine disc, CBMdisc）和中国国家知识基础设施（National Knowledge Infrastructure, CNKI）数据库检索 1966 年至 2010 年 1 月发表的有关胃癌根治术的随机性前瞻性临床对照研究文献，通过相关链接服务获取全文。文献类型限制为前瞻性随机对照临床研究；原始研究样本大小不限。根据以上检索所获得文献的参考文献进行再次扩大检索，确定无漏检。参考 Cochrane Reviewer Handbook 中 RCT 的质量评价标准，对本研究最后所纳入的随机对照临床研究文献进行评价 [10]。

评价内容包括：①随机方法：随机方法正确；随机方法不清楚；随机方法不充分。②分配隐藏：隐藏方法正确；隐藏方法不清楚；隐藏方法不充分。③盲法：盲法正确；盲法不清楚；盲法不充分。④随访：随访正确；随访未描述；随访不充分。⑤结果处理是否采用意向处理分析(intention to treat，ITT)。将纳入的研究分为三个等级：A(低度偏倚)，所用的评价指标均正确；B(中度偏倚)，有一项或一项以上指标未描述；C(高度偏倚)，有一项或一项以上指标不正确或未使用。入选的文献经评估人仔细阅读，分析提取重要数据资料，包括以下3方面：①研究设计细节：样本数、患者分组情况、是否随机、是否为前瞻性研究、是否多中心、随访期限等；②患者特征：包括患者的平均年龄、性别比、肿瘤的病理类型与分期、手术方案的具体描述等；③治疗结果：包括术后并发症发生率、术后死亡率、术后生存率等评价指标。两位研究者独立阅读所获文献题目和摘要，在排除明显不符合纳入标准的试验后，对可能符合纳入标准的试验阅读全文，以确定是否真正符合纳入标准。两位研究者交叉核对纳入试验的结果，对有分歧而难以确定其是否纳入的试验，通过讨论或由第三研究者决定其是否纳入。统计分析借助Review Manager 4.2等统计软件。经异质性分析和处理后，多个独立研究的结果不具有同质性时，选择随机效应模型计算合并统计量；无统计学异质性研究结果的合并分析选择固定效应模型。计数资料采用相对危险度(relative risk，RR)作为疗效分析统计量；计量资料采用加权均数差(weighted mean difference，WMD)或标准化均数差(standard mean difference，SMD)，各效应量均以95%可信区间(confidence interval，CI)表示，当$P<0.05$时表示两组差异有统计学意义，并绘制"meta分析森林图"。

检索文献结果显示：共有25篇文章是比较D1与D2胃癌根治术淋巴结清扫的RCT，其中6个临床试验符合要求[1-13]（表18-1)。其余文章因为试验设计、原始资料不详等诸多因素被剔出[15-32]。

meta分析结果显示：关于5年生存率，来自中国香港、英国和荷兰的3项RCT研究观察了5年生存率的差异，英国[7, 8]研究报道，D1稍优于D2组(35% ∶ 33%)；荷兰研究报道，D2稍优于D1组(45% ∶ 47%)，中国香港[4]的研究显示D1稍优于D2组（68.2% ∶ 51.7%)，但差异均无统计学意义($P>0.05$)。meta分析结果显示：D1根治术与D2根治术术后5年生存率差异无统计学意义（$P=0.40$，图18-1)。

并发症的发生率情况：来自南非、中国香港、英国、荷兰、意大利、中国台湾的6项RCT研究观察了D1根治与D2根治手术并发症的发生率的差异。胃癌根治术后主要并发症包括外科并发症(吻合口瘘、腹腔脓肿、肠梗阻等)及内科并发症(肺炎、肾衰竭、心血管意外等)。6个原始研究均提供了术后并发症数据，其中意大利及南非的研究报道D1与D2组术后并发症发生率差异无统计学意义，英国、荷兰、中国香港和中国台湾的研究结果则均显示D2组术后并发症发生率高于D1组，差异有显著性。meta分析结果显示：术后并发症发生率D2组高于D1组，差异有统计学意义（$P<0.001$，图18-2)。

术后死亡率的差异，来自南非、中国香港、英国、荷兰、意大利、中国台湾的6项RCT研究观察了D1根治与D2根治术术后死亡率的差异。术后死亡定义为术后1个月内发生的死亡事

表18-1 D1与D2胃癌根治术的RCT研究

作者	发表时间	国家或地区	患者数量	干预措施	随机情况	分配隐藏	盲法	意向处理分析	随访
Dent DM	1988	南非	43 (22/21)	R1 *vs*. R2	恰当	未描述	未描述	有	恰当
Robertson CS	1994	中国香港	54 (25/29)	R1 *vs*. R3	恰当	恰当	未描述	有	恰当
Bonenkamp JJ	1999	荷兰	711 (380/331)	D1 *vs*. D2	恰当	恰当	有	有	恰当
Cuschieri A	1999	英国	400 (200/200)	D1 *vs*. D2	恰当	恰当	未描述	有	恰当
Degiuli M	2004	意大利	162 (76/86)	D1 *vs*. D2	恰当	恰当	未描述	有	恰当
Wu CW	2006	中国台湾	220 (110/110)	D1 *vs*. D2	恰当	恰当	有	有	恰当

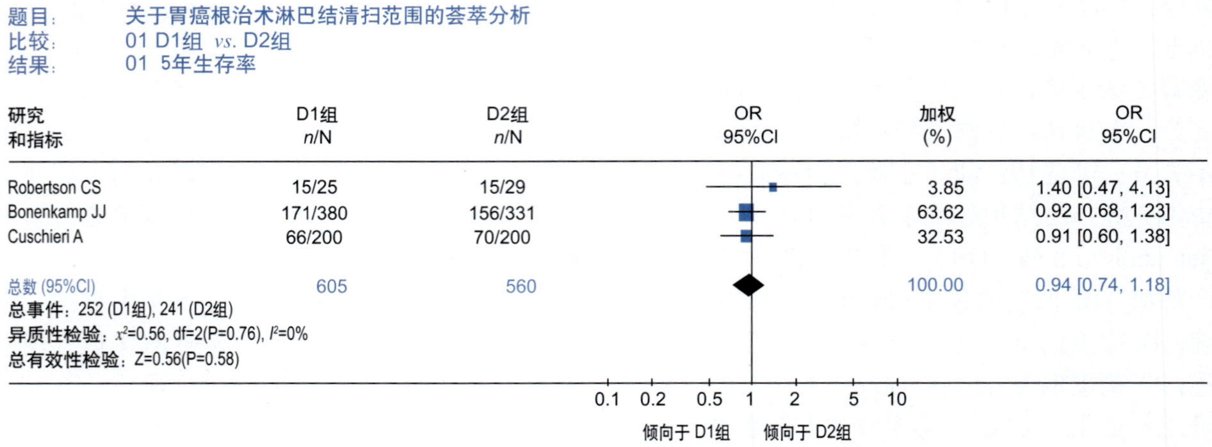

图18-1 D1与D2胃癌根治术的RCT研究meta分析5年生存率

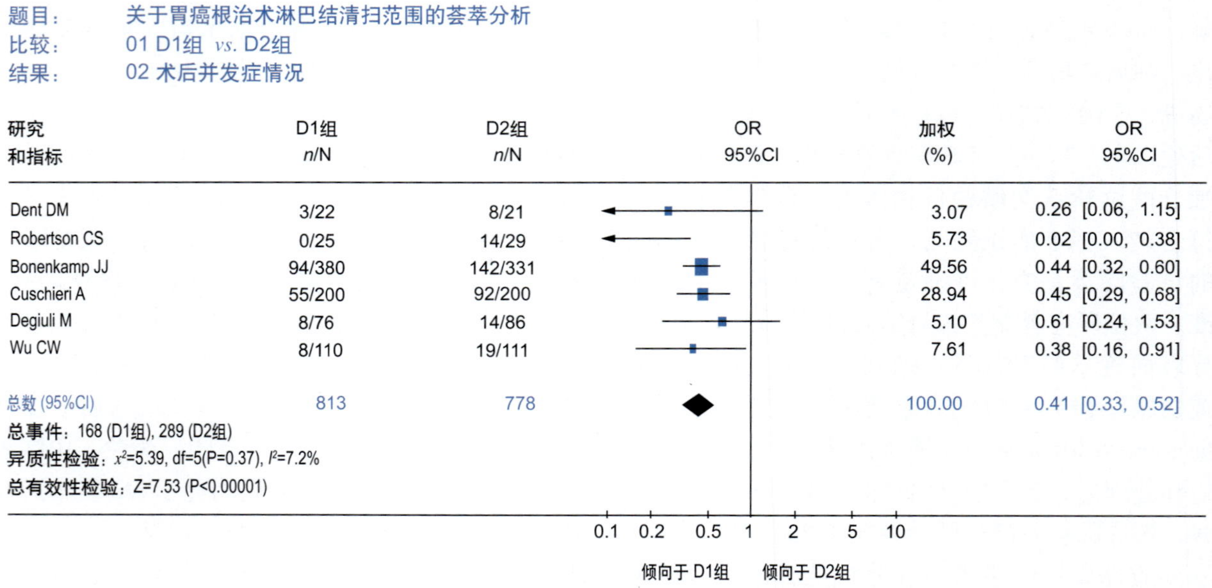

图18-2 D1与D2胃癌根治术的RCT研究meta分析术后并发症

件。原始研究中，南非、中国台湾报道无术后死亡发生；意大利和中国香港报道D2组术后死亡率稍高于D1组，但差异无统计学意义；英国及荷兰报道D2组术后死亡率高于D1组，差异有统计学意义。meta分析结果显示：D2组术后死亡率高于D1组，差异有统计学意义（$P<0.001$，图18-3）。

meta分析的结果似乎支持D1胃癌根治术，然而仔细分析其实不然。研究纳入的关于D1根治与D2根治的RCT共有6个，其中南非的RCT入组合格的患者数量较少，403位患者中只有43位合格进入了试验，而且其缺少随机隐藏的相关信息。在中国香港进行的RCT同样患者数目较少，D1组和D2组分别只有25位和29位患者进入试验，试验患者数目过少使得以上两个RCT结果的可信性受到质疑。而在荷兰开展的大规模多中心RCT虽然试验设计合理，然而却存在以下几个问题：①这项研究在胃癌低发病率的荷兰进行，其代表性备受质疑；②参与研究的中心多达80个，其中甚至包括小的社区医院，病例过于分散（平均每中心不足10例）；③331例胃癌根治性D2切除历时4年时间由85名外科医生完成，平均每个外科医生1年不能完成1例根治性D2根治手术，并且参与该试验的很多

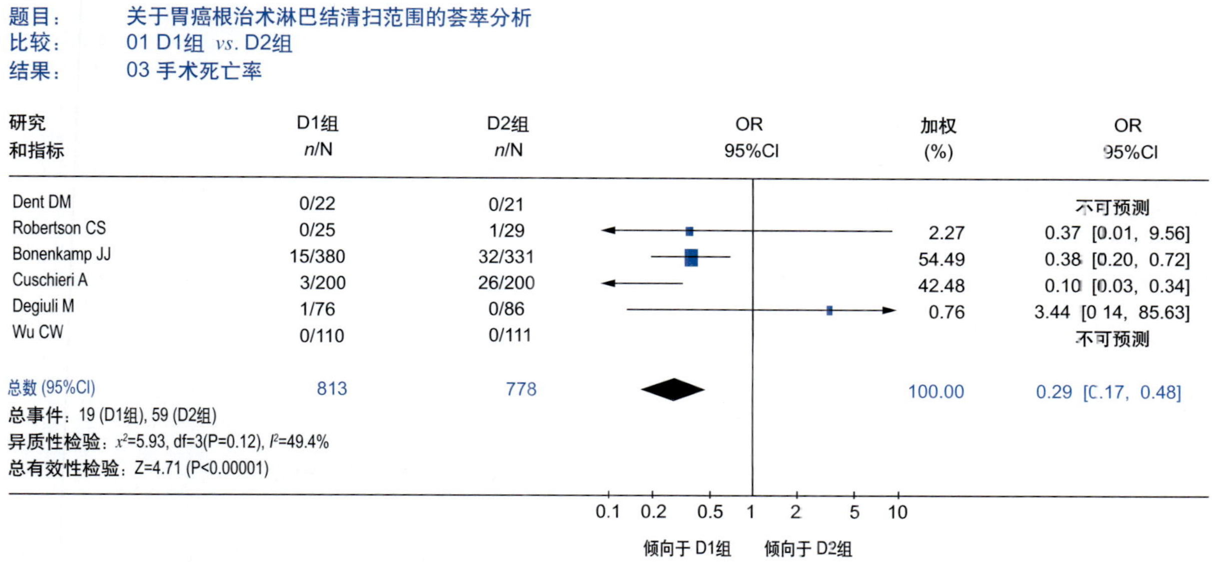

图18-3 D1与D2胃癌根治术的RCT研究meta分析术后死亡率

外科医生此前只有很少的 D2 根治手术的经验，甚至有些医生根本没有做过该术式，这使得该研究的 D2 根治术的安全性和效果很难得到保证，加上西方人体型肥胖，手术操作较为困难，这样就使 D2 手术达不到日本规范的要求。另外，西方人心血管、肝肾和代谢系统等的合并症较多，使扩大胃癌手术易导致并发症发生率和病死率增高。故而多数的东方学者认为该 RCT 的结果并不可靠。来自英国和意大利的 RCT 也或多或少存在与荷兰的 RCT 类似的问题。

由此可见，东西方对胃癌淋巴结清扫范围的两种不同研究结果各有优缺点。肯定 D2 手术价值的东方学者的优势在于病例数多，手术精细，缺点是证据多是回顾性研究所得，而否定 D2 手术价值的欧美学者的长处则在于所设计的研究方法科学性较强。在胃癌高发的亚洲地区长期以来没有关于限制性淋巴清扫和广泛性淋巴清扫术的 RCT 研究的相关报道，直到 2006 年 *Lancet* 报道了来自中国台湾的一项单中心的 RCT[13]，该研究比较了 D1 根治术与 D2 根治术或者更广泛的淋巴结清扫术的安全性和疗效的差异。该 RCT 设计科学，各组均有 110 位患者入组，质量评价为 A 级，同时与欧美国家以往的 RCT 不同的是参与该研究的所有外科医生均有至少 80 例以上的规范 D2 根治术的主刀经验，他们的结果显示 D1 组与 ELND 组均无死亡病例，ELND 组的手术并发症发生率稍高于 D1 组，但是在可接受的范围（17.1%），并且不会引起手术死亡率的增高，同时经过 5 年的随访发现 ELND 组的患者预后明显好过 D1 根治术的患者。由此作者认为经过训练的有经验的外科医生实施 ELND 手术是安全的，同时能够改善患者预后。

英国和荷兰 RCT 提供了不同 T 分期患者的生存研究，据此我们对 T3 期患者进行了分层分析。meta 分析结果显示，对于 T3 期胃癌患者生存率 D2 组高于 D1 组 (图 18-4)，差异有统计学意义 (*P*=0.002)。

2010 年 5 月 *Lancet Oncology* 发表了荷兰进行的著名的胃癌 D1 与 D2 比较的 RCT 的最新研究结果，文章称尽管术后 15 年生存率 D1 和 D2 手术组间差异仍没有统计学意义，但是，D2 组术后胃癌相关死亡率显著低于 D1 组，局部复发率更低。因此，结论首次肯定指出“可切除胃癌病人推荐施行 D2 手术”[14]。目前美国的 NCCN 胃癌指南和日本《胃癌处理规约》均推荐 D2 根治术作为进展期胃癌的标准根治术，由此可见，目前 D2 与 D1 之争已经基本尘埃落定。

（二）D2 与 D2 + PAND 的分歧

日本早在 20 世纪 80 年代就将 D2 根治术作为进展期胃癌的标准根治术予以推广，然而进展期胃癌患者的预后仍然不太理想，随后有学者研究发现当肿瘤侵及胃壁浆膜层后，癌细胞可转移

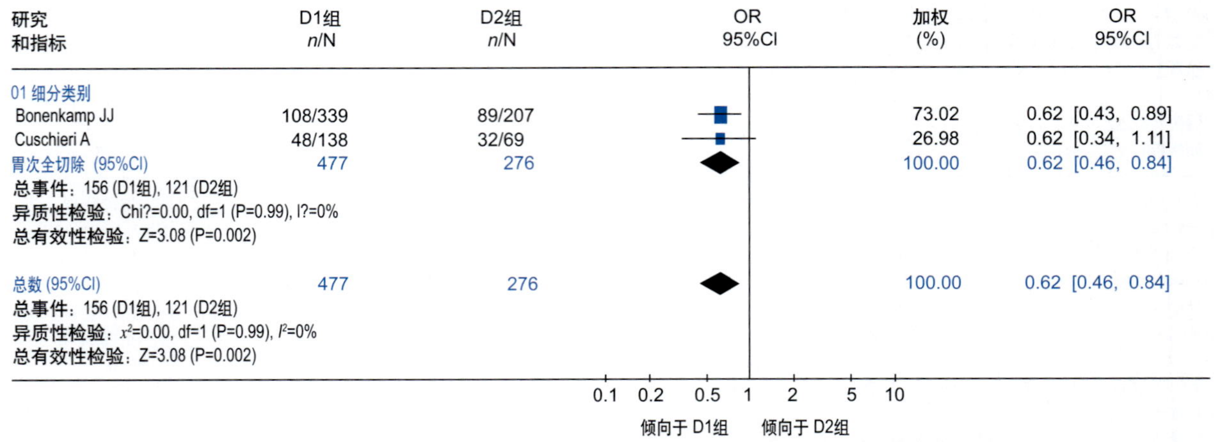

图18-4 D1与D2胃癌根治术的RCT研究meta分析T3胃癌患者生存分析。

至腹主动脉旁淋巴结，即第 16 组淋巴结[39]。而进展期胃癌有 10% ~ 30% 的腹主动脉旁淋巴结存在微转移[40, 41]，于是日本等亚洲国家为了追求 R0 切除自 20 世纪 90 年代开展了更为扩大的淋巴结清扫手术，即 D2 加腹主动脉旁淋巴结清扫术（D2 + PAND），以往也称为 D4 根治术。有回顾性研究报道 D2 + PAND 术后病人的 5 年生存率可达 20%[42]。

虽然 D2 根治术的地位得到了明确，但扩大淋巴结清扫的问题目前仍然存在较多争议。最新版的日本《胃癌处理规约》（第 14 版）认为 D2 以上范围的清扫，意义尚不明确，预防性 No.16 淋巴结清扫的意义已经否认，对于无其他非根治因素存在的 No.16 淋巴结转移患者，D2+No.16 尽管可能达到 R0 切除，但预后不良，在通过术前化疗达到降期后是否行 D2+No.16 清扫尚在临床研究中。因此很有必要对胃癌扩大淋巴结清扫进行重新评价。

腹主动脉旁淋巴结是指将左右肾筋膜内脂肪组织向外侧剥离时与腹主动脉周围残余脂肪组织结合在一起的淋巴结群。以肾静脉下缘为界分为 No.16a 和 No.16b。腹腔动脉根部上缘到左肾静脉下缘为 No.16a2；左肾静脉下缘到肠系膜下动脉上缘为 No.16b1。胃淋巴回流主要以两个径路从脏侧向壁侧回流，即腹腔动脉干淋巴结径路、肠系膜上动脉旁淋巴结径路，其中以腹腔动脉干径路为主要径路。回流至后腹壁的区域主要为左肾静脉上下附近的 No.16a2 腹主动脉前侧、外侧及腹主动脉和腔静脉间，No.16b1 腹主动脉前侧及腹主动脉和腔静脉间，在胃癌根治术中，应注意清扫上述径路和区域的淋巴结。

西满正等（1991）对 581 例胃癌进行腹主动脉旁淋巴结转移研究发现，腹主动脉旁淋巴结转移率占 31.8%（185/581），其中上部胃癌 36.1%（79/219），中部胃癌 23.4%（29/124），下部胃癌 33.3%（33/99），全胃癌 31.7%（44/139）。其转移部位主要在 16a2 腹主动脉外侧、前侧及腹主动脉和腔静脉间，16b1 腹主动脉外侧、前侧及腹主动脉和腔静脉间。最近 10 年文献报道的 No.16 淋巴结转移率在 10% ~ 30%。日本大量回顾性研究支持 D2 + PAND 术式，No.16 转移 5 年生存率可达 20%。因此日本医生一直对 T2b、T3 以及 T4 期胃癌患者实施范围更大的手术。日本胃癌学会前主席 Sasako 曾说“曾经这个术式在日本尤其是一些专科治疗中心应用非常普遍，例如东京的国家肿瘤中心。它甚至比标准的 D2 根治术还常用”，可见该术式之风靡。然而这都依据日本的大宗回顾性研究，一直以来都缺乏前瞻性研究评价 D2 + PAND 的价值。

随着循证医学的发展，近年来在全球范围内有多个 RCT 研究评价了 D2 根治手术与 D2 + PAND 根治术两种术式的围术期并发症发生率、死亡率及生存率的差异。我们同样利用上文介绍的 meta 分析方法来系统评价 D2 与 D2 + PAND 术式之间疗效和安全性的差异，方法同上。检索后共有 4 个 RCT 纳入研究，见表 18-2。

表 18-2 中 RCT 质量最高的是由日本临床肿瘤组织主持的大规模多中心的 RCT，质量评价

表18-2 D2与D2＋PAND的RCT研究结果

作者	发表时间	国家或地区	患者数量	干预措施	随机情况	分配隐藏	盲法	意向处理分析	随访
姜波健	2000	中国	53(32/21)	D2 *vs*. D4	未描述	未描述	未描述	未描述	恰当
Kulig J	2007	波兰	275 (141/134)	D2 *vs*. D4	恰当	未描述	有	有	恰当
Sasako M	2008	日本	523 (263/260)	D2 *vs*. D4	恰当	恰当	有	有	恰当
Yonemura Y	2008	日本	269 (135/134)	D2 *vs*. D4	恰当	恰当	有	有	恰当

为A级，该研究有日本的24个医疗单位参加，时间为1995年7月至2001年4月，总共523例患者进入研究，其中D2根治组263例，D2＋PAND根治组260例。该研究发表在2008年第5期新英格兰医学杂志上，结果显示手术后总的并发症发生率D2根治组为20.9%，D2＋PAND根治组为28.1%，差异无统计学意义。每组各有2例死亡，住院死亡率均为0.8%。D2根治与D2＋PAND根治术后的5年生存率分别为69.2%和70.3%，差异同样没有统计学意义，该研究从而得出结论认为尽管D2＋PAND根治术与D2根治术在手术安全性上无差异，但是其并不能提高进展期胃癌患者的生存率。

日本学者Yonemura[37]主持的另外一个多中心的RCT的结果与日本临床肿瘤组织研究的结论不谋而合，认为D2＋PAND根治术在安全性上与D2根治术无差异，但未能改善患者预后。波兰Kulig[34]等报道的RCT的结果也同样证明胃癌D2手术与D2＋PAND两种术式术后并发症发生率与死亡率的差异均无统计学意义。

meta分析结果显示：来自日本的2项前瞻性随机对照试验研究观察了D2根治术与D2＋PAND根治术术后5年生存率的差异，Sasako[35, 36]报道的D2根治术与D2＋PAND根治术后的5年生存率分别为69.2%和70.3%，Yonemura[37, 38]报道的D2根治术和D2＋PAND根治术后的5年生存率分别为52.6%和55.0%，这两个RCT研究中两组生存率差异均无统计学意义（$P>0.05$）。meta分析结果显示：D2根治术与D2＋PAND根治术术后5年生存率的差异无统计学意义（$P=0.55$，图18-5）。

并发症的发生率和死亡率方面，结果显示有4项分别来自中国、波兰、日本的RCT研究了D2根治与D2＋PAND根治的并发症发生率。主要并发症同样包括外科并发症（吻合口瘘、腹腔脓肿、肠梗阻等）及内科并发症（肺炎、肾衰竭、心血管意外等），各RCT的并发症发生率分别为：日本Sasako研究结果为20.9% *vs*. 28.1%[35]，Yonemura研究结果为28% *vs*. 39%[37]，波兰Kulig[13]研究结果为27.7% *vs*. 21.6%，国内姜波健等[33]研究结果为37.5% *vs*. 38.1%。其中Yonemura的研究[37]发现D2＋PAND组并发症

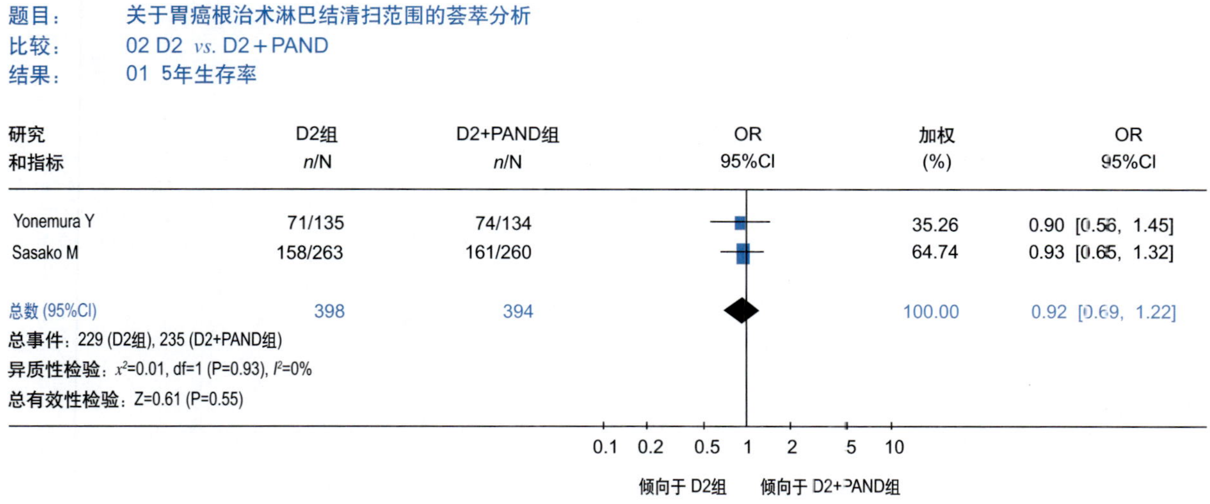

图18-5 胃癌根治术淋巴结清扫范围的meta分析

发生率高于 D2 根治组，有统计学意义，其余 3 个 RCT 结果均显示 D2 根治与 D2 + PAND 根治并发症的发生率差异无统计学意义，meta 分析结果（图 18-6）显示：D2 根治与 D2 + PAND 根治术后并发症发生率并无明显差异（*P*=0.06）。

手术死亡率：日本 Sasako 研究结果为 0.8% *vs.* 0.8%，Yonemura 的结果为 0.8% *vs.* 0.8%，波兰 Kulig 的结果为 4.9% *vs.* 2.2%，国内的姜波健等 [33] 的结果为 4.67% *vs.* 6.25%，以上 4 个 RCT 结果均显示 D2 根治与 D2 + PAND 根治术后死亡率差异无统计学意义。meta 分析结果（图 18-7）显示：D2 组与 D2 + PAND 组手术死亡率同样并无明显差异（*P*=0.99）。

此 meta 分析结果显示 D2 根治与 D2 + PAND 两种术式在安全性上无差异，但是预防性 D2 + PAND 并不能改善患者的预后。然而 Sasako 与 Yonemura 的研究均证明 D2 + PAND 的手术时间与手术输血的概率明显高于 D2，故而我们可以相应地得出结论：对进展期胃癌不应行预防性的 D2 + PAND 根治术。

我们是否应就此否定 D2 + PAND？首先上述研究中最著名也是最具代表性的 Sasako 的 RCT 并非毫无缺陷，其存在以下问题：①术前影像学检查或术中探查排除腹主动脉旁淋巴结肿大患者，因此该研究属于预防性清扫；②入组患者手术病理结果包括各期胃癌；③术前检查加术

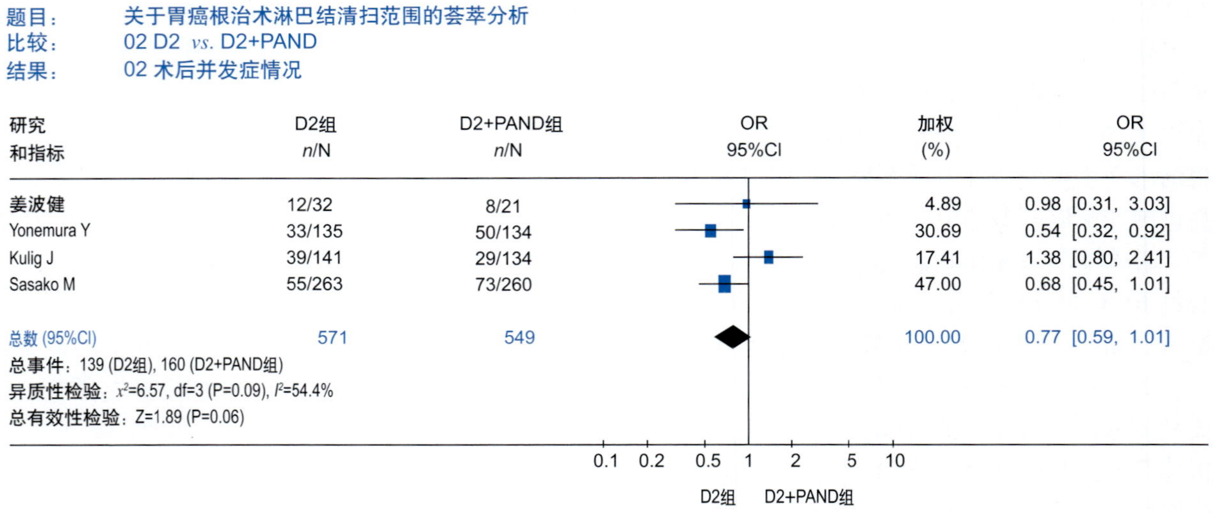

图18-6 D2与D2＋PAND根治术后并发症的meta分析

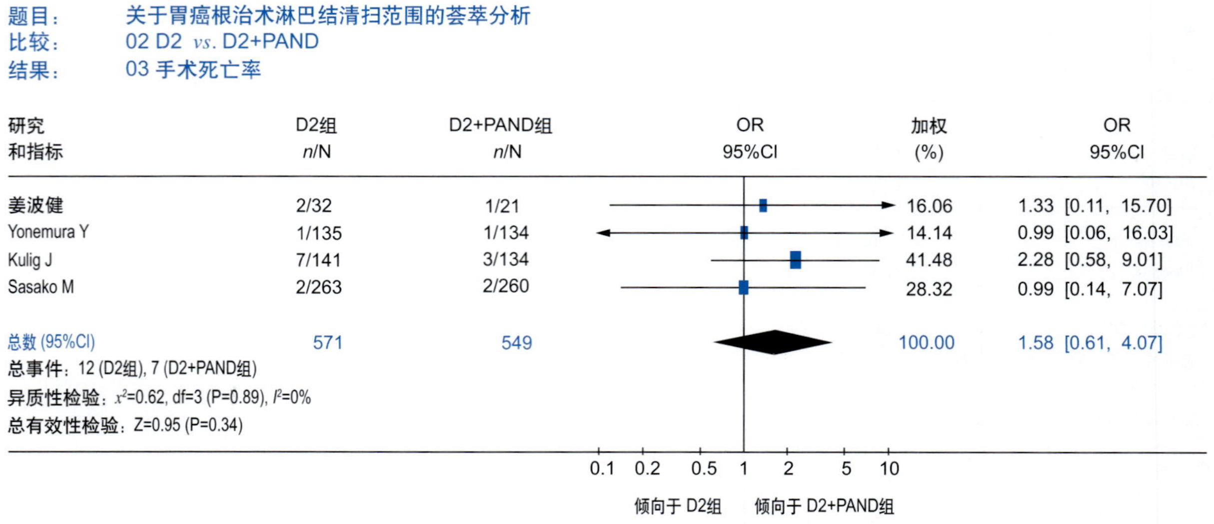

图18-7 D2与D2＋PAND根治术后手术死亡率的meta分析

中探查排除了腹主动脉旁淋巴结肿大转移，但扩大清扫后，病理证实仍有 8.5% 的患者存在腹主动脉旁淋巴结转移；④分层分析结果难以解释，如 T2b 肿瘤行 D2 + PAND 手术生存率高于 D2 手术，而 T3、T4 肿瘤行 D2 根治术生存率反而高于 D2 + PAND；⑤未对淋巴结转移站别进行分层分析。总之这些 RCT 研究并非无懈可击。此外预防性 D2 + PAND 的价值被否定，那么治疗性的 D2 + PAND 是否有效呢？为回答这一疑问我们总结了中山大学胃癌诊治研究中心数据库资料，分析如下：检索此胃癌数据库，自 1994 年 6 月至 2009 年 12 月，我们共完成 D2 + PAND 根治术 160 例，从数据库中选择同期施行胃癌 D2 手术患者 160 例，作为对照。两组患者的一般情况和肿瘤部位、肿瘤分型，及肿瘤分期比较，差异无统计学意义。平均随访时间为 28.4 ± 30.8 个月 (2 ~ 159.5 个月)。D2 + PAND 组 160 例中失访 11 例，随访率 93.12%，非 PALD 组 160 例中失访 13 例，随访率 91.87%。总随访率 92.5%。结果显示 PAND 组和 D2 组平均生存期分别为 74.8 ± 7.4 个月和 53.8 ± 4.9 个月 ($P<0.05$)，中位生存期为 36.4 ± 10.8 个月和 23.4 ± 4.4 个月 ($P=0.123$)，没有统计学差异。

然而进行分层分析后，我们的研究结果显示 D2 + PAND 清扫可能可以改善 T4 和存在第二站淋巴结转移患者的预后。由此我们的经验认为，对符合以下情况者应进行 D2 + PAND：明显浸出浆膜，无腹膜播散、肝转移；全身情况好，无重要器官功能障碍；第 2 站淋巴结转移明显；腹主动脉旁淋巴结转移在 2 ~ 3 枚内；手术者有较丰富的 D2 根治术及扩大淋巴结清扫的经验。主要清扫 No.16a2/No.16b1 范围内腹主动脉外侧、腹主动脉前及腹主动脉下腔静脉间的淋巴结和脂肪组织左肾静脉前面。No.16a2 剥离时应结扎数根与之相连的淋巴管，左肾上腺静脉应结扎切断，但不要切除腹腔神经节，勿损伤腹主动脉背侧的腰动脉和椎体左侧的腰部交感神经干。注意腹主动脉和下腔静脉间的乳糜管，应结扎残余组织，术中应将结扎和电刀止血相结合，既保证淋巴结清扫彻底又能减少副损伤及并发症的发生。

总之，我们认为对于进展期胃癌患者依术前 TNM 分期制订胃癌治疗方案，由具备丰富的 D2 手术经验的医师施行，掌握腹主动脉周围解剖结构是 D2 + PAND 的技术保障，同时具备了以上条件则该术式安全可行。如选择好适应证部分患者可以获益。

三、小　结

综上所述，胃癌的外科治疗在经历了黎明期、原创期、根治期和合理治疗期后，现已进入了个体化治疗时期，因而应针对不同疾病分期、不同状态的患者，审慎诊断、合理选择手术方案，对标准根治手术进行严格的质量控制，降低手术并发症。淋巴结的清扫作为胃癌外科手术的关键部分，直接影响胃癌患者的预后。合理的淋巴结清扫应兼顾疗效和安全性，既力争根治，又注意维持或改善患者的生活质量。目前已经基本达成共识，D2 根治术应作为进展期胃癌患者的标准根治术，而选择合适的病例进行 D2 + PAND 则可能使部分患者获益。

（王亮　何裕隆）

第二节　标准远端胃癌根治术

所谓“标准胃癌根治术”一直是临床特别是东西方医师争论的焦点。1999 年发表在新英格兰医学杂志上的荷兰胃癌协作组的研究[21]是文献上第一个真正意义的有关胃癌手术淋巴结清扫范围的多中心临床研究。该研究聘请了日本著名的胃癌外科专家 Sasako 教授作为技术指导，711 例胃癌病例随机分成 D1 和 D2 组。随访 5 年后发现 D1 和 D2 组患者的生存率相仿，分别是 45% 和 47%，得出的结论是不推荐将 D2 作为胃癌的常规手术。该研究发表后即招致大量的质疑声：作为前瞻性多中心随机化临床试验，该研究试验设计无可挑剔，所有参加试验的外科医生均经过日本有经验的胃癌外科医师 4 个月的培训。但是其致命的缺陷是整个研究参加单位 80 个，平均每个单位贡献的病例数 8.8 个，病例少的单位仅贡献 1 ~ 2 个病例，因此手术质量保障可想而知，这一点也能从 D2 手术 10% 的高手术死亡率上得到印证。

该研究的随访工作值得称道。2004 年发表的 10 年随访结果[8]表明，在分层分析后发现，对于 N2 转移的患者 D2 手术有可能改善预后，同时也指出超高的手术死亡率、脾切除、胰腺切除是影响患者远期生存的重要因素。2010 年该研究的 15 年随访结果[43]出炉。在随访 10 年后生存曲线显示出 D2 患者的生存优势（图 18-8）。D1 和 D2 患者的 15 年生存率分别是 21% 和 29%（*P*=0.34）。这可能是消除了手术死亡率影响后显现出的远期生存优势。另外，从肿瘤相关死亡分析，D1 患者的死亡风险显著高于 D2 患者（*P*=0.01）；D2 患者的肿瘤非相关死亡稍高于 D1 患者（*P*=0.12），见图 18-9。至此，经过 15 年的随访，该研究作者的最终结论是：D2 手术是可手术切除胃癌患者的首选外科治疗方法。

天津医科大学肿瘤医院近 10 年来致力于标准胃癌根治手术的临床研究，我们最新发表的研究[44]显示，对于接受了标准胃癌根治术的患者而言，由手术获得的阴性淋巴结数目越多，预示患者预后越好（图 18-10）。通过进一步分层分析发现，预后最差的只有 0 ~ 9 个阴性淋巴结的患者，其淋巴结的转移率均 >40%，因此其预后可想而知。我们早期的研究[45]发现淋巴结转移率（ratio of metastafic eymphnode, RML）40% 以上 5 年生存率只有 8.5%。这也提示阴性淋巴结数可以预测淋巴结转移率从而预测患者预后。而阴性淋巴结数 >14 的病例中 57% 的病例淋巴结转移率为 0，22.5% 的病例其淋巴结转移率为 0.1% ~ 10%，16.3% 的病例其淋巴结转移率为 10% ~ 40%，只有 2.2% 的病例其淋巴结转移率 >40%（图 18-11）。通过我们的研究发现阴性淋巴结数可能是淋巴结状况的关键点，而后者代表了病理和外科的质量。另外，阴性淋巴结可能与常规病理检查漏检的微转移病例数有关。因此我们主张，在技术条件允许的情况下，应该尽量多地清扫淋巴结以获得精确的术后病理分期，指导术后化疗及准确评估预后。

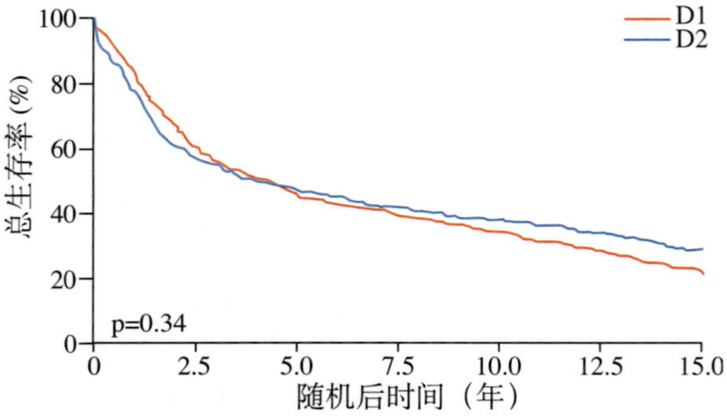

图18-8　荷兰临床研究15年随访结果

胃癌根治性淋巴结清扫术要满足以下条件：①肿瘤临床分期 <Ⅳ期；②标本切缘无残余（R0）；③淋巴结清扫范围大于转移范围（D>N）。D 是英文 dissection（解剖、剥离）的缩写。临床上根据所清扫的淋巴结组站，第 14 版日本《胃癌处理规约》[46]及新版 UICC AJCC TNM 分期，将其分为 2 级：以远端胃癌为例，D1 指清扫到第 Ⅰ 站淋巴结，清扫的范围包括

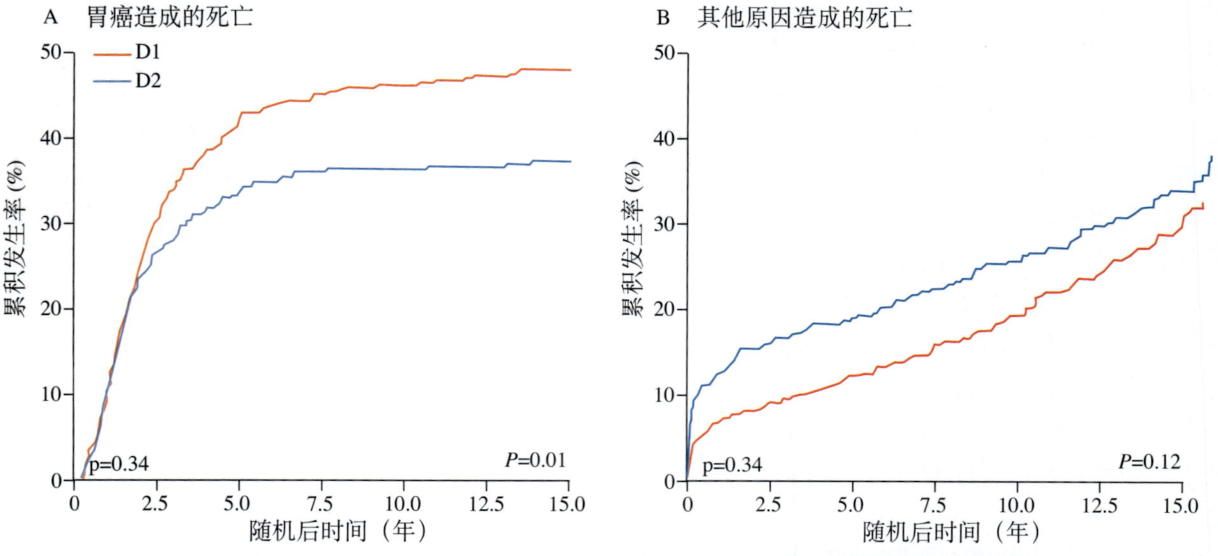

图18-9　荷兰临床研究显示肿瘤相关死亡D1患者明显高于D2，肿瘤非相关死亡D2患者高于D1。

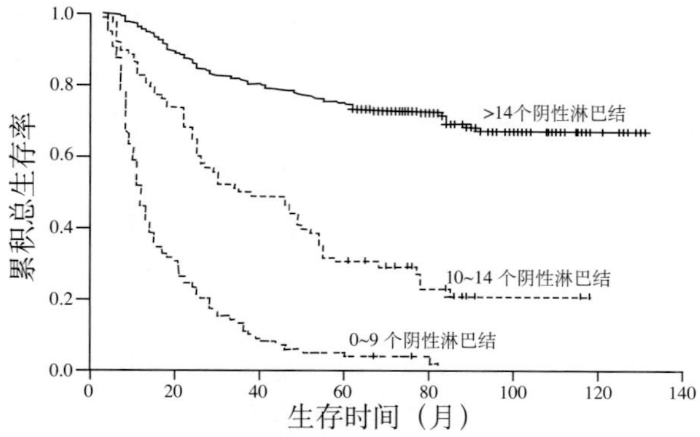

图18-10 阴性淋巴结数目与患者预后的关系

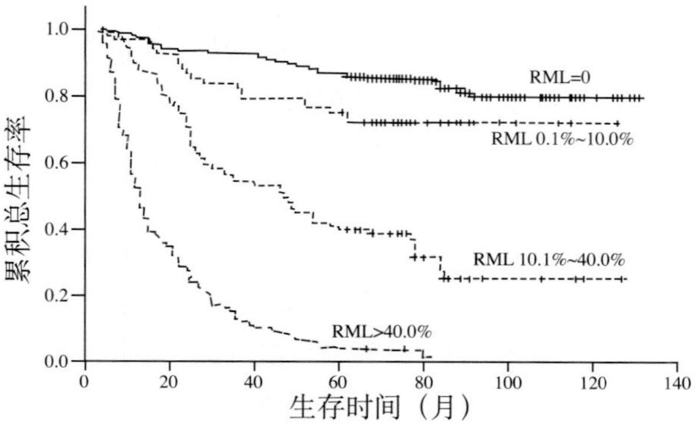

图18-11 淋巴结转移率（RML）与患者预后的关系

No.1、No.3、No.4sb、No.4sd、No.5、No.6、No.7。其中 No.7 淋巴结在此前的分期中属于 D2 清扫范围。D2：D1 + No.8a、No.9、No.11p 和 No.12a。新版规约中将 No.14、No.13 淋巴结归为 M1（图 18-12）。一般称 D2 为标准胃癌根治术，而将 D2+ 腹主动脉旁淋巴结清扫称为扩大胃癌根治术（D3）。

胃癌淋巴结清扫不能单纯理解为在术野摘出淋巴结。虽然日本学者早年提倡的骨骼化（脉络化）淋巴结清扫术对患者预后的优势并未获得循证医学证实，但是相应解剖区域的软组织也具有重要的预后意义。天津医科大学肿瘤医院的研究 [47] 证实，单纯淋巴结外软组织阳性（extranodal metastasis，EM）与淋巴结阳性意义等同。即使淋巴结阴性，如果有 EM，患者则预后不佳，无 EM 与有 EM 患者的 5 年生存率分别是 45.1% 和 8.0%（P=0.000）。多因素分析发现，EM 为胃癌患者预后独立影响因素。日本学者 [48] 认为 EM 是介于淋巴结转移与腹膜转移的中间状态，是影响胃癌患者预后的独立因素，应该将其

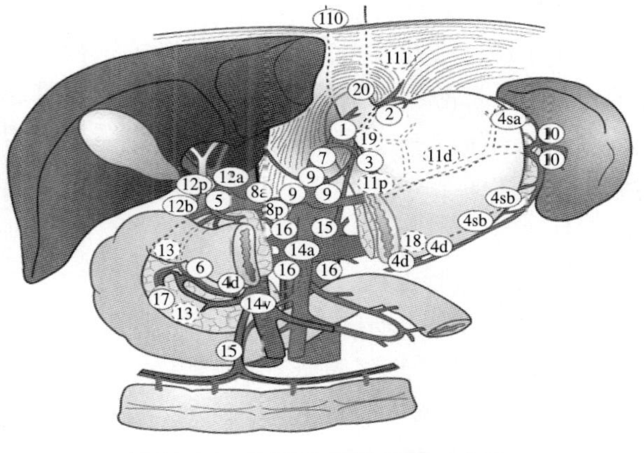

图18-12 胃周淋巴结分组示意图

视为淋巴结转移。基于上述原因，在进行淋巴结清扫时应该尽可能彻底地完全清扫相应解剖区域的淋巴结和软组织，以便为病理诊断提供更多证据。

一、适 应 证

胃窦部肿瘤侵犯深度达到或超过 Tsm（黏膜下层）、Ⅱ、Ⅲ期，以及除 M1 以外的Ⅳ期病例。具体指肿瘤局限于胃内，未侵犯周围组织结构，无腹水、腹膜播散、肝转移及其他全身远处转移，通过淋巴结清扫术可以达到 A 级（R0）手术要求的病例。无严重心、肺、肝、肾、脑等重要脏器疾病，无明显低蛋白血症、贫血和水、电解质、酸碱平衡紊乱。

实施胃癌根治术患者的年龄无严格限制，但是 80 岁以上老年人术前脏器功能异常（心、肺、肾、肝功能异常，以及贫血、营养障碍及糖尿病）总数目在 5 个或以上者，其术后并发症发生率和手术死亡率则分别达 76.9% 和 23.1%。笔者经验，80 岁以上老年人手术死亡原因主要是肺感染、肺功能衰竭。因此，对于高龄胃癌患者，手术前应客观评价其机体功能状况及伴发病情况并采取相应措施，有报道，只要适应证选择恰当，手术治疗甚至可以改善 85 岁以上高龄胃癌患者的生活质量。

二、手术操作顺序

胃是人体中血液供应和淋巴引流最丰富的脏器之一，淋巴结分组达 18 ~ 20 组之多。淋巴结清扫顺序一般遵循横结肠上区→右上腹区→小网膜囊区→贲门胃底区→左上腹区顺时针方向进

行，但是具体临床操作还要根据术者本人经验习惯进行为宜。笔者每年大约完成二百余例胃癌手术，本人进行淋巴结清扫的习惯顺序为：横结肠上区→右上腹区→小网膜囊区→左上腹→贲门胃底区。上述5个分区囊括了所有胃周淋巴结，具体分布如下：

（一）横结肠上区

包括：结肠中动脉旁（No.15）、肠系膜上静脉旁（No.14v）、肠系膜上动脉旁（No.14a）、胰腺前（胰腺被膜）（No.17）、胰腺下（No.18）、胃大弯侧（胃网膜左血管区为No.4sb，胃大弯中部至幽门下区域为No.4sd），以及幽门下（No.6）组淋巴结。根据第14版日本胃癌规约[46]，远端胃癌标准根治术横结肠上区淋巴结清扫范围仅包括No.4sb、No.4sd和No.6。

（二）右上腹区

包括：胰头后（No.13）、肝十二指肠韧带（No.12），其中胆总管旁为No.12d，肝固有动脉周围为No.12a，门静脉周围No.12p，幽门上（No.5）以及腹主动脉旁（No.16a2、No.16b1）淋巴结。远端胃癌标准根治术右上腹区淋巴结清扫范围仅包括No.12a和No.5。

（三）小网膜囊区

包括：胃左动脉（No.7）、肝总动脉（No.8a）、腹腔动脉干（No.9）和脾动脉（No.11p）周围淋巴结。

（四）左上腹区

包括：脾门（No.10）以及胃短血管区（No.4sa）淋巴结。远端胃癌标准根治术左上腹区淋巴结清扫范围包括No.4sa。

（五）上腹区

包括：贲门右（No.1）、贲门左（No.2）、胃小弯侧（No.3）、腹主动脉旁（No.16a1）、膈肌下（No.19）、食管裂孔部（No.20）、下段食管旁（No.110）以及膈肌（No.111）淋巴结。远端胃癌标准根治术上腹区淋巴结清扫范围包括No.1和No.3。

三、清扫前准备工作

（一）切　口

手术切口的选择以能够获得充分的手术视野为原则，这是保障手术安全和顺利完成淋巴结清扫的最基本先决条件，切忌出于美观或担心愈合采取小切口。根据患者的体型和病变部位，胃窦部病变、消瘦、肋弓较窄的患者可以选择上腹正中切口：自剑突至脐，切除剑突可以增加暴露，在胸骨断端涂骨蜡止血。剑突两侧动脉出血以4-0丝线予以缝扎。如果决定进行根治手术，切口应该向下绕脐延长至脐下3～4cm。胃体、贲门病变，体胖、肋弓较宽的患者选择肋弓下蓬顶切口可以获得更清晰的术野。笔者习惯于后者，配合悬吊拉钩可以全方位暴露上腹部（图18-13），另外据笔者十余年的经验，由于腹直肌血运丰富，上腹部横切口较正中切口更有利于伤口愈合，罕见伤口感染和裂开，其缺点是创伤相对较大，由于切断了腹壁神经，术后1～2年内患者上腹部皮肤感觉异常。

（二）探　查

开腹后观察有无腹水及其颜色。肿瘤手术遵循自下而上，由远及近的顺序全面探查盆腔和腹腔。如果可疑肿瘤已侵及或浸出浆膜，应该取200ml生理盐水冲洗腹腔，吸出送细胞学查瘤细胞。新版日本《胃癌处理规约》[46]将腹腔游离癌细胞阳性病例作为M1。首先探查盆底Douglas窝处有无种植结节，其次探查小肠浆膜面和小肠系膜有无转移种植结节。由术者和第一助手向上提起大网膜和横结肠，仔细检查横结肠系膜根部有无肿大的淋巴结和种植结节。横结肠系膜根部情况不明确时，应该解剖胃结肠韧带，明确横结肠系膜根部是否受累，沿胰腺下缘向左探查至胰尾、脾门区，向右探查肝有无转移灶，

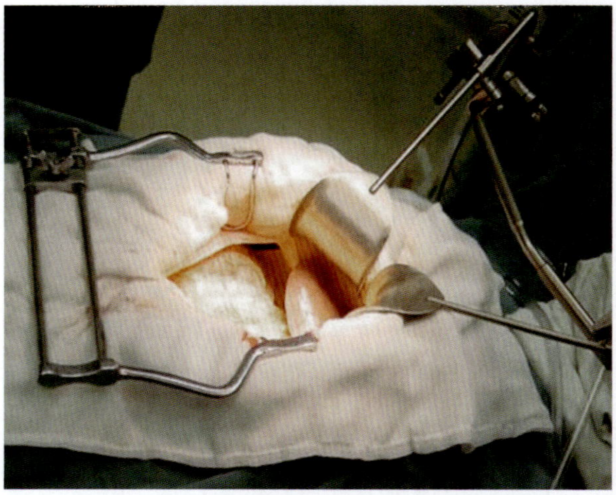

图18-13　上腹肋弓下横切口，采用自动悬吊拉钩

必要时应该进行术中超声检查。

最后集中于病变部位：了解肿瘤大小、浆膜受累情况和范围以及与相邻组织、结构的关系。最后沿十二指肠第二段右侧做 Kocher 切口，将十二指肠及胰头翻向患者左侧，充分暴露下腔静脉及腹主动脉。探查 No.13 及 No.16 淋巴结（图 18-14）。根据探查结果判断肿瘤的外科分期，决定具体术式及根治度。远端胃癌判断肿瘤能否完整切除的重要标志是了解肿瘤与胰腺的关系。病史中患者近期出现不明原因的腰痛是肿瘤侵犯腹腔神经干的重要标志。探查时肿瘤与胰腺之间，特别是与胰腺上缘之间是否存在间隙是肿瘤能否切除的重要标志。有经验的术者可以区分出肿瘤直接侵犯胰腺和肿瘤与胰腺炎性粘连的情况，从而作出正确判断。如果腹腔干出现融合的淋巴结，可以通过解剖血管鞘完整切除淋巴结，达到根治目的。如果肿瘤局部侵犯胰腺，根据患者综合状况可以考虑采取联合脏器切除（图 18-15）。

（三）放置自动拉钩

如果采取上腹肋弓下蓬顶切口，应该同时使用悬吊自动拉钩。

（四）保　护　脾

术者以左手将脾托起，将大纱布垫置于脾窝的最低位，这样可以松弛脾胃韧带，便于清扫 No.4sb 淋巴结。结肠脾曲与左侧腹壁常有粘连，垫脾前注意松解这些粘连，以免造成脾表面的小撕裂伤。

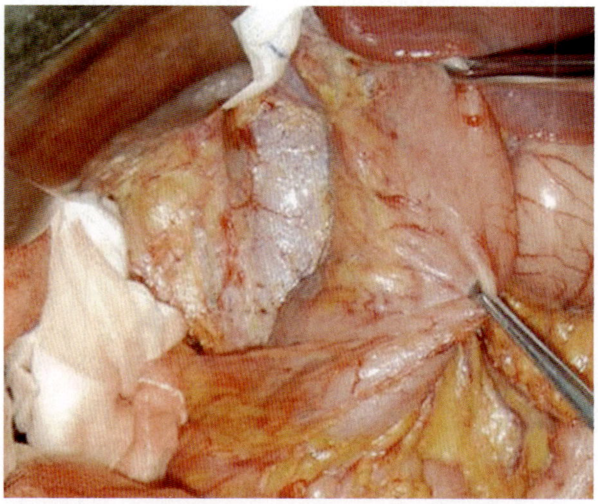

图18-14　Kocher切口，充分暴露下腔静脉及腹主动脉，探查No.13、No.16淋巴结

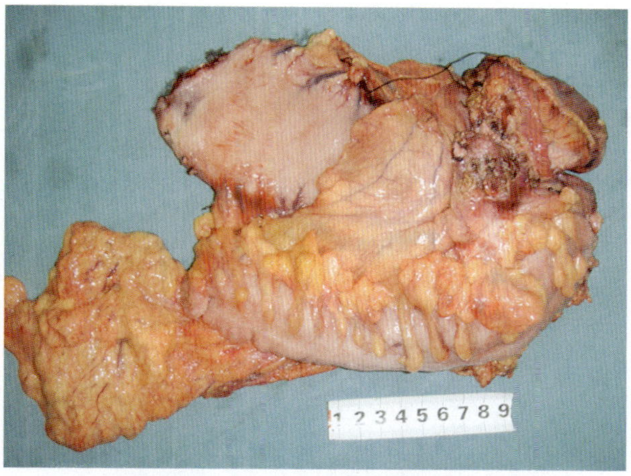

图18-15　胃窦癌侵犯胰头及横结肠，采取远端胃+胰头十二指肠+横结肠切除

（五）预防肿瘤细胞医源性播散

如果肿瘤位于胃前壁且已浸出浆膜，可以用生物蛋白胶予以封闭，减少手术操作过程中肿瘤细胞腹腔内播散的机会。分别结扎胃左、胃右、胃网膜左和胃网膜右血管主干，防止手术操作过程中肿瘤细胞脱落经血循环播散。

四、清扫横结肠上区淋巴结

（一）切除大网膜，清扫横结肠系膜前叶（No.15）淋巴结

第二助手用 allis 钳夹住胃壁将胃向患者头侧牵拉，第一助手用左手将横结肠向患者肛侧牵拉，将四指伸向横结肠系膜根部水平托起横结肠系膜。这样可以清晰暴露结肠中血管的走向，避免损伤。于横结肠中部开始，术者以电刀（电凝）于大网膜附着横结肠的无血管区切除大网膜及横结肠系膜前叶。向左直达结肠肝曲，其间第一、第二助手随术者电刀部位逐渐移位。在横结肠右侧操作时，由于该处横结肠系膜前后叶存在明显的疏松结缔组织间隙，容易完整分离。将切除的横结肠前叶组织（No.15）装瓶标记。向左侧游离横结肠系膜前叶并非易事，尤其容易损伤结肠中动脉，需要有足够的耐心。对于经验不足的术者而言，完整剥除横结肠系膜前叶（图 18-16）大约需要 30 ~ 40min。需要引起注意的是，有时结肠中动脉不止一支（图 18-17），在清扫 No.15 及 No.14 淋巴结时勿损伤，造成横结肠供血障碍。

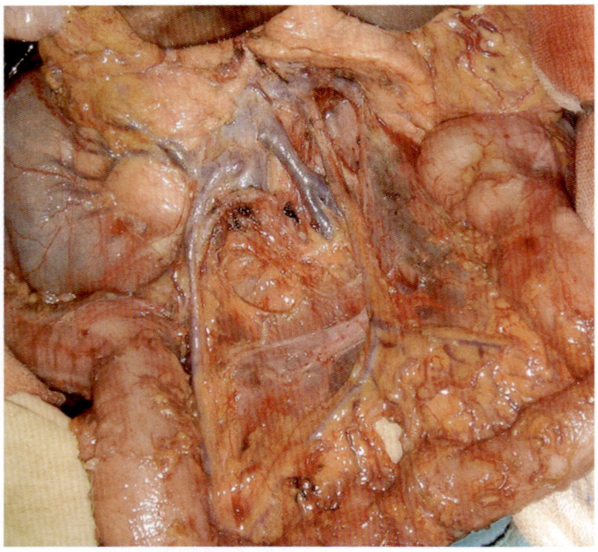

图18-16 清扫完横结肠系膜前叶(No. 15)及肠系膜根部淋巴结(No.14)

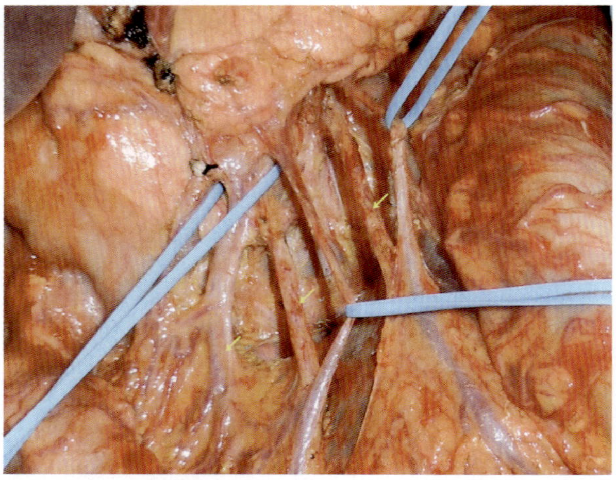

图18-17 三维清扫完No.15淋巴结，显露出3支结肠中动脉及静脉

第 14 版日本《胃癌处理规约》[46] 规定，对于肿瘤侵透胃后壁浆膜的病例，尽量切除网膜囊以达到切除网膜囊内微小种植病灶的目的，但尚无高级别证据证明其对预防腹膜复发有益。由于可能造成血管或胰腺损伤，至少对于没有浆膜浸润的胃癌患者最好不要进行此项手术。但是，有小型的随机对照实验报告对于浆膜浸润性胃癌，网膜囊切除可改善预后，但该问题仍是今后的研究课题之一。2009 年在波兰召开的第 8 届世界胃癌大会上，来自日本的一项 10 家医院参加的多中心研究 [49] 探讨了大网膜囊内切除及胰腺被膜切除对胃癌患者预后的影响，研究共入组 206 例 T2、T3 可治愈的胃癌患者，3 年生存率分析发现，采取大网膜囊内切除及胰腺被膜切除患者的总生存率和无病生存率好于对照组（86% *vs.* 79%；76% *vs.* 73%，*P*=0.36）。该研究的最终结果将在 2012 年揭晓。

（二）清扫胰腺下缘（No.18）及肠系膜根部（No.14）淋巴结

根据第 14 版日本胃癌规约 [46]，No.14 淋巴结属于 M1 范围，标准淋巴结清扫不涉及该范围，因为迄今尚无高级别证据证实该区域淋巴结清扫对患者预后有贡献。另外，此区域淋巴结清扫也是难点之一，初学者切忌贸然尝试。学者也存在不同意见，有人认为 No.14 距 No.6 淋巴结很近，一旦 No.6 淋巴结发生转移，很容易累及 No.14，笔者在手术操作过程中常规清扫 No.14 淋巴结，特别是 No.14v（肠系膜上静脉根部）淋巴结。

首先沿胰腺下缘清扫肿大的淋巴结，沿结肠中静脉近心走向暴露肠系膜上静脉主干，清扫血管周围的淋巴结（No.14v）。该处是胃癌淋巴结清扫术最困难的部位之一，将电凝器功率调整至 30W 左右，手法轻巧、逐层解剖。胰腺下缘处往往有细小分支血管（图 18-18），务必结扎。肠系膜上动脉与静脉间有 1 ~ 1.5cm 的间隙，动脉位于静脉的左后方。将肠系膜上动脉骨骼化，清扫周围淋巴结（图 18-19）。

（三）清扫幽门下（No.6）淋巴结

接近幽门下方时注意暴露胃网膜右静脉，小心清扫其周围淋巴结及结缔组织，以 1-0 丝线于

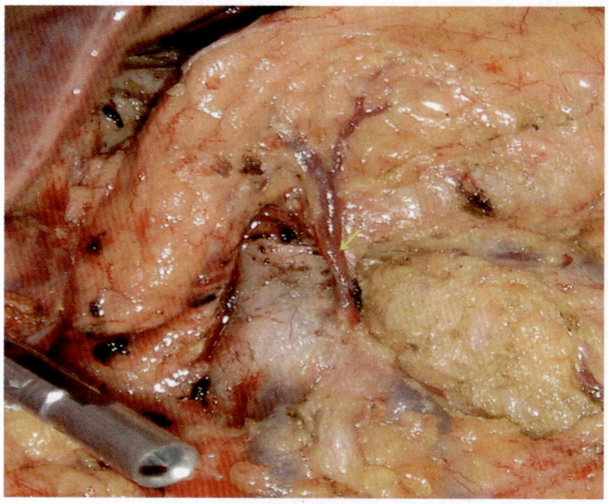

图18-18 胰腺下缘回流肠系膜上静脉的分支血管

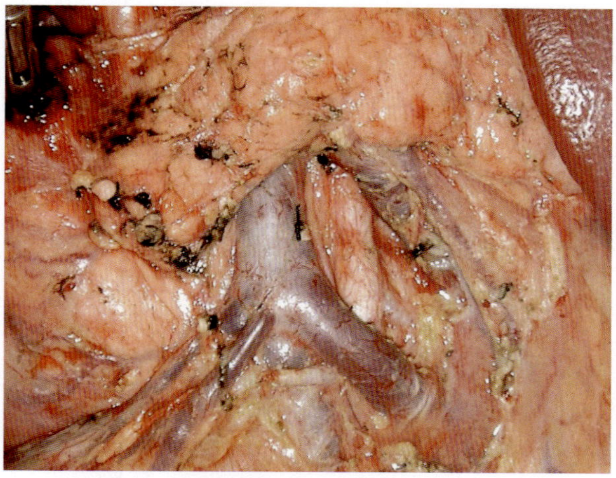

图18-19　清扫完No.18、No.14淋巴结术野

根部结扎胃网膜右静脉。胃网膜右动脉是胃十二指肠动脉的一个分支，一般不与胃网膜右静脉伴行。其间有约1cm的结缔组织间隙（No.6），继续向幽门管、十二指肠起始部解剖，胃网膜右动脉位于胰头十二指肠旁（图18-20）。以4-0丝线双重结扎。

（四）清扫胰腺被膜（No.17）及脾静脉（No.11v）淋巴结

根据第14版日本《胃癌处理规约》[46]，该区域超出了标准根治术的范围，初学者不要涉及。清扫完胰腺下缘淋巴结（No.18）后，体型较瘦的患者可以于胰腺下缘暴露脾静脉（图18-21），清扫脾静脉周围淋巴结（No.11v）时，小心脾静脉主干可能有由胰腺引出的小静脉分支。小心剥除胰腺被膜，体型较胖患者胰腺被膜下常有脂肪组织，注意止血。屈氏（Treitz）韧带旁有肠系膜下静脉汇入脾静脉（图18-21），避免误伤。

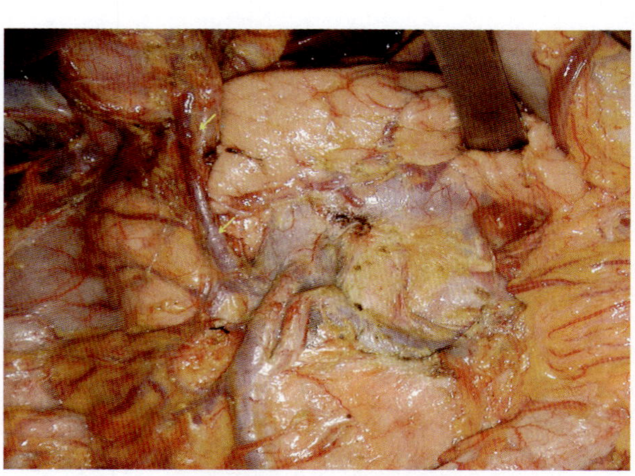

图18-20　清扫完No.6淋巴结，显露胃网膜右静脉和动脉

（五）清扫胃大弯侧淋巴结（No.4）

行远端胃癌根治术时，要保留至少2支胃短动脉以保证残胃血液供应。根据肿瘤部位和大小，选择胃大弯切除线。脾门下1/3为胃网膜左血管区（No.4sb），上2/3为胃短血管区（No.4sa），胃大弯中部至幽门下区域的淋巴结称之为No.4sd。结扎胃网膜左血管，切断相应脾胃韧带，同时清除No.4sb、No.4sd淋巴结（图18-22）。

五、清扫右上腹区淋巴结

（一）清扫胰头后（No.13）淋巴结

第14版日本《胃癌处理规约》[46]将No.13淋巴结定义为M1，但是在临床实践中不能教条地执行规约，笔者主张常规探查该区域，发现可疑淋巴结时在技术条件允许的情况下应该予以切除。首先充分解离胃结肠韧带右侧，游离十二指肠水平段与横结肠间的疏松结缔组织。在十二

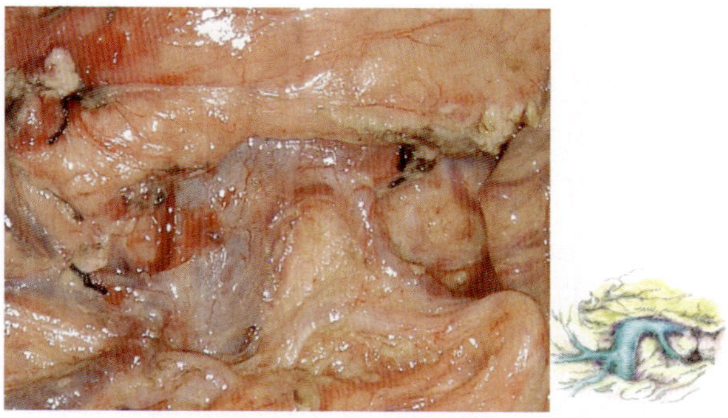

图18-21　肠系膜下静脉于胰腺下缘汇入脾静脉

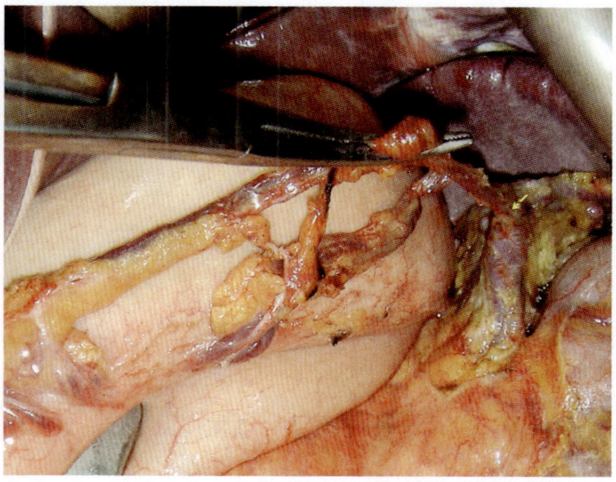

图18-22　沿胃大弯血管弓外缘清扫完No.4sd淋巴结，显露胃网膜左静脉（汇入脾静脉）

指肠外侧腹膜做扩大的 Kocher 切口。由第一助手将十二指肠环及胰头向左侧反转，完全暴露胰头背侧面。胰腺表面薄层筋膜（Treitz 筋膜）下方，可以看到沿十二指肠环走行的胰十二指肠动脉弓，No.13 淋巴结分布于动脉弓周围（图 18-23）。以解剖镊子轻柔捏起筋膜，用低功率电凝器距动脉弓 2mm 处剥离 Treitz 筋膜，清除淋巴结。遇小出血可以电凝止血，动脉出血应该用细针线缝扎。

（二）清扫腹主动脉旁淋巴结

该区域淋巴结清扫超出了标准胃癌根治术的范围，应该严格限制在大型肿瘤中心进行。

随着 Sasako 主持的日本多中心临床研究（JCOG9501）[36] 结果的发表，至少在东亚地区，D2 术已经被认为是胃癌的标准根治术。中国抗癌协会胃癌专业委员会通过中国胃癌临床协作组的形式，致力于在全国各大城市推广 D2。但是临床实践中对胃周淋巴结清扫范围的探索并未就此结束，第 8 届世界胃癌大会上，来自意大利的 2 个肿瘤中心 [50] 报告了他们的胃癌治疗结果：截至 2008 年，其临床病例的 60% 均接受了 D2+ 根治术。淋巴结的平均清扫数达到 50 枚，手术死亡率为 2.1%。Takashi 等 [51] 通过研究发现，对于那些具有高度淋巴结转移可能的特殊部位的病例，选择性进行腹主动脉旁淋巴结清扫不失为进展期胃癌的治疗策略之一。詹文华报道 D2+ 可以使 No.16 淋巴结转移数 3 枚以下患者受益 [52]。

此外，JCOG9501[36] 研究尚存在很多疑问，例如，试验设计规定的排除标准包括：① No.16 明显的肿大淋巴结；②术中快速冰冻证实的 No.16 淋巴结转移；③ Borrmann Ⅳ型胃癌。最大的疑问还在于亚组分析表明，LN（−）病例采取 D2 和 D2 + PAND 患者的 5 年生存率分别是 78.4% 和 96.8%。而 LN（+）病例采取 D2 和 D2 + PAND 患者的 5 年生存率分别是 65.2% 和 54.9%。扩大淋巴结清扫能够如此大幅度地提高淋巴结阴性患者的生存率的疑问姑且不谈；对有淋巴结转移的病例而言，扩大淋巴结清扫患者的远期生存至少不应该差于标准根治术。另外全组病例腹主动脉旁淋巴结阳性率仅为 8.5%。天津医科大学肿瘤医院一组 456 例进展期胃癌资料 [53] 分析表明，扩大根治手术对淋巴结阴性病例预后无影响（图 18-24）。相反，扩大淋巴结清扫术可以显著提高有淋巴结转移患者的生存率（图 18-25）。

现在已进入到循证医学和个体化治疗阶段，所有的临床标准都是动态的不断完善的过程，只有如此才能达到使患者最大程度获益的目的 [54]。

具体操作步骤详见本章第三节。

（三）清扫肝十二指肠韧带（No.12）及幽门上（No.5）淋巴结

位于术者左侧的第二助手用骶弯拉钩暴露肝门区，第一助手将胃、十二指肠翻向左侧。术者先用左手经 winslow 孔探查肝十二指肠韧带淋巴结肿大情况，做到心中有数。第 14 版日本《胃癌处理规约》[46] 规定标准淋巴结清扫包括 No.12a，即肝固有动脉旁淋巴结。笔者习惯于将肝十二指肠韧带脉络化。首先清扫胆总管

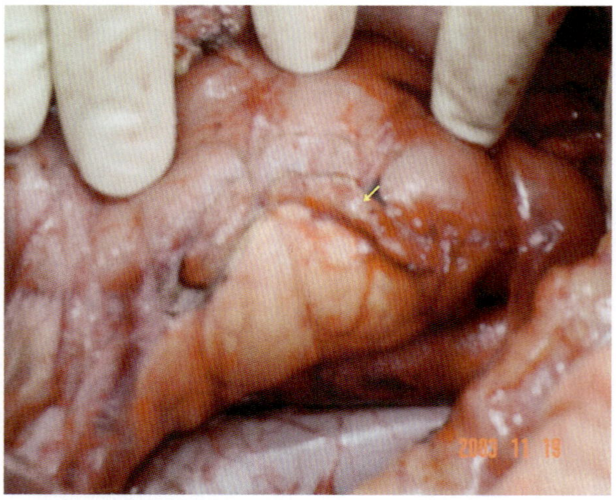

图18-23 沿胰十二指肠动脉弓分布的肿大淋巴结（No.13）

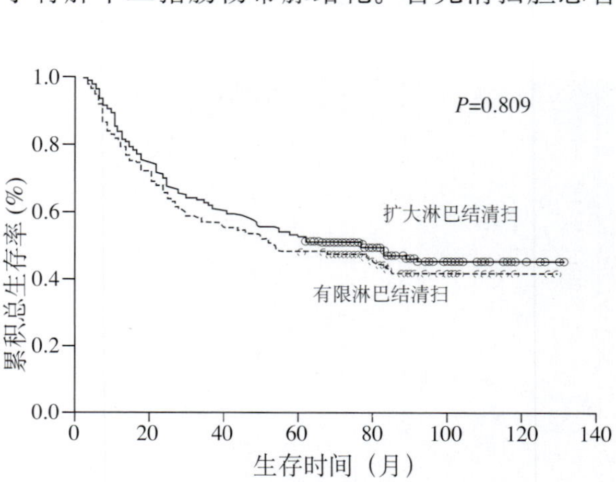

图18-24 与D1术式比较，扩大淋巴结清扫（D2、D3）不能改善有淋巴结转移患者的生存率

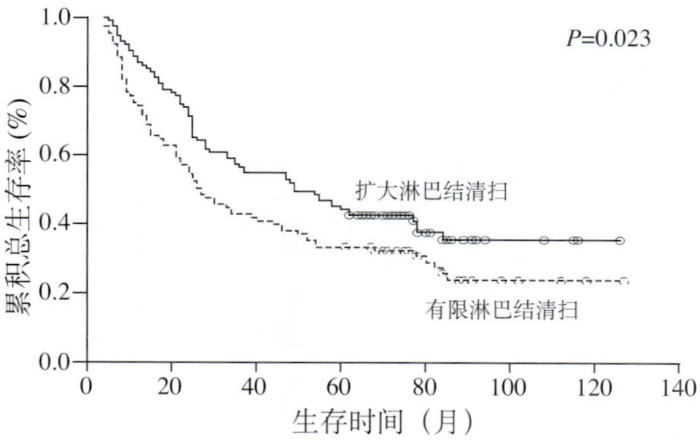

图18-25　与D1术式比较，扩大淋巴结清扫（D2、D3）能够改善有淋巴结转移患者的生存率

外侧（No.12b）淋巴结。笔者经验，尤其是老年人此处常见肿大淋巴结（不一定阳性），可以先用手揉搓，感觉其与胆总管的间隙。然后用allis钳夹住淋巴结，用电凝器沿胆总管切除，向上直至胆囊管。注意勿损伤胆囊动脉。胰头后(No.13）淋巴结常与胆总管旁淋巴结(No.12b)延续融合为一体，此时可以采取“整块”切除(图18-26)。

于距肝门约0.5cm处肝十二指肠韧带前方用电凝器分离表面筋膜，注意电凝器的深度勿伤及血管。以组织镊镊起肝十二指肠表面筋膜，用电凝器剥离。以清扫胆总管旁淋巴结同样方法清扫肝固有动脉左侧（No.12a）淋巴结。大约在肝固有动脉中部发出胃左动脉，于其根部结扎。沿胃右动脉分布的淋巴结属于幽门上（No.5）淋巴结，于幽门上方近胃壁处结扎。需要特别注意的是，肝固有动脉后方为门静脉，由于门静脉直径是肝固有动脉的2～3倍，因此门静脉左侧缘可能位于肝固有动脉左侧，清扫淋巴结时注意勿造成门静脉损伤。随后清扫胆总管与肝固有动脉间淋巴结，用橡胶带将肝固有动脉和胆总管分别向左右牵拉，暴露门静脉，清扫其周围（No.12p）淋巴结。胃十二指肠动脉在胰头上方1cm左右由肝总动脉发出，几乎与其呈90°角。应该将肝十二指肠动脉、胰腺上缘与肝总动脉三角区内淋巴结彻底清扫，此时注意其后方为门静脉主干，小心勿损伤。图18-27为完成肝十二指肠韧带骨骼化的术野。

（四）胃远端离断

结扎胃右动脉后，幽门上向右上有数支细小幽门血管。选定切线位置后以蚊氏血管钳钳夹，1-0丝线结扎切线左侧血管。根据肿瘤原则，胃远端切除线应该距肿瘤下缘3～4cm。在保证安全距离的前提下，尽量多保留十二指肠残端，以便于与残胃吻合加固。离断胃与十二指肠后，用纱布保护十二指肠残端，避免造成腹腔污染。用纱布包裹胃侧残端，7-0丝线缝扎。

六、清扫小网膜囊区淋巴结

（一）清扫肝总动脉（No.8）

第一助手将胃翻向左上方。沿肝固有动脉继续向左下方解剖，也可以先用电凝器沿胰腺上缘解剖胰腺与肝总动脉的间隙，清除肝总动脉前方(No.8）淋巴结（图18-28），显露肝总动脉主干。沿着胰腺上缘小心分离筋膜可以发现脾动脉走行于胰腺上缘后方。此时，在胰腺上缘与胃之间有

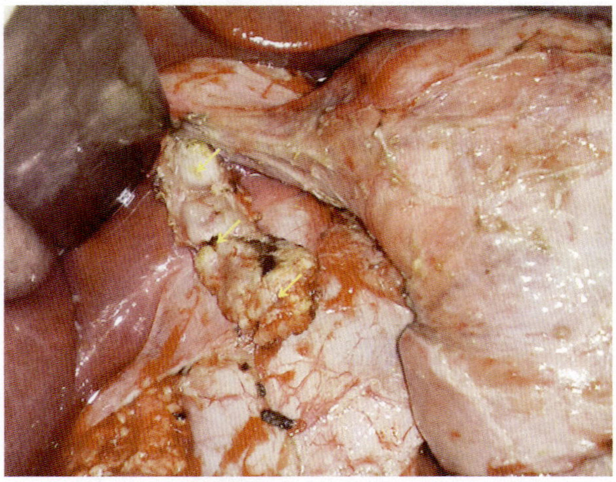

图18-26　整块切除融合的No.12b、No.13淋巴结团块

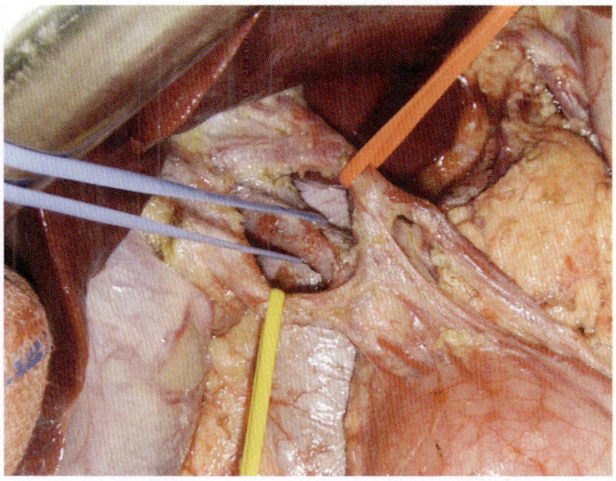

图18-27　完成肝十二韧带骨骼化：黄色胶带为胆总管；红色胶带为肝固有动脉；蓝色胶带为门静脉

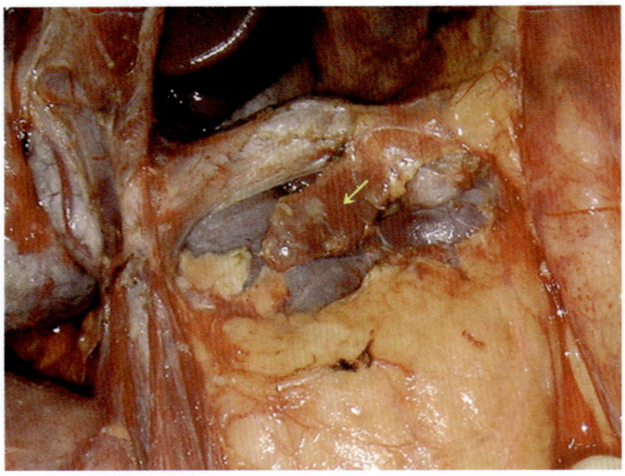

图18-28 肝总动脉周围淋巴结

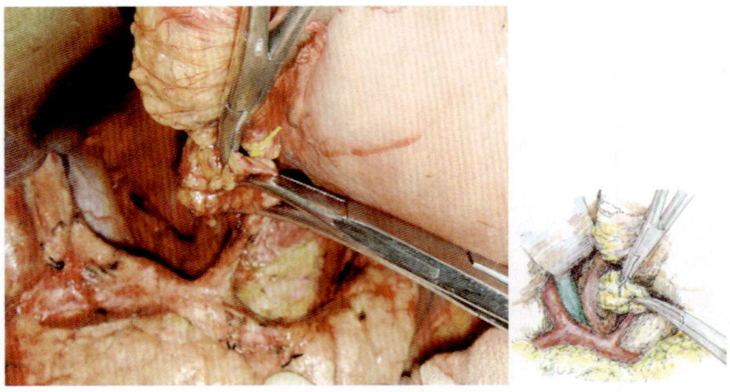

图18-30 正在清扫No.7淋巴结

一血管束即为胃左（冠状）静脉和动脉。胃左静脉位于血管束的右侧，体型较瘦的患者可以清楚显现其走行，向右下于肝总动脉上后方汇入门静脉，也可能汇入脾静脉。剥离其表面筋膜，找到其根部，以1-0丝线结扎。完成肝总动脉周围淋巴结的清扫（图18-29）。

（二）清扫胃左血管（No.7）

沿肝总动脉继续向左上方解剖至腹腔动脉干（图18-30）。所谓腹腔动脉干是指腹主动脉同时发出3支动脉的共干部分，其长度仅1cm左右。向左为肝总动脉，向右为脾动脉，向前方为胃左动脉。胃左动脉也可能单独由腹主动脉发出。于胃左动脉根部先以4-0丝线结扎，打结时注意力量不宜过大，否则容易造成有动脉硬化的老年人动脉壁切割伤，为术后大出血埋下隐患。距结扎远端3～4mm处用4-0丝线缝扎。于胃壁附近结扎胃左动脉。图18-31显示No.7巨大融合的淋巴结。

（三）清扫脾动脉近端（No.11p）淋巴结

于脾动脉根部向左清扫其周围（No.11p）淋巴结，脾动脉近胰腺下缘处发出胰背动脉，注意勿损伤。与肝总动脉不同，脾动脉走行往往明显迂曲，且沿途不断有向胰腺发出的小动脉。脾动脉的中部可能（66.7%～82.3%）发出胃后动脉，于根部结扎确切。图18-32显示清扫完No.11p淋巴结术野。清扫腹腔动脉干大血管周围淋巴结时，注意电刀的功率，千万小心勿使电刀直接接触血管壁。笔者在该区域操作时曾发生过电刀不小心伤及已经裸化的脾动脉壁，当时未引起重视，在此后操作中突然发生脾动脉自发破裂，幸亏是在术中及时用动脉夹止血（图18-33），否

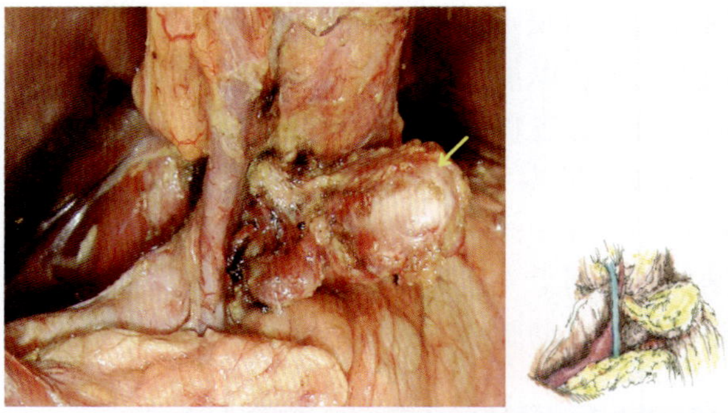

图18-31 显露冠状静脉和胃左动脉根部，显示No.7巨大融合的淋巴结

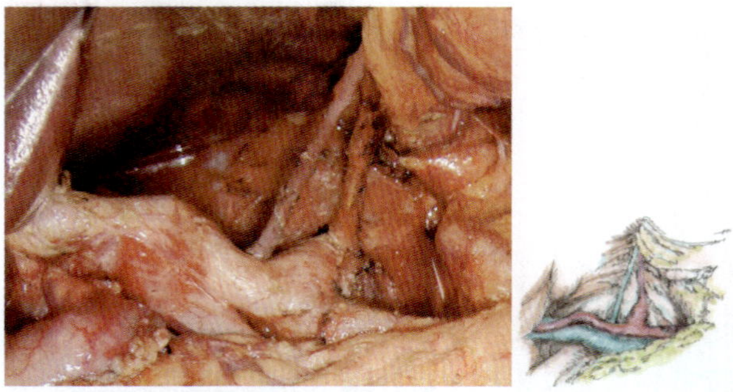

图18-29 完成肝固有动脉周围(No.8)淋巴结骨骼化

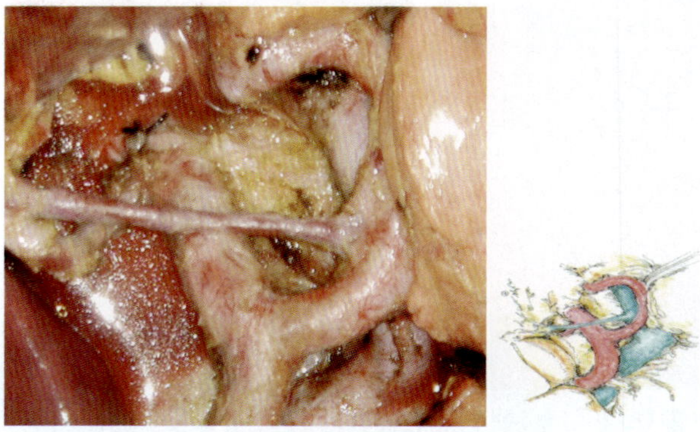

图18-32 清扫完脾动脉近端周围（No.11p）淋巴结

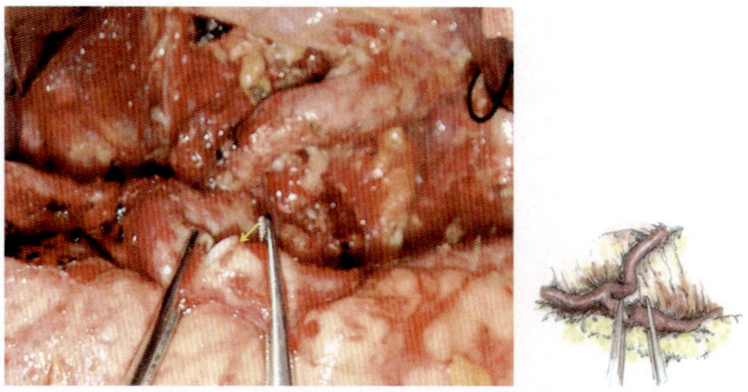

图18-33 清扫No.11p淋巴结时电刀误伤裸化的脾动脉，造成自发破裂，以动脉夹止血

则后果不堪设想。

（四）清扫腹腔动脉干周围（No.9）淋巴结

于胃左动脉根部结扎处向四周清扫腹腔动脉干（No.9）淋巴结（图 18-34）。此时注意腹主动脉两侧应该采取缝扎，以免出血和术后发生淋巴、乳糜漏。

七、清扫左上腹区淋巴结

（一）切除脾的脾门（No.10）淋巴结清扫术

该处淋巴结清扫不属于远端胃癌标准淋巴结清扫范围。第 14 版日本《胃癌处理规约》[46] 规定，至少对于浸润胃体部的进展期胃癌所进行的根治性手术最好切除脾，以达到完整清扫 No.10 淋巴结的目的。具体操作步骤详见有关章节。

（二）保留脾的 No.10 淋巴结清扫术

上述情况以外的胃体及近端胃癌，如果无明确的 No.10 淋巴结转移，很多学者主张可以采取保留脾的 No.10 淋巴结清扫术。既往在保留脾的前提下清扫脾门淋巴结仅限于教科书的描述，临床实施难度非常大。随着手术器械的进步，术者手术技巧的提高，保脾 No.10 淋巴结清扫临床上是可行的。目前该类手术只适合在大的中心开展。笔者忠告读者，除非做好切脾准备，否则不要冒险。具体操作详见有关章节。图 18-35 为清扫完 No.11p、No.11d 及 No.10 淋巴结后术野。

八、清扫上腹部区淋巴结

上述步骤完成后胃窦、胃体已完全游离，通过将胃向前、向左、向右翻转可以获得清晰的术野，为清扫贲门周围淋巴结提供了便利。

（一）清扫贲门右（No.1）和胃小弯（No.3）淋巴结

清扫贲门右侧（No.1）淋巴结时清晰的术野非常重要。采取上腹部横切口，配合悬吊拉钩可以获得满意术野。否则可以切断肝左三角韧带：将肝左外叶向右下方牵引，此时肝左三角韧带呈紧张状态，以电凝器自左侧缘切断。此举可以使上腹部淋巴结清扫获得更清晰的术野。

首先沿小网膜向上离断肝胃韧带至食管下段。胃远端的肝胃韧带通常相当薄且无血管，可以用电凝器直接离断。应该尽量靠近肝、向上贴近食管切断肝胃韧带。肝胃韧带最高部位中有较大血管，应该钳夹、结扎后切断。胃左动脉到达胃壁后分为前后两支，分别沿胃小弯前面和后面下行进入胃壁。应该以小弯血管钳分别钳夹，1-0 丝线逐一结扎（图 18-36A，图 18-36B）。如果以超声刀清扫淋巴结，可以直接凝固胃小弯侧血管，达到完整清除淋巴结和软组织的效果（图 18-36C）。胃小弯侧淋巴结清扫术破坏了小弯侧

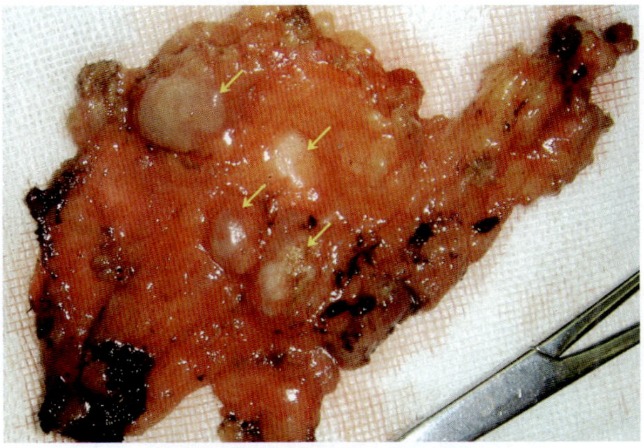

图18-34 由腹腔动脉干处清扫的淋巴结

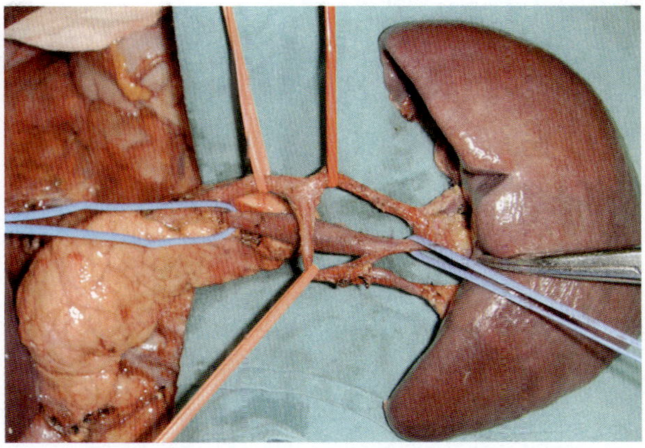

图18-35 清扫完No.11p、No.11d及No.10淋巴结后术野

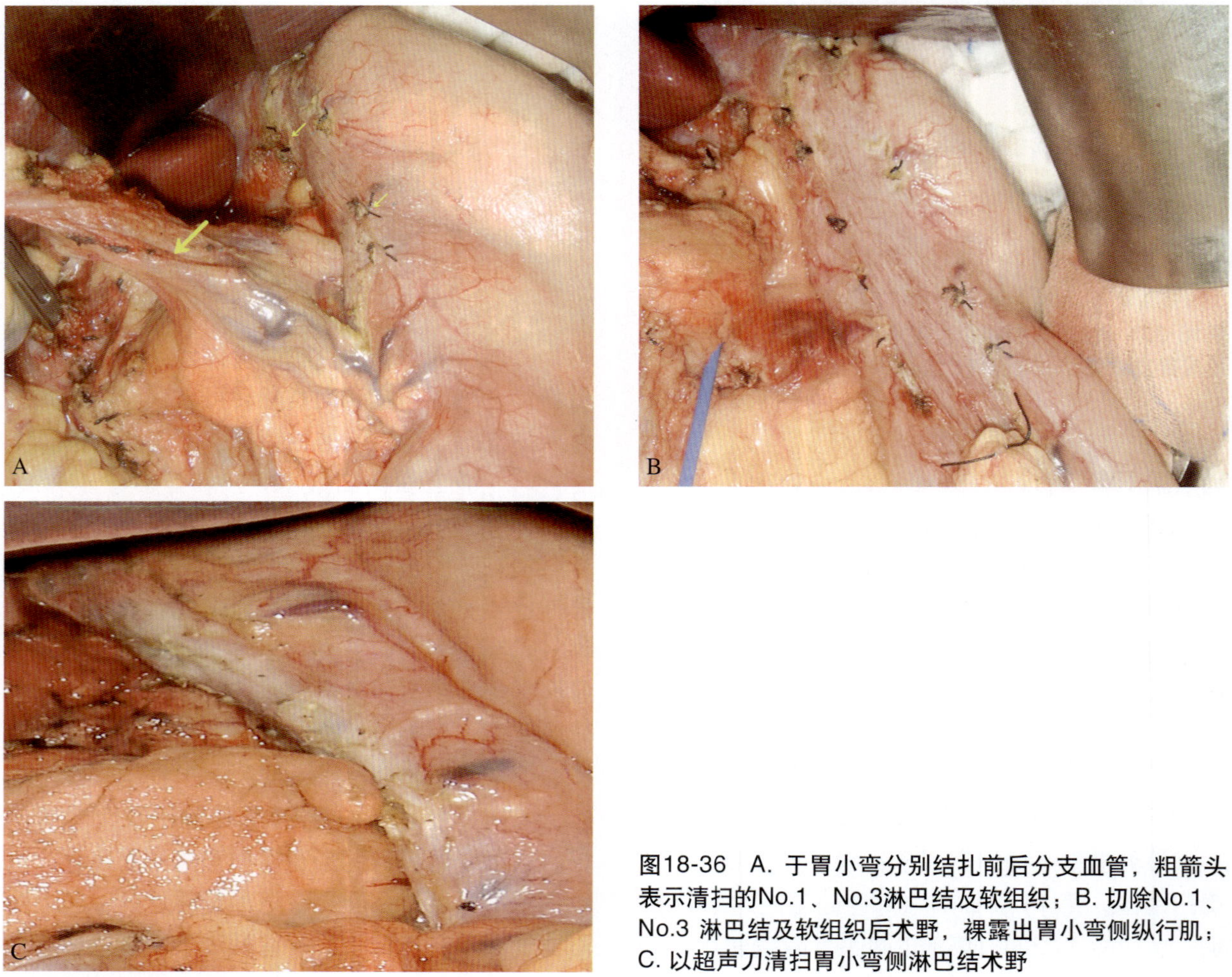

图18-36 A. 于胃小弯分别结扎前后分支血管，粗箭头表示清扫的No.1、No.3淋巴结及软组织；B. 切除No.1、No.3 淋巴结及软组织后术野，裸露出胃小弯侧纵行肌；C. 以超声刀清扫胃小弯侧淋巴结术野

腹膜的完整性，完成清扫后可见裸露的纵行肌。在贲门附近尽量不采取对合缝合，如果需要缝合时注意避免造成贲门口医源性狭窄。胃小弯近残端部分将胃壁前后浆膜断端对合缝合，形成腹膜化以便于吻合。同时清扫小弯侧淋巴结。

沿胃小弯前后壁逐一结扎胃左动脉分支直至预定切除线，整块切除标本，切除标本的上1/4 属贲门右（No.1）淋巴结，其余属胃小弯侧（No.3）淋巴结，分别装瓶标记。肿瘤上切端应该距肿瘤上缘 5cm，否则容易造成吻合口复发。

No.1、No.3 淋巴结的清扫相对容易，但是也不应该掉以轻心，该处淋巴结转移率极高，Sasako 教授曾于 2008 年 1 月到笔者所在医院讲学，在示教手术中特别强调清扫 No.1、No.3 淋巴结时应该在血管根部逐一结扎胃小弯前后血管弓，以达到彻底清扫淋巴结的目的。

至此，完成了 No.14、No.15、No.17、No.18、No.12、No.7、No.8、No.9、No.11 淋巴结清扫（图 18-37）。

（二）清扫食管裂孔部（No.20）、下段食管旁（No.110）、膈肌下（No.19）、贲门左（No.2）以及膈肌（No.111）淋巴结

胃中上部肿瘤进行全胃切除或近端胃次全切除术时还应该清扫上述淋巴结。具体详见有关章节。

九、消化道重建

远端胃次全切除术后一般可以选择 Billroth Ⅰ 或 Billroth Ⅱ式，前者符合生理，但是发生残胃复发时，再次手术 R0 切除的可能性降低；后者可以保证充足的上切端，日后发生残胃复发时再次手术时解剖相对容易。总之，消化道重建具体方式应该根据肿瘤部位、淋巴结转移状况以及术者经验综合考虑。具体详见有关章节。

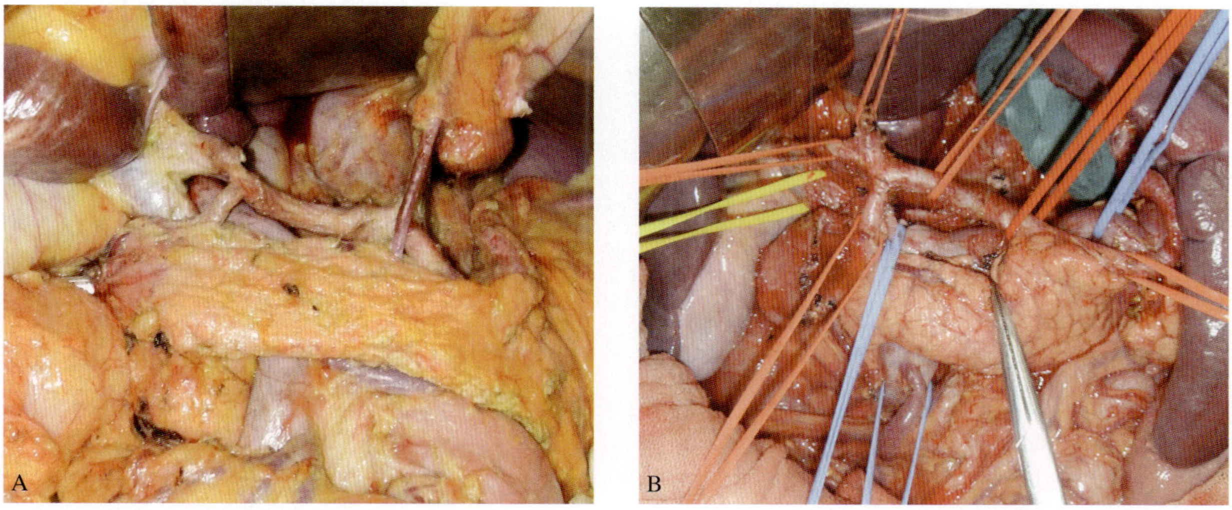

图18-37　A. 完成No.14、No.15、No.17、No.18、No.12、No.7、No.8、No.9、No 11淋巴结清扫后术野，主要血管均进行了骨骼化处理；B. 完成No.14、No.15、No.17、No.18、No.12、No.7、No.8、No.9、No.11淋巴结清扫后术野，红色胶带为动脉，蓝色为静脉，黄色为胆总管。

十、引　流

采取标准或扩大淋巴结清扫的病例一般主张放置腹腔引流管。但是临床上也存在争论。放置腹腔引流可以早期预警腹腔出血、引流淋巴液、引流吻合口瘘。但是由于吻合技术及临床营养的进步，吻合口瘘的发生率很低，另外，对于迟发的感染、出血及吻合口瘘往往由于引流管阻塞，并不能起到引流作用。因此应该根据术者经验及患者具体情况，酌情放置腹腔引流。特别是肥胖患者、淋巴结廓清范围较大、吻合口缝合欠佳等情况下应该放置引流管。引流管应该遵循低位引流原则，放置在右侧腋中线水平，一般留置两根引流管，置于肝十二指肠下方。

（梁寒）

第三节　食管胃结合部腺癌的分型与外科治疗

一、食管胃结合部腺癌的定义

食管胃结合部腺癌（adenocarcinoma of the esophagogastric junction，AEG）通常是指发生于食管胃交界部位的腺癌性病变。1987 年，德国学者 Siewert 等 [55] 基于食管胃结合部的解剖特点，首次提出了 AEG 这一概念，将位于食管胃连接线（齿状线）上下 5cm 范围内的腺癌统称为食管胃结合部腺癌；2000 年 WHO 肿瘤分类中也将 AEG 作为一类疾病单独列出，并将其定义为食管和胃交界处的腺癌性病变。

二、AEG的分型

Siewert 等根据癌肿主体部位与齿状线的关系将 AEG 分为 3 型：Ⅰ型指发生于远端食管的腺癌，常起源于 Barrett 食管，位于齿状线上 1 ~ 5cm 范围内；Ⅱ型即狭义贲门癌，发生于齿状线上 1cm 到齿状线下 2cm 范围内食管 - 胃结合部的腺癌；Ⅲ型指发生于齿状线下 2 ~ 5cm，由贲门下方向食管 - 胃结合部浸润的高位胃体或胃底部腺癌。目前，Siewert 分型已被国际胃癌协会 (International Gastric Cancer Association, IGCA) 和国际食管疾病学会 (ISDE) 等学术机构接受，是较为公认的分型方法。

Siewert 分型不仅对指导治疗和进行临床研究有实际意义，而且该分型方法还能够反映 AEG 的流行病学特点、临床病理特征和预后。在欧美等西方国家各型 AEG 发病率相近，而在东亚各国 AEG 则以Ⅱ、Ⅲ型为主，Ⅰ型少见 [56]。Feith 等 [57] 总结了 1062 例 AEG 患者的淋巴结转移情况：Ⅰ型 AEG 纵隔淋巴结转移率最高，达 15%，食管裂孔旁淋巴结转移率也高达 50%，同时可转移至胃大小弯、胃左和腹腔动脉周围等处淋巴结；Ⅱ、Ⅲ型 AEG 中下纵隔淋巴结转移率仅为 1%，食管裂孔周围淋巴结转移率分别为 5% 和 11%，与此同时有超过 2/3 的患者有腹腔淋巴结转移；来自日本的资料显示，Ⅱ、Ⅲ型 AEG 主要向腹腔内淋巴结转移，而以贲门周围淋巴结转移率最高，下纵隔淋巴结转移率仅为 7.5% 和 2.8%。下纵隔淋巴结转移率不仅与肿瘤部位有关，还与肿瘤 T 分期、食管受累长度呈正相关，食管浸润范围小于 1cm 时，转移率为 14%，大于 4cm 时，转移率达 53%。下纵隔淋巴结转移往往提示Ⅱ、Ⅲ型 AEG 晚期，预后不良，即使是清扫以后，3 年生存率仅 15.4%[58]。综上所述，各型 AEG 均主要向下转移至腹腔淋巴结，随着疾病进展可向上转移至纵隔淋巴结，Ⅰ型 AEG 纵隔淋巴结转移率最高，Ⅱ型次之，Ⅲ型最低。值得注意的是，AEG 的预后Ⅰ型最佳、Ⅱ型次之、Ⅲ型最差。主要原因是Ⅰ型 AEG 症状出现早，可在疾病的较早阶段获得诊治，而Ⅱ、Ⅲ型 AEG 症状出现较迟，就诊时病期相对较晚，因而疗效较差。就同一分期的各型 AEG 而言，预后则无明显差别。

三、AEG的手术径路

迄今，临床上对 AEG 的手术入路、胃食管切除范围和淋巴结清扫范围尚未取得共识，尤其是在胸部外科和腹部外科医生之间仍存在较大分歧。AEG 的手术入路可分为单纯经胸径路、单纯经腹径路和胸腹联合径路三类。不同手术径路各有其优缺点，一般认为，与经腹手术相比经胸手术有利于彻底的纵隔淋巴结清扫、充分的食管切除和安全的吻合，缺点为经胸手术创伤大、手术并发症率和死亡率相对较高，且单纯经胸手术难以保证腹腔淋巴结的彻底清扫。反之，经腹手术的优势在于便于腹腔淋巴结的清扫彻底，手术创伤相对较小，手术并发症率和死亡率均较低。临床上应综合患者的全身情况、AEG 的分型、肿瘤的分期、食管浸润范围、手术的根治程度、术者的经验和技术条件等因素，平衡手术的安全性和彻底性，选择合理的手术径路。

（一）Ⅰ型 AEG 手术径路

Ⅰ型 AEG 手术径路包括经胸径路和经腹径路两类，前者包括经左胸、经右胸、经左侧胸腹联合切口径路等，经腹手术通常采用经腹食管裂孔径路 (TH 径路)。经胸径路手术显露充分，不仅有利于食管切除和吻合，而且便于进行纵隔淋巴结清扫，从根治性上讲似乎优于经腹食管裂孔径路。但经胸径路手术的肺部并发症、乳糜漏以及切口感染率要高于经腹手术，唯有吻合口瘘发生率略低于后者。然而，近年来随着新型管状吻合器的广泛使用，经 TH 径路进行食管空肠吻合已变得相当安全，吻合口瘘的发生率及其相关死亡率均明显下降。meta 分析显示，经腹食管裂孔径路和经胸径路术后死亡率分别为 5.7% 和 9.2%，而两者的远期疗效并无显著差别，术后 3 年生存率分别为 25.0% 和 26.7%，5 年生存率分别为 23.0% 和 21.7%[59]。Stein 等[60]的回顾性研究也提示经胸和经腹手术径路对Ⅰ型 AEG 术后长期生存率无影响。为比较两种手术径路优劣，Hulscher 等[61]将 220 例食管中下段和贲门腺癌（Siewert Ⅰ型为主）患者随机分成经腹径路和经胸径路两组，研究发现，经胸径路的患者术后并发症发生率明显高于经腹径路组，而两组患者的中位生存时间、累积生存率无统计学差异。作者认为，尽管两组术后生存率无统计学差异，但生存曲线已经出现分离趋势，推测长期随访会发现经胸径路的患者可能有生存获益。虽然该研究是目前支持 AEG 经胸径路手术的最高级别的循证医学证据，但研究中未明确 Siewert Ⅰ型患者的比例，而且随访时间较短，随访结果较其他同类研究差异较大，因此该研究仍未能消除Ⅰ型 AEG 手术径路选择的争议，两种径路孰优孰劣尚无定论。笔者认为，临床上对于能根治切除的Ⅰ型 AEG 应首选经胸径路手术，而经腹食管裂孔径路手术更适合于高龄、心肺功能储备较差、不能耐受经胸手术者，以及姑息性手术者。

（二）Ⅱ、Ⅲ型 AEG 手术径路

与Ⅰ型 AEG 一样，Ⅱ、Ⅲ型 AEG 的手术径路也分为经胸径路和经腹径路两类，长期以来经胸径路（通常采用左侧胸腹联合切口）一直是治疗Ⅱ、Ⅲ型 AEG 的首选手术径路。因为经胸腹联合切口手术除便于在较高的部位切断受累食管确保切缘阴性外，同时便于兼顾腹部和纵隔淋巴结的清扫，也便于进行消化道重建。然而，近

年来，越来越多的证据显示，经胸腹联合切口带来了更大的手术创伤，术后并发症率和围术期死亡率均较高，影响了患者的总体预后。2006年日本Sasako等[62]主持完成了一项多中心前瞻性随机对照临床试验（JCOG9502研究），比较了经左侧胸腹联合切口（LTA组）与经腹食管裂孔径路（TH组）治疗Siewert Ⅱ、Ⅲ型AEG的价值。研究选择食管浸润范围在3cm以内的Ⅱ、Ⅲ型AEG作为研究对象，结果发现，TH组清扫淋巴结总数与LTA组相当，但清扫下纵隔淋巴结数量少于LTA组，因此下纵隔淋巴结阳性病例数也明显低于LTA组；TH组平均切除食管的长度为4.2cm，最大切除长度为9.5cm，与LTA组平均长度4.5cm，最大长度8.5cm相似；LTA组术后并发症率，特别是肺部并发症率明显高于TH组，且有3例围术期死亡，而TH组无围术期死亡。TH组术后总生存时间、无瘤生存时间和5年生存率均优于LTA组，两组术后5年生存率分别为52.3%和37.9%。该项研究为经腹食管裂孔径路治疗Ⅱ、Ⅲ型AEG的合理性提供了高级别的循证医学证据。近十年来，笔者常规采用经腹食管裂孔径路手术治疗Ⅱ、Ⅲ型AEG，安全完成根治性全胃切除手术一百多例，无食管切缘阳性病例，也无食管空肠吻合口瘘和围术期死亡发生。笔者体会，对于无食管下端浸润者通常无需切开食管裂孔，疑有食管下段浸润者应常规切开食管裂孔和膈肌腱性部进入下纵隔，如此不仅可以探查清扫部分下纵隔淋巴结，而且通常可游离显露下段食管8～10cm，满足食管切除和安全吻合的需要。笔者认为，Ⅱ、Ⅲ型AEG应首选经腹食管裂孔径路进行手术，经左侧胸腹联合切口手术原则上仅适用于肿瘤浸润食管3cm以上且可根治切除的患者。

四、AEG的外科治疗原则

迄今，外科手术仍是治愈AEG的唯一方法。外科治疗的首要目标是，在尽量保证手术安全性的前提下，完全切除肿瘤原发灶并彻底清扫区域淋巴结。由于肿瘤部位以及生物学行为不同，不同分型的AEG手术治疗策略也不尽相同。术前应综合应用胃镜、GI以及CT等检查手段，尽量明确肿瘤主体与食管胃连接线的关系，据此判断AEG所属类型，结合术前分期、患者的全身情况等因素选择合理的治疗方案。原则上Ⅰ型AEG宜由胸外科医生参照下段食管癌进行手术，此处不做详细介绍。Ⅱ、Ⅲ型AEG宜由腹部外科医生按照胃癌的治疗原则进行手术。

传统上国内对AEG多倾向于选择近端胃切除术，切除近端胃和部分下段食管，并行食管残胃吻合术。近年来，越来越多的研究显示，对于进展期Ⅱ、Ⅲ型AEG采用近端胃切除术可能会影响手术的彻底性，并降低生存率。一项韩国的前瞻性研究发现，近端胃癌尽管较早期病例接受全胃切除或近端胃切除术后5年生存率无显著差别，但Ⅲ、Ⅳ期病例选择近端胃切除会降低术后生存率[63]。此外近端胃切除残胃食管吻合术后，反流性食管炎和吻合口狭窄等并发症发生率较高，影响患者生活质量。因此，近年来越来越多的中心和术者倾向于选择全胃切除治疗Ⅱ、Ⅲ型AEG。新版的日本《胃癌处理规约》明确指出，对于可根治切除的近端胃癌原则上应施行全胃切除术，T1期癌肿可考虑行近端胃切除，但必须保留远侧1/2以上的胃。由此可见，对于Ⅱ、Ⅲ型进展期AEG采用全胃切除术目前已趋向共识。至于食管切除范围目前尚无统一标准，由于胃食管结合部黏膜下淋巴管网极其丰富，且无幽门样屏障结构，癌肿易于沿黏膜下层向食管近侧浸润扩散，因此在确保安全吻合的前提下应切除足够长的食管，通常早期肿瘤上切缘应距离肿瘤边缘2～3cm，进展期肿瘤上切缘应距肿瘤边缘4～5cm以上为妥。

前已述及，Ⅱ、Ⅲ型AEG主要向下转移至腹腔淋巴结，纵隔淋巴结转移率较低，且纵隔淋巴结转移率与食管浸润长度有关。因此，Ⅱ、Ⅲ型AEG手术时应参照近端胃癌根治手术原则重点清扫腹腔内淋巴结，对伴有食管浸润者宜有选择性地进行下纵隔淋巴结清扫。cTNM分期是确定Ⅱ、Ⅲ型AEG淋巴结清扫范围的主要依据，T1期肿瘤原则上施行D1或D1+手术，T2以上肿瘤原则上施行标准D2根治术，包括16组淋巴结清扫的D3根治术因无生存益处，原则上不予推荐。

与中下部胃癌相比，包括AEG的胃上部癌较易发生脾门和脾动脉旁淋巴结转移，为了彻底清扫脾门和脾动脉旁淋巴结，以往胃底、胃体及贲门等部位的胃癌行根治术时多常规切除脾或脾胰体尾。近二十年来，随着相关研究的深入，越来越多的证据表明，除肿瘤直接侵犯胰腺外，近端胃癌根治术中常规联合脾、胰腺切除不仅没有必要，而且弊多利少。因此，目前确定Ⅱ、Ⅲ型 AEG 手术方案时，以彻底清扫淋巴结为目的的联合脾切除术或脾胰切除术的适应证范围均趋向缩小。

至于Ⅱ、Ⅲ型 AEG 术后消化道重建，应结合患者的局部解剖特点和术者的经验选择术式，原则上全胃切除首选食管空肠 Roux-en-Y 吻合术。近端胃切除宜行间置空肠代食管手术。

五、标准近端胃癌根治术

目前，联合脾动脉和脾切除的 D2 全胃切除术作为近端胃癌根治切除的标准术式已趋向共识。其切除范围包括全胃、大小网膜、部分食管、十二指肠球部以及脾动脉和脾，常规清扫所有第一、二站淋巴结，并作食管空肠 Roux-en-Y 吻合重建消化道。该术式最初由日本著名胃癌专家 Maruyama 于 1979 年报道[64]，其后作为标准术式在日本推广应用至今。上述手术适用于包括Ⅱ、Ⅲ型 AEG 在内的近端胃进展期癌，其中Ⅲ型 AEG 的 D2 淋巴结清扫范围应包括 No.1 ~ No.7、No.8a、No.9、No.10、No.11、No.12a 淋巴结，Ⅱ型 AEG 的 D2 清扫尚应包括 No.19、No.20、No.110、No.111 淋巴结。近年来，该术式作为近端胃癌标准根治手术在我国一些大的医疗中心已逐渐推广应用。唯一存在较多争议的问题是，术中是否应常规切除脾，以清扫脾动脉旁和脾门淋巴结。倡导切脾者认为，进展期近端胃癌 No.10、No.11 淋巴结均有一定的阳性率，切除脾动脉和脾可彻底清扫这两组淋巴结，达到标准根治切除的要求，施行保脾清扫可能影响手术的彻底性，留下复发的隐患。主张保脾者主要理由有三：①脾作为重要的免疫器官，在抗肿瘤免疫方面可能具有重要作用。②脾门淋巴结转移率低，文献报道，包括 AEG 在内的近端胃癌脾门淋巴结转移率仅为 15% 左右，且主要见于近端胃大弯侧 T3、T4 期肿瘤，较早期癌和可根治切除的小弯侧癌肿极少发生脾门淋巴结转移。③来自西方的 RCT 研究显示，根治性全胃切除术中，常规联合脾切除不仅有较高的并发症发生率而且通常并不能改善患者的预后[65]。鉴于上述原因，近年来，联合脾切除的全胃切除术作为近端胃癌根治切除的标准术式的合理性受到质疑和挑战，国内许多中心对该术式的常规应用也存有疑虑。与此同时，有关保留脾的脾门、脾动脉旁淋巴结清扫逐渐受到关注。2006 年一项来自韩国的入组病例为 207 例的单中心 RCT 研究显示，保留脾与切除脾的 No.10、No.11 淋巴结清扫所获得的淋巴结总数和阳性淋巴结数相似，术后并发症率以及术后生存率无显著性差异[66]。上述研究结果无疑从一定程度上证明了保留脾的脾门淋巴结清扫的价值。然而，该研究中保脾组和切脾组脾门淋巴结阳性率分别为 5.8% 和 10.6%，脾动脉旁淋巴结阳性率分别为 9.7% 和 17.3%，后者脾门和脾动脉旁淋巴结阳性率绝对值均明显高于前者，之所以两组差异无显著性可能与病例数相对较少有关。若进一步增加病例数则有可能得出两组差异均有显著性的结论，并进而提示切脾清扫比保脾清扫更彻底的结论。无疑，关于切脾清扫和保脾清扫的争论远未结束。笔者体会，保脾清扫和切脾清扫各有其适应证，前者主要适用于预防性清扫，后者更适用于治疗性清扫。与切脾清扫相比，保脾清扫对术野显露和术者操作技术均有更高的要求，适用于体型相对瘦弱、解剖相对容易的患者。否则应选择切除脾和脾动脉的切脾保胰清扫术。现将切脾和保脾清扫术操作要点分述如下。

六、切脾保胰清扫术

（一）适　应　证

切脾保胰清扫术是近端胃癌 D2 根治切除的标准步骤之一。可根治切除的Ⅱ、Ⅲ型 AEG 伴下列情况之一者应常规采用此术式：①弥漫型进展期癌；②涉及大弯侧的 T4a 以上的进展期癌；③癌肿浸润脾胃韧带或者直接侵犯脾；④ No.10、No.11 淋巴结转移肿大；⑤术中快速病理检查证实 No.4sb 或 No.4sa 淋巴结转移者。

（二）术 前 准 备

基本同全胃切除术。通过胃镜、胸腹部 CT 增强扫描、上消化道钡餐检查了解食管受侵犯程度、下纵隔淋巴结有无转移肿大，对于切口选择以及确定切除范围极为重要。

（三）麻醉和体位

全身麻醉，平卧位，右侧卧位适用于左胸腹联合切口者。

（四）操 作 要 点

1. 腹腔镜探查　经充分术前评估确定可切除的进展期Ⅱ、Ⅲ型AEG，决定行根治性手术前宜常规进行腹腔镜探查，以排除腹盆腔种植等不可治愈因素。

2. 切口和显露　原则上同全胃切除术。对绝大部分病人而言，上腹部正中切口可获得非常满意的显露，部分食管浸润范围超过3cm以上，且可根治切除的Ⅱ型AEG可采用左侧胸腹联合切口，姑息性切除者原则上采用经腹食管裂孔径路手术，不宜采用胸腹联合切口。为改善食管下段和胃底贲门部的显露应常规在根部切除剑突，并切断左三角韧带和左冠状韧带游离肝左叶。配合使用悬吊拉钩可使显露更满意。

3. 剖腹后探查　同全胃切除术。对于后壁癌肿术中需常规切开胃结肠韧带探查网膜囊内有无种植，胰腺有无浸润。若探查发现No.16淋巴结肿大，应切除肿大淋巴结送冰冻切片检查，证实为转移者原则上放弃切脾保胰清扫术。

4. 胃大弯侧解剖同全胃切除术。

5. 胃小弯侧解剖以及No.5、No.7、No.8a、No.9、No.12a淋巴结清扫同全胃切除术。

6. 结扎脾动脉　完成No.7、No.8a、No.9淋巴结清扫，充分暴露腹腔干及脾动脉根部，沿脾动脉向左侧解剖，充分暴露脾动脉干，并清扫位于其周围的No.11p淋巴结。于胰背动脉左侧游离结扎脾动脉。

7. 食管胃结合区解剖　紧贴两侧膈肌脚自下而上切断小网膜在腹后壁的附着部，沿途清扫No.19淋巴结，向上直达食管裂孔水平。将肝左叶向右侧牵开，贴近膈肌横向切开腹段食管前腹膜，清扫No.20淋巴结，并向左侧继续切开胃膈韧带，解剖显露左膈下动脉，根部切断左膈下动脉食管贲门支，进一步将贲门胃底部后壁与左膈肌脚分离，钝性加锐性解剖游离食管下段，切断迷走神经前后干，如此可游离显露食管下段4～5cm。为充分显露食管下段并探查切除下纵隔淋巴结，对伴有食管浸润的AEG应常规采用TH径路进行手术，向正前方切开食管裂孔，打开膈肌腱性部进入下纵隔（图18-38），将食管与前方的心包以及两侧纵隔胸膜分离，以拉钩向头侧适当牵开心包可改善显露，并在较高位切断迷走神经前后干，可游离食管下段8～10cm以上（图18-39）。如此可切除食管4～8cm，并安全完成食管空肠吻合。

8. 游离脾、胰体尾　离断食管后术者以左手将脾向右前方托起，显露切断脾膈韧带和脾肾韧带，于Toldt筋膜表面将脾、胰体尾部完全游离，解剖层面不可过浅或者过深，以免损伤胰尾、左肾上腺及其血管或左肾动静脉。胰体尾游离完成后将全胃及脾、胰体尾搬至腹腔外（图18-40）。

9. 切除脾、清扫No.10、No.11淋巴结　解剖清扫分腹背两侧进行，先进行背侧解剖。将脾胰体尾向右侧翻转置于右上腹腹壁上，于结扎线远侧切断脾动脉，远切端以血管钳钳夹牵引，贴近胰腺自左向右将胰腺上缘背侧脂肪淋巴组织与胰腺分离，直至胰尾末端（图18-41）；背侧清扫完成后翻转标本将胃和脾、胰体尾置于左上腹腹壁上进行腹侧清扫，自右向左将胰腺上缘腹侧脂肪淋巴组织与胰腺分离，至此可将脾动脉连同其周围脂肪淋巴组织与胰腺彻底分离，并能很好地显露脾静脉（图18-42）。于肠系膜下静脉汇入脾静脉远侧结扎切断脾静脉，完成切除手术，移除标本，并将胰腺展平放回腹腔（图18-43）。

10. 消化道重建　同全胃切除术。

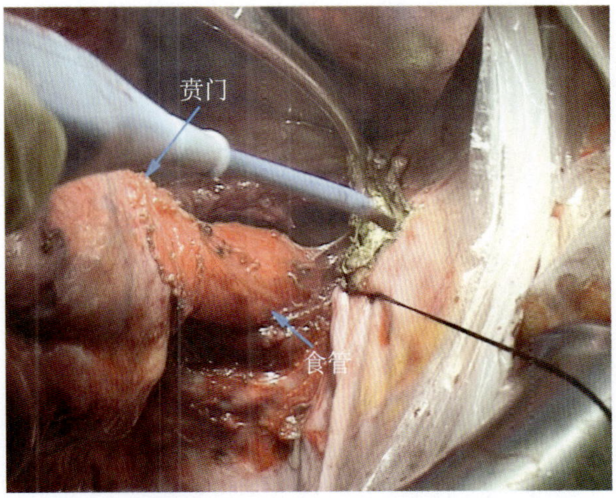

图18-38　向正前方切开食管裂孔，打开膈肌腱性部进入下纵隔

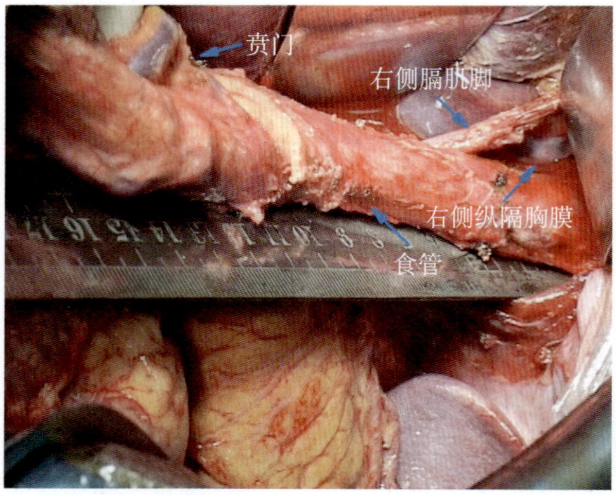

图18-39 游离食管下段8～10cm以上

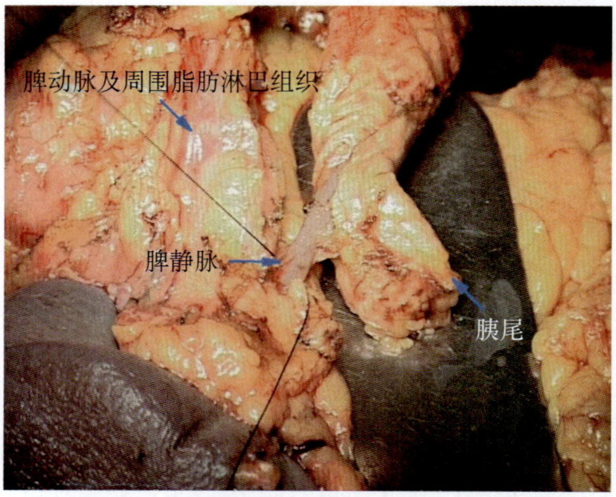

图18-42 将脾动脉连同其周围脂肪淋巴组织与胰腺彻底分离，并能很好地显露脾静脉

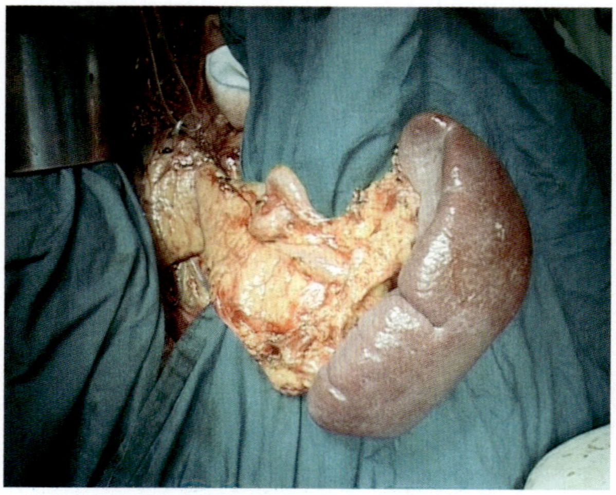

图18-40 将全胃及脾、胰体尾搬至腹腔外

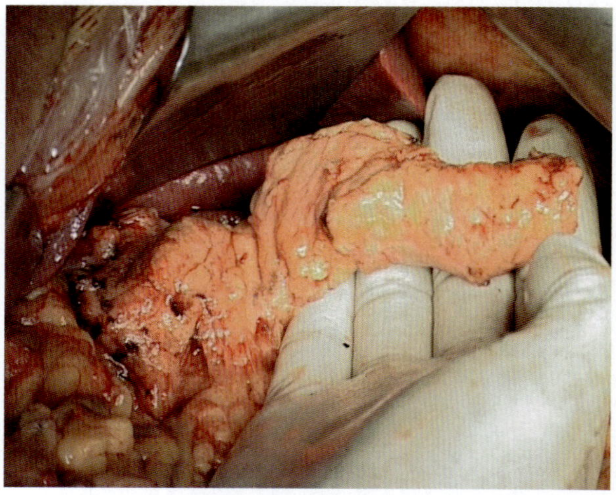

图18-43 胰腺展平放回腹腔

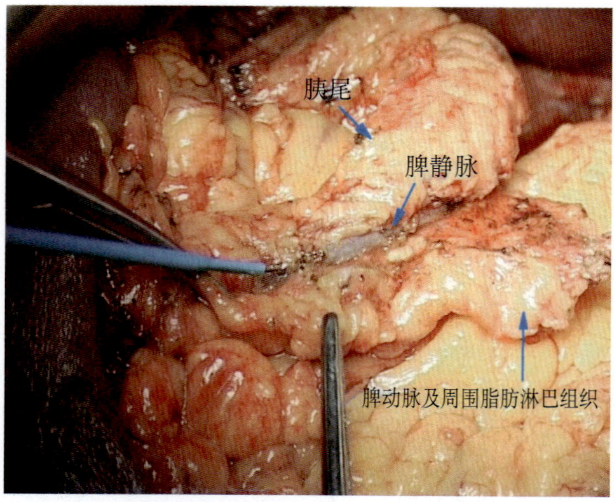

图18-41 将胰腺上缘背侧脂肪淋巴组织与胰腺分离，直至胰尾末端

11. 腹腔引流管放置、切口缝合 同全胃切除术。

注意事项

1. 该手术宜在气管插管全身麻醉复合硬膜外麻醉下进行，并进行控制性降压，保持平均动脉压于70～80mmHg水平，以减少术中出血。手术结束关腹前宜将收缩压升至150mmHg左右，并检查术野有无出血，如此可减少术后腹腔内出血机会。

2. 切开左冠状韧带时操作应细致，以免损伤肝左静脉。左三角韧带断端应予结扎，以免发生术后出血或胆漏。

3. 游离脾、胰体尾前先结扎脾动脉可显著减少脾灌流，使脾缩小，减少脾包膜撕裂出血的机会。套扎脾动脉时，宜用钝头血管钳贴近脾动脉自下而上仔细分离，以免损伤其后方的脾静脉。

4. 切开食管裂孔打开膈肌腱性部前应以示指或钝头血管钳将心包与膈肌分离，食管裂孔前方通常有膈下血管横过，切开食管裂孔前应在两侧予以缝扎。缝扎时应避开心包，以免缝针刺破心包、刺伤心脏，导致出血和心脏压塞。

5. 为充分切除食管并清扫下纵隔淋巴结，对伴有食管浸润的 AEG 一定要采用 TH 径路进行手术。游离食管时应靠近两侧纵隔胸膜进行解剖，尽量清扫位于下段食管旁以及膈肌上方的 No.110、No.111 淋巴结（图 18-44）。完成切除手术后一定要先检查标本再进行重建，拟行根治切除者，切缘状况存在疑问时，宜行术中冰冻切片检查予以排除。

6. 采用 TH 径路手术者，完成食管空肠吻合后应将切开之膈肌腱性部适当缝合，缩小裂孔，并将上提空肠臂与两侧膈肌脚以及扩大的食管裂孔周围缝合固定数针，以免术后发生食管裂孔疝。

七、保留脾的脾门淋巴结清扫术

（一）适　应　证

对于Ⅱ、Ⅲ型 AEG 而言，脾门淋巴结属于第二站淋巴结，标准 D2 清扫理应包括本组淋巴结。为彻底清扫该组淋巴结原则上应选择切脾保胰清扫术，但若肿瘤位于小弯侧、非浸润型、未浸润浆膜层、脾门淋巴结无明显肿大、No.4sb 淋巴结活检阴性时，脾门淋巴结转移可能性很小，此时的脾门淋巴结清扫多属预防性，可考虑行保脾清扫术。保脾清扫术可分为腹腔外和腹腔内清扫两种方式。因前者淋巴结清扫更彻底，临床上较常选用，本节重点予以介绍。

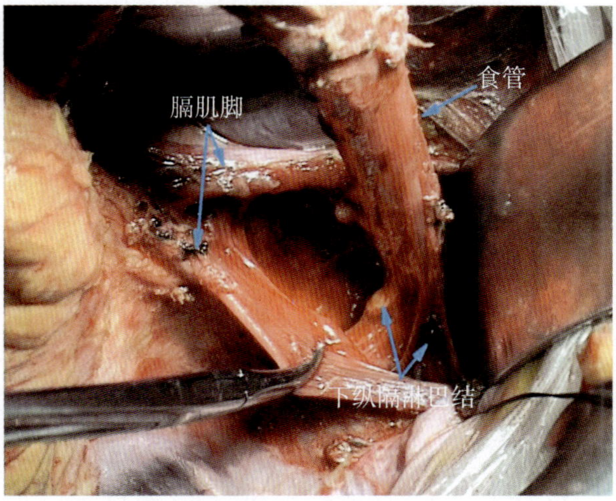

图18-44　尽量清扫位于下段食管旁以及膈肌上方的 No.110、No.111淋巴结

（二）术前准备、麻醉和体位

同切脾保胰清扫术。

（三）操　作　要　点

基本同切脾保胰清扫术。唯有三点不同：①大弯侧解剖在切断脾结肠韧带后继续向上切断网膜左血管，并清扫 No.4sb 淋巴结，送冰冻切片检查，但不切断脾胃韧带和胃短血管。②完成 No.7、No.8a、No.9 淋巴结清扫后以血管阻断带暂时阻断脾动脉根部而非将其结扎。③腹腔外切除位于胰尾和脾门之间的脂肪淋巴组织，根部切断胃短血管，保留脾和脾动静脉。

具体操作时应在脾动脉阻断数分钟后，采用前述方法游离脾、胰体尾，并将胃和脾、胰体尾托出腹腔，置于左腹壁上。然后解除脾动脉阻断，恢复脾灌流，进行淋巴结清扫。先行腹侧清扫：贴近脾切开脾门前腹膜，将脾血管前方之脂肪淋巴组织向胰尾侧分离，根部切断所有胃短血管，脉络化脾门血管及远侧脾动脉干，至此完成腹侧清扫。移除标本后，将脾、胰体尾向右侧翻转并置于右腹壁上，进行背侧清扫：贴近脾将脾膈韧带、脾肾韧带表面的脂肪淋巴组织剥离，并继续向右侧解剖直达胰尾，彻底清除位于脾门血管背侧的脂肪淋巴组织，完成脾门淋巴结清扫（图 18-45，图 18-46）。将脾放回腹腔，将脾上所附脾膈韧带、脾肾韧带或脾结肠韧带，与腹后壁的韧带断端或其他组织缝合 2～3 针，以固定脾。

注意事项

1. 术中 No.4sb 淋巴结活检阳性时，提示脾门淋巴结转移机会较大，为了彻底清扫脾门淋巴结，此时宜放弃保脾清扫，采用切脾保胰清扫术。

2. 游离脾、胰体尾，将其妥善托至腹腔外进行解剖是该手术的主要难点之一。为了减少操作过程中撕裂脾包膜的机会，暂时脾动脉阻断实属必要。脾动脉阻断后脾灌流急剧减少，数分钟后脾即显著缩小，包膜张力降低，便于脾垫托、脾周韧带的显露和切断。

3. 阻断脾动脉时所用血管阻断带不可太细，

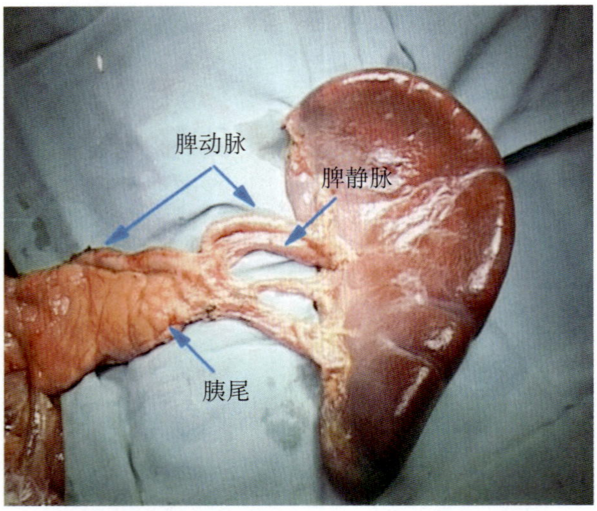

图18-45　完成脾门淋巴结清扫，脾脏面观

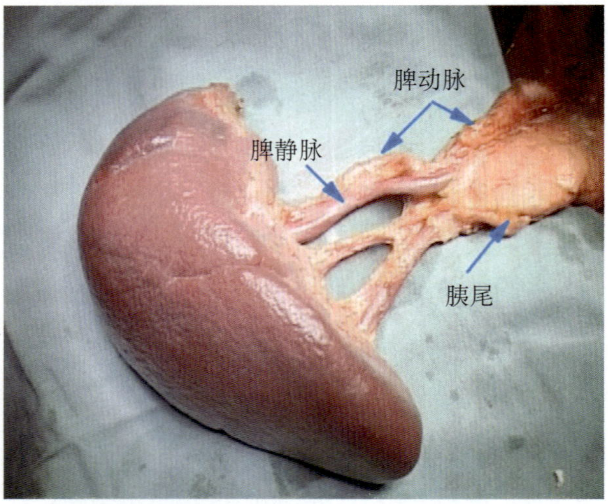

图18-46　完成脾门淋巴结清扫，脾膈面观

否则易致动脉内膜损伤，导致脾动脉血栓形成和脾梗死。

4. 切开脾结肠韧带、脾膈韧带、脾肾韧带时离脾越近，显露越困难，越容易撕裂脾包膜。因此切开上述诸韧带时宜适当远离脾。如此不仅相对容易显露和切开，而且便于术后脾周韧带的缝合和固定。减少操作过程中撕裂脾包膜的机会。

5. 解剖清扫过程中易发生脾撕裂出血或脾蒂内血管损伤，若处置不当可导致损伤加重，而不得不切除脾。因此，遇有出血影响显露时，应先阻断脾动脉控制出血，然后再仔细进行止血。对于比较浅表的脾包膜撕裂伤，采用大功率电凝止血多可奏效，可作为首选方法。若撕裂创面较深或比较大、采用上述方法难以控制出血时，可在脾动脉阻断后采用缝合修补进行止血。较小的脾蒂血管损伤可予结扎，脾动脉主要分支结扎可导致大面积脾梗死，若梗死范围在1/3以下则无需处理；梗死范围达1/2或以上者，应考虑梗死部分脾切除或全脾切除术；因脾静脉主要分支损伤导致脾静脉回流明显受阻者应果断施行脾切除术。

6. 完成保脾清扫后将脾缝合固定于后腹壁理论上可减少术后脾扭转或游走脾的机会，但缝合固定有时非常困难，勉强操作易致脾撕裂，导致保脾失败。因此缝合固定困难时，只需将脾放回脾窝，嘱患者术后卧床数日，避免早期下床活动即可。

（孙益红）

第四节　根治性（D2）全胃切除术

一、适　应　证

全胃切除的手术适应证为：全胃癌、多发性胃癌、胃体癌浸润型、胃窦癌侵及胃体、残胃癌和残胃复发癌；胃上部癌除局限型的进展期胃癌直径2～3cm以内、无淋巴结转移或仅有胃上中部淋巴结转移者可行近端胃切除术外，其余均应行全胃切除术。全身状况无严重心、肺、肝、肾、脑等重要脏器疾病，无明显低蛋白血症、贫血和水、电解质、酸碱平衡紊乱。

2010年最新修订的日本《胃癌处理规约》（第14版）[46]规定了D2为进展期胃癌的标准手术方式，全胃切除术中根据肿瘤占据部位的不同，淋巴结清扫范围亦有区别。肿瘤位于胃近端且胃体中部未受累者，No.12a淋巴结可不做常规清扫。其余均应做包括No.1、No.2、No.3、No.4、No.5、No.6、No.7、No.8a、No.9、No.10、No.11p、No.11d、No.12a淋巴结的清扫，而对于肿瘤侵犯食管者，应再加清扫No.19、No.20两组淋巴结。

二、术 前 准 备

1. 纠正贫血，补充营养及维生素。

2. 对伴有水、电解质及酸碱失衡者，术前应予以纠正。

3. 合并幽门梗阻的患者，术前洗胃，并改流质饮食 3 天。必要时需禁食和胃肠减压。

4. 术前应做肠道准备，以备合并脏器切除。

5. 术前留置胃管、营养管。

三、麻醉与体位

全身麻醉，仰卧位、半侧卧位或侧卧位。

四、手 术 步 骤

1. 切口　一般采取上腹正中切口，自剑突上 2 ~ 3cm 开始，正中切开，必要时切除剑突，向下绕脐左侧达脐下 2 ~ 3cm。此切口配合使用上腹悬吊式拉钩，可得到满意显露 (图 18-47)。对体胖、肋弓较宽者亦可采用双肋缘下切口。

2. 探查　开腹仔细探查，确定手术适应证。探查顺序由远离癌肿处开始，最后检查癌肿。首先探查 Douglas 窝有无转移种植结节，如为女性还要检查双附件有无转移，腹主动脉周围有无肿大淋巴结。其次探查脾门、胰尾区及结肠系膜根部有无癌浸润和淋巴结转移，探查肝有无转移结节。最后仔细检查胃肿瘤，确定：癌肿与贲门的距离，食管受累情况，癌肿部位、大小、活动度、与周围组织关系、侵犯深度及胃周淋巴结转移情况。对浆膜受累及胃周淋巴结肿大的病例应同时行腹腔脱落细胞学检查。

3. 切除前准备工作　癌浸出浆膜外时，可用纱布或 TH 医用胶覆盖封闭；分别缝扎胃左右及胃网膜左右血管，阻断肿瘤周围血流。因为胃血循环丰富，最近有日本学者提出只有在缝扎胃周血管的同时，再辅以胃壁血流阻断，方可达到完全阻断肿瘤周围血流的目的 (图 18-48)。准备行脾门原位淋巴结清扫的病例，充分垫托脾，可使术野变浅，利于操作。

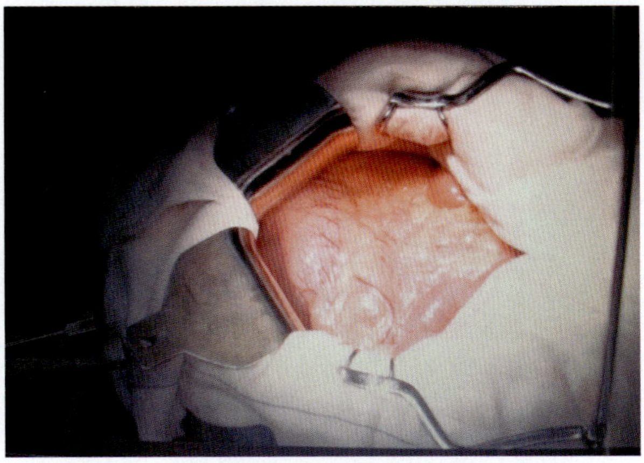
图18-47　上腹正中切口配合悬吊拉钩显露术野

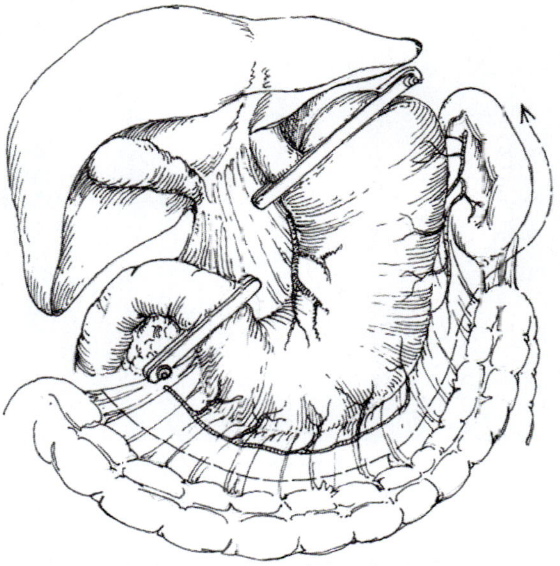
图18-48　完全阻断肿瘤血流

4. 进行 Kocher 切口，充分游离十二指肠，探查 No.16 淋巴结是否肿大，必要时行病理冰冻切片检查，以确定是否行扩大根治术（图 18-49）。此步骤游离十二指肠亦为消化道重建做准备。

5. 切除大网膜及横结肠系膜前叶。因横结肠系膜中央部两层结合紧密，较难剥离，笔者建议先从右侧开始，只要剥离层次正确，就可以显露出胃网膜右静脉及胃结干 (图 18-50)，并于根部结扎切断胃网膜右静脉，继续沿胰腺勾突表面向上剥离清除淋巴脂肪组织，暴露网膜右动脉根部予以结扎切断，彻底清除 No.6 淋巴结。剥离过程中注意手法宜轻柔，防治撕裂胃结干，造成不必要的出血。沿胃结干向内可显露肠系膜上血管，探查 No.14 淋巴结，如可疑，可小心切除其根部周围淋巴脂肪组织（No.14）。继续沿横结肠上缘向左至脾下极，彻底清除大网膜及横结肠系膜前叶。

6. 沿横结肠系膜前叶层次剥离切除胰腺被膜，向胰头侧的剥离进行到胃十二指肠动脉表面，胰尾侧至胃后动脉周围，上至胰腺上缘。

7. 沿肝下缘切断小网膜，注意其中偶见副肝左血管走行，可结扎切断，但如果副肝左血管粗大，不要轻易切断该血管，应探查肝固有动脉是

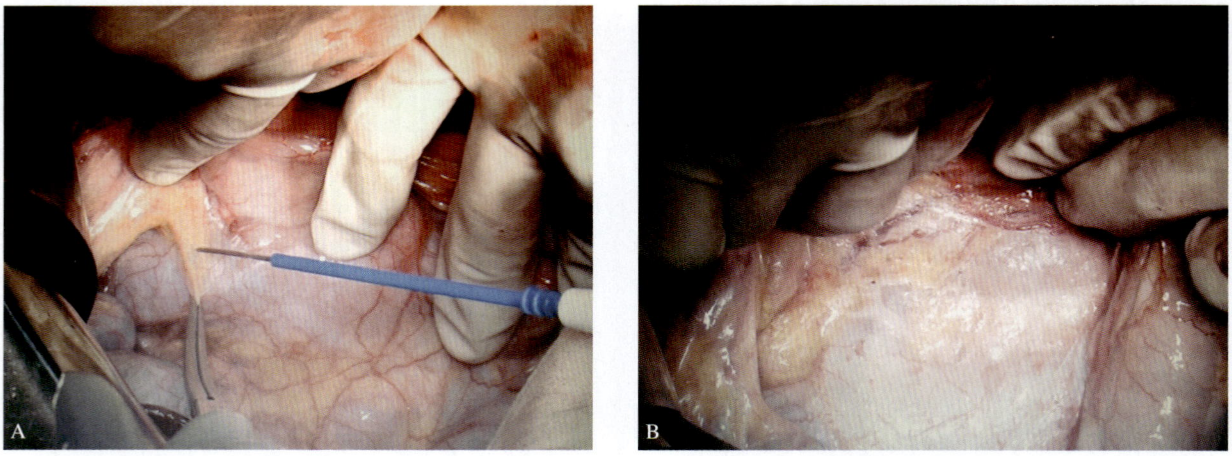

图18-49　A. 正进行Kocher切口；B. 完成Kocher切口，探查No.16淋巴结

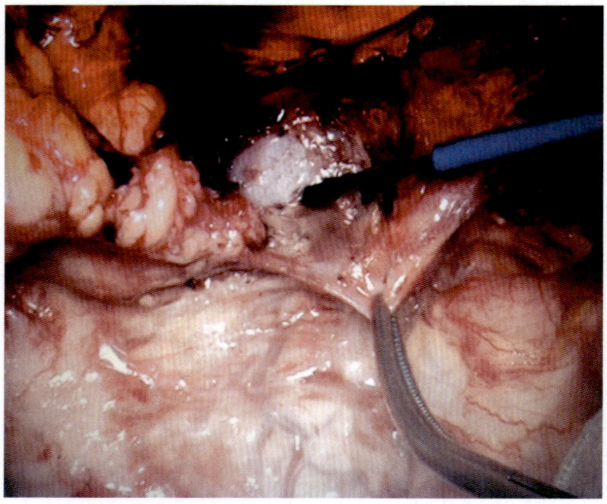

图18-50　肠系膜上静脉、胃结干及胃网膜右静脉

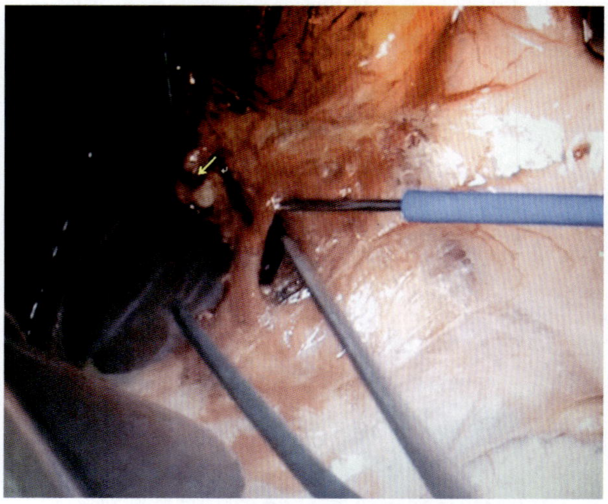

图18-51　胃右动脉及No.5淋巴结

否存在，必要时予以保留。切开肝十二指肠韧带表面腹膜，自上而下显露胃右动脉根部，结扎、切断胃右血管，清扫No.5淋巴结（图18-51）。暴露肝固有动脉，并以吊带吊起，清扫其周围的No.12a淋巴结（图18-52）。对于胃体下部较大癌肿，No.12淋巴结可疑转移者，可行肝门骨骼化清扫，其中No.12b、No.12p可与其后清扫的No.8淋巴结随标本整块切除(图18-53)。

8. 切断十二指肠，断端距肿瘤下缘至少3cm，应用直线切割缝合器进行操作，方便、快捷、避免污染，有条件者可选用。

9. 清扫胰腺上缘淋巴结。第三助手将胃向左上方牵拉，第二助手用拉钩将肝尾状叶向左牵拉，第一助手左手向下牵拉胰腺，此时No.7、

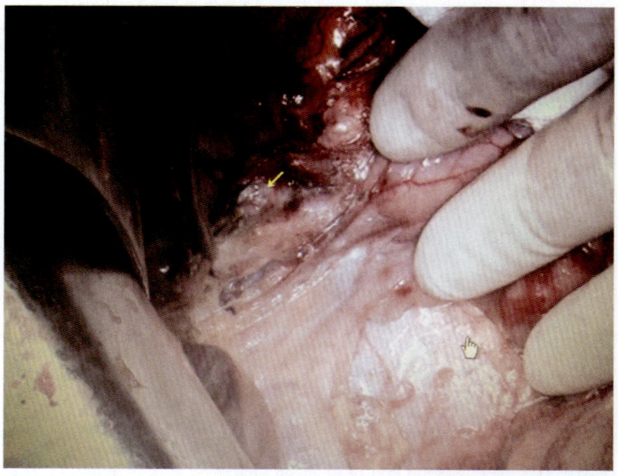

图18-52　肝固有动脉及No.12a淋巴结

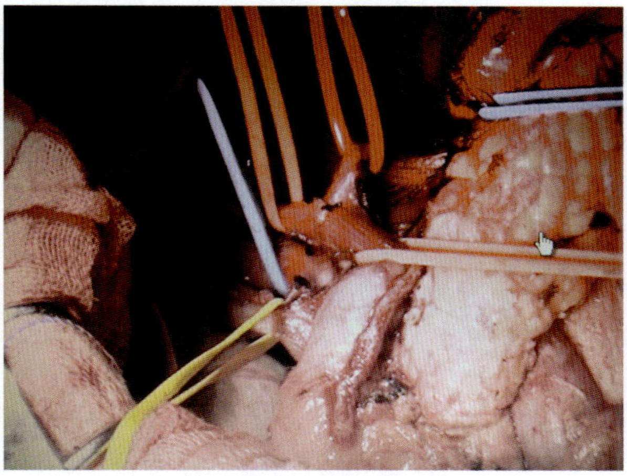

图18-53 肝门骨骼化

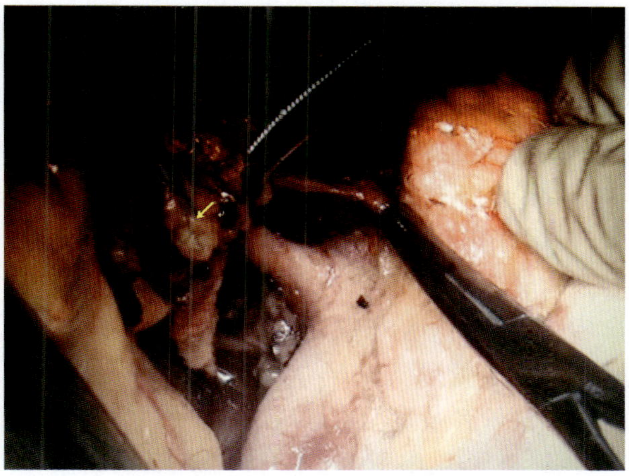

图18-54 胃左血管及No.7淋巴结

No.8a、No.9、No.11p淋巴结得到良好显露，便于进行相应的清扫。低功率电凝切割能减少创面出血，又不易损伤动脉，能够保持术野清晰，只要注意沿解剖层次（淋巴结与动脉之间）操作，电刀不会增加手术风险。清扫No.8a淋巴结时应随时注意胃冠状静脉的走行，并于根部结扎、切断，否则易损伤出血。No.8a淋巴结清除后显露出肝总动脉，游离并用吊带牵拉，进一步清扫其周围淋巴结，此处应用超声刀可保持术野干净，减少术后淋巴漏的发生。向上暴露胃左动脉根部，予以结扎、切断，清扫No.7淋巴结（图18-54）。沿胰腺上缘向左，显露脾动脉，清扫其周围No.11p淋巴结，根部结扎、切断胃后血管（图18-55）。

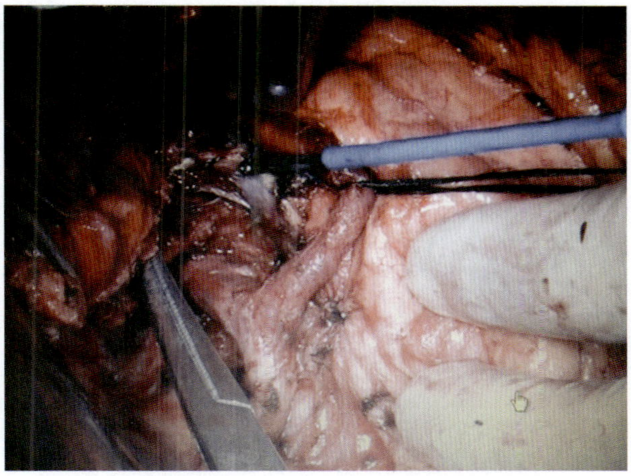

图18-55 脾动脉及No.11p淋巴结

10. No.10、No.11d淋巴结清扫　清扫前首先进行脾、胰尾的游离及向内翻转，应注意在解剖间隙中进行操作（切开脾肾韧带，于胰后筋膜间疏松组织中进行游离、翻转）。此步操作可将脾及胰体尾从腹腔深处托至体表，大大方便了操作（图18-56）。根据肿瘤的大小、淋巴结转移情况可行脾胰保留、保留胰腺脾联合切除及脾胰体尾联合切除等术式。胃癌根治术联合脾切除的目的是清除脾门转移的淋巴结，而联合胰体尾切除的主要目的是为了切除受肿瘤侵及的胰腺组织和清扫脾动脉旁转移的淋巴结（此两种术式在胃癌联合脏器切除章节有详述）。临床上胃癌直接浸润胰腺、脾者很少见，且联合切除术后并发症明显增高。因此，近年来以预防为目的的联合脏器切除术逐步为脾胰保留的No.10、No.11d

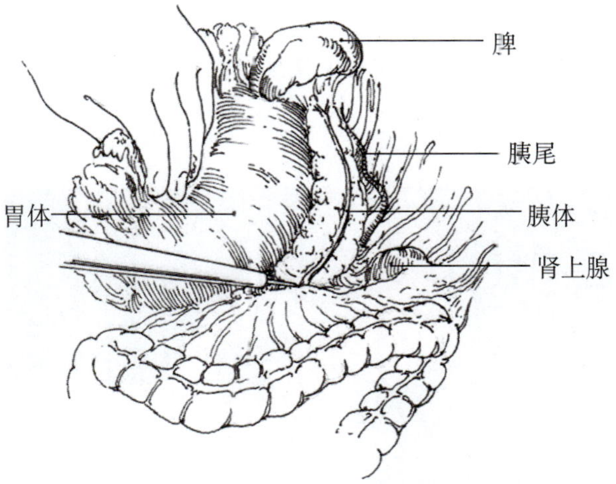

图18-56 脾胰翻转

淋巴结清扫术所代替。原位脾胰保留的No.10、No.11d淋巴结清扫术因脾与胰腺体尾部位置深在，暴露困难，清扫很难彻底，发生出血时也较难控制，因此，笔者认为行脾胰翻转后的脾胰保留的No.10、No.11d淋巴结清扫更为可行（图18-57）。清扫时要点：应用小功率电凝；注意寻找血管与周围淋巴、脂肪组织的间隙；操作宜细致，切忌心浮气躁。

11. 剪开食管右侧腹膜及前面腹膜，用示指深入食管后方，打开食管左侧腹膜，触及和暴露前后迷走神经干后予以切断，使食管下段得以充分游离，食管可下拉5～6cm，或更多，自上而下清扫食管旁及贲门右（No.1）、贲门左（No.2）淋巴结。

12. 切断食管，消化道重建。贲门部癌以局限型为主，距癌上缘3cm切断食管即可；若为浸润型癌肿应距癌上缘5cm以上切断食管。食管空肠吻合采用吻合器技术可简化手术步骤，减少吻合口瘘的机会，依术者的经验及熟练程度选择各种不同的消化道重建术，详见本书相关章节。

13. 放置引流（图18-58）。

五、术后处理

1. 同胃癌远端根治性切除术。
2. 术后留置营养管8～10天。
3. 应用广谱抗生素2天。
4. 术后7天视情况拔除腹腔引流管。
5. 胃肠蠕动恢复后，经营养管滴注营养液，开始宜慢，无不适可加量，并可进流食；术后9天进半流质，以后渐渐增加进食量。

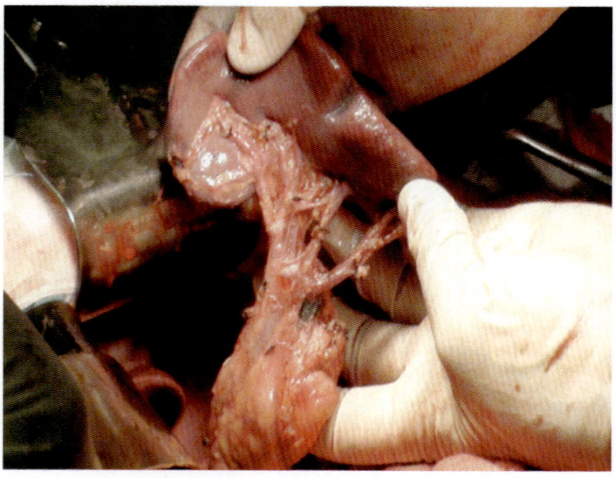

图18-57 脾门淋巴结清扫

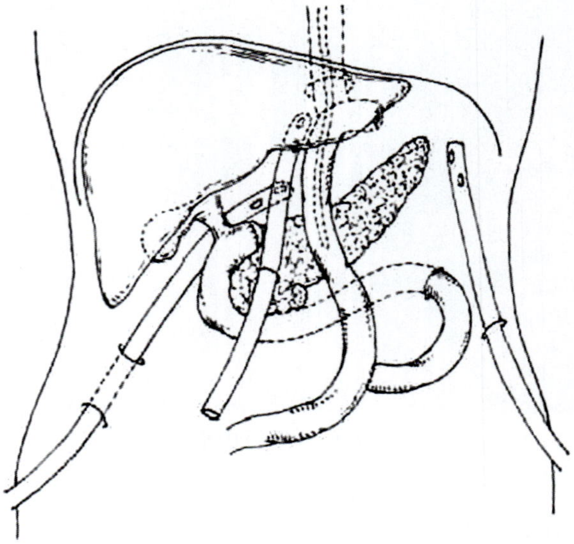

图18-58 放置腹腔引流管

六、D2根治性全胃切除术技术要点

（一）良好的麻醉和术野显露是手术成功的前提

手术最好采用全麻，肌肉松弛充分。上腹正中绕脐切口，切除剑突，配以悬吊拉钩或助手拉钩可获得良好的显露。对矮小、肥胖者也可采用双肋缘下斜切口，配以悬吊拉钩或助手拉钩。切断左肝三角韧带及左冠状韧带，将肝左外叶向右侧翻转，可以使食管腹段更好地得以显露。对脾周无粘连者，充分垫托脾对于胃短血管的处理及原位脾门淋巴结的清扫有很好的帮助。

（二）掌握正确的解剖层面是手术成功的关键

外科手术在正确的解剖层面进行可以使手术简便易行，可获创面出血少、侵袭小的效果。胃癌根治性全胃切除时淋巴结的廓清应注意寻找以下解剖层面：做Kocher切口后游离十二指肠及胰头显露No.16淋巴结的层面，应在胰腺后筋膜与肾前筋膜之间的融合筋膜间隙进行；横结肠系膜前后叶间层面的剥离，在右侧可直接显露胃结干及胃网膜右静脉，在左侧可轻易进入胰前、胰后间隙，从而处理胃网膜左血管及行胰脾的翻转；寻找淋巴结外膜与动脉外膜（腹腔干、肝总动脉、脾动脉）间的间隙，对于彻底立体清扫淋巴结、动脉裸化有帮助。

（三）坚持锐性解剖和整块切除的原则

胃癌淋巴结廓清作为外科手术技术之一有其自己的技术要求和准则。为减少对肿瘤的挤压和牵拉，进而增加癌细胞的播散，手术操作要轻柔，尽量采取锐性解剖、分离。胃周围淋巴组织通常是由淋巴结和淋巴管构成，存在于血管和神经纤维的浅层，被脂肪结缔组织所包裹，所以在处理它们时，不应该摘除淋巴结或单独取出已破损的淋巴结，应遵循整块切除原则，将淋巴结和淋巴管及其周围的脂肪组织由中枢侧向末梢侧随原发灶一并切除。淋巴结廓清的同时，潜在于淋巴管和淋巴组织中的癌一并清除至关重要，否则淋巴管开放后，淋巴内癌细胞随着淋巴液播散的危险增加。

（四）充分利用现代手术器械

近年来，组织切割、止血的手术器械发展迅速，并被应用于临床，如超声刀、Ligasure 等。超声刀利用超声高频振动止血、切开，止血可靠，同时可对淋巴管进行可靠的夹闭。应用其进行胃癌手术中的淋巴结廓清有一定优势：其一，在一定程度上避免了广泛淋巴结清扫后淋巴漏；其二，对于难以和原发灶整块切除的淋巴结，如 No.10、No.11、No.12a 区淋巴结，可应用超声刀分别清除。

（五）选择合适的代胃方法进行消化道重建

全胃切除术后消化道重建方式一直是热议的话题，迄今已七十余种，尚无公认的最佳术式。代胃是否经十二指肠途径、有无建立储袋的必要性、切断空肠的生理后果等问题尚无定论。越是复杂的手术越需耗费更多的手术时间，相应增加了手术危险性和术后并发症发生率，手术者应选择自己熟悉的、具有良好代胃功能、简便易行的术式。

七、全胃切除术的评价

1897 年，Schaltter 首次成功地施行全胃切除术治疗胃癌，但其后的 40 年里，全胃切除术的死亡率高达 40%，临床应用率极少。在 Morton 倡导下，全胃切除在 20 世纪 40 年代末曾风靡一时，但终因高死亡率及高并发症率而改为远端或近端胃部分切除术。进入 20 世纪 60 年代后，尤其近 30 ~ 40 年来，由于外科技术的进步，吻合器在胃肠外科的广泛应用及围术期处理的加强，全胃切除术的死亡率已有明显下降。加之术后营养障碍等远期并发症通过各种形式的消化道重建手术也已得到不同程度的纠正，全胃切除作为治疗胃癌的根治性手术逐渐被人们认可。

经过近百年的努力，众多临床病例的应用与反馈，全胃切除术的手术适应证逐渐明确，手术日趋合理。根治性全胃切除在保证胃部肿物完全切除的情况下，根据病变程度清扫相应站别的淋巴结，5 年生存率可达 50%，手术死亡率降至 3% ~ 5%。目前，该手术在国内许多单位已作为常规手术普遍开展。

（张汝鹏）

第五节 进展期胃癌扩大根治术

胃癌外科治疗以 D2 根治手术为标准，在胃癌 D2 手术基础上扩大淋巴结清扫范围和联合脏器切除为扩大根治手术 [67]。胃癌根治手术应建立在全身系统和局部理念的基础上，每个具体病例，肿瘤浸润情况和淋巴结转移范围不同，生物学特性有差异，同时受腹膜播散和血行转移的影响，难以确定一个固定的手术范围。应根据病期早晚和淋巴结转移范围，进行合理范围的脏器切除和淋巴结清扫。所谓合理是根据胃癌局部浸润和转移状况，既不要过度切除，又不能残留肿瘤细胞，保证 R0 切除。外科治疗主要目的是局部控制，规范的胃癌根治手术可延长患者生存率，降低局部复发率和提高患者的生存质量，即使进行有效的化疗、放疗也不能替代淋巴结清扫，对已明显转移的淋巴结，彻底的清扫是有效的治疗手段。关于胃癌根治手术胃切除范围和预后的关系，意大利 31 个单位对 624 例远端胃癌患者进行了多中心随机对照研究，两组病例都进行 D2 淋巴结清扫，胃次全切除术 (n=315) 和全胃切除术 (n=303)，在没有腹膜播散和血行转移情况下，胃次全切除术后和全胃切除术后 5 年存活率分别为 65.3% 和 62.4%。在保证胃近端、远端切缘没有癌细胞浸润（切断缘 10mm 内无癌细胞），胃切除范围大小不影响患者预后 [68]。

淋巴结清扫范围取决于淋巴结转移情况，清扫淋巴结的数量和组别与胃癌患者的预后有密切关系。尽管存在以转移淋巴结数量和以解剖学为基础的淋巴结分站标准，胃癌淋巴结清扫范围应以胃的淋巴流向的形态学研究为基础结合淋巴结转移状况来确定。胃的淋巴引流一般有两种途径：一种是沿供应胃的动脉血管到达其根部，如：左膈肌下动脉、腹腔动脉、肠系膜上动脉；另一种是通过后腹膜淋巴结及淋巴管与腹主动脉周围淋巴管吻合支，如胰腺后、脾动脉干等。腹腔动脉可分肝总动脉、胃左动脉、脾动脉。胃的淋巴引流最终汇集到左肾静脉上下的腹主动脉和下腔静脉间淋巴结及腹主动脉外侧淋巴结，腹主动脉周围淋巴结是胃癌腹腔内淋巴结转移的最后屏障。以腹腔动脉和肠系膜上动脉的淋巴引流区为轴心，对胃癌淋巴结进行分区、分层次清扫[69]，分区包括：①胃左动脉引流区，包括 No.7、No.1、No.3、No.5 淋巴结；②肝总动脉引流区，包括 No.6、No.5、No.8、No.9 淋巴结；③脾动脉引流区，包括 No.4Sa、No.10、No.11 淋巴结；④肠系膜上动脉引流区包括 No.6、No.14、No.15。胃癌淋巴结清扫分为Ⅳ个层次：第Ⅰ层为胃壁周围淋巴结 (No.5、No.6、No.4、No.3、No.1、No.2)；第Ⅱ层为中间淋巴结，位于主要供血动脉干周围的淋巴结（No.7、No.8、No.14、No.11)；第Ⅲ层为腹膜后淋巴结，为壁层淋巴流向脏层的淋巴结（No.13、No.9、No.14a)；第Ⅳ层为胃的淋巴引流腹腔内最终淋巴结，即腹主动脉周围淋巴结 No.16，是胃的淋巴引流进入胸导管的最终屏障，尤其左肾静脉周围淋巴结具有重要的临床意义[70]。尽管胃癌部位不同，胃小弯侧的淋巴引流区有较高的淋巴结转移率，包括胃左动脉引流和肝总动脉引流区：No.12 → No.8 → No.9 → No.16，No.5 → No.3 → No.7 → No.9 → No.16，No.4 → No.6 → No.8 → No.9 → No.16，所以无论胃癌占据部位如何，都应清扫腹腔动脉区的淋巴引流，此为胃癌淋巴结清扫的共同区域。胃近端癌在清扫共同区域的同时清扫左膈下动脉引流区和脾动脉引流区域，即清扫 No.2、No.10、No.11、No.4Sa 淋巴结，位于胃体大弯侧癌或侵犯胃大弯侧时清扫肠系膜上动脉区的淋巴流向，即清扫 No.4 → No.6 → No.15 → No.14 → No.16，No.10 → No.4 → No.6。近端胃癌及胃癌侵犯食管的病例，No.2、No.10、No.11、No.16 淋巴结有较高的转移率，沿胃左动脉经腹腔动脉周围，流入腹主动脉周围淋巴结的同时可以经过贲门左侧沿左膈下动脉，直接流入到腹主动脉周围淋巴结 (No.2、No.19 → No.16)。胃体癌淋巴结转移范围广泛，包括胃左动脉为中心的转移途径：No.3 → No.1 → No.7 → No.9 → No.16；肝总动脉和脾动脉途径：No.8 → No.9 → No.16、No.11 → No.9 → No.16；左膈下动脉途径：No.2 → No.16；肝十二指肠韧带 - 胰头后途径：No.12 → No.13 → No.16。各站淋巴结之间除了常规的转移途径以外还有从 n1 → n3，n2 → n4，如 No. 1、No. 2、No.3、No.5 → No.12，No.6 → No.11、No.12、No.13、No.14V、No.15，No.2、No.7、No.9、No.8a、No.10、No.11 → No.16 等。

胃癌外科手术的原则和手术方法在不同单位之间有一定差异，应以循证医学为基础来规范和统一意见，不要受文献来源、个人喜好、传统偏见的影响，不要因技术水平和能力等影响胃癌外科手术术式的选择[71]。切忌不要因为技术能力的不足，主观缩小淋巴结清扫范围，以牺牲根治性换取所谓患者的“安全”。要认真做好每一例胃癌根治手术，确保胃癌根治手术淋巴结清扫的质量。作为一个胃癌外科医生要具有根治理念、根治水平，术中有可控能力和娴熟的外科技术，同时进行周全的围术期处理，降低围术期并发症的发生率和死亡率，保证患者术中和术后安全。淋巴结清扫技术和范围对胃癌预后的影响是一个值得探讨的问题，详细了解局部解剖学、病理学、生理学、分子生物学、肿瘤免疫学等对胃癌根治术式的选择具有重要意义。

一、胃癌扩大淋巴结清扫的手术适应证

根据术前评估，结合术中 T 和 N 情况选择根治手术范围，在没有其他影响治愈因素的情况下，选择扩大根治手术适应证[36, 72]，简述如下。

1. 胃癌淋巴结转移范围在第 2 站或第 2 站以远；

2. Ⅲ A(T4N0)，Ⅲ B(T4N1)；

3. 胃癌腹主动脉周围淋巴结转移；

4. 胃癌侵犯其他脏器，如胰腺体尾部、十二指肠球部和胰头、横结肠系膜等；

5. Ⅳ（N3 any T；T4N2）期胃癌新辅助化疗后，可行扩大根治手术；

6. 除外腹膜播散和远隔脏器转移者。

二、手术操作要点

（一）切口的选择和显露

一般选择上腹部正中绕脐切口，如果患者肥胖，也可以选择双侧肋缘下切口汇合上延到剑突下，所谓“奔驰标志”切口。如果胃癌侵犯食管下端全层超过3cm可选择胸腹联合切口。开腹后注意保护腹膜，用腹膜保护膜保护手术切口（图18-59），探查腹腔，注意无瘤技术，用“C”框架拉钩展开术野，显露好术野。如果肿瘤浸透胃浆膜用手术黏胶覆盖浸润面，防止肿瘤细胞脱落。

（二）点、线、面原则

外科手术的解剖和分离都是从一点开始，切开一点，拉开一线，展开一面，尤其在剥离横结肠系膜前叶时这个操作至关重要。让第一助手双手展开横结肠，呈一个平面，第二助手向上牵拉大网膜，术者沿着展开的平面仔细剥离横结肠系膜前后叶之间的间隙，直到胰腺下缘。剥离胰腺被膜前叶时，助手轻轻下拉、压迫胰腺，保持胰腺前面呈一个平面，沿着胰腺被膜前叶和胰腺组织之间小心、仔细剥离，既不要过分靠近胰腺，以免灼伤胰腺组织，也不要剥破胰腺的被膜。用“S”形钩拉开胃幽门，显露胰腺上缘，在肝总动脉和胃十二指肠动脉间分离胰腺上面筋膜，可以显露出门静脉前壁。外科手术的分离要沿着正确的解剖间隙分离，既可以减少出血，又可以准确地寻找和分离血管，清扫淋巴结。

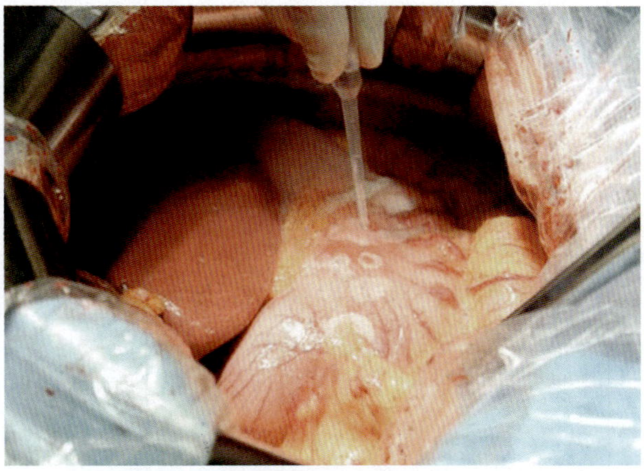

图18-59 用腹膜保护膜保护手术切口

（三）先右左，后中间

结肠肝曲附近、结肠脾曲附近，大网膜形成二重融合，相应的后腹膜腔变厚。在结肠肝曲部、结肠脾曲部，大网膜嵌入二重融合筋膜之间，分别为大网膜的左右延长部。大网膜由两层浆膜互相折叠而成4层浆膜。但在这附近未必有完整的4层浆膜结构。横结肠系膜前后叶之间融合筋膜，在左右侧的组织间隙比较疏松，间隙较宽。部分大网膜外延到结肠肝曲与右肾前筋膜之间和结肠脾曲与左肾前筋膜之间。从右侧开始，在大网膜右侧开始剥离，在十二指肠筋膜外侧和横结肠系膜外侧分离，有一个比较疏松的组织间隙，向左侧自然显露出胃网膜右静脉和胃结肠静脉干，沿着筋膜间隙继续剥离可以显露肠系膜上静脉前壁和结肠中静脉根部，在结肠中动静脉左侧融合筋膜之间间隙变窄，横结肠系膜后叶菲薄，可以暂时停止这个部位的手术操作，剥离横结肠系膜的左侧。从左侧的侧腹壁大网膜附着部位开始切开，切开脾结肠韧带，从横结肠壁上开始，向右侧剥离横结肠系膜前叶，直到胰腺下缘。最后让助手展开横结肠系膜，从右侧和左侧仔细、钝性、锐性剥离横结肠系膜到胰腺下缘。在剥离横结肠系膜前后叶之间的间隙时注意不要损伤横结肠边缘动脉和直血管。尽量不要损伤横结肠系膜后叶，仅保留菲薄、透明的横结肠系膜，去除所有脂肪组织和淋巴结（图18-60～图18-65）。

（四）改变筋膜剥离平面

根据筋膜走行分布，切除胰腺表面的筋膜时需要改变相应的筋膜层次。根据胰腺周围的筋膜分布：胰头部附近的筋膜结构，右侧与后腹膜及侧腹膜融合为胰后筋膜（胰后Trietz筋膜）。胰头前面下半部即胰体下缘延长线的高度下方，横结肠系膜、升结肠系膜一部分与十二指肠系膜前叶（原来左侧）融合为胰前筋膜横结肠下部，右侧的Toldt筋膜与胰后Toldt筋膜相连续。横结肠系膜根部上方大网膜后叶与胰头十二指肠前面浆膜融合形成胰前筋膜横结肠上部。胰体部的筋膜结构：包绕胃的大网膜可以分为4层，第2层和第3层在胰腺下方融合，上方为小网膜囊。第4层筋膜与横结肠系膜前叶融合形成融合筋膜，

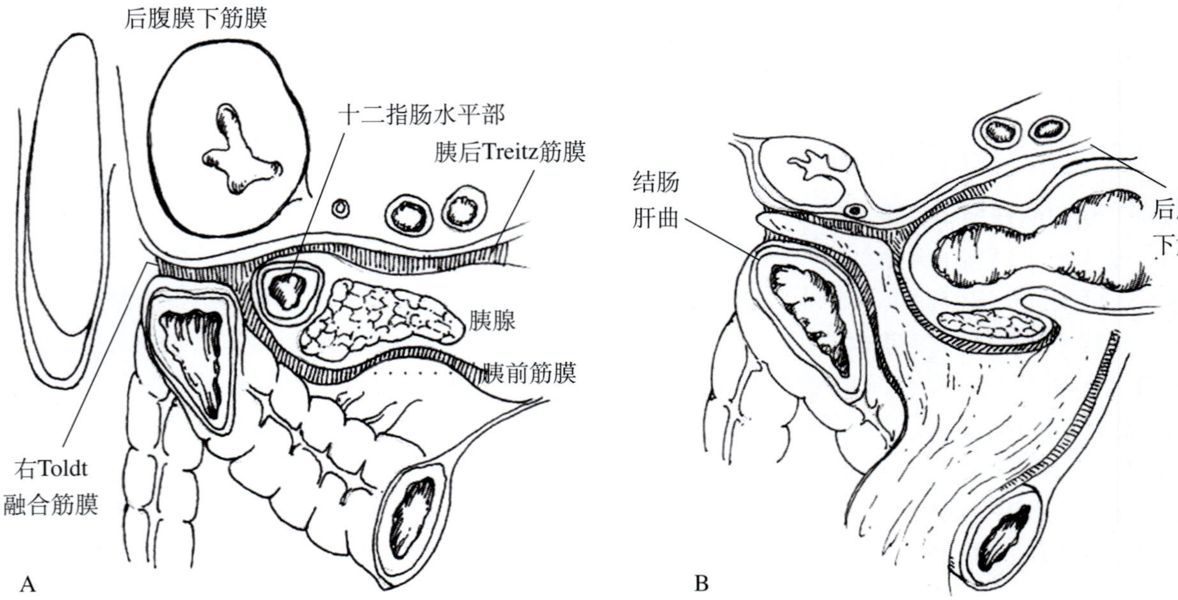

图18-60 网膜囊右侧上方嵌入结肠肝曲部的融合筋膜中，右肾筋膜前面，在上下方形成融合筋膜

与胰腺后面的 Toldt 筋膜及小肠系膜根部右侧的 Toldt 筋膜相连续。胰尾部附近的筋膜结构：胃表面的浆膜和脾表面的浆膜相连续。胰尾脾附近矢状切面图显示，横结肠系膜前叶与大网膜第 4 层融合，一直延伸到脾背侧与胰腺后面的融合筋膜（胰后 Toldt 筋膜）相连续，并与胰体的 Toldt 筋膜相连续（图 18-66）。剥离横结肠系膜前后叶到胰腺下缘，如果沿着原来筋膜层次继续剥离可到胰腺后面，在切除胰腺体尾部及脾和进行保留脾的 No.10、No.11 淋巴结清扫时，需要游离胰腺体尾部和脾，可以沿原来的筋膜平面剥离到达

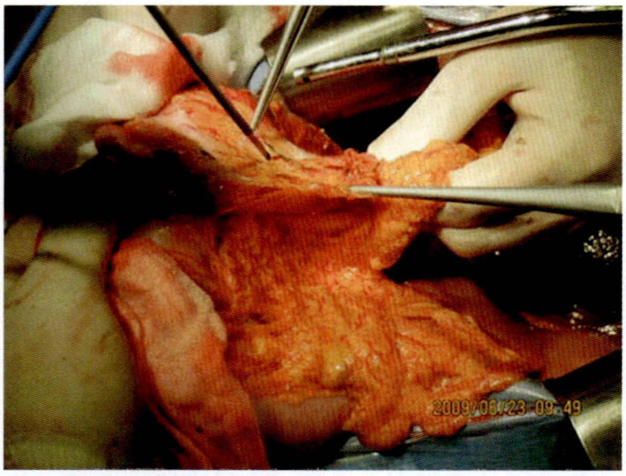

图18-61 从横结肠系膜右侧开始，沿横结肠系膜前后叶间隙剥离

胰腺后面的 Toldt 筋膜，显露腹膜后，完全游离胰腺体尾部和脾。在通常切除胰腺被膜前叶时，在胰腺下缘切断横结肠系膜前叶，沿胰腺表面剥离筋膜到小网膜囊筋膜后面的层次，继续向上分离可以显露门静脉和肝总动脉前壁，进行网膜囊外胃癌根治术（图 18-67）。远端胃癌根治手术切除胰腺前面的前右侧被膜 2/3 左右，全胃切除时，剥离整个胰腺被膜到达脾门部位。向右侧剥离胰腺被膜前叶直到显露胃十二指肠动脉，向上到肝总动脉发出胃十二指肠动脉的根部，向下到胃网膜右动脉的根部（图 18-68）。在胃网膜右动脉的根部切断、结扎。如果解剖层次正确，清扫 No.6 淋巴结，在胃网膜右动脉和静脉的后面有一层筋膜包绕胃网膜右动静脉周围的淋巴结。即使有 No.6 淋巴结转移也位于横结肠系膜前叶和胃结肠韧带之间，不会分离、破坏淋巴结的完整性（图 18-69）。

（五）筋膜中寻找血管

分离横结肠系膜后叶和前叶之间的融合筋膜，轻轻分离融合筋膜，自然可以显露肠系膜上静脉和胃网膜右静脉和 Henle 静脉干（图 18-70）。向上剥离胰腺前面被膜，向右侧可以显露胃十二指肠动脉，向上可以显露肝总动脉和肝固有动脉根部。胃网膜左动脉从脾动脉发出，分离脾胃韧带前叶下缘，可以显露胃网膜左动脉根

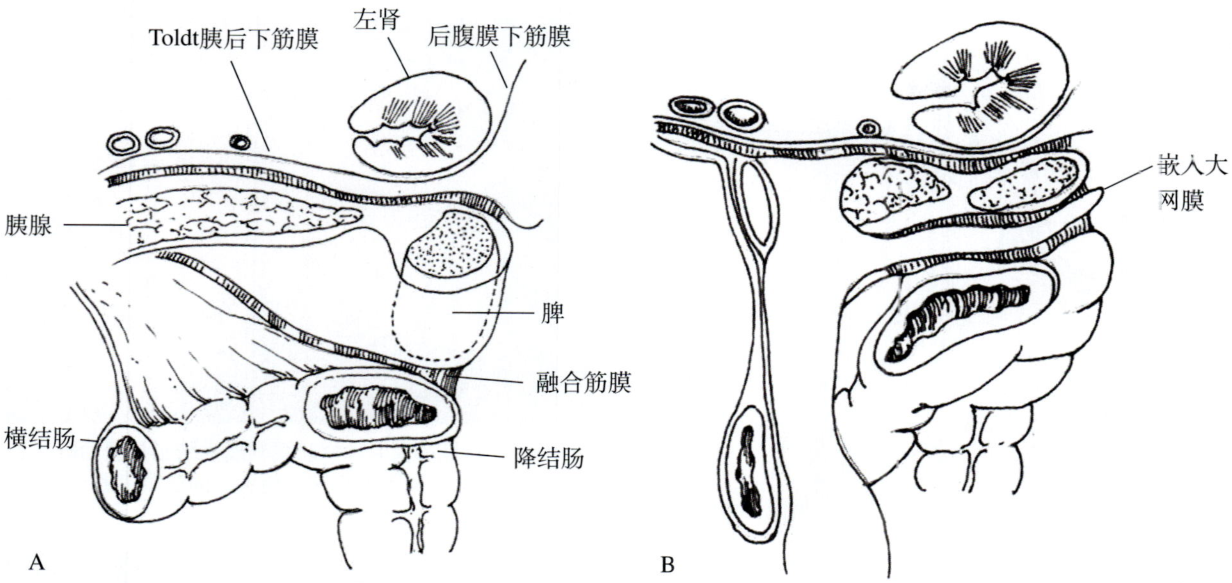

图18-62　大网膜左侧上方延伸、嵌入结肠脾曲和脾之间，胰腺体尾部下方

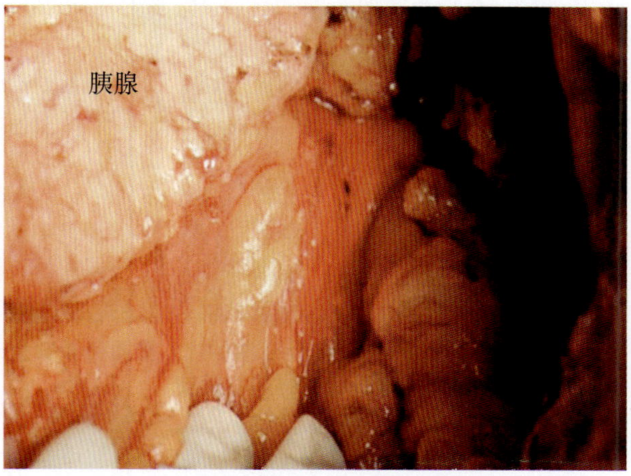

图18-63　从横结肠系膜左侧开始剥离横结肠系膜前后叶间隙

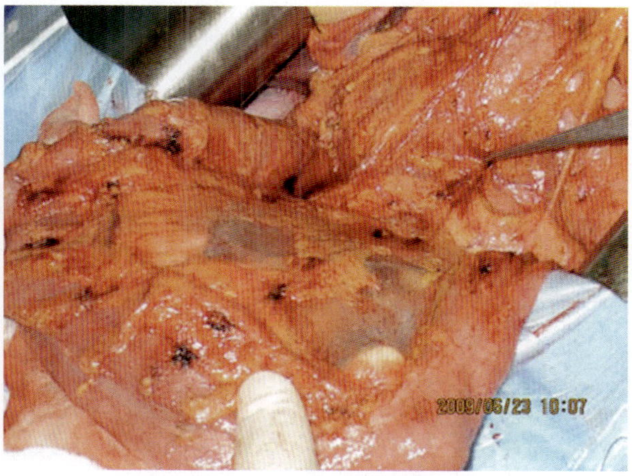

图18-65　剥离横结肠系膜完成图

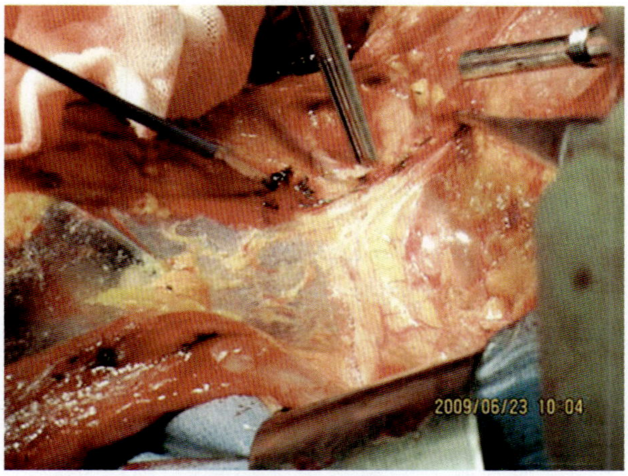

图18-64　剥离胰腺下缘横结肠系膜前后叶之间的间隙

部，结扎、切断。

（六）动静脉走行的差异

一般情况下动静脉相伴而行，但是胃癌根治手术中有几个部位动静脉分开走行。胃网膜右静脉穿过胃结肠韧带后叶和横结肠系膜前叶，与副右结肠静脉汇合成为胃结肠静脉干（Henle 静脉干），注入门静脉右侧壁或前壁。右侧开始剥离横结肠系膜前叶，可以显露出 Henle 静脉干和胃网膜右静脉根部，在胃网膜右静脉根部和副右结肠静脉汇合部位，结扎、切断胃网膜右静脉。从横结肠系膜前叶向上连续剥离胰腺被膜前叶，确认胃十二指肠动脉，在胃网膜右动脉的根部结扎、切断。沿 Henle 静脉向内侧清扫肠系膜上静

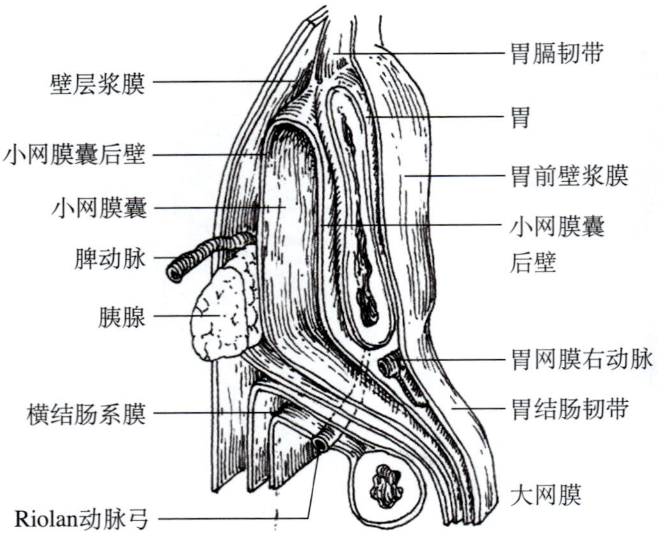

图18-66 胰腺体的筋膜分布和层次

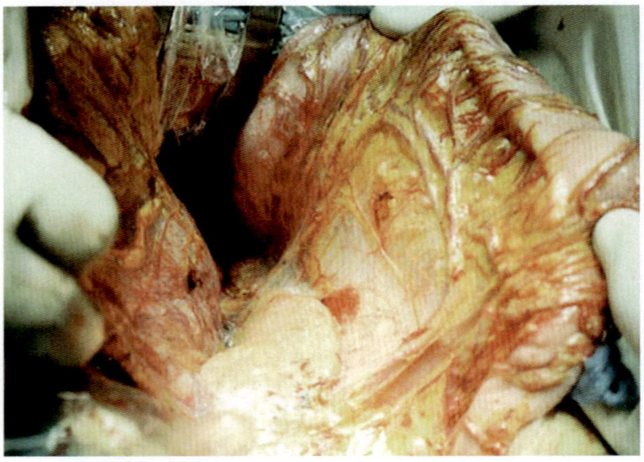

图18-67 剥离横结肠系膜前叶和胰腺被膜

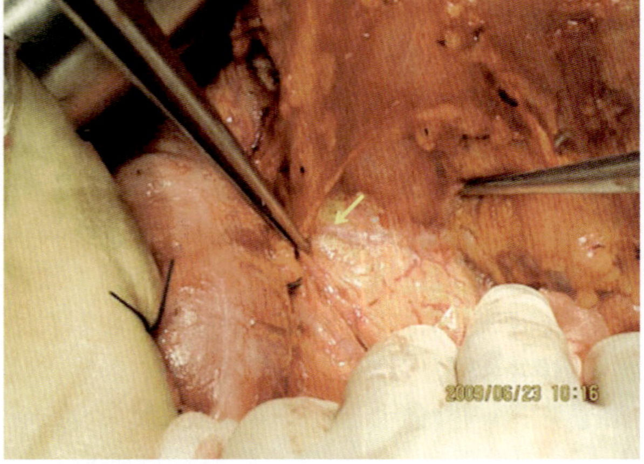

图18-68 向胰腺头部剥离胰腺被膜，显露胃十二指肠动脉，箭头指示为胃十二指肠动脉

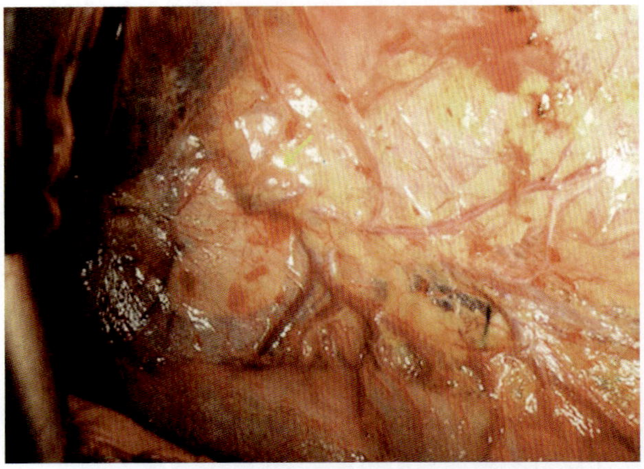

图18-69 从胰腺前Trietz筋膜剥离横结肠系膜后叶，包裹胃网膜右静脉周围淋巴结（箭头）的筋膜完整

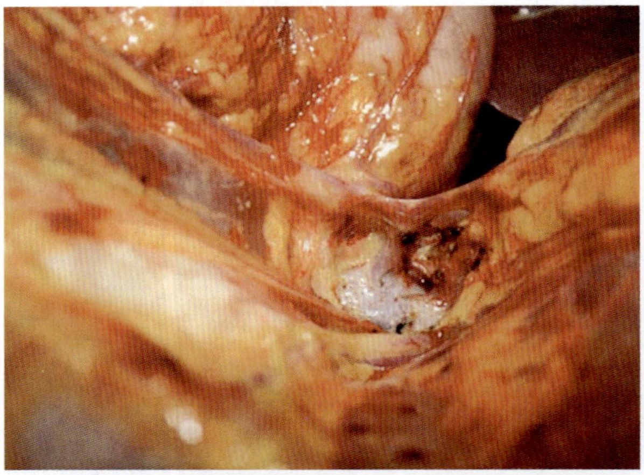

图18-70 分离胰腺下缘横结肠系膜后叶，显露肠系膜上静脉前壁和胃结肠静脉干和胃网膜右静脉

脉周围淋巴结，肠系膜上静脉经过胰腺颈部后面与脾静脉汇合成门静脉，流入肝。肠系膜上动脉从腹主动脉发出，在肠系膜上静脉的左后方，在胰腺下缘与肠系膜上静脉一起走向肠系膜末梢部位（图 18-71）。胃左动脉从腹腔动脉干发出，向左上方走向胃的贲门右侧，向贲门发出分支的同时，走向胃小弯侧。胃网膜左静脉回流到门静脉左侧壁或脾静脉汇入门静脉的交角部位以及脾静脉上，在清扫 No.12p 淋巴结和 No.12a 时，需结扎、切断胃左静脉（图 18-72）。脾动脉从腹腔动脉干分支后，走行在胰腺的上缘，呈“弓”字形分布在胰腺的上后缘，在胰腺尾部分为 3～5 支分布到脾。脾静脉从胰腺体尾部后面筋膜下走向胰腺颈部，与肠系膜上静脉汇合成门静脉。胃癌根治手术全胃切除术中，进行保留胰腺体尾

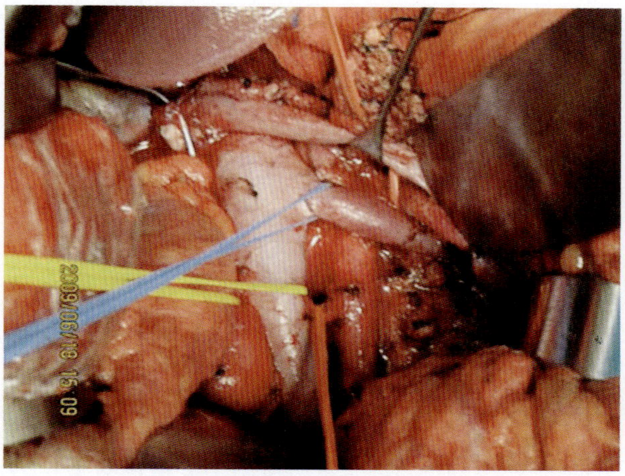

图18-71 肠系膜上动脉根部从腹主动脉发出；肠系膜上静脉与脾静脉汇合成门静脉

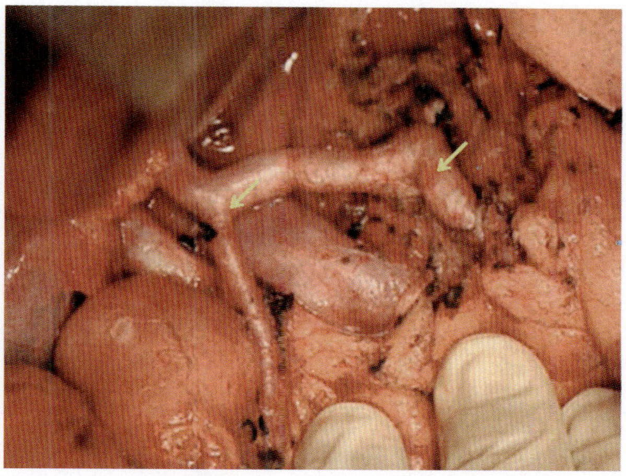

图18-73 显露2个动脉交汇点：胃十二指肠动脉、肝总动脉、肝固有动脉“交汇点”，肝总动脉、脾动脉与胃左动脉“交汇点”

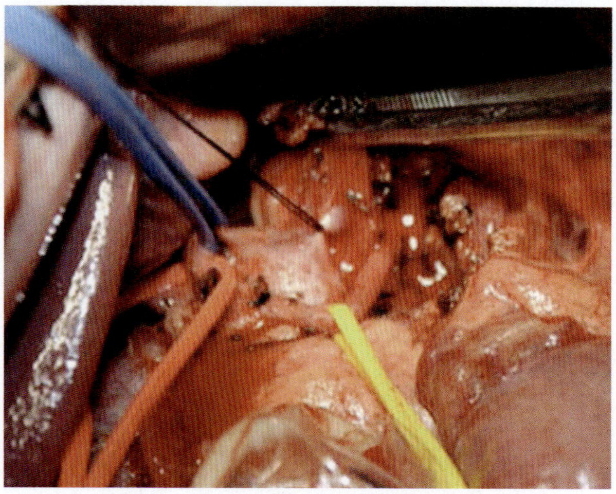

图18-72 胃左静脉汇入门静脉左侧壁，胃左动脉从腹腔动脉干根部发出，向左前走向胃小弯

部的脾切除术，在胰背动脉左侧切断脾动脉，清扫胰腺上缘的淋巴结。翻转胰腺体尾部，剥离胰腺体尾部后面的筋膜，在胰腺尾部结扎、切断脾静脉。

（七）动脉交汇点

胃癌根治手术中，对于清扫淋巴结比较重要的动脉交汇点有2个部位（图18-73），一个为肝总动脉、胃十二指肠动脉、肝固有动脉的交叉部位，可以沿胃十二指肠动脉和肝总动脉清扫动脉周围淋巴结，从肝总动脉和胃十二指肠动脉交叉部位向上清扫肝固有动脉根部周围淋巴结，可以发现胃右动脉根部，结扎、切断，同时可以避免损伤肝左动脉。肝固有动脉、肝总动脉、胃十二指肠动脉的交汇点无论对于腹腔镜下胃癌根治手术还是开腹胃癌根治手术都具有重要临床意义，向左侧清扫肝总动脉周围淋巴结（No.8），向右下清扫胃十二指肠动脉周围及胃网膜右动脉根部淋巴结，向下分离显露门静脉前壁，沿门静脉向上左可以处理胃左静脉，向上清扫肝固有动脉周围淋巴结，并可以清扫No.5淋巴结。腹腔干发出胃左动脉、脾动脉及肝总动脉，沿肝总动脉向左侧清扫到脾动脉与肝总动脉夹角部位，开始清扫脾动脉近段淋巴结直到胃后动脉发出部位。沿动脉向根部分离到腹腔干，显露胃左动脉根部，结扎、切断胃左动脉根部，清扫No.7淋巴结。胃左动脉发出的根部具有一定变异，有的甚至从腹主动脉直接发出。注意清扫腹腔干周围淋巴结，显露和清扫腹腔动脉干直到腹主动脉前壁和膈肌脚前面。在胃胰皱襞的左侧切开，剥离门静脉左侧和腹腔干右侧的淋巴结，切断胃左动脉后沿膈肌脚清扫到食管裂孔。

（八）血管骨骼化淋巴结清扫

主要根据动脉血管的走行进行淋巴结分组，淋巴管网状分布在血管鞘外侧，淋巴结清扫主要步骤为显露血管、切开血管鞘，在血管外膜的间隙分离血管鞘，悬吊血管，去除血管周围血管鞘和淋巴管网及淋巴结，进行骨骼化（图18-74）。切开肝十二指肠韧带前叶，沿肝固有动脉以及肝左动脉、肝右动脉清扫动脉周围淋巴结，在“三岔口”部位，开始清扫肝总动脉周围淋巴结，切

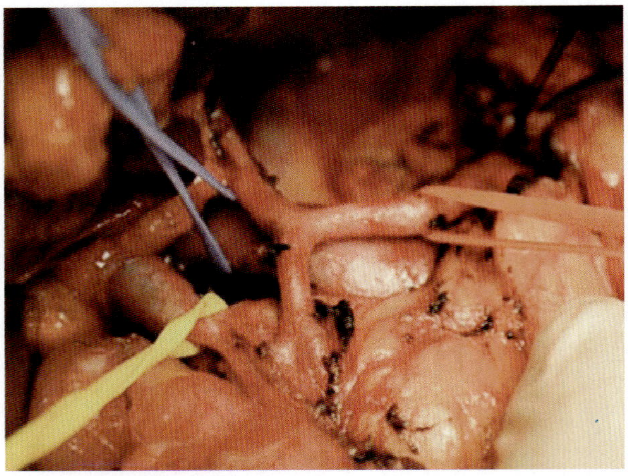
图18-74 血管鞘内淋巴结清扫方法：显露、分离、开鞘、悬吊、脱鞘、骨骼化

开肝总动脉前面的血管鞘到动脉外膜，悬吊血管，脱掉血管鞘，肝总动脉前后面淋巴结同时清扫。肝总动脉后面淋巴结往往位于门静脉前壁，肿大、转移的淋巴结往往骑跨在肝总动脉前后壁，肝总动脉下方与胰腺上缘之间往往有转移的淋巴结，把 No.8a 和 No.8p 一起清扫，清扫后肝总动脉呈弓形悬起。脾动脉根部与肝总动脉根部合成腹腔干，汇合位置高低不同，在分叉的下方往往有胰背动脉发出，走向胰腺，不要损伤切断。腹腔动脉干的两侧为腹腔神经丛。电刀或超声刀切断，沿腹腔干显露胃左动脉的根部。胃左动脉根部距离“汇合点”的位置变异较大，在 2～7cm 之间（图 18-75）。

（九）清扫 No.12 淋巴结

清扫肝十二指肠韧带淋巴结，可以从右侧开始清扫胆总管周围淋巴结，去除胆总管周围淋巴结到左右固有肝管汇合部位，可以切除或者保留胆囊，注意不要损伤胆囊动脉。用吊带轻轻环绕、拉开胆总管。向左侧分离显露肝固有动脉，清扫周围脂肪组织和淋巴结，主要处理肝固有动脉周围小的血管分支，不要牵拉损伤肝固有动脉。门静脉有 2 个显露途径，清扫胆总管周围和肝固有动脉周围淋巴结后，在肝固有动脉右侧或者胆总管左侧向下分离、显露门静脉右侧壁，切开门静脉周围血管鞘，用钝头直角血管钳分离门静脉周围，悬吊门静脉，清除胆总管、肝固有动脉和门静脉周围所有的脂肪、神经组织和淋巴结（图 18-76），注意胃右静脉往往注入门静脉的前壁（图 18-77）。向左侧下方分离，可以发现胃左静脉注入门静脉的部位，结扎、切断胃左静脉根部。沿门静脉分离到肝总动脉后面直到脾静脉汇合部位。另一个途径为胰腺上缘途径：在肝总动脉和胃十二指肠动脉与胰腺上缘之间切开筋膜，显露门静脉前壁，沿门静脉前壁向肝门方向清扫（图 18-78）。同时沿肝总动脉向上清扫肝固有动脉周围淋巴结。沿着门静脉前壁切开门静脉周围筋膜到门静脉左右分叉部位，悬吊门静脉、胆总管及肝固有动脉后，彻底清扫肝十二指肠韧带周围淋巴结，仅保留门静脉、胆总管和肝固有动脉。有时肝十二指肠韧带后面有肿大淋巴结，翻转胰头十二指肠，清扫胰头后和肝十二指肠韧带后淋巴结。在清扫 No.12 淋巴结时，注意

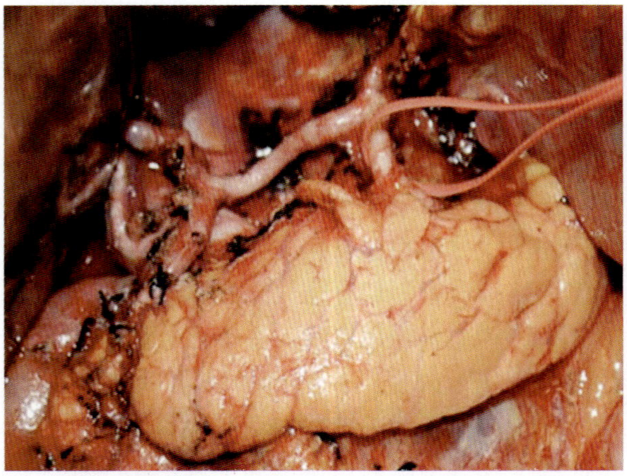
图18-75 胃左动脉根部距肝总动脉和脾动脉根据汇合部位距离一般为2～7cm

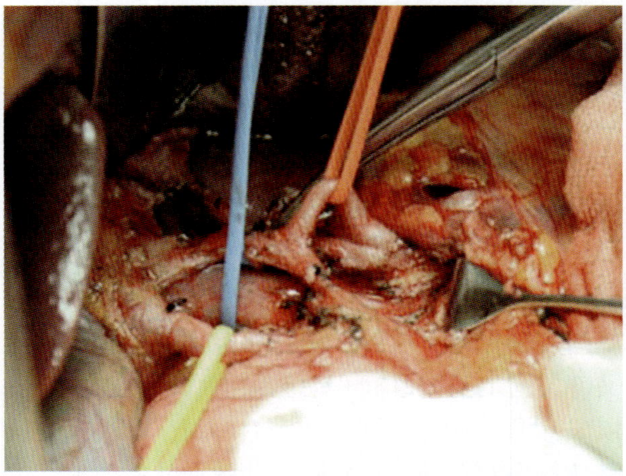
图18-76 清扫肝十二指肠韧带内淋巴结（右侧途径）

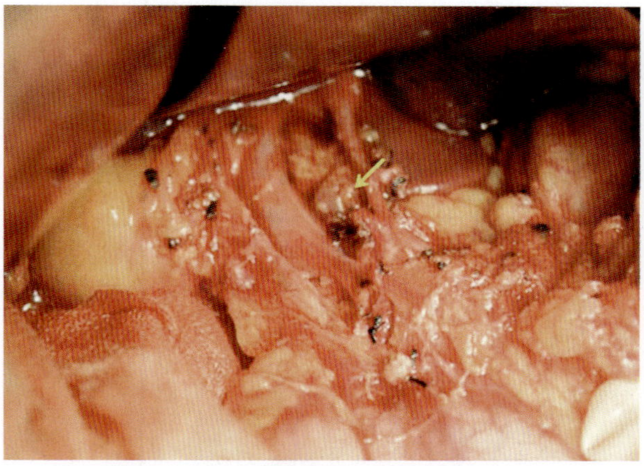

图18-77　胃右静脉汇入门静脉前壁

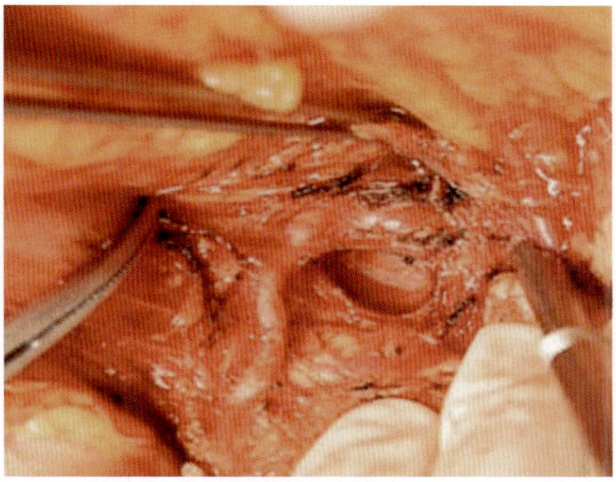

图18-78　在胃十二指肠动脉和肝总动脉之间，显露门静脉前壁

门静脉走行位置的变异，肝总动脉走行在门静脉后面，到门静脉右侧发出肝固有动脉和胃十二指肠动脉（图 18-79）。

（十）清扫 No.13 淋巴结

远端胃癌，No.5、No.12 和 No.16 淋巴结有明显转移时，清扫 No.13 淋巴结，采用 Kocher 切口，在胰头后 Trietz 筋膜和肾筋膜前叶之间游离、翻转胰头十二指肠（图 18-80），沿胰十二指肠动脉弓清扫胰头后筋膜，可以向上清扫胆总管后壁和肝十二指肠韧带后叶的淋巴结（图 18-81）。胰头后有小血管出血，可用 6-0 血管缝合线缝扎、止血，注意不要缝合、损伤胆总管。

（十一）清扫 No.14 淋巴结

肠系膜上动脉和肠系膜上静脉淋巴流向不同，肠系膜上动脉周围淋巴结流向腹主动脉周围

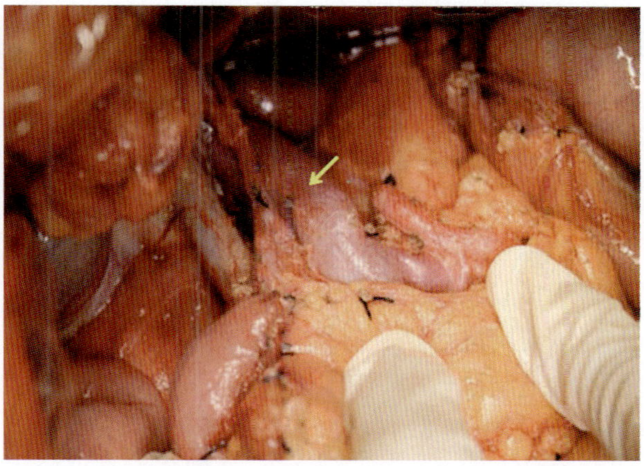

图18-79　肝总动脉走行在门静脉后方，在门静脉右侧发出胃十二指肠动脉和肝固有动脉

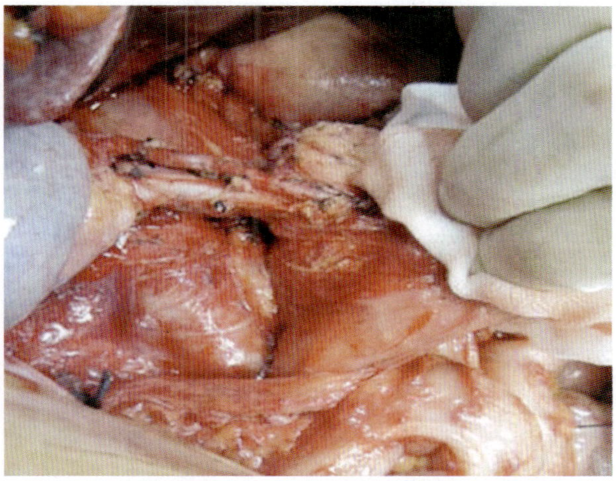

图18-80　在胰头后Trietz筋膜和肾筋膜前叶间游离、翻转胰腺头部到腹主动脉左侧缘

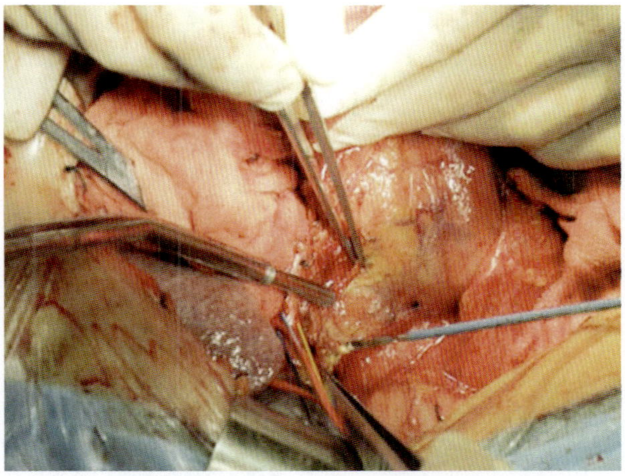

图18-81　沿胰头后筋膜清扫No.13淋巴结，显露出胰十二指肠动脉弓

淋巴结。肠系膜上静脉与门静脉相延续。胰腺颈部下缘，肠系膜上静脉向右上，与脾静脉以及肠系膜下静脉汇合，成为门静脉。剥离横结肠系膜前叶到胰腺颈部下缘，可以同时清扫 No.6V 和 No.14V 淋巴结，Henle 静脉主干包括在 No.14V 淋巴结范围内。如果 No.6 淋巴结转移阳性，要确实清扫肠系膜上静脉周围淋巴结。清扫肠系膜上动脉周围淋巴结，在肠系膜上静脉向左后寻找肠系膜上动脉，清扫胰腺下缘肠系膜上动脉周围淋巴结（图 18-82）。清扫肠系膜上动脉根部周围淋巴结，有 3 个显露途径，一是从腹腔动脉干向下清扫到肠系膜上动脉根部淋巴结，二是在胃癌联合胰十二指肠切除时，可以显露清扫肠系膜上动脉周围淋巴结到其根部（图 18-83），三是联合胰腺体尾部切除时，也可以显露肠系膜上动脉到其根部清扫周围淋巴结（图 18-84）。清扫肠系膜上动脉周围淋巴结时，注意结扎周围的淋巴管，防止术后出现乳糜性淋巴漏，注意保护周围神经丛，防止术后出现难治性腹泻。

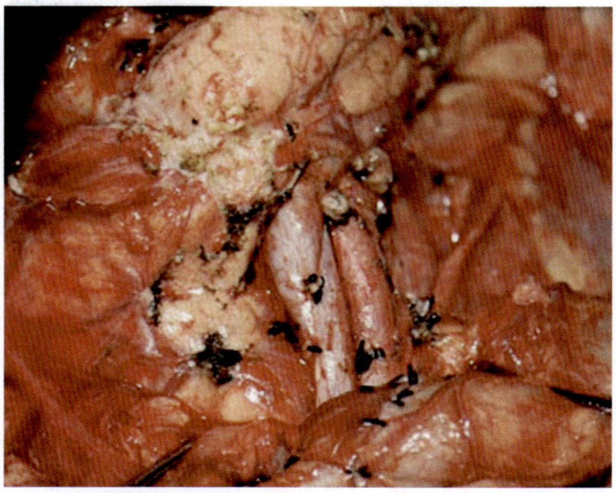

图18-82 胰腺下缘清扫肠系膜上静脉（No.14V）和肠系膜上动脉（No.14A）周围淋巴结

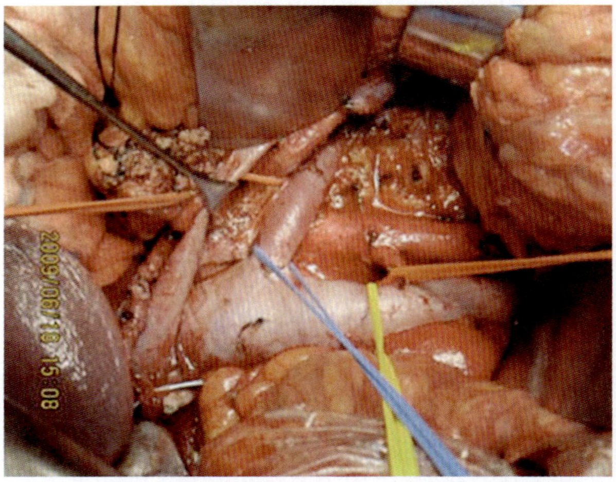

图18-83 胃癌联合胰十二指肠切除，显露、清扫肠系膜上动脉根部周围淋巴结

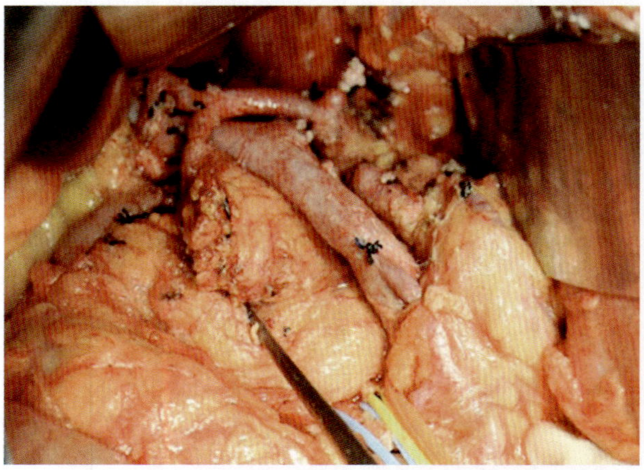

图18-84 胃癌联合胰腺体尾部切除，显露、清扫肠系膜上动脉根部周围淋巴结

（十二）腹主动脉周围淋巴结（No.16）清扫

对于腹主动脉周围淋巴结转移阳性的患者，无论 JGCA 还是 UICC，都定义为Ⅳ期胃癌，即使新辅助化疗有明显效果，这部分患者如不进行手术干预，难以控制疾病进展。腹主动脉周围淋巴结是胃癌腹腔内淋巴结转移的最终淋巴结群，也是淋巴转移进入胸导管的最后屏障。这个部位发生淋巴结转移，进行广泛的淋巴结清扫可使部分病例获得长期生存；但是预防性清扫对提高进展期胃癌 5 年生存率没有作用。腹腔动脉周围淋巴结及肠系膜上动脉周围淋巴结输出淋巴管汇成肠淋巴干，与左右腰淋巴干在左肾静脉上缘水平的腹主动脉右背侧、L1 ~ L2 前面合流形成乳糜池，然后向上注入胸导管。也有腹腔动脉干周围淋巴结和肠系膜上动脉周围淋巴结直接流入腹主动脉和下腔静脉周围淋巴结，右侧的腹主动脉、下腔静脉间淋巴结和左侧的腹主动脉旁淋巴结的输出淋巴管与腰淋巴干合流，腰淋巴干有数条上行的淋巴管流入腹主动脉后淋巴结，然后经过乳糜池流入胸导管。

胃的淋巴引流通过肝动脉（右侧途径）、脾动脉（左侧途径）、胃左动脉等途径（左右途径）流入腹主动脉周围淋巴结群。其中左侧途径为：流入位于左肾静脉附近腹主动脉前面到左侧壁的淋巴结，腹腔动脉根部主要流向左肾静脉上方的淋巴结，肠系膜上动脉根部主要流入左肾静脉下方的淋巴结。右侧途径：在左肾静脉水平附近流入腹主动脉前面及腹主动脉下腔静脉间淋巴结，分别流入左肾静脉的上方和下方（各占50%）。左肾静脉上下的腹主动脉前面到左侧的浅层淋巴结与位于其背侧的深层淋巴结相连，在上方通过左膈下动脉途径与左侧腹腔神经节的淋巴结相连。同时左肾静脉上下腹主动脉前面与右侧的浅层淋巴结相连，然后与位于腹主动脉下腔静脉间深层的淋巴结联系，左侧与右侧及浅层与深层的淋巴结通过淋巴管互相吻合，深层淋巴结的输出淋巴管互相吻合形成较大的淋巴管到达腹主动脉后面与腰淋巴干合流形成乳糜池或向上直接注入胸导管。胃的淋巴系统与下腔静脉右侧及后面的淋巴管没有直接的相连，左肾静脉周围腹主动脉淋巴结群和胃的淋巴引流具有密切关系（图18-85，图18-86）。

1. 腹主动脉周围淋巴结群分类　日本第54次胃癌研究会淋巴结委员会对腹主动脉周围淋巴结进行分类：从纵向区分，按左肾静脉下缘水平

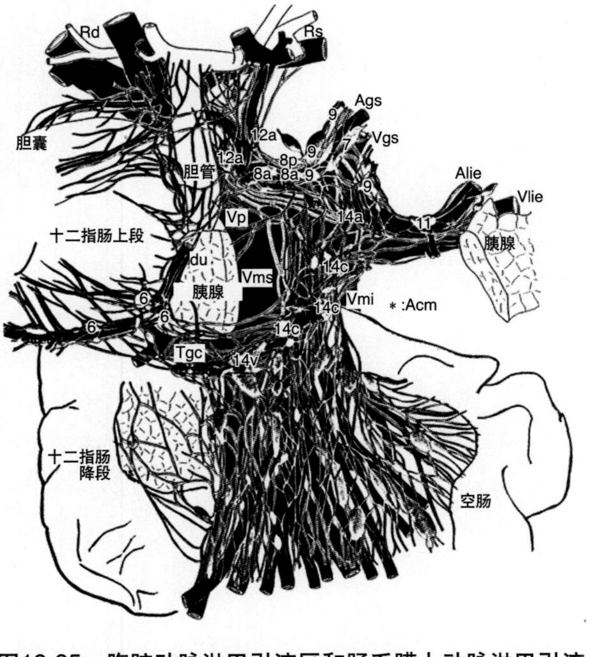

图18-85　腹腔动脉淋巴引流区和肠系膜上动脉淋巴引流区与腹主动脉周围淋巴流向的关系

Vms：肠黏膜上静脉；Vp：门静脉；Vmi：肠系膜下静脉；Acm：结肠中动脉；Ags：胃左动脉；Vgs：冠状静脉；Alie：脾动脉；Vlie：脾静脉；Rd：右肝管；Rs：左肝管；du：十二指肠

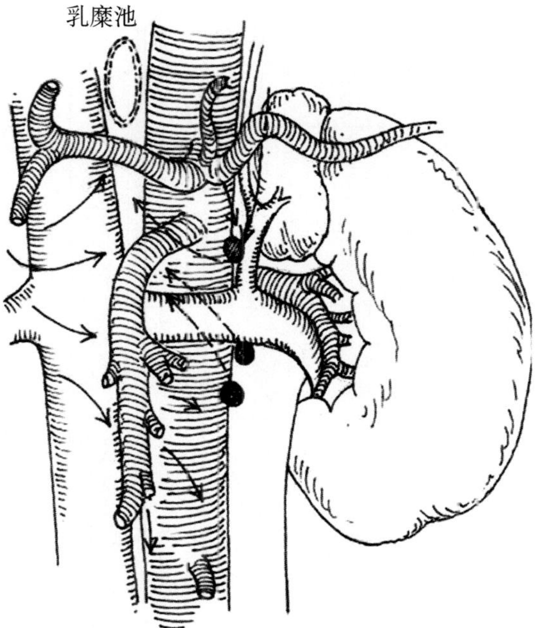

图18-86　左肾静脉周围淋巴引流到腹主动脉和下腔静脉背侧淋巴管，引流到乳糜池

的高度区分为头侧的a区和尾侧的b区。其中a区以腹腔动脉上缘；b区以肠系膜上动脉上缘区分为a1、a2和b1、b2。从横断面区分，以45°线划分腹主动脉与下腔静脉之间分为7区，分别为前面、后面、侧面及腹主动脉与下腔静脉间淋巴结（图18-87）。

2. 胃癌腹主动脉周围淋巴结清扫手术适应证　胃癌D4手术适应证根据No.16淋巴结转移率和No.16淋巴结转移病例的清扫效果（生存率）两方面决定，同时考虑长期生存病例的临床病理学特点，选择手术适应证。

腹主动脉周围淋巴结转移阳性的病例，淋巴结单发转移或多发转移个数在3个以内。但有的学者证明转移淋巴结个数在10个以内者都有一定清扫价值，但是要排除腹膜播散和远隔脏器转移。

根据尸体解剖腹主动脉周围淋巴结数量为43±3个；外科清扫淋巴结个数为14.4～15.4个；清扫后淋巴结转移率为6.2%～33.0%。肿瘤浸润深度与No.16淋巴结转移率的关系：早期胃癌几乎不发生No.16淋巴结转移；pT2为0～27.3%；pT3为14.9%～32.0%；pT4为19.4%～50.0%；肉眼判断浸透浆膜者为10.1%～11.5%，尽管胃癌没有浸透浆膜也有一定No.16淋巴结转

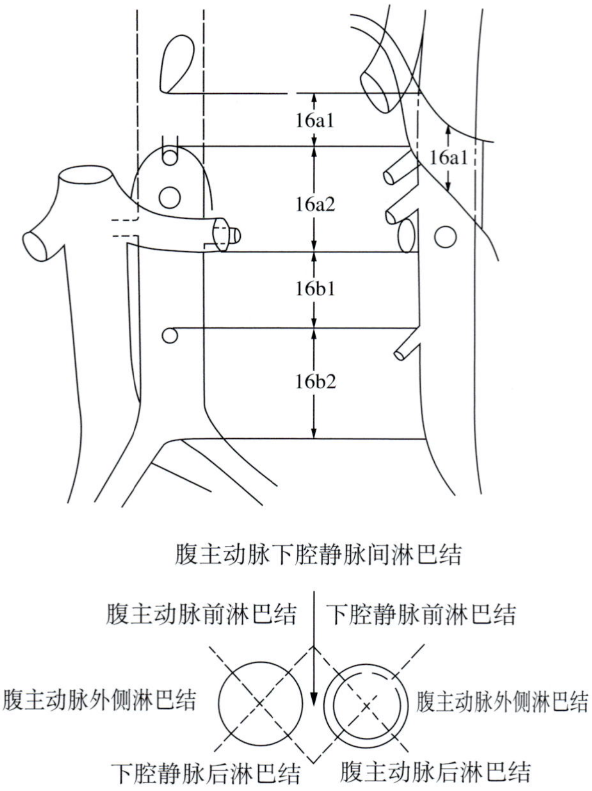

图18-87　腹主动脉周围淋巴结分类和分区

移率。胃癌部位与 No.16 淋巴结转移率的关系：胃体癌、远端胃癌、近端胃癌、全胃癌 No.16 淋巴结转移率分别为 13% ~ 25%、10.7% ~ 26%、15.7% ~ 38.9% 和 27.3% ~ 46.9%[72]。

根据日本多中心 RCT 研究证明预防性腹主动脉周围淋巴结清扫不能提高进展期胃癌术后生存率。日本癌研究会附属医院对 178 例腹主动脉周围淋巴结转移阳性胃癌患者 Cox 回归分析表明，对腹主动脉周围淋巴结转移阳性的胃癌患者，进行腹主动脉周围淋巴结清扫，可以提高胃癌术后 5 年生存率。腹主动脉周围淋巴结清扫术后并发症和手术死亡率分别 30% 和 2%，5 年生存率与淋巴结个数的关系：总的淋巴结个数≤15 个为 28.9%；>16 个为 6.4%[77]。腹主动脉周围淋巴结清扫可以明显改善 N2 或者 N3 患者的预后，对于 N3 阳性的患者 D3 加腹主动脉周围淋巴结清扫和 D3 的 5 年生存率分别为 52.8% 和 38.4%。腹主动脉周围淋巴结转移可以分为单纯腹主动脉周围淋巴结转移和腹主动脉周围淋巴结转移的同时出现一个或者多个远隔脏器转移，单纯腹主动脉周围淋巴结转移对化疗敏感，有效率为 56.3%，同时合并其他脏器转移者有效率仅为 30% 左右，对于单纯腹主动脉周围淋巴结转移阳性的患者应进行腹主动脉周围淋巴结清扫。

3. 手术操作要点　Kocher 切口游离、反转胰头和十二指肠从下腔静脉前面（右侧入路）到腹主动脉左侧的精索静脉内侧缘，下到肠系膜下动脉的根部，上到腹腔动脉干。切开下腔静脉前面的肾前筋膜，向内侧剥离肾前筋膜，清扫下腔静脉前面和腹主动脉、下腔静脉间淋巴结，注意发现和分离右肾动脉，悬吊右肾动脉。清扫左肾静脉周围淋巴结。清扫腹主动脉周围淋巴结，下到肠系膜下动脉的根部，上到腹腔动脉干。从腹腔动脉干向下可以清扫肠系膜上动脉周围淋巴结。也可以从左肾静脉上方清扫肠系膜上动脉周围淋巴结。一般从右侧途径清扫可以完成 No.16b1int（内侧）- pre（前面）- lat（外侧）及 No.16a2int（内侧）- pre（前面）淋巴结的清扫（图 18-88）。也可以从左侧途径：游离反转脾和胰腺的体尾

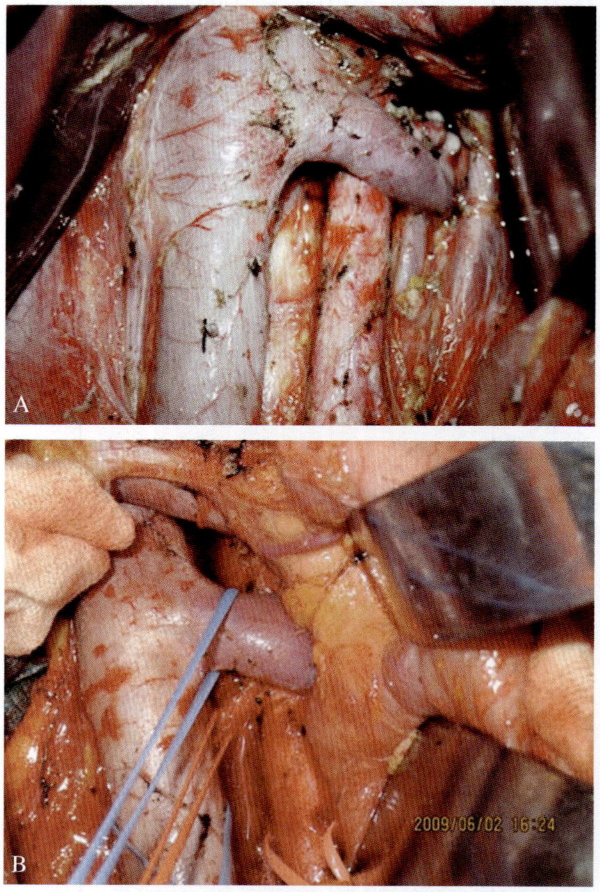

图18-88　清扫腹主动脉、下腔静脉周围淋巴结（No.16a2，b1区）

部（左侧入路），进行No.16a1lat（外侧）和No.16b1lat（外侧）尤其是左肾静脉周围淋巴结的清扫，有时切除肾上腺。胃近端癌或贲门癌浸润食管，要同时切除食管裂孔周围2cm肌肉、脂肪组织、膈肌食管韧带及膈肌腹主动脉裂孔的腱部。还可以切开升结肠外侧腹膜和小肠系膜下缘，由肠系膜下动脉下缘入路进行No.16淋巴结清扫。清扫No.16淋巴结的同时完全切除胃网膜囊。

（十三）保留脾的No.10、No.11淋巴结清扫

1. 游离胰尾和脾　轻轻牵拉横结肠，展开横结肠系膜，沿胰腺下缘向左切开后腹膜，术者左手插入胰体后面，向上牵拉胰体尾部，从胰腺体尾侧钝性分离胰腺背侧到Toldt融合筋膜层，把胰腺体尾部从后腹膜Toldt筋膜上游离，沿此间隙向脾下极方向剥离切断脾结肠韧带。左手轻轻分离托起脾后面，切开脾外侧后腹膜到脾上极，胰腺体尾部和脾后面放入大纱布垫，使脾门部变浅，易于清扫脾门淋巴结。注意正确解剖层次，Toldt筋膜浅层有毛细血管网，拉伤后易渗血，妨碍手术操作，游离脾后面时勿损伤左侧肾上腺和血管。

2. 脾门淋巴结清扫　结扎切断脾下极前面的小动静脉，动作宜轻柔，勿损伤脾被膜，从脾动脉近端开始，用超声刀或者双极、单极电刀清扫脾动脉周围淋巴结，到胰腺尾部以后脾动脉分支为脾上极动脉和脾下极动脉，在脾上、下极动脉分界处平行切开脾胃韧带前叶，左手示指伸入脾门处切开脾胃韧带前叶，仔细清扫脾门部脂肪组织和淋巴结，显露脾动静脉的分支。结扎切断胃网膜左动脉根部Ⅰ～Ⅲ分支，因胃网膜左动脉分支类型较多，注意勿损伤脾动脉上下干或下极支。向上切开脾胃韧带前叶上半，清扫胃短动脉周围脂肪组织和淋巴结，切断或保留胃短动脉，清扫胰尾部周围脂肪组织，仅残留胰腺实质。注意胰尾周围脂肪中小血管止血。胰尾最下端有时存在脾下极动脉和胰尾动脉，结扎切断胰尾动脉，保留脾下极动脉。展开胰腺在胰腺上缘沿脾动脉干清扫，把No.10、No.11淋巴结整块切除（图18-89）。

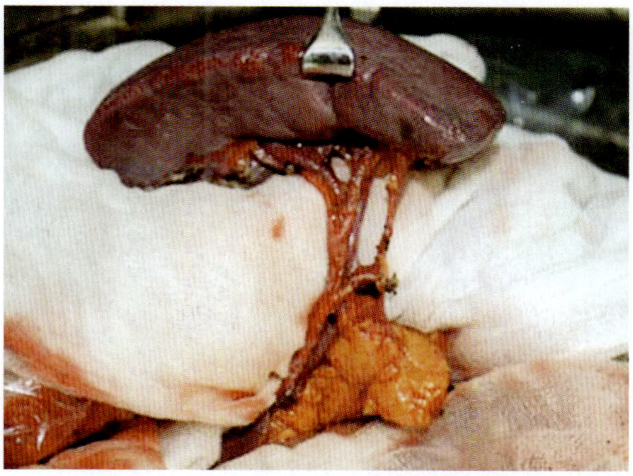

图18-89　保留脾的脾门周围淋巴结清扫

（十四）保留胰尾、脾静脉的No.10和No.11淋巴结清扫

胃上部尤其大弯侧淋巴引流通过脾门沿脾动脉走行在胰腺上缘，不流入胰腺实质内，转移淋巴结也不存在胰腺实质内，保留胰腺体尾部和脾静脉不影响根治性。清扫No.8、No.7、No.9淋巴结后沿脾动脉根部的末梢清扫，保留胰背动脉和胰大动脉，在其末梢部结扎切断脾动脉。沿胰体尾下缘向后分离，游离胰腺体尾部和脾，剥离胰腺表面被膜。翻转胰体尾部和脾，切断结扎到左肾上腺上极的4～5个分支血管，切开剥离胰实质和脾静脉外侧膜状纤维组织，脾静脉在胰尾部结扎切断，切除胰腺周围所有脂肪组织和淋巴结，仅残留胰腺实质。把脾动脉干周围脂肪组织、淋巴结、胰腺及脾静脉被膜、脾门周围淋巴结、脾整块切除（图18-90）。

（十五）胃癌网膜囊外切除

完整切除网膜囊可以清楚地显露血管根部，清扫浆膜之间包裹的淋巴结、淋巴管，彻底清除微转移灶及淋巴结。在网膜囊外间隙进行分离、切除可以防止种植和切离面残留癌细胞。网膜囊包括大网膜、网膜囊前壁的肝十二指肠韧带、肝胃韧带、膈胃韧带及肝尾状叶下浆膜、网膜囊后壁的大网膜后叶、横结肠系膜前叶、胰腺前筋膜、肝胰皱襞、胃胰皱襞等。

具体手术操作：向下牵拉大网膜，分离大网膜后叶与横结肠前叶之间的融合筋膜，显露结肠中动静脉，沿着静脉分离显露胃结肠静脉干。沿着动脉可以到达胰腺体部下缘的后面，组成大网膜后叶的2层浆膜包裹胰腺体部，到达胰腺体部下缘切开融合筋膜后叶与横结肠前叶融合层，进入网膜囊后壁分离胰腺前面浆膜。大网膜右侧有

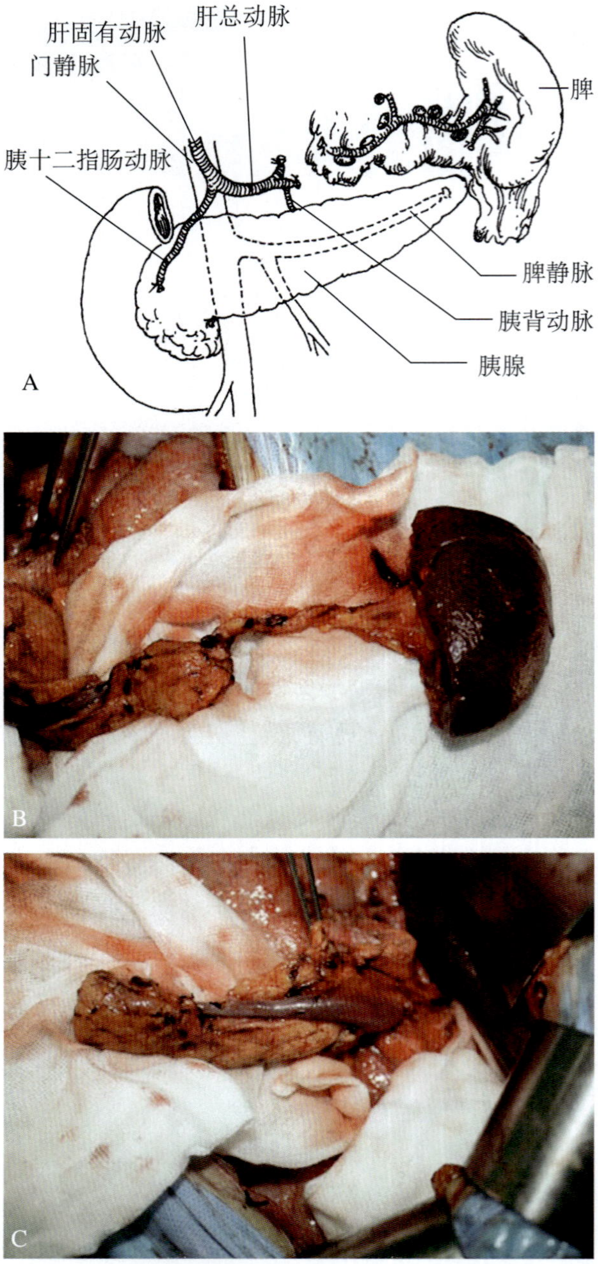

图18-90　保留胰腺脾静脉，切除脾和脾动脉干的No.10、No.11淋巴结清扫

时与升结肠及侧腹壁融合，切断融合部位，分离横结肠、升结肠系膜后叶与胰腺浆膜的融合筋膜和网膜囊的右侧延伸嵌入部分，分离胰头上部和十二指肠前面浆膜，进一步向上为肝十二指肠韧带前叶。大网膜左侧有时与降结肠、结肠脾曲及侧腹壁愈合，分离大网膜左侧的愈合部分及结肠脾曲上方的网膜囊左侧延长部分，沿着胰腺下缘在Todlt筋膜与胰腺后侧之间向胰尾侧剥离，靠近脾下极切断脾结肠韧带。在胃大弯侧从脾下方开始切开脾胃韧带前叶，分辨出No.4Sa与No.4Sb的分界，胃网膜右动脉根部结扎、切断。处理胃网膜右动静脉根部、清扫No.4Sb淋巴结时应注意胃网膜左动脉分支变异，判断胃网膜右动脉是从脾动脉主干还是下极动脉发出，清扫其周围淋巴结和脂肪组织，结扎、切断动静脉分支。展开小网膜，观察走行的神经、血管。小网膜在肝附着部位与静脉韧带走行一致。这个部位分布着构成小网膜的两层浆膜，仔细剥离每层浆膜。后叶与肝尾状叶浆膜移行。在这里切开后膜，沿着静脉韧带上方分离到达贲门及腹段食管的后面，开始剥离露出右侧的膈肌脚，在肌束上面仔细分离，剥离网膜囊后叶浆膜。拉开肝左叶及尾状叶到达右侧膈肌脚和下腔静脉左侧缘，向右侧是网膜囊的出口Winslow孔的后面（图18-91）。

三、淋巴结清扫术中意外和处理

（一）动脉血管损伤

进行血管鞘内淋巴结清扫时，由于电刀使用熟练程度和感知力度的不同，可能烧穿动脉壁或切开动脉壁，用8-0血管缝合线进行缝合修补（图18-92），如果缺损较大，用血管铗夹闭近、远端血管，用肝素生理盐水冲洗血管腔，血管剪刀剪掉烧灼的血管壁后，横行缝合修补。如果切断腹腔干，则用心耳钳阻断和夹住腹腔动脉根部，可用6-0血管缝合线进行端端吻合术；肝总动脉和肝固有动脉断裂可用8-0血管缝合线进行

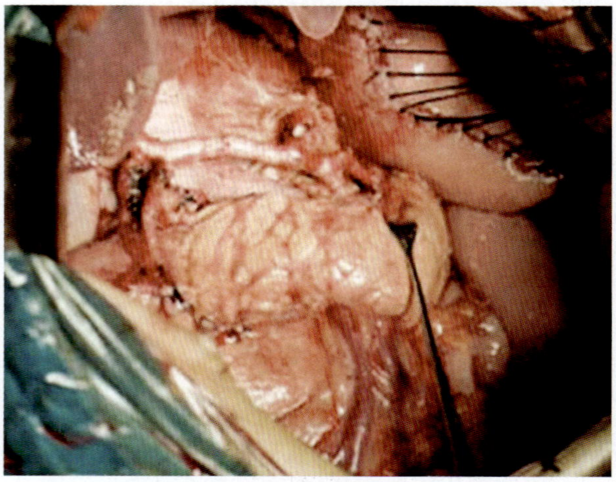

图18-91　网膜囊外切除的胃癌D2手术完成图

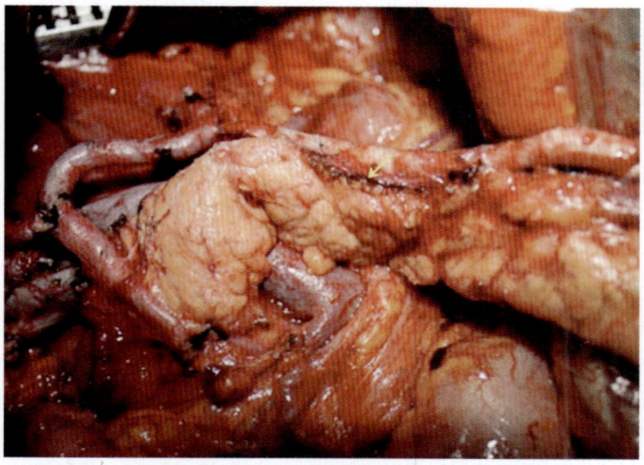

图18-92　清扫No.10、No.11淋巴结时损伤脾动脉，缝合、修补

血管断端吻合术，要保持吻合血管通畅。肝固有动脉缺损，可切断胃十二指肠动脉，用胃十二指肠动脉近端与肝固有动脉远端进行吻合。清扫腹主动脉下腔静脉间淋巴结时，如损伤右肾动脉可以缝合修补或行自体肾移植。在清扫 No.14a 淋巴结时，切忌不要损伤肠系膜上动脉。

（二）静脉血管损伤

清扫肝十二指肠韧带周围淋巴结、处理胃左静脉、清扫肠系膜上静脉周围淋巴结、清扫下腔静脉周围淋巴结以及左肾静脉周围淋巴结时，可能损伤静脉壁，可用心耳钳或手指压迫出血部位，缝合、修补（图 18-93）。门静脉后壁损伤出血，可采用 Kocher 切口，游离胰十二指肠，翻转肝十二指肠韧带，显露门静脉后壁进行缝合修补。下腔静脉后壁损伤，可用血管悬吊带轻轻吊起下腔静脉或心耳钳夹闭损伤部分的血管壁，

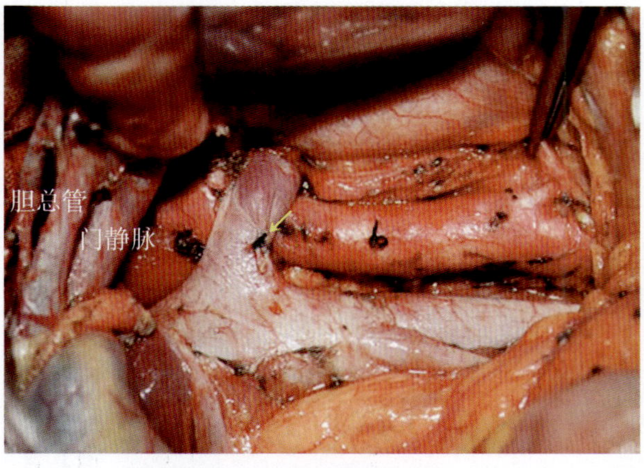

图18-93　胃癌腹主动脉周围淋巴结清扫，左肾静脉裂口和修补（箭头）

用血管拉钩拉开、显露下腔静脉后壁，缝合、修补。左肾静脉损伤可以缝合修补，如果左肾动静脉周围有肿大淋巴结浸润、压迫，可以切除左肾，进行自体肾移植。

（三）胆总管损伤

如果胆总管壁部分损伤，可以横行缝合、修补，置入“T”管进行支撑、引流。如胆总管损伤难以缝合修补，导致胆总管狭窄可能性较大，可以上提空肠进行胆总管空肠 Roux-en-Y 吻合术。

四、扩大淋巴结清扫术后并发症

胃癌根治性淋巴结清扫，除了胃切除术和胃癌根治手术常见的术后并发症以外，还有与淋巴结清扫有关的并发症，主要有胃癌术后淋巴漏、延迟性腹腔出血和延迟性胆道瘘等。

（一）乳糜漏和淋巴漏

淋巴漏是指淋巴液从淋巴管渗漏到淋巴系统外的组织间隙或体腔。如果是乳糜池漏出的淋巴液，由于含有脂肪组织，呈白色，称为乳糜漏。胃癌根治手术由于清扫淋巴系统或食管癌手术损伤胸导管，颈部手术损伤锁骨下淋巴导管等可出现乳糜性淋巴漏。以下主要介绍胃癌根治术后淋巴或乳糜漏。

1. 淋巴管解剖学　腹腔淋巴系统与胸导管：下肢、腹壁、盆腔脏器和腹膜后脏器的淋巴管汇集到腹主动脉和下腔静脉周围淋巴结，再汇集形成左右腰淋巴干。肠淋巴干是从腹腔动脉周围淋巴结发出直接进入乳糜池的短淋巴管，多数情况下与左右腰淋巴干合流，有时也在乳糜池上部直接流入胸导管。腹腔动脉和肠系膜上动脉是腹腔脏器淋巴系统的集合淋巴干，膈肌、下段食管、下纵隔也有一部分淋巴液流入其中。胃的淋巴引流通过肝动脉径路（右侧途径）、脾动脉径路（左侧途径）、胃左动脉途径（左右途径）流入腹腔动脉周围淋巴结。肠系膜内淋巴管经肠系膜上动脉周围淋巴结回流到腹腔动脉周围淋巴结。胃的淋巴引流通过腹腔动脉周围淋巴结及肠系膜上动脉周围淋巴结输出淋巴管汇成肠淋巴干，肠淋巴干与下肢和腰部淋巴引流汇集的左右腰淋巴干在左肾静脉上缘水平的腹主动脉右背侧、L1 ~ L2 前面合流形成乳糜池，然后向上经 3 ~ 5 根比

较粗的淋巴管注入胸导管。但是也有部分病人腹腔动脉干周围的淋巴结和肠系膜上动脉周围淋巴结直接流入腹主动脉和下腔静脉周围淋巴结。右侧的腹主动脉下腔静脉间淋巴结和左侧的腹主动脉旁淋巴结的输出淋巴管与腰淋巴干合流，腰淋巴干有数条上行的淋巴管流入腹主动脉后淋巴结，然后经过乳糜池流入胸导管。胃的淋巴引流进入腹主动脉周围淋巴结群的范围上到左右腹腔神经节邻近的淋巴结，下到肠系膜下动脉根部淋巴结。在腹腔动脉根部水平：在第一腰椎的上缘，有左右腹腔神经节，腹主动脉前面有膈肌脚和腹腔神经丛覆盖，胃的淋巴引流与腹主动脉后面淋巴结没有淋巴管直接相连。在肠系膜上动脉水平：在第一腰椎的下缘，可见有浅层和深层淋巴结与左肾静脉上缘淋巴结互相吻合，深层淋巴结与腹主动脉后面淋巴结没有淋巴管相连。在左肾静脉水平：在第二腰椎上缘，腹主动脉下腔静脉间淋巴结与腹主动脉侧面及后面的淋巴结相连。左肾静脉周围淋巴结输出淋巴管与胸导管相连。左肾静脉水平下缘，在第二腰椎下缘，可见浅深两层淋巴结，但是与下腔静脉右侧面和后面的淋巴结没有淋巴管直接相连。胃的最终淋巴结是腹主动脉周围的淋巴结，左肾静脉周围淋巴结是胃的淋巴液流入乳糜池的最后屏障。

腹腔淋巴系统中，左右腰淋巴干系统、腹腔动脉系统、肝淋巴系统的淋巴液是无色通明的，生化成分基本上与血浆没有差异。肠系膜上动脉系统的淋巴液，伴随着小肠吸收脂肪组织，形成乳糜液，外观上呈乳白色，生化上富含脂质成分，与其他淋巴液性状不同。肠淋巴干最终流入胸导管，具有重要的临床特征。

2. 原因　胃癌根治手术进行广泛的淋巴结清扫，切断淋巴管，比较细小的淋巴管即使不进行结扎，有些淋巴液渗漏，通过腹膜吸收和外科引流自然愈合，一般也不会出现问题。但是淋巴流量多的腹腔动脉干和肠系膜上动脉干周围，腹主动脉周围粗的集合淋巴管损伤，往往术后出现淋巴漏。另外引流肝淋巴液的肝十二指肠韧带内的淋巴液占胸导管淋巴流量的 1/4 ~ 1/2，由于肝硬化门静脉高压，淋巴液产生量增加，肠淋巴干 - 胸导管系统淋巴液负荷加大，清扫肝十二指肠韧带后往往出现淋巴漏。通常的胃癌根治手术一般不会损伤乳糜池，胸导管、乳糜池通常位于腹主动脉 - 右侧膈肌脚的后侧，胃癌浸润食管和下段食管贲门癌行根治手术时，进行下纵隔淋巴结清扫，注意不要损伤胸导管。胸导管在中、下纵隔内，在胸主动脉右侧，邻近食管后侧上行。食管癌手术时，有时损伤胸导管出现乳糜胸。是否发生淋巴漏或乳糜漏与损伤淋巴管的部位有关。损伤肠系膜上动脉系统，到肠淋巴干 - 胸导管胸系统的淋巴液可出现乳糜漏。由于淋巴引流部位的关系，腹腔动脉系统、肝淋巴系统、腰淋巴系统的淋巴漏难以形成乳糜漏。这些淋巴系统即使发生损伤，由于淋巴管内的瓣膜机能使肠系膜上动脉系统的淋巴液难以逆流。乳糜液漏入腹腔内形成乳糜腹水，漏入胸腔内形成乳糜胸水。漏出的乳糜性淋巴液潴留在脏器、组织之间形成潴留性淋巴囊肿。

3. 诊断　胃癌术后淋巴漏比较常见，为无色或微黄、透明液体，一般引流 7 ~ 10 天，引流量减少而愈合。可以观察到胃癌术后引流管流出白色乳糜样液体，进食后增加；引流液静止后分三层，即乳白色脂样层、水样中间层，混浊沉淀层（图 18-94）；生化检查：胆固醇和甘油三酯升高；镜检淋巴细胞增多，Sudan Ⅲ染色阳性。下肢碘油淋巴管造影，^{99m}Tc-HAS 淋巴管扫描有助于定位诊断，腹部平片、B 超、CT/MRI 可以发现有无淋巴性腹水及淋巴性囊肿。一般的淋巴漏与渗出液或者血浆不容易鉴别，有时与肝硬化等肝功能障碍导致的腹水难以鉴别。淋巴液引流量大，各种检查方法难以确定诊断时，可以剖腹探

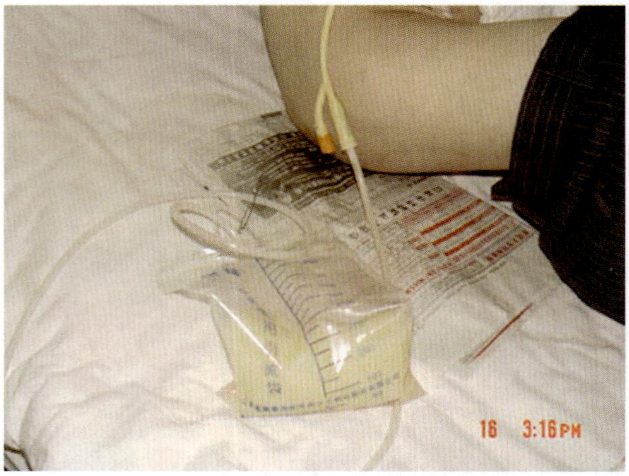

图18-94　胃癌根治术后乳糜漏，引流袋内乳糜样引流液

查，术中应用淋巴管染色剂，找到淋巴管损伤部位，进行缝扎。

4. 治疗　中心静脉营养支持，保持水电解质平衡，静脉给予中长链脂肪酸，增强患者的免疫力。腹腔引流 3 ~ 4 周可以治愈。如果：①引流量在 1500ml/d 以上，连续 5 天，② 4 周时间以上的保守治疗无效，③病人营养状况恶化，则选择手术治疗，确认损伤淋巴管部位，缝扎或结扎。腹主动脉周围淋巴结清扫时要充分注意有无粗大淋巴管，要仔细结扎，对手术中有可能发生淋巴漏的部位喷洒纤维蛋白胶。

（二）假性动脉瘤、延迟性腹腔内出血

胃癌根治手术由于胃切除和淋巴结清扫范围不同，需要切断、结扎胃网膜右动静脉、胃网膜左动脉、胃右动脉、胃左动脉、左膈下动脉、胃后动脉、胃短动脉、脾动脉根部和腹腔动脉干。清扫肝总动脉周围、门静脉和肝固有动脉、脾动脉、肠系膜上静脉、腹主动脉、下腔静脉、左肾静脉周围的淋巴结，需要广泛裸露这些血管，剥离横结肠系膜前叶损伤横结肠边缘动脉、直血管以及结肠中动静脉等。如果术中烧灼出血动脉的小分支，如胰腺上缘与肝总动脉之间的分支、肠系膜上静脉的小分支、腹腔动脉干周围的小血管分支，可在术后结痂脱落。大血管结扎线可因为腹腔感染、吻合口瘘、术后胰液渗出等腐蚀脱落，结扎线滑脱。血管鞘内清扫损伤血管壁，没有缝合修补可导致假性动脉瘤等（图 18-95）。吻合口瘘附近的黏膜下层血管出血。术中损伤肝、脾用电刀烧灼止血或缝扎不确实，术后也可出现延迟性大出血。一般在术后 5 ~ 14 天，从引流管引流出鲜红色血液，血量突然增加。笔者曾遇到 1 例，术后第 5 天开始从引流管引流出鲜红色血液，每天 300 ~ 500ml，血压、脉搏尚平稳，血红蛋白进行性下降，连续保守治疗 3 天，出血情况没有改善，再次剖腹探查，发现在腹腔动脉干左侧，有针孔大小的动脉血管持续性喷血，缝扎止血。如果出血血管在吻合口附近，出血可进入胃肠道，可以呕血、便血或胃管引流出鲜红色血液。在术后 7 天后拔掉引流管者，出血前多有发热（38℃左右），上腹部饱胀、不适，肠管胀气，查体：腹部稍胀，有轻度的腹部压痛和腹肌紧张，呈轻度的腹腔感染征象。如果是大血管出血，出血量大，患者腹部膨隆，迅速进入休克状态。

一旦发生腹腔大出血，应尽快明确诊断，急查血红蛋白，行腹腔穿刺、床旁 B 超等。立即请介入科会诊，进行动脉血管造影，明确出血部位，同时进行栓塞治疗（图 18-96）。无法栓塞治疗或者无效者，急诊剖腹探查，用血管缝合线缝扎止血或者缝合、修补出血的血管。要仔细止血，冲洗干净术野，术后充分引流。

（三）胃癌根治术后延迟性胆漏

胃癌根治手术清扫 No.12 和 No.13 淋巴结，胆总管周围有肿大的淋巴结与胆总管粘连，脉络化胆总管，切断胆总管周围的迷走小胆管时没有仔细结扎，清扫肝十二指肠韧带内淋巴结，导致

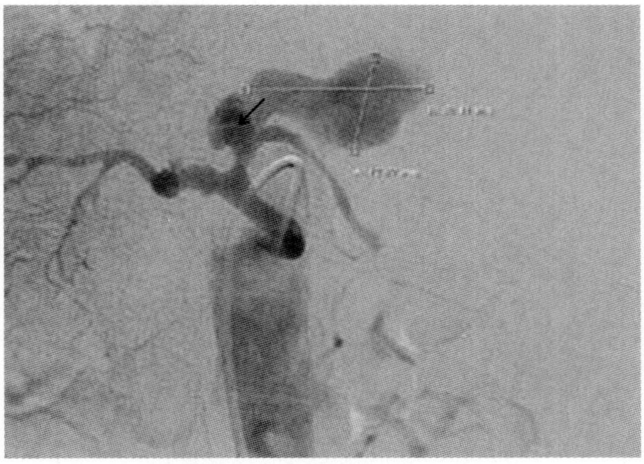

图18-95　手术后消化道和腹腔出血，动脉造影发现胃左动脉结扎端动脉瘤，出血，外渗，形成血肿

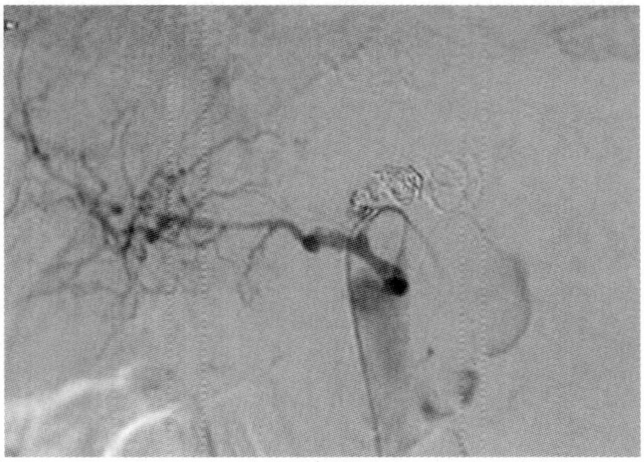

图18-96　胃左动脉残端栓塞后，动脉瘤消失，腹腔出血停止

胆总管周围血供障碍，术后出现延迟性缺血、坏死，过分清扫胆总管周围损伤部分胆总管壁，清扫 No.13 淋巴结导致 Oddi 括约肌痉挛，胆总管内压力升高。另外结扎、切断胆囊动脉导致胆囊缺血、坏死也出现胆汁外漏。临床上表现为术后 2 ~ 8 天从引流管流出胆汁样液体，或出现胆汁性腹水，经腹腔穿刺抽出胆汁，经引流管造影发现引流管与胆总管相通（图 18-97）。如果患者出现腹膜炎症状或胆囊坏死，需要剖腹探察，进行胆囊切除或胆囊造瘘和胆总管“T”管引流术。如果全身症状和体征不明显，可以继续引流或进 ERCP，切开十二指肠乳头括约肌或放置胆道支架，进行内引流、减压，一般 2 ~ 3 周可以愈合。

五、胃癌扩大淋巴结清扫的循证医学评价

近一个世纪以来，胃癌淋巴结清扫的范围一直存在争议，讨论主要集中在淋巴结清扫对局部控制和患者预后的影响上。理论上扩大淋巴结清扫范围可以增加治愈的机会，但如果已经进展

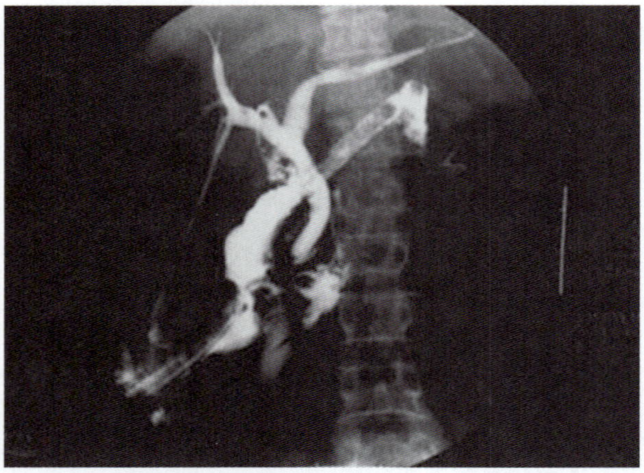

图18-97　胃癌根治术后延迟性胆瘘，经引流管造影，造影剂与胆总管相通

为全身性疾病，非淋巴结性因素成为影响患者预后的主要因素，将无益于预后改善。荷兰和英国的 2 个多中心随机对照研究证明，D1 和 D2 手术间 5 年生存率没有明显差异，但是荷兰根据 15 年的随访结果证明：胃癌 D2 淋巴结清扫可以降低胃癌相关的死亡率，推荐进行 D2 淋巴结清扫[14]。Cochrane 回顾性分析[80]表明 D2 淋巴结清扫对提高胃癌术后生存率无意义，但是对于 T3N+ 的胃癌患者可能有益。台湾的吴秋文[13]进行单中心的 RCT 研究，比较 D3 和 D1 手术，发现扩大淋巴结清扫范围可以提高术后生存率，降低局部复发率。meta 分析随机和非随机对照研究表明，扩大淋巴结清扫范围不能提高胃癌术后生存率，对于 N2 阳性的患者扩大淋巴结清扫可以提高术后生存率[78]（图 18-98）。

日本 24 家医院多中心 RCT 研究证明：胃癌 D2+ 腹主动脉周围淋巴结清扫与胃癌 D2 手术比较，术后 5 年生存率分别为 70.3% 和 69.2%；局部复发率分别为：腹膜播散为 39.4% 和 36.8%；淋巴结转移为 22.0% 和 21.7%；肝转移为 19.3% 和 22.6%；围术期死亡率分别为 0.8% 和 0.8%；围术期并发症分别为 20.9% 和 28.1%；对腹主动脉周围淋巴结进行预防性清扫不能提高 5 年生存率和降低局部复发率[21]。详细分析试验设计发现有不完美之处：①手术适应证选择，放弃了治疗性淋巴结清扫，腹主动脉周围淋巴结转移阳性者不作为手术适应证；②排除 Borrmann Ⅳ型胃癌；③病理学分期上包括了 20.9% 和 19.8%T2a 以下的病例；④没有分层分析、比较各期胃癌术后生存率；⑤适应证选择只考虑 T 因素，没有考虑 N 因素，对于 N2 阳性胃癌腹主动脉淋巴结清扫可能更有意义。

根据临床研究，D1 淋巴结清扫将残留 39%

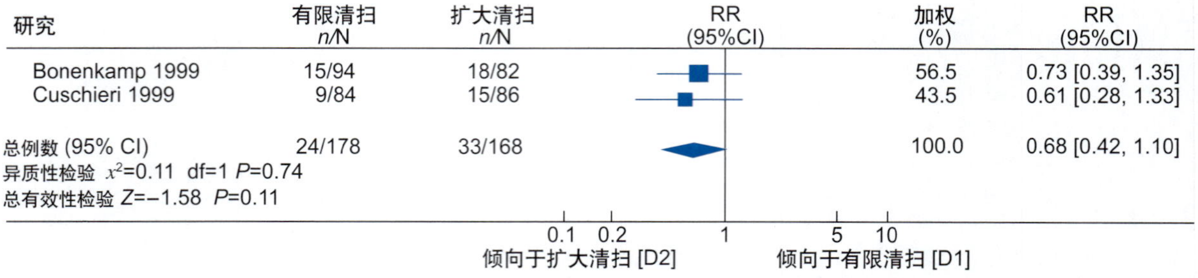

图18-98　接受D1与D2淋巴结清扫的随机化临床试验的浆膜浸润胃癌患者的5年的meta分析

的转移淋巴结，荷兰的RCT研究中[79]也发现32%的患者转移淋巴结位于第2站和第3站。日本的研究[80]发现：9%的pT1，42%的pT2，56%的pT3和67%的pT4需要清扫第2站和第3站阳性淋巴结，对于N2阳性者D2淋巴结清扫后预后不良，应该进行扩大淋巴结清扫。常规病理学检查没有发现淋巴结转移的患者，通过免疫组化染色和分子生物学方法可以发现区域淋巴结有微转移。19%的黏膜层和34%的黏膜下层胃癌患者免疫组织化学染色发现淋巴结转移阳性，常规病理学检查淋巴结转移阴性的胃癌患者中有43%存在微转移，病理学检查淋巴结转移阴性的局部复发胃癌患者，24%患者局部淋巴结细胞角蛋白染色阳性。尽管目前微转移的生物学行为和临床意义尚不清楚，淋巴结微转移是影响患者预后的一个重要指标。对于N0的病例存有一定的淋巴结微转移和手术死亡率≤1%，同样支持常规进行D2淋巴结清扫。具有远隔淋巴结转移M1的患者D2淋巴结清扫和D1淋巴结清扫后5年生存率分别为63.8%和41.2%。系统的淋巴结清扫后5年生存率明显提高，降低术后局部复发率。根治性淋巴结清扫可以提高胃癌术后生存率，尤其是Ⅱ和Ⅲa期胃癌术后生存率。在TNM分期中，腹主动脉周围淋巴结转移被认为是远隔转移，腹主动脉周围淋巴结转移阳性率为8%～20%，清扫后5年生存率为13%～20%[81]。腹主动脉周围淋巴结转移阳性，没有其他脏器转移和腹膜播散，胃癌可以达到R0或者R1切除，进行腹主动脉周围淋巴结清扫可以提高术后5年生存率。多因素分析表明淋巴结清扫范围作为独立因素影响胃癌患者的生存率（D1 *vs.* D2 *vs.* D4）。扩大淋巴结清扫可以进行准确的临床分期，对于没有浸透浆膜的胃癌患者扩大淋巴结清扫可以提高术后生存率，但是对于浸透浆膜的胃癌患者，发生腹膜腔播散是影响胃癌患者术后生存的主要因素，应该进行D2淋巴结清扫。

外科医生的经验、学习曲线、技术水平、分期移动和微转移等影响胃癌患者的预后。根据大宗病例统计分析[82]，需要独立完成15～25例胃癌根治手术，18～24个月时间才可超越学习曲线达到手术平台期。根据日本报道胃癌总体的5年生存率超过50%，根治性切除后可以达到70%，住院死亡率为2%左右。MRCT研究也证明D2和D2加腹主动脉周围淋巴结清扫的围术期死亡率均为0.8%，除了延长手术时间和增加失血量外，手术并发症发生率和死亡率没有统计学差异。荷兰多中心RCT研究711例胃癌患者，淋巴结清扫范围D1与D2的RCT研究证明：D1和D2术后5年生存率分别为30%和35%，无统计学差异；D1和D2术后的并发症发生率和围术期死亡率分别为25% *vs.* 43%和4% *vs.* 10%，具有明显的统计学差异，表明D2淋巴结清扫增加手术并发症发生率和手术死亡率，淋巴结清扫所带来的生存率提高将被高发的手术死亡率所抵消，无益于提高术后总体生存率[7, 83]。但是该RCT研究中存在几个问题[84]：①这项研究在胃癌低发病率的荷兰进行，其代表性备受质疑。如果该项研究在日本、韩国、中国、哥斯达黎加或巴西等发病率高的国家或地区进行，在等同时间内完成，其样本量将会更大；研究受误差（error）和偏倚（bias）的影响会大大降低；②参与研究的中心太多（80个），病例过于分散（每中心平均不足10例）。331例胃癌根治性D2切除术历时4年时间由85名外科医生完成，平均每个外科医生1年不能完成1例根治性D2根治手术，部分外科医生没有逾越胃癌D2手术学习曲线，淋巴结清扫的经验和质量问题备受质疑。并发症发生率明显增加，与中心太多、手术医生手术量太少、缺乏临床经验有关。良好的课题设计和科学的统计学分析，难以弥补外科医生技术水平的缺陷和不均等性，导致临床研究结果的不同。不同医院之间淋巴结清扫方法、手术并发症发生率和死亡率也不同。医院手术量也与手术死亡率有密切关系。多因素分析表明医院的手术量与围术期死亡率和手术并发症发生有密切关系。根据循证医学研究，每年每个外科医生至少完成7例胃癌D2手术则可以降低围术期死亡率和并发症发生率。意大利[85, 86]进行扩大淋巴结清扫（D2，D3；n =157）与限制性淋巴结清扫（D1；n =163），手术并发症发生率及死亡率没有明显差异（22% *vs.* 28%；4% *vs.* 7%），但是根治性切除术后5年生存率明显不同（65% *vs.* 50%）。

东西方淋巴结清扫范围对胃癌患者预后的影响还有其他影响因素在起作用，如患者发病年龄、心血管系统疾病、肥胖症、早期诊断及分期移动等问题。近来西方国家如意大利等报道保留胰腺体尾部和脾的手术是安全的，随机比较D2并发症发生率和死亡率分别为16.3%和0%，这表明在比较大的专科中心可以达到与日本同样的水平。胃癌患者的手术并发症发生率及死亡率与医院和外科医生的技术和经验有关，具有10年经验的外科医生手术死亡率低于5%[87]。在手术数量比较多的亚洲和西方医学中心已经证明手术并发症和治疗效果与手术数量有关。根治性胃癌切除是外科主要治疗方案，西方外科医生采用日本胃癌D2淋巴结清扫技术可以减少手术并发症和死亡率，提高胃癌患者术后生存率[88]，说明采用日本淋巴结清扫方法的经验是值得探讨和推广的。

随着营养支持和术后ICU等围术期检测和治疗手段的进步，以及外科手术操作熟练程度的提升和技术进步，在过去10年中术后并发症的发生率和围术期死亡率在降低。根治性淋巴结清扫是改善胃癌患者预后的有效手段。日本全国胃癌学会登记委员会对1991年全日本113家医院住院的8851例原发性胃癌中7935例胃癌患者进行预后分析[95]，失访率为6.9%，直接死亡率为1.0%，总的5年累积生存率为68.2%，其中Ⅰ、Ⅱ、Ⅲ、Ⅳ期分别为89.9%、69.1%、43.5%及9.9%。资料分析表明：D2或扩大淋巴结清扫可以降低局部复发率和改善术后生存率。D2～D4淋巴结清扫术后5年生存率为62.3%；D1术后5年生存率为33.1%。淋巴结转移与5年生存率关系：pN0：87.9%，pN1：57.7%，pN2：32.6%，pN3：11.4%，pN4：7.8%，pN3 + pN4：9.6%。淋巴结清扫范围与术后生存率关系：67.6%的患者进行D2淋巴结清扫，10%左右的患者进行D3～D4淋巴结清扫，术后生存率分别为：D0：15.7%，D1：65.8%，D2：73.9%，D3：52.8%，D4：42.0%，D3 + D4：51.2%。根据日本胃癌学会的胃癌分期标准，D1或者D0手术Ⅰ、Ⅱ、Ⅲ、Ⅳ期胃癌术后5年生存率分别为85.8%、46.4%、21.8%及3.9%；D2、D3或者D4术后Ⅰ、Ⅱ、Ⅲ、Ⅳ期胃癌5年生存率分别为91.2%、71.1%、42.8%及12.7%。

（韩方海　李洪明　王皓晨）

第六节　胃癌联合脏器切除

在我国，多数胃癌患者确诊时已属进展期癌，其中部分病例癌肿直接浸润邻近脏器或发生肝转移等，选择其中合适的病例将原发病灶连同受累脏器一并切除，不仅可以缓解症状，改善生活质量，甚至有的病例可以达到根治而长期存活。因此，联合脏器切除作为胃癌临床处置的常见事件，应予以重视。

一、联合脏器切除的定义

胃癌联合脏器切除即整块地切除胃癌或转移灶直接侵及的周围脏器，包括根治性联合脏器切除术和姑息性联合脏器切除术。根治性联合脏器切除术应达到的标准为：①切除端无肿瘤残留；②足够范围的淋巴组织清扫（D>N）；③受累脏器与组织整块切除；④无远处转移。姑息性联合脏器切除，即无法达到彻底切除肉眼可见肿瘤的联合脏器切除术。

二、充分的术前评估和准备

（一）严格掌握手术适应证

胃癌联合脏器切除术为腹部外科复杂的大手术，手术死亡率和并发症发生率高，故术前要求严格掌握适应证。目前的共识是：证实为胃癌，邻近脏器有侵犯，局部病变能行联合脏器整块切除，在排除严重心肺功能不全、严重营养不良以及全身广泛转移等情况时可行联合脏器切除。

（二）充分的术前准备

联合脏器切除手术范围广，脏器的病理生理功能影响较大，故术前准备工作要充分。接受联合脏器切除的患者年龄宜小于75岁，身体状况要好。同时应重视对并存疾病的处理，如高血压、糖尿病、冠心病等，严重者应权衡利弊，慎重手术。合并低蛋白血症者，术前应该予以纠正，营养不良者根据患者胃肠功能情况给予肠内或肠外营养支持。

（三）完善的术前检查

完善的影像学检查有助于术前明确受累脏器的范围和深度，充分估计完整切除的可能性。常用的检查手段主要有B超、腹部平片、CT、

MRI、消化道钡剂造影、泌尿系造影及血管造影等。CT扫描除了具有良好的空间分辨力和密度分辨力，且可以进行大血管的三维成像等，可作为诊断和评估的首选。正电子发射断层扫描（PET）对恶性肿瘤和转移灶的灵敏度和特异性均很高，对确定治疗方案有重要意义。

值得一提的是不应忽视基本的体格检查，一些基本检查可以发现影像学难以发现的病变，对确定治疗方案至关重要。如锁骨上窝、脐周及腹股沟淋巴结的触摸，若有可疑淋巴结应切取活检。直肠指诊也应列为常规检查。

（四）科学地制订手术方案

胃癌联合脏器切除术不确定因素多、难度大、风险高，术中常可出现一些难以预料的情况，尤其是术中大出血和损伤周围器官的发生率较高，故术前应结合体格检查、影像学所见等精心设计手术方案。要充分估计术中可能遇到的各种困难，考虑解决的办法，做到有进有退。联合脏器切除不仅涉及腹部诸多脏器，如胃肠、胆道、肝、脾、胰腺等，还涉及麻醉科、妇科、泌尿外科，甚至骨科等。术前应仔细分析病情，必要时邀请相关科室医生会诊，共同参与制订手术方案。

（五）尊重患者的意愿

胃癌联合脏器切除的手术风险性大，医疗费用高，疗效差，故术前应与患者及其家属详细沟通，告知其病情的严重程度，可以选择的治疗方法，手术治疗的目的、意义，手术切除的可能性，手术的风险性，可能发生的严重并发症及严重后果等。在诊治过程中要充分体现患者及家属对病情的知情权，充分考虑患者对治疗的选择与期望，尊重其意愿，这是循证医学的要素之一，也是医疗中的伦理问题。

三、联合脏器切除手术技巧与原则

胃癌联合脏器切除术通常较胃癌D2根治术难度增大、危险性增加、操作也更加复杂。进入腹腔后应仔细探查以了解肿瘤的位置、邻近脏器浸润情况及粘连程度，如有腹水应行脱落细胞检查，有腹膜结节应切取做冷冻病理组织学检查。探查后应明确病变浸润、转移涉及的脏器，能否切除？若可以则需要联合切除哪些脏器？

胃癌联合脏器切除的手术原则包括：解剖应由浅入深、由外围向中间，由易到难；遵循“无瘤原则”整块切除病灶及脏器，不要在切除脏器间肿瘤界面内分离等。由于肿瘤浸润、粘连等原因常导致组织结构移位，容易损伤血管、胆管、输尿管、神经等重要结构，故术中应仔细辨认，切忌大块结扎或者想当然地贸然从事。

联合脏器切除要求手术医生应具有良好的心理素质，术中始终保持清醒的头脑，遇到出血和重要结构损伤时不要惊慌，应予以妥善处置。在未能明确可否切除时，切不可盲目地切断胃肠，避免陷入“进退两难”的境地。经过探查确认达不到治愈性切除时，应审时度势，改为缓解症状、改善生活质量的姑息性手术。

四、常用的胃癌联合脏器切除术式

（一）胃癌联合脾切除

除肿瘤或转移淋巴结直接浸润脾、脾门血管、脾动脉等脾切除的绝对适应证外[90]，对其他状态下的脾切除与否，历来纷争不断。反对者认为：脾极少直接受累，脾切除影响免疫功能，改善手术技巧可彻底清扫No.10及No.11淋巴结，保脾为胃癌预后的独立影响因素等[67, 91-97]。支持者则认为脾切除可提高胃癌特别是近端胃癌的No.10及No.11淋巴结清扫率[98]。目前多数学者认为联合脾切除不应作为胃癌根治性手术的常规。根据笔者所在中心的数据，总体胃癌病例中，胃癌根治联合脾切除者约占6%，另有1.3%为胰尾联合脾切除。上述病例中，脾直接受浸润者约占1%，术后病理证实脾门淋巴结阳性者为3%。可见，脾切除率明显高于脾侵犯率和脾门淋巴结转移率。导致该现象的主要原因有两点：其一，手术过程中脾的副损伤；其二，脾或脾胰联合切除较保脾的No.10淋巴结清扫更为便捷。

我们认为，以脾门淋巴结清扫为目的的脾切除不宜提倡；对上部癌或中上部癌，脾切除不应列为常规术式；提高No.10淋巴结的清扫率应通过改善脾门解剖技术而实现。联合脾切除仅在以下情况适用：脾血行转移或直接受侵犯，融合淋巴结侵犯脾动脉干或脾门血管，且排除肝转移、腹膜种植和淋巴结广泛转移等不能治愈因素。

需要说明的是胃癌根治术中的脾切除与单

纯的脾切除不同，因涉及 No.10 淋巴结清扫，故而应将脾连同脾动脉及周围脂肪组织、淋巴结切除。脾切除方法有两种，即原位脾切除术和托出式脾切除术。原位脾切除时脾的游离和脾蒂的离断均在左上腹原位进行。托出式脾切除是先离断脾结肠韧带、脾肾韧带、脾膈韧带，再沿肾前筋膜，即 Gerota 筋膜浅面将脾和胰体尾游离并托出于腹腔外，而后紧贴胰腺边缘脉络化脾门血管并离断之，如此脾门淋巴结及脾便整块切除。

（二）胃癌胰体尾联合脾切除

较之胃癌联合脾切除，胰体尾联合脾切除因患者分期更晚、手术难度大、手术相关并发症多、对预后改善作用有限等诸多不利因素，而引发更多争议 [99-101]。日本学者 Maruyama[102] 等人证明胃的淋巴结不进入胰腺，手术中不必常规切除胰腺和脾静脉，而将脾、脾动脉和脂肪结缔组织包括淋巴结完全切除，即可达到根治效果。现在，这一观点得到越来越多专家的认可。故目前多数学者认同只有肿瘤直接侵犯了胰腺时，才行联合胰体尾切除术。图 18-99 ~ 图 18-105 为胃体癌行全胃联合胰体尾及脾切除过程。

（三）胃癌联合胰十二指肠切除

目前关于胃癌联合胰十二指肠切除的报告很少。笔者所在中山一院的研究证明侵犯胰腺的进展期胃癌联合胰十二指肠切除术的生存率明显高于姑息性手术 [103]。我们的经验认为下列指征可作为胃癌根治术加胰十二指肠切除术的参考：①胃癌侵犯十二指肠超过其起始部 1 ~ 2cm；

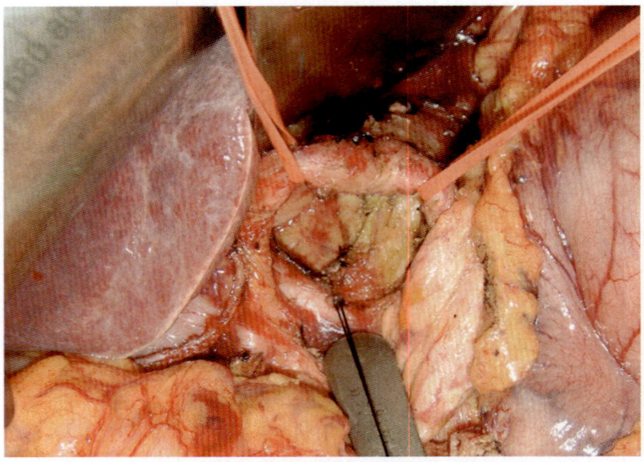

图18-100　常规清扫腹腔动脉干周围淋巴结，显露肝总动脉及脾动脉

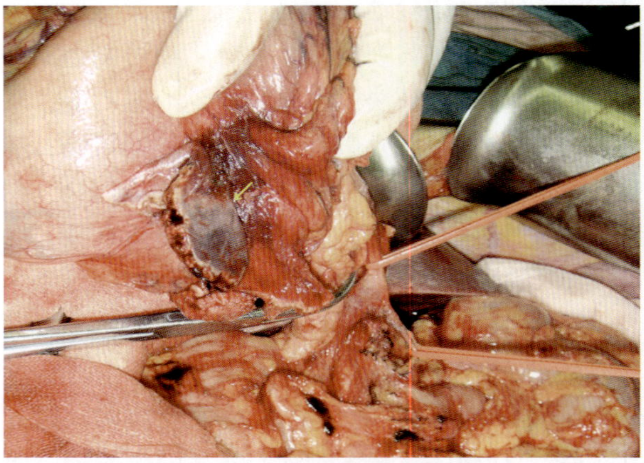

图18-101　游离脾、胰体尾至肠系膜下静脉入脾静脉处，保留肠系膜下静脉，箭头示肝左外叶

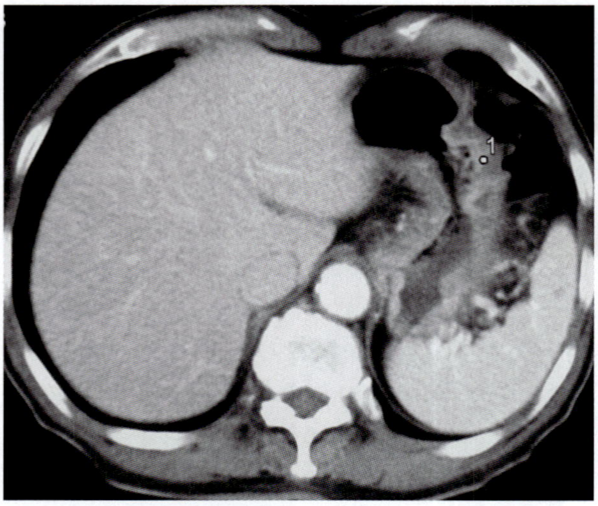

图18-99　肿瘤位于胃体，与胰腺及脾门关系密切

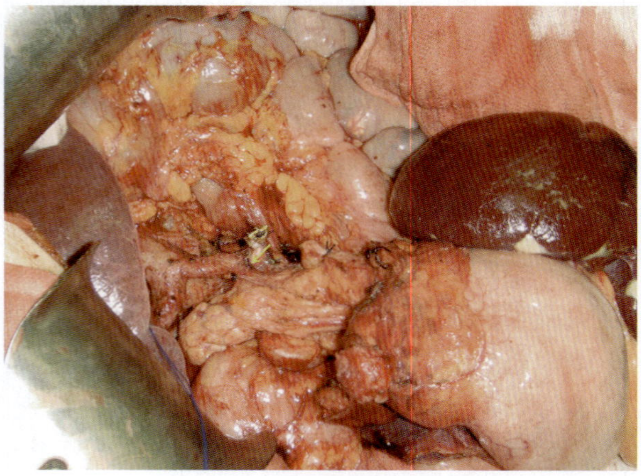

图18-102　已结扎脾动脉，保留胰背动脉以保障胰腺血供

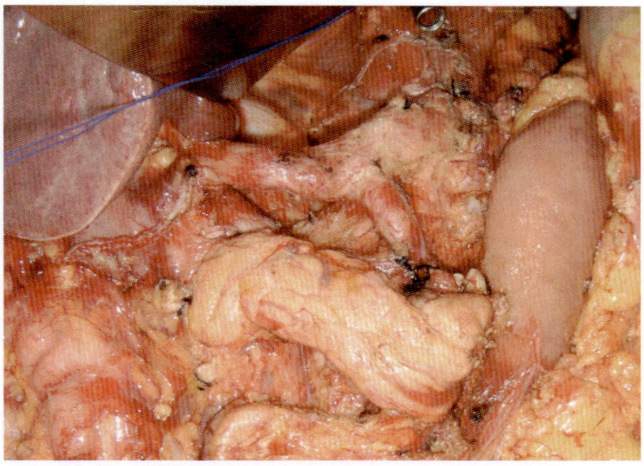

图18-103　已横断胰腺，完整切除全胃、胰体尾、脾，箭头示胰腺断端

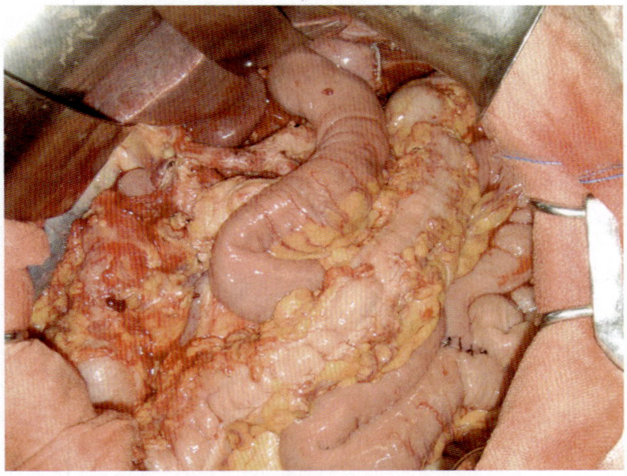

图18-104　完成 Roux-en-Y 消化道重建

②胃癌侵犯胰头且较固定者；③多原发癌需切除上述器官者；④幽门下淋巴结转移并侵犯胰头者；⑤十二指肠悬韧带第 12 组淋巴结转移且通过胰十二指肠切除术可完全清扫者；⑥发现胰头或十二指肠肿物，无法鉴别肿瘤直接侵犯或是炎症包块，术中活检可能引起胰瘘等并发症者[104]。要强调的是此类手术创伤大，应该由有经验的医师实施。图 18-106 ~ 图 18-110 为胃窦癌局部侵犯横结肠及胰头病例，采取了远端胃癌根治术 D2+ 胰头十二指肠切除 + 横结肠区段切除。

（四）胃癌联合种植的腹膜切除

无论对首诊病例还是复发病例，腹膜种植转移均为胃癌最常见的远处转移方式，并且常与其他转移方式合并存在，56.8% 的肝转移胃癌患者及 55.6% Krukenberg 瘤患者合并腹膜种植。对此类患者，多数观点认为已失去根治机会，病灶切除不但无益于改善预后，同时增加并发症[105]，但也有观点认为，如能行包括种植灶在内的腹膜切除，并达肉眼根治水平，将能显著改善预后并为后续治疗创造条件[106-109]。

（五）胃癌联合肝切除

目前，肝切除仍然是肿瘤肝转移患者能获得长期生存的有效途径。同时性肝转移癌手术适应证为：①一般状态好，可耐受手术，肝储备充足；②原发病灶可根治性切除；③肝切除在技术上可行，为单发病灶或 3 个以内可切除的病灶；④肝外包括门静脉旁无淋巴结转移[110]。图 18-111 为胃窦癌远端胃切除联合肝左外叶局部转移灶切除标本。对于无法切除的肝转移灶，术后行肝动脉插

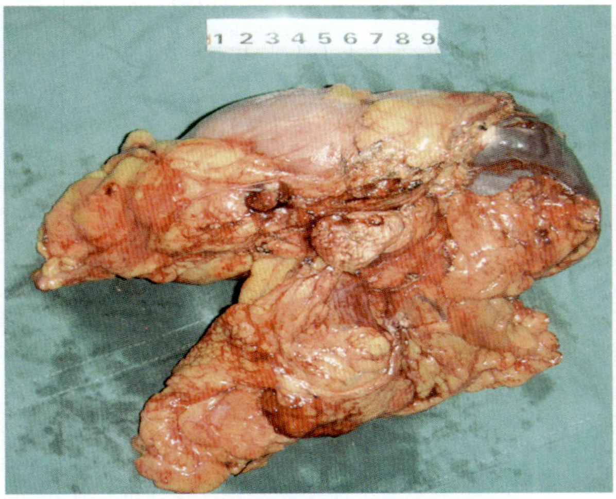

图18-105　胃体癌全胃+胰体尾+脾联合切除标本

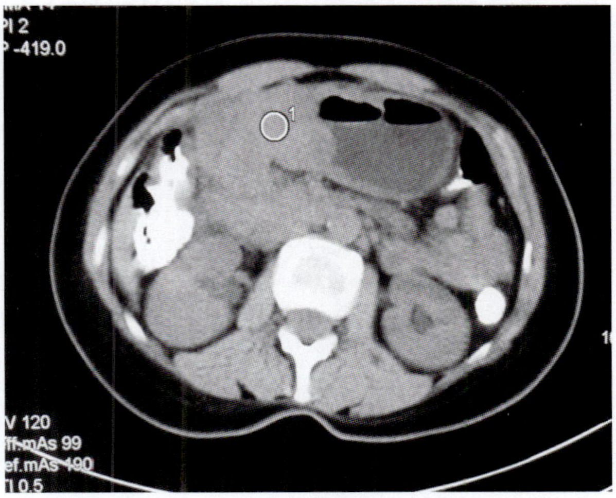

图18-106　CT：胃窦癌侵犯横结肠及胰头

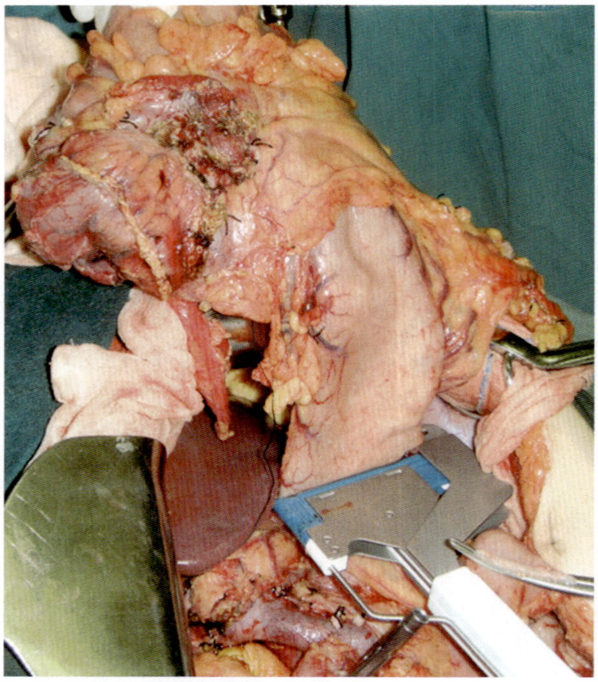

图18-107　以残端闭合器断胃，整块切除远端胃、胰头及横结肠

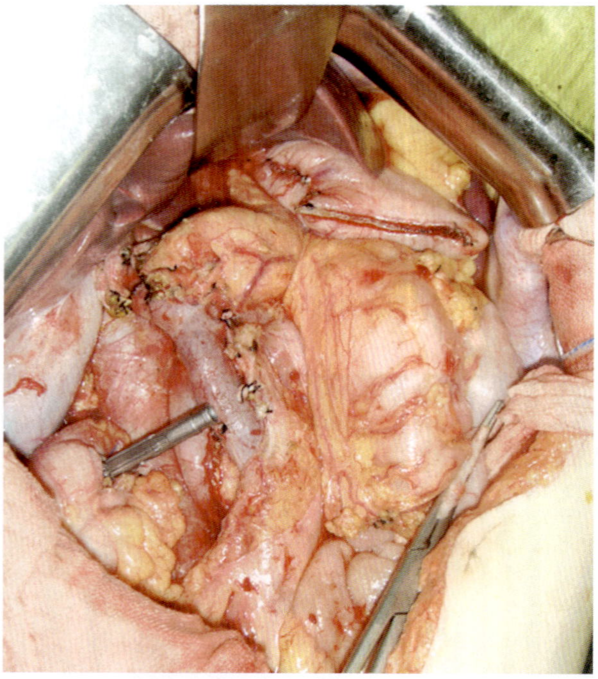

图18-108　整块切除标本后术野

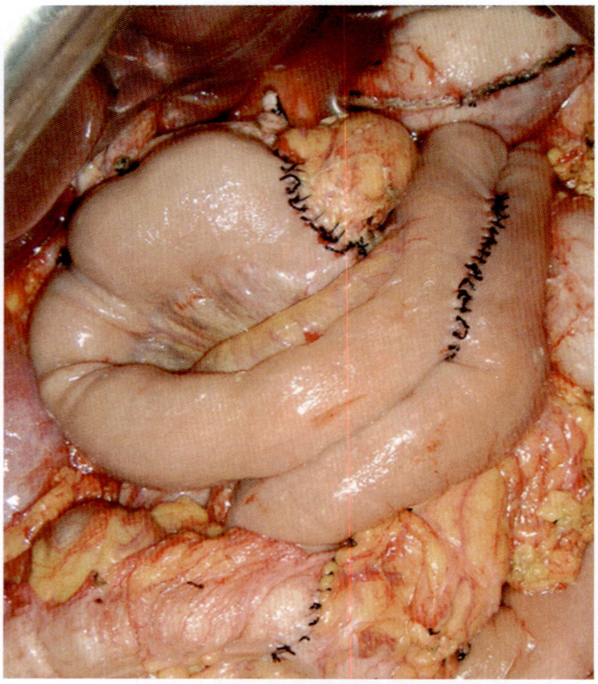

图18-109　消化道重建后术野

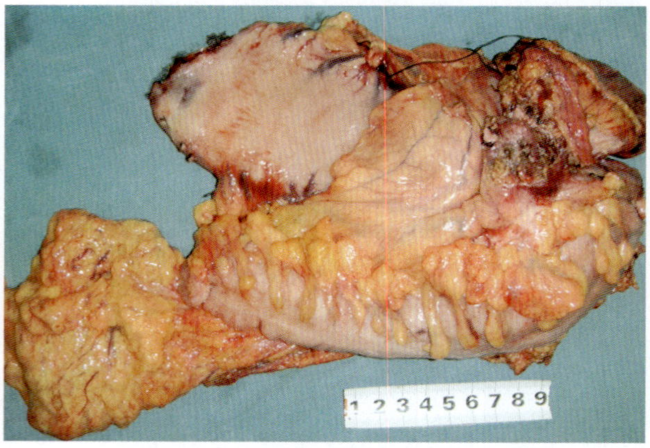

图18-110　手术切除标本

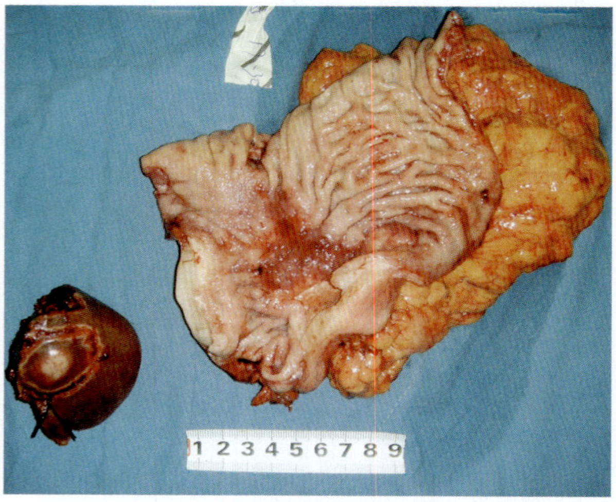

图18-111　胃窦癌联合肝左外叶转移灶局部切除

管化疗或肝动脉内安置化疗泵化疗，术后辅以注射无水酒精、冷冻或超声聚焦刀等治疗。胃癌合并肝转移者联合手术切除加以术后综合治疗，部分患者借此可获长期生存。对肝转移合并腹膜种植的胃癌病例，应列为病灶切除禁忌证 [111-113]。

（六）其他联合脏器切除术式

2002 年 Kunisaki[114] 等报道残胃癌的淋巴流和淋巴结转移发生改变，应对进展期残胃癌行左上腹脏器全切除术（全胃、横结肠、横结肠系膜、胰体尾、脾、肝左叶、部分食管、膈肌、左肾及肾上腺）及腹主动脉旁淋巴结清扫术，然而此手术因手术侵袭过大、长期生存率低而并未得到大多数学者的认同。

Appleby 手术（联合胃十二指肠左侧切除肝总动脉、腹腔动脉、胆囊切除）也曾用于治疗胃癌，近年来多数学者认为此手术技术复杂，术后死亡率高，并发症严重，目前临床应用不多。

此外对于某些浸润周围脏器的进展期胃癌患者，出现严重的并发症如出血等，严重威胁患者生命。为挽救患者的生命，即使存在腹膜的广泛种植也必须切除出血的病灶，此时可行姑息性的联合脏器切除。常用的姑息性联合脏器切除还包括：联合卵巢切除术或者肺部、脑部单一转移灶切除等。这些术式即使达不到根治目的，也可挽救患者生命，改善生活质量 [115]。

五、术后应注意的事项

胃癌联合脏器切除的术后监测、异常情况的及时发现及处理，对于降低术后并发症的发生率和手术病死率极为重要。以下为胃癌联合脏器切除术后应注意的事项。

1. 术后应密切监测生命体征，随时了解病情变化。高危患者术后应考虑转入重症监护病房进行监护和处理；

2. 密切观察引流液的性质、颜色和量，及时对异常情况作出分析和处理，特别应注意腹腔出血、胆瘘、胰瘘、肠瘘等并发症的观察和处理，尤其当需要再次手术时，应该当机立断；

3. 手术剥离面大、出血较多者，术后应该维持血容量，保持血压稳定，必要时应用止血药，补充凝血因子、纤维蛋白原、浓缩血小板或新鲜血浆等；

4. 应用抑酸药，预防应激性溃疡。若术中行胰腺部分切除或损伤胰腺者，术后可应用抑酶剂等抑制胰液分泌，预防胰瘘发生；

5. 联合应用广谱抗生素，预防和控制感染；

6. 胃癌患者多合并营养不良，故术后常需营养支持，应根据情况进行肠外营养或者肠内营养支持；

7. 联合脾切除者术后应注意复查血小板计数并及时予以处理，避免血栓形成发生，联合胰腺切除者应注意复查淀粉酶以及血糖变化等，以及时发现异常，联合肝切除者术后注意肝功能变化并及时予以处理；

8. 术后应根据患者病理分期情况，及时予以辅助放化疗等综合治疗。

总之，胃癌联合脏器切除术前应恰当地掌握手术适应证，充分进行术前准备，正确判断可切除性，周密设计手术方案，术中应进行细致有序的操作，术后应注意及时发现并处理并发症，力求遵循根治性、安全性、功能性三原则，以期使患者最大限度地获益。

（本节手术图片由梁寒提供）

（何裕隆）

第七节　保留迷走神经的胃癌根治术

一、概　述

胃癌是全球危害人类健康最常见的恶性肿瘤之一，目前，胃癌在全世界人口的死亡原因中仍占主导地位。我国胃癌新发病例仍居各种恶性肿瘤第 2 位，死亡病例位居所有肿瘤死亡第 3 位 [39]。而外科手术治疗一直是治疗胃癌的基石，也是唯一可能治愈胃癌的方法。从 Billroth 医生第一例胃大部切除至今已有一百二十余年。经过一个多世纪的发展，胃癌根治手术术后 5 年生存率有显著提高 [116-113]。与此同时随着医学科学的发展，多学科的综合治疗越来越被临床重视，为更全面地认识手术在治疗过程中的作用，各国专家学者目前强调要合理地处理好三个原则，即肿瘤切除的根治性、减少手术风险的安全性和保护机体器官的功能性 [119]。因而，目前在保证根治性的前提条件下注重患者术后生活质量的问题已成为各临床机构关于外科手术治疗胃癌的研究热点。

对胃癌术后生活质量的重视，使专家学者对胃癌根治术后并发症及其机制的研究不断深入。现行比较公认的胃癌根治性手术规范是日本第14版《胃癌处理规约》。实施胃癌根治术行淋巴结廓清的同时难免损伤或切断了迷走神经。有研究认为失去迷走神经后，腹腔内脏器机能及消化道激素分泌异常，胃肠道功能障碍、腹泻、胆囊病变及胆石症的发生率均增加[120, 121]。目前比较公认的原因是因为在实施胃癌根治术清扫淋巴结时将迷走神经切断，因而需进一步研究保留迷走神经的胃癌根治术的可能性及必要性。

（一）腹部迷走神经的解剖

胃的神经支配有交感神经和副交感神经系统。交感神经系统来自腹腔神经丛的分支，伴随腹腔动脉及其分支走行。副交感神经来自左右迷走神经。左右迷走神经在肺门下方形成许多分支，这些分支互相交通形成食管神经丛，在食管裂孔上方食管神经丛的纤维重新汇合成为前后迷走神经干，一前一后沿食管右半侧下降进入腹腔。迷走神经前干紧贴食管前壁，至贲门部胃小弯处的肝胃韧带前层腹膜下分为两支。一为肝支，沿肝胃韧带的上部分布到胆管和肝动脉周围，部分纤维沿胃右动脉和胃十二指肠动脉分布到幽门部，十二指肠近端和胰腺头部；另一支为前主胃支（前 Latarjet 神经），沿胃小弯下行，同时向胃的前壁分出胃支，至胃窦部小弯侧时最后分成 3 ~ 5 个小支支配胃窦部的前壁，又称为前“鸦爪”支。迷走神经后干行走于食管右后方的结缔组织中，至贲门部肝胃韧带后层腹膜下亦分为两支。一为腹腔支，沿胃左动脉到腹腔神经丛，再沿肠系膜上动脉到达小肠和右半结肠，部分纤维沿胰十二指肠下动脉至胰腺、十二指肠和幽门；另一支为后主胃支（后 Latarjet 神经）、沿胃后壁小弯侧下行，并分出胃支到胃体后壁，终末支亦分成 3 ~ 5 支即后“鸦爪”支，支配胃窦部后壁。支配胃体部的迷走神经还有些来自沿食管壁下行的小支，这些神经称为膈上胃支。

胸部和腹部的迷走神经解剖有很大的变异[122]，具体见下。

1. 前干和后干　在食管裂孔水平，迷走神经前干出现率为 46%，迷走神经后干出现率为 24%。在食管腹段水平，68% 的迷走神经前干呈单支型，而 64% 的迷走神经后干呈单支型（图 18-112）。在胃大弯侧，少数可见前支发出的返回神经，而在小弯侧，8% 的前支和 6% 的后支呈丛状。60% 的前支和 64% 后支呈现经典分布。在胃角水平 20% 的前支和 32% 的后支发出“鸦爪”支[123]。

2. 肝支　绝大多数源于前干，个别的来自前主胃支，多数为单支 (74.1%)，可为双支 (17.1%)，少数呈网状 (8.8%)，即在两主支之间存在数条交通支。前干分出肝支的位置多在贲门处。肝支走行较平直，多数以近水平方向向右走行于小网膜两层间的无血管区，少数 (17.1%) 沿小网膜斜向右下，在离十二指肠上部 2 ~ 3cm 处转向上，行于肝十二指肠韧带内参加肝丛，向胆囊、肝发出分支后沿十二指肠韧带内下降；其幽门支分布于幽门窦，发向十二指肠的分支则在肝固有动脉与胆总管之间、肝十二指肠韧带腹膜下形成神经束，终支分布于十二指肠上部。

3. 腹腔支　腹腔支由迷走神经后干分出后在腹腔动脉和肠系膜上动脉起始部左右侧面进入腹腔神经节内侧角，再由腹腔神经丛向肝、胆、胰、肠等器官发出分支。腹腔支的数目亦不恒定，多数为单支，占 57.1%，双支者 20.1%，网状者 22.8%。根据腹腔支和胃左动脉关系可以分为三种类型：A 型，占 37%，与胃左动脉关系密切，沿胃左动脉上行支主干逆行；B 型，占 47%，沿着右膈肌脚、胃左动脉、胃小弯构成的三角形的胃胰皱襞内下降，沿途分出数条后胃支，沿胃左动脉主干走行；C 型，占 16%，在贲门处分出胃左支，沿右膈肌脚前面下行（图 18-113）。

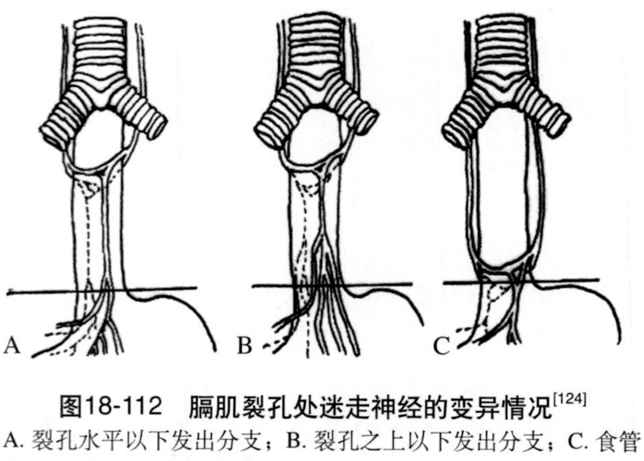

图18-112　膈肌裂孔处迷走神经的变异情况[124]

A. 裂孔水平以下发出分支；B. 裂孔之上以下发出分支；C. 食管丛位于裂孔以下的腹腔内

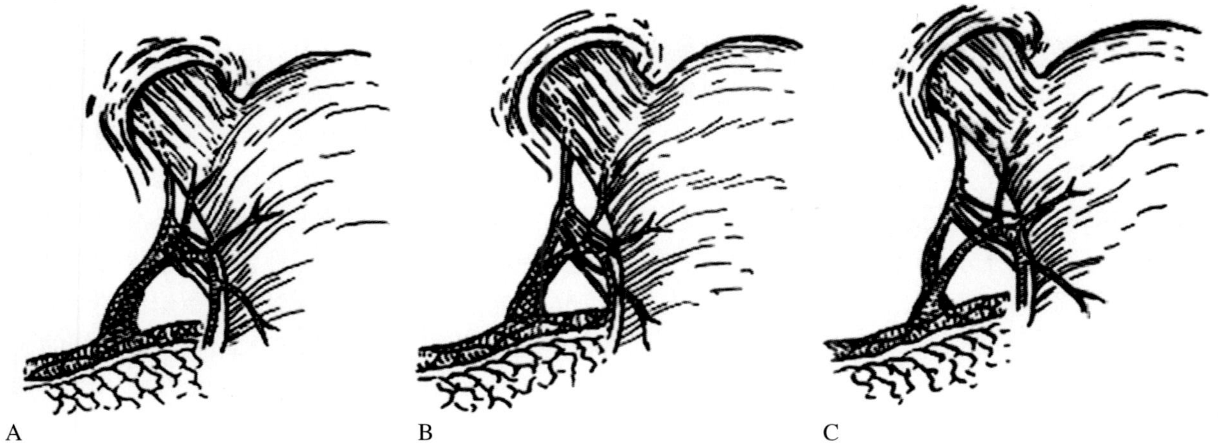

图18-113 胃左动脉与迷走神经腹腔支走行关系[125]

A. 伴行（close）；B. 交叉（intermidiated）；C. 远离（run away）

（二）腹部迷走神经的生理

人体的消化系统受交感神经和副交感神经的双重支配。迷走神经干主要由副交感节前纤维组成，并包含一部分交感神经的成分和极少部分的外来神经成分，对消化系统器官诸如胃、十二指肠、空回肠、结肠及肝和胰腺都存在广泛而复杂的调控作用。迷走神经纤维成分，包含内脏传出纤维、内脏传入纤维、躯体传出纤维、躯体传入纤维和特殊内脏传出纤维 5 种，只有不到 20% 的迷走神经成分为传入纤维，但不论从脊髓到中枢层面，还是在调节能量平衡的各个重要的消化过程，传入纤维和传出纤维之间存都在着复杂的相互作用 [126]。迷走神经传出活动的激活对营养物质的吸收和代谢具有潜在的调节作用 [127]，迷走神经内交感和副交感成分的交互作用，使迷走神经的切除可以显著改变机体的代谢和能量平衡。

1. 调节胃肠动力　迷走神经不但是中枢神经系统对胃肠道协调运动调节的桥梁，而且迷走 - 迷走神经反射参与胃的容受性舒张及幽门的活动。一般来说，迷走神经兴奋能加强胃肠运动，而交感神经兴奋则产生抑制作用。

2. 调节胆囊收缩　胆囊收缩功能受神经体液的共同调节，迷走神经肝胆支是胆囊的运动神经，保持着胆囊壁的正常紧张状态，使胆囊腔内有一定压力。进食后，食物对胃、小肠的刺激可通过神经反射引起肝胆汁分泌增加，胆囊收缩也增强，迷走神经是反射的传出神经。迷走神经还通过引起胃泌素、胰泌素释放而间接引起肝胆汁分泌和胆囊收缩，以及通过促进胆囊收缩素分泌，降低 Oddi 括约肌紧张性，促使胆囊胆汁大量排放。

3. 调节胃肠肽类激素　胃肠肽类激素是指传统的激素以及许多可通过旁分泌、神经分泌、自分泌和外分泌等方式介导细胞间信息传递而发挥激素和局部递质效应的胃肠肽。胃肠肽类激素对胃肠道运动功能的调控形式为促进和（或）抑制作用，而迷走神经是其发挥这一作用的关键点。近几年学者们对功能性消化不良的研究证实，迷走神经功能障碍是功能性消化不良的病理生理基础。

4. 调节消化液的分泌

（1）对胃液分泌的影响：胃液分泌分为基础分泌和餐后分泌。基础胃液分泌可能是迷走神经兴奋和自发性小量胃泌素分泌；餐后胃液分泌为迷走神经兴奋，刺激胃黏膜和胃腺体，促使胃液分泌，同时迷走神经兴奋，刺激胃窦部 G 细胞产生胃泌素，引起胃液分泌增多。

（2）对胰液分泌的影响：迷走神经主要通过其末梢释放乙酰胆碱直接作用于胰腺，引起胰液大量分泌，同时通过引起胃泌素释放间接引起胰腺细胞分泌。

（3）对肠液分泌的影响：①对小肠液分泌的影响：迷走神经兴奋促进胃泌素、胰泌素和血管活性肠肽等胃肠激素分泌，刺激小肠液分泌。②对大肠液分泌的影响：大肠液分泌主要是由食物残渣对肠壁机械性刺激所引起的，研究表明刺激迷走神经可以使其分泌增加。

对迷走神经分支的研究也引起了学者们的重视，Phillips 等 [128] 的研究表明，肝支不仅在维持肝和胆囊生理功能方面起重要作用，也可感知贲门、胃窦、幽门、十二指肠和盲肠的信息变化。而且，不同的终末分支参与介导了胃肠道功能的多样性。Berthoud 等 [129] 最近的研究证实迷走神经肝支只有一小部分分布于肝区，而大部分分布于十二指肠、胰腺、胃分支和幽门。

迷走神经功能的多样性和解剖的复杂性，是其参与介导复杂功能的基础，尤其是随着对肝外胆道系统研究的深入 [130]，目前有关迷走神经功能解剖的研究正逐步引起重视。以发自迷走神经后干的腹腔支为例：解剖学研究表明有时前干也会发出较细小的前腹腔支；生理学研究表明腹腔支与消化系统器官，尤其是胰腺的内外分泌活动、小肠的活动等关系密切 [131]。研究内脏的迷走神经支配是探讨其功能的基础。Wang 等 [132] 通过辣根过氧化物酶染色发现迷走的传出纤维成分多半沿血管的走行分布于各器官。Ando 等 [133] 通过狗的实验发现，不论在进食还是禁食条件下保留迷走神经腹腔支组运动指数皆高于切断组，胃排空实验的结果也发现差异明显，保留组在进食 80 分钟后，胰岛素水平达到高峰。认为保留迷走神经腹腔支对胃切除术后胃肠动力、胃排空和胰腺的胰岛素释放具有重要意义。Muramatsu 等 [134] 切断了狗的双侧迷走神经，发现禁食时胆囊容积增大，餐后胆囊排空也显著下降。Hahm 等 [135] 发现胃切除的病人支配胆囊的迷走神经受损，禁食和高脂餐后胆囊容积均显著增大，胆囊排空也明显减少。综上，迷走神经具有复杂的功能调控机制，对其解剖与功能的认识，不仅能为保留功能的手术提供理论依据，而其有助于手术的实施 [136]。

（三）保留迷走神经的胃癌根治术的研究现状

随着诊疗技术水平的进步，临床上早期胃癌的比例增加。对早期胃癌的术后生活质量的追求，也使得肿瘤学家改变了传统的只求最大根治程度的观念。保留功能的手术尤其适用于早期癌症患者，既达到肿瘤根治的目的，又尽量保障患者的生活质量 [137]。探讨早期胃癌保留功能的手术方式，也成为学者们研究的热点问题。Nomura 等 [138] 认为：三种手术方式对改善术后生活质量有益，即减少胃切除量、保留幽门和保留迷走神经。国内韩方海等的研究得出了相似的结论 [139]。

在胃癌手术治疗方面，经典的研究表明胃切除术后患者的胆囊功能失调被认为与迷走神经的损伤有关 [140]。Miwa 等 [141] 探讨了早期胃癌保留迷走神经，同时达到根治性要求的手术方式。目前的研究证实保留迷走神经和保留幽门的手术存在内在的联系 [142]。Nakabayashi 等 [143] 最初的研究认为保留幽门支对幽门运动的影响不大。然而 Nunobe 等 [144] 证明腹腔镜手术中迷走神经和幽门血供的保留可减少保留幽门的胃切除术后胃排空障碍的发生。目前认为幽门括约肌功能的保留，不仅依赖于括约肌自身的完整性，很大程度上还依赖局部的神经支配及幽门上下血供的保留。Lu 等 [145] 的研究认为，迷走神经包含兴奋和抑制的（神经）节后纤维成分。兴奋的纤维成分加速基础电节律（慢波）的传导，易化动作电位的形成，并导致胃的节律性收缩；而抑制的纤维成分则引起胃的舒张。二者结合，引起胃规律性的收缩和舒张活动。导致 PPG 术后胃潴留的主要原因就是手术切断了幽门部的迷走神经。随着迷走神经的切除，胃平滑肌动作电位明显下降，而出现由胃平滑肌和肌间神经丛的同源节律所引起的胃平滑肌的自主收缩。而这种不可调控的痉挛性收缩将导致胃排空延迟和胃潴留。他们推断，不保留迷走神经将不可能实现真正意义上的幽门功能的保留。

综上，术后患者腹腔内脏器官功能完整性的维持与是否保留迷走神经关系密切。探讨保留迷走神经的意义，不应该仅局限在保留迷走神经肝支、腹腔支对胃肠动力、胰腺功能和胆囊动力影响的意义上。对保留迷走神经与术后残胃 - 食管反流的关系，胃前支、胃后支保留对残胃黏膜的作用以及保留幽门支对胃排空障碍的影响等，也都是值得探讨的问题。

二、手术操作

依据癌灶的部位和大小，可将保留迷走神经的胃癌根治术分为“保留迷走神经的远端胃癌根治术”和“保留迷走神经的近端胃癌根治术”。

（一）保留迷走神经的远端胃癌根治术

1. 主要手术方法（图 18-114 ~ 图 18-128）

（1）确认位于左肝下面、走行于小网膜内的迷走神经肝支，通常为 2 ~ 3 束，确认最下分支，于其尾侧切断小网膜，保留肝支。继续向食管胃接合部游离；保留迷走神经干发出的胃支，廓清贲门右侧的淋巴结。

（2）沿胰腺上缘横行切开胰腺被膜，寻找肝总动脉前面淋巴结与神经丛之间的剥离面，用湿纱布条将神经丛包绕的肝总动脉提起，自肝总动脉上缘开始将淋巴结廓清，廓清 No.8a 及 No.8b 淋巴结。

（3）同法廓清脾动脉周围的淋巴结并保留脾动脉周围的神经丛。

（4）将胃远侧部向左前上掀起，显露胃胰皱襞，用米氏钳打开胃左动脉尾侧薄的结缔组织，显露出胃左动脉，将其结扎切断。将胃向左下方牵引，于贲门后方将迷走神经后干用纱布条轻轻向右侧牵引，沿后干向下触诊可感知迷走神经腹腔支，将其游离出并用牵引线向右侧牵引，将胃左动脉的远端结扎线向左侧牵引，以清楚显露来自后干的数条胃后支，保留后支及其分支，将周围淋巴脂肪等结缔组织一起整块切除。

2. 保留迷走神经的技巧

（1）前干与肝支的保留：可采用顺行和逆行寻找的方式。顺行的方式是首先切开食管腹段的腹膜，将食管腹段周围组织推向上方，暴露出食

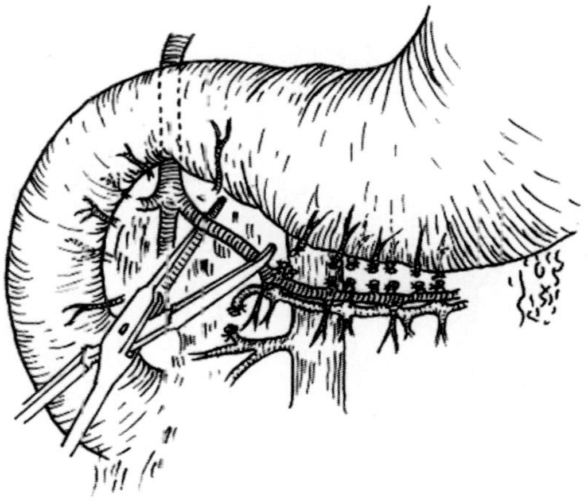

图18-115　No.6、No.4d淋巴结廓清：距胃网膜右动静脉根部1cm结扎离断

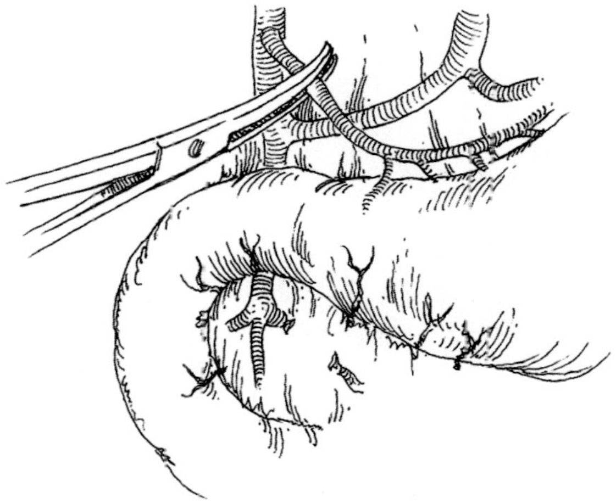

图18-116　幽门上方的处理，保留幽门支，No.5淋巴结廓清

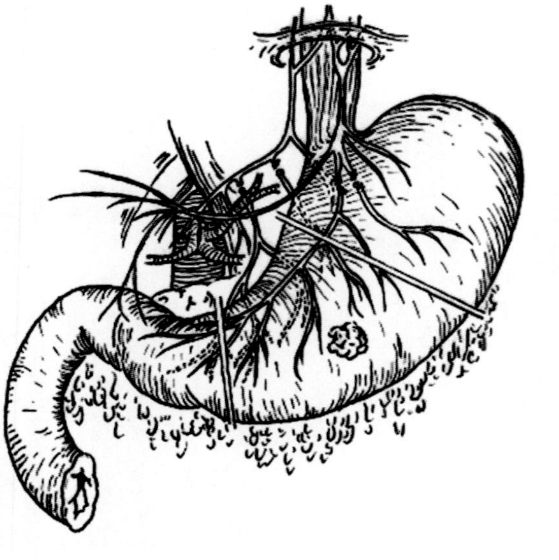

图18-114　保留迷走神经、幽门的胃部分切除术

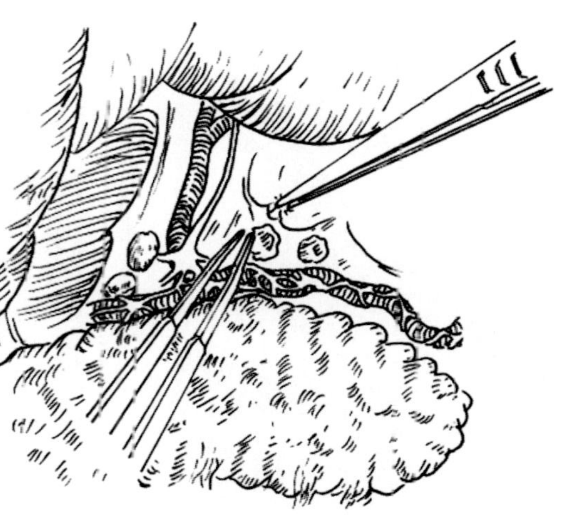

图18-117　双极电凝边止血边廓清腹腔动脉周围淋巴结

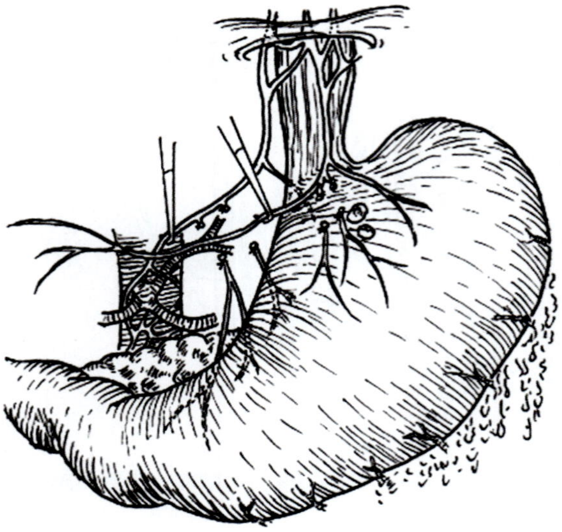

图18-118　保留腹腔支，离断后胃体支

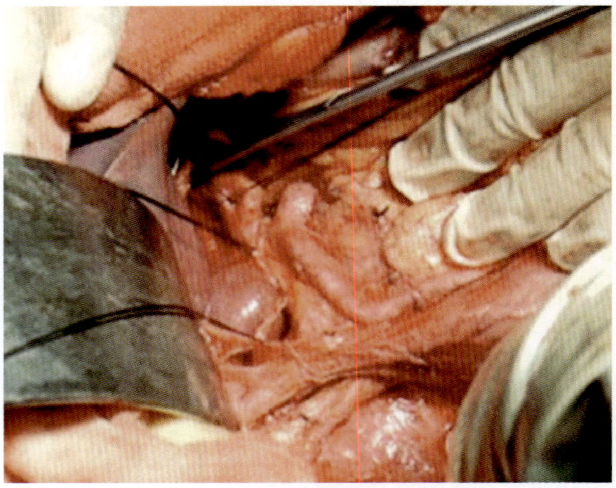

图18-121　确认迷走神经腹腔支

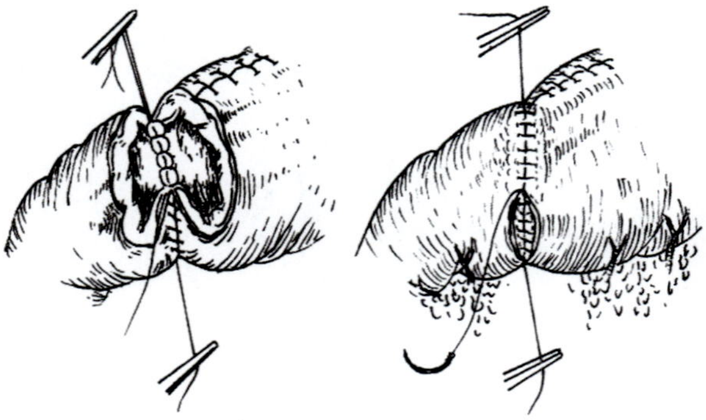

图18-119　胃前、后壁的吻合方法

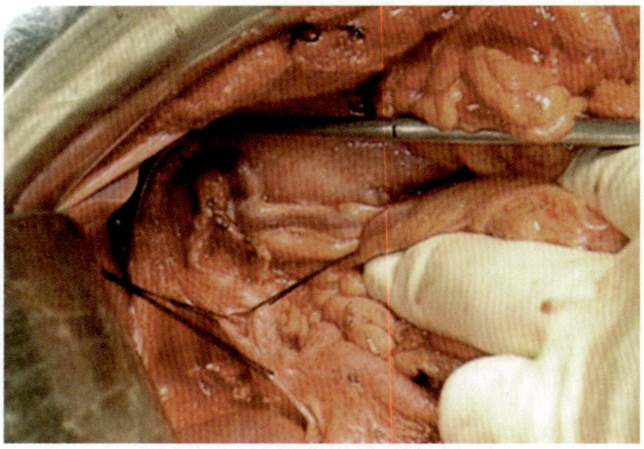

图18-122　游离迷走神经腹腔支

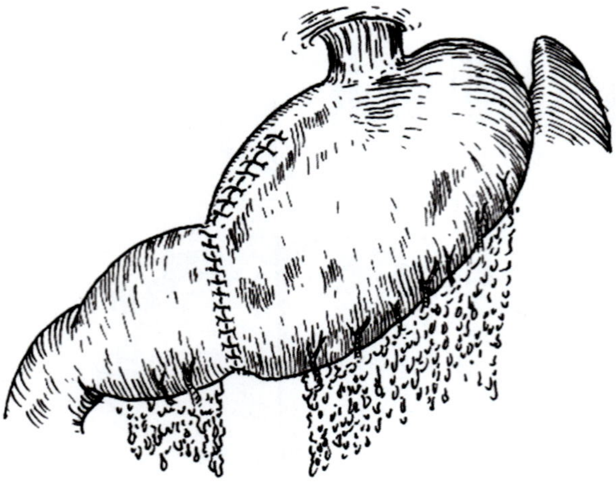

图18-120　重建消化道，胃胃吻合

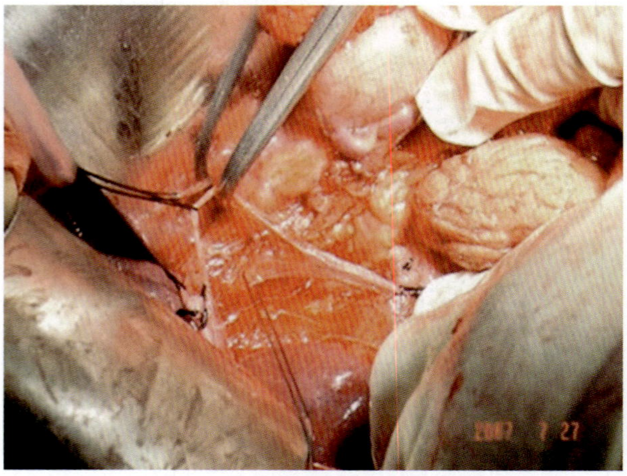

图18-123　游离迷走神经肝胆支及腹腔支

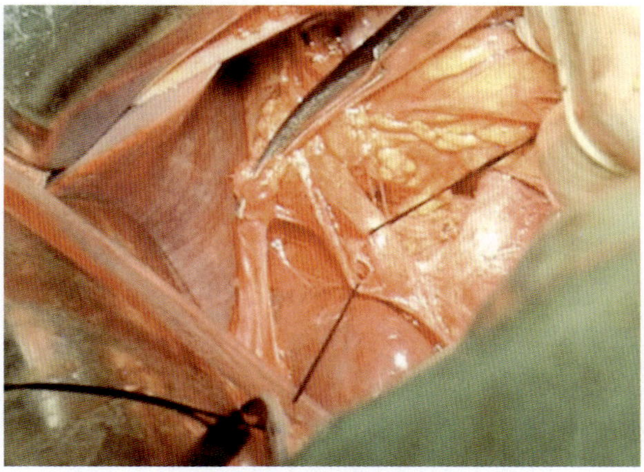
图18-124 廓清淋巴结

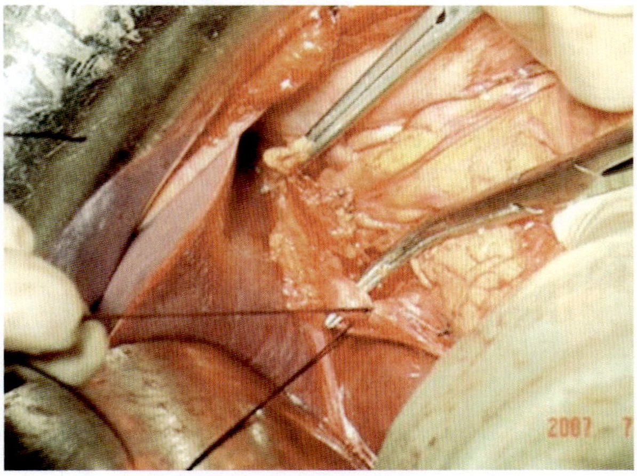
图18-125 结扎胃左动脉

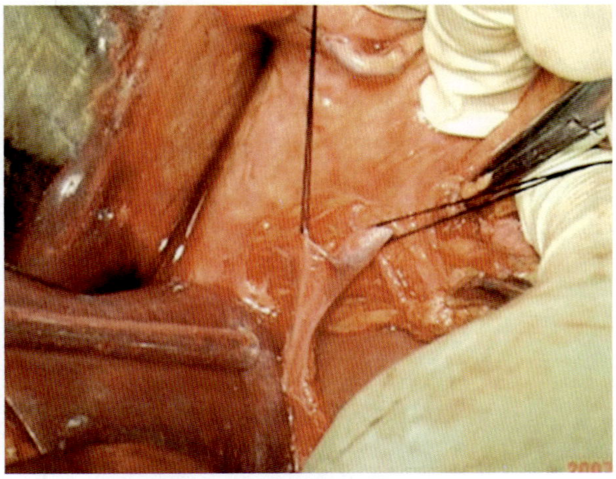
图18-126 分离迷走神经肝胆支

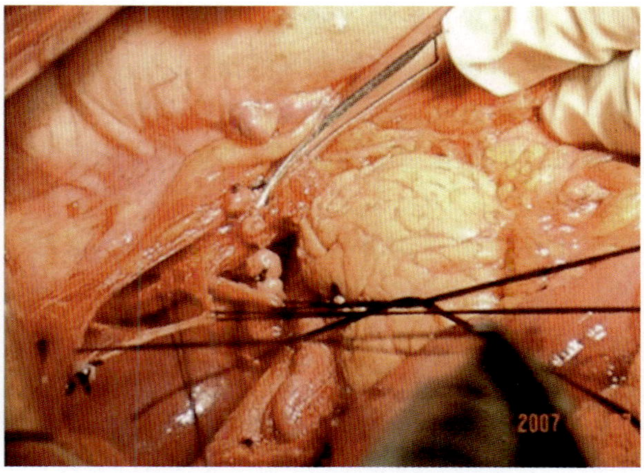

图18-127 No.6、No.4d淋巴结廓清

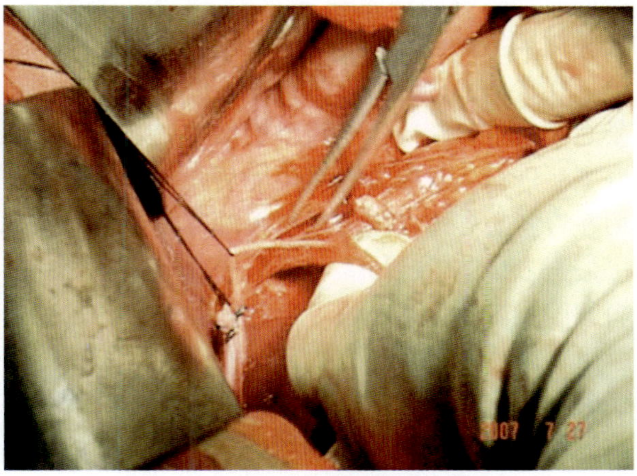
图18-128 保留迷走神经肝胆支

管腹段的头侧，注意避免损伤食管和横膈之间的韧带。仔细游离食管与贲门结合部前干的所有分支，切断细小的分支，注意保持前干的延续性。逆行方式是先在小网膜囊内找到并确认肝支，打开小网膜囊，逆行追溯迷走神经的前干。

(2) 后干与腹腔支的保留：亦可采用顺行和逆行寻找的方式。顺行的方式为在寻找前干并确认保护后，分离腹膜后间隙并充分游离食管，术中探查迷走神经的后干，并确认及牵线予以保护。沿后干的走行找到后干延续的腹腔支及胃后支。逆行方式是基于对胃左动脉和腹腔支之间解剖关系及腹腔支走行的充分认识，确认腹腔支后，逆行追溯迷走神经的后干。

对于前干和肝支的保留，宜采用逆行的方式。因肝支表浅，在小网膜囊的背景下确认并不困难，而且确认肝支对避免幽门支的损失有一定好处；而对于后干和腹腔支的保留，我们认为宜采用顺行的方式，因腹腔支与胃左动脉之间的变异很大，但确认后干的腹腔支与胃后支分叉部相对容易。

术中评价迷走神经完整性的方法至少有三种[146]：①白质甲基蓝染色，将神经染为浅蓝色，与周围组织区分。②点刺激胃贲门部，如迷走神经功能完整，则出现有力的收缩。③术中胃镜检查，通过刚果红染色，有完整神经支配区域变为黑色。

（3）清扫淋巴结和保留自主神经结及神经丛：为确保功能的完整性，保留迷走神前后主干的同时还要保留迷走神经分支（肝支、幽门支、腹腔支、肝神经丛和腹腔神经丛）。迷走神经的前干在贲门部分为肝支、胃支，肝支沿肝和小网膜之间走行，清除第 1 组淋巴结时一定要在确认肝支后进行；腹腔支在贲门的后方，由后干发出后在胃胰皱襞内向胃左动脉根部方向走行，并有一段并行，清除 No.7、No.8、No.9 淋巴结时应将腹腔支游离出来，胃左动脉的处理应在胃左动脉干的末梢侧，将与腹腔支非并行的胃左动脉部切断。肝、脾动脉周围神经丛的保护，关键在于淋巴结清除时找到其与神经丛之间的层次，紧贴淋巴结用双极电凝剥离、凝切，清除神经丛上方和周围的淋巴结。廓清 No.5 淋巴结时应从胃右动、静脉内侧进行，为了不损伤幽门支可先行淋巴结取样，无疑似肿大时常采取不完全廓清或不廓清，No.8、No.9 淋巴结廓清时，用双极电凝从淋巴结与神经丛的界面进行处理，不易损伤神经。

3. 手术治疗效果

（1）手术时间：排除了麻醉时间及手术结束患者苏醒时间的干扰，平均手术时间约为 240（230 ~ 320）min。目前行保留迷走神经的胃癌根治术中，保留迷走神经前、后干清扫淋巴结主要在 No.1、No.3、No.7、No.8、No.9 和 No.12 淋巴结，较传统术式时间平均约长 20min（尚无法排除肥胖患者清扫淋巴结时耗时相对较长所带来的误差）。

（2）保留迷走神经对胃癌根治术行淋巴结清扫的影响：在肿瘤根治程度及淋巴结清扫范围上，可以达到且宜采用传统近端胃癌根治术的标准，保留迷走神经前干、后干均有可能。但当迷走神经后干与胃左动脉伴行非常紧密时，手术难度及手术的风险性会增加。

（3）患者术后胃肠道恢复情况：保留迷走神经胃癌根治术保留了迷走神经的前后干及其相应分支，及迷走神经参与构成的内脏神经丛，使腹腔脏器在有神经的营养调节下，不仅可以使胃肠道动力恢复相对快，同时可以充分保证腹腔其他脏器恢复到术前功能，使腹腔脏器在术后相对早的时间内恢复协调工作，不良症状发生率低。

保留迷走神经胃癌根治术的患者由于术中保存了迷走神经的延续性从而保留了迷走神经的功能，使胃可以充分保证正常分泌功能、运动功能和贮存功能。术后由于保持了较正常的胃酸和胃泌素分泌，可以避免一些因血清胃泌素浓度升高所带来的对消化功能的不良影响，更符合消化道的生理状况，这样可以有效地减少术后消化道功能紊乱、胃排空障碍、反流性食管炎等的发生。

保留迷走神经的功能，保证胃正常的动力，可以减少因胃动力不足导致的残胃胆汁反流；又由于残胃未丧失迷走神经的支配，避免了胃酸和胃蛋白酶等的分泌降低及胃黏膜萎缩等导致残胃局部环境下降的因素，使胆汁反流性胃炎及胃黏膜萎缩情况较传统组发生率低。

迷走神经肝胆支是胆囊的运动神经，一旦损伤了迷走神经肝支，造成 Oddi 括约肌张力增高，胆囊紧张度减低，胆囊收缩无力，胆汁排出困难，胆囊内胆汁淤积，胆囊结石形成率增高[147]；Oddi 括约肌张力增高还导致胆总管远端阻力增高，胆汁排泄受阻，胆总管扩张。保留迷走神经肝胆支使患者术后胆囊病变及胆石症发生率有所降低。

（二）保留迷走神经的近端胃癌根治术

1. 主要手术方法（图 18-129 ~ 图 18-149）

（1）确认位于左肝下面走行于小网膜内的迷走神经肝支，逆向上行至迷走神经前干。顺向寻找胃前支 Latarjet 神经，切断其分布于小弯侧的分支，保留主干及幽门胃窦的“鸦爪”支。

（2）打开胃左动脉尾侧的薄的结缔组织，显露胃左动脉，于根部结扎。

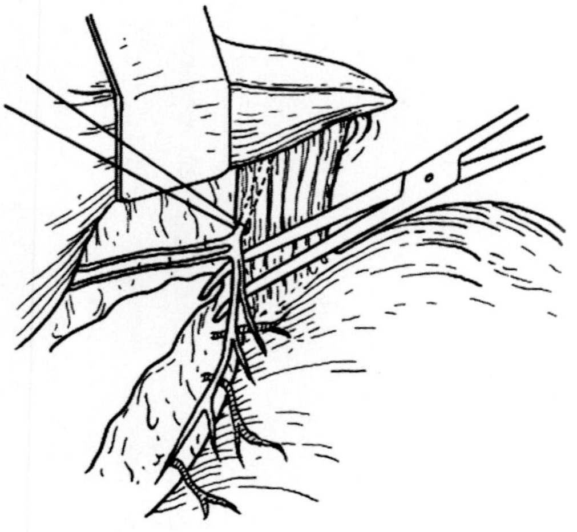

图18-129　套线牵引迷走神经前干，保留前干的肝支，在肝支以下切断胃前分支

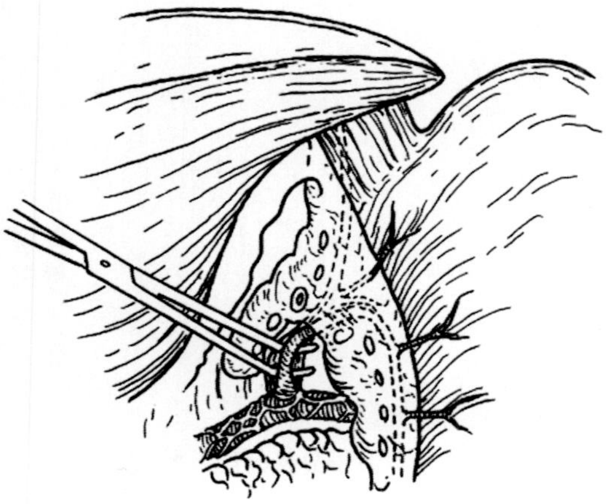

图18-130　游离胃左动脉根部，系统性清扫No.8a、No.9、No.11p、No.7淋巴结

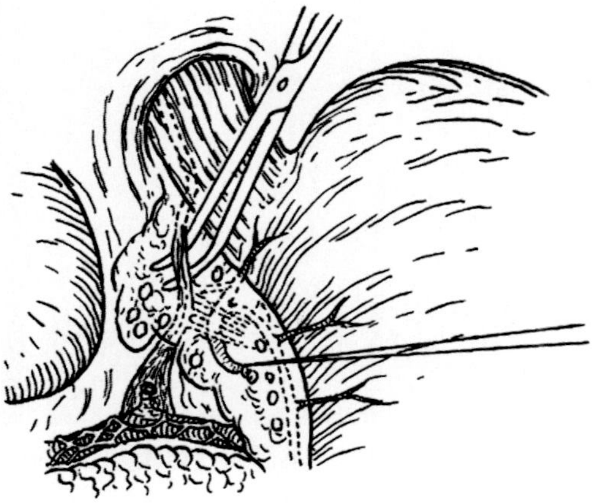

图18-131　根部结扎、切断胃左动脉。套线牵引迷走神经后干发出的腹腔支

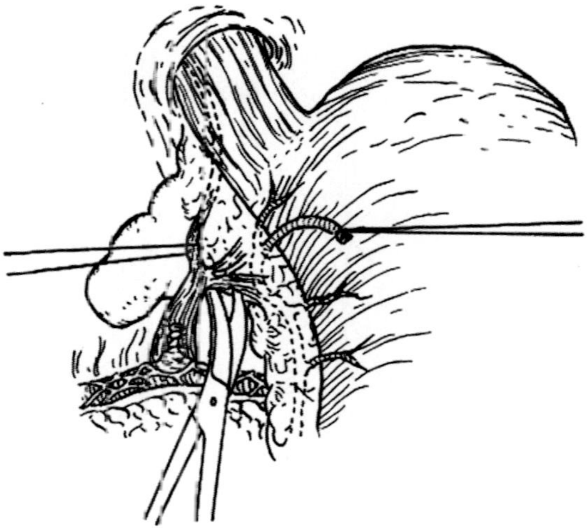

图18-132　将牵引线拉向右侧，胃左动脉分支牵向左侧，从根部结扎切断胃后支

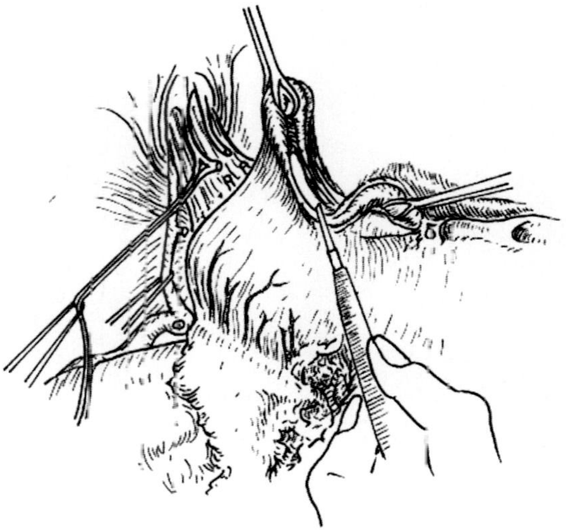

图18-133　预行食管胃吻合

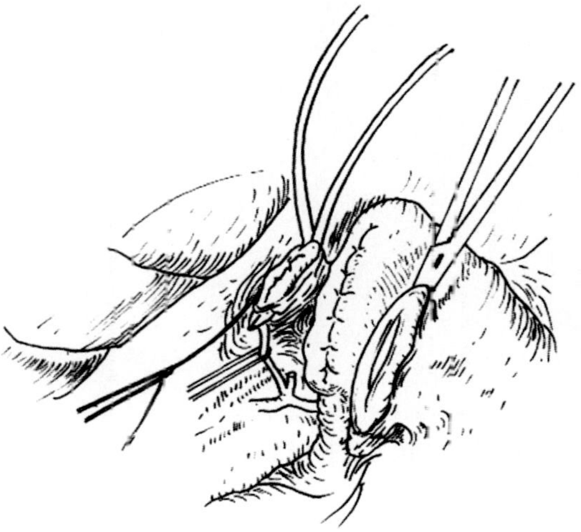

图18-134　离断食管

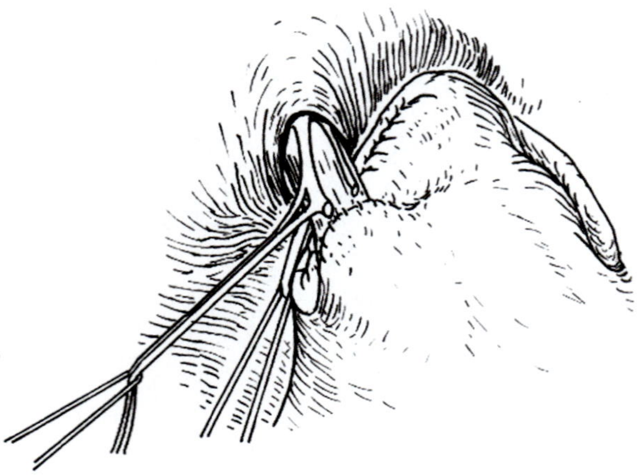
图18-135 食管胃吻合完成

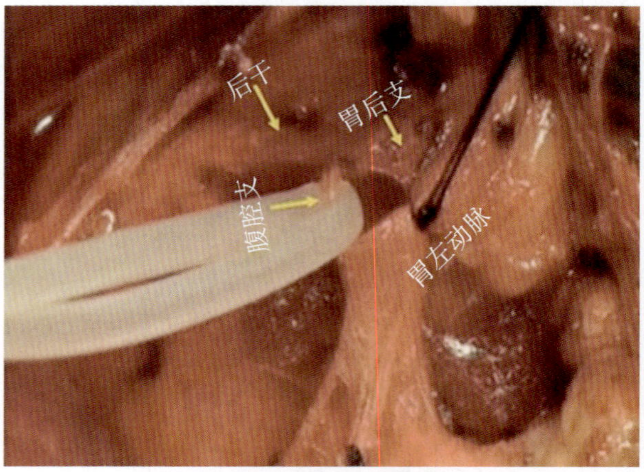

图18-138 根部结扎胃左动脉

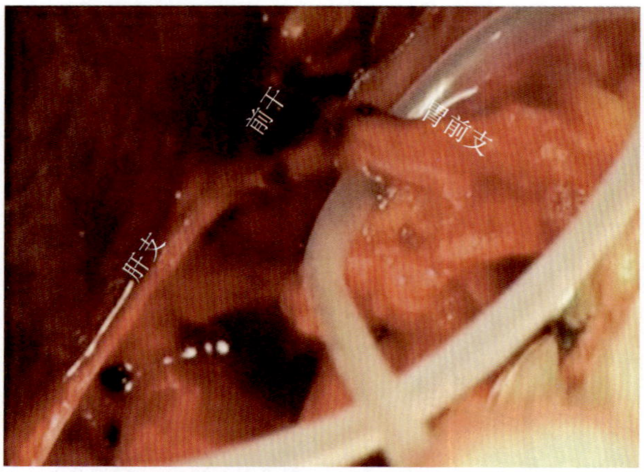

图18-136 确认肝支、逆向上行至迷走神经前干

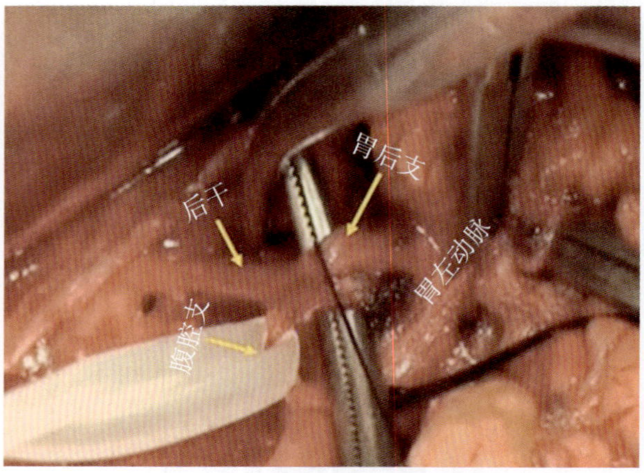

图18-139 后干分叉处结扎胃后支

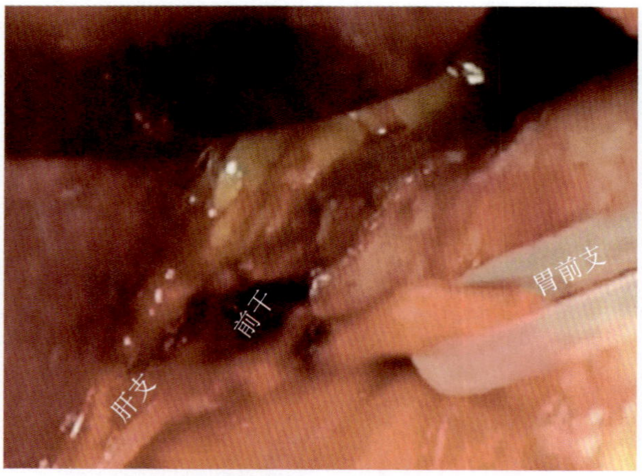

图18-137 确认迷走神经前干，顺向寻找胃前支

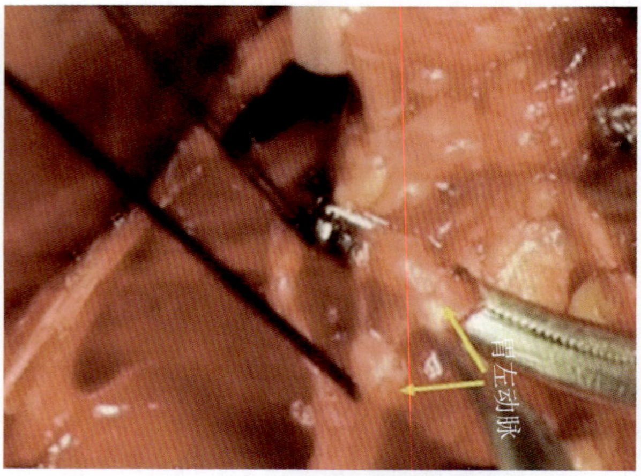

图18-140 清扫No.9淋巴结，切断胃左动脉

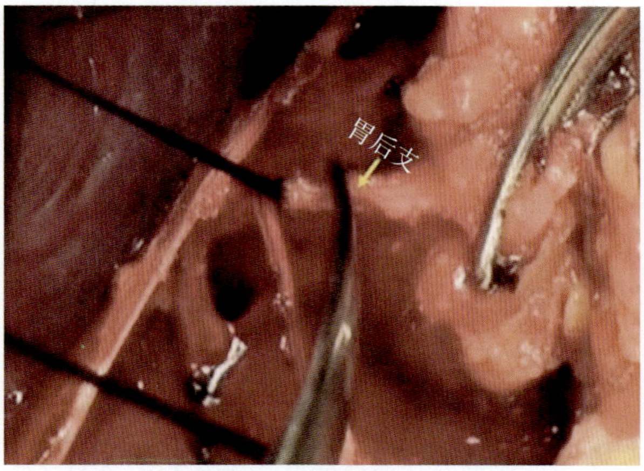

图18-141　清扫No.7淋巴结，切断（后干）胃后支

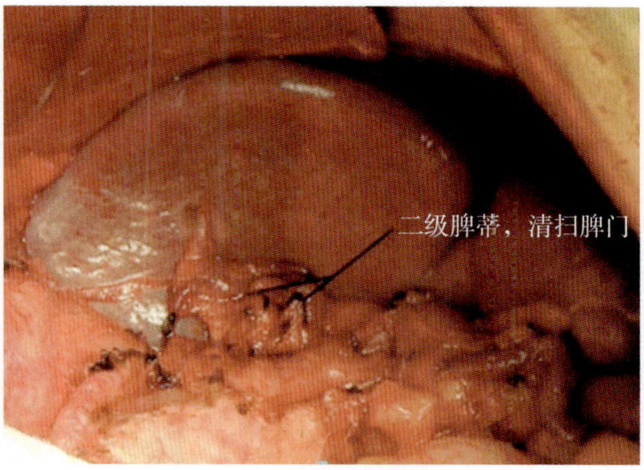

图18-144　显露二级脾蒂

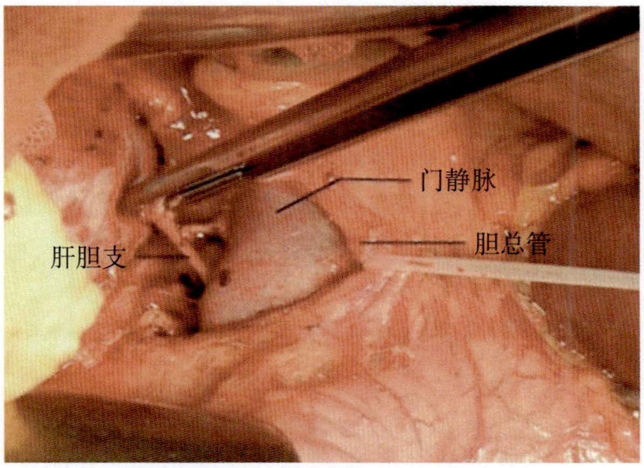

图18-142　清扫No.33淋巴结，保留迷走神经肝支

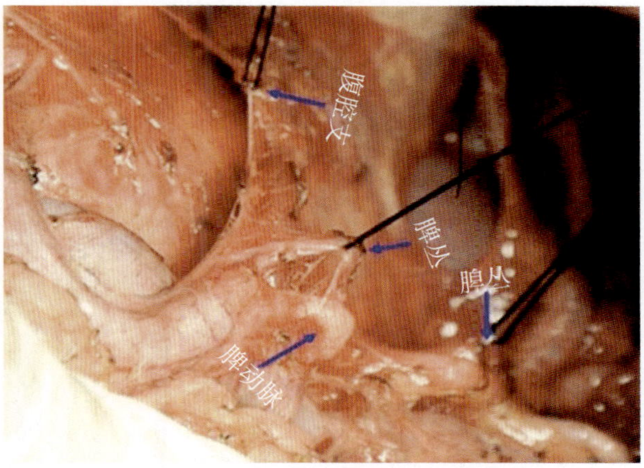

图18-145　清扫No.11淋巴结，保留脾丛

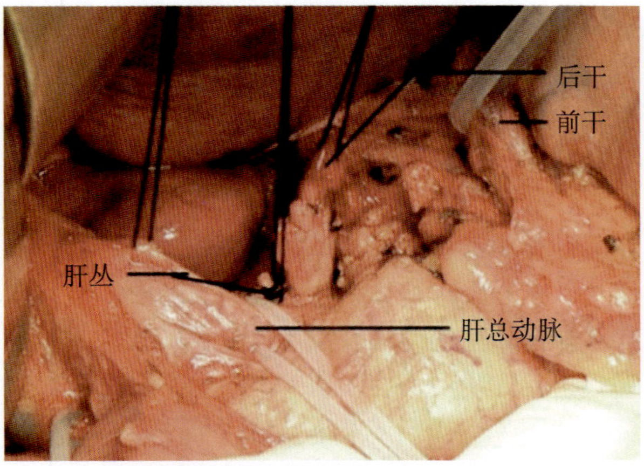

图18-143　清扫No.12淋巴结，保留肝丛

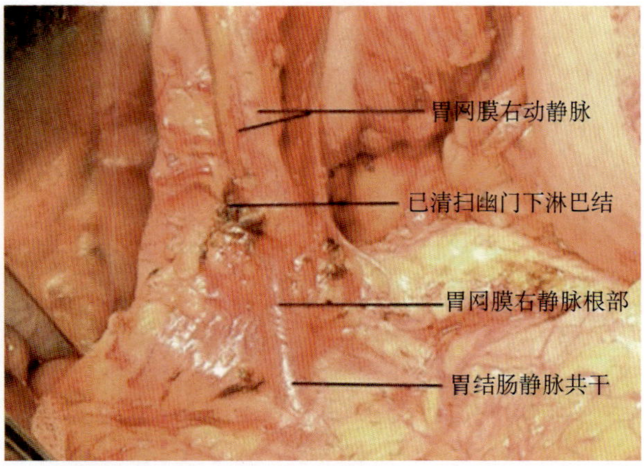

图18-146　胃网膜右静脉根部，胃结肠静脉共干

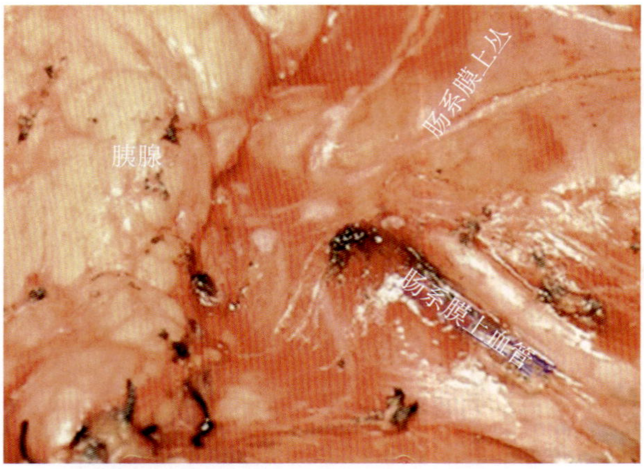

图18-147　清扫No.14淋巴结，保留肠系膜上丛

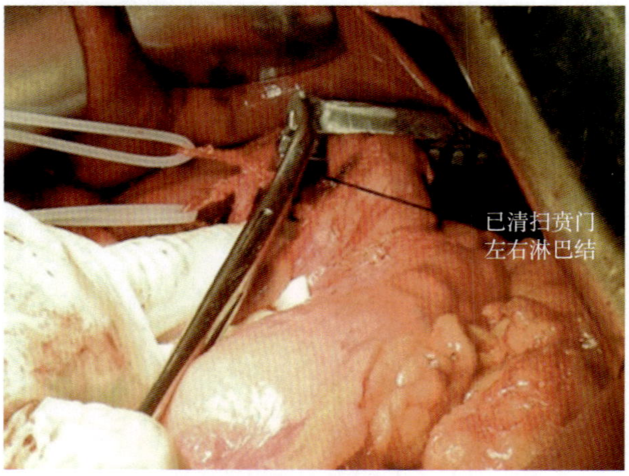

图18-148　预离断食管

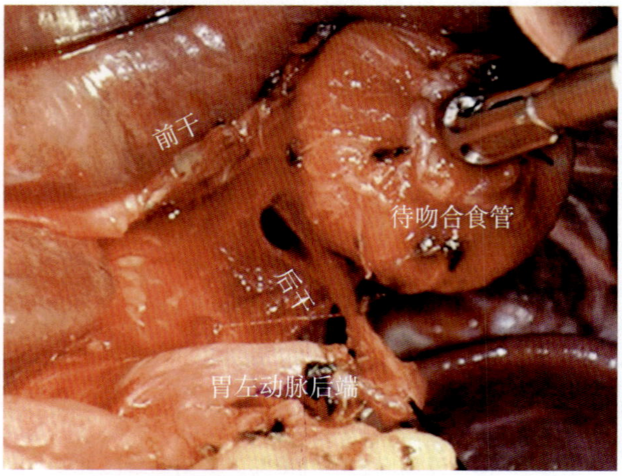

图18-149　食管已离断

（3）于贲门后方确认迷走神经后干，沿后干向下辨认迷走神经腹腔支。

（4）游离迷走神经腹腔支，用牵引线向右侧牵引；将胃左动脉远端结扎线向左牵引，显露来自后干的胃后支。

（5）清扫 No.9 淋巴结，切断胃左动脉。

（6）清扫 No.7 淋巴结，切断（后干）胃后支。

（7）清扫 No.12 淋巴结，保留迷走神经肝支。

（8）将神经丛包绕的肝总动脉牵引提起，自肝总动脉上缘廓清 No.8a 及 No.8b 淋巴结，注意保留肝丛。

（9）解剖二级脾蒂，清扫 No.11 淋巴结，保留脾丛。

（10）清扫 No.14 淋巴结，保留肠系膜上丛。

2. 保留迷走神经的技巧

（1）保留前干与肝支：近端胃癌根治术保留迷走神经前干的肝支是完全可行的，前腹腔支存在的情况下也可以考虑保留，只是增加了技术上的难度。

先在小网膜囊内找到肝支，通常为 2～3 束，确认最下分支，于其尾侧切断小网膜，逆行追溯迷走神经的前干。顺行找到胃前支 Latarjet 神经，切断其分布于小弯侧的分支，保留主干及幽门胃窦的“鸦爪”支。特别需要注意的是这种走行的连续性关系，有助于和某些与神经类似的小血管相区分。

（2）保留后干与腹腔支：充分游离食管腹段浆膜至足够长度，打开肝胃韧带最上缘，将手指伸入肝胃韧带和食管裂孔间隙内，仔细触摸食管后壁和右侧膈脚前方的条索状结构，多为迷走神经后干。当然，套线后将充分游离的食管牵向右上方有助于后干的寻找，而必要时行右侧膈脚切开以充分显露是非常有意义的。沿后干走行方向不难确认其延续成为的腹腔支和胃后支，有文献报道后干亦可发出前肝支（与前干的肝支汇合，分布于肝、十二指肠、胰头部），术中需要注意这种特殊情况。参考目前的胃癌淋巴引流的 PTD 分法[148]，近端胃癌多属于 P 区（近端区），胃后壁通向脾血管及左肾的淋巴引流是其主要的淋巴转移途径之一。因此，为实现胃后壁淋巴组织的彻底清扫，很多情况下需要切断迷走神经后干发出的胃后支及伴行血管。据 Ando 等[133]报道，按照局部特点存在三种方式的腹腔支和胃左动脉，即紧密型、交叉型、远离型。我们发现紧密型最为常见，即腹腔支（常为后腹腔支，有时会发现来自前干的前腹腔支）与胃左动脉根部关系紧密，处理起来常需要将腹腔支牵向右外侧，胃左动脉牵向左侧，直视下避免神经的损伤。

（3）清扫淋巴结和保留自主神经结及神经丛：为追求彻底的根治效果，在保留神经功能的同时，术中根据肿瘤特点酌情行腹腔淋巴结的 D1+α 或 D1+β（其中 α：7；β：8a、9）、D2 甚至 D3 清扫。目前认为保留功能的清扫可以实现，我们通常采取 D2 根治术。根据日本的胃癌指南[39]，对于近端胃癌而言，No.1、No.2、No.3、No.4 淋巴结为其第一站，No.5、No.6、No.7、No.8、No.9、No.10 淋巴结为第二站，No.11、No.12、No.13、No.14 淋巴结为第三站。在行淋巴结清扫的过程中应该避免神经丛或神经结的损伤[149]。

我们的经验是：No.1 淋巴结的清扫宜在确认前干及肝支的 1 ~ 3 条分支并充分保护后进行，而 No.2 淋巴结的清扫宜在确认后干无损伤的情况下进行。No.5 可先行淋巴结取样，无疑似肿大时可行不完全清扫，以保留胃右动脉及通常位于其后方的幽门支。清扫 No.7、No.8a、No.8p、No.9 淋巴结时，必须精细化，以免损伤肝支及腹腔支。清扫 No.11p 淋巴结时，注意位于脾动脉起始部上方的脾丛的保护。沿脾动脉清扫 No.11d 淋巴结时，注意动脉表面的神经丛。清扫 No.10 时亦应注意神经的保护，我们采用了解剖二级脾蒂的方法。清扫 No.12 时注意沿肝固有动脉走行的肝丛，而清扫 No.14 淋巴结时注意十二指肠下丛和肠系膜上丛的保护。清扫应该沿着淋巴与神经的间隙进行[150, 151]，且尽量使用双极电凝，并避免神经的热灼伤。

三、手术治疗效果

近端胃癌根治术行淋巴结清扫的效果：传统的观点认为，在肿瘤切缘和淋巴结清扫程度等问题上，近端胃切除术可能无法达到根治的要求。但目前的研究已经明确，近端胃切除术同全胃切除术在淋巴结清扫和肿瘤学安全问题上没有明显差异，同样可以达到根治的效果[152]。

患者术后胃肠道功能恢复情况：保留迷走神经胃癌根治术患者术后平均首次排气时间及首次排便时间均略早于传统胃癌根治术患者，进食后不适感觉发生率低于传统胃癌根治术患者。保留迷走神经胃癌根治术对胃肠的生理功能影响较小，胃蠕动迟缓、排空障碍、腹胀等并发症发生率较低。

近端胃癌术后最常见和引起最大痛苦的并发症就是胃食管反流[153]。实践证明，保留迷走神经的近端胃癌根治术其术后的食管黏膜改变程度较轻。①迷走神经参与介导多种细胞因子及调节炎症反应，如核因子（NF-κB）和白细胞介素 -1（IL-1）等[154, 155]，而迷走神经切除术会干扰炎症途径和引起急性期反应。②保留迷走神经的近端胃切除术，切除了近端的胃大部及其迷走神经支配（切除了上部 2/3 ~ 4/5 的胃，且未保留迷走神经的前后干，理论上抑制胃酸的效果应该大于壁细胞迷走神经切除的效果），可导致酸的产生减少，这种情况下酸的反流会减少[156]。③保留了胃右动脉和迷走神经幽门支，幽门环功能完整，抑制碱性十二指肠内容物的反流。④影响食管括约肌功能：对于外括约肌，术中采取保留功能的方式，如在寻找迷走神经后干时切断了外括约肌我们均予以成形修复，以避免术后的外括约肌功能障碍引起反流的发生[157]。对于内括约肌的 LES，虽然我们没有保留其结构的完整性（我们切除了胃食管交界上 2 ~ 3cm 的食管），但由于迷走神经的保留及迷走反射的存在，仍不乏括约肌功能部分保留的可能性[158, 159]。

（房学东　任　辉　曲日初）

（本节绘图：任　辉　曲日初）

第八节　中上部胃癌外科治疗策略

一、概　述

胃癌是全球高发的恶性肿瘤之一，它严重威胁着全人类的健康。我国亦是胃癌高发地区，其发病率与病死率在恶性肿瘤中位居前列。因此，胃癌的治疗一直是广大医务工作者关注的焦点问题。以外科治疗为主，辅以化疗、放疗、生物免疫治疗等的综合治疗模式已经达成专家共识[160]。

从全球范围来看，胃癌的整体发病率有所下降，但近端胃癌的发病率却有上升的趋势。由于中上部胃癌与胃下部癌相比在临床、病理生物学行为等方面有较大差异，在临床治疗上也比较烦琐，并且预后较差，严重影响患者的生活质量。因此重视中上部胃癌的研究与临床治疗有重要价值，本章将就这一问题重点阐述。

从解剖学上我们通常将胃分为贲门、胃底、胃体、幽门4个部分，外科学家为了手术的需要，1999年日本的第13版《胃癌处理规约》将胃分为上、中、下三个部分，记做U、M、L区，E、D代表食管和十二指肠，2010年14版规约仍然沿用此分区法，该分区法已经成为目前国际上通用的分区法。中上部胃癌是一个较为笼统的概念，它包括贲门、胃底、U区的全部及邻近U区的M区的部分。通常我们所指的贲门区即U区的部分，具体位置在食管胃结合部上下2cm的区域（图18-150），为连接食管和胃、胸腔和腹腔之间的门户，因此有其独特的作用。贲门区含有大量的黏液腺和泌酸腺，它们分泌的胃酸和黏液对食物的消化和形成胃黏液屏障保护胃黏膜起到重要的作用[161]。另外在食管与胃连接处1～2cm的环形肌轻度增厚，称为食管下括约肌（lower esophageal sphincter，LES），静息状态时，LES管腔内的压力高于胃内压，吞咽时，LES舒张，食物进入胃内，然后LES收缩，恢复压力，防止食物反流入食管。此外胃底与食管之间有一锐性夹角，我们称之为His角，该夹角研究证实也具有防止胃内容物反流的作用，加上膈肌脚、膈食管韧带共同形成一道抗反流的屏障（图18-151）。因为该部分发生的胃癌在组织学类型及淋巴转移规律及手术方式上有其独特的特点，故将它们放在一起来进行分析讨论。

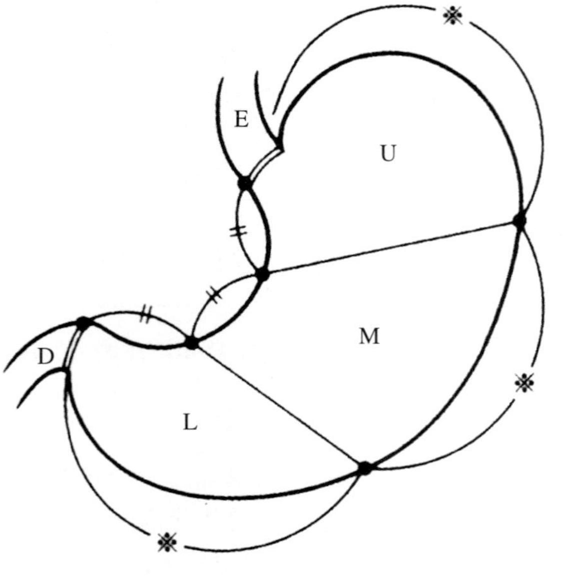

图18-150 胃的分区：上、中、下

E：食管；U：胃上1/3；M：胃中1/3；L：胃下1/3；D：十二指肠

二、贲门癌特点

（一）临床表现特点

由于贲门交界于食管与胃之间，故贲门癌症状兼有食管癌和胃癌的特点。早期时上腹不适、进食后饱胀、消化不良和心前区隐痛等。随着病情进展出现背部疼痛，吞咽困难，呕血或柏油便。X线钡餐造影及胃镜检查是诊断该部位肿瘤的主要手段。

（二）病理学特点

由于解剖位置的特殊性，贲门癌的病理经常可以见到鳞癌，究竟是原发于食管下端的肿瘤还是贲门腺鳞状上皮化生而来有时很难判断，因此有些医院贲门癌成为胸外科和腹外科共同诊治的疾病。但是贲门癌的主要组织学类型还是以腺癌和黏液腺癌为主。与其他部位胃癌不同的是，该区胃癌分化程度相对较高，高、中分化的比例相对较高，这就解释了缘何贲门癌发现时局部多已晚期，很多都是在出现进食困难时前来就诊，而此时全身并未见转移病灶。

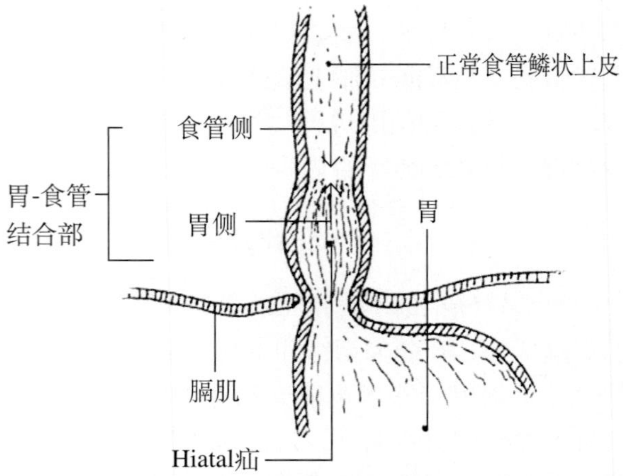

图18-151 胃-食管结合部的解剖特点

（三）淋巴转移特点

贲门部淋巴转移通路较多，它既可以向上转移进入纵隔，也可以向下转移至腹腔，况且周围毗邻膈肌、肝、脾、胰腺、左肾、左肾上腺、大血管等，故肿瘤局部晚期时欲通过手术达到根治效果较为不易，如一味追求根治效果而盲目扩大手术范围亦实属不智之举。

（四）预后特点

尽管贲门部胃癌组织学分化良好，但是由于其发病时病期较晚，淋巴转移较多，周围毗邻脏器众多给手术带来诸多不便等因素的存在，决定贲门癌的预后较其他区域胃癌要差。近期欧洲大量的研究资料证实，围术期的放化疗会对该区胃癌有所裨益。

三、贲门癌手术要点与经验

基于贲门癌解剖生理等多方面的特点，该区胃癌在外科治疗方面也与众不同。

20世纪80年代以前，人们采用近端胃切除＋残胃食管吻合的方法治疗中上部胃癌[162]。此种手术风险小，消化道重建后接近于正常生理功能，在诸多医院广泛开展。但随即人们发现，传统的近端胃切除术后反酸、胃灼热等消化液反流症状给患者带来持久的痛苦，造成患者饮食种类、数量严重受限，甚至拒食，发生营养不良甚至衰竭，有的病人还会出现胸骨后痛、喘息、吻合口出血、睡眠障碍、阻塞性睡眠呼吸暂停综合征（OSAS）等[163]。在一些国家和地区，多数学者们认为这种保留远端部分胃体的近端胃切除术所要付出的代价太大，最终大部分这类病人仍要依赖二次手术来解决问题，因此对该术式存在较大顾虑，而宁愿选择全胃切除术来替代该术式。是否发生于该部分的早期胃癌也要选择全胃切除？此种情况促使我们不得不考虑如何在完成根治术的前提下，保留一部分胃，且能最大限度地减轻反流，维持良好的术后生存质量。

国人的手术方式也历经了传统的近端胃癌切除术→全胃切除术→改良的近端胃癌切除术→间置空肠手术的发展过程。在此基础上，哈尔滨医科大学肿瘤医院尝试性地开展了保留贲门的近端胃癌根治术，并取得了较好的效果。我国郝希山院士创建的近端胃癌的郝氏吻合法，在天津肿瘤医院和哈医大肿瘤医院得到广泛应用。在该部位的手术重建上，已经取得了较大的成功[164]。下面将重点阐述该区胃癌的手术要点及我们的经验。

（一）手术切口的选择

因该区胃癌位于胸腹之间，所以切口的选择也较为多样。我们应根据术前检查对该区胃癌进行更为精确的定位。例如术前的胃镜和透视均能为我们提供较好的信息，同时我们要根据患者的体态、肥胖程度以及肋弓的角度综合判断，选择切口。总之无论我们怎样选择切口都要遵循一个原则：最好的暴露；最小的创伤。下面是我们常用的几种切口。

1. 上腹正中切口（图18-152） 腹部外科最常见的切口，也是我们推荐的选择切口。该切口上端在剑突上方1～2cm，根据暴露的情况选择是否切除剑突，切除剑突将获得上部更好的暴露。下方至脐，如达不到暴露效果可绕脐至脐下。

优点：①解剖层次少，损伤小，开腹迅速，操作简便。②术野暴露清楚，腹腔淋巴结清扫方便，对中上部胃癌更为适合。③变化灵活，如术中探查暴露不佳，可开膈肌小切口游离食管或改成胸腹联合切口。④心肺扰动小，术后恢复快。

缺点：①对浸犯食管下段肿瘤暴露较差。②腹白线愈合能力较差，腹部张力较大，对术后咳嗽、年老体弱、腹肌强健者有切口裂开可能。

2. 上腹斜切口与肋弓下弧形切口（图18-153，图18-154） 斜切口从左第6肋弓下至右肋弓下2cm，肋弓下弧形切口沿左肋弓下2cm经剑突达右肋弓下2cm。这两类切口适用于联合脾胰体尾切除、左半肝等较大范围的手术。如配合弧形皮肤牵开器，将获得更好的暴露。

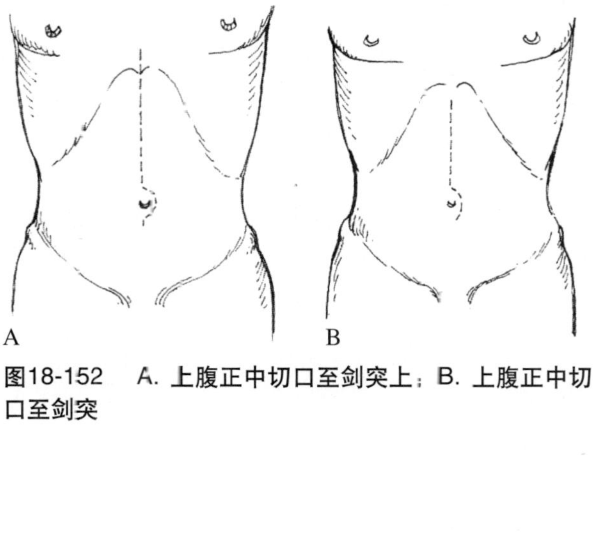

图18-152 A. 上腹正中切口至剑突上；B. 上腹正中切口至剑突

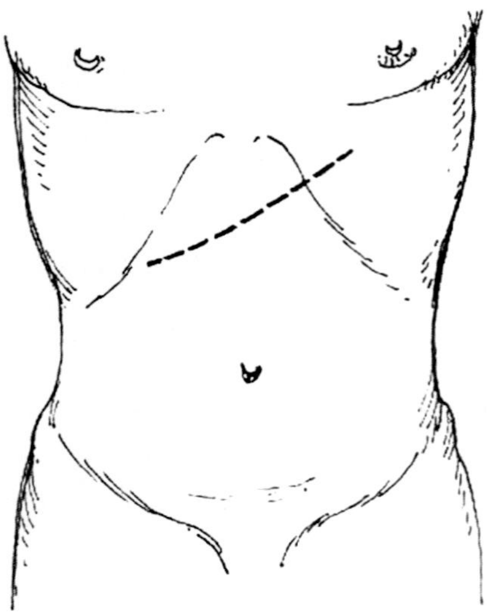

图18-153 上腹斜切口

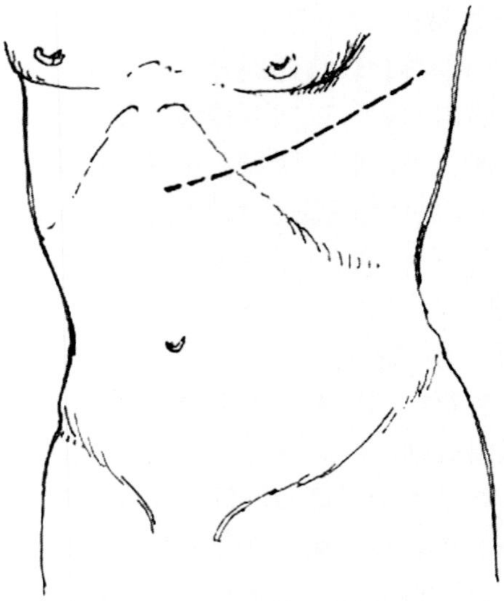

图18-155 胸腹联合切口

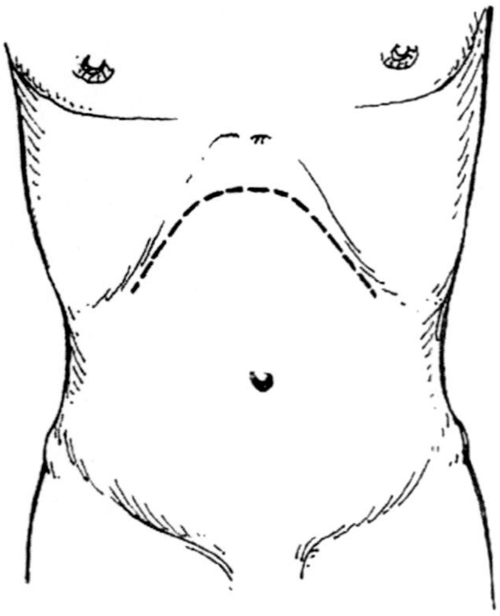

图18-154 肋弓下弧形切口

优点：①术野暴露清晰，如需延长切口，可随时改为胸腹联合切口，不必更换体位。②切口靠上，对肠道干扰小，术后不易产生肠粘连及梗阻。

缺点：切口创伤较大，需要切断腹直肌。

3. 胸腹联合切口（图 18-155） 仰卧位左侧抬高，自腋前线或腋中线第 6 肋间切开至腹直肌，同时切断前锯肌、肋间肌、肋弓及腹直肌。该类切口适用于贲门癌侵犯食管下段，经胸或经腹切口均不能满足淋巴结清扫的需要时。

优点：①术野暴露充分，胸腔和腹腔的操作均可在直视下完成。②处理脾及脾门淋巴结较为简便，损伤机会小。③淋巴结清扫范围广，可完成腹腔及胸腔的淋巴结清扫。

缺点：心肺扰动较大，术后呼吸系统并发症相对多，部分患者有胸痛的表现。

4. 不断肋弓的胸腹单开切口（图 18-156） 上腹正中和经胸切口的联合，先经腹部操作，腹部操作关腹完毕，再右侧卧经胸操作。

优点：可以完全达到胸腹联合切口的手术范围，而损伤小于胸腹联合切口。

缺点：术中需要重新摆放体位。

国内有学者研究证实无论哪种手术路径对患者的长期生存期并无影响，而对患者的住院时间及术后并发症的发生有一定影响。统计学数据显示，腹部切口具有相对较少的并发症和住院时间。

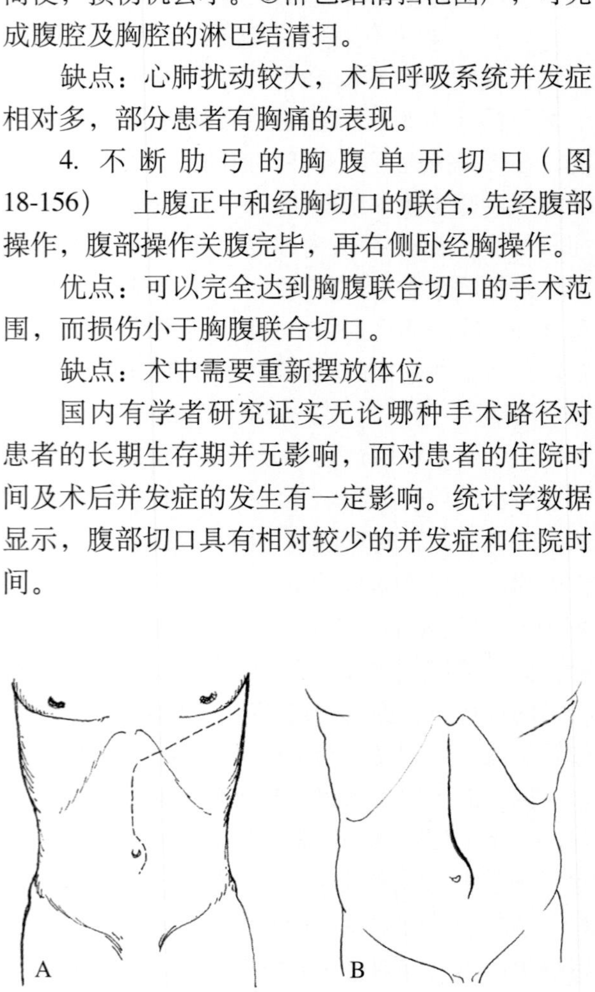

图18-156 不断肋弓的胸腹联合切口

我们也认为，腹正中切口是比较灵活、合理的切口选择，它可以通过切除剑突、切断肝左三角韧带翻转肝左叶、经腹切开膈肌等手段获得对食管下段更好的暴露，我们经上述手段至少能完成侵犯食管下段5cm范围内的肿瘤切除而保证切缘阴性。如切缘仍不够，我们可延长切口形成胸腹联合切口或单开胸，亦可达到手术要求。同时，该两种切口对腹腔淋巴结及联合脏器切除均可提供较好的视野。尤其后一种切口，对术前心肺功能不佳者，这样的切口更加安全。

另一方面，Souza等[165]人认为，对于肿瘤较大、局部侵犯较重、向食管侵袭较远者，即使我们完整切除肿瘤及周围淋巴结，也无法完成真正意义上的根治术，并没有带来长期的生存获益。这一点与我们的研究结果不谋而合，我们认为当肿瘤侵出浆膜对周围脏器有侵犯时，不值得为了完成所谓的“根治术”去开胸来扩大手术范围，完成R1手术已属足够，如果患者心肺功能不良，切缘阳性也已足够。辅以术后的全身化疗、局部放疗也许更加明智，这样至少患者可以获得短期的生存受益。

（二）手术切除范围

贲门区胃癌生物学行为特点决定了发现时病期较晚，因此手术范围较大，所涉及的脏器也较多，加之淋巴转移的特殊性，所以该区胃癌较远端胃癌手术相对复杂，手术范围广泛。

1. 胃区切除范围　传统观念认为，距肿瘤两端距离至少应切除5cm才算足够，切除胃体应该在2/3以上。但是，由于贲门区胃癌分化较高，上方又邻近胸腔，切除过大的范围给我们下一步的吻合带来一定的困难，因此有学者认为距肿瘤缘3cm切除胃体，上方可切除至食管上2cm。我们也认同此观点，但是必须满足上下切端无肿瘤残留的条件，如果术中探查肿瘤较小，未侵出浆膜，分化较高，我们还可以缩小手术范围，肿瘤位于中上部者，还可以考虑保留食管下段和贲门。下方胃体我们应该尽量保留1/2以上的胃组织，小弯侧至少保留5cm，大弯侧至少保留10cm。日本学者的大量研究证实[166]，当残留胃体多于1/2时，术后的反流症状会大大减轻，而并不会增加复发及胃潴留的几率。

至于胃区的神经，我们应该在不影响淋巴结清扫的前提下，尽可能地保留迷走神经胃前支和胃后支（Latarjet神经），它们在防止术后反流及胃潴留方面起一定作用[167]。

2. 淋巴结清扫范围　通常应常规清扫No.1、No.2、No.3、No 4sa、No.4sb、No.7、No.8a这些第一站淋巴结，当肿瘤侵及浆膜时，我们推荐清扫No.9、No.10、No.11淋巴结。有日本研究报道[168]，一旦肿瘤侵犯浆膜，脾门淋巴结转移的几率可达到25%。他们认为该区T2肿瘤即应该行No.10淋巴结清扫或脾切除。存在的问题是No.10淋巴结清扫较为困难，往往伴随着脾的切除，随即而来的是一些棘手的并发症。因此我们建议在一些有经验的医院可考虑保留脾的脾门淋巴结清扫，我们也成功完成了数例保留脾的脾门淋巴结清扫，但这个手术受局部条件的影响极大。

当肿瘤浸润范围广泛，我们不得不施行全胃切除时，通常将No.4d、No.5、No.6、No.12、No.14v淋巴结一并清除。一旦肿瘤侵犯食管在5cm以上时，我们可考虑切开膈肌或向上延长切口并最大限度清扫膈下No.19、食管裂孔No.20、食管旁No.110、膈上No.111、后纵隔No.112淋巴结（图18-157）。

3. 联合脏器切除的问题　我国胃癌外科治疗也历经了小范围手术→扩大范围手术→缩小范围手术的阶段，在当今微创外科飞速发展的今天，腹腔镜、EMR、ESD的开展无疑是对传统外科的巨大挑战，是否我们还要开展扩大手术，腹腔镜能否完成联合脏器切除，国际上尚无定论，因

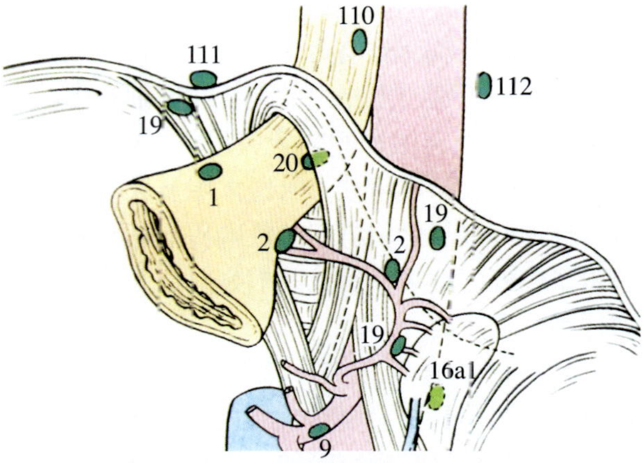

图18-157　食管-胃结合部淋巴结分布

此对于这部分内容我们只做回顾性的讨论。

贲门胃底癌位置特殊，周围毗邻有肝、脾、胰腺、左肾、左肾上腺、膈肌、大血管等器官。在不违背肿瘤根治原则的情况下，通常我们要切除肿瘤直接侵犯的邻近脏器，尽管有研究表明肿瘤在广泛侵犯的情况下，即使切除再多的器官也不能带来更多的生存获益，但是外科医生通常会有“除恶务尽”的想法，希望他们所做的努力会有一定的概率达到根治效果，因此在联合脏器切除方面，专家们尚不能达成共识。

我们经常开展的术式有联合脾胰体尾切除、保留胰腺的脾切除、联合左半肝切除、左肾上腺切除、后腹膜切除。较少开展左上腹脏器全切术、左肺叶切除、Appleby 手术。

（三）消化道重建方式的选择

贲门胃底癌由于切除了贲门、食管下段及胃底部，导致防止食物、消化液反流入食管的屏障消失，因此传统近端胃切除术后有 50% 以上的患者出现呕吐、返酸、胸骨后烧灼感等反流的症状，严重影响患者的生存质量，我们以往曾有手术后病人因不堪忍受术后的反流症状而选择绝食的手段。这不得不引起我们的深思，我们是否应该在完成根治术的同时更加重视患者的生存质量。如何克服近端胃癌术后的反流问题也引起了全世界学者的重视，各种抗反流的术式接踵而来，但是专家们并未达成共识，欧美学者更倾向于全胃切除替代近端胃切除，他们认为保留远端胃后反流的现象更加严重[169]，日本学者则认为保存胃的功能十分重要，他们通常采用带蒂空肠间置术及制造空肠储袋来控制反流[170]。我国学者也先后开展了改良的食管胃吻合术、贲门再造、胃底再造、双通道间置空肠、带蒂间置空肠、食管胃黏膜套叠吻合等众多术式，均取得了一定效果。特别需要指出的是，我国郝希山院士开创的郝氏吻合法，经临床应用收到较好疗效，具有较高的临床实用性，哈医大附属肿瘤医院也试验性地开展了保留贲门的近端胃癌切除术，并获得了较好的结果。因此我们将对这一部分内容做详细、重点的介绍。

1. 传统的食管胃吻合法　术者通常在肿瘤切除后，选用残留胃体后壁与食管断端行端侧吻合。该吻合法具有操作简便、消化道符合解剖通路的优点。最大的缺点就是术后反流严重，有一半以上的病人出现术后反流症状，况且反流症状难以通过保守治疗的方法得以很好的缓解。

基于安全简便的考虑，该吻合方式在我国应用了数十年，时至今日仍然有许多医学界同仁采用此术式。但是随着人们对医疗质量要求的逐步提高，该术式已经不能满足患者对更高生活质量的需求。随着手术技术和对疾病认识水平的不断提高，这一传统的重建方法到了它功成身退的时候。

2. 改良的食管胃吻合术　考虑到近端胃切除后消除了胃底与食管间的 His 角，学者们就在传统食管胃吻合的基础上加以改进，将食管断端与胃体的前壁进行吻合，同时胃体断端悬吊于膈肌角，这样就人为造成了一个食管与胃断端的 His 角，并且经临床验证具有一定抗反流作用。需注意的是吻合前需充分游离残余胃体，以保证吻合口无张力。此法优点是具有一定的抗反流作用，操作比较简单，适合在基层医院开展。

还有一部分学者，试验性地开展了贲门再造、胃底再造、食管胃黏膜套叠吻合、吻合口人造瓣膜等，均取得了一定的疗效，但操作略显烦琐，具体哪种吻合法具有更明显的优势，还有待大宗病例观察来证实。

3. 全胃切除术　究竟是施行近端胃癌切除还是行全胃切除曾一度引起人们的争论。当人们看到传统近端胃癌切除吻合后所带来的巨大反流痛楚时，他们宁愿选择全胃切除来避免反流的发生，这一观点曾一度统治我们的思想。至今我们较常用的全胃切除消化道重建法有 Lahey 法、Roux-en-Y 法、P 形袢 Roux-en-Y 法、Lawrence 法等。我们对 Lahey 法、Lawrence 法和袢式空肠代胃改良式进行了临床观察，认为 Lawrence 法和袢式空肠代胃改良式消化道重建术式明显改善了全胃切除术后患者早期的营养状态，而且消化道症状发生率较低，Lawrence 法消化道重建术中储袋的作用不仅仅是进食的适度改善，更为重要的是食物排空时间的延长，使其更符合消化系统的生理功能。袢式空肠代胃改良式消化道重建术节省手术时间，减少损伤，经济实用，但饮食次数增加，效果与 Lawrence 法差别不大，可以作为全胃切除术后消化道重建术式推广。但必须指出，对于病期晚、预后差的患者，尤其对施行姑息性全胃切除的患者，应选择最简单的消化道重建方式，如袢式空肠代胃改良式为妥，不宜构建空肠储袋[171]。

全胃切除较传统近端胃切除具有如下优点：①切除范围大，避免了对癌残留及淋巴结清扫不彻底的担忧。②抗反流效果明显，术后吻合口狭窄患者少见。③空肠储袋的建立增加了一定食物存储功能。具体全胃切除后采用哪种重建法尚无统一标准，每一种方法都有自己的优势，要根据临床医生的习惯及传统观念来选择。

后来人们的研究进一步发现，尽管全胃切除减轻了反流，但是随之带来的是远期的营养并发症。由于我们切除了全部胃体，失去了胃的蠕动和研磨，消化功能大打折扣，患者通常不会有饥饿感；失去了胃也同时失去了胃酸、内因子、胃蛋白酶等重要的消化液，从而大大影响了患者铁、钙、维生素 B_{12} 等微量元素的吸收；全胃切除使食物绕过了幽门及十二指肠的通路，倾倒综合征的发生较常见。

时至今日，全胃切除在近端胃癌手术中如何取舍仍是国际上颇有争议的问题，有趋势表明它已不再是近端胃切除的主流术式，如何取舍和把握还要依靠临床医生的经验综合判定。

4. 间置空肠手术　这是目前国际、国内较为流行的术式，它在传统的食管胃吻合基础上，间置一段空肠于食管和胃之间，起到抗反流屏障的作用，该术式目前已经成为日本早期近端胃癌切除后的首推重建法。

今村幹雄、金逵浩等人的大量研究证实了间置空肠手术具有较大的优越性，只是操作相对复杂。他们采用带蒂间置空肠置入同时制作 J 型空肠储袋，保留了迷走神经幽门部分支，术后评价倾倒综合征、食管反流、胃容量不足等症状均显著减轻，虽然他们只在早期近端胃癌中应用此重建法，但也足见该术式具有较大优势[172]。

关于间置空肠的手术，在我国很早就有开展，只是拘泥于手术的复杂性和安全性的考虑未能广泛应用。随着近年来手术技术和外科安全性的提高，该术式又重新被重视起来。目前国内间置空肠术式开展较多，主要分为带蒂间置空肠和功能性间置空肠。我国学者郝希山 2001 年开创了郝氏吻合法[173]，之后哈医大附属肿瘤医院将此术式应用推广，并收到了良好效果。

该术式具有较多优点：①手术操作难度小，安全性高。②不需切断肠管，保持了肠道连续性，污染小，保证了肠管血运，吻合口瘘发生机会小。③食物与消化液充分混合，流经正常消化道，符合生理。④间置了 15cm 小肠，抗反流效果明显。⑤保留了幽门，倾倒综合征发生机会减小。

缺点：①手术时间有所延长，平均约延长 20 分钟。②牺牲了约 20cm 的小肠。③吻合口相对较多。

需注意事项：①间置空肠 15cm 左右为宜，过短抗反流效果差，过长则有通过障碍和并发梗阻的可能。②尽量保留幽门部神经，可减少胃潴留的发生。③间置空肠废用段不宜过长，以 5cm 左右为宜，可将其悬吊至膈肌角，建立 His 角。④尽量多保留胃体，如能 >1/2 胃最好。⑤肠间吻合口应略大于空肠直径，这样可减少术后食糜在腹内的流动感。

截至 2009 年 1 月，哈尔滨医科大学附属肿瘤医院开展此术式 57 例，目前近 100 例，术后出现胃灼热（烧心）者不到 10 例，吻合口瘘 1 例，至随访日止，无倾倒综合征及残胃溃疡的发生，肿瘤复发率及远期生存期尚待统计。

5. 保留贲门的近端胃癌手术　国内外学者较为普遍的观点认为，导致贲门癌切除后反流的首要因素是手术消除了食管下末端的环形肌及其形成压力区，其次是消除了 His 角。如果能够在保留食管下末端的环形肌的基础上完成近端胃癌根治术，那无疑是一个完美的选择。针对这一构想，哈尔滨医科大学附属肿瘤医院近年来开展了保留贲门的中上部胃癌切除术，并取得了初步成功。并且认为该术式的完成需注意以下情况：

①开腹探查肿瘤位置应以贲门为轴点，5cm 为半径术中做扇面测量，肿瘤上缘均在扇面投射区之外（图 18-158）。②病期较早，以Ⅰ、Ⅱ期为宜。③保证切缘阴性。④尽量不损伤贲门血液供应，保留胃后血管的贲门支及左膈下血管。⑤尽可能保留迷走神经胃支和肝支。

经过我们的观察认为，保留贲门的胃近段切除术和单通道袢式间置空肠近段胃切除术这两种

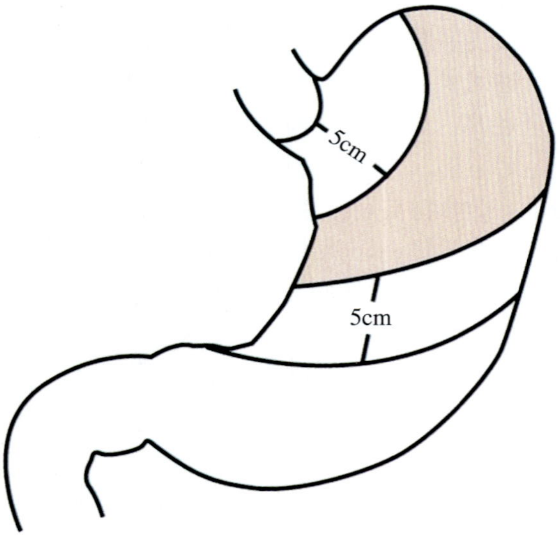

图18-158　以5cm为半径做扇形测量

术式互相补充，完全改变了以往对胃底贲门癌外科治疗的观点，很大程度上消除了胃底贲门癌近段胃切除手术后的反流问题，同时极大地减少了全胃切除的概率，远段残胃得以保留，改善了营养状态，提高了病人的生活质量[174]。

关于胃楔形切除的手术在我国曾有报道，鉴于安全性及病例数量的限制未能得到普遍开展。近年来日本研究报道了胃中下部癌的楔形切除术，保留了幽门，对于控制胆汁反流及倾倒综合征的发生起到了一定作用。同期，笔者在国内开展了保留贲门的近端胃癌切除术，并取得了成功，值得国内外同仁的借鉴。

目前，国际上对近端胃癌切除后重建的方法尚未达成共识。多年的经验教训使我们更加深刻地认识到，在科技进步日新月异的今天，手术的安全性问题早已不再是问题，我们要在完成根治性手术的同时更为重视患者的生存质量，探索一条功能性的近端胃癌根治术的道路是我们亟待解决的要务。为此，我们必须时刻关注世界科技发展前沿，创新我们的思想，与时俱进，勇于改进我们传统的武器。

（薛英威　于雪峰　魏玉哲）

第九节　胃癌肝转移的诊断和治疗

一、流行病学

胃癌是常见的消化道恶性肿瘤。2007年全世界新发胃癌1 066 543例，仅次于肺癌、乳腺癌和结直肠癌，位居第4位；全世界每年约有800 000人因胃癌死亡，位居男性癌症死亡病因第2位，女性癌症死亡病因第4位[175]。世界各地区胃癌发病分布不一，北美、西欧发病率较低，而东亚、南美、东欧发病率较高[176]。据2002年世界卫生组织国际癌症研究机构统计，2/3的胃癌发生在发展中国家，其中42%发生在中国，在世界范围内我国胃癌发病率仅次于日本，为60.6/10万[177]。肿瘤复发和转移是影响胃癌患者预后的主要因素，而肝是最常见的转移部位。肝接受门静脉和肝动脉双重供血，对血液的廓清率达1800ml/min，来自胃肠道的门静脉血占肝血供的70%～80%[178]。肝因其血流丰富、高糖而低氧的含量状态及狄氏间隙内富含营养的过滤液，使其成为转移癌的最佳生长环境。胃癌肝转移的发生率高达40%～50%，而且常伴有肝外转移、腹膜播散以及直接侵犯周围器官。早期胃癌患者即使经根治性手术仍有50%左右术后因各种复发和转移导致治疗失败，其中胃癌肝转移占5%～29%[179]。胃癌肝转移约占胃癌器官转移的38.1%，居胃癌器官转移之首位。肝转移灶在胃癌原发灶确诊或6个月以内发现的称为胃癌同时性肝转移，6个月以后发现的称为异时性肝转移。

二、胃癌肝转移癌组织学特点

肝转移的发生与胃癌的组织学类型有关。研究发现，胃癌的三种组织学类型易发生肝转移：分化型腺癌、分化差的腺癌以及特殊组织类型肿瘤（如内分泌腺癌和肝样腺癌）[180, 181]。分化型腺癌呈乳头状或管状生长，肝转移发生率最高，占66.7%；分化差的腺癌呈髓样生长，易发生肝转移；肝样腺癌特征为甲胎蛋白产生过度和具有两种组织学形态，即腺型和类似肝细胞癌样型，两者可共存于单个癌肿中，容易发生肝转移。这些组织类型均有自己的组织特点，但是它们均有一个共同点，即：这些肿瘤均缺少纤维基质，肿瘤含有丰富的血管，扩展性生长，伴较高的淋巴结转移率[182, 183]。另外，胃癌组织的一些分子生物学特性，经实验证实与易发生肝转移相关。现已发现过表达生长因子［如：c-Met[184]、血管内皮生长因子 (VEGF)[185]］以及黏附分子［如：细胞内黏附分子 1（ICAM-1）[186]、人淋巴细胞功能相关抗原（LFA-3[187]）等］与胃癌发生肝转移密切相关。研究发现 c-Met 在 18% ~ 68% 的胃癌组织呈现高表达，而且肝转移胃癌病人其 c-Met 在组织中的表达明显高于无肝转移病人。VEGF 是一个肝素结合糖化蛋白二聚体，可促进血管内内皮细胞的分裂，因此在胃癌细胞迁移、肝转移血管的生成等环节中发挥重要作用。ICAM-1 和 LFA-3 参与了胃癌细胞的免疫逃逸，阻止血液循环中免疫细胞对胃癌细胞的杀伤作用，从而促进转移。

三、胃癌肝转移的检查方法

胃癌肝转移癌常用的检查方法包括腹部 B 超、增强 CT、核磁等，它们共同的优点为检查方便，属无创伤性检查，但是它们也有共同的缺点，即很难发现一些较小的病灶。腹部 B 超对肝转移癌的诊断率可达 50% ~ 70%，但是对于小于 1cm 的转移灶，诊断率只有 20%[188]；增强 CT 对转移癌诊断的敏感性达 78% ~ 94%，而对于直径小于 1cm 的肿瘤敏感性则只有 48%[189]，而且由于显影剂灌注不理想等原因，还有 15% 的假阳性率[190]；核磁诊断的准确率和特异性都相对较高，准确率可达 63% ~ 95%，因此核磁检查被认为是对于大于 2cm 的肝转移癌术前无创检查中最佳的检查方法[191]。正电子发射断层摄影 (PET) 是依据癌细胞内葡萄糖代谢增高，利用葡萄糖同型物 ^{18}氟脱氧葡萄糖 (^{18}FDG) 作为示踪剂，反映这类癌细胞的高水平代谢情况。Kinkel 等[192]观察一组 CT、MRI 与 PET 对胃肠道肝转移癌的对比资料，发现 PET 比前两者有较高的检出率，PET 诊断的灵敏度为 90%，而 CT 和 MRI 的灵敏度分别为 72% 和 76%。术前血管造影，不仅可以判断是否有肝转移，而且可以评价肝转移灶的可切除性。如对胃癌病人术前进行选择性腹腔动脉造影或肠系膜上动脉造影，不仅可以较为准确地判断肿瘤的大小和浸润情况，还可以对肝转移进行诊断，其对胃癌肝转移的诊断准确率可达 97.6%。

术中 B 超是术中结合触诊的一个有创检查方法，可以发现术前检查难以发现的微小转移灶，被认为是诊断肝转移癌的金标准[193]。术中触诊一般可探测到约 13% 的转移灶，大多数肝转移灶在术中是触不到的。而术中 B 超不但可以精确显示病灶，可以发现 0.3cm 以下的肿物，还能显示肝内解剖结构，确定肿瘤与肝内血管、胆管的关系，有利于手术操作。对于确定是否存在转移灶及确定治疗方案有很大帮助。但是术中 B 超检查是术中检查，往往需要开腹或借助于腹腔镜进行，对于检查来讲，创伤较大，而且严格来讲，不完全是术前评估，因此，有些学者在肯定术中 B 超价值的基础上，开始研究术前评估的新方法。Award 等[194]利用经胃超声内镜，联合细针穿刺活检初步进行肝转移癌术前检查的研究。对 14 例术前经腹部 CT 证实或可疑肝转移癌或肝原发癌的病人进行了超声内镜联合检查，超声内镜可探测的肿瘤直径为 0.3 ~ 14cm，2 例患者经超声内镜检查未发现肿瘤，而且在 28%（4/14）的病人中发现了腹部 CT 未曾发现的转移灶，这些转移灶的直径均小于 0.5cm。2 例病人腹部 CT 检查怀疑为肝转移癌的病人，经超声内镜证实为肝血管瘤；对 9 例超声内镜检查可疑肿物的病人进行了针刺活检，其中 8 例为恶性，1 例为良性肿瘤。超声内镜联合细针穿刺检查为肝转移癌术前检查提供了新思路，但是检查本身也存在弊端，比如：对于膈肌顶、右肝后下方以及远离探头的肝外周部位的病变检查则不是很理想，但随着超声设备的改进，也许超声成像问题可获得优化。关于经胃超声内镜联合细针穿刺活检在肝转移癌术前诊断的应用价值，仍需大样本的临床数据给予证实。

四、胃癌肝转移的治疗

（一）手 术 治 疗

进展期胃癌病人原发灶手术切除被推荐为标准的治疗方式，但胃癌发生肝转移的病人手术治疗的价值目前并无定论。结直肠癌肝转移手术治疗被认为是唯一可能使疾病获得治愈的治疗方式，5年生存率可达30%～50%[195]，但胃癌肝转移常呈跨叶多灶甚至弥漫播散，且常合并腹膜转移、广泛淋巴结转移及远处脏器转移，因此肝转移灶的手术切除率较低，胃癌肝转移肝切除术后5年生存率只有10%～20%，中位生存时间12～34个月，而且只有10%左右的患者适合行肝切除手术[196]。目前关于胃癌肝转移手术治疗适应证以及手术时机成为外科医生研究和讨论的热点。尽管总体来看，胃癌手术治疗预后不如结肠癌那么理想，但是一些学者认为，手术仍是最佳的选择方案。Tibero等[197]对4个中心73例胃原发癌接受根治手术的肝转移病人进行了回顾性研究，接受支持治疗患者45例，化疗组17例，肝转移灶手术切除组11例，1、2、3年生存率肝转移灶切除手术组最高，分别为：80.8%、30.3%和20.2%，化疗组和支持治疗组1、2、3年生存率分别为：44.9%、12.8%、6.4%和22.2%、4.4%、2.2%（图18-159）。进行多因素分析显示，治疗方式是影响患者预后的最重要的因素，接受手术治疗病人的预后明显优于其他治疗。

1. 胃癌肝切除手术预后相关因素的研究　Zaeherl等[198]对15例胃腺癌肝转移肝切除的患者进行了研究，其中10例行同时性肝切除术，5例患者在中位无病间期10个月后行异时性肝切除术，单变量分析显示，异时性转移、单叶分布的肝转移及原发肿瘤位于胃远端，是重要的长期生存的预后因子。而原发肿瘤位于近端三分之一胃以及肝两叶受累是预后差的标志。Okano等[199]对807例胃癌患者中90例肝转移患者进行研究，其中同时性肝转移78例，异时性肝转移12例，结果显示：肝转移灶切除术后1、3、5年生存率分别为77%、34%和34%。单个转移灶和异时转移是肝切除术后预后良好的重要决定性因素，肿瘤周围存在纤维假包膜和转移性结节分化良好的组织学类型也是重要的预后因子，但是与原发性胃癌有关的因子并不是重要的决定性的预后因素。Koga等[200]对40例胃癌肝转移灶接受手术切除的患者（包括同时性肝转移20例，异时性肝转移20例）进行回顾性多因素分析显示，1、3、5年生存率分别为76%、48%和42%。单发结节以及胃原发肿瘤浆膜面未侵袭，是肝转移癌切除较好预后的独立影响指标，而肿瘤的分化程度、大小、淋巴结转移的程度、同时切除或异时切除、肝转移灶手术方式、术前CEA水平以及是否术后辅助化疗，均不是影响肝转移灶切除后患者生存的指标。而且所有生存时间超过5年的患者中均为肝转移单发病灶，肝多发转移的病人无一例生存超过3年。Shirabe等[201]多中心研究显示，胃原发灶淋巴浸润和静脉浸润以及肝转移灶数目（大于3个）是导致患者不良预后的独立危险因素，对于出现以上情况者，不主张手术治疗。Miyazaki等[202]报道就原发灶而言，影响胃癌肝转移灶切除的预后因素有病变程度、有无远处淋巴结转移；就肝转移灶而言，转移灶数目与预后成反比，1～2个转移灶5年生存率相似，3～4个以上则预后较差；转移灶体积大小亦是影响预后的重要因素，直径>4cm的预后较差，但不是手术禁忌证。Imamura等[203]研究认为，年龄大于或等于60岁、伴有肝外转移、浆膜浸润、淋巴结转移程度、原发肿瘤的组织分化程度、癌胚抗原水平、输血、手术切缘等均为胃癌肝转移的预后指标，但肝外转移是最危险的预后指标。Tsujimoto等[204]研究发现胃原发肿瘤的直径小于6cm，原发肿瘤行D2根治手术是胃癌肝转移病人预后较好的指标，而肝转移灶的大小、数目、切除方式（解剖性切除或非解剖性切除）、同时转移或异时转移、术后是否应用辅助化疗均不是影响患者预后的指标。

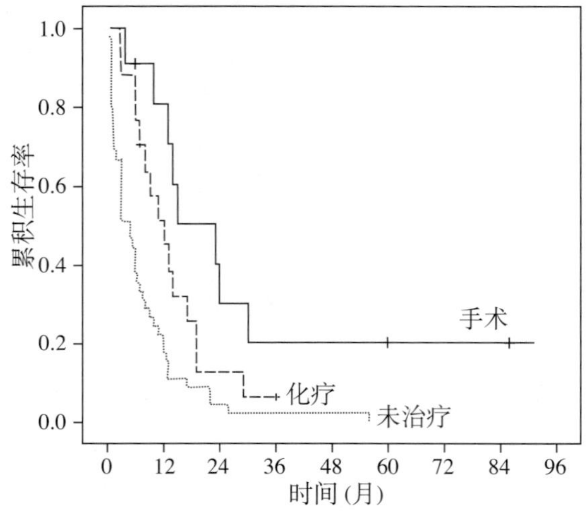

图18-159　胃癌肝转移灶不同治疗方法对预后的影响

关于胃癌肝转移灶切除术预后的相关研究结果各中心不尽相同，但总体来说，对于原发灶而言，较好的组织分化[205]、肿瘤浸润表浅[206]、无静脉和淋巴管侵袭[207]、淋巴结转移阴性[208]是肝转移灶切除后预后优良的指标。而对于肝转移灶而言，单发结节[209]、转移灶较小、异时性转移[210]、肝转移灶切缘阴性[211]是肝转移灶切除术后预后较好的指标（表 18-3[212]）。

2. 胃癌肝转移灶手术适应证的探讨　关于胃癌肝转移灶手术切除适应证的选择，不同学者意见并不完全统一，人们尝试着依据对胃癌肝转移灶手术切除预后影响因素研究的结论，提出一些胃癌肝转移灶手术切除的适应证。Oknano 等[199]通过对 807 例胃癌患者中 90 例肝转移患者肝切除术后影响的研究，认为符合下列条件可以考虑行肝转移灶手术切除：①不伴有腹膜转移和远处转移的同时性肝转移病人；②不伴有其他部位复发的异时性肝转移病人。Ambiru 等[210]认为除了前两项指标外，还需增加一项指标，即：在保证剩余肝功能的前提下，肝转移灶能够完整切除。Roh 等[213]则认为，只有单发肝转移灶，没有腹膜播散以及肝门部淋巴结转移和远处转移才适合手术治疗，与同时性或异时性肝转移无关。Koga 等[189]基于对肝转移术后预后分析的结果推荐，只有肝转移灶为单发的病例，接受手术切除后才可以获得长期生存。Ochiai 等[214]研究认为，只要胃原发灶不存在浆膜浸润，没有淋巴管和静脉浸润，无论肝转移灶是同时性或异时性，只要手术操作可行，病人能耐受手术，均应努力行肝切除手术。Sakamoto 等[215]建议胃癌肝转移灶位于单叶或肿瘤直径小于 4cm 可进行手术治疗。关于肝转移灶手术切缘的问题，目前尚存争议，一部分学者积极提倡 R0 切除或扩大切除，认为应该极力避免阳性切缘问题。Ambiru 等[216]利用单变量和多变量分析了 40 例胃癌肝转移行肝切除患者，其 2、5、10 年总生存率分别是 27%、18% 和 11%，其中 6 例生存超过 5 年。而这 6 例患者均接受了比区段肝切除范围更广的、具有足够无瘤切缘的、规则性的扩大半肝切除，并认为肝瘤切缘大于 1cm 时可改善胃癌肝切除患者预后。也有学者认为，为了避免切缘阳性进行扩大范围切除并不能改变胃癌肝转移患者预后。Cheon 等[217]研究发现，肝转移灶接受根治手术的病人生存期与姑息切除的病人生存期无统计学差异。

3. 胃癌肝转移灶手术时机的选择　关于手术时机，即肝转移灶与胃原发灶同时切除还是异时切除，各家报道也不统一，尚无定论。Bines 等[218]认为，同时性肝切除转移灶不能获得较好的预后，中位生存期仅为 8 个月，而肝转移灶异时切除可获得有意义的长期生存，中位生存期 74 个月，因此，他不主张肝转移灶与胃癌原发灶同时性切除。Shirabe 等[218]对之前发表的 12 篇涉及关于胃癌肝转移手术切除适应证的

表18-3　关于胃癌肝转灶手术切除的文献

作者	年	总病例数	5年生存率（%）	中位生存时间（月）	生存5年以上病例数（%）	预后相关因素
Miyazaki	1996	21	NA	NA	2(9.5)	孤立肝转移 肝转移灶切缘（>10mm）
Ambiru	2001	40	18	12	6 (15.0)	异时性肝转移，肝转移灶切缘
Imamura	2001	17	0	12	0 (0.0)	NA
Okano	2002	19	34	21	4 (21.1)	孤立肝转移，异时性肝转移
Saiura	2002	10	20	25	2 (20.0)	胃癌淋巴结转移
Shirabe	2003	36	26	NA	4 (11.1)	胃癌淋巴结及静脉受累，孤立肝转移
Roh	2005	11	27.3	19	2 (18.2)	孤立肝转移
Hirai	2006	14	41.6	NA	NA	NA
Koga	2007	42	42	34	8（19.0）	孤立肝转移
Sakamoto	2007	37	11	31	2（5.4）	一侧肝转移，肝转移灶（<4cm）
Tsujimoto	2010	17	31.5	34	5（29.4）	胃肿瘤（<6cm），D2淋巴结清扫

NA, 未描述

文献进行综合分析，认为：胃癌同时性肝转移手术死亡率高，在12篇报道中，229例病人，6例病人因手术相关死亡，其中3例为同时性肝切除，因此，他认为对于胃癌原发灶与肝转移灶同时性切除，需严格挑选耐受性好、难度不大的病人，但在这12篇报道中，25例生存超过5年的病人，11例为同时性切除，因此，他认为，同时性肝切除不是肝切除的禁忌证，只不过应该在大的医疗中心进行，需要各个学科良好配合，保证病人的安全。

不可切除的胃癌肝转移灶可以通过术前化疗或放疗，使肝转移灶转化为可切除。Takahashi等报道了2例胃癌不可切除性同时性肝转移经过S1联合低剂量顺铂（15mg/m^2）化疗1个周期后，肝转移成功转化为可切除，在肝转移灶切除后继续接受术后辅助治疗，生存期分别达17个月和12个月，一例患者在新辅助化疗期间出现明显的腹泻、皮疹和发热化疗相关毒副作用。Itani等[219]报道了一例44岁胃癌伴有肝第2、3、5段转移的病人，考虑为不可切除性肝多发转移，决定首先行CDDP联合S1化疗3个周期，3个周期后肝第2段肿瘤消失，第3、5段肿瘤直径分别为1.5cm和0.5cm，经评估后对第3段肝转移瘤行切除术，第5段肿瘤行微波消融治疗，术后恢复好。关于胃癌肝转移术前新辅助化疗的研究目前报道较少，多属散发报道，缺少大规模临床试验，其有效性和安全性还需要进一步研究。

（二）全身化疗

全身化疗被认为是转移性胃癌的主要治疗方法之一，虽然属于姑息治疗方法，但是一些随机对照临床研究证实，化疗可以使转移性胃癌中位生存期从3～5个月，延长到8～12个月[220]，体现了一定的治疗价值，但是治疗方案的选择不像大肠癌那样规范，何种为标准的治疗方案，也尚存争议。

20世纪中叶，氟尿嘧啶(5-fluororacil，5-Fu)开始应用于胃癌治疗，被誉为胃癌化疗的开端。此后多个以蒽环类、氟尿嘧啶和(或)顺铂(cisplatin，DDP)为基础的化疗方案逐渐开始应用于临床，其中影响较为广泛的方案为FAM(氟尿嘧啶、多柔比星、丝裂霉素)，FAMTX(氟尿嘧啶、多柔比星、甲氨蝶呤)与FUP（氟尿嘧啶、顺铂)。一项对照FUP方案、FAM方案与单药氟尿嘧啶的Ⅲ期临床试验表明，FUP方案在有效率及疾病进展时间上均具有显著的优势[221]，因此，至今在某些国家仍被作为首选的一线方案。由FAM方案衍生而来的FAMTX方案被证实不但具有较高的有效率，同时也延长了中位生存期[222]。Webb等[223]发表了一项随机临床研究，将ECF方案(表柔比星、顺铂、氟尿嘧啶)与FAMTX方案进行对照，ECF较之FAMTX方案获得了更高的有效率(45%：21%)和中位生存时间(819个月：517个月)。欧洲建议将ECF作为治疗进展期胃癌的标准化疗方案。

许多新药（如第三代铂类衍生物草酸铂、紫杉醇类、拓扑异构酶Ⅰ抑制剂喜树碱类以吉西他滨、培美曲塞、S1）的出现使晚期胃癌的化疗更为有效和安全。

奥沙利铂为第三代的铂类药物，抗瘤活性强，对多种肿瘤有效，毒副作用较低，与DDP无交叉耐药，而且与5-Fu有协同作用[224]。早期5-Fu是与顺铂联合应用，顺铂与5-Fu/CF联用使晚期胃癌的化疗效果有了明显提高。以5-Fu与顺铂(PDD)为基础的联合化疗有效率为30%～50%，但毒副反应较重，患者难以接受。美国2002年ASCO年会上报告FOLFOX方案（5-Fu/CF联合奥沙利铂）作为晚期胃癌的一线化疗，反应率为42.0%～53.0%，中位生存时间为8个月左右。Louvet等[225]对53例转移性胃癌入组病人进行了化疗方案为FOLFOX方案的Ⅱ期临床试验，有效率为44.9%，总生存期为8.6个月，疾病无进展生存期为6.2个月；并且安全性好，Ⅲ～Ⅳ度毒性反应的发生率很低，试验组中与奥沙利铂相关的常见毒性为外周神经毒性，发生外周神经毒性的病人占21%。奥沙利铂突出的不良反应为外周神经毒性，并且随累积剂量增加而加重，累积量达到800mg/m^{2}时，出现功能障碍者达10%～15%，但一般呈可逆性，在停药12～13周逐渐恢复。

紫杉醇类药物是由欧洲紫杉针叶中提取的前体物经半合成而成，可与游离微管蛋白结合，促进微管蛋白装配成稳定微管并抑制其解聚，使游离微管蛋白数量明显减少，从而抑制细胞有丝分裂和增殖。研究发现紫杉类药物对晚期胃癌的有效率可达 11% ~ 24%，主要不良反应为骨髓抑制 [226]。2003 年美国临床肿瘤协作中心 (ASCO) 年会报告了 TAX325 Ⅲ期临床中期研究结果，该研究将 TCF 方案（紫杉醇联合顺铂、5-Fu）与 CF 方案（DDP + 5-Fu）进行比较，结果显示，TCF 组和 CF 组的有效率分别为 38.7% 和 23.3%，中位疾病进展时间分别为 5.2 个月和 3.7 个月（P=0.0008)，TCF 组血液学毒性、腹泻、口腔炎等常见不良反应的发生率较高，但 TCF 组的生活质量（包括总体健康状况在内）的维持时间长于常规四氢叶酸方案组 [227]。瑞典临床和流行病学肿瘤研究组 (SAKK) 开展的多中心的Ⅱ期临床试验 [228]，将 119 例晚期胃癌患者分为 ECF［EPI（表柔比星）+ DDP（顺铂）+ 5-Fu]，DC［TXT（多西他赛，多西紫杉醇）+ DDP]，DCF (TXT + DDP + 5-Fu) 组。研究显示 DCF 方案治疗胃癌的缓解率达到 56%，明显优于其他两组，但其粒细胞减少发生率明显高于其他两组。Chao 等 [229] 以紫杉醇联合亚叶酸钙以及 5-Fu 治疗 66 例晚期胃癌患者（其中 21 例曾接受化疗），研究发现未接受过化疗组的有效率 45.9%，而曾接受化疗组的有效率为 22.9%，中位生存期分别为 48 周和 28 周。常见的毒性反应为Ⅲ / Ⅳ度粒细胞减少。

伊立替康为喜树碱类药物，通过抑制拓扑异构酶 I 而产生细胞毒作用，在胃腺癌治疗中显示了较高的疗效。Beretta 等 [230] 进行的Ⅱ期临床研究显示，单药伊立替康治疗胃癌的有效率为 18% ~ 23%。在实际临床工作中，伊立替康常与其他药物联合应用，包括伊立替康联合顺铂，伊立替康联合 5-Fu 和亚叶酸，以及伊立替康联合丝裂霉素等。Moehler 等 [231] 报道 25 例伊立替康联合 5-Fu 的每周方案治疗晚期胃癌，其缓解率为 20%（CR + PR），36% 的病人化疗后肿瘤稳定，总体肿瘤控制率为 56%，中位生存期为 7 个月。Kang 等 [232] 对 26 例转移性胃癌和复发性胃癌病人应用伊立替康联合 5-Fu 和亚叶酸作为一线治疗，总反应率为 46.2%，总体生存时间为 9 个月。Kim 等 [233] 对 33 例既往接受以 5-Fu 为基础化疗后出现胃癌肿瘤复发、转移的病人进行 FOLFIRI（伊立替康 + 5-Fu + 亚叶酸）化疗的Ⅱ期临床试验，其中作为二线治疗的患者 27 例，作为三线治疗的患者 4 例，四线治疗的患者 2 例，平均化疗周期数为 3 个周期（1 ~ 15 个周期），总反应率为 18.2%，疾病控制率为 36%，平均总体生存时间为 5.1 个月，疾病进展时间为 2.3 个月。Seo 等 [234] 对 51 例铂类治疗失败的转移性胃癌患者进行 FOLFIRI 二线化疗，化疗周期共 282 个，化疗后无完全缓解病例，9 例病人部分缓解，15 例患者疾病稳定，平均无进展生存时间和平均总体生存时间分别为 3.2 个月和 9.1 个月，总体化疗可以耐受，在 43 个周期的化疗中出现 3 ~ 4 级的中性粒细胞减少症，Seo 等认为 FOLFIRI 化疗方案对于转移性胃癌可以耐受，具有中度有效性。该类药物常见毒性反应为腹泻和粒细胞减少等。

卡培他滨是口服氟尿嘧啶氨甲酸酯类抗癌药，由小肠完整吸收，在肝及肿瘤内通过羧酸酯酶 (CE) 与胞苷脱氨酶 (CyD) 作用产生两种中间产物脱氧氟胞苷 (5'-FCR) 及脱氧氟尿苷 (5'-DFUR)，最后在瘤内由胸苷磷酸化酶 (TP) 激活产生 5-Fu。肿瘤内 TP 酶浓度高于正常组织，因此可达到选择性杀伤癌细胞的目的。试验表明奥沙利铂、丝裂霉素及多西他赛（多西紫杉醇）可明显上调 TP 酶活性，联合用药可增加卡培他滨抗癌疗效。日本 Wasaburo 等 [235] 最先报告了卡培他滨（希罗达）单药治疗进展期胃癌的Ⅱ期临床研究，共入组 31 例胃癌患者，每天口服卡培他滨 1657mg/m^2，连用 3 周，每 4 周重复一次；结果显示：客观有效率达到 19.4%，中位生存期和中位疾病进展时间分别为 248 天和 85 天。Hong 等 [236] 进行了一项卡培他滨治疗晚期 / 转移性胃癌的多中心Ⅱ期临床研究，共入选 44 例初治的胃癌病例，40 例可以评价疗效，口服卡培他滨 1250mg/m^2，bid，d1 ~ 14，每 3 周重复。研究发现：部分缓解 15 例 (34%)，疾病稳定 13 例 (30%)，中位疾病进展生存时间为 3.2 个月，中位生存期为 9.5 个月；主要的不良反应有手足综合征 (68.2%)、恶心 (27.3%)、腹泻 (27.3%) 和厌食 (20.5%)。Sakamoto 等 [215] 报告了一项 60 例初治晚期胃癌患者应用卡培他滨治疗多中心Ⅱ期临床研究。化疗方案为卡培他滨 828mg/m^2，bid，d1 ~ 21，每 4 周重复，客观有效率为 29%，另有

20% 的患者获得疾病稳定；如果按意向性治疗分析，客观有效率为 23%，中位疾病进展时间为 3.4 个月，中位生存期为 10.0 个月。因此，单药卡培他滨方案作为一线治疗晚期胃癌有效率高，耐受良好。卡培他滨联合铂类化疗方案的证据来自两项Ⅲ期临床研究（ML17032 试验和 REAL2 试验）[237, 238]，这两个研究均显示卡培他滨组患者总体生存时间不差于 5-Fu 生存期。REAL2 试验是来自于包括英国、欧盟等 61 个中心的 1002 个病例的进展期胃癌的化疗方案对比性临床研究，研究发现卡培他滨联合奥沙利铂组与静脉 5-Fu 联合奥沙利铂组相比，总体生存期分别为 10.9 个月和 9.6 个月，无进展生存期分别为 6.7 个月和 6.2 个月，两者均无统计学差异。ML17032 试验为来自包括中国、南美、东欧等 46 个中心 316 例进展期胃癌的Ⅲ期临床试验，研究发现总体生存期分别为 10.5 个月和 9.3 个月，无进展生存期分别为 5.6 个月和 5.0 个月，两者均无统计学差异。两个试验结果均为非劣性的。但此后来自对 REAL2 和 ML17032 的 meta 分析[239]显示，虽然无进展生存期卡培他滨联合奥沙利铂组与静脉 5-Fu 组相比无统计学差异（分别为 199 天和 182 天，P=0.09），但是总体生存时间卡培他滨联合奥沙利铂组明显优于静脉 5-Fu 联合奥沙利铂组（分别为 322 天和 285 天，P=0.02）。Ocvirk 等[240]报告了卡培他滨联合表柔比星 / 顺铂（ECX）对比表柔比星 / 顺铂 /5-Fu（ECF）治疗晚期胃癌的临床研究，共 71 例患者参加试验。结果显示，ECX 组作为晚期胃癌一线化疗，其疗效优于常用的 ECF 方案，并且使用更为方便。

S1（替吉奥胶囊）是第三代氟尿嘧啶衍生物口服抗癌剂，它包括替加氟（FT）和 2 种生化修饰剂：吉莫斯特（gimeracil, CDHP）及奥替拉西（oteracil potassium, OXO），按 1 ∶ 0.4 ∶ 1 组成。FT 是 5-Fu 的前体药物，在肝经细胞色素 P450 系统作用生成 5-Fu，具有较好的口服生物利用度，半衰期长达 12 小时。CDHP 能够抑制二氢嘧啶脱氢酶，阻止 5-Fu 不被降解。S1 代谢后在血中产生 5-Fu 的持效时间保持较长，其半衰期为（13.1 ± 3.1）小时，平均滞留时间为（13.2 ± 1.7）小时，从而取得与 5-Fu 持续静脉输注类似的疗效。一项Ⅱ期临床研究显示，S1 单药治疗对进展期胃癌反应率为 44% ~ 54%，对胃癌肝转移患者的有效率为 25% ~ 31%[241]。SPIRITS 试验[242]共包括 305 例无化疗史且已不能切除的复发性或进展期胃癌患者，给药方案分别为：S1 40 ~ 60mg/m^2，bid × 4w，q6w；S1 + DDP 组为：S1 40 ~ 60mg/m^2，bid × 3w；DDP（顺铂）60mg/m^2，d8，q5w。2 年随访结果显现，S1 组与 S1 + DDP 组的反应率分别为 31.1% 和 54.0%（P=0.001），平均无进展生存时间分别为 4.0 个月和 6.0 个月（P<0.001），平均总体生存时间分别为 11.0 个月和 13.0 个月 (P=0.036)。这个试验使 S1 联合顺铂化疗成为日本进展期胃癌标准化疗方案之一。但另外一个Ⅲ期随机对照研究（GC0301/TOP-002 研究）[243]显示，S1 联合盐酸伊立替康注射液（开普拓）对预后的影响并不优于 S1 单药治疗。Yoshida 等[244]对进展期胃癌进行的Ⅱ期临床试验显示，S1 联合多西他赛对胃癌肝转移的病人有最高的反应率（64.7%），其次为伴有局部淋巴结转移的病人和伴有腹膜转移的病人，反应率均为：60.0%。FLAGS 是一项全球多中心随机对照的晚期胃癌一线治疗的Ⅲ期临床试验[245]，被认为是 2009 ASCO 会议最重要的研究之一，它是第一个在日本以外的西方国家进行的大规模Ⅲ期临床试验。该项研究共入组 1053 例患者，随机给予 CS（顺铂 + S1）治疗或 CF（顺铂 + 5-Fu）治疗。CS 组用药方案为：DDP 75mg/m^2，d1；S1 为 25mg/m^2，bid × 3w，4 周为 1 个疗程，共 6 疗程。CF 组用药方案为：DDP 100mg/m^2，d1；5-Fu 为 1 000mg/m^2 持续静脉滴注 5 天，4 周为 1 个疗程，共 6 个疗程。研究发现：CS 组和 CF 组生存情况无统计学差异，总体生存时间分别为 8.6 个月和 7.9 个月（P=0.198），肿瘤无进展生存时间分别为 4.8 个月和 5.5 个月（P=0.952）。可见，FLAGS 是一个非劣性结果，证明在西方晚期胃癌人群中，S1 联合顺铂方案的疗效并不优于 5-Fu 联合顺铂的标准治疗方案，没有达到 FDA 批准 S1 作为晚期胃癌标准治疗药物的要求。S1 联合紫杉醇类药物的治疗，国际研究也尝试着进行探索。一项Ⅱ期临床研究，即 SC101 研究[246]，晚期胃癌患者接受一线化疗方案时被分为两组：DS（多西他赛为 35mg/m^2，d1、d8，S1 为 70mg/m^2，d1 ~

d14，3 周重复）和 DC 组（多西他赛 35mg/m^2，d1、d8，顺铂为 35mg/m^2，d1、d8，3 周重复）。DS 组共纳入患者 39 例，DC 组共纳入患者 41 例。客观缓解率分别为 43.6% 和 24.3%，中位无进展生存时间分别为 198 天和 143 天，均存在统计学差异，该项研究显示多西他赛联合 S1 用药是有效的，有必要进一步开展Ⅲ期临床试验。

另外，胃癌肝转移病人可发生肝功能异常。肝功能受损常被认为是化疗的相对禁忌证，但也有学者认为，肝转移病人肝功能受损并不是化疗的禁忌证。韩国 Hwang 等[247] 报道了一例胃癌肝多发转移伴有肝功能异常的病人，患者谷丙转氨酶 340U/L（正常值 0 ~ 40U/L），总胆红素为 10.9mg/dl（正常值：0.3 ~ 1.2mg/dl），直接胆红素 8.5mg/dl（正常值：0 ~ 0.2mg/dl）。给予患者 XELOX 化疗方案［注射用奥沙利铂（乐沙定）130mg/m^2，卡培他滨（希罗达）1000 mg/m^2］，经过两个周期化疗后，总胆红素降为 2.1mg/dl（正常值：0.3 ~ 1.2 mg/dl），谷丙转氨酶降至 48U/L，并且 4 个周期化疗后影像学评估，肝肿瘤明显缩小（图 18-160），在完成 6 个周期的化疗方案时，肝酶学指标已降到正常水平。该文作者指出，胃癌肝转移病人出现肝功能异常并非化疗禁忌证，在应用化疗方案后，仍使疾病得到有效控制。但胃癌肝转移肝功能异常病人化疗的耐受性以及方案的选择，仍需大样本的随机对照研究进一步积累经验。

（三）分子靶向治疗

分子靶向治疗是以肿瘤细胞过度表达的某些标志性分子为靶点，选择有针对性的阻断剂，有效干预受该标志性分子调控并与肿瘤发生密切相关的信号转导通路，从而达到抑制肿瘤生长、进展及转移的效果。这种疗法具有分子特异性和选择性，能高效并选择性地杀伤肿瘤细胞，减少对

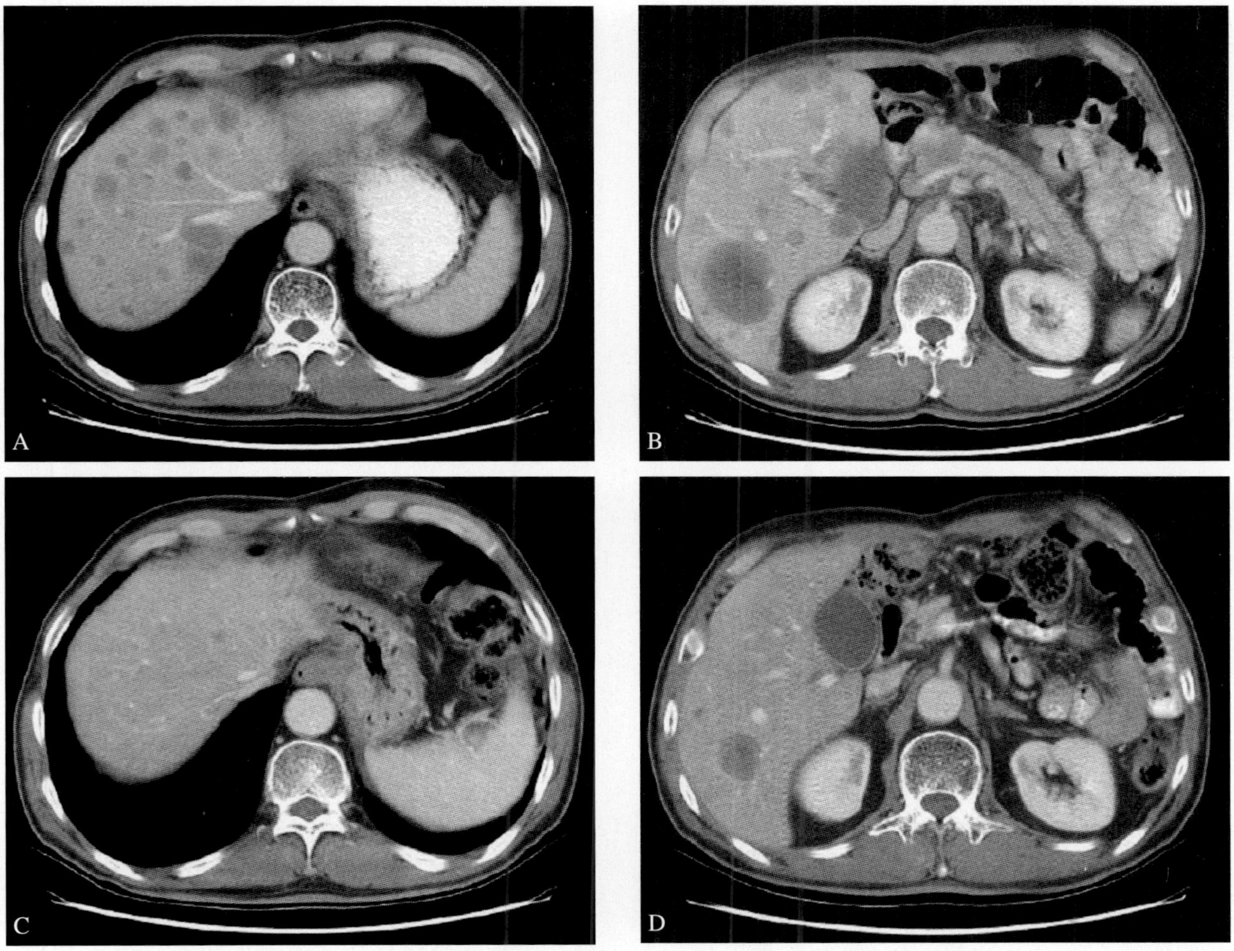

图18-160　A，B. 胃癌肝转移灶化疗前情况；C，D. 胃癌肝转移灶化疗后情况

人体正常组织的损伤，是目前肿瘤治疗领域发展的新方向。

Memorial Sloan Kettering 癌症中心的 Shah 等[248]报道了贝伐单抗联合一线化疗药物治疗无法手术治疗或转移性胃癌及胃食管连接部腺癌的临床研究。入组患者共 47 例，治疗方案如下：第 1 天贝伐单抗 15mg/kg，第 2、8 天伊立替康 65mg/m^2，顺铂 30mg/m^2，21 天为 1 个周期。结果显示：在可评价的 34 例病例中总有效率为 65%，其中 20 例部分缓解，2 例完全缓解，中位进展时间为 8.3 个月，带瘤生存时间与既往对照，提高了 75%，中位生存时间为 12.3 个月。但该研究中出现较多的不良反应，比如栓塞性疾病发生率达 25%，白细胞减少发生率达 45%，淋巴细胞减少发生率达 91%。因此，该项研究得出结论：该方案具有有效的抗肿瘤效果，但同时伴随较高的不良反应发生率，其在晚期胃癌中的有效性和安全性有待于深入研究。

研究发现大约 20% ~ 40% 的胃癌患者存在表皮生长因子受体（EGFR）的过表达，EGFR 过表达与组织学级别高、神经侵犯、弥漫型胃癌相关，是预后不良的独立因素[249]。西妥昔单抗作为表皮生长因子受体（EGFR）单克隆抗体，可单独使用也可与化疗药物联合应用。一项Ⅱ期临床研究中[250]，采用西妥昔单抗与 FOLFOX 方案联合一线治疗转移性胃癌，共有 46 例患者可评价疗效，其客观有效率高达 65.2%，中位生存期为 9.5 个月。Pinto 等[251]进行的一项Ⅱ期临床研究显示：FOLFIRI 方案联合西妥昔单抗一线治疗晚期胃癌，缓解率达 44.1%，疾病稳定率为 47.1%，中位 TTP 为 8 个月，随访 11 个月时仍有超过一半的患者存活，预计中位生存期将达 16 个月。德国学者 Stein 等[252]将西妥昔单抗联合伊立替康为主方案用于 13 例化疗失败晚期胃癌的治疗，其中 3 例为二线，10 例为三线及三线以上治疗，7 例患者曾经使用过含伊立替康的化疗方案。结果客观缓解率可达 23%，DCR 为 54%，中位 TTP 为 11 周，中位总体生存时间为 14 周。其中曾经使用过伊立替康化疗的患者 DCR 达 43%。Tebbutt 等[253]报道 35 例经多西他赛治疗的晚期胃癌患者，病情进展后继续使用多西他赛 30mg/m^2，第 1 天、第 8 天使用，3 周重复，并联合西妥昔单抗治疗，结果 6% 的患者病灶缩小达 PR，43% 患者疾病稳定，中位 TTP 为 2.1 个月，中位 OS 为 5.3 个月。西妥昔单抗主要不良反应是全身无力、不适、皮疹，少数可出现过敏和输液反应，加化疗药物后不良反应可加重。另外，虽然西妥昔单抗在结直肠癌中只能用于 KRAS 基因野生型患者，此已成定论，但文献报道胃癌的 KRAS 基因突变率仅为 7% ~ 20%[254]，因此，KRAS 基因状态对胃癌的治疗效果影响较小，KRAS 基因状态对西妥昔单抗治疗影响的作用有待于进一步研究。

赫赛汀（曲妥珠单抗）是被美国 FDA 批准上市的第一种重组 DNA 衍生的人源化 mAb，用于治疗 Her-2 过度表达的恶性肿瘤。Her-2 过度表达常见于乳腺癌、卵巢癌及胃癌等，与肿瘤的侵袭、转移、化疗耐药及预后不良有明显的相关性。研究显示，10% ~ 55% 的胃癌中有 Her-2 呈过表达。ToGA 试验（Trastuzumab with Chemotherapy in HER-2 Positive Advanced Gastric Cancer）是一个随机对照、开放性国际多中心Ⅲ期临床试验，针对的人群为 Her-2 阳性的进展期胃癌患者，总体生存为其主要研究终点。其入组方案为赫赛汀联合标准化疗方案（卡培他滨或静脉注射 5-Fu 加顺铂）作为一线 Her-2 阳性胃癌治疗与相同的标准化疗方案。与接受不含赫赛汀的化疗方案相比，赫赛汀降低了 Her-2 阳性进展期和不宜手术的胃癌病人的死亡风险 26%，赫赛汀联合标准化疗方案（卡培他滨或者 5-Fu 加顺铂）使病人的平均寿命延长 2.7 个月，直至 13.8 个月。联合赫赛汀后，化疗药物的缓解率从 34.5% 增加到 47.3%，同时亚组分析表明高水平 Her-2 阳性胃癌患者可得到更大益处，他们的寿命延长到 16 个月，死亡风险平均降低 35%。在安全性方面，两组总体不良反应发生谱相似，这项试验使欧盟委员会批准 Her-2 阳性胃癌在化疗时可联合使用赫赛汀。

（四）肝动脉导管化疗

肝动脉导管化疗可以使肿瘤局部有较高的药物浓度，而产生较小的全身反应[255]。HAI 对胃癌肝转移治疗的临床研究报道不多。Yonemura 等[256]报道，经肝动脉导管注入丝裂霉素和顺铂，胃癌肝转移灶的反应率为 73%（17/23），中位生存时间为11.8个月。Arai等[257]进行的Ⅱ期临床研究显示，对胃癌肝转移灶进行经肝动脉导管5-Fu、多柔比星、丝裂霉素联合化疗，也表现出较高的反应率，反应率为73%（22/30）。Kumada等[258]对63例胃癌肝转移病人进行了经肝动脉导管FEM方案（5-Fu＋表柔比星＋丝裂霉素）化疗，完全反应1例，部分反应32例，肿物未变化21例，疾病进展7例，反应率为55%，中位生存期为10.5个月。对于肝转移灶局部虽然可表现出一定的治疗效果，但是大部分病人存在肝外转移灶，因此病人常因肝外转移灶而死亡，肝动脉导管化疗并没有真正达到改善生存期的目的。Ojima等[259]对37例胃癌同时性肝多发转移的病人进行研究，分为HAI组18例，非HAI组19例（包括全身化疗15例，支持治疗4例），HAI组15例产生较好的效果，有效率为83%（CR＋PR），但是中位生存期只有19.2个月，生存超过5年的只占5.6%。与非HAI组中位生存时间8.8个月相比，HAI没有延长患者生存期，并未改变预后。

（五）射频消融

射频消融目前已被认为是治疗原发实体肿瘤或转移肿瘤常用的治疗方法之一[260, 261]。射频消融治疗最适合直径小于4cm的病灶，只需一次置入多极探针，就可产生直径达5～6cm球形烧灼区。主要适用于不宜接受全麻的肝小肿瘤患者，或用于大块肝切除术后局限性复发的患者。但随着技术的进步，其适应证正在不断扩大。据文献报道，对于结直肠癌肝转移，射频消融反应率为66%[262]，经手术或经皮穿刺射频消融术肿瘤1年控制率分别可达94%和90%[263]，但在胃癌中的作用尚无定论。Hwang等[264]对73例胃癌肝转移病人进行Cox模型预后相关分析发现，射频消融治疗±化疗是影响预后的独立危险因素，接受射频消融病人中位生存时间为22个月，明显优于TACE±化疗、单纯化疗、支持治疗的生存期，后三者中位生存期分别为7个月、3个月、3个月。肿瘤的大小是影响射频消融效果和预后的重要因素。研究显示，如果射频消融的肿瘤小于2.5cm，则有90%的机会肿瘤被完全消融损毁，而大于5cm的肿瘤，射频消融能够完全损毁的机会不到50%。Gannon等[265]也认为如果肿瘤大于5cm，则不建议进行射频消融治疗。肝转移瘤的数目被认为是影响射频消融预后的另外一个重要因素。Gannon等认为如果肝肿瘤数目大于5个，射频消融治疗不能使病人预后获益。

（六）冷冻消融术

冷冻消融是使用多年的局部消融技术之一。冷冻消融治疗肝转移的机制包括：①低温直接杀伤作用；②低温导致细胞外血管血栓形成；③电解质浓度改变致细胞脱水死亡；④诱导细胞缺氧。冷冻消融可在剖腹探查时进行，或在腹腔镜探查时使用。治疗过程包括：向肿瘤组织中插入直径5～10mm的探针，将制冷剂（通常为－196℃的液氮）注入探针。超声对于监测冷冻的范围是很有帮助的。通常冷冻范围要包括肿瘤边缘1cm范围正常组织在内的区域，以确保疗效。对于巨大瘤体，可同时应用多个探针。每个治疗通常包括1～2次持续5～15min的冷冻，其后探针温度复原并撤出瘤体。穿刺部位压迫止血。冷冻消融适用于散在分布、难以切除的肝转移灶。

五、展　望

目前，胃癌肝转移的治疗正处于探索阶段，与结直肠癌肝转移的治疗相比，治疗方案尚不规范，疗效也欠佳，但是随着新型有效化疗药物及化疗方案的出现，胃癌肝转移手术适应证的拓展，新型辅助治疗方法的涌现，多个学科的综合治疗理念的介入以及大规模多中心临床试验的循证医学结论的提出，胃癌肝转移的治疗必将朝着一个更加规范、更为有效的方向发展。

（叶颖江　申占龙　王杉）

第十节　残胃癌的外科治疗

残胃癌（gastric stump carcinoma，GSC）的概念自1922年由Balfour首次提出以来，其定义一直存有争议。一般认为应包括两个方面——狭义残胃癌和广义残胃癌。国内外多数学者主张，狭义残胃癌指因胃十二指肠良性疾病行胃大部切除术若干年后残胃内发生的癌，即传统意义上的残胃癌；广义残胃癌则不论初始疾病性质与手术方式，凡施行过部分或大部胃切除者若干年后残胃内发生的癌即为残胃癌，包括近侧和远侧残胃癌。后一种定义逐渐被大多数人接受，成为目前的新观念[266]。但关于胃首次手术至残胃癌发生的时间间隔界定尚存争议，为了除外首次手术时遗漏在残胃内的肿瘤，规定必须经过若干年，胃良性疾病术后，多数学者主张需经过 5 年，亦有主张需经过 10 年以上者，而胃恶性疾病要求经过 10 年以上，才能列入残胃癌。本文残胃癌指广义残胃癌。

随着诊断技术的不断进步，以及对残胃这种特殊癌前状态认识的进一步深入，残胃癌的检出率有所提高。日本报告胃远端大部切除术后近侧残胃癌占日本全部胃癌的 1% ~ 2%[267]。况且，由于胃癌术后病人的生存期延长，这一比率正逐年升高。然而，临床上诊断的残胃癌大多为进展期病例，手术切除率与术后存活率不尽如人意。早期残胃癌缺乏特征性临床表现，诊断较为困难，但早期残胃癌的预后良好，日本报道早期残胃癌术后 5 年存活率可达 85%，甚至接近于原发性早期胃癌的预后[268]。因此，对如何早期诊断残胃癌及对早期残胃癌进行合理治疗应给予足够的重视，提高早期残胃癌的检出率是改善残胃癌总体预后的关键。

一、残胃癌的流行病学

残胃癌的发生机制目前尚无定论，一般认为年龄、性别、首次术后间隔时间、吻合方式、幽门螺旋杆菌（Hp）感染、十二指肠液或小肠液反流、胃泌素下降等因素与残胃癌发生可能有一定关系。流行病学研究发现，初次胃手术时病人年龄越大，发生残胃癌的间隔时间越短；男：女为（4 ~ 9）：1[269]。残胃癌的发生率在 2.6% ~ 9.0%[270]，另外随着近端早期胃癌行近端胃次全切除病例的逐步增加，远端残胃癌的发生率也在增加[271]。自首例残胃癌报告以来已近百年。人们认识到残胃癌的发病率与大部胃切除术后经过时间成正相关，多发生于术后 10 ~ 20 年，胃切除术后 25 年以上，残胃癌发病率比未行胃切除的高 6 倍，35 年以上者高 8 倍以上。甚至有学者认为胃大部切除病人只要生存时间足够长就会不可避免地发生残胃癌[272]。

首次胃手术的方式与残胃癌的发生有一定关系，残胃癌绝大多数发生于远端胃大部切除术行 Billroth Ⅱ式重建的病人。残胃癌可以发生在残胃的任何部位，好发于吻合口及残胃前壁小弯侧，以吻合口残胃侧多见。远端胃大部分切除术后，残胃由于解剖生理改变，存在不同程度的十二指肠液或小肠液反流现象，加重胃黏膜损伤，同时远端胃大部切除术切除了胃窦以后，胃泌素分泌水平明显低下，削弱了胃泌素的营养与保护胃黏膜作用。此外，Hp 感染与碱性反流肠液有协同致病作用，使残胃黏膜严重萎缩、肠化，甚至导致癌变。Seoane 等研究表明 Hp 感染与残胃癌的发生密切相关[272]。

二、残胃癌的临床表现与诊断

早期残胃癌无特异性临床表现，一般表现为上腹不适、涨满感、消化不良或残胃炎等，常误认为胃术后胃肠功能紊乱症状，但当出现体重下降、呕血、黑便或呕吐等症状时常已属进展期残胃癌。临床上早期残胃癌病人往往由于其他主诉而进行全面体检时被诊断为残胃癌。Sowa 等报告，胃镜普查发现早期残胃癌的病人中约 61% 无任何临床症状[273]。中国医科大学附属第一医院肿瘤外科收治的早期残胃癌病人中，55.6% 的病人因非特异性临床症状行体检复查胃镜时被确诊[274]。

残胃癌的早期诊断较为困难。由于早期残胃癌无特异性临床表现，多数胃大部切除病人失去进一步有针对性检查的机会，因此，临床上确诊的残胃癌多为临床症状较为明显的进展期残胃癌，手术切除率较低，预后较差。凡胃初次术后超过 10 年，尤其行 Billroth Ⅱ式重建者，近期频繁出现上腹部隐痛不适和消化不良症状者，应给予深入检查，以期早期发现、早期诊断及进行合理的早期治疗。多数研究报告认为，提高早期残胃癌的诊断水平可能是进一步从总体上改善残胃癌病人预后的唯一途径。笔者认为，为提高早期残胃癌发现率，除专业医生的知识水准与临床经验外，有赖于医生的警惕性和病人的依从性。如果因胃恶性疾病行胃大部切除术，嘱病人术后定期复查胃镜及活检，病人基本可依从；但如果因胃十二指肠良性疾病行胃大部切除术，需长时间定期复查胃镜及活检，病人的依从性多较差，尤其无症状者。当然，加强对专业医生的培训与加大对病人的宣教力度亦十分重要。

近年来，由于溃疡病药物治疗的巨大进步，因胃十二指肠溃疡行胃大部切除术的病例锐减，狭义残胃癌较前减少。相反，由于治疗技术的不断进步，早期胃癌检出率增加，根治术后疗效提高，尤其日本等国早、中期胃癌比例大幅增加，使胃癌根治术后发生的残胃癌比例逐年增加。此类病人对术后定期复查胃镜及活检的较好依从性有望使早期残胃癌的检出率提高。

目前，诊断残胃癌首选的主要手段为胃镜及活检，尤其近年来胃镜诊断技术不断进步，如超声胃镜、放大胃镜、色素胃镜、共聚焦胃镜等，提高了胃镜及活检诊断的准确率，但对初次胃术后病人胃镜检查周期尚未达成共识。X 线残胃气钡双对比造影、CT 及 MRI 是残胃癌主要的影像学诊断与评价手段。其中，CT 和 MRI 在残胃癌的术前分期评估上有较大价值，T 分期准确率可达 85% 以上。但需注意残胃周围索条或脂肪间隙密度增高，应结合浆膜面形态判断以防止 T3 过估。评价残胃癌淋巴结 N 分期时，应注意初次手术导致的残胃淋巴引流改变规律。

关于残胃癌的早期诊断，除常规外，笔者认为应注意以下几个问题：①应建立和完善随访与定期复查胃镜及活检制度；②尽可能采用 MDT 模式，包括内镜、外科、内科、病理及影像等专业医生；③首选胃镜及活检；④重视常见部位，病变不典型时应多点随机取材；⑤注意特殊类型早期残胃癌，如浅表广泛型癌、微小癌及多发癌等；⑥对首次残胃组织活检诊断为胃黏膜异型增生（mucosal dysplasia）者，应列为高风险人群，可缩短胃镜及活检复查周期，甚至有学者认为残胃黏膜异常增生应作为早期残胃癌筛查的组织学标志（histological marker）[269]。对胃良性疾病行胃大部分切除术后 10 年以上病人应进行定期胃镜检查，行胃癌根治性胃切除术后的病人每 1～2 年进行 1 次内镜检查及活检是早期诊断的重要途径。

三、残胃的淋巴引流特点与残胃癌淋巴结转移规律

首次手术切除胃的大部分，胃周组织破损，脉管也被结扎切断。与再次手术有主要关系者，是残胃淋巴流发生改变。广濑和米村等学者经犬实验和临床研究，发现残胃周淋巴管数增加且扩张，流向有逆行改变，形成残胃特有的淋巴流向。小弯侧因胃左动脉降支被切断，沿胃左动脉的淋巴流改向贲门右走行，再转向腹腔动脉周围。大弯侧淋巴流主要走行于脾门与脾动脉干区。另外，残胃壁内淋巴流与其周连接脏器均相通。即贲门胃底淋巴流可通过食管胃连接环流入食管下端。残胃肛侧淋巴流，可流入十二指肠壁内（Billroth Ⅰ式吻合）或空肠壁内（Billroth Ⅱ式吻合）。尤其是行胃切除 Billroth Ⅱ式吻合术后残胃癌患者，癌细胞可通过胃空肠吻合口，向其所属系膜的淋巴结转移，直达肠系膜根部淋巴结。临床上发现残胃癌淋巴流向、转移与首次手术的重建方式有关（图 18-161，图 18-162）[275]。初次胃手术时胃左动脉是否切断与残胃淋巴流形成及构建密切相关，初次胃手术时若未切断胃左动脉，残胃淋巴流与正常状态下胃上部淋巴流向基本一致；而胃左动脉切断的残胃淋巴流以脾动脉路径淋巴引流为主要路径。目前认为，由于首次手术导致残胃的淋巴引流与局部解剖发生改变，残胃的淋巴引流主要有以下路径[276]：①逆向引流：首次手术胃左动脉被切断，沿胃左动脉的淋巴引流改向贲门右动脉走行，再转向腹腔动脉周围；②胃短血管途径：切断了胃左动脉，阻断了淋巴液向腹腔动脉旁淋巴结的引流，而通过胃短血管周围淋巴结向脾门淋巴结和脾动脉周围

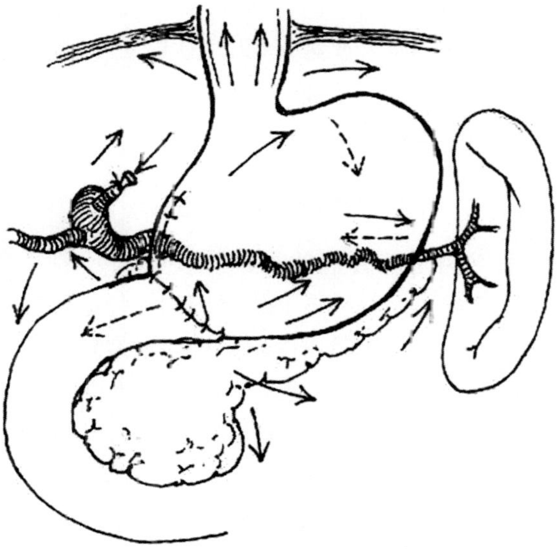

图18-161　Billroth Ⅰ式吻合术后淋巴流

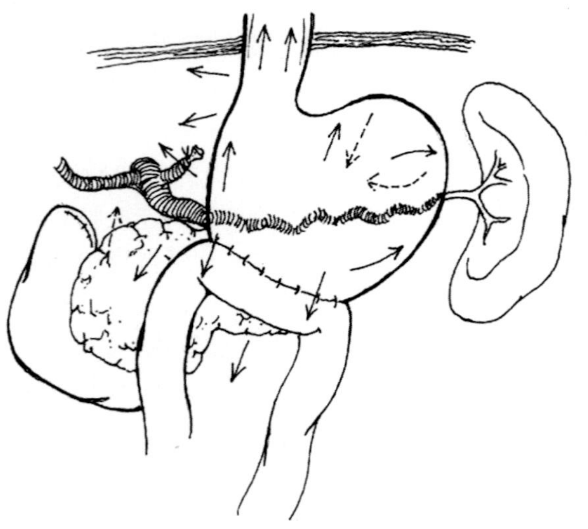

图18-162 Billroth Ⅱ式吻合术后淋巴流

淋巴结的引流未受到影响；③胃吻合的十二指肠或空肠及其系膜方向产生新的淋巴通路引流；④纵隔内的淋巴引流。

淋巴结转移是影响残胃癌预后的重要因素之一，残胃癌较原发性胃上部癌更容易发生淋巴结转移，特别是脾动脉旁及脾门淋巴结的阳性率较原发性胃上部癌高。据文献报道，残胃癌的淋巴结转移率一般为60%～69%，其第1站的淋巴结转移率为55%，第2站的淋巴结转移率为44%。初次良性病变手术后的残胃癌第1站的淋巴结No.1、No.2、No.3、No.4具有高转移率，并且远远高于第2站的淋巴结转移率。初次恶性病变手术后的残胃癌，通常是第2站以上的远处淋巴结转移率高于第1站，主要是No.10、No.11的淋巴结呈现高转移率。

四、残胃癌的外科治疗

手术仍是残胃癌治疗的主要手段，但迄今尚无标准术式。一些早期残胃癌的治疗亦可采用缩小手术，甚至内镜下手术。进展期残胃癌的治疗原则是以手术为主的综合治疗，当然，采用MDT模式充分评估，对残胃癌病人获得合理的“个体化”治疗具有重要意义。

（一）早期残胃癌的合理治疗

目前，早期残胃癌的主要治疗方法包括：①内镜黏膜切除术（endoscopic mucosal resection，EMR）；②内镜黏膜下剥离术（endoscopic submucosal dissection，ESD）；③根治切除手术，指传统开腹和腹腔镜手术。一般认为，早期残胃癌内镜下根治切除的前提条件主要为无淋巴结转移，非吻合口癌灶，水平与垂直方向能够保证足够的安全缘及内镜切除标本能够进行详细的病理学检查。早期残胃癌内镜治疗具有微创、脏器功能恢复快、疼痛不明显、缩短住院时间等优点，但对术后病理证实为切缘癌残留或浸润深度达黏膜下层者需补充外科根治术。早期残胃癌EMR的主要适应证为：①隆起型及无溃疡糜烂的凹陷型；②分化型；③黏膜内癌；④癌灶直径＜2cm。术后主要并发症为出血和穿孔，发生率前者为1.3%～4.0%，后者不足1%。早期残胃癌ESD的主要适应证为：①分化型；②黏膜内癌；③隆起型及无溃疡糜烂的凹陷型，无论病灶大小；④有溃疡糜烂的凹陷型，癌灶直径必须＜3cm[277]。ESD的术后并发症亦主要为穿孔和出血，发生率要高于EMR，但ESD较EMR应用范围更广。此外，早期残胃癌EMR与ESD的相对适应证还有年老体弱，有手术禁忌证或拒绝手术等。EMR和ESD在早期残胃癌的应用仍处于初期阶段，鲜见报道，尤其缺乏存活率的大宗病例研究报告。日本5所单位联合研究早期残胃癌ESD，结果癌灶整块切除率为97%，完整切除率为74%，但缺乏存活率资料[277]。由于受残胃空间限制，组织纤维化等因素的影响，且操作技术要求高，故早期残胃癌ESD推广有一定难度，目前建议在具有一定规模的医院由有丰富经验的医生进行治疗。

近侧早期残胃癌根治手术需要注意以下问题：①残胃切除范围。残胃部分切除主要用于EMR及ESD技术出现以前，目前也有用于非吻合口的微小黏膜内癌，残胃足够大但未掌握EMR与ESD技术的单位；残胃大部切除主要适用于残胃足够大，癌灶位于吻合口处；目前多数学者主张全残胃切除，尤其多发癌及浅表广泛型早期残胃癌，必须行全残胃切除。②淋巴结清扫范围。日本主张残胃黏膜内癌淋巴结清扫范围为D1 + α，D1 + β；而黏膜下层癌应为D1 + β。③消化道重建方式应综合残胃切除范围，尽可能保持生理功能，及降低远期并发症等因素合理选择。腹腔镜在早期残胃癌治疗中的应用刚刚起步，报道罕见。对行残胃部分或大部切除者，因仍存在残胃这一癌前状态，术后定期复查胃镜及活检十分重要。关于近端胃大部切除术后远侧早期残胃癌的治疗，由于病例较少，研究报告罕见，迄今尚未制定相关诊治规范。但由于原发早期胃癌行近端胃大部切除术及功能性手术等病例的不断增加，未来远侧早期残胃癌检出率将有所升高，应引起重视。

（二）进展期残胃癌的外科治疗

由于残胃癌早期缺乏特异性症状，临床确诊时绝大多数已属进展期残胃癌，多与胰腺、横结肠、肝、脾及食管腹段等腹腔脏器浸润或粘连。因此，术前应合理应用超声内镜、CT 等检查，了解癌灶在残胃内浸润深度、范围以及与周围脏器的关系和淋巴结转移程度，明确术前分期，这是进展期残胃癌获得合理治疗的基础。此外，对可施行手术者，术前分期信息能够指导进行有针对性的术前准备。由于残胃癌多发生于初次胃手术后 10 年以上，残胃癌病人就诊时年龄多偏大，常合并心脑血管疾病、呼吸系统疾病及糖尿病等基础疾病，术前除常规准备外，应针对上述疾病进行调整和矫正。

关于进展期残胃癌新辅助化疗的价值和方案，目前尚无明确报道。临床上一般参考进展期胃癌的新辅助化疗方案，其目的在于降低分期，提高手术切除率和控制微小转移灶。

进展期残胃癌根治手术应包括残胃全切除，必要的受浸润脏器联合切除及至少 D2 淋巴结清除，文献报道相同分期的近侧残胃癌与原发性胃上部癌根治术后的预后差异无统计学意义[278]。张天泽早期报道的国内 35 例残胃癌根治切除率为 62.5%[279]，中国医科大学报道的 42 例残胃癌切除率为 80.95%[280]。国外文献报道残胃癌切除率达 63% ~ 94%，根治切除率为 70.5% ~ 85%[281-283]。目前进展期残胃癌外科治疗基本采用传统的开腹或胸腹联合手术，采取腹腔镜手术报道不多，且无腹腔镜残胃癌手术规范可循，现阶段腹腔镜主要用于残胃癌的诊断性检查及临床分期，腹腔镜残胃癌手术尽管技术可行，但其安全性及远期疗效尚有待进一步观察[284]。进展期残胃癌切除术主要包括以下内容：

1. 适应证

（1）全身状态：多数病人为胃切除术后，经过时间较长，全身状态较差。应全面、详细检查心、肺、肝、肾等脏器功能及全身营养状态。如有贫血、低蛋白血症，应予矫正。

（2）局部状态：①首先应注意残胃癌以外是否还有其他形式的转移扩散，如有无腹膜转移、血行转移、远隔淋巴结转移。如合并后三种形式转移，则不能根治。②对胃癌术后发生残胃癌病人，应了解首次手术胃癌的病期与生物学行为。生物学行为较好者（大体型为 Borrmann 1、2 型，团块状或巢状生长，分化程度高，无或仅有轻度淋巴结转移者），此次检查确无其他复发表现，有可能根治者，应积极争取手术。反之，生物学行为较恶者（大体型为 Borrmann 3、4 型，弥漫状生长，分化不良，有广泛淋巴结转移者），甚或首次手术为姑息手术者，应慎重选择手术。

2. 术式选择[285]

（1）对进展期残胃癌，可行根治者，多数需行全残胃切除加尾侧半胰、脾切除术。

（2）根据癌侵犯残胃外情况，可联合切除左肝、横结肠和横结肠系膜等脏器。

有两种以上复发形式的残胃癌，已不能根治切除，但并发梗阻、出血等严重症状者，应行改道手术或姑息切除术。

3. 手术要点

（1）切口：①上腹左旁正中切口，在原切口左侧 1cm。上方起自剑突旁肋弓，下方达脐下 2 ~ 3cm。适用于首次手术为上腹正中切口，此次手术又不拟开胸者。②切除原切口，在原切口两旁切除皮肤瘢痕，需下延至原切口下 2cm。先经切口下方切开腹壁全层，向上分离粘连，切开腹壁。③胸腹联合切口，适用于癌肿累及贲门，需开胸切除食管与清除食管下段淋巴结者。

（2）分离粘连与确定联合切除脏器：由于首次胃切除手术，在上腹部形成了广泛的粘连、融合。有炎症性的膜状粘连，亦有癌肿侵入残胃周脏器，形成浸润性的植入。分离粘连无固定、死板的程序，一般应由易到难，由周围向中心。先剪开膜状粘连。如癌肿部残胃浆膜与周围脏器有硬韧或索状连接，不宜强行分离，应遵循“无瘤原则”及“整块切除”。一般残胃癌肿侵犯胰体尾、横结肠系膜、横结肠、肝左叶、食管下端居多。进展期残胃癌应清除胰脾区淋巴结。进展期残胃癌根治手术时，联合切除 2 ~ 3 个脏器者较多，但只有残胃癌直接浸润胰腺时，才需行联合胰体尾切除术，不主张行预防性切除术。术中在未能确定是否能切除时，切记不可轻易切断胃肠，陷入两难境地。

近年来，作者单位主张主动将受累脏器联合切除，而不宜在受浸润脏器之间分离。通过术前影像学等检查分期与评估，术中探查，基本可以判定是否可以联合脏器切除。如果术中探查结果与术前分析有较大出入时，术中应补充交代病情，充分与家属沟通，征得家属同意签字后方可修正联合脏器切除方案。

(3) 残胃切除与淋巴结清除范围：①首次手术为 Billroth Ⅰ 式吻合者，应行全残胃切除加尾侧半胰、脾切除术。口侧切断线，应根据癌肿的部位与大体类型确定。癌肿位于吻合口或大弯侧，大体型为局限型，癌上缘在贲门下 3cm 以远者，可经腹切除食管。癌肿已侵及贲门，大体型为浸润型，需开胸切除足够食管，并探查、清除下段食管旁淋巴结。肛侧切断线，应在首次胃十二指肠吻合口下方。淋巴结清除范围，应包括清除 No.1、No.2、No.3、No.4s、No.10、No.11、No.7、No.8、No.9、No.12 淋巴结（图 18-163）。②首次手术为 Billroth Ⅱ 式吻合者，胃切除与淋巴结清除范围，基本同上。但切除残胃时，应将胃空肠吻合口上下各 5 ~ 10cm 之空肠一并切除。并将此段空肠所属系膜整块切除，以清除其间淋巴结。必要时，需联同空肠系膜根部淋巴结(No.14）一并清除（图 18-164）。

(4) 残胃癌全残胃切除后消化道重建：进展期残胃癌残胃切除范围应为全残胃切除，与原发胃癌全胃切除术后消化道重建相同，全残胃切除后消化道重建目前亦无公认的最佳术式，一般选择 Roux-en-Y 经典术式 [268, 286]。日本《胃癌治疗指南》(第 3 版）及《胃癌处理规约》(第 14 版）规定，全胃切除术后消化道重建首选 Roux-en-Y 法，其次可以选择空肠间置及 Double Tract 法 [46]。Roux-en-Y 法虽然具有防止反流作用，但其缺点是缺乏储袋功能及发生 Roux-Y 综合征。天

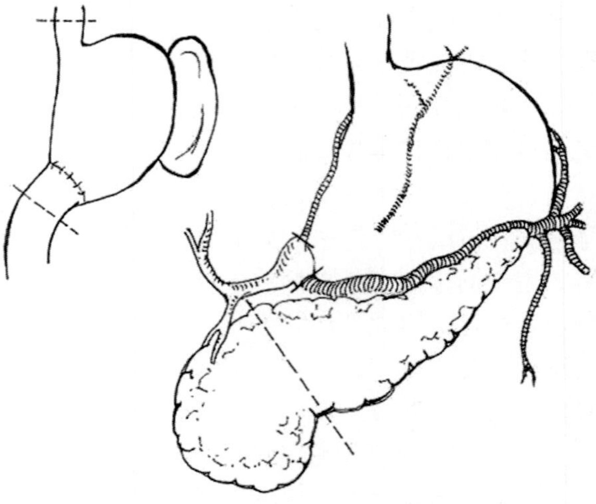

图18-163 Billroth Ⅰ式吻合术后残胃癌的切除范围

津肿瘤医院报道功能性间置空肠代胃术效果较理想 [287]。笔者体会传统的食管 - 空肠吻合术术后反流性食管炎发生率较高，若在空肠间加行两个 Braun 吻合，则术后反流性食管炎发生率明显减少（图 18-165）[288]。

五、远侧残胃癌

关于近端胃大部切除术后远侧残胃癌既往报道甚少，近年报告的病例数逐渐增加。远侧残胃癌的治疗，由于病例较少，研究报告罕见，迄今尚未制定相关诊治规范。但由于原发早期胃癌行近端胃大部切除术及功能性手术等病例的不断增加，未来远侧残胃癌检出率将有所升高，应引起重视。作者单位报告 3 例。根据癌肿部位与病期，可行残胃大部或全部切除。如首次手术为食管 - 残胃吻合术，此次癌肿又位于远侧残胃，病期较早，乃是再次手术的适应证。可行远侧残胃大部切除术，分离首次食管 - 胃吻合口周围组织。切除原吻合口，甚为困难。笔者遇到的远侧残胃癌，均为首次手术 10 年以后发生的残胃癌，病期较早。原食管 - 残胃吻合口间血供已通，可切除残胃远侧大部，保留残胃近侧部分，行残胃 - 空肠吻合术。对进展期远侧残胃癌，宜行全残胃切除术。

(戴冬秋)

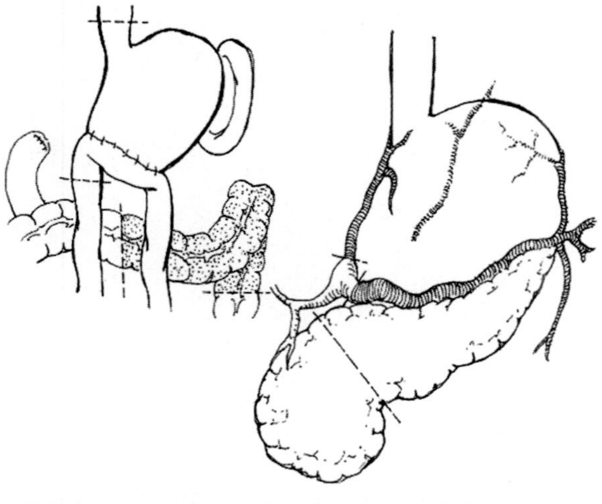

图18-164　BillrothⅡ式吻合术后残胃癌的切除范围

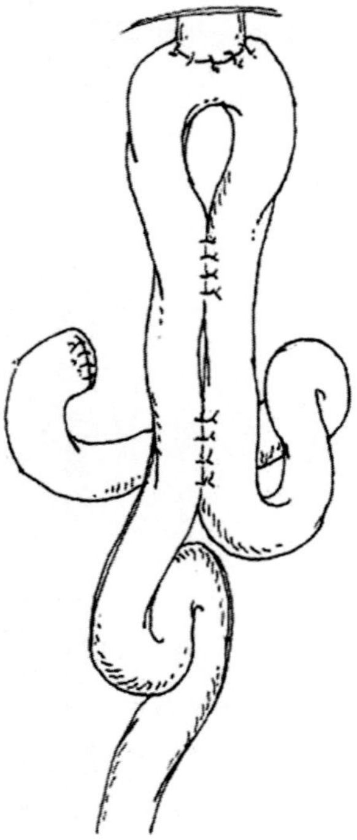

图18-165　食管-空肠Day和Cunha吻合

第十一节　胃癌的姑息手术治疗

胃癌的姑息性手术是指由于胃癌的浸润或转移造成肿瘤未能彻底切除，仅能缓解症状和解除梗阻等并发症的手术，分为切除原发癌的姑息性胃切除和不能切除原发癌的短路手术和造口手术。

一、切除原发癌的姑息性胃切除术

包括姑息性远端胃切除和全胃切除。姑息切除手术能提高病人的生活质量，改善病人的营养状况，为进一步治疗创造条件。国内外文献报道晚期胃癌姑息切除术后生存率高于改道组和探查组，腹膜转移不影响姑息切除术后生存率，肝转移患者术后效果不良。近年来随着近端胃癌在胃癌中的比率上升，以及外科操作、麻醉和监护、围术期营养支持等医学技术的进步，在不增加手术死亡率和并发症发生率的前提下，姑息全胃切除术增多，缓解了晚期肿瘤病人的症状，提高了部分患者的生活质量，有报道姑息性全胃切除能提高生存率。但对于大量腹水、腹腔广泛转移、预计生存时间短的患者姑息性全胃切除难以取得良好效果，不宜勉强实行。

（一）适　应　证

1. 肿瘤出血，不切除难以止血者；

2. 肿瘤导致梗阻，尤其胃上部癌引起的梗阻难以通过旁路手术解决；

3. 肿瘤穿孔。

（二）术前准备

参考胃癌根治性手术。

（三）麻醉与体位

参考胃癌根治性手术。

（四）手术步骤

参考远端胃癌根治术和全胃切除术。不必行标准淋巴结清扫，适度清除即可。

二、旁　路　手　术

（一）中下部胃癌的改道手术

1. 适应证

(1) 中下部胃癌合并幽门梗阻，浸及周围脏器和重要血管，如胰腺、十二指肠、肝十二指肠韧带等，无法根治切除。

(2) 中下部胃癌合并幽门梗阻，同时存在腹膜播散，或腹膜后腹主动脉周围多发淋巴结转移，肝转移等，无法根治切除。

(3) 中下部胃癌合并幽门梗阻，高龄、体弱多病，伴重要脏器功能障碍，不能耐受大手术。

2. 结肠前胃空肠吻合术（图 18-166）

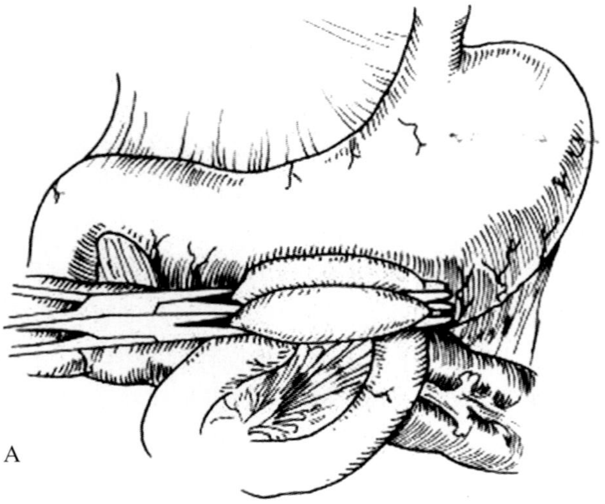
A

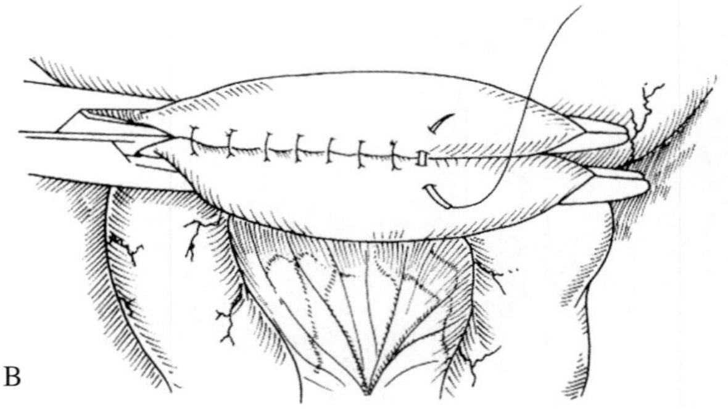
B

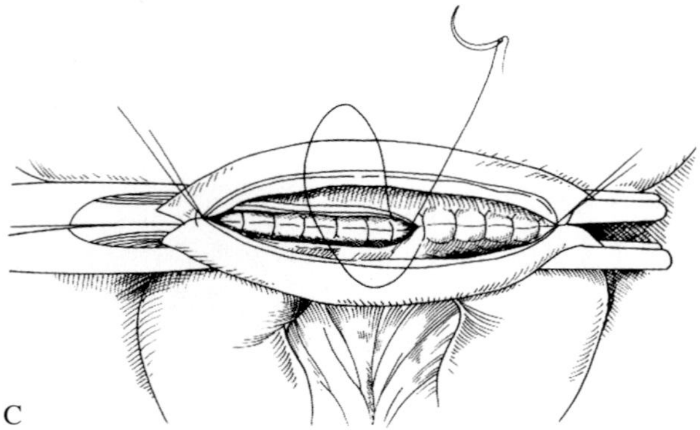
C

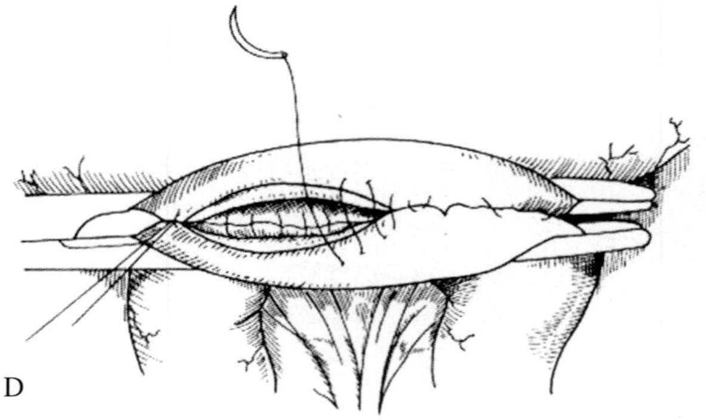
D

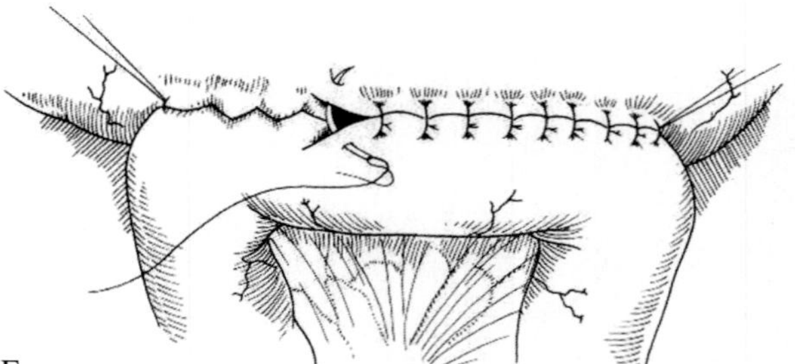
E

图18-166 A. 结肠前上提空肠，与胃预切口平行固定；B. 吻合口后壁间断浆肌层缝合；C. 切开全层胃壁和空肠壁，连续锁边缝合吻合口后壁；D. Connell 式内翻缝合关闭吻合口前壁；E. 间断浆肌层缝合加固前壁

（1）术前准备：参考胃癌根治性手术，注意术前禁食水，行胃肠减压，每晚洗胃，以减轻胃壁水肿，利于术后吻合口愈合。纠正水电解质和酸碱平衡紊乱。

（2）麻醉与体位：参考胃癌根治性手术。

（3）手术步骤：①切口：上腹正中切口。②探查：仔细探查，根据病变部位和进展程度确定行该术式。③确定吻合部位：胃吻合点应选择在胃大弯最低处，吻合口距肿瘤边缘至少 5cm，分离切断结扎胃网膜右血管向胃大弯分出的侧支，游离部分胃大弯。上提横结肠沿系膜根脊柱左缘找到 Treitz 韧带。切勿将回肠末端当做空肠。空肠吻合部位选在距 Treitz 韧带 40cm 处。④胃空肠吻合：于横结肠前将空肠提至胃大弯处，近端对贲门，远端对幽门，沿胃的顺蠕动方向放置，将空肠与胃预切口平行靠拢并固定，保证吻合口无张力。吻合口后壁用 1 号丝线做间断浆肌层缝合，针距 5mm。距缝合线 5mm 切开全层胃壁和空肠壁，电凝止血后，用 2-0 可吸收线做连续锁边缝合吻合口后壁全层，注意保证黏膜对合完整，至此后壁吻合完成。在吻合口两侧角将吻合针穿出胃前壁，由空肠侧开始做 Connell 式内翻缝合，两端线尾打结。注意保证黏膜内翻对合。吻合口前壁再用 1 号丝线加做一层间断浆肌层缝合。检查吻合后是否满意。最后缝闭空肠系膜与横结肠之间形成的间隙，以免内疝发生。⑤ Braun 吻合：在空肠输入袢最低处与空肠输出袢对应处行 Braun 吻合。

（4）注意事项：① 空肠输入、输出段之间加 Braun 吻合。胃肠吻合口距 Treitz 韧带应为

40cm 以上，Braun 吻合口距 Treitz 韧带 6～8cm。② 输入口要高于输出口，以利于排空。③胃腔扩张胃壁水肿时胃肠吻合口要适当增大，吻合口长度 8～10cm，以免术后胃收缩引起吻合口狭窄。

3. 结肠后胃空肠吻合术（图 18-167）

(1) 术前准备：同结肠前胃空肠吻合术。

(2) 麻醉与体位：同结肠前胃空肠吻合术。

(3) 手术步骤：①切口及探查：同结肠前胃空肠吻合术。②确定吻合部位：胃的切口选择同结肠前胃空肠吻合术，空肠吻合部位选在距 Treiz 韧带下 6～8cm 处。胃空肠吻合提起横结肠，于结肠后中动脉左侧肠系膜无血管区剪一长 7～8cm 的切口，将胃后壁从横结肠系膜裂口向下拉出，距 Treitz 韧带 10cm 上提空肠，将空肠与胃预切口平行靠拢并固定，按结肠前胃空肠吻合的方法缝合吻合口。吻合完成后，将横结肠系膜裂口边缘与距吻合口 2cm 的胃壁浆肌层做间断缝合，防止空肠输入支、输出支梗阻或内疝形成。③ Braun 吻合：在空肠输入袢最低处与空肠输出袢对应处行 Braun 吻合。

(4) 注意事项：参考结肠前胃空肠吻合术。

4. 吻合器的应用　近年来吻合器日益广泛地应用于胃空肠吻合术。首先在胃前壁近口侧切一小口，向远端伸入圆型吻合器，其中心杆伸出后与空肠预置的抵钉座连接，击发后退出圆型吻合器，胃壁切口用线型缝合器闭合。也可用直线型切割吻合器行胃空肠吻合术。

（二）上部胃癌的改道手术

根据重建脏器分为食管胃吻合术、食管空肠吻合术和食管结肠吻合术。根据吻合部位分为胸腔内吻合和颈部吻合。

此类手术用于不能经口进食且置入支架困难的患者，目前国内较少采用。

三、喂食性造口术

（一）适　应　证

胃上部癌引起梗阻，患者不能进食而病灶不能切除。

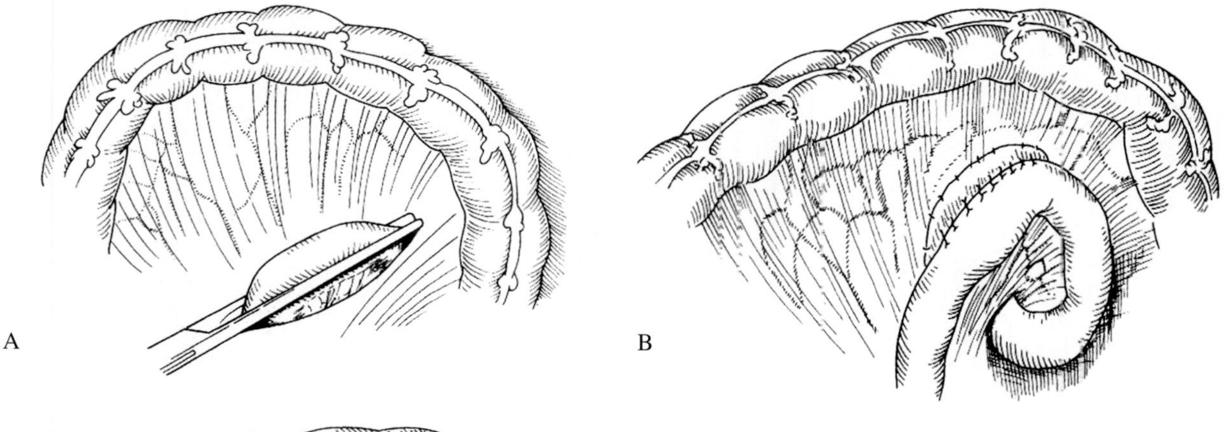

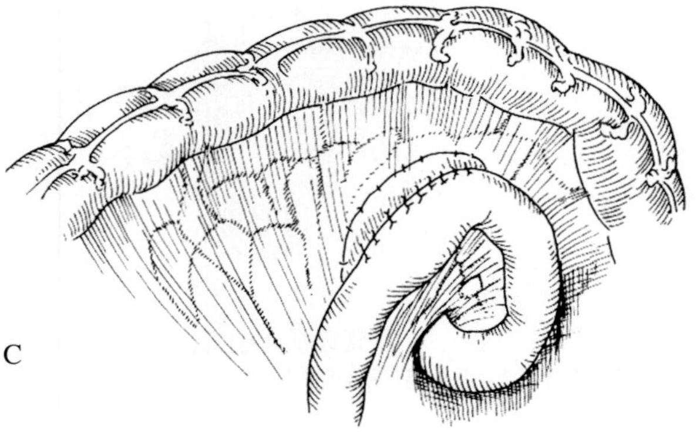

图18-167　A. 将胃后壁从横结肠系膜裂口向下拉出；B. 将空肠与胃预切口平行靠拢并固定；C. 行结肠后胃空肠吻合

（二）术 前 准 备

参考胃空肠吻合术。

（三）麻醉与体位

根据患者情况选择局部麻醉、连续硬膜外麻醉或全身麻醉；仰卧位。

（四）手 术 步 骤

胃造口分为暂时性胃造口术和永久性胃造口术。前者包括经皮内镜胃造瘘术（percutaneous endoscopic gastrostomy，PEG）、Stamm 胃造口术、Witzel 胃造口术等；后者包括 Janeway 胃造口术和 Glassman 胃造口术等。

1. 经皮内镜胃造瘘术（PEG）（图 18-168） 无需剖腹即可完成胃造瘘术，前提是能够将胃镜安全地插入胃内，使胃充气膨胀。无法安全地插入胃镜，或不能通过腹壁透光来确认内镜前端的光源位于扩张的胃内为禁忌证。腹水、难以完全纠正的凝血障碍和腹腔内感染是 PEG 的相对禁忌证。术前禁食，患者取平卧位，常规消毒铺巾，插入胃镜充气扩张胃腔，检查无幽门梗阻，胃前壁无病变后将胃前壁顶向腹前壁，助手手指摁住腹壁亮光点，距肋缘 4cm 以上，胃镜观察手指造成的最适部位作为腹壁穿刺点。局麻后切开皮肤 1cm，套管针穿刺入胃腔，拔出穿刺针芯，从外套管内插入一金属导丝，从胃镜插入一圈套金属线。从腹壁拔除穿刺针后，圈套套紧金属导丝，将胃镜和圈套一起退出，将金属导丝从病人口腔内拉出。将 PEG 专用导管固定于金属导丝，缓慢将金属导丝从腹壁切口拉出，从而将胃造瘘管通过食管、胃和腹壁拖出。腹壁外造瘘管放置外衬垫，拉紧以保证胃壁紧贴腹壁。再插入胃镜确认造瘘管位置是否正确。

2. Stamm 胃造口术（图 18-169） 上腹正中

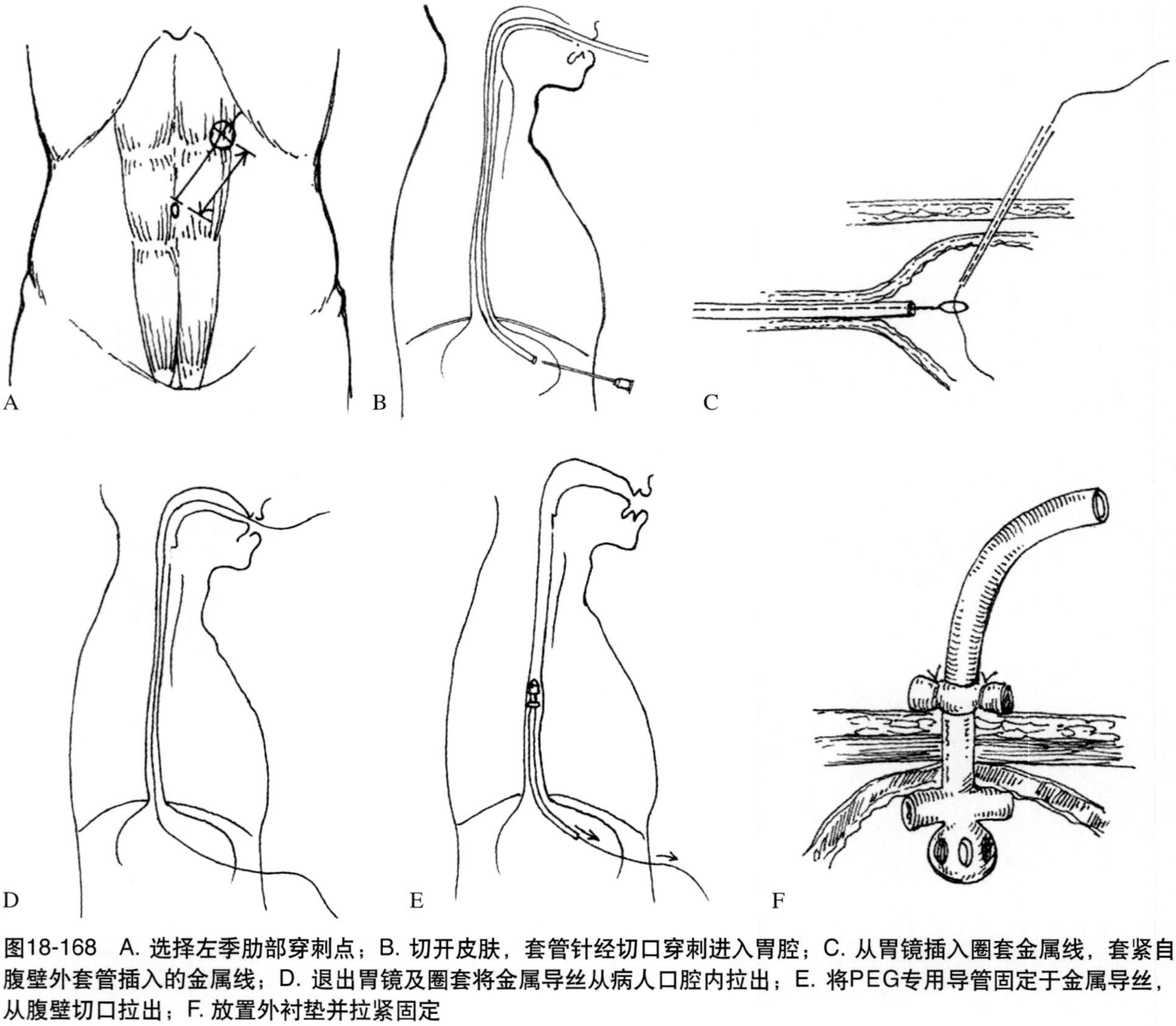

图18-168 A. 选择左季肋部穿刺点；B. 切开皮肤，套管针经切口穿刺进入胃腔；C. 从胃镜插入圈套金属线，套紧自腹壁外套管插入的金属线；D. 退出胃镜及圈套将金属导丝从病人口腔内拉出；E. 将PEG专用导管固定于金属导丝，从腹壁切口拉出；F. 放置外衬垫并拉紧固定

切口。避开胃大弯及小弯的主要血管，选择胃体前壁大小弯中点作为造瘘管插入部位。在选择好的胃壁造口处周围，用不吸收线做一荷包缝合，于荷包缝合中点切开胃壁全层，电凝止血，切口大小与导管一致。插入胃造瘘管约 5cm，收紧荷包缝合线后结扎，以防造瘘管从胃内脱出。在第一个荷包缝合线外 1 ~ 1.5cm 处再做一荷包缝合，荷包线打结后使第一个荷包内翻入胃。注意胃切开处与导管引出腹壁处两部位要协调对应，确保胃与腹壁距离最短且无张力。导管于切口左侧腹壁另戳口引出腹壁，造口周围胃前壁与腹壁戳口四周腹膜固定 3 ~ 4 针，保证胃壁与腹壁紧贴，无张力。导管与腹壁皮肤固定后逐层关闭腹壁切口。

3. Witzel 胃造口术（图 18-170）　按 Stamm 胃造瘘步骤插入胃造瘘管后，沿导管两侧做胃壁浆肌层间断缝合，将导管包埋于浆肌层缝合的隧道中，长 4 ~ 5cm。导管的固定基本同前。胃造口处应选择胃前壁偏幽门侧。

4. Janeway 胃造口术（图 18-171）　上腹正中切口。在胃前壁中部设计一个长约 6cm、宽约 5cm 的矩形瓣。瓣的底部位于胃大弯侧，使胃壁管道容易拖出腹壁切口，在胃瓣远近两侧各上一把肠钳夹住胃壁，暂时夹闭胃腔，防止胃内容物外流，并减少出血。按设计将胃壁全层切开，逐一结扎胃壁黏膜下血管，用两把 Allis 钳夹住胃瓣小弯侧的游离缘，吸尽胃内容物。胃瓣向大网膜侧翻开，将一根 F16 ~ 18 的导管置入胃腔 7 ~ 8cm。自小弯侧开始缝合胃壁切口，通常用 1 号丝线做间断内翻缝合，然后用 1 号丝线做浆肌层间断缝合，使矩形瓣成一胃瓣管。注意保证胃瓣管血运。胃瓣管从腹壁另戳切口拖出，胃瓣管应高于皮肤 1cm，胃瓣管口浆膜与腹膜切口用 1 号丝线缝合固定，胃瓣管口黏膜与腹壁皮肤用 1 号丝线缝合固定，并将导管固定于皮肤。腹壁切口逐层关闭。

5. Glassman 胃造口术（图 18-172）　上腹正中切口。该术式的特点是于胃瓣管基底部制造一个活瓣，防止胃内容物外漏。选择胃前壁中央活动度最大处作为胃造口处，用阑尾钳 (Babcock 钳) 提起胃壁形成一圆锥状憩室。在其基底用 4

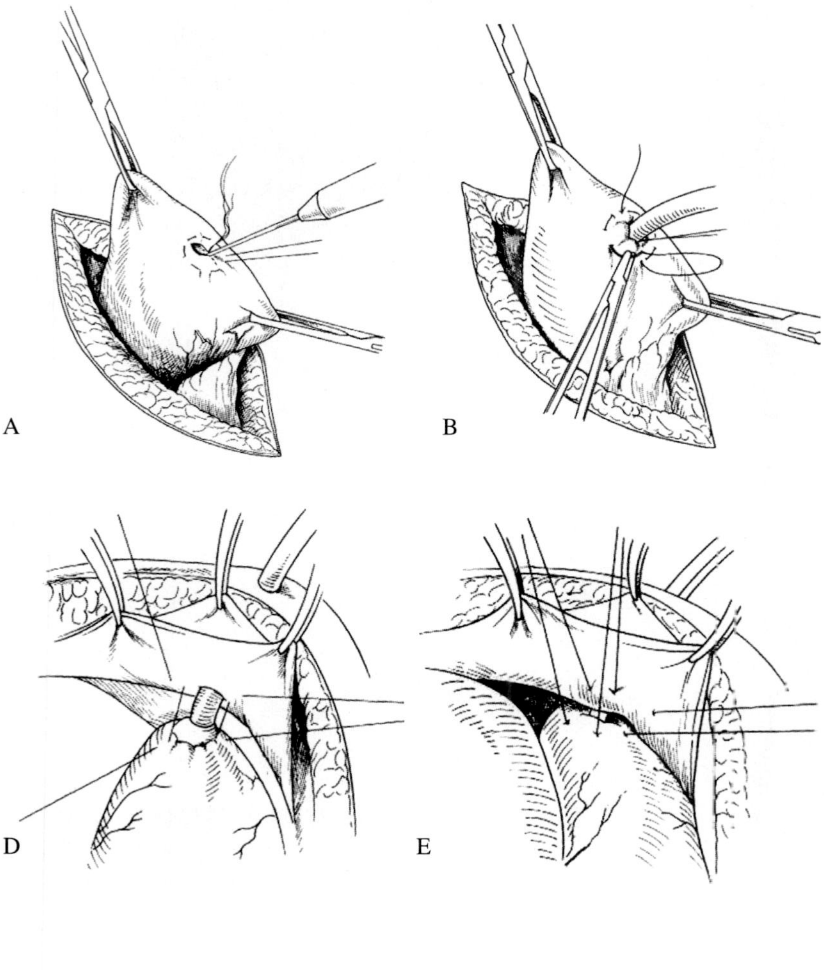

图18-169　A. 荷包缝合，切开胃壁全层；B. 插入造瘘管，收紧荷包线；C. 收紧荷包线后结扎；D. 导管引出腹壁；E. 造口前壁与腹壁固定

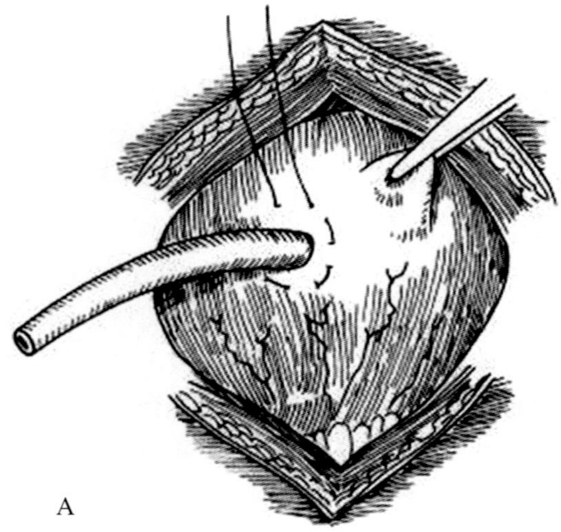

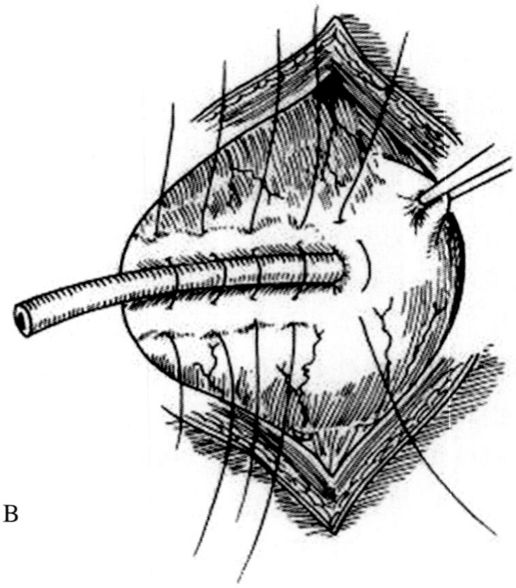

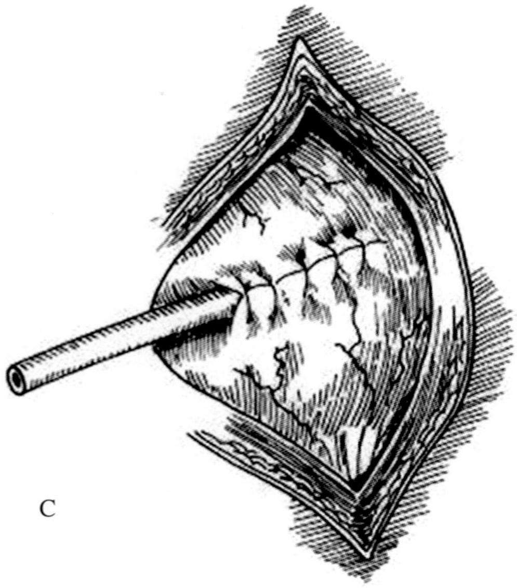

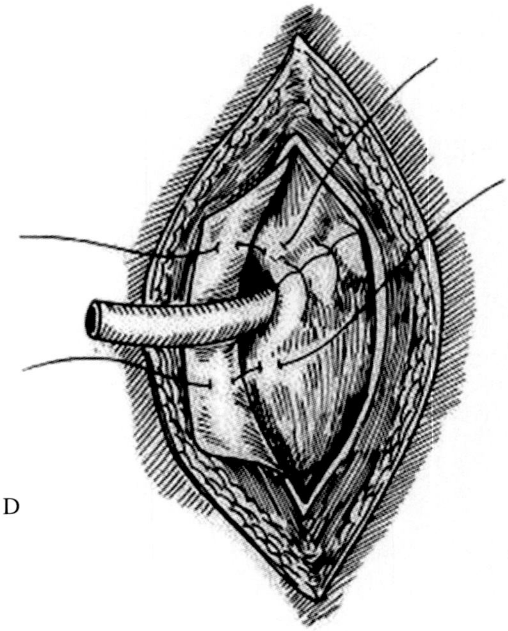

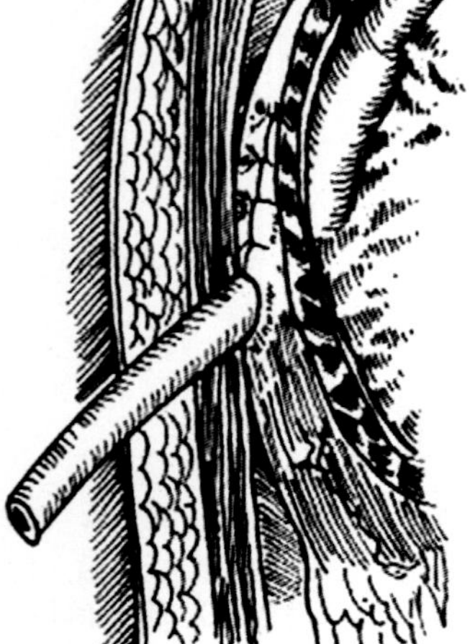

图18-170 A. 插入胃造瘘管；B.沿导管两侧做胃壁浆肌层间断缝合；C. 将导管包埋于浆肌层缝合的隧道中；D. 导管与腹壁固定；E. 完成Witzel胃造瘘术

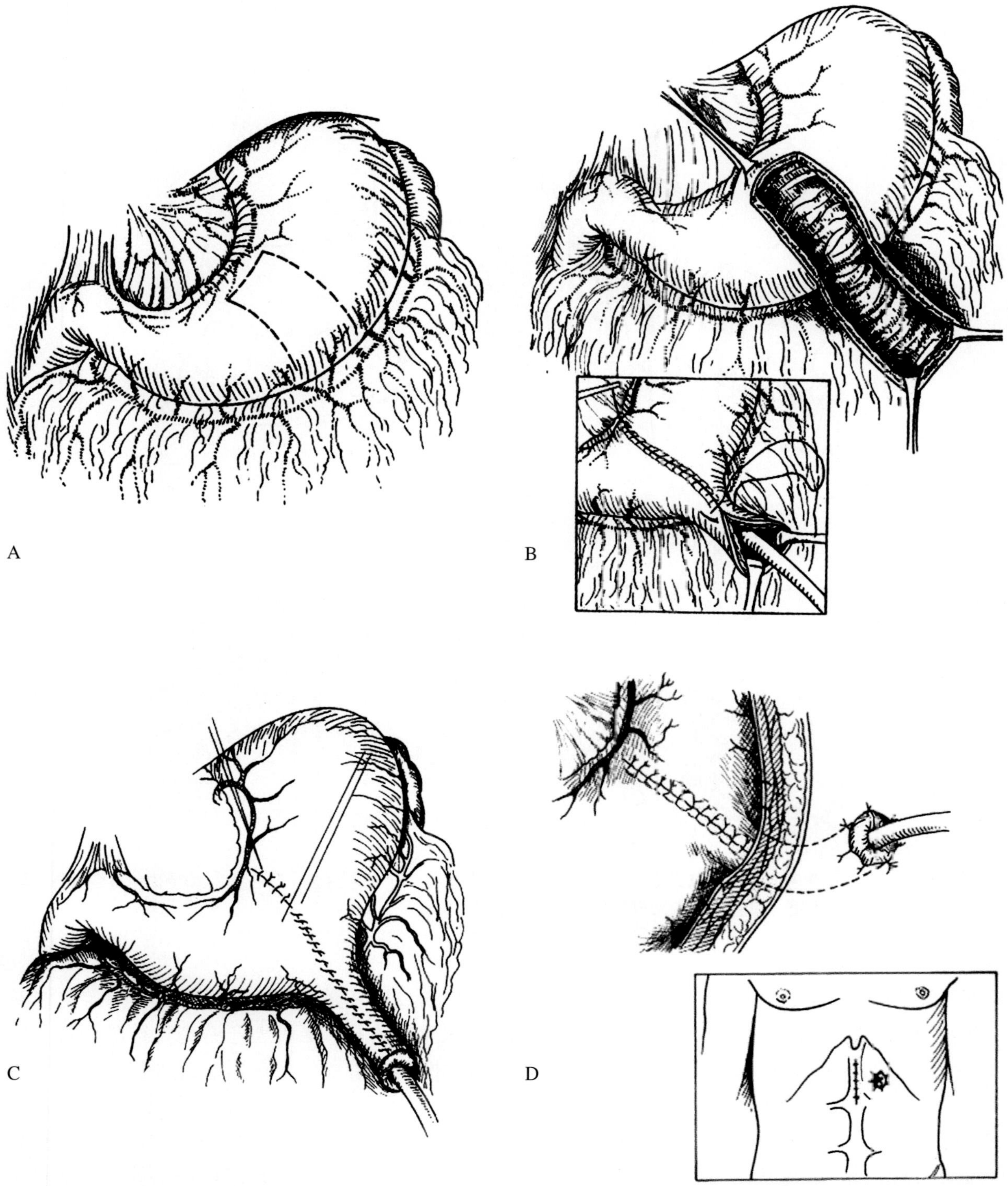

图18-171　A. 在胃前壁中部设计一矩形瓣；B. 切开胃壁，置入导管，缝合胃壁；C. 浆肌层间断缝合形成胃瓣管；D. 胃瓣管从腹壁另戳口拖出

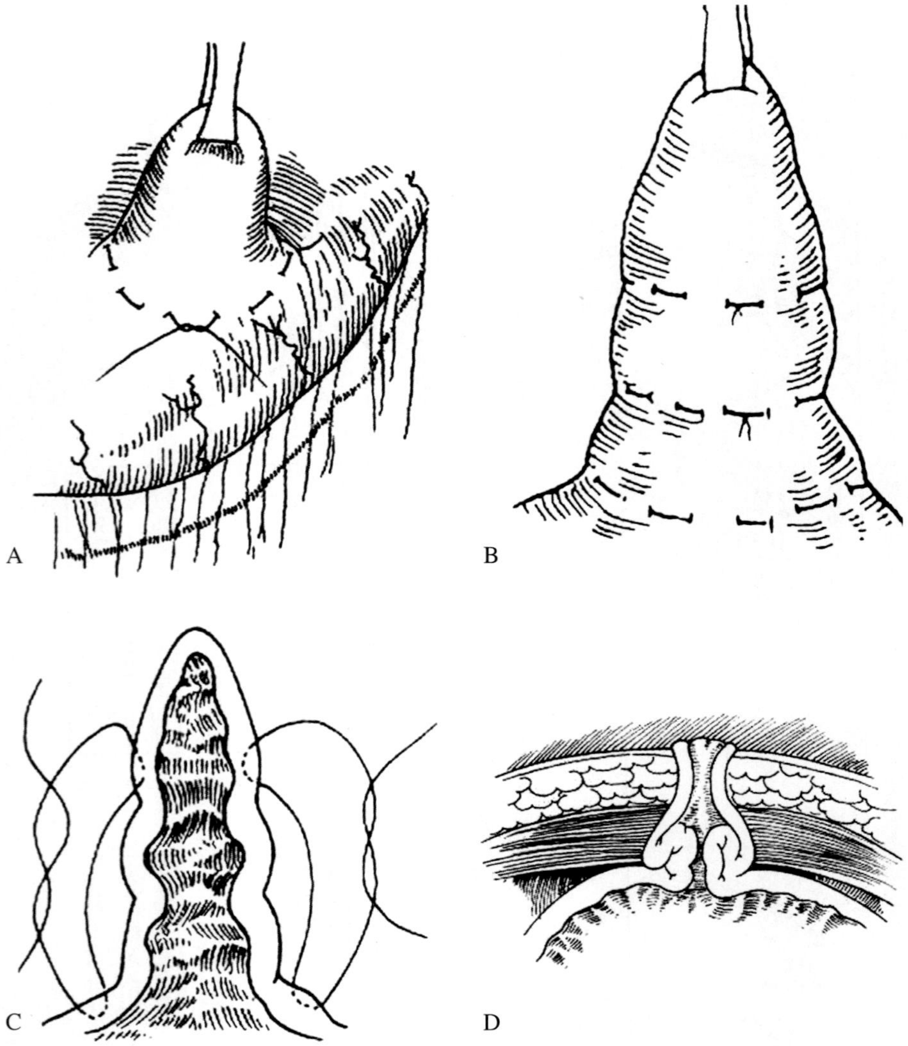

图18-172 A. 提起胃壁形成一圆锥状憩室，做荷包缝合；B. 做第2、3个荷包缝合；C.在第2、3个荷包缝合处形成环状瓣膜；D. 胃瓣管与腹壁、腹直肌前鞘及皮肤固定

号丝线做一荷包缝合，拉紧打结使胃壁缩拢，但不闭合胃腔。第一荷包缝合线上 1cm 处再行第二个荷包缝合，同样拉紧打结。在第二个荷包缝合线上 lcm 再做第三个荷包缝合。注意保证圆锥状胃瓣管的血运。完成荷包缝合后，第一个荷包缝合线上和第三个荷包缝合线下用丝线做间断缝合，使三个荷包缝合翻入形成的憩室内，使憩室底部形成一环状瓣膜。另做切口将憩室顶部拖出腹壁，将憩室基底部的浆膜与腹壁切口周围腹膜固定，腹直肌前鞘与胃瓣管四周固定，胃瓣管顶部与皮肤边缘固定。切开胃瓣管顶部，将导管插入胃体内保留 4～5 天。

6. 吻合器管状胃造口术（图 18-173） 上腹正中切口。显露胃体，于胃窦大弯侧游离切断胃网膜右动脉，沿胃大弯游离胃结肠韧带，保留胃网膜血管弓，于胃体部大弯及小弯侧用两把 Babcock 钳将胃前壁提起，用线型切割闭合器由小弯向大弯方向夹住被提起的胃前壁 5～6cm，对合后击发线型切割闭合器，在胃前壁形成双排钉的封口，另一双排钉封口形成约 4cm 长的管状胃。管状胃与原胃在胃大弯处相通。沿钉合线做一层浆肌层间断缝合，注意勿缩窄管状胃。切口左侧腹壁另做一切口，将管状胃引出腹壁外约 1.5cm，切开及修整管状胃的远端并与皮肤切口缝合固定。

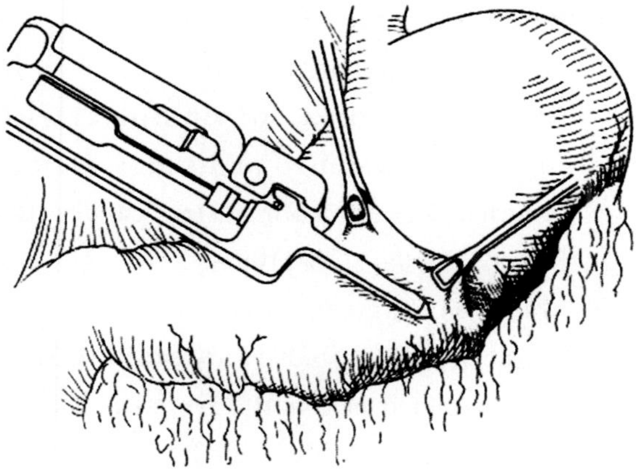
A

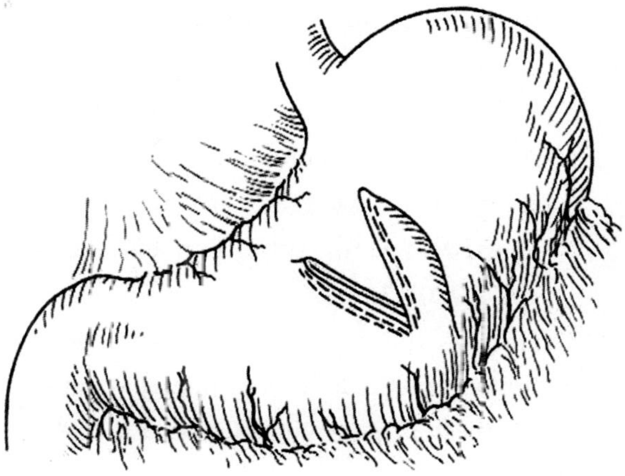
B

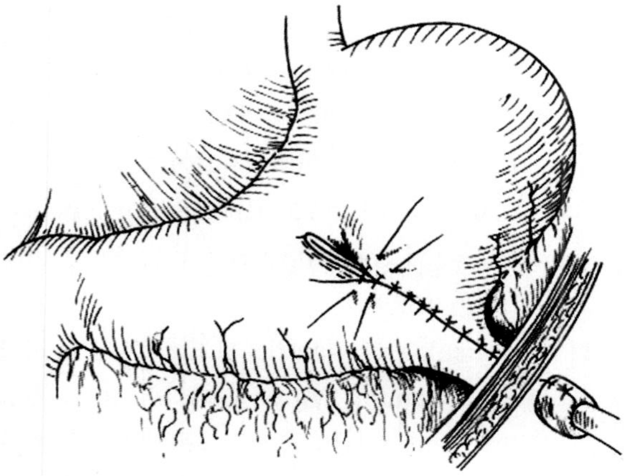
C

图18-173 A. 将胃前壁提起，以线型切割闭合器击发；B. 线型切割闭合器击发后形成盲管； C. 订合线做一层浆肌层间断缝合并引出腹壁

（刘宁）

参考文献

[1] Korenaga D, Baba H, Kakeji Y, et al. Comparison of R1 and R2 gastrectomy for gastric cancer in patients over 80 years of age. Surg Oncol, 1991, 48:136.

[2] Maruyama K, Sasako M, Kinoshita T, et al. Should systematic lymph node dissection be recommended for gastric cancer? Eur J Cancer, 1998, 34:1480.

[3] 詹文华, 郑章清, 唐光佐. 根I式和根Ⅱ式胃切除术治疗进展期胃癌的比较. 中山医科大学学报, 1995, 16(2):79.

[4] Dent DM, Madden MV, Price SK. Randomized comparison of R1 and R2 gastrectomy for gastric carcinoma. Br J Surg, 1988, 75:110-112.

[5] Cuschieri A, Fayers P, Fielding J, et al. Postoperative morbidity and mortality after D1 and D2 resections for gastric cancer: preliminary results of the MRC randomised controlled surgical trial—the Surgical Cooperative Group. Lancet, 1996, 347:995-999.

[6] Cuschieri A, Weeden S, Fielding J, et al. Patient survival after D1 and D2 resections for gastric cancer:long-term results of the MRC randomized surgical trial. Br J Cancer, 1999, 79:1522-1530.

[7] Bonenkamp JJ, Songun I, Hermans J, et al. Randomised comparison of morbidity after D1 and D2 dissection for gastric cancer in 996 Dutch patients. Lancet, 1995, 345:745-748.

[8] Bonenkamp JJ, Sasako M, Hermans J, et al. Extended lymph-node dissection for gastric cancer. N Engl J Med, 1999, 340:908-914.

[9] Robertson CS, Chung SC, Woods SD, et al. A prospective randomized trial comparing R1 subtotal gastrectomy with R3 total gastrectomy for antral cancer. Ann Surg, 1994, 220:176-182.

[10] Higgins JPT, Green S. Cochrane handbook for systematic reviews of interventions 4.2.6. Chichester: John Wiley & Sons Ltd, 2006.

[11] Degiuli M, Sasako M, Calgaro M, et al. Morbidity and mortality after D1 and D2 gastrectomy for cancer:interim analysis of the Italian Gastric Cancer Study Group (IGCSG) randomised surgical trial. Eur J Surg Oncol, 2004, 30:303-308.

[12] Wu CW, Hsiung CA, Lo SS, et al. Randomized clinical study of morbidity after D1 and D3 surgery for gastric cancer. Br J Surg, 2004, 91:283-287.

[13] Wu CW, Hsiung CA, Lo SS, et al. Nodal dissection for patients with gastric cancer: a randomised controlled trial. Lancet Oncol, 2006, 7:309-315.

[14] Songun I, Putter H, Kranenbarg EMK, et al. Surgical treatment of gastric cancer: 15-year follow-up results of the randomised nationwide Dutch D1D2 trial. Lancet Oncol, 2010, 11:439-449.

[15] 刘金炎, 许国平, 庄丹, 等. 胃癌D1和D2术式的疗效比较. 中国普外基础与临床杂志, 2001, 8:169-170.

[16] Bunt AMG, Hermans J, Smit VT, et al. Surgical/pathologic-stage migration confounds comparisons of gastric cancer survival rates between Japan and Western countries. J Clin Oncol, 1995, 13:19-25.

[17] Bonenkamp JJ, van de Velde CJ, Sasako M, et al. R2 compared with R1 resection for gastric cancer: morbidity and mortality in a prospective, randomized trial. Eur J Surg, 1992, 158:413-418.

[18] Kodera Y, Sasako M, Yamamoto S, et al. Identification of risk factors for the development of complications following extended and superextended lymphadenectomy for gastric cancer. Br J Surg, 2005, 92:1103-1109.

[19] Maeta M, Yamashiro H, Saito H, et al. A prospective pilot study of extended (D3) and superextended para-aortic lymphadenectomy (D4) in patients with T3 or T4 gastric cancer managed by total gastrectomy. Surgery, 1999, 125:325-331.

[20] Yoshikawa T, Sasako M, Sano T, et al. Stage migration caused by D2 dissection with para-aortic lymphadenectomy for gastric cancer from the results of a prospective randomized controlled trial. Br J Surg, 2006, 93:1526-1529.

[21] Hartgrink HH, van de Velde CJ, Putter H, et al. Extended lymph node dissection for gastric cancer: who may benefit? Final results of the randomized Dutch gastric cancer group trial. J Clin Oncol, 2004, 22:2069-2077.

[22] Sasako M. Risk factors for surgical treatment in the Dutch Gastric Cancer Trial. Br J Surg, 1997, 84:1567-1571.

[23] Jakab F, Baranyai L, Baranyai Z, et al. Lymphadenectomy in gastrointestinal surgery for malignancy. Acta Chir Hung, 1997, 36:141-142.

[24] 李伟文, 陈丽昆, 黄河, 等. 胃癌D2式淋巴结清除术的临床研究. 中华肿瘤防治志, 2007, 24:1891-1894.

[25] Sasako M, Maruyama K, Kinoshita T, et al. Quality control of surgical technique in a multicenter, prospective, randomized, controlled study on the surgical treatment of gastric cancer. Jpn J Clin Oncol, 1992, 22:41-48.

[26] Tsujinaka T, Sasako M, Yamamoto S, et al. Influence of overweight on surgical

complications for gastric cancer: results from a randomized control trial comparing D2 and extended para-aortic D3 lymphadenectomy (JCOG9501). Ann Surg Oncol, 2007, 14:355-361.

[27] Kasakura Y, Mochizuki F, Wakabayashi K, et al. An evaluation of the effectiveness of extended lymph node dissection in patients with gastric cancer: a retrospective study of 1403 cases at a single institution. J Surg Res, 2002, 103:252-259.

[28] Bunt TM, Bonenkamp HJ, Hermans J, et al. Factors influencing noncompliance and contamination in a randomized trial of "Western" (r1)versus "Japanese" (r2) type surgery in gastric cancer. Cancer, 1994, 73:1544-1551.

[29] Bunt AM, Hermans J, Boon MC, et al. Evaluation of the extent of lymphadenectomy in a randomized trial of Western-versus Japanesetype surgery in gastric cancer. J Clin Oncol, 1994, 12:417-422.

[30] Roukos DH, Paraschou P, Lorenz M. Distal gastric cancer and extensive surgery: a new evaluation method based on the study of the status of residual lymph nodes after limited surgery. Ann Surg Oncol, 2000, 7:719-726.

[31] 顾钧, 崔龙, 沈定丰. 胃癌D3淋巴结清扫术的临床价值. 中国现代手术学杂志, 12:9-12.

[32] Chakrapan E, Panuwat L. Results of D2 gastrectomy for gastric adenocarcinoma:10-year experience in Thai patients. J Med Assoc Thai, 2007, 90:291-300.

[33] 姜波健, 高友福, 孙荣勋, 等. 进展期胃癌腹主动脉旁淋巴结廓清术的临床研究. 中国普通外科杂志, 2000, 9:292-295.

[34] Kulig J, Popiela T, Kolodziejczyk P, et al. Standard D2 versus extended D2 (D2+) lymphadenectomy for gastric cancer:an interim safety analysis of a multicenter,randomized,clinical trial. Am J Surg, 2007, 193:10-15.

[35] Sano T, Sasako M, Yamamoto S, et al. Gastric cancer surgery:morbidity and mortality results from a prospective randomized controlled trial comparing D2 and extended para-aortic lymphadenectomy-Japan Clinical Oncology Group study 9501. J Clin Oncol, 2004, 22:2767-2773.

[36] Sasako M, Sano T, Yamamoto S, et al. D2 lymphadenectomy alone or with para-aortic nodal dissection for gastric cancer. N Engl J Med, 2008, 359(5):453-462.

[37] Yonemura Y, Wu CC, Fukushima N, et al. Operative morbidity and mortality after D2 and D4 extended dissection for advanced gastric cancer:a prospective randomized trial conducted by Asian surgeons. Hepatogastroenterology, 2006, 53:389-394.

[38] Yonemura Y, Wu CC, Fukushima N, et al. Randomized clinical trial of D2 and extended paraaortic lymphadenectomy in patients with gastric cancer. Int J Clin Oncol, 2008, 13(2):132-137.

[39] Japanese Gastric Cancer Association. Japanese classification of gastric carcinoma. 2nd ed. Gastric Cancer, 1998, 1:10-24.

[40] Isozaki H, Okajima K, Fujii K, et al. Effectiveness of paraaortic lymph node dissection for advanced gastric cancer. Hepatogastroenterology, 1999, 46:549-554.

[41] Maeta M, Yamashiro H, Saito H, et al. A prospective pilot study of extended (D3) and superextended para-aortic lymphadenectomy (D4) in patients with T3 or T4 gastric cancer managed by total gastrectomy. Surgery, 1999, 125:325-331.

[42] Yonemura Y, Segawa M, Matsumoto H, et al. Surgical results of performing R4 gastrectomy for gastric cancer located in the upper third of the stomach. Surg Today, 1994, 24:488-493.

[43] Songun I, Putter H, Kranenbarg EM, et al. Surgical treatment of gastric cancer:

15-year follow-up results of the randomised nationalwide Dutch D1D2 Trial. Lancet Oncol, 2010, 11:439-449.

[44] Deng JY, Liang H, Wang XN, et al. Enhancement the prediction of postoperative survival in gastric cancer by combining the negative lymph node count with ratio between positive and examined lymph nodes. Ann Surg Oncol, 2010. http://www.springerlink.com/content/p57183105312u846.

[45] Deng J, Liang H, Wang D, et al. Enhancement the prediction of postoperative survival in gastric cancer by combining the negative lymph node count with ratio between positive and examined lymph nodes. Ann Surg Oncol, 2010, 17(4):1043-1051.

[46] 日本胃癌学会. Janapese classification of gastric carcinoma. 14th ed. 东京: 金原出版株式会社, 2010.

[47] 王晓娜, 丁学伟, 张李, 等. 淋巴结外软组织阳性胃癌患者预后相关分析.中华胃肠外科杂志, 2007, 10(5):436-439.

[48] Etoh T, Sasako M, Ishikawa K, et al. Extranodal metastasis is an indicator of poor prognosis in patients with gastric cacrinoma. Br J Surg, 2006, 93(3):369-373.

[49] Fujita J, Fujiwara Y, Takiguchi S, et al. Randomized controlled trial to evaluate omental bursectomy in T2/T3 gastric cancer surgery: Results of interim analysis // International Gastric Cancer Association. 8th International Gastric Cancer Congress Abstract Book. Krakow: International Gastric Cancer Association, 2009:41.

[50] Pedrazzani C, Marrelli D, Mazzei MA, et al. Super-extended (D3) lymphadenectomy in advanced gastric cancer. Results from two Italian centers // International Gastric Cancer Association. 8th International Gastric Cancer Congress Abstract Book. Krakow: International Gastric Cancer Association, 2009:4.

[51] Takashi T, Morinaka Y, Yamamoto E, et al. Selective para-aoritic lymph node dissecton for gastric cancer // International Gastric Cancer Association. 8th International Gastric Cancer Congress Abstract Book. Krakow: International Gastric Cancer Association, 2009:S3.

[52] 詹文华, 韩方海, 何裕隆, 等. 进展期胃癌腹主动脉旁淋巴结清扫的意义. 中华胃肠外科杂志, 2006, 9(1):17-22.

[53] Deng J, Liang H, Sun D, et al. Extended lymphadenectomy improvement of overall survival of gastric cancer patients with perigastric node metastasis. Langenbecks Arch Surg, 2011 Mar 5. [Epub ahead of print] PMID: 21380618.

[54] 刘宁, 梁寒. 胃癌扩大切除术的现状. 中华胃肠外科杂志, 2006, 9(1):84-86.

[55] Siewert J R, Stein H J. Classification of adenocarcinoma of the oesophagogastric junction. Br J Surg, 1998, 85(11):1457-149.

[56] Kodera Y, Yamamura Y, Shimizu Y, et al. Adenocarcinoma of the gastroesophageal junction in Japan: relevance of Siewert's classification applied to 177 cases resected at a single institution. J Am Coll Surg, 1999, 189:594-601.

[57] Feith M, Stein H J, Siewert J R. Adenocarcinoma of the esophagogastric junction: surgical therapy based on 1602 consecutive resected patients. Surg Oncol Clin N Am, 2006, 15(4):751-764.

[58] Yamamoto M, Baba H, Egashira A, et al. Adenocarcinoma of the esophagogastric junction in Japan. Hepatogastroenterology, 2008, 55(81):103-107.

[59] Hulscher JB, Tijssen JG, Obertop H, et al. Transthoracic versus transhiatal resection for carcinoma of the esophagus: a meta-analysis. Ann Thorac Surg, 2001, 72(1):306-313.

[60] Stein HJ, Feith M, Siewert JR. Cancer of the esophagogastric junction. Surg Oncol, 2000,

9(1):35-41.
[61] Hulscher JB, van Sandick JW, De Boer AG, et al. Extended transthoracic resection compared with limited transhiatal resection for adenocarcinoma of the esophagus. N Engl J Med, 2002, 347(21):1662-1669.
[62] Sasako M, Sano T, Yamamoto S, et al. Left thoracoabdominal approach versus abdominal-transhiatal approach for gastric cancer of the cardia or subcardia: a randomised controlled trial. Lancet Oncol, 2006, 7(8):644-651.
[63] Kim J H, Park S S, Kim J, et al. Surgical outcomes for gastric cancer in the upper third of the stomach. World J Surg, 2006, 30(10):1870-1876; discussion 1877-1878.
[64] Maruyama K. A new dissection technique of superior pancreatic lymph nodes, pancreas preserving operation with removal of splenic artery and vein.Jpn J Gastroenterol Surg, 1979, 12:961-972.
[65] Csendes A, Burdiles P, Rojas J, et al. A prospective randomized study comparing D2 total gastrectomy versus D2 total gastrectomy plus splenectomy in 187 patients with gastric carcinoma. Surgery, 2002, 131:401-407.
[66] Yu W, Choi GS, Chung HY. Randomized clinical trial of splenectomy versus splenic preservation in patients with proximal gastric cancer. Br J Surg, 2006, 93:559-563.
[67] Roviello F, Pedrazzani C, Marrelli D, et al. Super-extended (D3) lymphadenectomy in advanced gastric cancer. Eur J Surg Oncol. 2010; 36(5):439-446.
[68] Songun I, Putter H, Kranenbarg EM, et al. Surgical treatment of gastric cancer: 15-year follow-up results of the randomised nationwide Dutch D1D2 trial. Lancet Oncol, 2010, 11(5):439-449.
[69] Tokunaga M, Ohyama S, Hiki N, et al. Can superextended lymph node dissection be justified for gastric cancer with pathologically positive para-aortic lymph nodes? Ann Surg Oncol, 2010, 17(8):2031-2036.
[70] Park IH, Kim SY, Kim YW, et al. Clinical characteristics and treatment outcomes of gastric cancer patients with isolated para-aortic lymph node involvement. Cancer Chemother Pharmacol. 2011, 67(1):127-136.
[71] Huang KH, Wu CW, Fang WL, et al. Palliative resection in noncurative gastric cancer patients. World J Surg, 2010, 34(5):1015-1021.
[72] Sasako M. Surgery and adjuvant chemotherapy. Int J Clin Oncol, 2008, 13(3):193-195.
[73] Bozzetti F, Marubini E, Bonfanti G, et al. The Italian Gastrointestinal Tumor Study Group. Total versus subtotal gastrectomy: surgical morbidity and mortality rates in a multicenter Italian randomized trial. Ann Surg, 1997, 226(5):613-620.
[74] Bozzetti F, Marubini E, Bonfanti G, et al. Italian Gastrointestinal Tumor Study Group. Subtotal versus total gastrectomy for gastric cancer: five-year survival rates in a multicenter randomized Italian trial. Ann Surg, 1999, 230(2):170-178.
[75] Yonemura Y, Wu CC, Fukushima N, et al. East Asia Surgical Oncology Group. Randomized clinical trial of D2 and extended paraaortic lymphadenectomy in patients with gastric cancer. Int J Clin Oncol, 2008, 13(2):132-137.
[76] Sasako M. Role of surgery in multidisciplinary treatment for solid cancers. Int J Clin Oncol, 2004, 9(5):346-351.
[77] McCulloch P, Niita ME, Kazi H, et al. Gastrectomy with extended lymphadenectomy for primary treatment of gastric cancer. Br J Surg, 2005, 92(1):5-13.
[78] Degiuli M, Sasako M, Ponti A. Italian Gastric Cancer Study Group. Morbidity and mortality in the Italian Gastric Cancer Study Group randomized clinical trial of D1 versus D2 resection for gastric cancer. Br J Surg, 2010, 97(5):643-649.

[79] Bonenkamp JJ, Hermans J, Sasako M, et al. Dutch Gastric Cancer Group. Extended lymph-node dissection for gastric cancer. N Engl J Med, 1999, 340(12):908-914.

[80] McCulloch P, Nita ME, Kazi H, et al. Extended versus limited lymph nodes dissection technique for adenocarcinoma of the stomach. Cochrane Databas Syst Rev, 2004, 18(4):CD001964.

[81] Hundahl SA, Macdonald JS, Benedetti J, et al. Surgical treatment variation in a prospective, randomized trial of chemoradiotherapy in gastric cancer: the effect of undertreatment. Ann Surg Oncol, 2002, 9(3):278-286.

[82] Bonenkamp JJ, Hermans J, Sasako M, et al. Quality control of lymph node dissection in the Dutch randomized trial of D1 and D2 lymph node dissection for gastric cancer. Gastric Cancer, 1998, 1(2):152-159.

[83] Cuschieri A, Weeden S, Fielding J, et al. Patient survival after D1 and D2 resections for gastric cancer: long-term results of the MRC randomized surgical trial. Surgical Cooperative Group. Br J Cancer, 1999, 79(9-10):1522-1530.

[84] Nakamura K, Ueyama T, Yao T, et al. Pathology and prognosis of gastric carcinoma. Findings in 10,000 patients who underwent primary gastrectomy. Cancer, 1992, 70(5):1030-1037.

[85] Kim JP, Kim YW, Yang HK, et al. Significant prognostic factors by multivariate analysis of 3926 gastric cancer patients. World J Surg, 1994, 18(6):872-877.

[86] de Manzoni G, Verlato G, Guglielmi A, et al. Prognostic significance of lymph node dissection in gastric cancer. Br J Surg, 1996, 83(11):1604-1607.

[87] Moriwaki Y, Kobayashi S, Kunisaki C, et al. Is D2 lymphadenectomy in gastrectomy safe with regard to the skill of the operator? Dig Surg, 2001, 18(2):111-117.

[88] Siewert JR, Böttcher K, Roder JD, et al. German Gastric Carcinoma Study Group. Prognostic relevance of systematic lymph node dissection in gastric carcinoma. Br J Surg, 1993, 80(8):1015-1018.

[89] Siewert JR, Kestlmeier R, Busch R, et al. Benefits of D2 lymph node dissection for patients with gastric cancer and pN0 and pN1 lymph node metastases. Br J Surg, 1996, 83(8):1144-1447.

[90] Erturk S, Ersan Y, Cicek Y, et al. Effect of simultaneous splenectomy on the survival of patients undergoing curative gastrectomy for proximal gastric carcinoma. Surg Today, 2003, 33(4):254-258.

[91] Shen JG, Cheong JH, Hyung WJ, et al. Adverse effect of splenectomy on recurrence in total gastrectomy cancer patients with perioperative transfusion. Am J Surg, 2006, 192(3):301-305.

[92] Yang K, Chen XZ, Hu JK, et al. Effectiveness and safety of splenectomy for gastric carcinoma: a meta-analysis. World J Gastroenterol, 2009, 15(42):5352-5359.

[93] Oh SJ, Hyung WJ, Li C, et al. The effect of spleen-preserving lymphadenectomy on surgical outcomes of locally advanced proximal gastric cancer. J Surg Oncol, 2009, 99(5):275-280.

[94] Lee KY, Noh SH, Hyung WJ, et al. Impact of splenectomy for lymph node dissection on long-term surgical outcome in gastric cancer. Ann Surg Oncol, 2001, 8(5):402-406.

[95] Maruyama K, Kaminishi M, Hayashi K, et al. Japanese Gastric Cancer Association Registration Committee. Gastric cancer treated in 1991 in Japan: data analysuis of nationwide registry. Gastric Cancer, 2006, 9(2):51-66.

[96] Sasada S, Ninomiya M, Nishizaki M, et al. Frequency of lymph node metastasis to the splenic hilus and effect of splenectomy in proximal gastric cancer. Anticancer Res,

2009, 29(8):3347-3351.

[97] Cho MY, Kroh MD, Joh YG, et al. Impact of splenectomy on circulating T-lymphocyte subsets in stage III gastric cancer. ANZ J Surg, 2002, 72(6):411-416.

[98] Huang CM, Wang JB, Lu HS, et al. Prognostic impact of splenectomy on advanced proximal gastric cancer with No. 10 lymph node metastasis. Chin Med J (Engl), 2009, 122(22):2757-2762.

[99] Takeuchi K, Tsuzuki Y, Ando T, et al. Total gastrectomy with distal pancreatectomy and splenectomy for advanced gastric cancer. J Surg Res, 2001, 2(101):196-201.

[100] Otsuji E, Yamaguchi T, Sawai K, et al. Total gastrectomy with simultaneous pancreaticosplenectomy or splenectomy in patients with advanced gastric carcinoma. Br J Cancer, 1999, 79(11-12):1789-1793.

[101] Yamamoto M, Baba H, Kakeji Y, et al. Postoperative morbidity/mortality and survival rates after total gastrectomy, with splenectomy/pancreaticosplenectomy for patients with advanced gastric cancer. Hepatogastroenterology, 2004, 51(55):298-302.

[102] ruyama K, Sasako M, Kinoshita T, et al. Pancreas-preserving total gastrectomy for proximal gastric cancer. World J Surg, 1995, 19(4):532-536.

[103] 何裕隆, 陈创奇, 郑章清, 等. 胃癌侵犯或累及胰十二指肠区域的手术治疗选择. 中国实用外科杂志, 2000, 20(11):658-660.

[104] 詹文华. 胰头十二指肠切除术治疗侵犯胰腺和十二指肠的进展期胃癌. 外科理论与实践, 2005, 10(5):392-394.

[105] Yoshikawa T, Kanari M, Tsuburaya A, et al. Should gastric cancer with peritoneal metastasis be treated surgically? Hepatogastroenterology, 2003, 50(53):1712-1715.

[106] Yonemura Y, Bandou E, Kinoshita K, et al. Effective therapy for peritoneal dissemination in gastric cancer. Surg-Oncol-Clin-N-Am, 2003, 12(3):635-648.

[107] Yonemura Y, Kawamura T, Bandou E, et al. Treatment of peritoneal dissemination from gastric cancer by peritonectomy and chemohyperthermic peritoneal perfusion. Br J Surg, 2005, 92(3):370-375.

[108] Yonemura Y, Fujimura T, Fushida S, et al. A new surgical approach (peritonectomy) for the treatment of peritoneal dissemination. Hepatogastroenterology, 1999, 46(25):601-609.

[109] Glehen O, Mithieux F, Osinaky D, et al. Surgery combined with peritonectomy procedures and intraperitoneal chemohyperthermia in abdominal cancers with peritoneal carcinomatosis: a phase II study. J Clin Oncol, 2003, 21(5):799-806.

[110] 顾晋, 李明. 消化道恶性肿瘤肝转移的诊治. 中华胃肠外科杂志, 2005, 8(1):7-8.

[111] Hiratsuka M, Yano T, Yamamoto M, et al. Management of patients with hepatic metastases from gastric carcinoma. Nippon Geka Gakkai Zasshi, 2003, 104(10):711-716.

[112] Zacherl J, Zacherl M, Scheuba C, et al. Analysis of hepatic resection of metastasis originating from gastric adenocarcinoma. J Gastrointest Surg, 2002, 6(5):682-689.

[113] Hartgrink HH, Putter H, Klein E, et al. Value of palliative resection in gastric cancer. Br J Surg, 2002, 89(11):1438-1443.

[114] Kunisaki C, Shimada H, Nomura M, et al. Lymph node dissection in surgical treatment for remnant stomach cancer. Hepatogastroenterology, 2002, 49(44):580-584.

[115] 苏向前, 李子禹, 步召德, 等. 胃癌的外科治疗. 中国实用外科杂志, 2008, 24(7):406-408.

[116] Roukos DH, Paraschou P, Lorenz M. Distal gastric cancer and extensive surgery: a new

evaluation method based on the study of the status of residual lymph nodes after limited surgery. Ann Surg Oncol, 2000, 7:715-716.

[117] Zhang XF, Huang CM, Lu HS. Surgical treatment and prognosis of gastric cancer in 2,613 patients. World J Gastroenterol, 2004, 10:3405-3408.

[118] Japanese Gastric Cancer Association Registration Committee, Maruyama K, Kaminishi M, et al. Gastric cancer treated in 1991 in Japan:data analysis of nationwide registry. Gastric Cancer, 2006, 9:51-66.

[119] 邢守正. 正确认识肿瘤手术的三原则. 肿瘤研究与临床, 2006, 18(2):76-80.

[120] Nishikawa K, Kawahara H, Yumiba T, et al. Functional characteristics of the pylorus in patients undergoing pylorus-preserving gastrectomy for early gastric cancer. Surgery, 2002, 131:613-624.

[121] Shibata C, Shiiba KI, Funayama Y, et al. Outcomes after pylorus-preserving gastrectomy for early gastric cancer:a prospective multicenter trial. World J Surg, 2005, 29(6):809, author reply 809-910.

[122] Skandalakis LJ, Donahue PE, Skandalakis JE. The vagus nerve and its vagaries. Surg Clin North Am, 1993, 73(4):769-784.

[123] Dia A, Ouedraogo T, Zida M, et al. Anatomic pitfalls of vagotomies. AnnChir, 1994, 48(5):452-461.

[124] Mackay TW, Andrews PL. A comparative study of the vagal innervation of the stomach in man and the ferret. J Anat, 1983, 136(Pt 3):449-481.

[125] Ando S, Tsuji H. Surgical technique of vagus nerve-preserving gastrectomy with D2 lymphadenectomy for gastric cancer. ANZ J Surg, 2008, 78(3):172-176.

[126] Carpenter M. The vagus nerve. Human Neuroanatomy. 7th ed. Baltimore: Williams and Wilkins, 1976:309-312.

[127] Teff KL. Visceral nerves: vagal and sympathetic innervation. JPEN J Parenter Enteral Nutr, 2008, 32(5):569-571.

[128] Phillips RJ, Baronowsky EA, Powley TL. Afferent innervation of gastrointestinal tract smooth muscle by the hepatic branch of the vagus. J Comp Neurol, 1997, 384(2):248-270.

[129] Berthoud HR. Anatomy and function of sensory hepatic nerves. Anat Rec A Discov Mol Cell Evol Biol, 2004, 280(1):827-835.

[130] Balemba OB, Salter MJ, Mawe GM. Innervation of the extrahepatic biliary tract. Anat Rec A Discov Mol Cell Evol Biol, 2004, 280(1):836-847.

[131] Love JA, Yi E, Smith TG. Autonomic pathways regulating pancreatic exocrine secretion. Auton Neurosci, 2007, 133(1):19-34.

[132] Wang FB, Powley TL. Vagal innervation of intestines: afferent pathways mapped with new en bloc horseradish peroxidase adaptation. Cell Tissue Res, 2008, 329(2):221-230.

[133] Ando H, Mochiki E, Ohno T, et al. Effect of distal subtotal gastrectomy with preservation of the celiac branch of the vagus nerve to gastrointestinal function: an experimental study in conscious dogs. Ann Surg, 2008, 247(6):976-986.

[134] Muramatsu S, Sonobe K, Tohara K, et al. Effect of truncal vagotomy on gallbladder bile kinetics in conscious dogs.Neurogastroenterol Motil, 1999, 11(5):357-364.

[135] Hahm J, Park J, Cho Y, et al. Changes in gallbladder motility in gastrectomized patients. Korean J Intern Med, 2000, 15(1):19-24.

[136] Gorbashko AL, Batchaev OKH. Practical importance of topography of the main stomach vessels and nerves in performing organ-preserving and organ-sparing operations. Vestn Khir Im I I Grek, 1980, 124(2):28-34.

[137] Katai H. Function-preserving surgery for gastric cancer. Int J Clin Oncol, 2006, 11(5):357-366.

[138] Nomura E, Isozaki H, Fujii K, et al. Postoperative evaluation of function-preserving gastrectomy for early gastric cancer. Hepatogastroenterology, 2003, 50(54):2246-2250.

[139] 韩方海, 高宏凯, 张肇达. 胃癌根治手术保留自主神经的解剖学基础及术式选择. 中国普通外科杂志, 2003, 12(1):44-46.

[140] Inoue K, Huang RS, Seino Y, et al. Release of cholecystokinin and gallbladder contraction before and after gastrectomy. Ann Surg, 1987, 205(1):27-32.

[141] Miwa K, Kinami S, Sato T, et al. Vagus-saving D2 procedure for early gastric carcinoma. Nippon Geka Gakkai Zasshi, 1996, 97(4):286-290.

[142] 胡祥，田大宇. 保留幽门的胃癌根治术的理论与实践. 中华外科杂志，2009, 47(17):1285-1287.

[143] Nakabayashi T, Mochiki E, Garcia M, et al. Pyloric motility after pylorus-preserving gastrectomy with or without the pyloric branch of the vagus nerve. World J Surg, 2002, 26(5):577-583.

[144] Nunobe S, Hiki N, Fukunaga T, et al. Laparoscopy-assisted pylorus-preserving gastrectomy: preservation of vagus nerve and infrapyloric blood flow induces less stasis. World J Surg, 2007, 31(12):2335-2340.

[145] Lu YF, Zhao G, Guo CY, et al. Vagus effect on pylorus-preserving gastrectomy. World J Gastroenterol, 1999, 5(2):177-178.

[146] Kusakari K, Nyhus LM, Gillison EW, et al. An endoscopic test for completeness of vagotomy. Arch Surg, 1972, 105(2):386-391.

[147] 胡志前, 王毅, 吴德敬. 探讨胃切除术和术后胆囊结石发生的关系. 肝胆胰外科杂志, 1999, 11(3):115-117.

[148] Kinami S, Fujimura T, Ojima E, et al. PTD classification: proposal for a new classification of gastric cancer location based on physiological lymphatic flow. Int J Clin Oncol, 2008, 13(4):320-329.

[149] Hulscher JB, van Lanschot JJ. Individualised surgical treatment of patients with an adenocarcinoma of the distal oesophagus or gastro-oesophageal junction. Dig Surg, 2005, 22(3):130-134.

[150] 韩方海, 高宏凯, 张肇达. 胃癌根治手术保留自主神经的解剖学基础及术式选择. 中国普通外科杂志, 2003, 12(1):44-46.

[151] 野村直人, 高橋正純, 秋山浩利, 他. 自律神経胃癌 3 群リンパ節廓清に必要な腹腔神経節、大小内臓神経と大動脈周囲リンパ節廓清の局所解剖. 日消外會志, 2004, 37(4):351-359.

[152] Harrison LE, Karpeh MS, Brennan MF. Total gastrectomy is not necessary for proximal gastric cancer. Surgery, 1998, 132(2):127-130.

[153] Tokunaga M, Hiki N, Ohyama S, et al. Effects of reconstruction methods on a patient's quality of life after a proximal gastrectomy: subjective symptoms evaluation using questionnaire survey. Langenbecks Arch Surg, 2009, 394(4):637-641.

[154] Hsu CP, Chen CY, Hsieh YH, et al. Esophageal reflux after total or proximal gastrectomy in patients with adenocarcinoma of the gastric cardia. Am J Gastroenterol, 1997, 92(8):1347-1350.

[155] Guarini S, Altavilla D, Cainazzo MM, et al. Efferent vagal fibre stimulation blunts nuclear factor-kappaB activation and protects against hypovolemic hemorrhagic shock. Circulation, 2003, 107(8):1189-1194.

[156] Wieczorek M, Dunn AJ. Effect of subdiaphragmatic vagotomy on the noradrenergic and HPA axis activation induced by intraperitoneal interleukin-1 administration in rats. Brain Res, 2006,

1101(1):73-84.
[157] Tomita R. Gastric emptying function in patients 5 years after pylorus-preserving distal gastrec-tomy with or without preserving pyloric and hepatic branches of the vagal nerve for early gastric cancer. World J Surg, 2009, 33(10):2119-2126.
[158] Emerenziani S, Habib FI, Ribolsi M, et al. Effect of hiatal hernia on proximal oesophageal acid clearance in gastro-oesophageal reflux disease patients. Aliment Pharmacol Ther, 2006, 23(6):51-57.
[159] SaitoY, Kawashima Y, Kondo A, et al. Dysphagia-gastroesophageal reflux complex: complications due to dysfunction of solitary tract nucleus-mediated vago-vagal reflex. Neuropediatrics, 2006, 37(3):115-120.
[160] 朱正纲. 应进一步提高胃癌综合治疗的疗效. 中华胃肠外科杂志, 2007, 5:403-406.
[161] 爱甲孝, 吉田茂昭, 荒井邦佳, 等. 14版. 胃癌取扱い规约. 东京: 金原出版株式会社, 2010:3.
[162] Katai H, Sano T, Fukagawa T, et al. Prospective study of proximal gastrectomy for early gastric cancer in the upper third of the stomach. Br J Surg, 2003, 90:850-853.
[163] Kim EM, Jeong HY, Lee ES, et al. Comparision between proximal gastrectomy and total gastrectomy in early gastric cancer. Korean J Gastroenterol, 2009, 54:212-219.
[164] 郝希山, 李强, 张国忠. 胃癌患者全胃切除术后消化道重建方式的临床研究. 中华胃肠外科杂志, 2003, 6:89-92.
[165] Souza RF, Spechler SJ. Concepts in the prevention of adenocarcinoma of the distal esophagus and proximal stomach. CA Cancer J Clin, 2005, 55(6):334-351.
[166] 三輪晃一, 今村幹雄, 山口浩司, 等. 胃切除と再建術式. 东京: 医学図书出版株式会社, 2005:178-184.
[167] 三輪晃一, 今村幹雄, 手島伸, 等. 胃切除と再建術式. 日本: 医学図书出版株式会社, 2005:166-176.
[168] Shinji Ishikawa , Shinya Shimada, Nobutomo Miyanari, et al. Pattern of lymph node involvement involvement in proximal gastric cancer. World J Surg, 2009, 33:1687-1692.
[169] Ooki A, Yamashita K, Kikuchi S, et al. Clinical significance of total gastrectomy for proximal gastric cancer. Anticancer Res, 2008, 28:2875-2883.
[170] Shinohara T, Kashiwagi H, Nakada K, et al. Suture line recurrence in the jejunal pouch after curative proximal gastrectomy for gastric cancer: report of two cases. Hepatogastroenterology, 2007, 54:1902-1904.
[171] 薛英威, 丛玉布, 杨明德, 等. 胃癌全胃切除术后3种消化道重建术对比观察. 哈尔滨医科大学学报, 2007, 41:593-595.
[172] 三輪晃一, 今村幹雄, 金達浩, 等. 胃切除と再建術式. 东京: 医学図书出版株式会社, 2005:188-196.
[173] 张高嘉, 孔大陆, 郝希山. 近段胃次全切除间置空肠移植架桥术. 中国肿瘤临床, 2001, 28:718.
[174] 薛英威, 王宽, 马岩, 等. 胃底贲门癌新术式的临床应用及观察. 中国实用外科杂志, 2009, 29:871-872.
[175] Global cancer facts and figures, 2007. American Cancer Society. http://www.cancer.org/docroot/STT/content/STT1x Global Cancer Facts and Figures 2007.asp.
[176] Lochhead P, El-Omar EM. Gastric cancer. Br Med Bull, 2008, 85:87-100.
[177] Parkin DM, Bray F, Ferlay J, et al. Global cancer statistics, 2002. CA Cancer J Clin, 2005, 55(2):74-108.
[178] Bines SD, England G, Deziel DJ, et al. Sychronous, metachronous and mutiple hepatic resection of liver tumors originating from primary gastric tumors. Surgery, 1993, 46(4):584-587.
[179] Yoo CH, Noh SH, Shin DW, et al. Recurrence

following curative resection for gastric carcinoma. Br J Surg, 2000, 87(2):236.

[180] Nakanishi H, Yasui K, Ikehara Y, et al. Establishment and characterization of three novel human gastric cancer cell lines with differentiated intestinal phenotype derived from liver metastasis. Clinical & Experimental Metastasis, 2005, 22:137-147.

[181] Terracciano LM, Glatz K, Mhawech P. Hepatoid adenocarcinoma with liver metastasis mimicking hepatocellular carcinoma: An immunohistochemical and molecular study of eight cases. Am J Surg Pathol, 2003, 27:1302-1312.

[182] Sakamoto Y, Sano T, Shimada K, et al. Favorable indications for hepatectomy in patients with liver metastasis from gastric cancer. J Surg Oncol, 2007, 95:534-539.

[183] Maehara Y, Moriguchi S, Kakeji Y, et al. Pertinent risk factors and gastric carcinoma with synchronous peritoneal dissemination or liver metastasis. Surgery, 1991, 110:820-823.

[184] Amemiya H, Kono K, Itakura J. c-Met expression in gastric cancer with liver metastasis. Oncology, 2002, 63(3):286-296.

[185] Kakeji Y, Koga T, Sumiyoshi Y, et al. Clinical signifi cance of vascular endothelial growth factor expression in gastric cancer. J Exp Clin Cancer Res, 2002, 21:125-129.

[186] Maruo Y, Gochi A, Kaihara A. ICAM-1 expression and the soluble ICAM-1 level for evaluating the metastatic potential of gastric cancer. Int J Cancer, 2002, 100(4):486-490.

[187] Mayer B, Lorenz C, Babic R. Expression of leukocyte cell adhesion molecules on gastric carcinomas: Possible involvement of LFA-3 expression in the development of distant metastases. Int J Cancer, 1995, 64(6):415-423.

[188] Scholmerich J, Volk BA, Gerok W. Value and limitations of abdominal ultrasound in tumour staging: liver metastasis and lymphoma. Eur J Radiol, 1987, 7:243-245.

[189] Wernecke K, Rummeny E, Bongartz G, et al. Detection of hepatic masses in patients with carcinoma: comparative sensitivities of sonography, CT and MR imaging. AJR Am J Roentgenol, 1991, 157:731-739.

[190] Karl RC, Choi J, Yeatman TJ, et al. Role of computed tomographic arterial portography and intraoperative ultrasound in the evaluation of patients for resectability of hepatic lesions. J Gastrointest Surg, 1997, 1:152-158.

[191] Ward B, Miller D, Frank J, et al. Prospective evaluation of hepatic imaging studies in the detection of colorectal metastases: correlation with surgical findings. Surgery, 1989, 105:180-187.

[192] Kinkel K, Lu Y, Both M, et al. Detection of hepatic metastases from cancers of the gastrointestinal tract by using noninvasive imaging methods (US, CT, M R imaging, PET): a meta analysis. Radiology, 2002, 224(3):748-756.

[193] Rafaelson SR, Kronborg O, Larsen C, et al. Intraoperative ultrasonography in the detection of hepatic metastases from colorectal carcinoma. Dis Colon Rectum, 1995, 38:355-360.

[194] Awad SS, Fagan S, Abudayyeh S, et al. Preoperative evaluation of hepatic lesions for the staging of hepatocellular and metastatic liver carcinoma using endoscopic ultrasonography. Am J Surg, 2002, 184(6):601-604.

[195] Fong Y, Fotner J, Sun Rl, et al. Clinical score for predicting recurrence after hepatic resection for metastatic colorectal cancer. Ann Surg, 1999, 230:309-321.

[196] Sakamoto Y, Ohyama S, Yamaoto J, et al. Surgical resection ofliver metastases of gastric cancer: ananalysis of a 17 year experience with 22 patients. Surgery, 2003,

133:507-511.
[197] Tiberio GA, Coniglio A, Marchet A, et al. Metachronous hepatic metastases from gastric carcinoma: a multicentric survey. Eur J Surg Oncol, 2009, 35(5):486-91.
[198] Zacherl J, Zacherl M, Scheuba C, et al. Analysis of hepatic resection of metastasis originating from gastric adenocarcinoma. J Gastrointest Surg, 2002, 6:682-689.
[199] Okano K, Maeba T, Ishimura K, et al. Hepatic resection for metastatic tumors from gastric cancer. Ann Surg, 2002, 235:86-91.
[200] Koga R, Yamamoto J, Ohyama S, et al. Liver resection for metastatic gastric cancer: experience with 42 patients including eight long-term survivors. Jpn J Clin Oncol, 2007, 37(11):836-842.
[201] Shirabe K, Shimada M, Matsumata T, et al. Analysis of the prognostic factors for liver metastasis of gastric cancer after hepatic resection: a multi-institutional study of the indications for resection. Hepatogastroenterology, 2003, 50:1560-1563.
[202] Miyazaki M, Itoh H, Nakagawa K, et al. Hepatic resection of liver metastases from gastric carcinoma. Am J Gastroenterol, 1997, 92(3):490-493.
[203] Imamum H, Matsuyama Y, Shimada R, et al. A study of factors influencing prognosis after resection of hepatic metastases from colorectal and gastric carcinoma. Am J Gastroentero, 2001, 96:3178-3184.
[204] Tsujimoto H, Ichikura T, Ono S, et al. Outcomes for patients following hepatic resection of metastatic tumors from gastric cancer. Hepatol Int, 2010, 29, 4(1):406-413.
[205] Imamura H, Matsuyama Y, Shimada R, et al. A study of factors influencing prognosis after resection of hepatic metastases from colorectal and gastric carcinoma. Am J Gastroenterol, 2001, 96:3178-3184.
[206] Ochiai T, Sasako M, Mizuno S, et al. Hepatic resection for metastatic tumors from gastric cancer: analysis of prognostic factors. Br J Surg, 1994, 81:1175-1178.
[207] Shirabe K, Shimada M, Matsumata T, et al. Analysis of the prognostic factors for liver metastasis of gastric cancer after hepatic resection: a multi-institutional study of the indications for resection. Hepatogastroenterology, 2003, 50:1560-1563.
[208] Fujii K, Fujioka S, Kato K, et al. Resection of liver metastasis from gastric adenocarcinoma. Hepatogastroenterology, 2001, 48:368-371.
[209] Sakamoto Y, Ohyama S, Yamamoto J, et al. Surgical resection of liver metastasis of gastric cancer: an analysis of a 17-year experience with 22 patients. Surgery, 2003, 133:507-511.
[210] Ambiru S, Miyazaki M, Ito H, et al. Benefits and limits of hepatic resection for gastric metastases. Am J Surg, 2001, 181:279-283.
[211] Miyazaki M, Itoh H, Nakagawa K, et al. Hepatic resection of liver metastases from gastric carcinoma. Am J Gastroenterol, 1997, 92:490-493.
[212] Tsujimoto H, Ichikura T, Ono S, et al. Outcomes for patients following hepatic resection of metastatic tumors from gastric cancer. Hepatol Int, 2010, 4:406-413.
[213] Roh HR, Suh KS, Lee HJ, et al. Outcome of hepatic resection for metastatic gastric cancer. Am Surg, 2005, 71:95-99.
[214] Ochiai T, Sasako M, Mizuno S, et al. Hepatic resection for metastatic tumours from gastric cancer: analysis of prognostic factors. Br J Surg, 1994 , 81(8):1175-1178.
[215] Sakamoto J, Chin K, Kondo K, et al. Phase II study of a 4-week capecitabine regimen in advanced or recurrent gastric cancer. Anticancer Drugs, 2006, 17(2):231-236.
[216] Ambiru S, Miyazaki M, Ito H, et al. Benefits

and limits of hepatic resection for gastric metastases. Am J Surg, 2001, 181:279-283.

[217] Cheon SH, Rha SY, Jeung HC, et al. Survival benefi t of combined curative resection of the stomach (D2 resection) and liver in gastric cancer patients with liver metastases. Ann Oncol, 2008, 19:1146-1153.

[218] Bines SD, England G, Deziel DJ, et al. Synchronous, metachronous, and multiple hepatic resections of liver tumors originating from primary gastric tumors. Surgery, 1993, 114(4):799-805.

[219] Itani Y, Niinobu T, Nakagawa S, et al. A case of gastric cancer with liver metastasis resected after the combination chemotherapy with CDDP and TS-1. Gan To Kagaku Ryoho, 2005, 32(11):1758-1760.

[220] Glimelius B, Ekstrom K, Hoffman K, et al. Randomized comparison between chemotherapy plus best supportive care with best supportive care in advanced gastric cancer. Ann Oncol, 1997, 8:163-168.

[221] Kim NK, Park YS, Heo DS, et al. A phase Ⅲ randomized study of 5 -fluorouracil and cisp latin versus 5-fluorouracil, doxorubicin, and mitomycin C versus 5-fluorouracil alone in the treatment of advanced gastric cancer. Cancer, 1993, 71(12):3813-3818.

[222] Wils JA, Klein HO, Wagener DJ, et al. Sequential high – dose methotrexate and fluorouracil combined with doxorubicin -a step ahead in the treatment of advanced gastric cancer: a trial of the European Organization for Research and Treatment of Cancer Gastrointestinal Tract Cooperative Group. J Clin Oncol, 1991, 9(5):827-831.

[223] Webb A, Cunningham D, Scarffe JH, et al. Randomized trial comparing ep irubicin, cisplatin, and fluorouracil versus fluorouracil, doxorubicin, and methotrexate in advanced esophagogastric cancer. J Clin Oncol, 1997, 15 (1):261-267.

[224] Baoli Qin, Risa Tanaka, Yoshihiro Shibata, et al. In vitro schedule dependent interaction between oxalip latin and 5-fluorouracil in human gastric cancer cell lines. Anticancer Drugs, 2006, 17(4):445.

[225] Louvet C,Andre T, Tigaud JM, et al. Phase II study of oxalip latin, fluorouracil, and folinic acid in locally advanced or metastatic gastric cancer patients. J Clin Oncol, 2002, 20:4543.

[226] Bang YJ, KangWK, Kang YK, et al. Docetaxel 75 mg/m2 is active and well tolerated in patientswithmetastatic or recurrent gastric cancer: a phase II trial. Jpn J Clin Oncol, 2002, 32:248.

[227] Ajani JA, van Cutsem E, Moiseyenko V, et al. Docetaxel(D), cisplatin, 5-fluorouracil compare to cisplatin (C) and 5 fluorouracil (F) for chemotherapy na ve patients with metastasis(MGC):interim results of a randomized phase III trial (V325). Proc Am Soc Clin Oncol, 2003, 22:249-250.

[228] Louvet C, Andre T, Tigaud JM, et al. Phase II study of oxaliplatin, fluorouracil, and folinic acid in locally advanced or metastatic gastric cancer patients. J Clin Oncol, 2002, 20:4543.

[229] Cho BC, Kim JH, Kim CB, et al. Paclitaxel and leucovorin-modulated infusional 5-fluorouracil combination chemotherapy for metastatic gastric cancer. Oncol Rep, 2006, 15(3):621.

[230] Beretta E, Di Bartolomeo M, Buzzoni R, et al. Irinotecan, fluorouracil and folinic acid (FOL FIRI) as effective t reatment combination for patient s with advanced gastric cancer in poor clinical condition. Tumori, 2006, 92(5):379-383.

[231] Moehler M, Haas U, siebler J, et al. Weekly treatment with irinotecan, folinic acid and infusional 5-flurouraci (ILF) in patients with advanced gastric cancer. Anticancer Drugs, 2003, (418):645-650.

[232] Kang SH, Kim JI, Moon HS, et al. Oxali-

platin and leucovorin plus fluorouracil versus irinotecan and leucovorin plus fluorouracil combination chemotherapy as a first-line treatment in patients with metastatic or recurred gastric adenocarcinoma. Korean J Gastroenterol, 2010, 55(1):26-32.

[233] Kim SH, Lee GW, Go SI, et al. A Phase II study of irinotecan, continuous 5-fluorouracil, and leucovorin (FOLFIRI) combination chemotherapy for patients with recurrent or metastatic gastric cancer previously treated with a fluoropyrimidine-based regimen. Am J Clin Oncol, 2010, 33(6):572-576.

[234] Seo MD, Lee KW, Lim JH, et al. Irinotecan combined with 5-fluorouracil and leucovorin as second-line chemotherapy for metastatic or relapsed gastric cancer. Jpn J Clin Oncol, 2008, 38(9):589-595.

[235] Wasaburo K, Tetsuo Taguchi. A Phase II study of capecitabine (xeloda) in patients with advanced/metastatic gastric carcinoma. Proc Am Soc Clin Oncol, 2001, 20:abstr 2320.

[236] Hong YS, Song SY, Lee SI, et al. A phase II trial of capecitabine in previously untreated patients with advanced and/or metastatic gastric cancer. Ann Oncol, 2004, 15 (9):1344-1347.

[237] Cunningham D, Starling N, Rao S, et al. N Engl J Med, 2008, 358:36-46.

[238] Kang YK, Kang WK, Shin DB, et al. Capecitabine/cisplatin versus 5-fluorouracil/cisplatin as first-line therapy in patients with advanced gastric cancer: a randomised phase III noninferiority trial. Annals of Oncology, 2009, 20(4):666-673.

[239] Okines AF, Norman AR, McCloud P, et al. Meta-analysis of the REAL-2 and ML17032 trials: evaluating capecitabine-based combination chemotherapy and infused 5-fluorouracil-based combination chemotherapy for the treatment of advanced oesophago-gastric cancer. Ann Oncol, 2009, 20:1529-1534.

[240] Ocvirk J, Rebersek M, Skof E. Randomised prospective phase II study of combination chemotherapy epidoxorubicin, cisplatin, 5-FU (ECF) versus epidoxorubicin, cisplatin, capecitabin (ECX) in patients with advanced or metastatic gastric cancer. J Clin Oncol, 2007, 25(18s):4571.

[241] Sugimachi K, Maehara Y, Horikoshi N, et al. An early phase II study of oral S-1, a newly developed 5-fl uorouracil derivative for advanced and recurrent gastrointestinal cancers. Oncology, 1999, 57:202-210.

[242] Koizumi W, Narahara H, Hara T, et al. S-1 plus cisplatin versus S-1 alone for first-line treatment of advanced gastric cancer (SPIRITS trial): a phase III trial. Lancet Oncol, 2008, 9:215-221.

[243] Imamura H, Iishi H, Tsuburaya A, et al. Randomized phase III study of irinotecan plus S-1 (IRIS) versus S-1 alone as first-line treatment for advanced gastric cancer (GC0301/TOP-002). Gastric Cancer, 2011, 14(1):72-80.

[244] Yoshida K, Ninomiya M, Takakura N, et al. Phase II study of docetaxel and S-1 combination therapy for advanced or recurrent gastric cancer. Clin Cancer Res, 2006, 12:3402-3407.

[245] Ajani JA, Rodriquez W, Bodoky G, et al. Multicenter phase III comparison of cisplatin/S-1 (CS) with cisplatin/5-FU (CF) as first-line therapy in patients with advanced gastric cancer (FLAGS): secondary and subset analyses. 2009 ASCO Annual Meeting Proceedings. J Clin Oncol. 2009, 27(15s): abstr 4.

[246] Jin M, Lu H, Li J,et al. Ramdomized 3-armed phase III study of S-1 monotherapy versus S-1/CDDP (SP) versus 5-FU/CDDP (FP) in patients (pts) with advanced gastric cancer (AGC): SC-101 study. J Clin Onco, 2008, 26(20s):abstr 4533.

[247] Hwang SJ, Park JW, Lee SD, et al. Capecitabine and oxaliplatin (XELOX) for the treatment of patients with metastatic gastric cancer and severe liver dysfunction. Korean J Intern Med, 2006, 21(4):252-255.

[248] Shah M A, Ramanathan R K, Ilson D, et al. Multicenter Phase II study of irinotecan, cisplatin, and bevacizumab in patients with metastatic gastric or gastroesophagealjunction adenocarcinoma. J Clin Oncol, 2006, 24(33):5201-5206.

[249] Galizia G, Lieto E, Orditura M, et al. Epidermal growth factor receptor (EGFR) expression is associated with a worse prognosis in gastric cancer patients undergoing curative surgery. World J Surg, 2007, 31:1458-1468.

[250] Lordick F, Luber B, Lorenzen S, et al. Cetuximab plus oxaliplatin/leucovorin/ 5-fluorouracil in first-line metastatic gastric cancer: a phase II study of the Arbeitsgemeins chaft Internistische Onkologie (AIO). Br J Cancer, 2010, 102(3):500-505.

[251] Pinto C, DiFabio F, Siena S, et al. Phase II study of cetuximab in combination with FOLFIRI in patients w ith untreated advanced gastric or gastroesophageal junction adenocarcinoma (FOLCETU X study). Ann Oncol, 2007,18 (3):510-517.

[252] Stein A, Al-Batran SE, Arnold D, et al. Cetuximab with irinotecan as salvage therapy in heavily pretreated patients with metastatic gastric cancer. 2007 Gastrointestinal Cancers Symposium: abstr 47. http://www.asco.org/ ascov2/Meetings/Abstracts?&vmview=abst_ detail_view&confID=45&abstractID=10567.

[253] Tebbutt NC, Sourjina T, Strickland AH, et al. ATTAX2: Docetaxel plus cetuximab as second-line treatment for docetaxel-refractory oesophago-gastric cancer--Final results of a multicentre phase II trial by the AGITG. J Clin Oncol, 2008, 26:15554.

[254] ZhaoW, Chan TL, Chu KM, et al. Mutations of BRAF and KRAS in gastric cancer and their association with microsatellite instability. Int J Cancer, 2004, 108(1):167-169.

[255] Ganeshan A, Upponi S, Hon LQ, et al. Hepatic arterial infusion of chemotherapy: the role of diagnostic and interventional radiology. Ann Oncol, 2008, 19:847-851.

[256] Yonemura Y, Matsuki N, Sakuma H, et al. Effect of intra-hepatoarterial infusion of MMC and CDDP for gastric cancer patients with liver metastases. Surg Today, 1992, 22:253-259.

[257] Arai Y, Endo T, Sone Y, et al. Management of patients with unresectable liver metastases from colorectal and gastric cancer employing an implantable port system. Cancer Chemother Pharmacol, 1992, 31:99-102.

[258] Kumada T, Arai Y, Itoh K, et al. Phase II study of combined administration of 5-fluorouracil, epirubicin and mitomycin-c by hepatic artery infusion in patients with liver metastases of gastric cancer. Oncology, 1999, 57:216-223.

[259] Ojima H, Ootake S, Yokobori T, et al. Treatment of multiple liver metastasis from gastric carcinoma. World J Surg Oncol, 2007, 5:70.

[260] De Baere T, Elias D, Ducreux M, et al. Percutaneous radiofrequency ablation of hepatic metastases. Preliminary experience. Gastroenterol Clin Biol, 1999, 23:1128-1133.

[261] Iannitti DA, Dupuy DE, Mayo-Smith WW. Hepatic radiofrequency ablation. Arch Surg, 2002, 137:422-426.

[262] Solbiati L, Livraghi T, Goldberg SN, et al. Percutaneous radio-frequency ablation of hepatic metastases from colorectal cancer: long-term results in 117 patients. Radiology, 2001, 221:159-166.

[263] de Baere T, Elias D, Dromain C, et al.

Radiofrequency ablation of 100 hepatic metastases with a mean follow-up of more than 1 year. AJR Am J Roentgenol, 2000, 175:1619-1625.

[264] Hwang SE, Yang DH, Kim CY. Prognostic factors for survival in patients with hepatic recurrence after curative resection of gastric cancer. World J Surg, 2009, 33(7):1468-1472.

[265] Gannon CJ, Curley SA. The role of focal liver ablation in the treatment of unresectable primary and secondary malignant liver tumors. Semin Radiat Oncol, 2005, 15:265-272.

[266] Ahn HS, Kim JW, Yoo MW, et al. Clinicopathological features and surgical outcomes of patients with remnant gastric cancer after a distal gastrectomy. Ann Surg Oncol, 2008, 15(6):1632-1639.

[267] Ohashi M, Katai H, Fukagawa T, et al. Cancer of the gastric stump following distal gastrectomy for cancer. Br J Surg, 2007, 94(1):92-95.

[268] Zhang Y, Tokunaga A, Masuda G, et al. Surgical treatment of gastric remnant cancer. Nippon Med Sch, 2002, 69(5):489-493.

[269] Firat O, Guler A, Sozbilen M, et al. Gastric remnant cancer: an old problem with novel concerns. Langenbecks Arch Surg, 2009, 94(1):93-97.

[270] Greene FL. Management of gastric remnant carcinoma based on the results of 15-year endoscopic screening program. Ann Surg, 1996, 223(6):701-706.

[271] Nozaki I, Kurita A, Nasu J, et al. Higher incidence of gastric remnant cancer after proximal than distal gastrectomy. Hepatogastroenterology, 2007, 54(77):1604-1608.

[272] Seoane A, Bessa X, Alameda F, et al. Role of Helicobacter pylori in stomach cancer after partial gastrectomy for benign ulcer disease. Rev Esp Enferm Dig, 2005, 97(11):767-777.

[273] Sowa M, Onoda N, Nakanishi I, et al. Early stage carcinoma of the gastric remnant in Japan. Anticancer Res, 1993, 13(5C):1835-1838.

[274] 戴冬秋. 早期残胃癌的临床病理特点与合理治疗. 中国实用外科杂志, 2009, 29(10):800-802.

[275] 陈峻青, 夏志平, 徐惠绵, 等. 胃肠癌手术学. 2版. 北京: 人民卫生出版社, 2008:121-122.

[276] Han SL, Hua YW, Wang CH, et al. Metastatic pattern of lymph node and surgery for gastric stump cancer. J Surg Oncol, 2003, 82(4):241-246.

[277] Takenaka R, Kawahara Y, Okada H, et al. Endoscopic submucosal dissection for cancers of the remnant stomach after distal gastrectomy. Gastrointest Endosc, 2008, 67(2):359-363.

[278] Newman E, Brennan MF, Hochwald SN, et al. Gastric remnant carcinoma: just another proximal gastric cancer or a unique entity? Am J Surg, 1997, 173(4):292-297.

[279] 张天泽. 国内所见残胃癌35例分析. 天津医药肿瘤附刊, 1982, 9(3):138.

[280] 陈峻青, 夏志平, 徐惠绵, 等. 胃肠癌手术学. 2版. 北京:人民卫生出版社, 2008:123-124.

[281] Inomata M, Shiraishi N, Adachi Y, et al. Gastric remnant cancer compared with primary proximal gastric cancer. Hepatogastroenterology, 2003, 50 (50):587-591.

[282] Thorban S, Bottcher K, Etter M, et al. Prognostic factors in gastric stump carcinoma. Ann Surg, 2000, 231(2):188-194.

[283] Ahn HS, Kim JW, Yoo MW, et al. Clinicopathological features and surgical outcomes of patients with remnant gastric cancer after a distal gastrectomy. Ann Surg Oncol, 2008, 15(8):1632-1639.

[284] 余佩武, 罗华星. 腹腔镜在残胃癌诊治中的应用. 中国实用外科杂志, 2009, 29(10):817-820.

[285] 梁寒. 残胃癌手术消化道重建方式. 中国实用外科杂志, 2009, 29(10):868-870.
[286] 陈峻青, 夏志平, 徐惠绵, 等. 胃肠癌手术学. 2版. 北京: 人民卫生出版社, 2008:181.
[287] Pan Y, Li Q, Wang DC, Liang H, et al. Beneficial effect of jejunal continuity and duodenal food passage after total gastrectomy: A retrospective study of 704 patients. Eur J Surg Oncol, 2008, 34(1):17-22.
[288] 陈峻青, 夏志平, 徐惠绵, 等. 胃肠癌手术学. 2版. 北京: 人民卫生出版社, 2008:176-178.

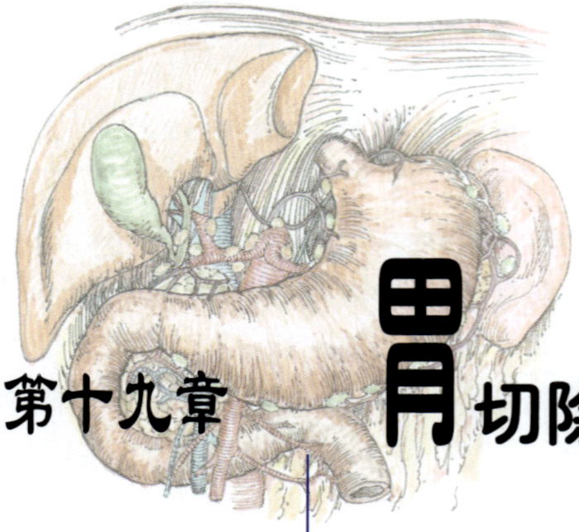

第十九章 胃切除后消化道重建

王宝贵 王学军 梁寒 潘源

第一节 保留幽门的胃切除术后消化道重建

一、适 应 证

位于胃体下部至胃角部的早期癌（M，SM），且不适合行 EMR 或 ESD 的患者；肿瘤直径小于 2cm；癌灶下缘距幽门环大于 4cm；术中判定无淋巴结转移或仅第一站淋巴结转移者。

二、手 术 技 巧

1. 上腹正中切口，探查肿瘤所在部位、大小、浸润深度以及周围淋巴结转移情况，必要时行术中冰冻检查确认有无淋巴结转移，确定切除范围（图 19-1）。

2. 切开胃结肠韧带，于脾下极结扎切断胃网膜左动静脉，清除 No.4sb 淋巴结；进而向幽门侧游离至胃网膜右动静脉根部，清除 No.4d、No.6 淋巴结。注意确认保护胃网膜右动脉的分支——幽门下动脉。通常在幽门下动脉分支后结扎切断胃网膜右动脉，以确保幽门部血供（图 19-2，图 19-3）。

3. 切开肝胃韧带，根部结扎切断胃右动静脉，清除 No.5 淋巴结（图 19-3），可同时清除部分 No.12a 左侧淋巴结。清除 No.5 淋巴结时务必保留十二指肠上动脉，此步骤操作时务必保留迷走神经肝支和幽门支。至此可于距幽门环 3cm 处切断胃（图 19-4）。

4. 沿肝总动脉清除 No.8a 淋巴结，根部结扎切除冠状静脉，清除 No.11p 淋巴结；于胃左动脉根部 1cm 结扎切断，清除 No.7 淋巴结（图 19-4）。注意保护腹腔神经丛。

5. 沿胃小弯向上切除小网膜，清除 1 组淋巴结。于迷走神经前干分出肝支和迷走神经后干分出腹腔支后切断迷走神经胃前、后支（图 19-5）。

6. 距肿瘤上缘 >2cm 处切断胃，缝合部分残胃小弯侧断端，使之与远端残胃口径匹配；采用分层缝合胃近远端，以防止吻合口变形或狭窄。后壁以 1 号线行浆肌层结节缝合，之后以 3-0 的可吸收线连续缝合黏膜后壁和前壁，最后前壁以 1 号线行浆肌层结节缝合（图 19-6）。

7. 常规关腹。

三、术 式 评 价

早期胃癌是指肿瘤局限于黏膜层或黏膜下层的肿瘤，其淋巴结转移率低。局限于黏膜层者为 3% ~ 5%，黏膜下层者为 10% ~ 20%。且多为第 1 站淋巴结（75%）转移。术后 5 年生存率达 95% 以上。因此提高这类患者术后生存质量成为临床治疗的重点。“功能外科”的观点目前成为胃肠外科临床研究热点。保留幽门的胃癌根治术正是在这样的背景下越来越为胃肠外科医师所

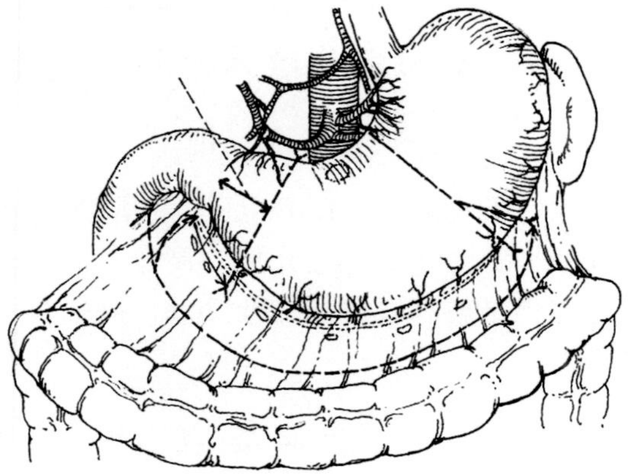

图19-1　确定切除范围

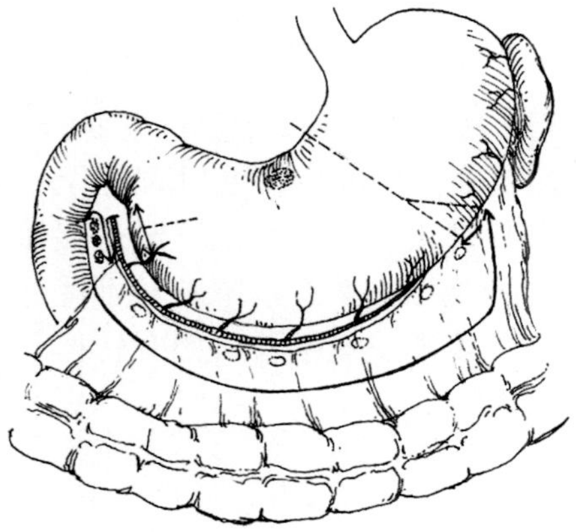

图19-2　游离胃大弯清除No.4sb、No.4d淋巴结

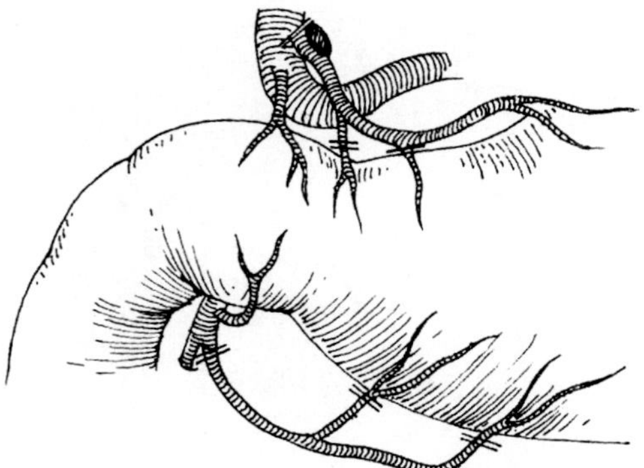

图19-3　幽门上下血管及淋巴结的处理

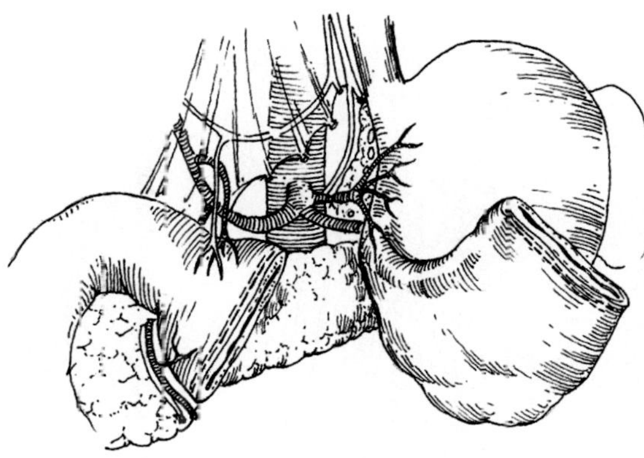

图19-4　距幽门环3cm切断胃

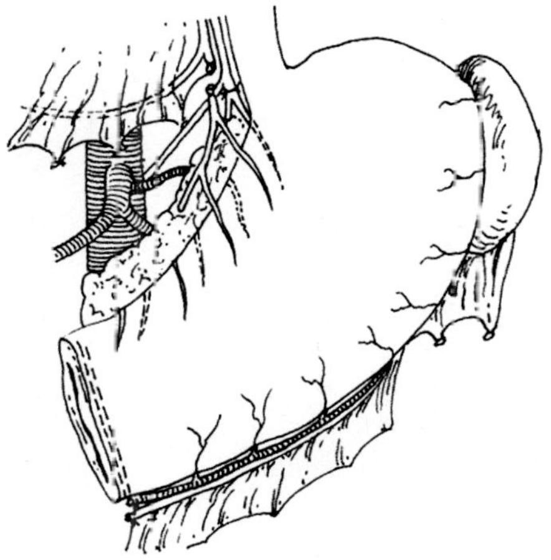

图19-5　保留迷走神经肝支、腹腔支，切断前、后胃壁支

重视。资料表明保留幽门的胃癌根治术与传统的远端胃癌根治术相比，在相同预后的前提下，保留幽门的胃切除术由于保留了幽门功能，因此小胃症状和倾倒综合征明显减少，术后体重恢复较快，显著提高患者术后生存质量。有学者认为幽门功能可由残存的壁内神经支配，即使切断迷走神经幽门支也能保留幽门功能。但笔者认为，下位神经功能与高位自主神经中枢有密切关联，因此只要不影响根治，应当尽可能保留幽门支神经。近年来也有腹腔镜辅助下的保留幽门胃癌切除术后的报道。由于目前研究多为小样本回顾性研究，有待进一步大样本多中心前瞻性随机对照研究数据明确其疗效。

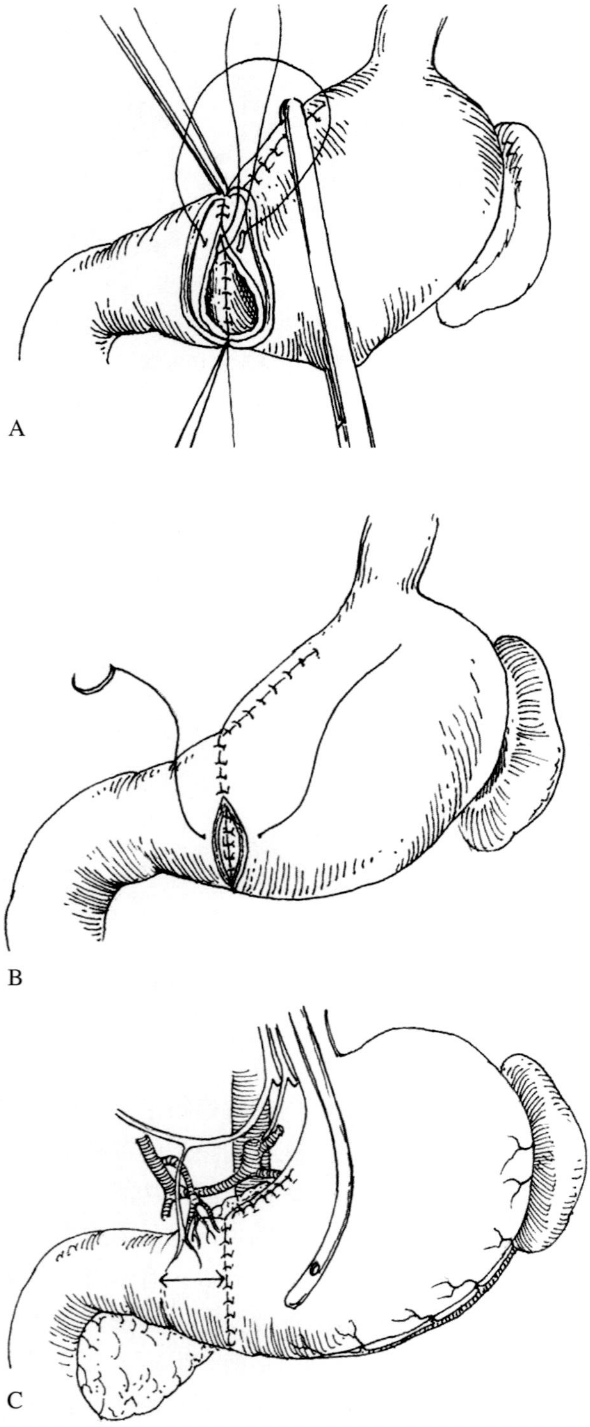

图19-6 残胃对端吻合

（王宝贵）

第二节 胃节段切除术后消化道重建

一、适 应 证

不宜行 EMR 或 ESD 治疗的早期癌（M，SM）；非溃疡型、病理分型为高分化；术中证明无淋巴结转移；肿瘤小于 2cm；肿瘤位于胃中部。

二、手 术 要 点

步骤基本参照保留幽门的胃切除术。距肿瘤上、下缘 2cm 处切断胃（图 19-7）。清除 No.3、No.4d 淋巴结。切除迷走神经的胃壁前、后支，注意保留幽门支、肝支和腹腔支。清除 No.7、No.8a、No.9 淋巴结。

三、术 式 评 价

胃节段切除治疗胃癌目前主要作为临床研究性课题实施，实际工作中应慎重施行。最好在患者或其代理人参加的情况下经过集体讨论后确定该手术治疗方案。术中应对可疑胃周淋巴结进行冰冻病理快速活检，如有转移改行标准根治性切除。

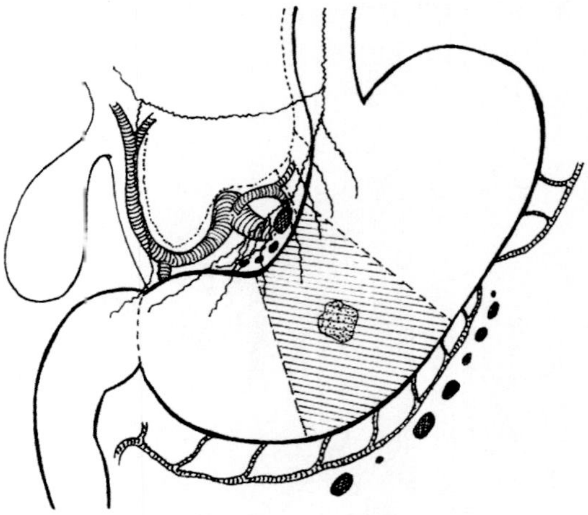

图19-7 切除范围

（王宝贵）

第三节　远端胃次全切除术后消化道重建

一、Billroth Ⅰ式消化道重建

（一）适　应　证

常用于胃窦癌。该吻合方法简单，食物通过符合生理途径，可明显地减少胆汁、胰液反流入残胃，能有效预防或减少残胃炎及残胃癌的发生。而且，胰头、十二指肠游离后可以避免残胃与十二指肠对端吻合造成的张力。所以，本法是最常见的胃肠重建方法（图 19-8）。

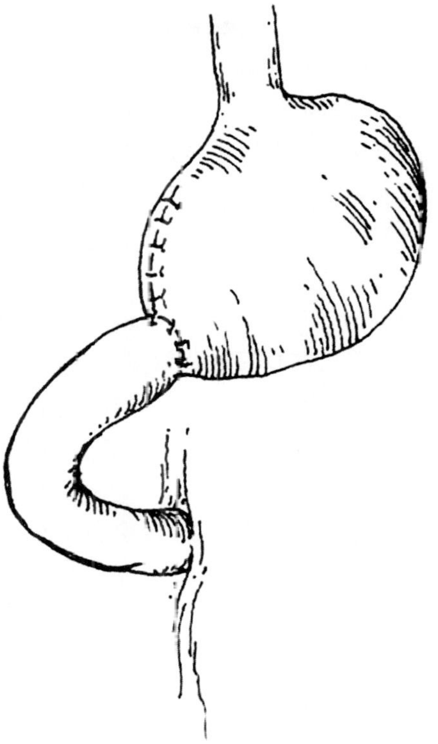

图19-8　Billroth Ⅰ式吻合术

（二）手 术 步 骤

1. 手法行 Billroth Ⅰ式吻合

（1）切除 2 ~ 3cm 的十二指肠，远端用肠钳钳夹，用聚维酮碘消毒，不予缝合。

（2）在胃的预定切断线大弯侧平行使用两把有齿直钳，其宽度比十二指肠断端的宽度稍大，以备做残胃十二指肠吻合用。在两钳间切断胃体。

（3）继续在胃的预定切断线用两把有齿长钳斜向胃小弯方向钳夹胃（图 19-9）。在两钳间切断胃，移去远端胃。

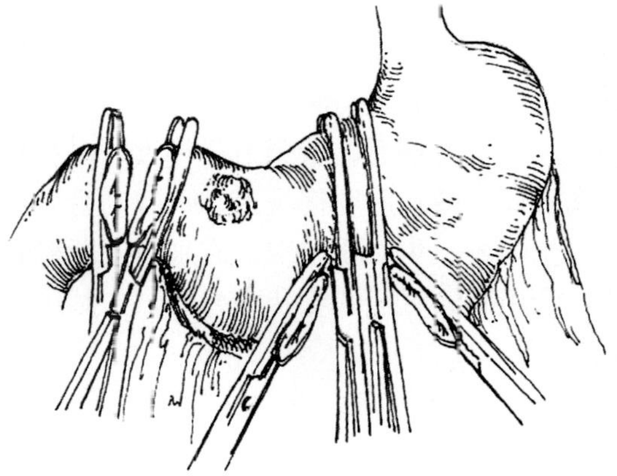

图19-9　切断大弯侧，钳夹小弯侧

（4）用丝线环绕有齿长钳连续缝合、封闭小弯侧近断端。松动并移去小弯侧有齿钳，逐一收紧连续缝线。

（5）检查封闭端有无渗血，可做 8 字缝合止血。浆肌层再做 Lembert 缝合，使之腹膜化。近吻合口处暂留一针不打结。

（6）将胃和十二指肠残端的两把钳靠拢。如有张力，可将十二指肠外侧腹膜反折切开（Vautrin-Kocher 切口），游离十二指肠和胰头，使十二指肠松动。十二指肠和胃后壁做间断浆肌层缝合。

（7）切开吻合口的胃前后壁浆肌层，用丝线间断缝扎黏膜下血管。将钳夹过的胃十二指肠残端切除。

（8）用丝线间断全层缝合胃十二指肠吻合口后壁。按浆肌层多缝和少缝的原则间断全层缝合吻合口前壁，使黏膜内翻。前壁再缝一层 Lembert 缝合，最后在吻合口小弯侧缝一“U”形缝合加固。

（9）右肋下腋中线做切口，留置两条乳胶管引流。一根通过文氏孔放于肝下，另一条置于肝蒂前，胃十二指肠吻合口附近。

2. 应用管型吻合器行 Billroth Ⅰ式吻合　如前所示游离十二指肠和胃，在十二指肠的适当水平夹置荷包钳，穿入直针和荷包缝合线，这样在十二指肠残端自动形成一个荷包缝合。切断十二指肠，将吻合器抵钉座置入十二指肠，收紧十二

指肠的荷包缝合线，打结于中心杆上清除胃预定切断处的脂肪，缝扎可能导致吻合口出血的十二指肠小血管。距远端胃残端 3 ~ 5cm 并与之垂直行胃造口，将不带抵钉座和中心杆的管型吻合器经胃前壁造口插入。将闭合的胃断端翻向左侧，距胃残端中部 3 ~ 5cm 处旋出穿刺锥，与抵钉座对合（图 19-10）。旋紧手柄检查安全区指示器，确认胃和十二指肠壁加在一起的厚度处于适当的范围内，打开保险，用力握紧尾端的手柄击发，旋松螺旋尾翼使钉与钉仓开放，轻柔地退出吻合器。仔细检查下切缘，确认吻合没有缺损和中断，可间断缝合数针加固吻合口，用线型缝合器关闭胃前壁造口。

也可将吻合器经拟切除的胃前壁打开插入，经胃后壁距胃切除线 3cm 处旋出，与十二指肠残端抵钉座对接，同前击发，以线型缝合器闭合切除远端胃，这样可减少胃前壁胃造口。胃残端及吻合口可间断缝合加固。

（三）注 意 事 项

胃十二指肠吻合时，应特别注意防止吻合口的张力大和狭窄。若张力大，可用以下方法解除：切开十二指肠外侧后腹膜，向左前方锐性分离十二指肠降部；进一步游离胃大弯；切断残胃后壁与胰腺被膜之间的粘连；或距吻合口 2cm 处将胃后壁浆肌层与胰头被膜缝合固定 3 ~ 4 针。经上述方法处理后，若张力仍较大，可将胃大弯拉向右侧，缝在肝圆韧带上。一般吻合口至少应通过 1 拇指。为防止狭窄，应采用间断缝合法吻合或选用较大直径的管状吻合器，内翻组织不宜过多，必要时可将十二指肠残端前壁中部纵行切开长约 1cm，适当扩大吻合口。

二、Billroth Ⅱ式消化道重建

（一）适 应 证

胃癌侵犯幽门环或十二指肠已有癌累及，一般不宜行 Billroth Ⅰ式吻合，应施行 Billroth Ⅱ式吻合术。

（二）手 术 步 骤

1. 十二指肠残端关闭法

(1) 钳夹缝合法：用 1 号丝线在有齿血管钳的深面自小弯侧开始先缝合 1 针结扎，再绕血管钳做很松的连续缝合。在撤除血管钳的同时，逐步拉紧缝线并在大弯侧结扎。缝线两侧用 1 号丝线做浆肌层半荷包缝合。结扎后暂不剪断，留作牵引用，在两牵引线之间间断缝合浆肌层。最后将残端前壁与胰腺被膜间断缝合固定，或用附近大网膜残端缝合固定（图 19-11）。

(2) 边切边缝法：用一把有齿血管钳或小胃钳夹住胃幽门，在十二指肠球部的上下缘各缝一针牵引线。靠近幽门自下缘开始，边切断十二指肠，边用 1 号丝线连续全层缝合（图 19-12），

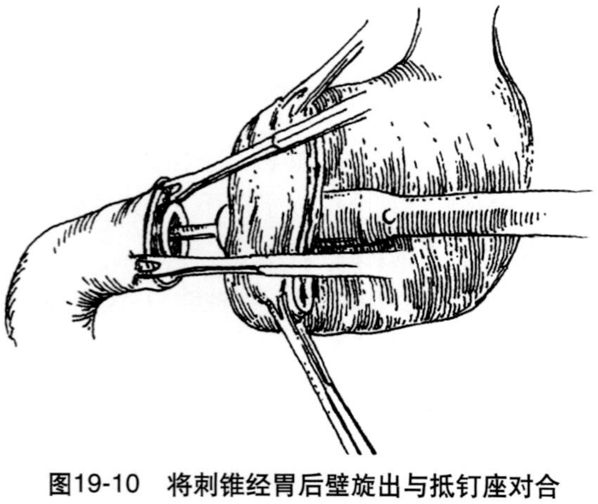

图19-10　将刺锥经胃后壁旋出与抵钉座对合

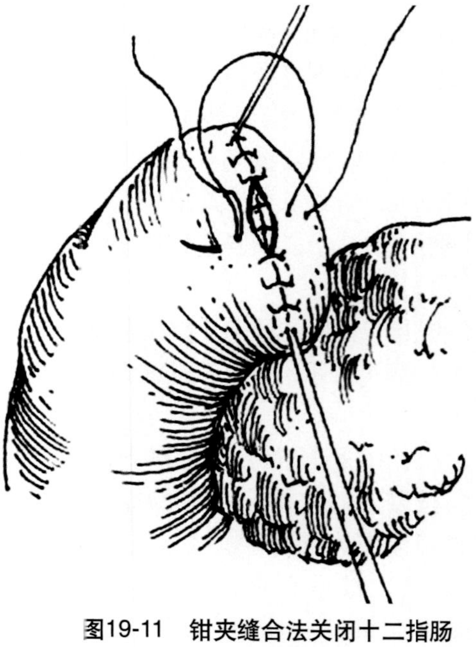

图19-11　钳夹缝合法关闭十二指肠

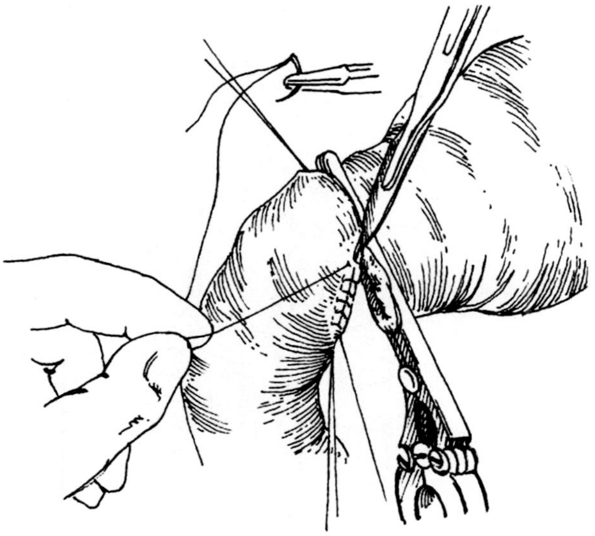

图19-12 边切边缝法关闭十二指肠

缝至上缘时，与牵引线打结，外面再间断缝合浆肌层。最后将十二指肠残端前壁按前法与胰腺被膜或用大网膜覆盖缝合固定。

当肿瘤累及十二指肠较多，或行姑息手术时，为防止术后残端瘘可行十二指肠残端造瘘。于十二指肠残端行荷包缝合，置入蘑菇头乳胶引流管，抽紧缝线结扎固定，胶管及十二指肠残端可用大网膜包裹引出体外，充分引流十二指肠液，胶管经腹壁戳口引出体外与皮肤固定，关腹前膈下放置引流管。待术后窦道形成后试行关闭造瘘管，无不适后拔除。

2. 手法行Billroth Ⅱ式吻合 Billroth Ⅱ式常用术式有：①结肠后胃空肠半口吻合（Hofmeister）；②结肠后胃空肠全口吻合（Polya）；③结肠前胃空肠全口吻合（Moynihan）；④结肠前胃空肠半口吻合（von Eiselsberg）（图19-13）。上述四种不论结肠前或后，半口或全口，效果差异不显著。

（1）结肠前吻合：以Moynihan为例。

1）标本切除后，助手将横结肠及其系膜向上牵拉，确认空肠起始段和Treiz韧带。

2）将距Treitz韧带8～12cm处空肠经横结肠前提至胃大弯侧，在离空肠系膜边3～5mm处，将拟做吻合的空肠壁缝合固定于胃大弯侧，轻轻拉紧空肠，将远端对应的空肠壁缝合固定于胃小弯侧，用1-0丝线做胃空肠后壁浆肌层间断

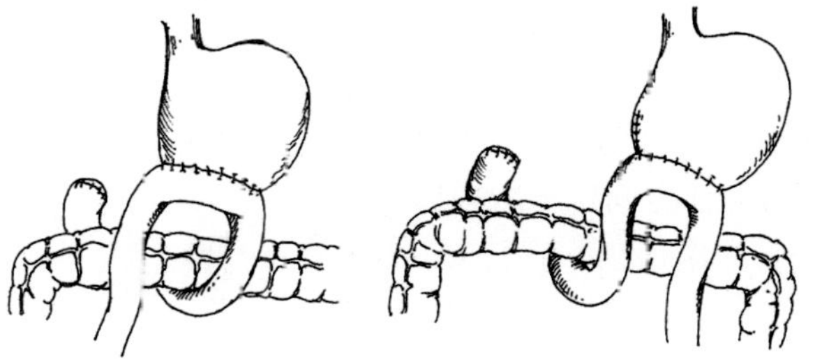

图19-13 Billroth Ⅱ式重建方式

缝合。

3）距胃空肠后壁浆肌层缝合线5mm切开胃后壁浆肌层，充分显露胃黏膜下层血管，并将其近端个别缝扎。将胃下翻，同法切开胃前壁浆肌层，间断缝合黏膜下血管。

4）在拟做吻合的空肠的系膜边放置一把肠钳，其位置不钳夹到系膜血管，但应预留充分的空肠壁做吻合。在距胃空肠后壁浆肌层缝合线5～8mm处平行切开空肠。沿虚线处切断胃，先切断前壁。移除标本。

5）胃肠全层缝合从胃小弯侧开始，先由胃腔内向外出针，再自肠壁外向肠腔内进针，在腔内打结。可用2-0铬制羊肠线、合成可吸收缝线或丝线缝合该层。

6）用2/3长度的缝线从胃小弯向大弯做胃空肠断端后壁全层连续或交锁缝合。后壁缝合完毕后，吻合口大、小弯侧的两端缝针分别自肠腔和胃腔内向外穿出，连续用全层连续水平褥式（Connell）缝合胃肠前壁。两端缝线至吻合口前壁中点汇合打结，吻合口前壁再加一层丝线间断浆肌层缝合。

7）吻合完成后，术者右手示指和中指置于吻合口胃侧，拇指先后置于空肠输出口，检查吻合口的大小和通畅情况。

8）酌情于胃空肠吻合口下方20cm行空肠Braun侧侧吻合（结肠前或后），输入袢予丝线结扎，即为非离断式Roux-en-Y吻合术（图19-14）。

9）于十二指肠残端及胃空肠吻合口处放置两根乳胶管经右上腹壁引出体外。

（2）结肠后吻合：与结肠前吻合唯一区别是在横结肠系膜无血管区做8～10cm的切口。将横结肠系膜后缘以10～15mm距离缝合固定于

胃壁上。用两把 Babcock 钳提吊空肠，输入袢对胃小弯，输出袢对胃大弯进行类似吻合。胃空肠吻合后，将横结肠系膜裂孔的前缘距吻合口 10 ~ 15mm 缝合固定于胃前壁。

3. 应用吻合器行 Billroth Ⅱ式吻合

（1）侧侧吻合器做胃空肠吻合术

1）手法或用结扎分离器游离胃周围的网膜。

2）线型吻合器的鳄嘴横跨于拟切断的十二指肠，对合靠拢鳄嘴并击发，靠近鳄嘴在标本侧使用一把 Kocher 钳，贴近鳄嘴将十二指肠切断，松开缝合器（图 19-15）。

3）90mm 线型缝合器的鳄嘴横跨在胃近端拟横断处，靠拢并击发缝合器。平行于缝合器在胃远侧使用一把胃钳，贴近缝合器将胃切断，移除标本。松开缝合器，胃壁钉合线可能有渗血，但多能自行止血。必要时可用手法缝合止血。

4）取拟做吻合的空肠段，在其对系膜边与胃后壁离钉合线 2.5cm 处做一牵引线。在拟做吻合的大弯侧，分别在残胃后壁和小肠的对系膜边做一小戳口，两侧戳口离胃大弯约 2.5cm，以防止吻合口缺血。经此两小口分别将侧侧吻合器的钉仓臂和抵钉臂插入胃腔和空肠腔。两臂插入尽可能深，以获得尽可能大的吻合口。

5）对合并击发缝合器，推动刀把，胃与空肠已经连接，为了避免扩大戳口，缓慢退出吻合器前，先将手柄轻轻松开，使组织与鳄嘴分离，然后缓慢退出吻合器，检查止血情况（图 19-16）。

6）胃空肠的共同开口边缘用缝线或皮钳提吊。在共同开口的基底部跨过线型吻合器。

7）靠拢并击发吻合器，用剪刀将突起与鳄嘴的组织剪除。

8）胃肠吻合也可在胃前壁进行。

9）也可剪除胃残端钉合线的大弯侧，再用侧侧吻合器沿胃大弯方向进行胃空肠吻合。

（2）管型吻合器做胃空肠吻合术

1）胃的分离和切除如前述，用电刀或侧侧吻合器在胃前壁做一胃造口，确定胃后壁的吻合部位，使其离胃断端钉合线 3 ~ 4cm。用皮钳钳夹拟吻合的胃后壁全层，在其基底部使用一个荷包缝合器，穿荷包缝合线，贴近荷包缝合器将突起的胃壁组织剪除。

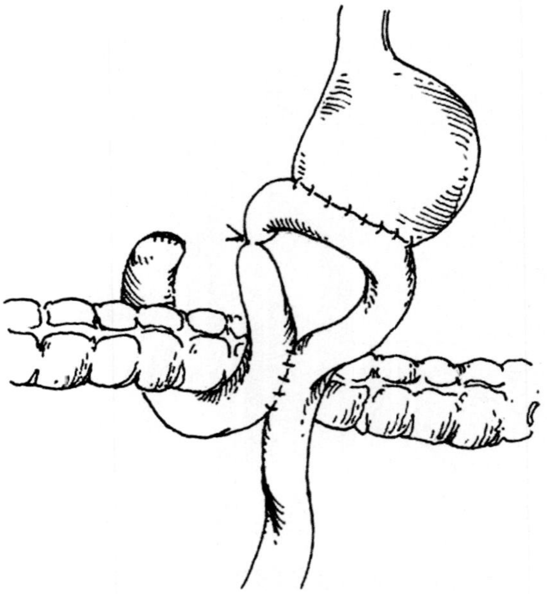

图19-14 非离断式Roux-en-Y吻合术

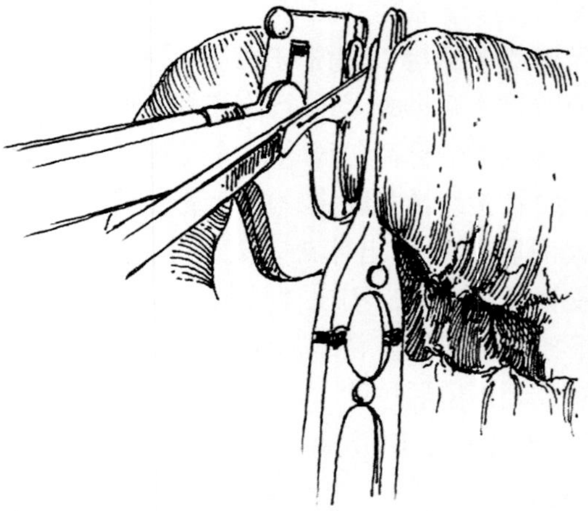

图19-15 线型吻合器切断十二指肠

2）不带抵钉座和中心杆的管型吻合器经胃前壁造口插入。松开胃后壁荷包缝合器，经胃后壁荷包缝合孔插入中心杆并与胃内吻合器身对合，中心杆外露一小段，收紧胃后壁的荷包缝合线，打结于中心杆上。在拟吻合的空肠对系膜边上做 2.5cm 的纵行切口，围绕此口做手法荷包缝合。

3）将吻合器抵钉座置入空肠的荷包缝合孔，此法可用 3 把皮钳或 3 根缝线提吊孔缘来协助完成。收紧空肠荷包缝合线并打结于中心杆上，对合后击发吻合器，松开并轻柔地转动、缓慢退出吻合器（图 19-17）。

4）胃空肠也可在残胃钉合线的胃大弯侧做吻合。

5）最后，用线型缝合器封闭胃造口。

（三）注 意 事 项

如强调胃十二指肠吻合，则有可能因吻合口张力过大以致胃切除的范围不足，肿瘤复发可能较大。此外，胃十二指肠吻合必须将肿瘤切除而且留有足够长的正常十二指肠壁，吻合口缝合才牢固，否则易发生吻合口瘘或吻合口狭窄等并发症。在肿瘤过低或已穿透至邻近器官的情况下，勉强切除肿瘤和游离足够长度的正常十二指肠壁时，即有损伤胆总管和胰管的危险，对于低位胃窦癌更是如此，所以胃空肠吻合更为安全。因此，胃切除后胃肠重建的方法应根据肿瘤的部位、范围，按情况区别对待的原则，加以选择，不应只看到胃十二指肠吻合后生理解剖上的优点而片面地强求这一重建方式。

1. 吻合口的大小　吻合口过小可以引起胃排空障碍；过大，食物迅速进入肠内可引起一些不适症状如倾倒综合征。胃十二指肠吻合口的大小决定于十二指肠腔的大小，没有太多选择的余地。如肠腔过小，可在十二指肠前壁纵行切开少许以扩大吻合口。胃空肠吻合口的大小，在目前采用的吻合方法中差异很大，从胃断端的全长（Polya 法）至断端大弯侧 2 ~ 2.5cm 不等（Hofmeister 法）。实际上，食物通过吻合口的排空速度不完全决定于吻合口的大小，而主要决定于空肠肠腔的口径。过大的吻合口需要切断过多的空肠壁环肌，造成吻合口处空肠的扩张和运动功能障碍；过小的吻合口不仅食物通过发生障碍，而且输入和输出空肠袢过于靠近，加重吻合口排空障碍。所以，现多主张将胃断端口近小弯的大部分缝合，留下近大弯的 4 ~ 5cm 吻合于空肠，吻合完毕后的口径为 3 ~ 4cm，相当于空肠肠腔的口径。

2. 结肠前或结肠后胃空肠吻合　结肠前吻合操作技术上比结肠后简单，如以后因并发症需要再次手术，显露吻合部位较易。但这种吻合空肠输入袢较长，一般为 10 ~ 12cm 左右，过长不仅增加发生吻合口空肠溃疡的概率，而且比较容易发生输入袢梗阻等并发症；过短则有可能压迫

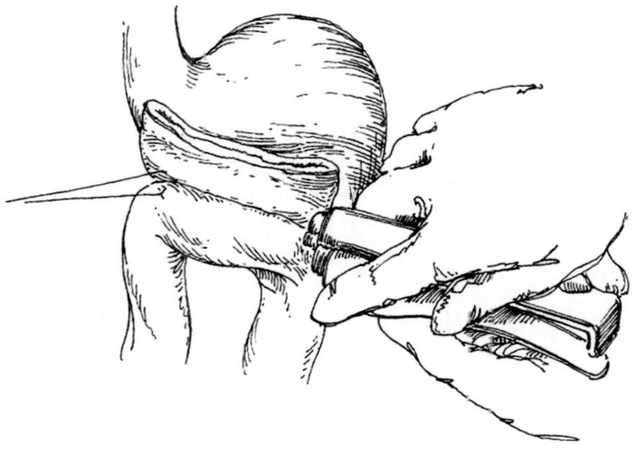

图19-16　对合击发吻合器，完成胃肠的切割缝合

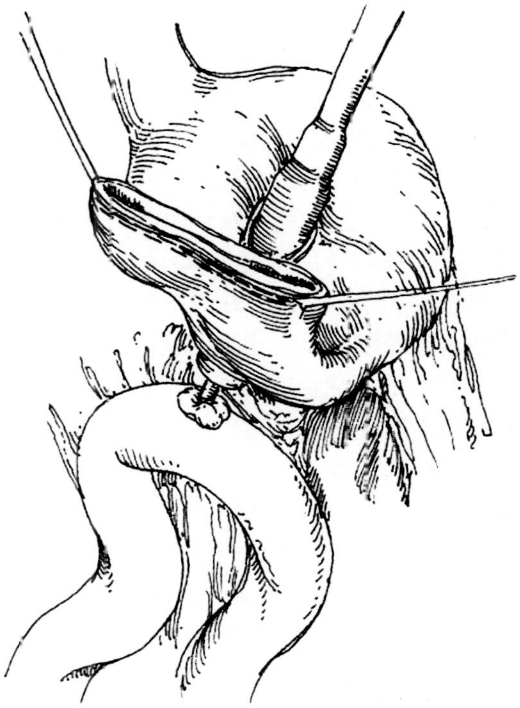

图19-17　对合吻合器，准备吻合

横结肠引起肠梗阻。此外，空肠袢与横结肠之间存在较大孔隙，如在手术中未予必合或闭合不完善，远侧空肠容易穿过孔隙而发生内疝。而结肠后空肠输入袢较短，一般为 4 ~ 5cm, 如将 Treitz 韧带剪开可以更短，避免发生因空肠输入袢过长而造成的并发症，吻合口空肠溃疡发生概率较小，但若横结肠系膜未牢固固定于胃壁而脱落下降，则可压迫空肠输入和输出袢而引起空肠梗阻。如横结肠系膜过短或脂肪过多，则不适宜或不可能进行结肠后吻合。实际上，如无特殊原

因，两者的选择常取决于术者的经验和习惯，对治疗效果影响不大。

3. 胃空肠吻合空肠输入袢的长度　原则上空肠输入袢尽可能短。因为空肠黏膜抗酸能力距离十二指肠愈远愈弱，发生吻合口空肠溃疡的可能性愈大，而且空肠输入袢发生输入袢综合征的机会越大。但应注意空肠输入袢不宜过短，过短则可因牵拉造成吻合口处锐角或狭窄；反而容易发生输入袢综合征，甚至十二指肠残端被胀裂。在吻合时应正确估计空肠输入袢的适当长度，避免将残胃向下拉，否则吻合完毕残胃回到原来位置时，空肠输入袢即会过短、过紧。

4. 胃空肠吻合空肠方向与胃大、小弯的关系　目前尚未取得一致意见。多数主张将空肠近端（输入袢）吻合于胃小弯，认为符合胃空肠蠕动的方向。实际上，吻合时空肠的方向与胃大、小弯的关系对胃空肠的蠕动排空影响不大，更重要的是应避免在吻合口输入和输出空肠袢形成180°交叉位置，因其易于引起输入袢梗阻。因此，应该在吻合前观察Treitz韧带与胃断端的位置关系。如Treitz韧带在胃断端的右侧下方，则以空肠近端吻合于胃小弯为宜；反之，若位于左侧下方，则将空肠近端吻合于胃大弯。不论何种方式，均应使输入、输出袢之间的系膜不发生扭转，争取输入袢位置高于输出袢，使食物能更顺利进入输出袢空肠而下行。

5. 空肠Braun侧侧吻合的优势　碱性反流性胃炎是胃大部切除术后常见的并发症，采用Roux-en-Y吻合有助于降低其发生率，但Roux-en-Y术后约有1/3患者出现Roux潴留综合征。笔者所在的医院对于行Billroth Ⅱ式吻合患者常规采用非离断式Roux-en-Y吻合术，有效降低了上述综合征的出现，我们建议Billroth Ⅱ式吻合最好加用此术式。

总之，最重要、最基本的要求是能按照病人的具体情况，正确地运用和熟练操作以上的技术，而不应该固定不变地采用某一种方法。

三、空肠袋间置代胃

（一）适　应　证

空肠袋间置代胃(jejunal pouch interposition, JPI)的目的是增加或恢复残胃的容量，最大限度地减少因胃切除造成的消化系统并发症的发生。由于是非常规重建术式，因此应该严格掌握适应证，仅限于临床研究范围。第14版日本《胃癌处理规约》[1]在消化道重建相关章节内6次提到空肠间置和（或）Double Tract。应该选择Ⅰ、Ⅱ期胃窦、胃体癌。年龄一般要求在60岁以下，患者体质较好，没有其他脏器伴发病，无贫血，肝肾功能正常，患者对术后生活质量有较高的要求。术者应该具备娴熟的胃肠手术经验，有丰富的胃肠吻合经验。手术的预期并发症不应超过常规手术。

（二）手术操作步骤

1. 准备工作　常规远程胃癌根治，D2淋巴结清扫详见有关章节。用60mm/90mm残端闭合器或100mm线型切割吻合器横断胃，移去标本（图19-18）。这样既符合无菌原则，又便于在随后的重建时选择与储袋相匹配的切口。

2. 选择适合的空肠袢　根据患者的具体情况，选择血液供应确切的空肠袢，距Treitz韧带20cm，截取约30cm带血管蒂的空肠肠段（图19-19），最好选择两支动脉供血的肠段。注意在预切断处各牺牲3～4cm肠段，这样可以减小带蒂空肠袢的张力。

3. 恢复空肠的连续性　离断空肠袢后将空肠两断端进行端-端吻合，同时闭合系膜裂孔，将已游离的带蒂空肠袢通过横结肠戳孔置于残胃与十二指肠残端之间备用（图19-20）。

4. 建立空肠储袋　将空肠袢对折，预定与十二指肠吻合侧多保留2cm，在折叠顶点用电刀在对系膜缘沿纵轴切开，用100mm线型切割吻合器切开空肠对系膜缘建立储袋（图19-21）。

5. 检查储袋黏膜渗血　将储袋翻转，完全暴露黏膜，检查吻合处有无活动性出血，用电凝止血（图19-22）。

6. 储袋-十二指肠吻合　将储袋恢复正常状态，注意血管蒂方向，切忌发生扭转。用25mm管型吻合器将远程预保留的2cm空肠与十二指肠残端做端-端吻合（图19-23）。

7. 储袋-残胃端-端吻合　选择与储袋匹配的口径，自残胃大弯侧，切开部分已关闭的残胃，后壁可以用线型切割吻合器吻合，然后用丝线缝合储袋与残胃前壁（图19-24）。至此已

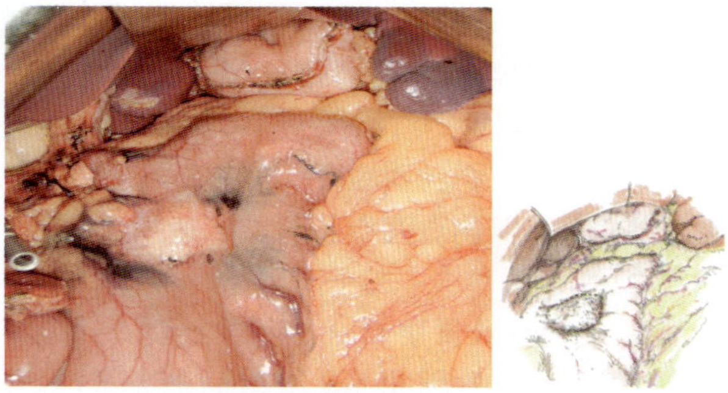

图19-18 100mm线型切割吻合器横断胃

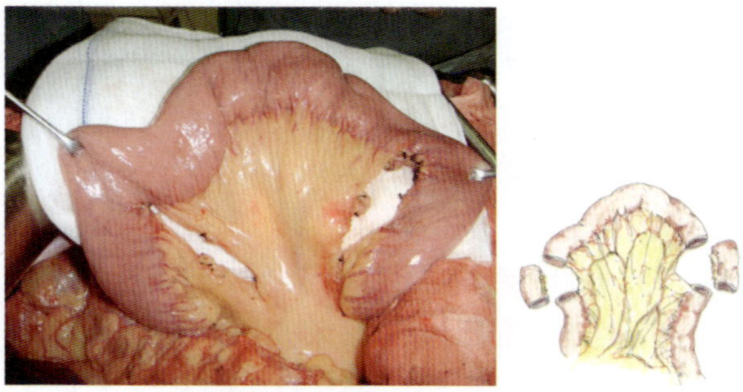

图19-19 选择适当的空肠袢

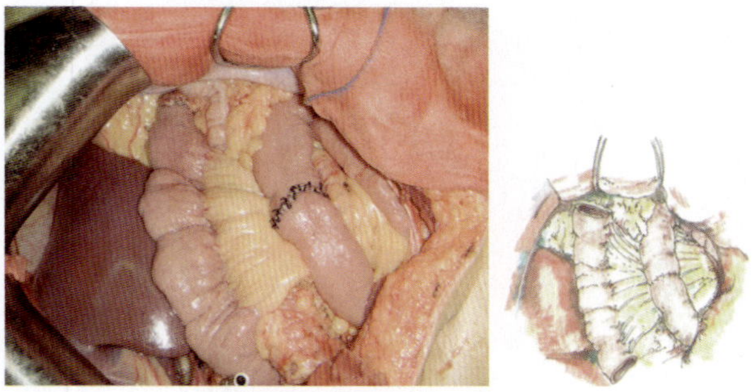

图19-20 重新吻合空肠

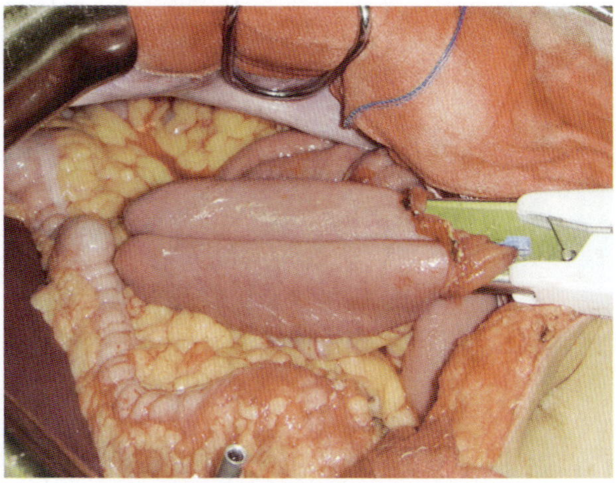

图19-21 用线肠切割吻合器做空肠储袋

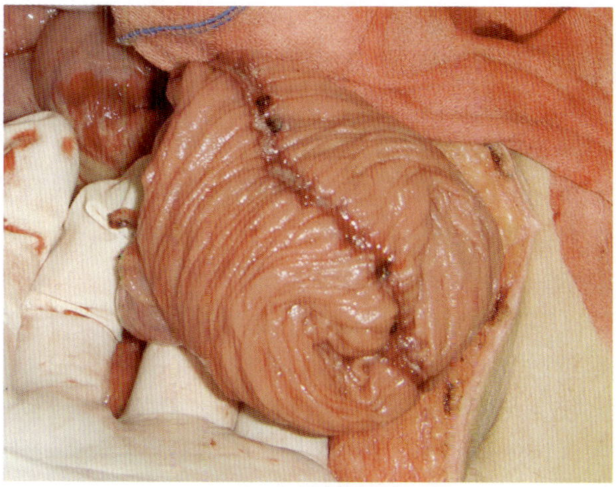

图19-22 检查黏膜无渗血

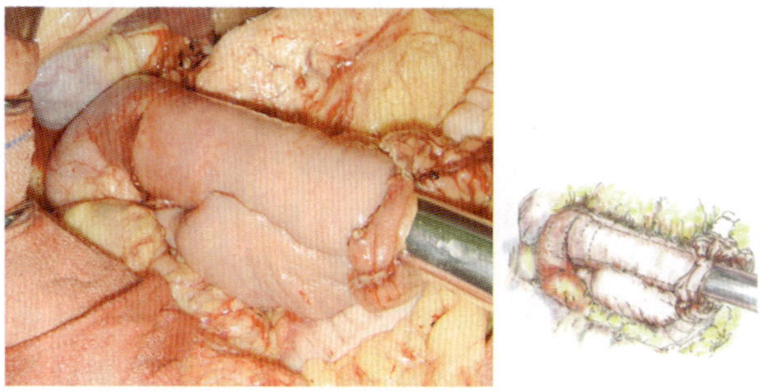

图19-23 空肠袋十二指肠端-端吻合

全部完成了空肠储袋残胃及十二指肠吻合（图19-25）。

8. 检查各个吻合口是否吻合确切，检查血管蒂血运，是否有扭转。缝合横结肠戳孔。

术后3个月复查上消化道造影（图19-26），显示残胃及空肠储袋显影良好，将残胃容量扩大近一倍。

（三）术式评价

随着对胃癌生物学行为认识的深入以及医学诊疗水平的进步，胃癌手术逐渐规范化、标准化，在延长患者生存时间的同时如何最大限度提高病人的生存质量成为医患共同关心的问题。胃窦癌行远程胃大部切除后常采用Birroth Ⅰ、Birroth Ⅱ式吻合进行消化道重建，由于胃切断线要求距肿瘤肉眼边缘5cm以上，常需切除胃组织的3/4～4/5，因此Birroth Ⅰ式吻合后胃肠吻合口存在张力过大等问题，而Birroth Ⅱ式吻合由于将十二指肠旷置，食物不经过正常的生理通道，易造成术后消化不良。

日本学者于1988–1998年完成了163例JPI术式[2]，与同期93例Billroth Ⅰ式比较发现，JPI组手术时间和平均出血量高于Billroth Ⅰ式（306±80min *vs*.180±72min;590±313ml *vs*.421±301ml $P<0.01$）。其他手术相关并发症，诸如吻合口瘘（2.5% *vs*.1.1%）、吻合部溃疡（0% *vs*. 2.2%），两组间均无显著差异。

^{99m}Tc-PMT静脉注射及^{111}In-DTPA口服检测消化道运动机能发现，与常规Billroth Ⅰ式比较，JPI可以显著降低胆汁反流性残胃炎的发生（10% *vs*. 78%, $P<0.01$）[3]。另外与手术前比较，94%的JPI患者均能恢复到90%～100%的进食量，而Billroth Ⅰ式患者仅有83%能恢复到上述水平（$P<0.05$），详见表19-1。与Billroth Ⅰ组比较，JPI患者发生倾倒综合征的概率较低（8.7% *vs*. 16.7%，$P<0.05$）。

但是与Billroth Ⅰ式比较，JPI在患者体重恢复方面并不具备明显的优势。本院也尝试了10余例该术式，安全性方面没有发现明显的问题，值得探讨的是残胃容量，如果JPI术式患者本身的残胃容量已经达到1/2或1/3，笔者认为没有必要采取JPI。只有那些残胃容量<1/3的患者才能从JPI术式中获得明确的收益。该术式毕竟是一种改善患者生活质量的有益尝试，其与传统Billroth Ⅰ式的优劣尚待大样本多中心临床研究证实。

表19-1 患者进食总量[2]

日平均进食总量（与手术前比较）（%）	JPI (n=126) (%)	Billroth Ⅰ (n=60) (%)
100～90	55.6	41.7
80～70	38.1	41.7
60～	6.3	16.7

$P<0.05$

四、空肠袋连续间置代胃

（一）适 应 证

空肠袋连续间置代胃（jejunal pouch continuous interposition, JPCI）适应证同JPI。

（二）手术操作步骤

1. 空肠袋制备　距Treitz韧带40cm选择约30cm空肠肠袢，如图19-27所示，做两个侧-侧吻合，注意仅缝合后壁半周。在近端侧-侧吻合口置入线型切割吻合器形成储袋。缝合近端侧-侧吻合的前壁。

2. 储袋十二指肠残端吻合　用25mm管型吻合器将两侧-侧吻合间空肠与十二指肠残端侧-端吻合。

3. 储袋与残胃吻合　修剪空肠储袋盲端，在预计断胃的后壁用1-0丝线间断缝合（图19-28），然后断胃，移去标本。缝合前壁，完成重建。完成第2个空肠侧侧吻合的前壁，在储袋-十二指肠吻合下方3cm及另一侧储袋下方3cm处分别用7-0丝线结扎空肠，使储袋内容物经由十二指肠排空，结扎线下方的侧-侧吻合为保障空肠的通畅。至此，完成了JPCI的全部吻合（图19-29）。

图19-30、图19-31为手术后3个月复查GⅠ和胃镜表现，显示空肠黏膜光滑，吻合口愈合良好。

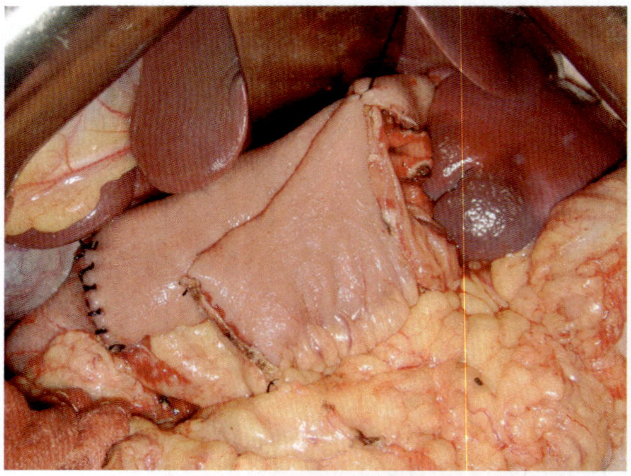

图19-24 完成储袋-残胃后壁吻合

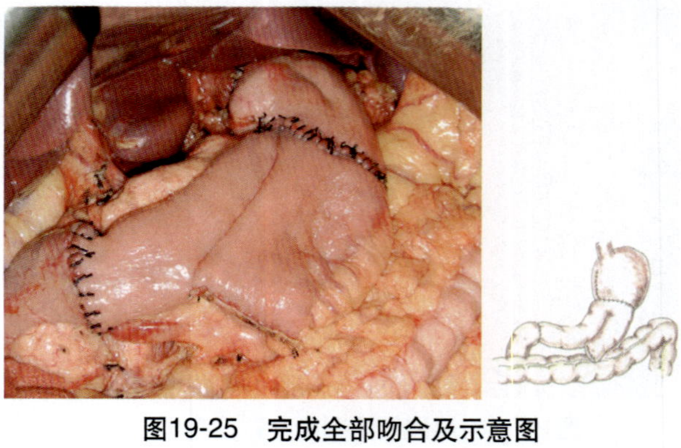

图19-25 完成全部吻合及示意图

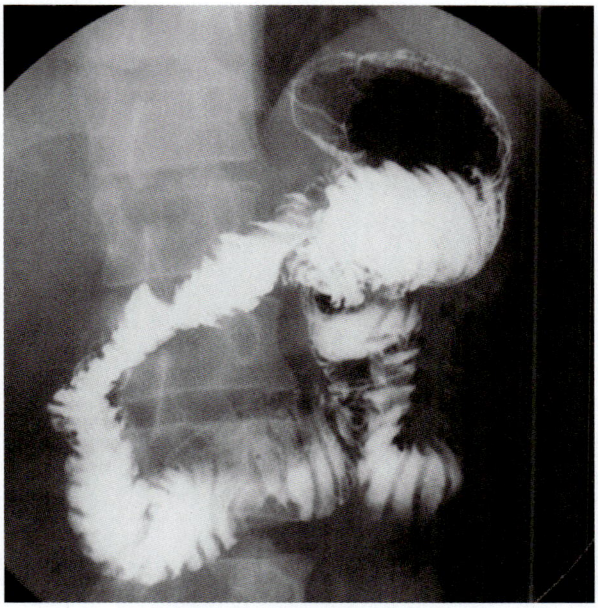

图19-26　术后3个月复查GI

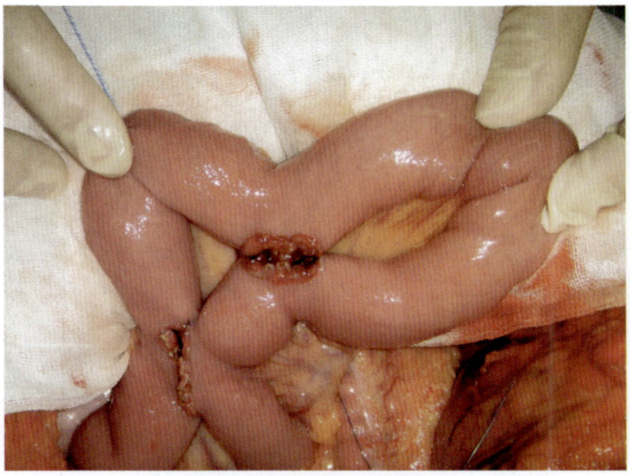

图19-27　选择适当的空肠袢做2个侧侧吻合

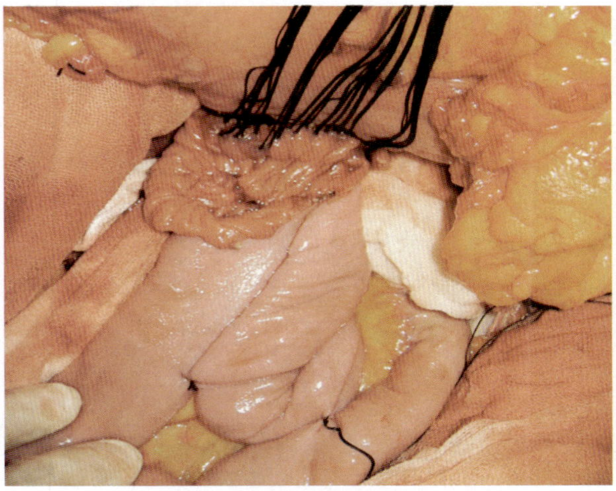

图19-28　完成储袋与残胃后壁吻合

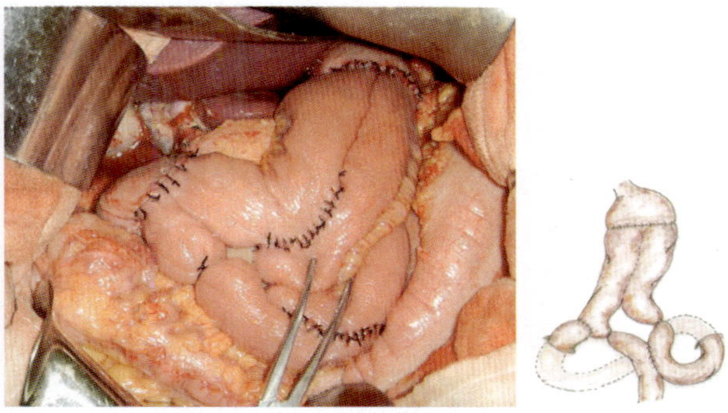

图19-29　完成JPCI全部吻合

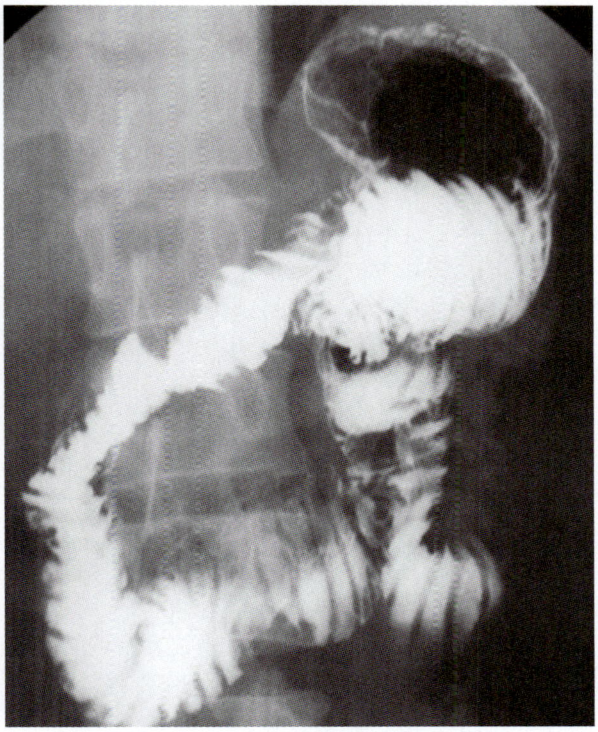

图19-30　术后3个月GI表现

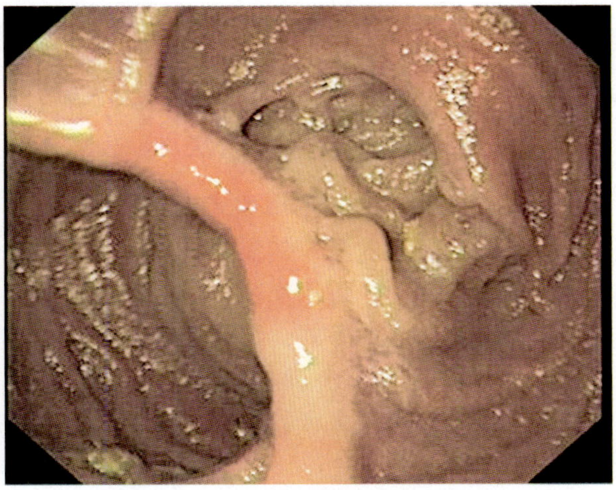

图19-31　术后3个月胃镜检查所见

（三）术 式 评 价

笔者所在医院自2005年开始尝试本术式，该术式是全胃切除术后空肠袋连续间置代胃的改良。本组共进行了12例JPCI[4]。JPCI代偿了远程胃大部切除的空间，从而食糜量增加，且预防或避免了胃肠吻合张力过大，而发生吻合口瘘的可能。结扎空肠，使食糜通过十二指肠保持正常的生理通道，十二指肠黏膜是胃肠道不同类型神经-内分泌细胞密集处，重建食物通过十二指肠的通道，能保证食物对十二指肠黏膜及神经的刺激作用，使胃泌素、胆囊收缩素和促胰液素等激素分泌增加[5-7]。食物与消化液充分混合，有利于食物的消化和吸收，因此贫血和营养不良等营养学并发症的发生率大大减少，生活质量明显优于胃远程切除Birroth Ⅰ、Birroth Ⅱ式吻合。Ryouichi等[8, 9]采用空肠J-pouch间置方法进行远程胃部分切除术后的重建，虽然重建了食物通过十二指肠的通道，但由于肠管需要完全离断，间置的空肠内微血管、神经功能受到影响，存在吻合口瘘的风险。

空肠间置代胃应用于胃窦癌切除术后消化道重建，与Birroth Ⅰ、Birroth Ⅱ式吻合相比具有以下优点：①代偿了胃大部切除术后的空间；②避免胃肠吻合口的张力过大；③食物通过十二指肠，保持了正常的生理通道；④减少了术后并发症的发生率。在以上这些方面，空肠袋间置代胃具有良好效果，但其远期效果仍需进一步积累病例并行对照研究。

（王学军　梁寒）

第四节　近端胃切除术后消化道重建

一、食管-胃吻合法

近端胃切除术后的常用术式为食管-残胃吻合，但是由于其术后严重的反流性食管炎，因此临床上已较少采用。近年来以日本学者为代表的临床医师改进了手术方式，特别是以保留功能为目的，选择早期胃癌，同时保留迷走神经以及残胃幽门功能，提高了患者的术后生活质量。

（一）适 应 证

由于近端胃次全切除术后患者的生活质量较差，因此临床上尽量不采取该术式。一般认为无No.5、No.6淋巴结转移的胃上部早期癌是近端胃次全切除的适应证，另外，预计保留的残胃应该在50%以上。

（二）手术操作步骤

1. 淋巴结清扫　通常应该清扫No.1、No.2、No.3、No.4、No.7、No.8、No.9、No.11p淋巴结。

2. 保留迷走神经　具体见有关章节。

3. 食管-残胃吻合　一般采取端-侧吻合。吻合后使食管和胃形成锐角，将残胃胃管的尖端固定在食管末端（图19-32）。不采取幽门成形术。

（三）术 式 评 价

Tokunaga等[10]报道一组83例分别采取食管-残胃吻合与空肠间置患者的问卷调查结果，两组患者在术后早期及后期倾倒综合征发生率方面无显著性差异。但是间置空肠组术后上腹不适、饱胀感较前者明显。大山繁和[11]报道，采取保留功能，特别是保留迷走神经的早期胃癌病例的近端胃切除术后食管-残胃吻合，通过问卷调查发现约有12%的患者会出现严重的反流性食管炎症状。与远端胃次全、全胃切除术后比较，并发症发生率相对较高，因此在临床实践中，尽量避免采取近端胃次全切除，才能从根本上提高患者的生活质量。

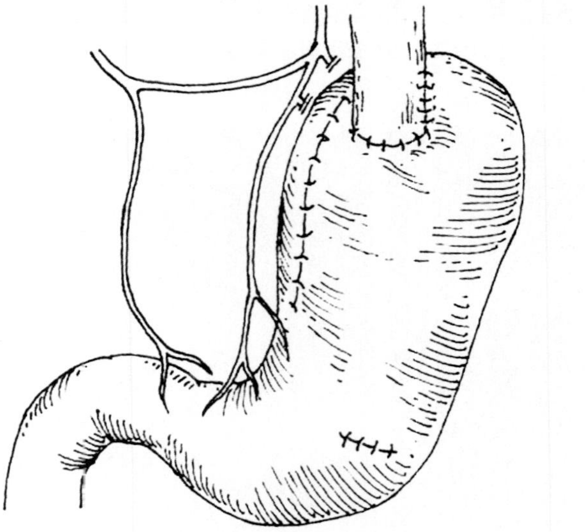

图19-32　食管-残胃吻合方法

二、间置空肠术

（一）适　应　证

同上。

（二）消化道重建方法

1. 选择适合的空肠袢　根据患者的具体情况，选择血液供应确切的空肠袢，距 Treitz 韧带 20 ~ 30cm，截取约 10cm 带血管蒂的空肠肠段，最好选择两支动脉供血的肠段。必要时可以牺牲一段肠段，以减小带蒂空肠袢的张力（图 19-33）。

2. 恢复空肠的连续性　离断空肠袢后将空肠两断端进行端 - 端吻合，同时闭合系膜裂孔。

3. 空肠袢 - 食管下端端 - 端吻合　用 25mm 管型吻合器将近端空肠袢与食管下端端 - 端吻合。

4. 远端残胃与空肠袢侧 - 端吻合，自残胃后壁选择适当位置用 25mm 管型吻合器与远端空肠袢侧 - 端吻合，调整好胃管及营养管后，用残端闭合器或线型切割吻合器闭合残胃。至此已全部完成了间置空肠术的全部吻合（图 19-34）。

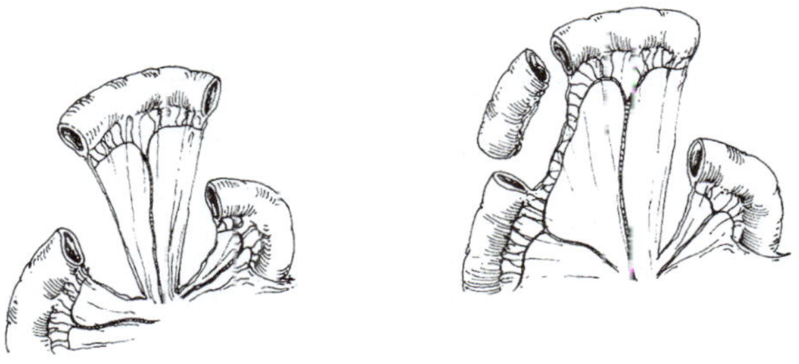

图19-33　选取适当的空肠袢，保证确切的血运

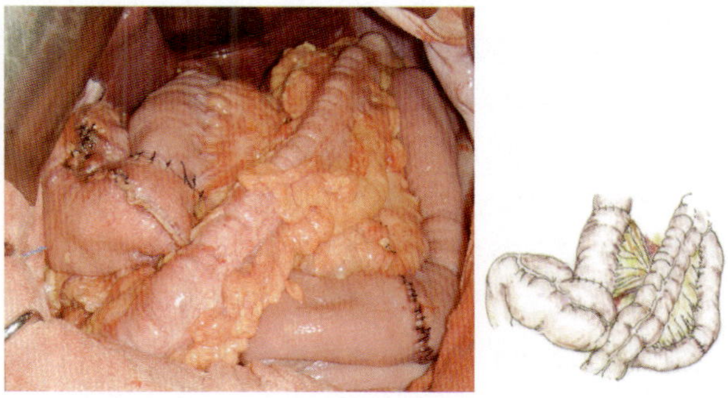

图19-34　近端胃次全切除术后间置空肠术

（三）术 式 评 价

第 14 版日本《胃癌处理规约》，将间置空肠作为近端胃次全切除术后消化道重建的首选方法[11]。Katai[12] 等报道了 128 例早期近端胃癌采取间置空肠术后随访 5 年的结果，总的 5 年生存率为 90.5%，患者的手术耐受性良好，术后近期及远期生活质量满意。作者认为，该术式应该作为近端早期胃癌的标准术式。该术式的注意事项是选择带血管蒂的空肠肠袢，勿发生扭转，采取透光试验确保血供确切。充分游离空肠系膜，必要时牺牲相应的肠段，以保障血管蒂无张力。

三、连续间置空肠术

（一）适　应　证

同上。

（二）消化道重建方法

1. 选择空肠袢　于距 Treitz 韧带 30 ~ 40cm 选择约 30cm 空肠袢，首先进行空肠 - 空肠侧 - 侧吻合。

2. 空肠 - 食管下端侧 - 端吻合　采取结肠后位，选择适当位置，用 25mm 管型吻合器进行空肠 - 食管下端侧 - 端吻合。

3. 空肠残胃侧 - 侧吻合　用 25mm 管型吻合器进行空肠 - 残胃侧 - 侧吻合。

4. 闭合残胃及空肠侧 - 侧吻合口　用残端闭合器闭合残胃，手法缝合空肠侧 - 侧吻合口前侧壁。至此，完成全部吻合（图 19-35），注意闭合横结肠系膜孔。

（三）术 式 评 价

该术式是在郝氏功能性连续间置空肠术式的基础上设计的[13, 14]，国内薛英威[15] 最近报道了该术式的临床应用结果，认为该术式的优点包括：①手术操作难度小，安全性高；②不需切断肠管，保持了肠道连续性，污染小，保证了肠管血运，吻合口瘘发生概率小；③食物与消化液充

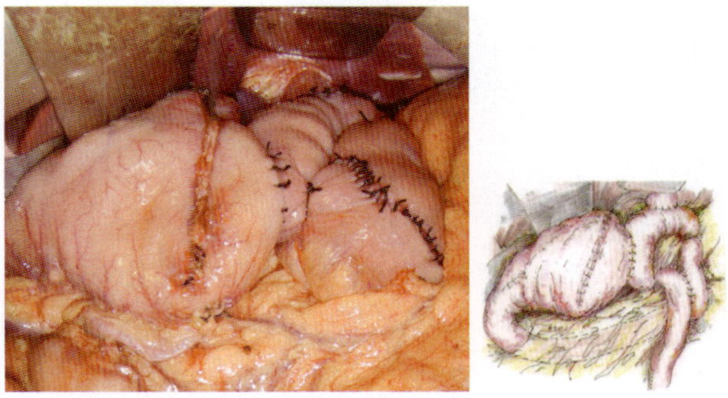

图19-35　近端胃次全切除术后连续间置空肠术完成图

分混合，流经正常消化道，符合生理；④间置了15cm小肠，抗反流效果明显；⑤保留了幽门，倾倒综合征发生概率减小。主要缺点是吻合口相对较多。具体见本书其他相关章节。

四、空肠袋连续间置术

（一）适 应 证

同上。

（二）消化道重建方法

1. 空肠袋制备　距Treitz韧带40cm选择约30cm空肠肠袢，做两个侧-侧吻合，注意仅缝合后壁半周。在近端侧-侧吻合口置入线型切割吻合器形成储袋。修剪空肠储袋盲端备用，具体参考本章第三节相关内容。

2. 储袋与食管下端吻合　于储袋近端选择适当位置用25mm管型吻合器将空肠袋与食管下端行侧-端吻合。

3. 储袋残端与远端残胃吻合　采取手法缝合，先完成后壁，然后缝合前壁。

4. 缝合空肠侧-侧吻合，结扎空肠储袋两侧的空肠袢。至此，完成了所有吻合（图19-36）。

（三）术 式 评 价

该术式目前尚处于临床研究阶段，其临床应用价值尚需大宗、多中心临床研究证实。

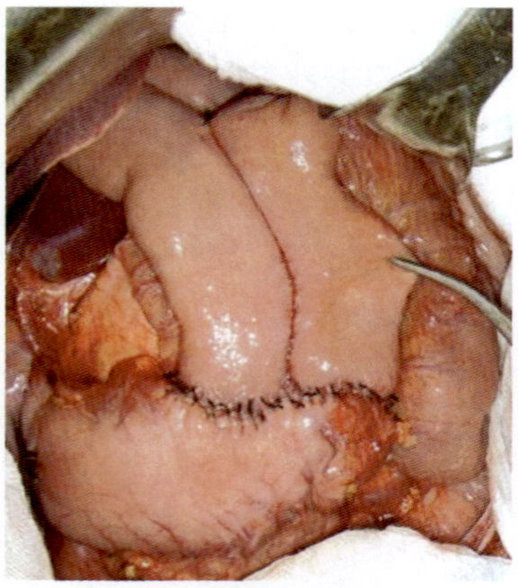

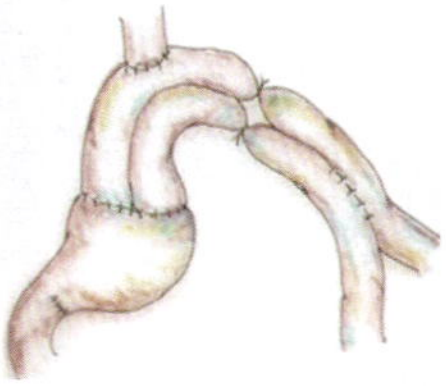

图19-36　近端胃次全切除术后空肠袋连续间置术完成图

（梁寒）

第五节　全胃切除后消化道重建

Roux-en-Y消化道重建方式最早由瑞士医生Caser Roux于1897年首先报道[16]，其设计的初衷是为了防止Billroth Ⅱ式胃肠吻合所致的胆汁反流。1909年首次将其应用于全胃切除后的消化道重建。目前临床上采用的Roux重建方式源自1947年Orr医生的改良版本—食管与空肠行端侧吻合术[17]。虽应用于临床已百年有余，但因其损伤小、操作简单、术后通过障碍等并发症较少等特点，至今仍被多数医生用做全胃切除后的首选消化道重建方式。为增强Roux支的储袋功效和防反流功能，Roux空肠支的长度也由1924年时的7.5cm逐渐加长到今天的40～60cm。也有报道在Roux支的近端或远端加一储袋以增加代胃的容量，但其具体功效尚需前瞻性临床研究予以证实，目前的研究结果间存在较大分歧。

一、Roux-en-Y消化道重建

（一）操 作 要 点

1. 横断空肠　在行全胃切除和淋巴结清扫后，食管断端以荷包缝合器或手缝做荷包缝合一周，置入管型吻合器抵钉座，收紧、结扎荷包线留待稍后行吻合。于Treitz韧带空肠起始处肛侧20cm处以荷包钳切断近侧空肠，置入管型吻合器钉座（图19-37）。注意观察并保留断端两侧的血运。从断端尽量向系膜根部分离空肠系膜，以保证有足够长度和游离度的空肠能经横结肠系膜缺孔上提行食管-空肠吻合。

2. 空肠-空肠侧-端吻合　于空肠断端远侧40～45cm处以丝线标记吻合点（图19-37）。在上提空肠前将吻合器由远侧空肠断端缓慢置入并小心向肛侧推进45cm处激发吻合器行空肠-空肠端侧吻合。行此法时有两点必须注意：①推进时手法要轻柔，切不可因肠腔收缩前进受阻而动作粗暴、强行推进，那样极易造成空肠撕裂，如术中未及时发现则后果严重；②因伸入空肠距离较长，在旋转和激发吻合器时一定注意不要撕扯小肠系膜根部，否则极易造成系膜血管撕裂而出血。完成此外吻合后，再依前述方法上提

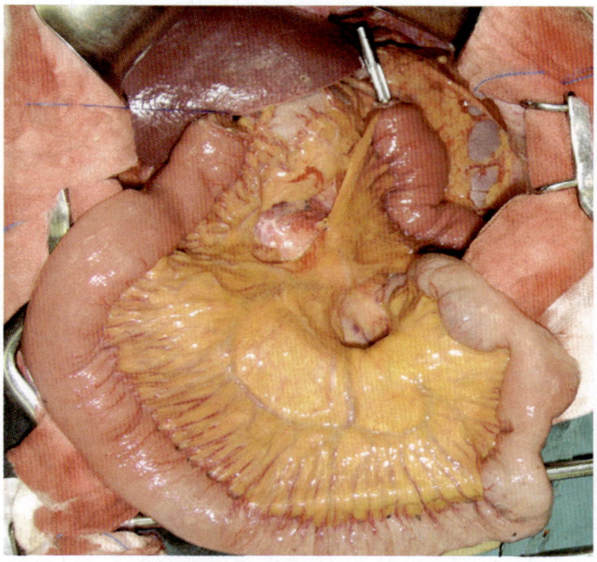

图19-37　横断空肠后，近端置入管型吻合器钉舱头，缝线标记Y臂吻合点

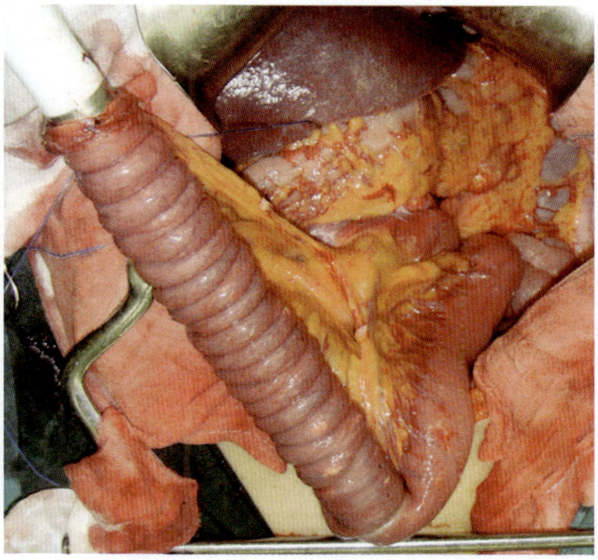

图19-38　用管型吻合器于空肠近端行空肠-空肠端-侧吻合

空肠完成食管-空肠吻合等操作。置入管型吻合器，在置入过程中注意勿造成空肠黏膜的损伤，于预定的吻合部位行空肠-空肠侧-端吻合（图19-38）。

3. 空肠-食管侧-端吻合　于横结肠系膜无血管区合适位置行纵行切口，经缺孔上提远侧空肠至胃床，将管型吻合器从上提的空肠断端伸入空肠5～6cm，中心杆从对系膜缘处拧出，伸入抵钉座行食管-空肠端侧吻合（图19-39）。以残端闭合器或直线缝合器关闭空肠残端（图19-40），使其距吻合口2～3cm即可。图19-41为完成全部吻合图。

4. 关闭横结肠系膜　间断缝合关闭横结肠系膜缺孔，完成消化道重建。日本的Sasako教授建议在横结肠系膜上方保留10cm左右的空肠，以防止反流和术后肠粘连。

（二）术式评价

作为经典术式，Roux-en-Y消化道重建方式应用于全胃切除重建虽百年有余，但因其操作简单、损伤小、术后通过障碍等并发症较少等特点，至今仍被多数外科医生用做全胃切除后的首选消化道重建方式。为增强其储袋功效和防反流功能，Roux空肠支的长度也由1924年时的7.5cm逐渐加长到今天的40～60cm。也有报道在Roux支的近端或远端加一储袋以增加代胃的容量，但其具体功效尚需前瞻性临

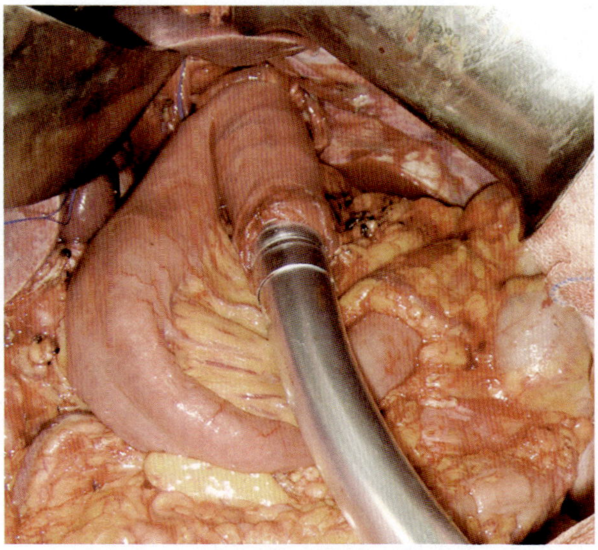

图19-39　空肠断端与食管下端侧-端吻合

床研究予以证实，目前的研究结果间存在较大分歧。

二、Roux-en-Y＋空肠储袋消化道重建

（一）近端储袋

在传统Roux-en-Y重建基础上，于食管-空肠吻合口下方将上提空肠的输入和输出支折叠，以手缝或器械做一长10～20cm的贯通的空肠侧-侧吻合，以行使储袋功能（图19-42）。此术式最早由Limo Basto[18]和Hunt[19]报道，他们认为储袋与远侧空肠相接处形成的缩窄可以部分地

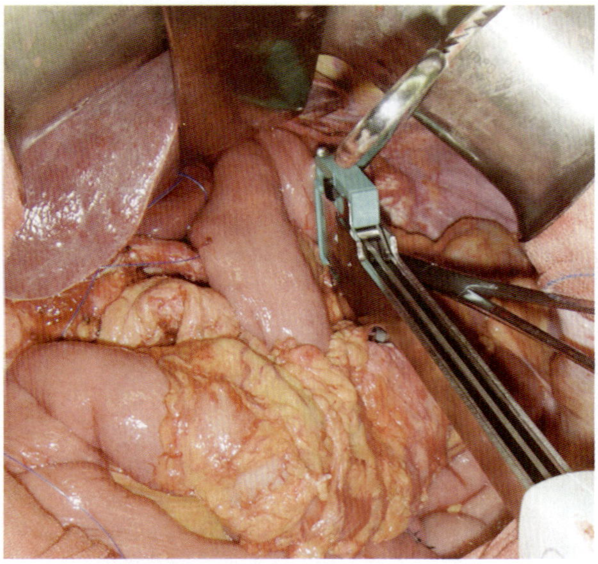

图19-40 残端闭合器闭合空肠残端

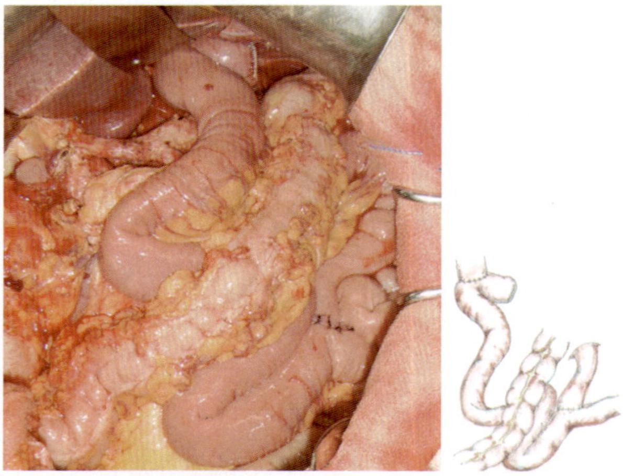

图19-41 完成 Roux-en-Y 吻合术野

形使幽门的功能，称之为“假幽门”。

（二）远 端 储 袋

近年来，也有学者尝试在原 Roux-en-Y 空肠 - 空肠吻合口处做储袋[20, 21]。即保留 Treitz 韧带下方 30 ~ 40cm 近端空肠，与远端空肠相应位置做长 10 ~ 20cm 的顺行或逆行（Aboral Pouch）空肠侧 - 侧吻合储袋（图 19-43）。目前临床上多采用后者。

三、间置空肠代胃术

研究显示，全胃或部分胃切除术后保留十二指肠食物通过，有助于促进胆汁和胰液的分泌，并使其与食糜充分混合，更有利于食物的消化吸收。鉴于此，通过在食管和十二指肠间间置空肠行使储袋功能、并保证食物通过十二指肠的重建方式，因其在理论上更接近正常生理状态，虽应用于临床稍晚，却大有超越经典 Roux-en-Y 术式而成为主流的全胃术后消化道重建方式之势。

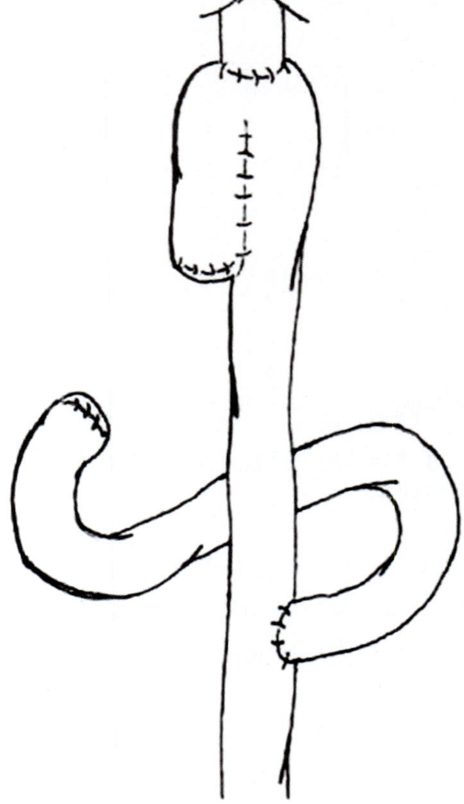

图19-42 Roux-en-Y 近端储袋示意图

（一）单纯间置空肠代胃术

1952 年 Longmire[22] 首先报道将一段游离的空肠袢置于食管和十二指肠间进行全胃术后的消化道重建（图 19-44）。文献报道的间置空肠长度 10 ~ 30cm 不等，有研究显示间置空肠段过长易引起食物通过不畅。此法虽从生理上更趋于合理，但由于操作复杂、吻合口多，增加了术后吻合口瘘的风险，因此目前较少采用。

（二）功能性连续间置空肠代胃术

截至目前，见诸文献报道的消化道重建方式有六十余种，其中绝大多数是通过截断空肠而行各种方式的重建。胃肠道神经生理学研究表明，推动食物消化的原动力——消化道的节律性运

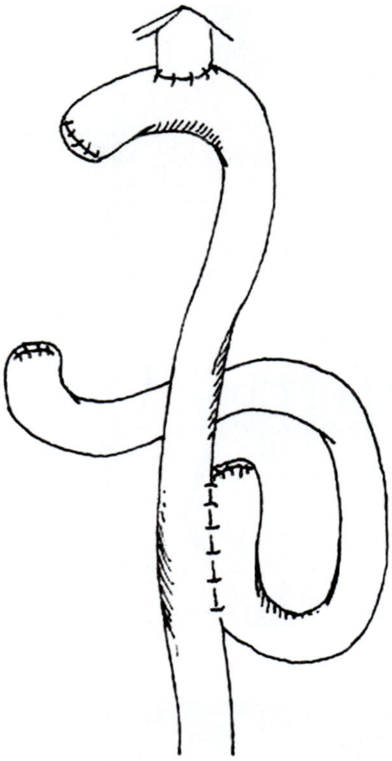

图19-43 Roux-en-Y 远端储袋示意图

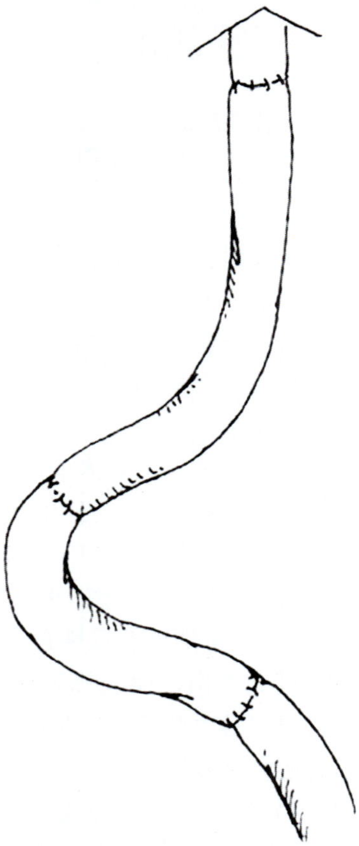

图19-44 Longmire间置空肠代胃示意图

动，是通过位于胃体大弯侧和小肠近段的Cajal细胞启动，再经由位于消化道肌间连续的网状神经传导系统向下游传播而实现的。而截断空肠的消化道重建方式无疑破坏了这种神经传导的连续性，这可能是导致全胃术后部分患者消化吸收功能障碍的主要原因。基于这种考虑，天津医科大学肿瘤医院以郝希山教授为首的研究小组在大量基础研究和动物实验的基础上，于上世纪90年代创立了功能性间置空肠代胃（FJI）的重建方式（图19-45），并在临床应用中取得了初步的成效。

（三）术式评价

此术式的优点在于：①操作简便：在不截断空肠的前提下，通过上提近段空肠，以器械法依次完成食管-空肠端侧吻合、十二指肠-空肠端侧吻合和空肠-空肠侧-侧吻合，缩短了手术时间，使因重建术式本身所带来的损伤大大降低；②易于推广：术式本身技术难度低，易于掌握，可在有普外科建制的各级医院开展；③防反流作用明显：由于在食管和十二指肠间间置了35cm的空肠段，在兼顾储袋功效的同时，减少了消化液反流对食管的刺激，亦减少了倾倒综合征的发生，这一点从回顾性研究结果中得到证实；④符合生理：由于保留了食物通过十二指肠，更保留了消化道神经传导的连续性，减少了术后消化吸收功能障碍的发生；⑤适度结扎，一举两得：在大量动物实验的基础上，创新性地引入适度结扎空肠的概念，既保证了消化道神经传导通路的完整，又杜绝了消化液上行对吻合口及食管的刺激和食糜分流所致的十二指肠通过减少，以巧制胜，一举两得。

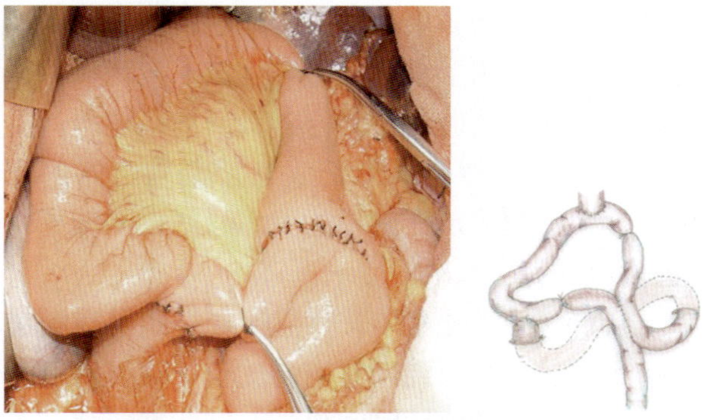

图19-45 功能性间置空肠及示意图

通过对 1985–2003 年间 704 例全胃切除病例、总计 6 种重建方式的回顾性研究，按截断空肠和保留食物通过十二指肠将 6 种术式分成亚组分析，发现不截断空肠在减少患者术后反流、恶心呕吐、倾倒综合征等方面有功效，而保留食物通过十二指肠在改善患者术后营养状况方面呈现优势。横向对比 6 种重建方式，既保留了小肠完整性，又保留了食物十二指肠通过的 FJI 组综合评价最优[23]。目前，该术式已在国内数十家单位推广应用，取得了良好的临床效果。

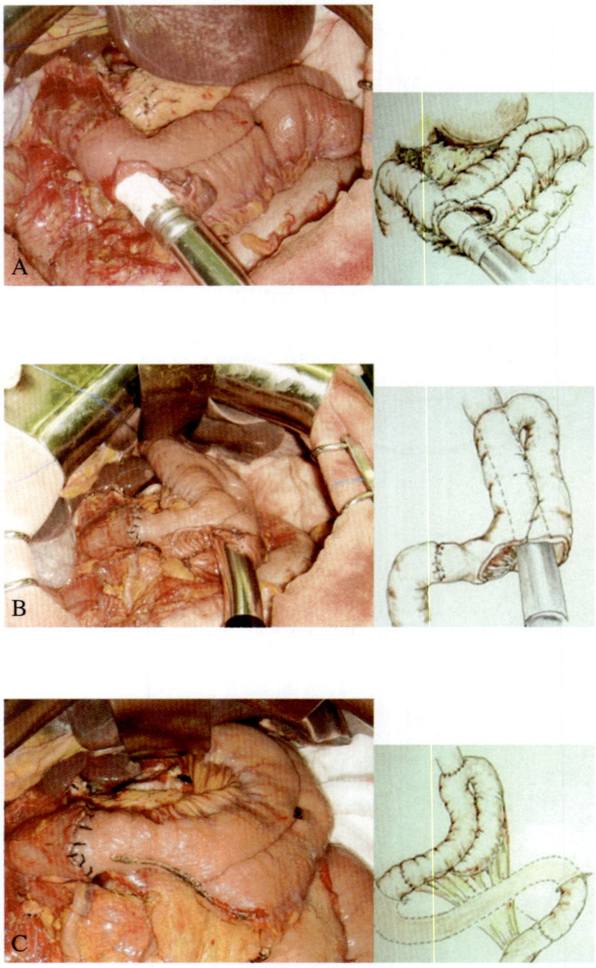

图19-46　A. 十二指肠-空肠端-端吻合；B. 空肠储袋与食管下端侧-端吻合；C. 闭合空肠储袋的残端

四、空肠袋间置代胃

（一）适　应　证

胃体、贲门癌，其他同本节“远端胃切除后消化道重建”。

（二）手术操作步骤

手术步骤基本与远端胃次全切除后空肠储袋间置相同(详见本章)。取空肠袢约 40cm，将空肠袢对折，预备与十二指肠残端吻合的空肠端略长 3cm，用线型切割吻合器建立储袋。采取结肠后位，注意空肠袢系膜的张力，勿发生扭曲。用 25mm 管型吻合器行空肠 - 十二指肠端 - 端吻合(图 19-46a)。随后于空肠储袋的底部用 25mm 管型吻合器与食管下端侧 - 端吻合(图 19-46b)。最后用线型切割闭合器和残端闭合器闭合空肠储袋的残端（图 19-46c)。至此完成了空肠袋间置代胃的手术操作。最后注意闭合横结肠戳孔，仔细检查空肠储袋肠系膜有无张力、扭转及肠管血运情况。

（三）术　式　评　价

该术式由日本学者首先提倡，寺岛雅典[24]于 1995 年开展该术式。采取该术式的初衷是为了在保持十二指肠生理通道的同时，增加代胃的容量。目的是为了增加单餐进食量，减缓代胃食物排泄速度。同时由于代胃容量增加，抗胆汁反流能力也相应增强。由于线型切割吻合器的应用，大大缩短了建立储袋的手术时间，降低了相关并发症的发生。

Tono 等[25]报道，采取空肠储袋间置空肠消化道重建后，与单纯间置空肠比较，储袋组患者食物在代胃内的停留时间更长，排泄率较缓（图 19-47)。结果在很大程度上克服了倾倒综合征的发生。

全胃切除后由于丧失了胃的食物储留和消化功能，患者的体重均会有不同程度的下降。这是困扰临床医师的主要问题之一。采取空肠储袋后，与单纯间置空肠比较，患者体重在术后 1 年有一定程度的上升并保持稳定。相反，单纯间置空肠患者在术后 2 年时才能保持稳定，但是与出院时比较有一定程度的下降（图 19-48)。从患者术后血清总蛋白的变化也能反映患者营养状况。从图 19-49 可以看出，储袋患者术后 12 个月内血清总蛋白呈显著上升趋势，与单纯间置空肠患者比较，有统计学差异。

全胃切除后消化道重建是否有必要采取储袋一直是临床争论的焦点，第 14 版日本《胃癌处

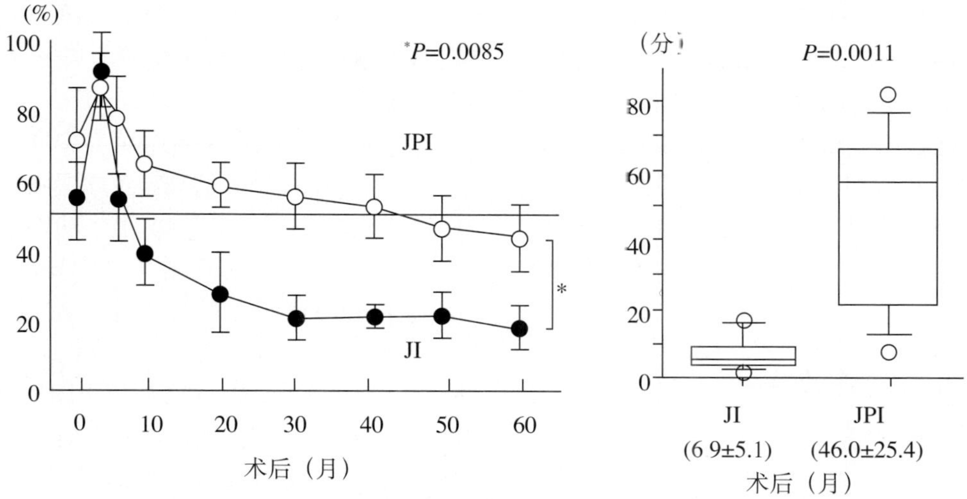

图19-47 单纯间置空肠与空肠袋间置代胃术后食物排泄时间比较

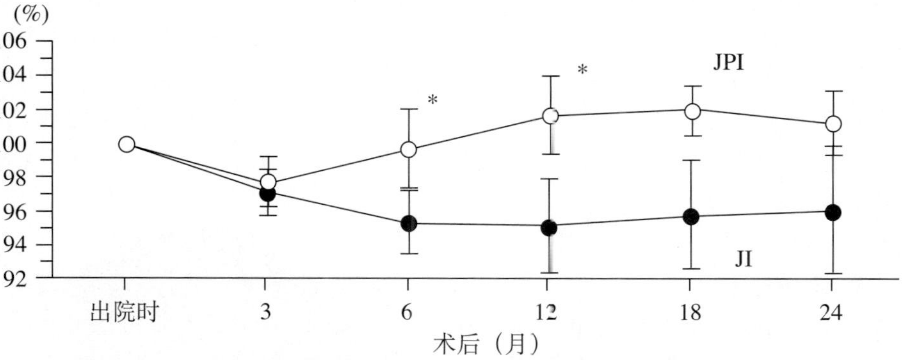

图19-48 单纯间置空肠与空肠袋间置代胃术后患者体重变化趋势

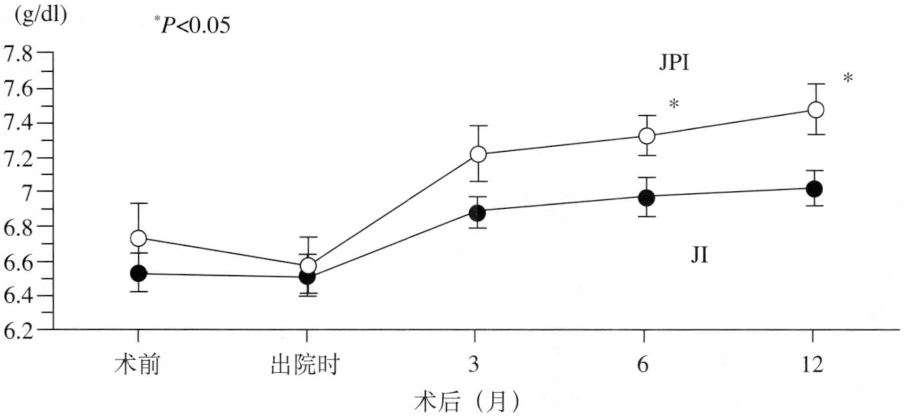

图19-49 单纯间置空肠与空肠袋间置代胃术后患者血清总蛋白变化趋势

理规约》[1] 也无结论性意见，仅作为临床研究范畴。但是 2004 年及 2009 年 2 篇 meta 分析显示采取储袋未增加手术风险，术后早期（数月）患者能够增加进食量，储袋可以减缓食物在上消化道排空时间，不增加发生反流性食管炎的风险。储袋可以改善患者术后 24 个月内的生活质量；较大的储袋虽然可以延缓排空，但是不能增加患者的体重[26, 27]。

五、空肠袋连续间置代胃

（一）适　应　证

同上。

（二）手术操作步骤

具体操作步骤详见本章前述。不同之处是用线型切割吻合器做储袋时由第一个侧 - 侧吻合口进吻合器（图 19-50a）。完成储袋 - 十二指肠残端吻合后，由第一个侧 - 测吻合口处进 25mm 管型吻合器与食管下端吻合，完成吻合后，手工缝合两个侧 - 侧吻合口前半周。最后步骤是用 7-0 丝线于第二个空肠侧 - 侧吻合近端 2cm 处将肠管结扎。借此阻断肠内容。至此，完成全部吻合工作（图 19-50b）。

（三）术 式 评 价

该术式是我院在功能性连续间置空肠代胃基础上的改良。增加储袋的优点与上述术式一致。其优点是不横断空肠，保持了空肠的连续性。胃肠切除手术干扰了运动功能是由于损伤了小肠的 Cajal 间质细胞，后者是胃肠道的起搏细胞。手术后在被切除空肠的近端可以产生新的起搏细胞，但是这个过程需要 9 个月时间。小肠壁的横断和吻合改变了切除远端肠蠕动波波形，减少了向远端传输蠕动波的量，从而减慢了肠蠕动。

天津医科大学肿瘤医院将 2005–2007 年间收治的 159 例胃癌病例按全胃切除术后重建消化道方式的不同，分为 A 组（功能性连续间置储袋代胃，46 例）、B 组（改良 Braun Ⅱ 氏，38 例）、C 组（P 形空肠袢食管 - 空肠 Roux-en-Y 吻合术，25 例）和 D 组（Orr 式空肠 - 食管 Roux-en-Y 吻合术，50 例）（图 19-51）[28]。比较了 4 组患者术后 1 年的生活质量、营养状况及并发症情况。4 组患者术后近期并发症的发生率无统计学差异。术后 1 年，A 组患者生活质量（Visick 指数）优于其他 3 组，而 D 组则劣于其他 3 组（表 19-2）。A 组患者的单餐进食量及体重增加、血红蛋白增加幅度高于其他 3 组，而 D 组则低于其他 3 组。4 组患者预后营养指数（PNIR）分别是 1.21±0.15、1.14±0.97、1.15±0.16 和 1.10±0.16, A 组高于其他 3 组，D 组低于其他 3 组（表 19-3）。A 组患者倾倒综合

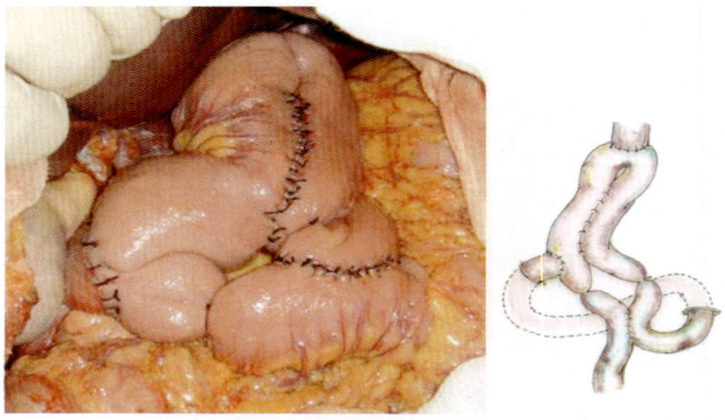

图19-50　A. 完成全部吻合；B. 完成全部吻合模式图

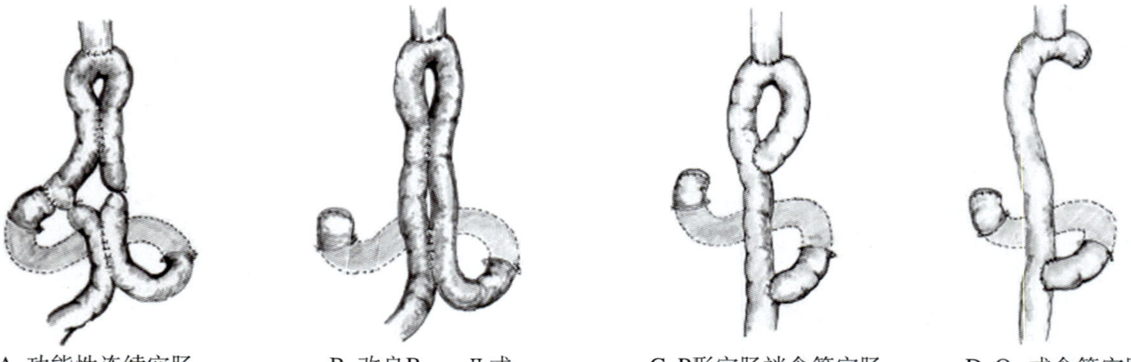

A. 功能性连续空肠间置储袋代胃　B. 改良Braun Ⅱ式　C. P形空肠袢食管空肠Roux-en-Y吻合术　D. Orr式食管空肠Roux-en-Y吻合术

图19-51　全胃切除术后4种不同的消化道重建术式

征、反流性食管炎、Roux-en-Y 滞留综合征发生率分别是 4.3%、2.2% 和 2.2%，均低于其他 3 组（表 19-4）。全胃切除后功能性连续空肠储袋代胃可以有效地改善患者的营养，降低术后并发症，提高生活质量，是一种较理想的消化道重建术式。

表19-2　术后1年4组患者Visick分级指数比较［例（%）］

组别	例数	Visick分级指数			
		Ⅰ	Ⅱ	Ⅲ	Ⅳ
A组	46	28（60.1）	13（28.3）	5（10.7）	0
B组	38	13（34.2）	17（44.7）	6（15.8）	2（5.3）
C组	25	7（28.0）	9（36.0）	8（32.0）	1（4.0）
D组	50	10（20.0）	20（40.0）	15（30.0）	5（10.0）

表19-3　术后1年4组患者饮食情况及营养指标比较

组别	例数	饮食量每餐>300ml［例（%）］	饮食频率<5次/d［例（%）］	体质增长［($\bar{x}\pm s$)kg］	血红蛋白增长［($\bar{x}\pm s$)g/L］	总蛋白增长［($\bar{x}\pm s$)g/L］	PNIR($\bar{x}\pm s$)
A组	46	40（87.0）	37（80.4）	4.85±1.44	12.56±4.28	7.23±2.68	1.21±0.15
B组	38	34（89.5）	25（73.5）	3.08±0.78	10.86±2.57	5.13±1.33	1.14±0.97
C组	25	22（88.0）	16（64.0）	3.06±0.74	10.55±1.92	5.22±1.46	1.15±0.16
D组	50	32（64.0）	20（40.0）	2.59±1.00	8.46±2.63	3.03±1.22	1.10±0.16

注：体质量，血红蛋白及总蛋白的增长均指术后1年时相对于术后2～3周的增长。

表19-4　4组患者远期并发症比较［例（%）］

组别	例数	倾倒综合征	反流性食管炎	腹泻	RS综合征
A组	46	2（4.3）	1（2.2）	0（0）	1（2.2）
B组	38	8（21.1）	6（15.8）	2（5.3）	7（18.4）
C组	25	6（24.0）	4（16.0）	1（4.0）	7（28.0）
D组	50	9（18.0）	8（16.0）	3（6.0）	10（20.0）

（潘源　梁寒）

参 考 文 献

[1] 第81回日本胃癌学会総会. 胃癌取扱い規約. 14版. 東京: ファッションタウン, 2009.

[2] 木南伸一, 三輪晃一, 松本尚, 等. 幽門側胃切除後空腸pouch間置再建發的遠隔成績. 手術, 1998, 52:115-119.

[3] 今村幹雄. 胃切除的再建術式. 東京: 醫學圖書出版株式會社, 2004.

[4] 刘翔宇, 梁寒. 胃窦癌根治术后空肠间置代胃, 中华胃肠外科杂志, 2010, 13(4):73.

[5] 孔大陆, 张高嘉, 王家仓, 等. 间置空肠代胃术的临床应用(附202例报告). 中国肿瘤临床, 2007, 34(10):550-552.

[6] 罗成华, 李荣, 李蕊, 等. 全胃切除术后不同消化道重建术式对胃癌患者生活质量

及疗效的影响. 中华胃肠外科杂志, 2004, 7(1):14-17.

[7] 梁寒, 郝希山. 胃癌术式对患者术后营养的影响. 中国肿瘤临床, 2007, 34(12):716-720.

[8] Tomita R, Tanjoh K, Fujisaki S. Novel operative technique for vagal nerve- and pyloric sphincter-preserving distal gastrectomy reconstructed by interposition of a 5 cm jejunal J pouch with a 3 cm jejunal conduit for early gastric cancer and postoperative quality of life 5 years after operation. World J Surg, 2004, 28(8):766-774.

[9] Tomita R, Ikeda T, Fujisaki S. Effects of mosapride citrate on patients after vagal nerve preserving distal gastrectomy reconstructed by interposition of a jejunal J pouch with a jejunal conduit for early gastric cancer. World J Surg, 2006, 30(2):205-212.

[10] Tokunaga M, Hiki N, Ohyama S, et al. Effects of reconstruction methods on patient's quality of life after a proximal gastrectomy: subjective symptoms evaluation using questionnaire survey. Langenbecks Arch Surg, 2009, 394(4):637-641.

[11] 金锋, 徐惠绵. 胃外科要点与盲点. 沈阳: 辽宁科学技术出版社, 2009.

[12] Katai H, Morita S, Saka M, et al. Long-term outcome after proximal gastrectomy with jejunal interposition for suspected early cancer in the upper third of the stomach. Br J Surg, 2010, 97(4):558-562.

[13] 郝希山, 李强, 张国忠. 胃癌患者全胃切除术后消化道重建方式的临床研究. 中华胃肠外科杂志, 2003, 6:89- 92.

[14] 张高嘉, 孔大陆, 郝希山. 近段胃次全切除间置空肠移植架桥术. 中国肿瘤临床, 2001, 28:718-723.

[15] 薛英威, 王宽, 马岩, 等. 胃底贲门癌新术式的临床应用及观察. 中国实用外科杂志, 2009, 29:871-872.

[16] Roux C. De la Gastro-enterostomie. Revue de Gynecologie et de Chirugie Abdominale, 1897, 1:67-122.

[17] Orr TG. A modified technique for total gastrectomy. Arch Surg, 1947, 54(3):279.

[18] Limo-Basto E. Problemas Da Tecnica Da Gastrectomia Total. Arq Pat, 1956, 18:206-235.

[19] Hunt CJ. Construction of food pouch from segment of jejunum as substitute for stomach in total gastrectomy. Arch Surg, 1952, 64:601.

[20] Horvath OP, Kalmar K, Cseke L, et al. Nutritional and life-quality consequences of aboral pouch construction after total gastrectomy: a randomized, controlled study. Eur J Surg Oncol, 2001, 27:558-563.

[21] Kalmar K, Cseke L, Zambo K, et al. Comparison of quality of life and nutritional parameters after total gastrectomy and a new type of pouch construction with simple Roux-en-Y reconstruction: preliminary results of a prospective, randomized, controlled study. Dig Dis Sci, 2001, 46(8):1791-1796.

[22] Longmire WP, Beal JM. Construction of a substitute gastric reservoir following total gastrectomy. Ann Surg, 1952, 135:637-645.

[23] Pan Y, Li Q, Wang DC, et al. Beneficial effects of jejunal continuity and duodenal food passage after total gastrectomy: A retrospective study of 704 patients. Eur J Sur Oncol, 2008, 34:17-22.

[24] 寺岛雅典, 後藤满意. 全胃摘除空肠Pouch间置术 // 今村干雄. 胃切除的再建术式. 东京: 医学图书出版株式会社, 2004.

[25] Tono C, Terashima M, Takagane A. Ideal reconstruction after total gastrectomy by the interpositon of a jejunal pouch considered by emptying time. World J Surg, 2003, 27:113-118.

[26] Lehnert T, BuhlK. Techniques of reconstruction after total gastrectomy for cancer. Br J Surg, 2004, 91(5):528-539.

[27] Gertler R, Rosenberg R, Feith M, et al. Pouch vs. no pouch following total gastrectomy:

meta-analysis and systematic review. Am J Gastroenterol, 2009, 104(11):2838-2851.
[28] 吴亮亮, 梁寒, 张汝鹏. 全胃切除后4种消化道重建术式的比较分析. 中华胃肠外科杂志, 2010, 13(12):13-16.

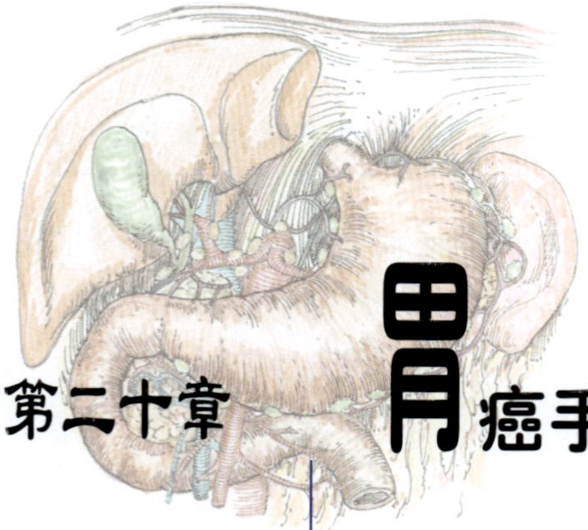

第二十章　胃癌手术中消化道重建的机械吻合技术

陈　凛

一、概　述

机械吻合技术的应用是外科手术学的一大飞跃。它大大缩短了手术时间，简化了手术操作，减少了术中组织损伤出血和手术感染机会，加快了组织器官功能的恢复。

组织愈合是生理性过程而不是机械性过程，器械吻合只是切口愈合的一种辅助手段。我们只是“使用”而不是“依赖”吻合器完成胃肠外科手术。吻合器的应用并不代表手术可以掉以轻心，不会出现并发症。吻合器的使用过程中，仍需遵循外科手术的基本原则：层次清楚、止血充分、缝合牢靠、吻合口血运良好，无张力。外科医生应牢记对于自己手法不能胜任或做得不好的手术，也不应使用吻合器来完成手术。因为吻合器吻合一旦失败，处理起来往往比首次原本用手法吻合更困难。吻合后应认真检查，检查吻合口钉合是否完整，吻合器所切除的两个组织圈是否完整，是否为全层组织。如有可疑，进行注气或注亚甲蓝等染料试验可以发现细小的渗漏，采取手工缝合加强以修补缺损或瘘口，使吻合口瘘的发生率降至最低。

各种吻合器从整体上讲，简单易行，安全可靠，但若使用不当，也会导致手术失败，危及病人健康。为了充分发挥机械吻合的优势，必须牢记下列事项：

1. 根据所拟定的手术种类和操作步骤以及术中具体解剖生理情况，选择适当的吻合器。

2. 外科医师应掌握吻合器的基本工作原理，熟悉各类、各型吻合器的结构性能，掌握其正确的操作方法，严格遵守其操作规程。

3. 使用前仔细检查吻合器是否完好无损，有无缝钉缺失及部件遗漏，如有问题应更换完好的吻合器。

4. 对吻合的器官要有适当的解剖准备，充分游离，达到可放置吻合器部件的基本要求，以免对周围器官组织造成损伤或缝合。

5. 吻合器使用完毕，撤出解剖部位后，应仔细检查被吻合的器官组织，有无遗漏、出血和不应有的损害，确定吻合效果满意。如不满意，应做适当处理。

6. 对可能出现的吻合器故障和意外情况应有充分的估计，并对需采用的补救措施有充分的准备。

二、胃癌手术中机械吻合技术适用的主要术式

（一）远端胃切除，胃十二指肠吻合术(Billroth Ⅰ式胃大部切除术)

完成胃与十二指肠游离后，于幽门下切断十二指肠，残端用荷包缝合器做好荷包缝线（图20-1），将抵针座放入十二指肠残端。收紧结扎荷包缝线。注意荷包要完整切实地固定好。于

预定切除部位用直线型切割吻合器（TLC10或TL90）横断胃体（图20-2）。于胃体部前壁距胃残端4～5cm处切一小口，将管状吻合器CDH25中心杆经此切口插入胃腔再由胃残端上2cm后壁戳出，或从残端的大弯侧角上戳出，将中心杆与抵针座套上，旋转靠拢并调节间距，进入安全区域后击发完成吻合（图20-3）。操作中注意十二指肠断端及胃壁全层组织应完全置于吻合器和荷包缝合器中，以免黏膜滑脱。吻合器的松紧要根据胃壁和十二指肠壁的厚度而定。退出吻合器后，可以经过胃壁切口观察吻合口是否有活动性的出血或渗血，用甲状腺拉钩显露吻合口，如有吻合口出血，可在直视下缝扎止血。图20-4为完成吻合图。

（二）远端胃切除，胃空肠吻合（圆型吻合器CDH25）（Billroth Ⅱ式吻合）

胃及十二指肠游离后，先于幽门下切断十二指肠，残端用缝合器关闭。切胃、缝合关闭胃残端及胃前壁切口插入中心杆步骤同胃十二指肠吻合术。残胃前壁切口放入吻合器中心杆，在胃切缘上2cm后壁戳出。在拟吻合的空肠对系膜缘切开小口，将抵钉座置入，围绕边缘做好荷包

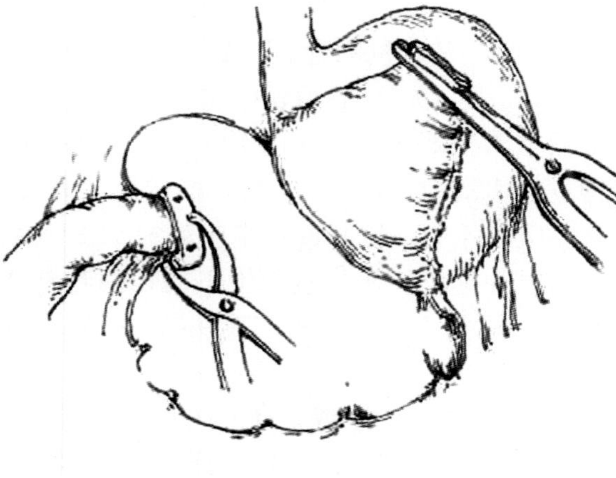

图20-1　残端用荷包缝合器做好荷包

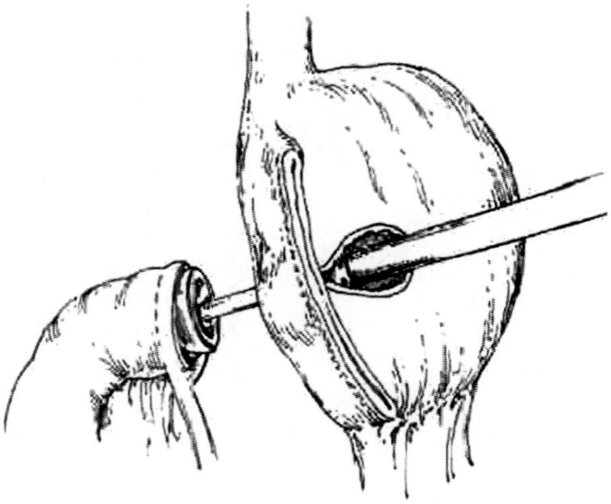

图20-3　从残端的大弯侧角上戳出，将中心杆与抵针座套上，旋转靠拢并调节间距，进入安全区域后击发完成吻合

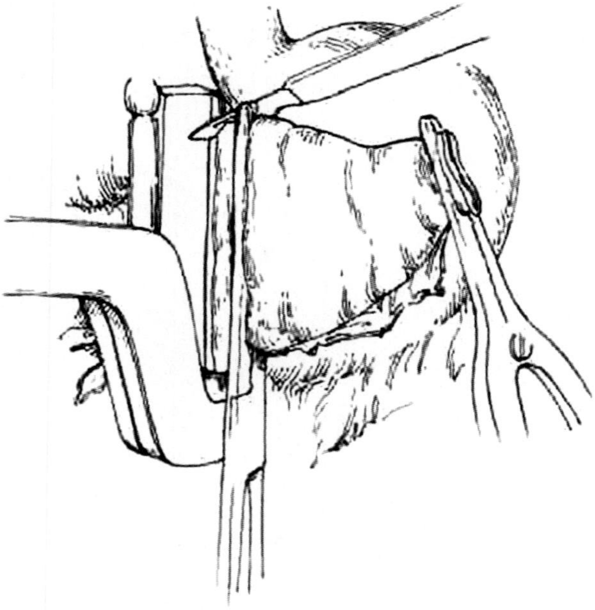

图20-2　用直线型切割吻合器（TLC10或TL90）横断胃体

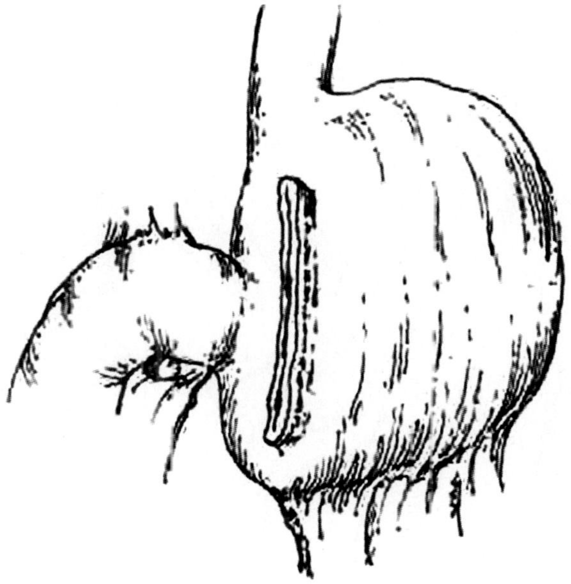

图20-4　完成吻合图

缝线，顺中心杆套上吻合器身，与抵针座靠拢，击发完成胃后壁与空肠的侧侧吻合。如图 20-5、图 20-6 所示。

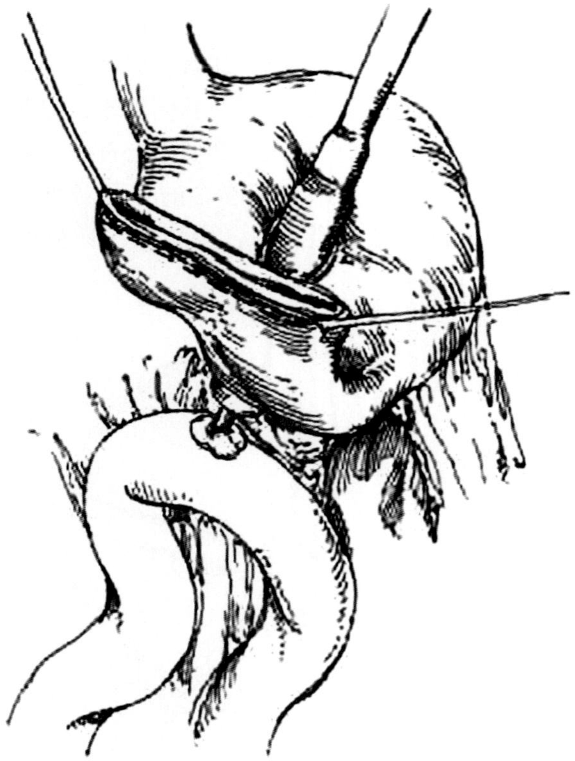

图20-5 进行残胃空肠吻合

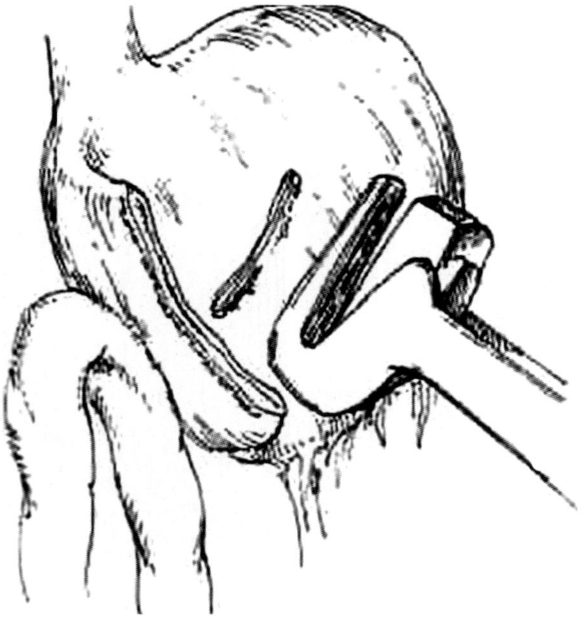

图20-6 闭合残胃前壁

（三）远端胃切除术后的消化道重建，胃空肠侧侧吻合术（ATB45 或 TLC75）（Billroth Ⅱ式吻合）

胃及十二指肠游离后，先于幽门下切断十二指肠，残端用缝合器关闭（图 20-7）。于预定的部位远端用胃钳夹闭，近端用残端闭合器完成切胃、关闭胃残端（图 20-8）。距 Treitz 韧带约 20cm 处提起空肠，对系膜缘的肠壁与胃后壁用 2 根牵引线，胃后壁及对肠系膜缘的空肠壁上各做一约 0.5cm 的戳孔，分别置直线型切割吻合器（ATB45 或 TLC75）的钉仓臂和钉砧臂，对合击发（图 20-9）。完成胃空肠侧吻合。戳孔可用手工缝合或用直线型吻合器闭合（图 20-10）。应用腹腔镜下的切割吻合器（ATB45）闭合十二指肠残端，更换钉仓后用切割吻合器（ATB45）做胃后壁与空肠的侧 - 侧吻合，其优点是：腹腔镜下的切割吻合器（ATB45）操作更加方便，尤其在腹腔深处，比开放手术应用的 TLC75 系列有明显的优势。而且腹腔镜下的切割吻合器（ATB45）机械工艺更精密，现在的 6 排钉合有利于减少吻合口并发症的发生。

（四）全胃切除，Roux-en-Y 吻合术（食管空肠端侧吻合，空肠空肠端侧吻合 CDH25+CDH25）

将整个胃及食管下端游离切除完毕后，十二指肠残端用缝合器闭合，食管预切断处用荷包钳钳夹（图 20-11），穿入荷包线，沿荷包钳切断食管，置入 CDH25 吻合器的抵钉座并收紧结扎荷包线。将近段空肠提起，距 Treitz 韧

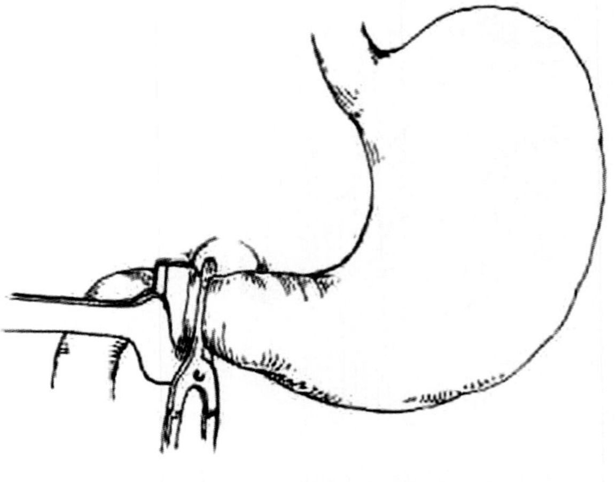

图20-7 于幽门下用残端闭合器关闭

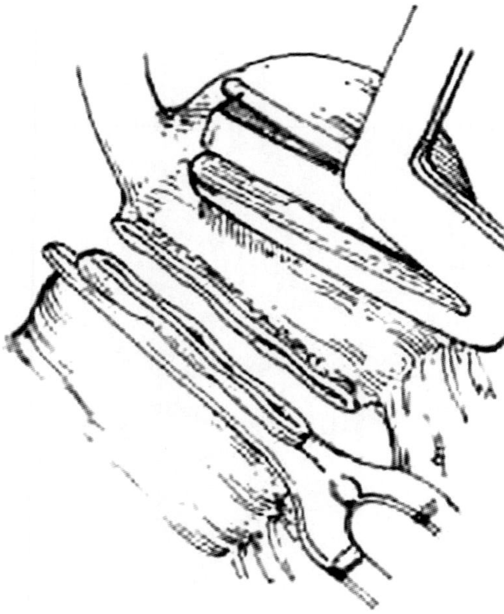

图20-8　用残端闭合器关闭胃残端

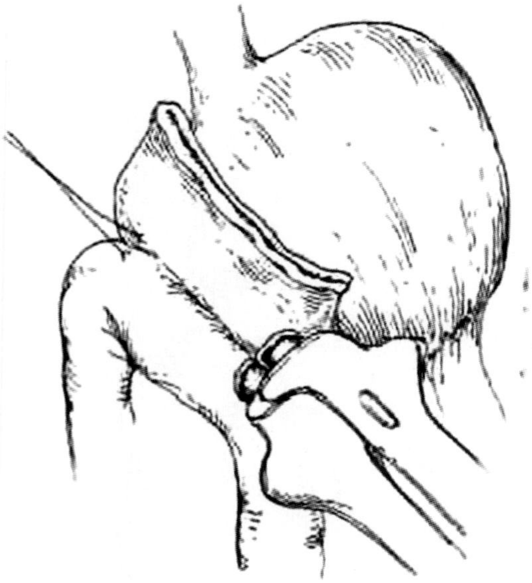

图20-9　胃后壁及对肠系膜缘的空肠壁上各做一约0.5cm的戳孔，分别置直线型切割吻合器（ATB45或TLC75）的钉仓臂和钉砧臂，对合击发

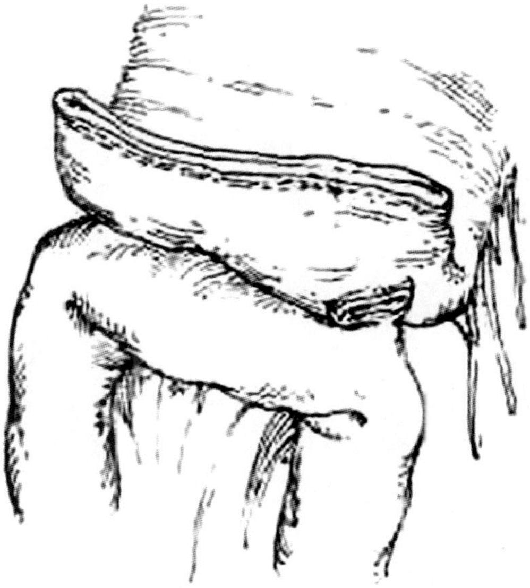

图20-10　戳孔用直线型吻合器闭合

带约25～30cm处用荷包钳钳夹，穿入荷包线，沿荷包钳切断空肠，将另一CDH25吻合器的抵针座放入近空肠断端，收紧荷包留待吻合用（图20-12）。远端空肠放入CDH25吻合器中心杆，距空肠断端50～60cm处戳出，与近段空肠抵针座衔接（图20-13），旋紧击发行空肠空肠端侧吻合，吻合后检查保证切下的两断端均完整。远端空肠再次放入SDH25吻合器中心杆，距空肠断端10cm处戳出，与食管抵针座衔接（图20-14），旋紧击发行结肠前食管空肠吻合，吻合后检查保证切下的两断端均完整。吻合口均完整，通畅，无张力，浆肌层分别加强缝合一周。空肠残端再用缝合器关闭（图20-15）。

此术式（食管空肠端侧吻合，空肠空肠侧侧吻合）中可以应用腹腔镜下的切割吻合器（ATB45），闭合十二指肠残端，再利用切割吻合器（ATB45）完成空肠与空肠的Y吻合术（侧侧吻合）。

全胃切除术后的消化道重建，Roux-en-Y吻合术，还可以采取食管空肠端端吻合，空肠空肠侧侧吻合（CDH25 + ATB45），该方法可以在空肠起始部建立储袋，以增加患者单位时间进餐量。将整个胃及食管下端游离切除完毕后，十二指肠残端用缝合器闭合，食管预切断处用荷包钳钳夹，穿入荷包线，沿荷包钳切断食管，置入CDH25吻合器的抵钉座并收紧结扎荷包线。将近段空肠提起，距Treitz韧带约15cm处用荷包钳钳夹，穿入荷包线，沿荷包钳切断空肠（图20-16）。在拟与近端空肠做Roux-en-Y侧侧吻合的空肠对系膜缘肠壁处做一2cm的小口（距离空肠断端约60cm），置入管状吻合器CDH25（图20-17）。向上推进至断端处，旋转尾部旋

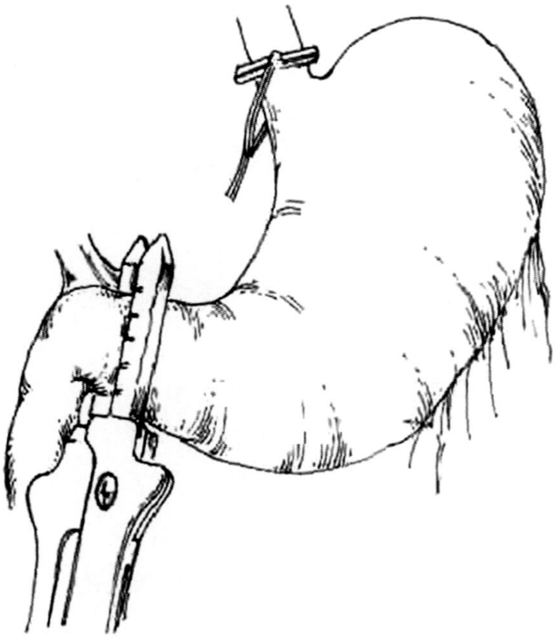

图20-11 十二指肠残端用缝合器闭合，食管预切断处用荷包钳钳夹

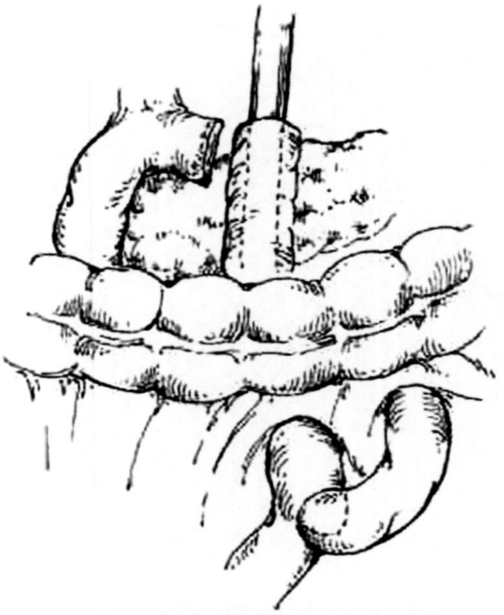

图20-13 远端空肠放入CDH25吻合器中心杆，距空肠断端50～60cm处戳出，与近段空肠抵针座衔接

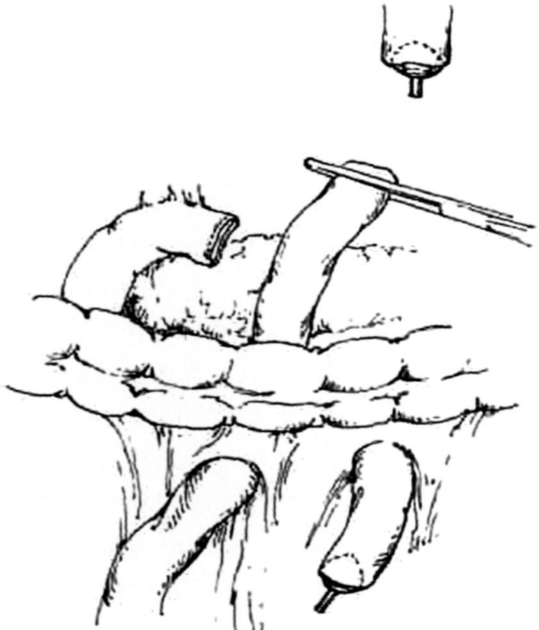

图20-12 将另一CDH25吻合器的抵针座放入近空肠断端，收紧荷包留待吻合用

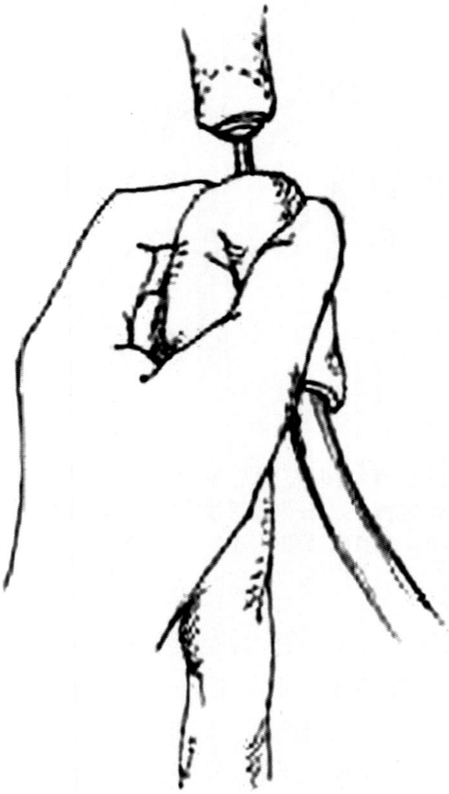

图20-14 远端空肠再次放入SDH25吻合器中心杆，距空肠断端10cm处戳出，与食管抵针座衔接

钮，使中心杆穿出，收紧荷包线，打结于中心杆。与食管处抵针座衔接，旋紧击发行空肠食管端端吻合。空肠近侧断端置入直线型切割吻合器（ATB45或TLC75）的钉仓臂，同时在远端空肠的戳孔处置入钉砧臂，对合后击发。完成侧侧吻合后的共同开口用牵引线提吊后，再用直线型切割吻合器（ATB45或TLC75）夹闭（图20-18～图20-20）。

（五）近端胃切除术后消化道重建，食管胃端侧吻合术

游离及切除近端胃及食管下端，远端胃残端

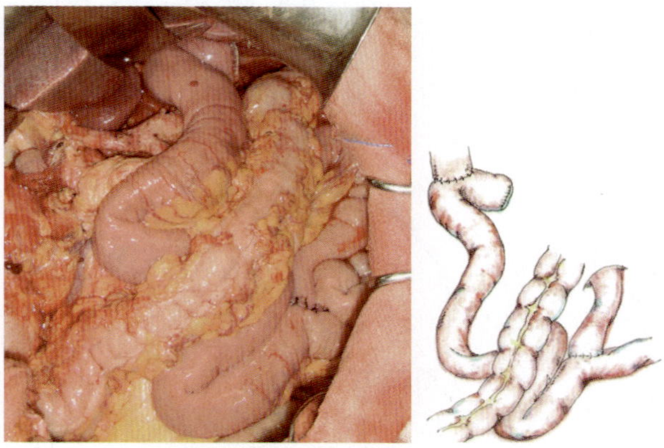

图20-15　完成图

用缝合器关闭（TLC10或TL90）。将抵针座置入食管断端，收紧结扎食管断端的荷包缝线，注意荷包缝合要可靠、切实。胃前壁切一小口，将圆型吻合器CDH25经此口置入，于胃后壁大弯侧预定吻合处将管状吻合器的中心杆戳出，将中心杆与抵针座靠拢，旋转到合适松紧，击发完成吻合（图20-21）。

三、吻合器使用过程中可能出现的问题及处理方法

在胃癌手术中与吻合器使用相关的并发症包括吻合口瘘、吻合口出血、吻合口狭窄。但是以上并发症不仅仅是应用吻合器的问题，手工吻合也同样可以出现上述并发症。吻合器的使用大大降低了并发症的发生率。在胃癌手术中应用吻合器，尚应考虑和注意以下问题。

1. 吻合口瘘　吻合口瘘是应用吻合器手术后的一种严重并发症，一旦发生，后果严重。随着吻合器，特别是双吻合器技术的应用其发生率有显著下降。发生吻合口瘘的原因包括切端肠管血运不良，吻合口张力过大，吻合器的使用不当，吻合时两端肠管周围组织清除不足，吻合端误夹入周围组织，荷包残端过长、外翻，吻合器选用

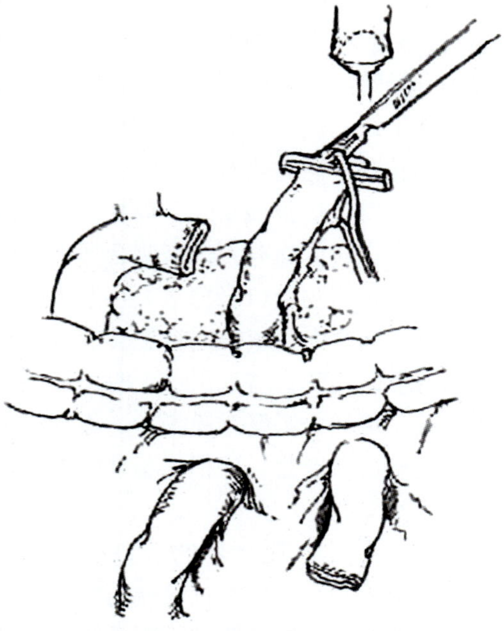

图20-16　距Treitz韧带约15cm处用荷包钳钳夹，穿入荷包线，沿荷包钳切断空肠

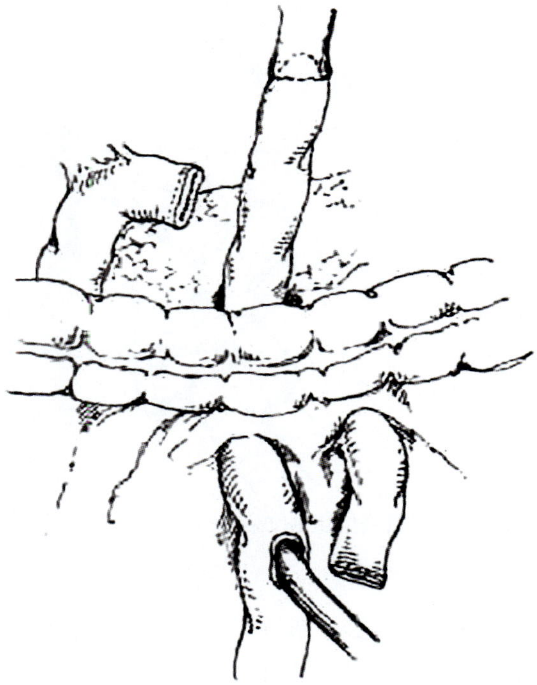

图20-17　置入管状吻合器CDH25

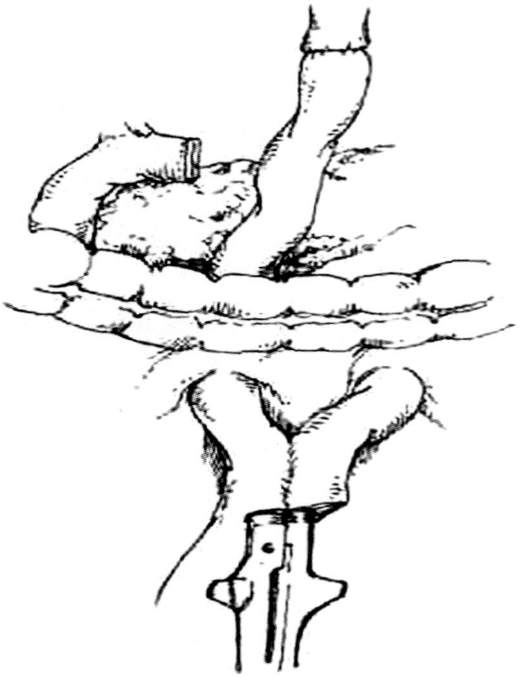

图20-18 空肠近侧断端置入直线型切割吻合器（ATB45或TLC75）的钉仓臂，同时在远端空肠的戳孔处置入钉砧臂，对合后击发

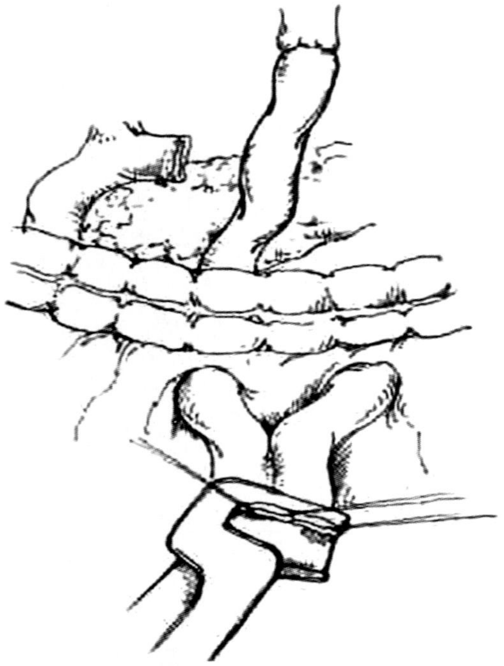

图20-19 用直线型切割吻合器（ATB45或TLC75）夹闭

过大造成肠壁部分撕裂，吻合器吻合钉缺失，吻合后过分牵拉等多种因素。为避免应用吻合器发生吻合口瘘，需要注意以下几点：应特别注意保

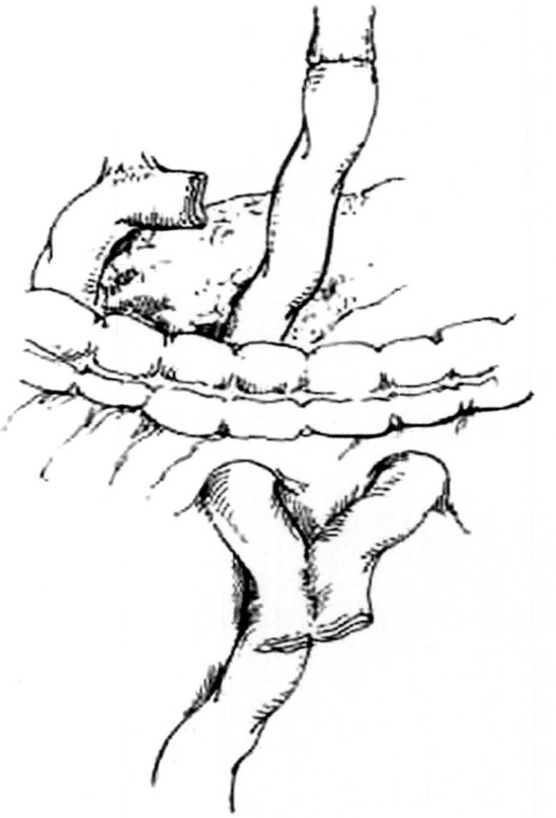

图20-20 完成图

护近、远端肠管血运；近端结肠应保留弓状缘血管，有边缘血管的搏动性跳动；荷包端肠壁游离不应超过 2.0cm；吻合前应常规仔细检查吻合钉是否完整；荷包缝合是否完整；吻合端是否夹有周围组织、肠管游离长度不足，吻合部位带有脂肪垂等周围组织，或吻合时将周围组织误夹入吻合端，两端肠壁不能完全对合，吻合前应仔细检查吻合口端。避免荷包残端过长外翻的组织嵌入吻合圈内。吻合时应充分考虑被吻合器切除肠管的长度以防吻合后吻合口张力过大；选用适当型号的吻合器，吻合时应根据吻合肠管的直径选择相应的吻合器。当吻合器选用过大时，钉跕头强行置入肠腔，可造成肠壁黏膜撕裂。而直线型吻合器则有两种钉合厚度，应根据肠壁的厚度具体选择。

2. 吻合口狭窄　吻合器吻合口狭窄的发生率低于传统手工吻合。因在正确使用吻合器的前提下，吻合器所设计的钉距和行距及肠壁内翻的程度均比手工缝合更精确合理。大多数的吻合口

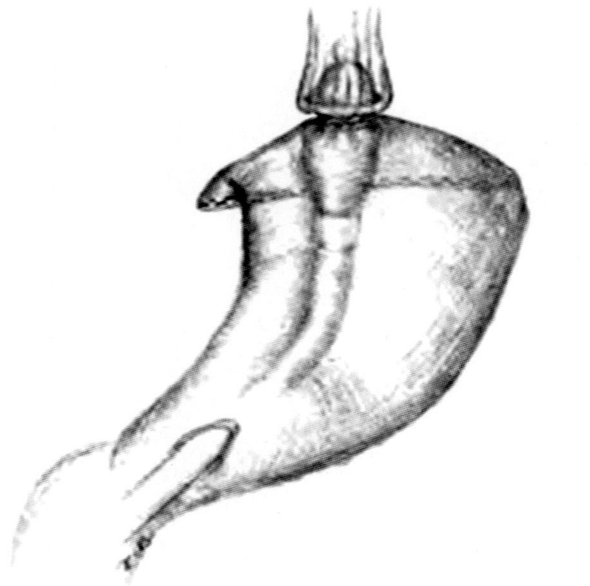

图20-21　胃前壁切一小口，将圆型吻合器CDH25经此口置入，完成吻合

狭窄是较轻而无明显症状的，常在检查时被发现。导致吻合口狭窄的原因包括：吻合器型号选择不当；吻合口张力大；吻合口感染及吻合口瘘等。在选用吻合器时应注意其大小与肠腔直径相称，吻合器选用过小其吻合口直径小，过大则钉砧头太粗，强行插入肠腔易引起肠壁损伤，愈合后可产生瘢痕狭窄，一般直肠吻合选用直径31～33mm吻合器。吻合口张力大时导致局部血运不良，瘢痕增生造成吻合口狭窄。吻合口感染及部分自愈的吻合口瘘也可因瘢痕增生导致吻合口狭窄，应尽可能避免。

3. 吻合口出血　吻合器吻合钉均为双层交错设计，应用吻合器后吻合口出血已经比较少见，但在临床仍然可以遇到。目前不论国产还是进口的吻合器质量皆是可靠的，因为吻合器质量导致吻合口出血的非常少见。常见原因有：两断端止血不彻底，小血管结扎不结实；间断缝合时针距过大，或连续缝合时未拉紧缝线，以致漏扎血管；吻合时结扎组织过多，组织坏死，线结脱落；吻合口周围感染；病人凝血机制不良。吻合前应该清理进入吻合器的肠管，清除可能导致吻合口出血的脂肪垂；正确使用和击发吻合器；确认荷包缝合完全；吻合后应仔细检查上下两个切割圈是否完整。如果可能，应该检查吻合口内部是否有活动性出血或渗血，必要时，加以缝合。

总之，器械吻合只是一种辅助手段，使用吻合器仍然应该遵循外科手术的基本原则，解剖清晰、切开准确、止血完善、缝合牢靠。外科医生应对吻合器的结构原理和性能非常熟悉，器械护士应熟悉各种吻合器的组件、性能和各种型号吻合器的最佳适应证。

（陈凛）

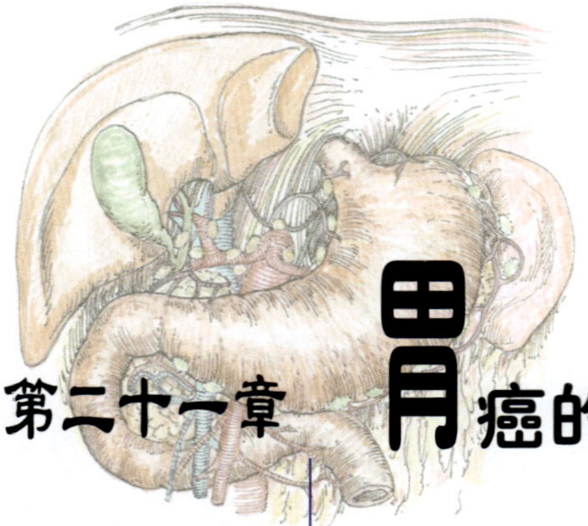

第二十一章 胃癌的围术期管理

张建伟 田艳涛 张李 王宝贵 梁寒 王贵齐 张月明 张红梅 刘昊 王会英

第一节 胃癌患者的术前准备

胃癌的外科治疗是胃癌综合治疗的重要部分，但手术治疗是机体创伤、应激和修复的完整过程。良好而完整的术前准备是手术顺利实施和恢复的基础[1]。肿瘤手术为限期手术，胃癌患者的术前准备由术前评估、一般准备和特殊准备等部分组成。

一、术前评估

手术前对患者的全身情况应有足够了解，估计患者对手术的耐受情况。需要对患者的临床资料详细回顾，认真分析。各种常规检查包括：血尿粪常规、血型、肝肾功能、心电图、胸透、出凝血时间、输血前传染病标志物检测、消化道造影、超声、CT、消化道造影、胃镜、活检等。通过对辅助检查的分析，可以判断肿瘤的位置、可能的受侵脏器、贫血、梗阻等症状的严重程度等。而且对患者可以采用手术风险评分系统，如手术风险生理评分系统 (Physiological and Operative Severity Score for the enumeration of Mortality and Morbidity, POSSUM) 评分系统等对患者的手术危险性进行评估。POSSUM 评分系统由 Copeland 等于 1991 年建立，利用患者的术前生理评分和手术评分来预测患者的手术死亡率和并发症发生率，以评估手术风险。经过多年的临床应用和改进，其对于手术风险评估的价值得到肯定，现已被广泛地应用于外科各领域的手术风险评估中。Harterly 等利用 POSSUM 评分回顾了 120 例胃肠手术的患者资料，预测手术死亡率和并发症率与实际情况相一致，肯定了 POSSUM 评分的预测价值。POSSUM 评分经过不断改良，已经能够应用于多种病变[2]。朱共元等利用改良的 POSSUM 评分对高龄胃癌患者进行手术风险评估，证明了其在胃癌患者中的应用价值。

二、一般准备

手术前一般准备包括心理准备和生理准备两方面。

（一）心理准备

患者等待检查结果和手术的过程是紧张的，多数病人在此期间都会出现不同程度的焦虑和恐惧心理。当病人在诉说自己担忧和顾虑的同时也是一次宣泄情感的过程，有了正确的疏导才可以让病人情绪趋于稳定。其次也有助于医护人员了解病人的真正感受。与患者做好交流，耐心讲解手术的必要性和重要性，同时让患者或家属去访问曾做过这种手术的患者，以增加患者对手术的认识和战胜疾病的信心[3]。

（二）生理准备

1. 适应术后变化的锻炼　为使患者适应术后

在床上大小便的变化，应术前开始练习。术后咳痰是预防肺部感染的重要途径，患者术后因伤口疼痛而惧怕咳嗽，术前必须做好思想工作，讲解咳嗽、咳痰的重要性，指导有效咳嗽及保护腹部切口的正确方法。对有吸烟的患者需术前 2 周戒烟，同时锻炼用力咳嗽排痰的方法。

2. 饮食和胃肠道准备　手术前的辅助检查和术前准备过程中的饮食限制会造成液体、热量、蛋白质和维生素摄入不足，这些会影响机体防御力和术后恢复能力[4]。术前合理的能量补充可以改善机体营养状况，有利于术后恢复。途径可以采用口服的肠内营养制剂。肠内营养符合生理性需要，具有简便安全、经济高效、符合生理机能等优点。有多种不同的肠管营养剂可选。肠内营养制剂目前多采用无渣配方，有利于术前肠道准备。目前肠内营养剂型包括乳剂和粉剂两种：常用乳剂如瑞素、瑞代等；粉剂如安素、维沃等。

饮食调整需在术前一天停止，开始肠道准备。术前 12 小时开始禁食，术前 4 小时禁止饮水。胃癌手术必须清洁肠道，因为中晚期胃癌有时需行多脏器切除，尤其连同横结肠切除，必须像结肠癌一样准备肠道，以免术中出现被动局面。理想的肠道准备标准是可靠地将肠内粪便快速清空而无严重的肠黏膜改变，清肠不应当造成患者的不适及水和电解质失衡，而且药价便宜[5]。传统方法采用肥皂水灌肠。目前常采用的是聚乙二醇电解质散剂如舒泰清等，临床应用方便，肠道清洁效果理想。必要时可在清洁肠道后口服肠道抑菌药物，以减少术后感染。手术前需留置胃肠减压，抽出胃内积存的胃液，保证麻醉及手术安全。

3. 补液、输血　胃癌手术前禁食期间需静脉补液和肠外营养支持，应注意保证充足液体量、热量，如有电解质、酸碱平衡紊乱、贫血等均应纠正。

4. 皮肤准备　术前 1 天给予皮肤准备，皮肤准备后可防止术后该部位和切口的感染[6]。备皮要彻底，范围要规范，上到乳头连线，两侧到腋中线，下到耻骨联合，包括会阴区毛发均应彻底清除。备皮完毕应用肥皂水清洁备皮区。术前备皮大体分为剃毛备皮法及不剃毛备皮法两大类，其中不剃毛备皮法又可分为脱毛剂备皮法、推毛备皮法及消毒剂清洁法 3 种。剃毛备皮法简单易行，但可能造成皮肤损伤，而成为细菌繁殖的基地和感染源；脱毛剂备皮法方便、安全、有效，且脱毛剂对金黄色葡萄球菌、大肠杆菌、铜绿假单胞菌等常见的致病菌有杀灭作用，但成本较高，病人可能出现对脱毛剂过敏的现象；推毛备皮法通过剪短毛发而达到备皮效果，不损伤皮肤。可根据实际情况采用不同方法进行。

5. 其他准备　入院后需对病人和家属说明手术计划，并征得理解和同意。有关肿瘤范围、具体手术方式、可能发生的危险、并发症和术后恢复过程需同家属深入说明，并征得同意，具体病情是否需要和患者详细交代应考虑病情严重程度及家属意愿，视具体情况而定。年老体弱、合并症多、手术风险极大者需组织相关科室专家集体讨论决定治疗方案，并填写危重特殊病人报告单，报上级主管部门备案。

手术前日应向病人和家属说明手术有关事项，术前谈话需细致、耐心，确认对方的理解深度。完成配血、相关科室联系等工作。术前晚可给予镇静剂，减轻患者紧张情绪，保证睡眠。如有妇女月经来潮、感染性发热等情况需推迟手术。

三、特殊准备

（一）胃癌并发症的处理

1. 幽门梗阻　胃窦部肿瘤累及幽门或者引起胃窦部的胃壁痉挛可导致机械性梗阻。正常人每日胃液及唾液分泌约 4000ml，内含大量电解质，其中大部分需进入小肠再吸收，因此胃癌患者并发幽门梗阻后容易发生电解质和酸碱平衡紊乱，其中最为常见的是低钾血症、低钠血症和低氯性碱中毒。如梗阻时间较长，患者处于饥饿状态下，导致脂肪动员加速、蛋白质分解的异常生理状态，易于发生代谢性酸中毒，从而引起更为复杂的酸碱平衡紊乱。除此之外，幽门梗阻后胃壁各层发生水肿，胃壁增厚，增加手术后并发症概率。幽门梗阻的治疗原则是禁食，胃肠减压，尽快纠正低钠性脱水、低钾血症和低氯性碱中毒。补充血容量，改善肾代谢，调节酸碱平衡，纠正内环境紊乱。为减轻梗阻所致的胃壁水肿，可使用高渗盐水洗胃，能够有效缓解黏膜水肿并有助于预防和纠正低钠血症。

2. 贫血 胃癌围术期贫血发生率术前为34%～56%。胃癌围术期发生贫血的主要原因为：①肿瘤所导致的急性或慢性失血；②胃肠道内隐性出血和肿瘤引起的慢性消耗；③造血因子缺乏等。贫血为术后恢复造成困难，并且增加并发症几率，因此为保证手术安全，术前需提高血红蛋白至100g/L以上。改善贫血最为直接的方法即为异体输血，但有观点认为异体输血能够降低机体免疫，促进肿瘤复发和转移[7]。自体输血能够避免上述风险，但仅适用于轻度贫血且需准备时间较长，目前在胃癌治疗中的临床应用较为局限。除输血外，补充造血因子和原料也是治疗的重要途径，临床常用的是重组红细胞生成素和铁剂。

（二）伴随疾病的处理

1. 心血管系统疾病 肿瘤患者多为老年患者，常伴有一种或多种内科疾病，术前需提前处理。心血管系统疾病中常见的是冠心病、心律失常和高血压。冠心病术前需根据病史确定心绞痛类型及严重程度，评价心脏功能。稳定型心绞痛可耐受手术；变异型需服用钙通道阻滞剂如硝苯地平、维拉帕米（异搏定）等控制发作；不稳定型需经治疗转为稳定型后才可手术。心律失常的治疗以病因治疗为基础，首先应治疗引起心律失常的基础疾患。对于偶发的房性、室性期前收缩，仅需密切观察。频发室性期前收缩和频发性心动过速可使用利多卡因，待心律控制后手术。Ⅱ度以上的房室传导阻滞有可能发展成为完全性房室传导阻滞，需安装临时起搏器后再安排手术。对病史不清的心律失常患者，24小时动态心电图检查是必要的。带有永久性心脏起搏器的患者需了解起搏器类型、性能，术中是否需要特殊保护和电源是否充足等情况。高血压患者因多有动脉硬化存在，为保证脏器充足灌注，围术期应维持适度的血压调控，过度降压不利于术后恢复。术后是否需要停用降压药应根据病情而定，对于β受体阻滞剂、维拉帕米等降压药最好于术前2～3天停药，其会增加气管插管时引起心动过缓甚至心搏骤停的概率。降压利尿药可不必停药，但需要监测电解质情况。术前血压控制情况可以不超过140mmHg/90mmHg为宜。

2. 呼吸系统疾病 老年患者多伴有肺部慢性疾患，主要为慢性支气管炎、肺心病和肺气肿等慢性阻塞性肺病。肺部基础病会增加手术风险，术前要积极处理，为手术做好准备。此类患者的术前准备包括：禁烟、雾化吸入、呼吸训练、排痰训练、呼吸肌锻炼和呼吸道感染的治疗。呼吸训练主要是锻炼胸式呼吸，训练者以手置于胸廓前外侧对称处，吸气相向内压迫，阻止胸廓扩张，增加吸气阻力而锻炼胸式呼吸力度。排痰训练应注意体位正确，最为有效的体位是坐位。排痰方法是深吸气后瞬间大力咳嗽，长期吸烟的患者痰液黏稠，可配合雾化吸入，痰液稀薄后再咳痰，效果较好。

3. 糖尿病 糖尿病目前是发病率上升速度最快的疾病之一。糖尿病患者在无明显症状，且缺乏规律体检的情况下多不能及时诊治，甚至部分患者手术前才发现并作出诊断。糖尿病人的术前准备最重要的就是控制血糖，术前调整饮食为规范的糖尿病饮食，必要时可口服糖尿病专用的肠内营养制剂，在保证热量充足的情况下利于血糖控制。术前一般需要停止口服降糖药物，使用胰岛素控制血糖，血糖控制于空腹血糖3.9～6.9mmol/L，餐后2小时7.2～10mmol/L[8]。尿糖指标已较少使用。

4. 新辅助化疗后的评估 对于进行新辅助治疗后的患者应对全身状况进行评估，并进行充分术前准备。术前评估包括营养状态、免疫功能、骨髓功能和重要脏器功能几方面[9]。营养评估可采用体重、血清白蛋白和血清转铁蛋白等指标。免疫功能评估指标包括末梢血淋巴细胞计数、免疫抑制酸性蛋白（immunosupressive acid protein, IAP）两项指标。骨髓功能评估需定期监测白细胞、血小板。肝、肾是化疗药物损伤最为严重的脏器，术前需检查受损程度，评价手术风险。手术时间为新辅助治疗结束后2～4周，根据局部病变及全身状况的各项评估结果决定是否能够进行手术。

（张建伟 田艳涛）

第二节 胃癌患者围术期营养支持

胃癌患者术前因厌食、疼痛不适及机械性因素的影响，常伴有不同程度的摄食减少和消化吸收功能不良。大约25%的胃肠外科患者术前存在中度以上的营养不良，入院时体重减轻，营养不良的发生率较高。等待手术的胃癌患者中不乏贫血、脱水、电解质紊乱、低蛋白血症、免疫功能低下等营养不良状态，术前禁食、肠道准备和胃肠减压等，都能影响患者的营养。胃癌根治术的特点是侵袭范围大、氮耗失量多、术后恢复时间长。手术前后长时间的能量摄入不足和负氮平衡对机体恢复极为不利。对手术的有效反应和对感染的免疫应答能力下降的机体，容易引发休克、肺部并发症、肾功能不全、术后感染、伤口延期愈合、吻合口瘘并造成术后抗癌困难。所以，胃癌患者都在不同程度上遇到营养问题。但这并不意味着所有胃癌患者都需要进行营养支持[10]。一般来说，营养状况较好的患者或不存在严重创伤或感染者，并不需要特殊的营养支持，通过补充液体与电解质等以及术后早期恢复进食，多可使患者顺利恢复，营养状况也能逐渐改善。近来，由于人们对营养不良认识的提高和对营养学科的理论、方法和支持的进一步了解，使部分营养不良的肿瘤病人得到及时和合理的治疗，从而延长存活时间，提高生存质量。手术前后根据病人的具体情况，选择合适的方法，进行必要的营养支持，称围术期营养支持[11]。在施行营养支持前需根据病人的个体情况进行营养需要量的估测，选择合理的营养支持方法，在应用中还需根据病人的耐受性进行调整。

一、术前营养状态的评估

（一）问诊和理学所见

根据既往病史和现病史，了解患者现在摄食情况、摄食下降或障碍发生时间、程度和体重变化；有无糖尿病、肝肾疾患；有无贫血、消瘦、水肿、脱水、黄疸等表现。对于胃癌患者，由于肿瘤不断增长，营养改善时间有限，往往不得不因此提前手术。

（二）体 重 测 量

将患者目前的实际体重与同一身高的标准体重比较。1 个月内体重减少 5% 以上，3 个月内体重减少 10% 以上为重度营养不良。

（三）使用综合性营养评定方法以提高营养评价的灵敏性和特异性

1. 预后营养指数（prognostic nutritional index, PNI）　该指数是对 4 种营养状态评定参数与外科病人预后的相关性分析（由 Mulle 等于 1980 年提出）。

（1）临床意义：可以预期手术后并发症的发生率与死亡率。

（2）计算公式：

$$PNI(\%)=158-16.6\times ALB(g\%)-0.78\times TSF(mm)-0.20\times TFN(mg\%)-5.80\times DCH$$

其中：ALB 为血清白蛋白，TSF 为三头肌皮褶厚度，TFN 为血清转铁蛋白，DCH 表示迟发性超敏反肤反应试验（硬结直径 >5mm 者，DCH=2；<5mm 者，DCH=1；无反应者，DCH=0）。

（3）评定标准：PNI<30%，表示发生术后并发症及死亡的可能性均很小；30% ~ 40%，表示存在轻度手术危险性；40% ~ 50%，表示存在中度手术危险性；≥50%，表示发生术后并发症及死亡的可能性均较大。

2. 营养危险指数（nutritional risk index, NRI）

（1）临床意义：用于腹部大手术和胸部外科手术术前患者的营养评定，预估手术后并发症。

（2）计算公式：

$$NRI=10.7\times ALB+0.0039\times TLC+0.11\times Zn-0.044\times Age$$

其中，ALB 表示血清白蛋白，TLC 表示淋巴细胞计数，Zn 表示血清锌水平，Age 表示年龄。

（3）评定标准：NRI>60，表示危险性低；NRI≤55，表示存在高危险性。

营养不良的胃癌病人，如果需要进行胃癌根治术或扩大根治术，术前的营养状态可能会影响术后的病程。对这样的病人进行术前营养支持，术后严重并发症的发生率可望明显下降[12]。

二、营养支持的时间与方法

在这里首先需要强调，术后经口摄食是改善营养的最佳途径。胃肠手术后经口摄食开始的时间和步骤，必须依据胃肠道运动功能恢复情况和吻合口愈合而定。从动物实验资料证明，在诸多吻合法中，断端分层吻合法比其他吻合法吻合口愈合提前 1～2 天。从缝线抗张力物理愈合向胶原生成化学愈合移行，胶原纤维在第 3～5 日急骤增生，特别是断端组织间血管交通在第 5 日开始。而器械吻合，这些现象一般在第 7 日出现。因此，理论上摄食开始时间在术后 5～7 日为安全[13]。开始先少量饮水，次日开始进流质，随后每隔 2 日逐步减少流质摄入量，增加无渣半流饮食，且宜少量多次摄取。胃十二指肠吻合病例，开始摄食前通常不做造影，但长期幽门梗阻、胃壁极度水肿、长期使用类固醇类药物的病例，经口摄食前应先造影。进食后取右侧卧位，不使食物在残胃内长时间停留。剖腹术后必定带来不同程度的肠麻痹，通常术后 48～72 小时肛门排气，是肠功能恢复的征象，否则应考虑麻痹性肠梗阻，其摄食时间需相应推迟[14]。

（一）营养支持的时间

术前营养支持时间的长短，取决于病人的肿瘤分期、营养不良程度和手术紧急程度。术前最短的营养支持时间各家意见不统一，一般主张 7～14 天为宜，时间过短难以达到预计效果；过久营养支持则延迟手术，对病人不利，而且营养支持过久，术后产生的并发症也会增多。术后营养支持的时间，应视病情而定，一般以病情稳定，已恢复经口摄食，并能获得足够的营养为标准。

（二）营养支持的方法

营养支持的途径有胃肠内营养（enteral nutrition，EN）和胃肠外营养（parenteral nutrition，PN）两种。营养支持途径的选择要根据患者的情况而定。胃肠道有功能者首选肠内营养，必要时胃肠外补充部分能量、水和电解质，胃肠道无功能者则选择肠外营养。肠内营养和肠外营养各有其优缺点，两者应为互补，往往在一段时间的肠外营养后，根据患者的情况逐步过渡到肠内营养。在实际应用中，一般按下列原则选择营养支持方法：①在 PN 和 EN 之间应首先选择 EN，这是最符合生理也是最有效的营养支持方法；②在周围静脉营养与中心静脉营养之间应优先选择周围静脉营养；③ EN 不足时，可用 PN 加强；④应激严重，营养需要量较高或期望短期内改善营养状况时可用 PN；⑤营养支持时间较长时应设法应用 EN；⑥术后如果出现严重并发症，如肠瘘、吻合口瘘、严重感染和胃肠功能障碍（如胃瘫）等，应立即行全肠外营养支持。总之，准确的判断和丰富的经验是营养支持成功的必要条件。

三、肠外营养

胃肠外营养（PN）是指通过静脉途径给予适量的蛋白质（氨基酸）、脂肪、碳水化合物、电解质、维生素和微量元素等，以达到营养治疗目的的一种方法。若所供给的能量、氮量和其他营养素的种类及数量完全达到患者需要量以及基本上完全经胃肠外途径供给，则称为全胃肠外营养（total parenteral nutrition，TPN）。一般认为，凡是营养不良或有营养不良的可能，并且胃肠道功能不全的胃癌患者都是肠外营养的适应证[15]。

（一）肠外营养液配方及应用原则

成人每日需要的热量和蛋白质量可以根据体重粗略计算。在正常状态，日需热量为 20～25 kcal/kg，蛋白质为 1g/kg，热氮比为 (120～125) ∶ 1（1g 氮）。胃癌患者在手术、创伤或感染等应激状态下，糖耐量下降，蛋白质分解增加，尿素的生成随之增加，脂肪清除率增加。因而，应当减少热卡量，增加氮量，降低热氮比。在应激状态下，如果过高的投给葡萄糖热卡，会加重肝和肺的负荷，对机体极为不利。一般每日可供给热量 30～35kcal/kg，蛋白质为 1.5～2.0g/kg，热氮比为 100 ∶ 1 以下，其中 40% 的热量应由脂肪供给。静脉营养液中的糖、蛋白质（氨基酸）和脂肪乳剂的量确定后，加上每日需要的各种电解质、维生素、微量元素和胰岛素等进行混合配置，置于营养袋内经深静脉持续输入即可。

用于肠外营养输注的静脉置管途径分为中心静脉置管途径和周围静脉置管途径。中心静脉营养是指导管末端位于中心静脉，通常在上腔静脉与右心房交汇处。周围静脉营养是指导管位于周围静脉，通常在前臂。

肠外营养的临床实施中，最主要的是掌握好营养液的用量。用量不足则效果不明显，用量过大则致不良反应发生。根据病情，可按下列程序确定当天营养液用量：①确定当天拟补充的总能量、总氮量及总入水量；②根据总能量和入水量，确定葡萄糖液的浓度及量。若加用脂肪乳剂，通常占能量的30%左右；③选用合适的氨基酸液，根据总氮需要量，确定其用量；④加入适量电解质溶液、复合维生素及微量元素，前者需按病情而定，后两者则常规给予每天正常需要量。⑤胃癌患者也可适当补充丙胺酰谷氨酰胺、精氨酸、ω-3多不饱和脂肪酸等特殊营养物质，利用其药理作用改变体内代谢障碍的环境，达到既有利于改善营养不良而又阻碍肿瘤细胞扩增的作用。一般而言，肠外营养液中不主张加入其他药物，如抗生素、止血剂、强心剂等，这些药物应由另外的静脉途径输入。但有时病情需要限制入水量，或其余静脉途径很难维持，不得不将各种药物加入肠外营养制剂中一并输入。近来有报道关于各种药物对肠外营养制剂的配伍禁忌，提出了初步结果，但尚不成熟，应尽量避免混合使用。

（二）肠外营养的并发症及其防治

对肠外营养并发症的认识和防治，直接关系着其实施的安全性。根据其性质和发生的原因可归纳为四大类。大多数并发症是可以预防和治疗的。

1. 置管并发症　这类并发症均与中心静脉导管的置入技术及护理有关。常见有气胸、血胸、血肿，以及损伤胸导管、动脉、神经，出现空气栓塞等。此外，护理不当也可造成导管脱出、折断等并发症，借助X线检查可确定深静脉导管放置部位，若能严格按照操作规程和熟练掌握操作技术，这些并发症是可以预防的。出现静脉血栓可用尿激酶或链激酶等做纤溶处理。在每升肠外营养制剂中加3000U肝素可减少血栓形成机会。

2. 感染并发症　在导管置入、营养液配制、输入过程中极易发生感染。导管性败血症是肠外营养常见的严重并发症。营养液是良好的培养基，可使细菌迅速繁殖，导致脓毒血症，因此每一步骤必须严格按无菌操作技术规定进行。在中心静脉营养治疗过程中突然出现寒战高热，而无法用其他病因来解释时，则应考虑导管性败血症。应立即拔除旧导管，做导管头及血细菌培养(包括真菌培养)，同时辅以周围静脉营养。必要时应根据药物敏感试验配合抗生素治疗。导管性败血症的预防措施包括：①置管过程的严格无菌技术；②在超净工作台内配制营养液；③采用全封闭式输液系统；④定期消毒穿刺点皮肤并更换敷料等。

3. 代谢并发症　这类并发症多与对病情动态监测不够、治疗方案选择不当或未及时纠正有关。可通过加强监测并及时调整治疗方案，予以预防。

（1）液体量超负荷：液体量过多可致心肺功能不堪负荷而出现衰竭症状。对老年人、心肺功能与肾功能不全者，应特别注意控制液体输入量与输液速度。

（2）糖代谢紊乱：常表现为低血糖反应、高血糖反应、高渗性非酮性昏迷。大多数营养不良病人治疗前已存在进食量少、胰岛素分泌量不足、胰高血糖素等升血糖激素分泌增多等状况。葡萄糖输入过多、过快，外源性胰岛素补充不足，则会出现高血糖。此时，可对营养液中糖与脂肪的比例加以调整，或在葡萄糖溶液中加入适量胰岛素。高血糖所致的高渗状态可使脑细胞脱水，出现高渗性非酮性昏迷。严重高血糖反应发生后应立即停用肠外营养，改用低渗盐水（0.45%）以250ml/h的速度输入，以降低血浆渗透压。

长期肠外营养治疗的病人，如突然停止输液，或感染控制后组织对胰岛素敏感度突然增加，可导致反应性低血糖症。低血糖反应是由于持续输入高渗葡萄糖，刺激胰岛细胞增加胰岛素分泌，使血中有较高的胰岛素水平。若突然停用含糖溶液，有可能导致血糖急性下降，发生低血糖反应，甚至低血糖性昏迷，严重者危及生命。因此，肠外营养时切忌突然换用无糖溶液。为安全起见，可在高糖液体输完后，以等渗糖溶液维持数小时过渡，再改用无糖溶液，以免诱发低血糖。

高血糖反应指在开始应用肠外营养时，输入的葡萄糖总量过多或速度过快，致单位时间内摄入的糖量过多，超出机体耐受的限度。特别是病人有糖尿病、隐性糖尿病或感染等情况时，易导致高血糖的发生。因此，应控制糖的输入速度，开始阶段应控制在0.5g/（kg·h）以内，并监测血糖和尿糖，以后逐步增加到1～1.2g/(kg·h)。对需要葡萄糖量较大、有隐性或明显糖尿病的病人，适当补充外源性胰岛素可减少高血糖反应的发生。

高渗性非酮性昏迷常因高血糖未及时发现并

控制，导致大量利尿、脱水，以致昏迷。此症因病人糖代谢正常，血中无过量酮体存在，一旦发生，立即给予大量低渗盐水以纠正高渗环境，同时加用适量胰岛素以降低血糖即可。治疗既要积极及时，又要防止过量输入低渗盐水，以免造成脑水肿。

对于应用肠外营养支持的病人，应每日测定尿糖 2 ~ 4 次，每周测定血糖 2 ~ 3 次，以便及时发现血糖异常，及早处理。

（3）肝损害：长期肠外营养可致肝功能损害，一般表现为转氨酶和碱性磷酸酶升高。肠外营养影响肝功能的因素较复杂，多数与营养液中的某些成分有关，如过量的葡萄糖输入、高剂量脂肪的应用、长期大量地应用氨基酸制剂等。营养液用量越大，肝功能异常的发生机会就越大，其中尤其是葡萄糖的用量。目前尚无有效的预防措施。处理主要是尽量去除或纠正诱因，积极进行护肝等治疗。近年来，富含支链氨基酸的氨基酸溶液和富含中链甘油三酯的脂肪乳剂的应用，不但使氨基酸对肝的损害得到控制，而且还能促使肝功能恢复，改变了以往肝病病人不能输入含氮营养素的局面。

（4）酸碱平衡失调：高糖溶液的 pH 值为 3.5 ~ 5.5，大量输入时可影响血液 pH 值。氨基酸溶液中某些氨基酸（如精氨酸、组氨酸，赖氨酸及胱氨酸）的碱基代谢后可产生氢离子，导致高氯性酸中毒。特别是伴有腹泻的病人，更易产生代谢性酸中毒。少数伴有先天性代谢障碍的病人，在输入果糖、山梨醇后可出现乳酸性酸中毒。关于代谢性碱中毒，除肾衰竭病人外，在肠外营养中较少出现。

（5）电解质紊乱：电解质紊乱在肠外营养时较易发生，最常见的是低钾、低镁及低磷。其中要特别注意的是磷的补充。长期肠外营养治疗的病人，大量磷、钾、镁从细胞外进入细胞内，导致低磷、低钾、低镁血症。尤其是有肠外瘘的病人，更应注意补充。由于各种电解质的补充量没有固定标准，唯一的办法是定期监测其血液浓度，因病、因人及时调整补充。

（6）代谢性骨病：长期肠外营养病例中可出现骨质软化症、骨质疏松症、纤维性骨炎、佝偻病等。

4. 肠道并发症　主要是肠道黏膜萎缩。较长时期的肠外营养，特别是不能经口摄食者，容易产生胆囊结石及肠道黏膜的萎缩。后者又容易导致肠道内细菌移位，发生内源性感染性并发症。预防此并发症的唯一措施就是尽早恢复肠道营养，促使萎缩的黏膜增生，保持肠道正常功能。

四、肠内营养

肠内营养（EN）是指经胃肠道口服或通过导管喂养来提供营养基质及其他营养素的营养支持方式。随着临床营养支持理论和实践的发展，人们已逐渐认识到胃肠道仍是营养物质消化、吸收的最好途径。肠内营养是一种简便、安全、有效的营养支持方法，与肠外营养相比，它比较符合生理状态，能维持肠道结构和功能的完整，费用低，使用和监护简便，并发症较少，在摄入相同热卡和氮量情况下节氮作用更明显。曾有人实验证明等热量、等氮量营养液经消化道投给，比静脉输入更能明显增加体重和氮的保留。因此在临床营养支持中占有越来越重要的地位。胃癌患者也同样，当患者摄食量不足以满足需要时，只要患者胃肠道功能基本正常并且能耐受肠内营养制剂，就可选择肠内营养，术后积极地进行早期肠内营养，有助于胃肠功能和形态的恢复，防止肠黏膜萎缩，保持肠黏膜结构和屏障功能的完整性，阻止肠道菌群失调，防止肠道细菌异位。

（一）肠内营养的输注途径和方法

1. 输注途径　肠内营养的输注途径有口服、经鼻胃管、鼻十二指肠 / 空肠管、胃造瘘管等。临床上应用最多的是经鼻胃管和空肠造瘘管两种。近年来，经皮内镜胃造瘘（PEG）、经皮内镜肠造瘘（PEJ）和鼻十二指肠 / 空肠管的应用逐渐增多。

（1）经鼻胃插管或胃造瘘途径：其优点是胃的容量大，对营养液的渗透压不敏感，适用于各种完全营养膳的输注。对于预计需要长时间肠内营养支持的患者，最好选用手术胃造瘘或 PEG 的途径。

（2）经空肠造瘘或鼻空肠插管途径：空肠造瘘喂养是肠内营养支持最常用的途径。优点有：①营养液反流而引起呕吐和误吸的发生率较低；②肠内营养支持与胃十二指肠减压可以同时进行，这对腹部手术早期肠内营养、胃十二指肠外瘘及胰腺疾病患者尤为适宜；③喂养管可长期放置，适用于需要长期营养支持的患者；④患者能同时经口摄食；⑤空肠造瘘管的管径往往较小，患者无明显不适，机体和心理负担较小。

2. 输注方法　肠内营养的输注方法有按时一次性输注、间歇重力滴注和连续输注三种方式。胃癌术后患者多采用连续输注方式进行肠内营养支持，该方法为将配好的营养液置于输液瓶或输液袋内，经输液管与肠道营养管连接，采用加温输液泵 12 ~ 24 小时持续均匀输注。使用输液泵便于控制输注速度的恒定，患者容易耐受，并发症较少。输注开始时速度宜慢，浓度和量应从低值开始，逐渐增加至患者能耐受的程度。

3. 给予肠内营养的时间　过去，人们通常认为，腹部手术由于创伤和麻醉的影响，术后会有持续 3 天左右的肠麻痹，因而阻碍了小肠对营养物质的吸收，故要待肠道动力恢复，肛门排气后才开始进食。然而，Rothine 等的研究发现，小肠蠕动和肠鸣音在肠道手术后 2 小时就已恢复[16]。Page 等的研究表明，术后胃肠道麻痹仅局限于胃和部分结肠，小肠的蠕动和吸收功能在术后早期即已恢复，术后 6 ~ 12 小时，小肠就能接受营养物质的输入[17]。在近 10 年，大量文献报道了术后早期肠内营养的应用和肠内营养与肠外营养的效果比较。虽然文献报道的结果相差较大，但是对于严重创伤的患者，大多数的研究发现早期肠内营养者较肠外营养的并发症发生率低。因此认为，在血流动力学稳定的前提下，对于大手术患者，理想的早期肠内营养可于术后 24 小时内开始。

（二）肠内营养的并发症及其防治

近年来，由于新型肠内营养制剂（如低黏度要素膳等）的不断开发以及细孔径硅胶肠内营养管和置管技术的改进，肠内营养的并发症逐渐减少。并发症主要包括胃肠道并发症、代谢并发症、感染并发症和置管并发症等。

1. 胃肠道并发症

（1）腹泻：①营养制剂选择不当：营养制剂中脂肪含量相差较大，低脂肪营养液脂肪提供能量仅占 0.9% ~ 2%，高脂肪营养液脂肪提供能量达 9% ~ 31%，前者仅供给必需脂肪酸，而后者除提供必需脂肪酸外，还提供能量。对于脂肪吸收不良的病人，高脂肪较易引起腹泻，因此，在选用肠内营养制剂时应熟悉各品种的营养素的质和量及渗透压，对某种产品不耐受者，可选用另一种产品。②营养液高渗且滴速过快：要素制剂大多是高渗的，按标准配制时渗透压均在 300mOsm/L 以上，高渗营养液进入肠腔后，肠黏膜吸收水分障碍，反向肠腔内分泌水分而引起腹泻，如水样便。预防办法为第 1 天滴注半量营养液，并稀释至等渗，开始输注速度控制在 40 ~ 50ml/h，24h 后再逐渐增量达到需要量。若使用各种改善措施后仍无效，可改为肠外营养。③营养液温度过低：营养液温度应维持在 40℃左右，当低于室温时易发生腹泻，尤其是体弱的老年人。一般应在体外复温到室温下再输注入肠。从冰箱取出的配制营养液一定要复温到室温才可输入。复温可使用小型电热杯、热水袋或暖水瓶加热。应用肠内营养输液泵时，应在输液器近导管口端夹上保温夹，可保持进入体内的液体温度在 38℃左右。④严重营养不良、低蛋白血症，尤其血浆白蛋白低于 30g/L 时，因肠黏膜萎缩可导致腹泻，此种情况应从低浓度、小剂量开始逐步使病人适应，有的需 1 ~ 2 周才可达到完全肠内营养的需要。⑤乳糖酶缺乏：由于年龄的增长或某些药物（如抗生素）的应用，体内乳糖酶的分泌减少、活性降低，使营养液中大量未水解的乳糖进入肠腔，造成肠腔内渗透压骤然增高而引起腹泻。目前商品用肠内营养制剂中乳糖含量均极低，使用这类营养制剂时一般不会出现腹泻。⑥医院内发生菌群失调：危重病人长期应用抗生素可引起肠炎腹泻，此时如应用肠内营养会加重腹泻程度，因此应针对病因处理，或改用肠外营养，待全身情况稳定再开始应用肠内营养。此外，营养液受到细菌污染及某些药物治疗（如肿瘤化疗或放射治疗）均可引起腹泻，也应引起注意。⑦胃癌手术的病人，肠道内可能缺乏足够的脂肪酶，易发生脂肪吸收不良，饲入的肠内营养液如脂肪过高可发生腹泻。此种情况可选择低脂肪含量的制剂逐步使病人适应。

（2）恶心、呕吐：要素制剂中的氨基酸和短肽多有异味，即使增加调味剂仍有 10% ~ 20% 病人会引起恶心或呕吐。预防办法包括：①若滴速过快、胃内有潴留，则应减慢速度，降低渗透压；②对症处理，如给予止吐剂等。

总之，当肠内营养引起腹泻、恶心、呕吐、腹痛等消化道反应时，应考虑多种可能因素，并采取措施使病人顺利适应肠内营养。

2. 代谢并发症　由于营养液配方很难适应所有个体，危重、年老、意识障碍的病人有可能发生代谢并发症。最常见的症状是脱水和高血糖，但发生率明显低于肠外营养，而且只要肠道有部分功能，症状的处理亦较容易。预防及治疗代谢并发症的关键是认真监测，及时纠正。

（1）脱水：水补充不足可出现高渗性脱水。

（2）高血糖：营养液渗透压高可引起高血糖，其发生率可达10%～30%。此时应该减慢营养液输注速度或降低浓度，可应用胰岛素使血糖接近正常。如以上情况未予纠正，则发生较严重的高血糖性高渗性非酮症脱水，甚至继续恶化导致昏迷。此时机体胰岛素储备足以防止酮症，但不足以控制血糖。升高的血糖引起渗透性利尿，继而发生脱水。一旦发生此种情况，需要输入大量水分及使用适量胰岛素进行纠正。对于既往无高血糖的病人，或血糖控制较稳定的病人，在已适应某种营养液和输入量后突发高血糖，则可能是由于过快和（或）过量输入营养物所致，此时应仔细检查输注速度和输注量。如既往血糖正常病人发生高血糖，则有可能发生全身感染。

（3）维生素缺乏：营养制剂配方中维生素K一般含量较低或缺乏，肠内营养时间长则易发生维生素K缺乏，致凝血酶原时间延长。生物素缺乏可引起皮炎、肌痛、厌食等。

（4）必需脂肪酸缺乏：长期应用含脂肪少的营养液易发生必需脂肪酸缺乏。

（5）肝酶谱异常：某些病人应用要素制剂可能发生转氨酶升高，引起肝酶谱异常改变。

3. 感染并发症

（1）营养液被污染：营养液配制过程中未严格执行无菌操作可造成污染，营养液配制后保存不当（如在室温下放置时间过长，长时间阳光照射、储液器封口不严等），可致细菌繁殖，导致细菌随输注途径进入体内。一般情况下营养液应现用现配，如未用完可在室温下密封、避光保存12小时。未开封的营养液如需长期保存，应放入4℃冰箱中，在保质期内使用。

(2) 滴注容器或管道污染：要求配液用容器严格进行灭菌处理，输液管道应是无菌管道系统，每日更换一次，并定期进行细菌培养监测。

(3) 吸入性肺炎：易出现吸入性肺炎的主要是幼儿和老人、呼吸困难者、吞咽反应迟钝以及昏迷病人。对这些病人实行肠内营养时应严格监护，预防吸入性肺炎。肠内营养支持病人发生吸入性肺炎主要原因在于胃排空不良，胃潴留物过多导致胃液连同胃内营养液呃逆反流，引起误吸。因此防止胃内容物潴留及反流是预防吸入性肺炎的基础，可采取以下措施预防：①滴注营养液时始终使床头抬高30°～45°。②高渗营养液易在胃内潴留，开始时应稀释营养液，逐渐加量至全量，或输注速度从40ml/h逐渐增加到足量（约80～100ml/h）以满足机体需要。不要同时增加滴速和浓度，应逐步调整。③及时检查及调整鼻饲管管端位置。鼻胃管置入体内后，有时可因咳嗽、呃逆等反应而卷曲，管端可返入食管，从而导致呕吐。应在置管后及营养支持期间经常检查并确定管端位置是否合适，尽量使鼻饲管管端通过幽门进入十二指肠或空肠上端，高危病人应采取经胃或空肠造口置管，减少营养液在胃内潴留，减少吸入性肺炎发生率。④经常检查潴留情况，如果胃潴留液超过每小时输入量的1.5倍应暂停输入，待其降至正常后再以低浓度、较慢速度重新开始滴注。在肠内营养支持过程中应每2～4小时检查一次胃潴留情况。对于消化道功能稳定的病人，如发现胃潴留物多于200ml（鼻胃管喂饲）或100ml（胃造口管喂饲），应密切观察，必要时可暂停喂养，对症处理。

一旦发现病人发生误吸时应立即采取以下措施：①立即停止营养液滴注，吸尽胃内容物；②立即行气管内吸引，尽可能吸出液体及误吸食物；③鼓励并帮助病人咳嗽，咳出误吸液体；④应用肠为营养并同时进食的病人，较大颗粒状食物被误吸时应尽早行支气管镜检查，清除食物颗粒；⑤静脉输入白蛋白减轻肺水肿；⑥血气异常时，行人工呼吸；⑦应用抗生素防治肺部感染。

4. 机械性并发症

（1）经鼻置管：经鼻置管长期放置后可引起鼻翼部糜烂、咽喉部溃疡、声音嘶哑、鼻窦炎、中耳炎等并发症，必须注意护理，对需长期置管者，应改做胃或空肠造口。

（2）胃造口：主要为胃与腹前壁固定不严密致胃内容物漏出，造成腹腔内感染，造口处出血。应查明原因并使用药物止血，若无效则需再次手术以止血。

（3）空肠造口：主要为造口管周围渗漏、堵塞，前者主要由于技术疏漏使造口周围固定不严密而致，后者则因肠道异常蠕动或营养液过于黏稠所致，一旦发生堵塞可以空针或加入碳酸饮料后反复抽吸冲洗疏通。

（张李　王宝贵　梁寒）

第三节　胃癌术后常见并发症的处理

胃癌的外科治疗在胃癌的综合治疗中举足轻重，胃癌手术经过一个多世纪的临床实践和发展，以及切割、吻合器械的发明和改进，手术技术已经相当成熟。然而，胃癌的外科治疗不仅涉及肿瘤的完整切除，而且要进行规范的淋巴结清扫，手术仍可能引起一些严重的并发症，甚至危及患者生命。本节主要探讨胃癌术后近期及远期常见的各种并发症及其相关处理。

一、术后近期并发症

（一）腹腔内出血

1. 发生率　动脉性大出血是近年来对胃癌施行广泛清除淋巴结手术后出现的极其严重的并发症之一。如果手术 24h 后仍从胃管不断引出暗红色胃液甚至新鲜血液，应考虑术后胃出血。国内文献报道，胃切除术后近期出血的发生率为 1% 左右，森冈报道，发生率为 0.28%[18]，且有 13% ~ 25% 的病死率。

2. 发生原因　胃手术后腹腔出血的常见原因有：

（1）网膜血管结扎不牢或结扎线脱落引起出血。

（2）术中牵拉不当造成脾、肝撕裂。

（3）食管旁及胃小弯上端的断端血管如果单纯结扎容易回缩，应采用缝扎止血。

（4）膈下血管的损伤或结扎线脱落造成术后出血。

3. 临床表现与诊断　腹腔内出血表现为术后患者烦躁不安、脉搏细速、血压下降、四肢厥冷、尿少及贫血。手术后由于麻醉的影响，患者处于应激状态，反应较为迟钝，故必须密切观察记录各项生命体征。如为吻合口瘘引起者，出血可进入肠道，表现为胃管引出鲜血或呕血、便血及引流管出血。出血前多有发热（38℃上下）、食欲缺乏、上腹胀满不适、轻度压痛、肌紧张，呈腹腔轻度感染表现。腹腔穿刺及床旁 B 超检查有助于诊断。

4. 治疗　一旦发生动脉性大出血，输血、补液多难奏效。估计腹腔内出血较多，有活动性出血，或休克表现明显者，需及时手术。手术探查的原则同外伤性腹腔出血的探查原则，开腹后首先探查最可能出血的部位或血块最集中处，进行止血，然后彻底清理腹腔。吻合口瘘合并出血者诊断明确后应立即请介入科会诊，首先采用动脉栓塞技术争取达到止血目的。但因同时合并感染，有时不易成功。栓塞无效者应采取手术止血。

5. 预防　预防腹腔内出血应注意以下事宜：术前应发现和纠正凝血功能障碍，术中吻合与止血结扎确实可靠，术中仔细认真地结扎每一个离断的血管和出血点，腹腔内污染明显者应注意冲洗腹腔和放置腹腔引流管。术后保持引流通畅，防止发生吻合口瘘。

（二）消化道出血

1. 原因

（1）吻合口或残胃切缘出血：吻合口及残胃切缘是胃术后大出血的常见部位。现在吻合器、闭合器已经普遍使用，但操作不够熟练，用力过轻或过重，可导致吻合或闭合处间断脱落或压力不够而出血。手术时由于病人血压较低或术中肠钳压迫，而使出血未被及时发现，未能在术中予以缝扎。我们认为使用吻合器、闭合器完成吻合、闭合后间断缝合止血加固是有必要的。

（2）应激性溃疡出血：胃癌术后的应激性溃疡出血多发生在扩大的胃癌根治手术后、严重的休克及感染等严重的应激状态下。如果胃镜检查发现胃黏膜存在广泛的糜烂、散在的小溃疡和出血便可确诊。

(3) 遗漏出血病灶：往往发生在急性上消化道大出血而急诊行胃手术的病人，术前对于出血原因诊断不明确或遗漏了真正的出血病灶，盲目行胃大部切除术，导致术后再次发生出血。有些病人合并食管静脉曲张和消化性溃疡，胃大部切除术中的牵拉、挤压及术后引流管的机械性损伤常可使曲张的静脉破裂而导致出血。

2. 表现　胃大部切除术后胃腔内出血的早期表现主要为术后当天胃管内持续引出大量晴红色胃液或鲜血，或24h后仍持续有鲜血，以及反复排柏油样便，如果出血迅猛还可表现为呕血，并伴有进行性贫血、心率加快、血压下降，有时可出现休克征象，则提示上消化道内有活动性出血。

3. 诊断　胃癌术后发生上消化道出血需立即明确出血的部位和原因，并对出血量作出大致的判断，在诊断的过程中同时要采取止血、补液、输血及抗休克等治疗措施，在最短的时间内决定下一步治疗方案。

(1) 胃镜检查：最好在出血时进行检查，可提高诊断阳性率，但要在休克已经改善、生命体征稳定的情况下进行。文献报道，在出血24～48h内行胃镜检查，病灶检出率约90%。有时即使出血已停止，也可发现破裂的血管或出血创面。部分病例可在胃镜下进行止血治疗。

(2) 血管造影：如果胃镜不能确定出血部位，可采用介入技术行选择性腹腔动脉造影。有时还可同时采用腹腔动脉及肠系膜上动脉双管造影，以发现十二指肠以下部位的出血。血管造影的阳性率在60 %左右，当出血量>0.5ml/min，即可发现病灶。

(3) 手术探查：胃术后大出血虽然非常紧急，但不能轻率盲目行手术探查，因为部分出血灶在麻醉或血压下降后可能停止出血，术中寻找病灶难度很大。当出血迅猛，生命体征不稳定，无法耐受进一步检查时，要果断及时进行再手术，不能患得患失。

4. 治疗

(1) 保守治疗：首先予以镇静，稳定病人情绪。同时静脉输入止血药物。生长抑素对上消化道出血有明显的止血作用，如奥曲肽(sandostatin, octreotide，善得定)和思他宁(stilamin)。必要时输血。

(2) 手术治疗：再手术的指征有：①术后短期出血量大且发生休克，或经输血800～1200ml，观察6～8h，出血未减少，生命体征仍不稳定；②全身情况虽有好转，但每小时输血100ml，而血压仍不稳定；③内镜检查发现有大量活动性出血又无法在内镜下止血；④经非手术治疗后出血停止，但不久又发生大量出血；⑤60岁以上老年患者，常伴血管硬化，靠血管收缩止血可能性不大。

再手术力求简单有效，最好能在术前行内镜检查，以明确出血部位并指导治疗。如果术中发现的病灶不能解释出血原因，或术中已自行止血，则最可能的出血灶仍在吻合口或首次手术涉及的部位，应再进行缝合加固。止血完成后，可使病人的血压适当上升，再进行彻底探查，并观察胃管内的引流情况。

5. 预防　术前检查尽可能全面，以排除凝血功能障碍性疾病。目前大多采用胃肠吻合器进行胃肠吻合，一定要按照吻合器的说明正确使用，以免闭合过紧或过松，导致组织切断或血管未闭而出血，完成吻合后可保持激发状态十余秒钟，必要时也可在吻合器完成吻合后，间断加固全层缝合吻合口；在关闭十二指肠残端时，避免损伤胰十二指肠上动脉，防止创伤性动脉瘤形成。

(三) 吻合口瘘

1. 病因　多发生于胃癌合并幽门梗阻、全身营养状态欠佳、局部胃壁水肿、缝合不够确切及术后胃肠胀气的情况下。如果在术前就存在胃壁水肿及胃周围严重的粘连、瘢痕组织增生等病理变化，那么在此基础上行胃肠吻合或胃食管吻合就容易发生吻合口瘘。

2. 临床表现与诊断　临床发现吻合口瘘一般在术后1周左右。食管胃吻合或食管空肠吻合口瘘症状相对较轻，而胃空肠吻合或胃十二指肠吻合口瘘由于漏出的消化液相对较多，而且漏出液中有胆汁、胰液、十二指肠液等，腐蚀性较强，临床症状也相对明显。典型的吻合口瘘的表现包括术后突然的剧烈腹痛、全腹膜炎、发热、心慌、出汗、呼吸困难、休克等，自引流管排除混浊脓性液，或混有肠液的恶臭浓稠液体。此时应积极进行相关检查。最简单的方法是让病人口服亚甲蓝，如果引流管引出蓝染腹液或进行腹腔穿刺抽出蓝染液体即能确诊。如果高度怀疑而又不能确诊者，可口服泛影葡胺，进行腹部X线检查，一般都能明确诊断（图21-1）。B超或CT检查对明确诊断有重要价值。

3. 治疗　首先要进行及时、充分、有效的引流，禁食、持续胃肠减压和保持腹腔引流通畅，同时给予充分的营养支持和针对性的抗生素治疗以控制感染，维持水、电解质、酸碱平衡也是不可缺少的措施。未拔除引流管者保持引流管通畅；如已拔除引流管，可在超声或CT引导下穿刺置管，如无法充分引流必须开腹引流。

营养支持多采用TPN方式。条件允许者也可采取肠内营养的方式，通过内镜引导或在X线透视下，将鼻肠营养管送过吻合口置入小肠，营养液就可以绕过瘘口（图21-2～图21-4）；如果需要营养时间较长，还可以考虑经皮放置营养导管，如经皮内镜空肠造口术。也有报道采取纤维蛋白胶填塞瘘管、封堵瘘口和通过内镜用薇乔网(VICRYLMesh)修补吻合口瘘，经过1～2次治疗后，病人可在短时间内进食。也可在胃镜直视下或X线透视引导下，将金属支架或带膜的金属支架放置在吻合口瘘位置，进行物理封堵瘘口（图21-5～图21-7）[19]。如果病人的腹膜炎体征非局限性或出现无法控制的败血症和腹腔积液，则必须进行手术探查。

4. 预防　术前要对病人做全面的评估，纠正影响愈合的不良因素，如高血糖、低蛋白、贫血等。手术时要保证吻合口区的血供，避免张力过大。与食管进行吻合时，要注意食管不能游离过长，以免造成缺血。行胃十二指肠吻合时，如果发现吻合口张力过大，可将十二指肠的侧腹膜打开，松解十二指肠，将其向上提拉。在做胃大部切除时，必须保证2～3支胃短血管。对缝合不甚满意者或全身状态欠佳者，手术时均留置空腔营养管。中国医学科学院肿瘤医院在行全胃或近端胃切除术时，术中常规采用将橡胶手套皮自制“糖球”（已将其外衣划出多处小裂口，可缓慢融化以便取出）营养管放置在空肠上段，以备预防和（或）治疗吻合口瘘，简便实用（图21-8）。

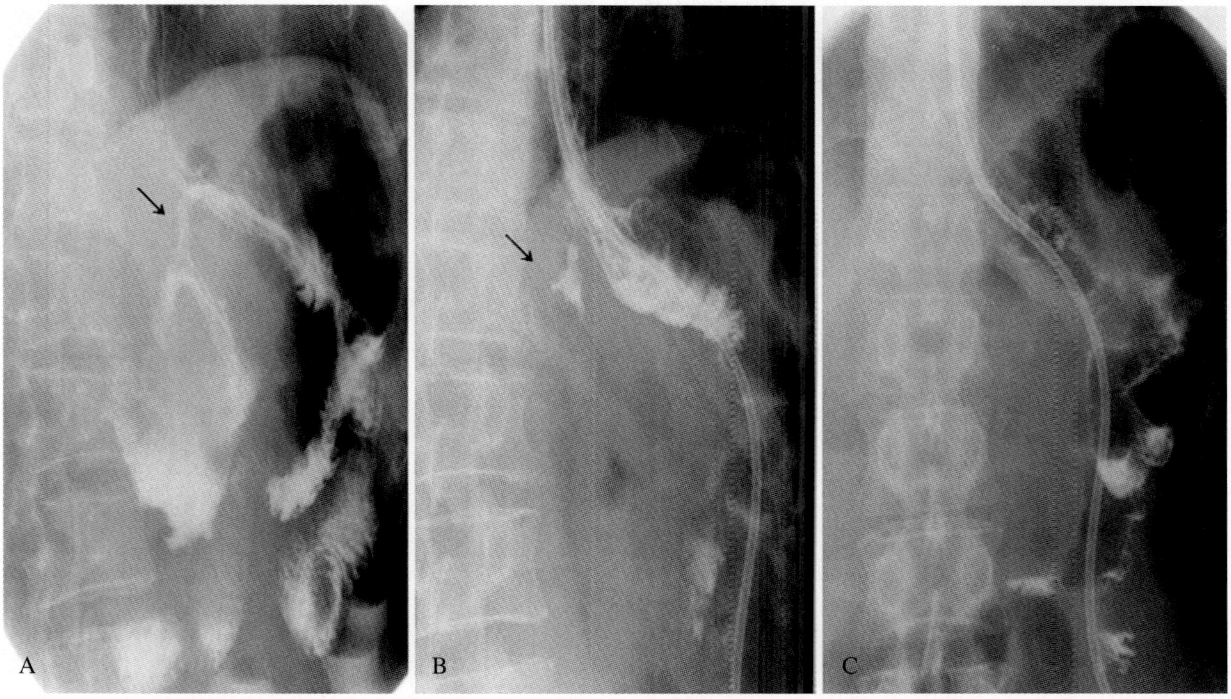

图21-1　A. 胃癌全胃切除术后9天，见大量造影剂由吻合口溢出；B. 对症治疗10天后复查，吻合口处溢出造影剂明显减少；C. 2个月后复查，吻合口瘘已愈合

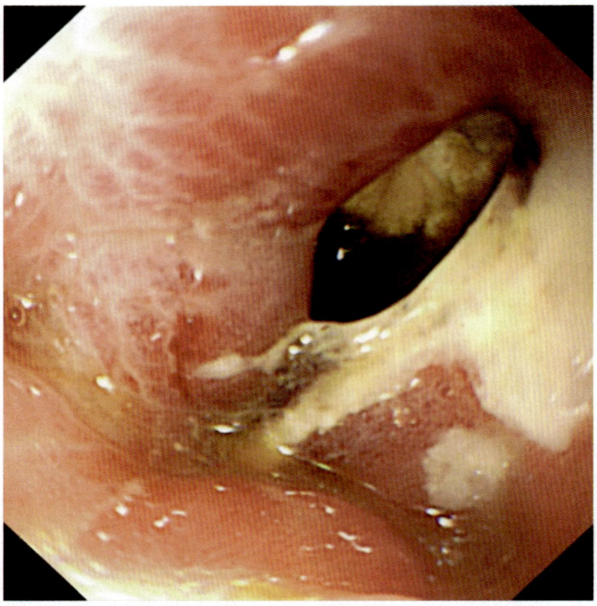

图21-2 远端胃大部切除术后吻合口瘘口，周围呈炎症反应

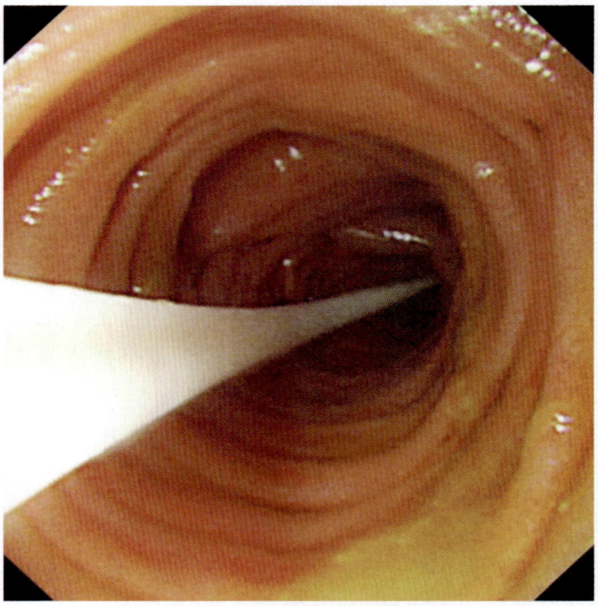

图21-4 营养管置入至空肠上段

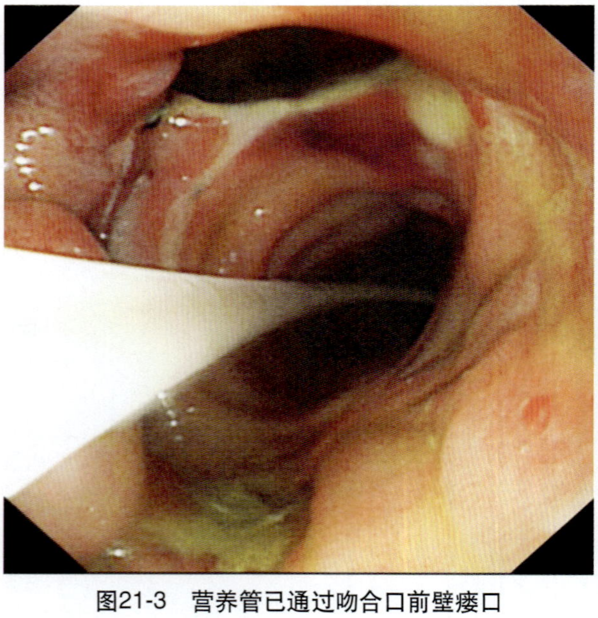

图21-3 营养管已通过吻合口前壁瘘口

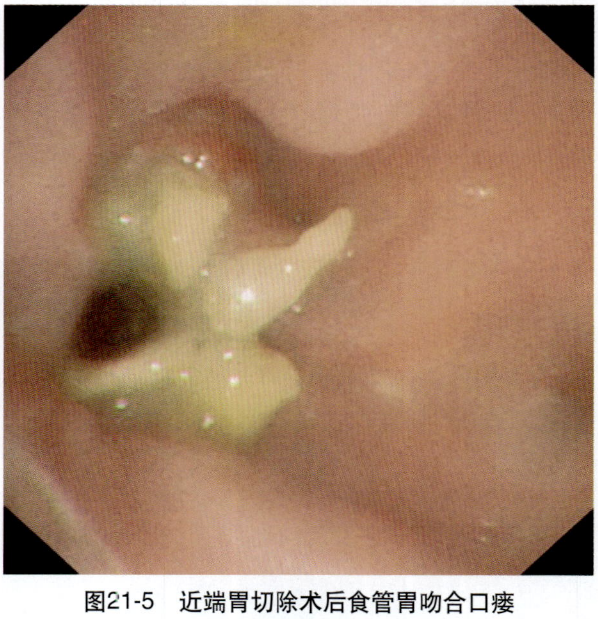

图21-5 近端胃切除术后食管胃吻合口瘘

（四）十二指肠残端瘘

1.病因 除了贫血等全身因素外，局部因素主要有术前合并幽门梗阻，水肿严重；十二指肠残端游离过长，断端缺血；吻合口张力较大，缝合欠佳；术后空肠输入袢梗阻，十二指肠内压力增高等。如果闭合有张力，而未行十二指肠造口，就容易发生残端瘘。残端闭合不满意，缝合过密、过稀或结扎过紧，闭合器使用不当，也可造成瘘。术中不慎损伤胃十二指肠动脉可能导致残端血运障碍而引发残端瘘。术后如果并发其他并发症，如急性胰腺炎、残端周围局部积液或感染、输入袢梗阻等，也是造成残端瘘的因素。而远期十二指肠残端瘘的发生大多是输入袢梗阻造成的，主要是胆汁、胰液、十二指肠液积聚在

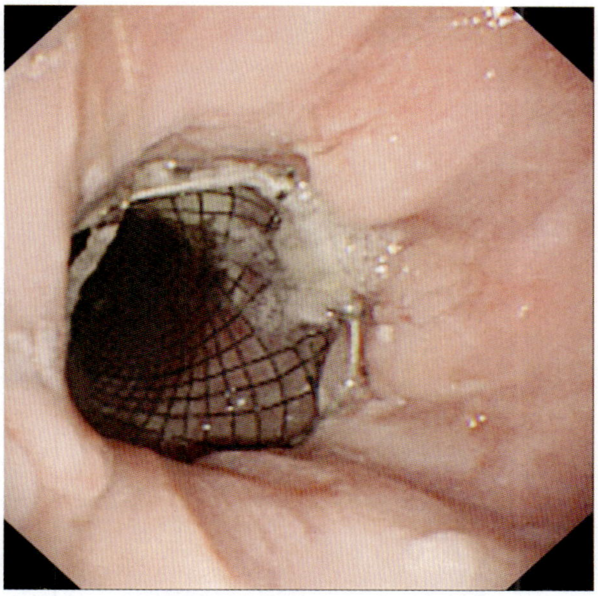

图21-6　食管胃吻合口瘘支架置入后（支架上界）

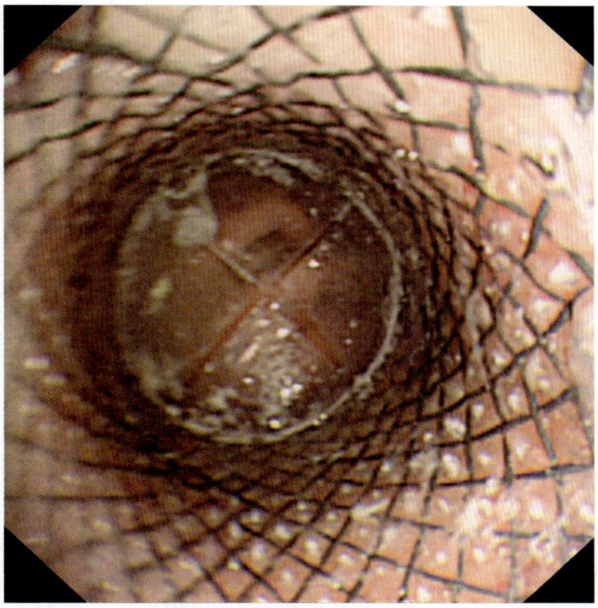

图21-7　食管胃吻合口瘘支架置入后（支架下界）

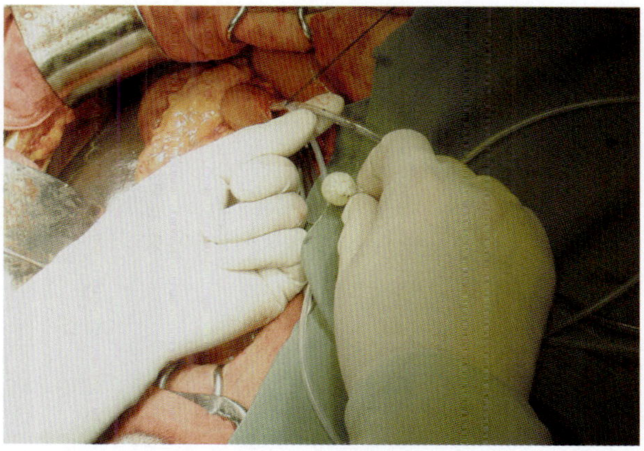

图21-8　食管吻合口完成后，先将胃管下拉，与营养管捆绑后一起引出，"糖球"放在空肠上段妥善固定

十二指肠内，肠腔内压力不断升高，最终导致残端破裂。

2. 临床表现及诊断　十二指肠残端瘘多发生于术后 3 ~ 8d，突然发生上腹部剧痛或胀痛，伴体温升高和心律增快，右上腹有压痛和腹肌紧张，白细胞明显增高。有部分病人在瘘发生后 48h 内，可因胆汁被腹膜吸收而出现轻度黄疸。有腹腔引流管的病人可引流出含胆汁的肠液，或行超声检查可见腹腔积液，腹腔穿刺抽出黄色胆汁、脓汁。

3. 治疗　对于早期发现的十二指肠残端瘘，如果漏出液量少且无明显腹膜炎，可经右上腹吸引引流，也可在 CT 或超声引导下放置腹腔引流管进行引流。对于无法彻底引流的残端瘘，往往存在严重的腹膜炎和全身并发症，应尽早再次手术，彻底清除腹腔内的积液和感染灶，宜将一引流管从残端破裂处插入十二指肠，对于破裂口较小者，笔者应用一次性气囊尿管插入十二指肠残端，气囊注水后有利于引流管的固定，待瘘口愈合后，又可以吸水后取出，应用较为方便。同时在残端周围放置有效的腹腔引流管。另外，还应视情况进行十二指肠造口和空肠造口。近年来应用生长抑素和生长激素，如生长抑素可用思他宁 6mg/d，用微量泵持续静脉滴注 2 周；待肠液减至 <100ml/d 时加用生长激素 8 ~ 12U/d，分 1 ~ 2 次皮下注射 10 天。4 周后，周围已形成瘘管，逐渐拔出引流管，瘘管多可自行愈合[20]。

4. 预防　无论是什么因素造成的十二指肠残端闭合不满意，都应进行预防性的十二指肠造口，这是最有效的预防措施。虽然造口管要在术后 2 周才能拔除，延长了住院时间，但增加了手术的安全性。此外，在处理十二指肠残端时要避免损伤胰腺，以免术后出现急性胰腺炎，在行胃肠吻合时，要防止输入袢梗阻或吻合口梗阻[19]。

（五）残胃排空障碍

残胃排空障碍是指胃大部切除术后早期出现的一种以残胃流出道非机械性梗阻为主要临床征象的功能性并发症，经保守治疗可以治愈。本并发症名称颇多，如“残胃无张力”、“功能性残胃无张力症”、“术后次早期暂时性梗阻”和“残胃排空延迟症”、“胃瘫”等。

1. 病因

（1）精神心理刺激，引起胃肠自主神经功能失调。

（2）基础疾病：存在影响胃动力的全身因素，如糖尿病、低蛋白血症、电解质紊乱、营养不良、贫血等。

（3）饮食中异体蛋白引起变态反应，血管渗出增多，产生过敏性水肿。

（4）吻合口炎症、水肿。

（5）胃酸引起输出段肠管痉挛。

（6）手术创伤：手术时间较长，同时损伤了迷走神经，影响神经、体液调节功能。

（7）手术方式：胃大部切除术后 Billroth Ⅱ式吻合较 Billroth Ⅰ式吻合有较高的残胃排空障碍发生率。

（8）术前存在胃流出道梗阻。

2. 临床表现与诊断

（1）临床表现：多发生在手术后 6 ~ 8 天开始进流质饮食后，或术后 10 ~ 12 天进半流食后。症状有上腹胀、恶心、溢出性呕吐，呕吐物主要为残胃内容物，余者因重建方式而异。一般 Billroth Ⅱ式吻合后呕吐物中可混有胆汁。Billroth Ⅰ式吻合或胃大部切除 Roux-en-Y 型吻合后，呕吐物中多无胆汁，但病人自诉伴有较重的心窝部灼烧感，腹部略饱满，肠鸣音消失或甚弱。

（2）诊断：虽然其诊断标准并未统一，但核心的条件是排除残胃流出道的机械性梗阻。排除机械性排空障碍的要点有：①机械性肠梗阻病人常有阵发性腹痛，上腹部明显压痛，伴有气过水声等肠梗阻表现，症状常呈持续性，多逐渐加重；②上消化道造影时，在动态观察下见残胃收缩和蠕动功能较好，而钡剂不能通过吻合口或输出袢肠段的某一部位（图 21-9）；③胃镜检查：功能性排空障碍时多数胃镜能顺利进入输出袢，

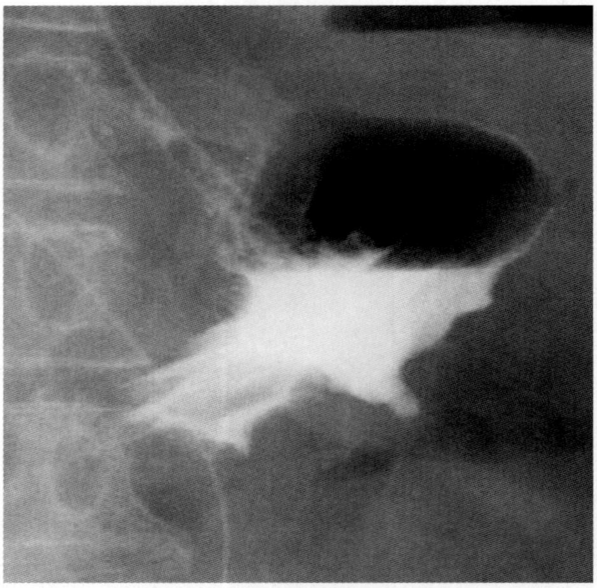

图21-9　胃窦癌根治性远端胃大部切除术后14天，上消化道造影示残胃蠕动差，残胃内钡剂未能迅速通过吻合口

但无肠液潴留，此时向输出袢空肠注入少量气体，往往可发现部分气体从肛门排出，但输出袢机械性梗阻时很少有此现象。

3. 治疗

（1）心理治疗：医生要向病人及其家属做解释工作，消除病人顾虑。

（2）禁水、禁食、胃肠减压：使残胃处于空虚状态，有利于残胃蠕动恢复。

（3）给予足够的液体、热量及电解质。

（4）用温热的 5% ~ 10% 高张氯化钠溶液定时反复冲洗残胃。并经胃管注入 α- 糜蛋白酶 10 ~ 20mg，有利于消除水肿。

（5）药物治疗：主要有胃动力药、红霉素、拟胆碱类药及肠管蠕动剂。还可慎重地应用少量激素。

4. 预防　术前解除病人对手术的恐惧和顾虑。对合并幽门梗阻者术前要行有效胃肠减压、洗胃，纠正贫血、低蛋白血症及水、电解质平衡紊乱，尽可能使水肿增厚的胃壁得到恢复。术中操作要轻柔，注意保持暴露脏器的湿度和温度。避免过早改变饮食，不要进食不易消化或刺激性的食物。也不要过早进食高脂肪、高蛋白质饮食，避免加重胃壁水肿而引起胃无力。

（六）吻合口狭窄

1. 病因

（1）手术技术相关因素：吻合口开口过小，或内翻过多、两端黏膜对合不整齐，缝线过紧、过密或吻合器口径选择不当，均使吻合口愈合后形成的瘢痕较大。

（2）机械性因素：吻合口周围形成瘢痕组织造成压迫；结肠后胃空肠吻合，横结肠系膜固定不牢、滑脱压迫吻合口。

（3）吻合口癌：可能是胃大部切除术后的肠液、胆汁、胰液等反流，致使残胃黏膜长期浸泡在碱性环境中，使吻合口发生炎症、萎缩和肠化生以致癌变[19]。

2. 诊断与治疗　胃大部切除术后发生上腹胀满、嗳气及无痛性呕吐者，多想到吻合口狭窄。24 小时胃肠减压量对判断有无梗阻及程度有一定意义。一般每天 600ml 可诊断有梗阻，每天达 1000ml 以上可能是完全梗阻，但尚需进一步检查。首先是腹部 X 线透视或摄像检查，如残胃扩张，有液体潴留乃是胃肠吻合口狭窄。进一步口服稀钡或其他造影剂，确定狭窄部位及狭窄程度与长度。

胃十二指肠吻合引起的狭窄，术后早期出现者较多，术后 2 ~ 4 周最明显。可有食后上腹胀满、恶心、呕吐、呃逆、嗳气等表现。按症状程度分轻、中、重度：①轻度狭窄：进食后，一时性残胃涨满、恶心等。再吃流质饮食则症状减轻，不需特殊治疗；②中度狭窄：进食前残胃已有扩张，需留胃管减压或推迟进食时间。进食则腹胀加重、呕吐等，禁食略有好转，行胃镜下扩张术，多可缓解；③重度狭窄：指经过禁食、胃管减压、给予高热量液等保守治疗 3 ~ 4 周后仍无效者，需在胃镜下行扩张术或再次手术处理。

全胃切除食管 - 空肠吻合术后，或近侧胃大部切除食管 - 胃吻合术后可行胃镜检查。如镜身前端能通过，则不必治疗。不能通过镜身者，应行气囊扩张器扩张术治疗。绝大多数可获良好效果（图 21-10 ~ 图 21-12）。

3. 预防　避免吻合口瘘是预防吻合口狭窄的重要方法。吻合口内层缝合线结扎不宜过紧，翻入不要太多，避免吻合口形成瓣状和发生水肿。吻合后，吻合口上下方不应有扭曲，结肠后

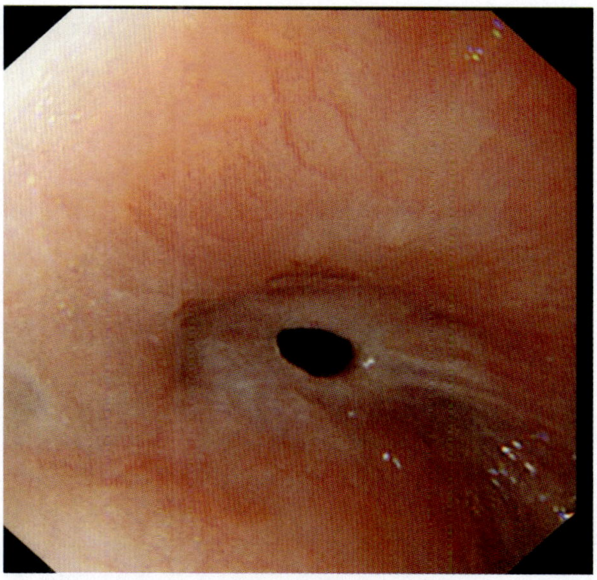

图21-10　近端胃大部切除术后吻合口狭窄

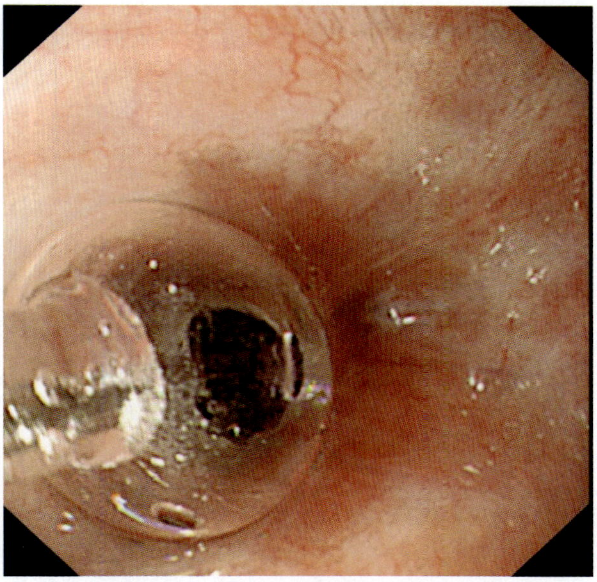

图21-11　近端胃大部切除术后吻合口狭窄，水囊扩张中

Billroth Ⅱ式吻合时，把横结肠系膜牢固地缝合在残胃上。近年来吻合器的广泛应用使吻合口狭窄的发生率有所下降，但选择合适的吻合器型号和正确合理的操作亦十分重要。

（七）输入段肠袢梗阻

胃大部切除术后发生输入段肠袢梗阻较罕见，是胃手术后特有的一种高位肠梗阻，主要由胆汁、胰液及肠液淤积在吻合口以上的肠腔内所

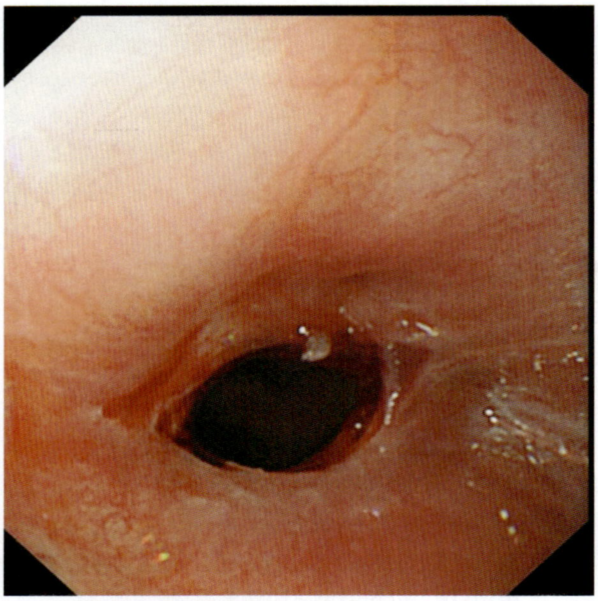

图21-12 近端胃大部切除术后吻合口狭窄，水囊扩张后

致，系机械性梗阻，需手术治疗才能解除梗阻。大多发生于术后数日内，也可在术后任何时间出现临床症状，按病程可分为急性输入段肠袢梗阻和慢性输入段肠袢梗阻，按梗阻程度可分为不全性和完全性。

1. 病因　引起空肠输入袢梗阻的原因有：输入袢过长，自身扭曲、粘连、折叠；过长的输入袢可通过肠段系膜与横结肠系膜间的间隙形成内疝；Billroth Ⅱ式输入袢过短或胃小弯侧切除过多，在吻合口处形成锐角；结肠前吻合，输入袢较短，受横结肠及大网膜下垂压迫；结肠后吻合横结肠系膜固定不妥，滑脱压迫，或缝合有遗漏，固定不妥，游离系膜可造成压迫输入肠段；结肠前吻合且输入袢过长，输出袢进入输入袢后间隙形成内疝；输入肠段胃吻合时肠黏膜翻入过多形成狭窄；还有空肠胃套叠等[20]。

当输入段肠袢不全性梗阻时，肠内的压力达到一定程度后，输入段肠管产生剧烈的蠕动，可克服阻力，将淤积在输入袢内的消化液排入胃内，引起呕吐；当输入段肠袢完全性梗阻时，不断分泌的胆汁、胰液及十二指肠液积聚在输入袢，使输入袢所受的压力不断增加，肠壁组织受压，造成血供障碍，从而使十二指肠侧壁或输入袢空肠发生缺血、坏死直至穿孔，更多见的是十二指肠残端破裂。有的还可并发急性胰腺炎，为空肠近段梗阻、十二指肠内压增高、十二指肠乳头水肿、球部括约肌痉挛、胆汁胰液反流所致。

2. 临床表现及诊断

（1）临床表现：输入袢梗阻有急性完全性和慢性不完全性梗阻。①急性完全性梗阻多因内疝所引起，这类梗阻多属闭袢性梗阻，易发生绞窄及肠坏死和穿孔，病情极其危重。典型症状是上腹部突然发生剧烈腹痛，频繁出现恶心、呕吐，吐出少量不含胆汁的胃内容物。右上腹有压痛、有可能扪及包块。②慢性不完全性梗阻，多因输入空肠袢过长扭曲，胆汁、胰液、肠液不能及时排空而大量潴留，进食刺激时短期内胆胰液大量增加，致使输入空肠袢发生强烈收缩，大量肠内容物涌入胃内，引起上腹胀痛或绞痛和喷射状呕吐，吐出大量不含食物的胆汁、胰液，吐后症状暂时缓解。

（2）诊断：X线检查可见上腹部固定的气液平面；消化道造影检查可见造影剂能顺利通过吻合口进入输出袢空肠，而不能进入输入袢空肠，或仅有少量造影剂缓慢进入输入袢空肠，并呈现输入袢明显扩张。超声检查可发现十二指肠扩张，呈液性暗区。

3. 治疗　症状轻的梗阻通常在数周内逐渐缓解，应先予以非手术治疗，包括禁食水、胃肠减压、营养支持治疗等。非手术治疗无效的慢性梗阻或急性完全性梗阻，应手术治疗。具体有以下几种方式：

（1）未发生肠坏死者，原则是去除病因，解除梗阻，建立比较符合生理的通道。①输入段肠袢长度合适，由于粘连束带、大网膜或炎性包块压迫输入段肠袢出口者，可离断束带，去除过多的大网膜或炎性包块。②输入段肠袢过短导致成角者，可先松解屈氏韧带，如果仍然不能解除成角，可以行输入袢和输出袢之间的侧侧吻合，或改做胃空肠 Roux-en-Y 吻合。③胃空肠 Roux-en-Y 吻合同样适用于输入段肠袢部分扭转病例。④输入段肠袢过长形成扭曲者，可将扭转的肠袢复位，并行输入袢和输出袢之间的侧侧吻合。

（2）已发生肠坏死者，原则是解除梗阻，去除病灶，加强引流。①十二指肠侧壁有小穿孔者，可去除病因后行穿孔修补术，并在穿孔附近放置引流管；可能的情况下，加做输入袢和输出袢之间的侧侧吻合，在侧侧吻合口远端输出袢将空肠造瘘管送至十二指肠穿孔的肠腔内。②球部以下十二指肠、输入袢空肠有大片坏死者，应切除坏死的肠段及输入袢肠段，拆除原胃肠吻合口，再行十二指肠空肠吻合，并重做胃肠吻合；或直接将十二指肠与输出袢吻合，成 Y 形。在十二指肠空肠吻合周围放置引流管，必要时加做输入袢和输出袢之间的侧侧吻合及十二指肠造口术。③十二指肠残端破裂者，在解除梗阻后行十二指肠造口术，并在残端周围放置引流。④如果有十二指肠的第二、三段坏死，就不可避免行胰十二指肠切除，决不能姑息而延误病情[19]。

4. 预防　行 Billroth Ⅱ式吻合时，空肠输入袢既不能过长也不能太短。一般空肠后吻合输入袢长 5～8cm，结肠前吻合长约 10～15cm。输入袢和输出袢排列平顺，吻合口不能成角、扭转。结肠后吻合时横结肠系膜裂孔需牢靠地固定于残胃前后壁，勿留间隙。

（八）输出袢肠段梗阻

1. 病因　胃大部切除术后输出袢肠段梗阻不多见，其发生原因主要有：

（1）大网膜炎性包块压迫。

（2）粘连造成输出袢肠段成角或束带压迫肠管。

（3）输出袢肠管逆行套叠，甚至套入胃内。

（4）输出袢肠段和吻合口成角。

（5）输出袢内疝。

2. 临床表现及诊断　输出袢肠段梗阻基本临床表现同输入空肠段梗阻，但呕吐物含胆汁性成分较多，上腹饱胀不适较为明显。其多发生于术后 2 周，也可发生于术后数月至数年。主要表现为高位小肠梗阻的征象，上腹部饱胀，伴恶心、呕吐，呕吐物为未消化食物和胆汁。如为输出袢肠管逆行套叠引起，呕吐物中可混有血性液，并可在上腹部触及包块。诊断主要依靠上消化道造影，可见造影剂通过吻合口，进入输入袢，但进入输出袢后不能顺利进入远段肠腔，近端肠腔扩张。CT 可见扩张的肠腔，且肠壁增厚，肠管相对固定。空肠胃套叠的病例，上消化道造影或 CT 可见胃内有弹簧圈样结构。

3. 治疗　当没有确定梗阻性质，患者既无腹痛、腹胀，又无胃肠道出血与腹膜炎等临床表现时，可先予以非手术治疗。经非手术治疗无好转或不能排除机械性肠梗阻者，应考虑手术探查。对于明确是输出袢肠管逆行套叠者，应行急诊手术。手术原则是去除梗阻原因，切除坏死肠段，恢复肠道通畅。一般不需加做输入袢和输出袢肠段之间的侧侧吻合。如果梗阻原因确实难以解除，可以将输出袢梗阻部位的远端肠段和近端肠段做一侧侧吻合，进行改道手术。

4. 预防　行胃大部切除术时，如发现大网膜的血运欠佳或污染较严重，可切除部分或全部大网膜，以免术后引发大网膜炎性包块，造成梗阻。在做胃肠吻合时，还是要选择输入袢的适当长度。结肠后胃肠吻合时，必须将横结肠系膜裂孔确实固定在胃壁上。

（九）淋　巴　漏

伴有淋巴结清扫的胃癌手术后，发现腹腔引流有大量浆液性液体（有时呈乳白色），一般应考虑为腹水和淋巴液漏出。日本古河洋等[21]报道其发生率不足 0.07%。

1. 原因　胃的淋巴管通过腹腔干和肠系膜上动脉起始部，流向左肾静脉上下的主动脉周围淋巴结。这个路径的任何部位都可发生淋巴漏。在清扫 No.14、No.16 淋巴结或贲门后组织时可能损伤腹主动脉或下腔动脉周围的腰干或乳糜池；清扫淋巴结时乳白色的液体或无鲜血的管道样组织未逐一结扎；清扫部位瘢痕形成，致淋巴回流受阻。

2. 临床表现与诊断　D2、D3 胃癌术后开始进食时，从引流管排除大量浆液性或乳糜样液体即可确诊。胃癌根治术后 3 天，腹腔引流量因为进食增多，逐渐增加到 300～1000ml，应该考虑到腹腔淋巴漏的可能。继续观察引流量可达到 500～3000ml/d，进食含脂肪类较多的食物明显导致引流量的增加。

3. 治疗　经禁食及肠外营养治疗后绝大多数淋巴漏在 2 周后愈合，不需手术处理。一般在手术后 7 天左右即可因手术创面的炎症反应致淋巴管闭塞，引流减少直至停止。但如果伤及乳糜池或其所属大淋巴干，可能导致较长时间及大量乳糜性腹水。临床上可以表现为从隐性到显性、由轻到重各种不同严重程度的状态。多需较长时间肠外营养，并应用奥曲肽减少淋巴液量。古河洋等[21]报道可进行腹腔 - 静脉分流术（Denver

管），如果排出液量持续超过 1500ml/d 时，可尝试二次开腹手术闭合漏出部位。

4. 预防　术中腹膜后尤其是近乳糜池区域的系统淋巴清扫时，应重视残余管网的结扎。尽量采用结扎法是较好的预防措施。电刀烧灼不能有效地凝固淋巴管腔，易致淋巴漏，如用超声刀代替电刀则可有效地防止淋巴漏的发生。

（十）术后黄疸

1. 原因

（1）术中损伤胆总管，术后出现进行性加重的梗阻性黄疸。

（2）十二指肠球部分离较广泛，术后残端附近严重水肿，引起轻度至中度黄疸。

（3）十二指肠残端瘘或胃肠吻合口瘘，胆汁性液体漏入腹腔内，吸收引起黄疸。

（4）术后发生急性胰腺炎，胰腺肿胀压迫胆总管，导致黄疸。

（5）合并有胆石症和肝功能衰竭。

2. 临床表现及诊断　患者术后出现明显黄疸，并进行性加重，且无腹腔内感染等表现，需考虑有无胆总管损伤；出现腹腔内感染症状合并黄疸，确定有无急性胰腺炎、胃肠吻合口瘘、十二指肠残端瘘及胆石症等可能。手术半年以后出现，多为肿瘤淋巴结转移。通过检查肝功能及大便情况，大致可区分梗阻性或非梗阻性因素，进一步行影像学检查，如 B 超、CT、磁共振胰胆管成像（magnetic resonance cholangiopancreatography, MRCP）、逆行胰胆管造影 (endoscopic retrograde cholangiopancreatography, ERCP）等，可明确病变的部位及性质。

3. 治疗　非梗阻性的黄疸，经对症、保肝等内科治疗后大多能治愈，吻合口瘘或十二指肠残端瘘引起的黄疸在瘘得到控制后可自行消退，胃癌术后肝转移多属于肿瘤终末期，治疗效果不佳。良性梗阻性黄疸，可根据病变的情况采取内镜下介入治疗或手术。恶性梗阻性黄疸大多可能已经广泛转移，难以达到根治，但积极减黄治疗仍能延长生存时间、提高生存质量，可采取经皮肝穿刺胆管引流 (percutaneous transhepatic cholangial drainage, PTCD) 或胆管空肠吻合术。

（十一）术后胰漏

胃癌手术之所以困难，很大程度上是由于胰腺侵犯的缘故。除了胰腺切除以外，行脾切除或淋巴结清扫也可能损伤胰腺。行网膜囊切除时，仅剥离膵腺被膜即可能导致少量胰液渗出。由于胰液中含有蛋白分解酶——胰蛋白酶，可引起吻合口瘘或腹腔内出血等严重并发症以及难治性瘘管等。症状多发生在术后 1 周以后，尤其是开始进食后，在引流管中发现米汤样物渗出，量多少不等，一般每日不超过 100ml，体温高或不高，此种情况下可以先给予减少胰液分泌的药物，如善宁及思他宁等，保持引流通常。如术后 10 天以上可考虑用局部生理盐水双套管冲洗，如量不多可以不冲洗，待 2 周后，逐渐退拔引流管即可，也有在 1 个月后退拔引流管者，基本上通过保守治疗均可痊愈。

（十二）术后急性胰腺炎

1. 病因

（1）胰腺缺血：在用电刀清扫胰腺周围淋巴结时，除可使部分胰腺组织细胞灼伤坏死外，可能刺激胰腺的微血管，使其痉挛或形成微小血栓，导致局部的胰腺组织缺血坏死。

（2）胰腺损伤：术中广泛剥离胰腺被膜，或肿瘤与胰腺有粘连，甚至穿透至胰腺实质，切除时必然伤及胰腺组织，甚至离断结扎副胰管。清扫胰头周围淋巴结时，可能刺激并导致肝胰壶腹括约肌痉挛，引起胆汁反流；或十二指肠早期炎性水肿，压迫胰管并影响胰液流通；过度牵拉或压迫胰腺也易致胰腺组织局部水肿。

（3）十二指肠内容物淤积：胃癌行毕Ⅱ式吻合时，输入袢过长或吻合口成角，造成十二指肠内容物淤积，压力升高，使十二指肠液逆流入胰管，诱发急性胰腺炎。

2. 临床表现及诊断　当出现以下情况时，应警惕术后胰腺炎的可能：①术后腹痛无明显好转或已减轻的腹痛又加重，且伴有腰背部疼痛；②恢复胃肠功能后，又出现腹胀、恶心、呕吐等症状，且病人有全身炎症反应综合征的表现；③病人已恢复良好，开始进食，突然出现上腹痛，呼吸、心跳加快，血压下降，伴有腹膜炎体征；④术后早期出现无法解释的低血压。

3. 治疗　处理同一般急性胰腺炎，给予胃肠减压、支持及抗感染治疗，可用善宁抑制胰腺分泌。在非手术治疗期间要密切观察病情及影像学动态观察胰腺病变，出现以下情况时，要及时手术。

4. 预防　胃手术时应轻柔操作，不要过分挤压、牵拉胰腺。在剥离胰腺被膜时，要注意解剖层次，如果发现有小的胰管损伤，应及时结扎，缝扎止血不可过深，以免缝扎胰管或副胰管。凡可疑胰腺损伤，都要在损伤部位放置引流管。

（十三）胃癌术后急性胆囊炎与胆石症

对胃癌行扩大根治术，广泛清扫淋巴结，多伴有迷走神经损伤，引起胆囊功能损伤，术后早期发生急性胆囊炎和术后数年内发生胆石症。

1. 急性胆囊炎

（1）病因：沿肝十二指肠韧带清扫淋巴结和切除小网膜引起迷走神经肝支切断，导致胆囊收缩功能下降，加之禁食，引起胆汁淤积、血运障碍及细菌感染等导致发生急性胆囊炎。

（2）诊断：多见于高龄胃癌术后。症状多隐匿，拖延治疗可致胆囊坏疽、穿孔，病死率高。急性胆囊炎的表现也是手术后的一些常见表现，故不易早期诊断。胃癌扩大切除术后，出现腹痛、发热、白细胞数增高及肝功能不良等，体检发现肋下压痛；超声检查，可见胆囊肿大，壁增厚，伴有透光层之三层结构，内有碎屑滞留，应该考虑本病的可能。胃癌手术时，发现胆囊内有结石者，应同时进行胆囊切除术。

（3）治疗：轻症病人可行内科治疗。病情严重者，特别是坏疽性胆囊炎，应尽早手术治疗，以胆囊切除为好。对体弱病人，胆囊周围炎症较重者，做胆囊造瘘术。

2. 胃切除术后胆石症

（1）病因：①迷走神经切断后胆囊功能失常：目前已有大量的实验室与临床资料证明，迷走神经干切断是胃切除术后胆石形成的主要原因。②胃切除后胆道的逆行感染：胃切除后，胃酸分泌消失，细菌滋生引起胆道逆行性感染，促进了结石的形成[21]。③体液因素：胃大部切除术后病人血管活性肠肽（VIP）分泌增加，据报告研究，VIP 可抑制胆囊的运动功能及张力。④非生理性消化道重建对胆囊机能影响较大：食物不通过十二指肠的重建术后，胆囊收缩素等消化道激素分泌降低，胆囊收缩不佳，胆汁淤滞，易形成结石。⑤长期禁食：长期禁食行 TPN 治疗之后，胆囊松弛，胆汁淤滞，再加上迷走神经切断的胃切除更加速了胆石的形成。⑥肝功能不佳：胃切除术后胆石症可能与术后肝功能不佳，胆汁成分变化有关。

（2）治疗与预防：有症状者只占 10% ~ 20%，几乎均为观察过程中偶然发现的。因为绝大多数为胆色素性结石，对有症状者，通常先用内科疗法。内科疗法无效，症状又严重者采用外科疗法。对无症状者，可 B 超检查随诊。胃癌扩大性手术，尤其 D2 以上手术，完全避免切断迷走神经是不容易的，也是不适宜的。所以，有人主张对伴有肝硬化或肝功能异常，癌位于胃幽门侧，彻底清除肝十二指肠韧带内淋巴结者，可考虑预防性胆囊切除术。

二、术后远期并发症

（一）倾倒综合征

1. 概述　倾倒综合征 (dumping syndrome) 是胃大部切除术和各式迷走神经切断术附加引流性手术后常见的并发症。文献报道其发生率为 15% ~ 30%[22]。

2. 病因[5]　血容量减少和高渗食物倾入空肠是目前被广泛接受的引起倾倒综合征的两大因素。

（1）胃切除后，原有的幽门被切除，未消化的高渗性食物迅速、大量进入小肠，引起血管内细胞外液向肠管内移动，致使上端小肠扩张；同时肠蠕动加快，增加了腹腔脏器血流量，致全身及脑部血流量减少，产生乏力、眩晕；而且，血管内水分溢出，有效循环血量减少，出现低血压、脉速等。

（2）体液因素（5- 羟色胺、组胺）和消化道激素（抑胃肽）的变化及精神因素均有作用。

3. 临床表现及诊断　只要在饭后 30min 内出现以下全身性症状，不要求全部出现，亦不要求腹部症状出现，即可诊断为早期倾倒综合征。主要包括全身的血管舒缩症状和消化系统症状。全身症状中主要有乏力、困倦感、颜面潮红或苍白、全身发热、冷汗、头痛、头重、麻木及神志不清等。消化系症状有嗳气、肠鸣、腹痛、腹胀、腹泻等。饭后 2 ~ 3 小时出现倾倒综合征症状者，谓之晚期倾倒综合征。当然，全胃切除术后病人餐后出现的上腹不适、腹胀及恶心等症状不能诊断为倾倒综合征。

诊断倾倒综合征时应通过胃镜、X线或相关检查排除全胃术后的其他并发症。为进一步明确倾倒综合征，可采取口服葡萄糖激惹试验[18]。目前还可采用核素闪烁扫描检查观察胃排空情况，而胃镜和上消化道钡剂等检查可以帮助除外其他胃术后并发症。

4. 治疗 多数倾倒综合征病人通过饮食调节即可控制症状，症状严重或持续的病人，可少量多餐高蛋白、高脂肪和低碳水化合物饮食，进餐时完全避免引用液体，餐后平卧30min，餐后30～60min可饮用无糖液体。并口服果胶，以延缓胃排空，减慢小肠内容物的流速，抑制碳水化合物的吸收。

非手术治疗无效者可考虑手术治疗。有以下几种方式：①吻合口缩窄；②幽门重建术；③将Billroth Ⅱ式吻合改为Billroth Ⅰ式吻合；④改为Roux-en-Y吻合；⑤空肠间置术。手术治疗倾倒综合征的作用有一定局限性，各种手术之间也没有明确的疗效比较，选择手术方式至关重要。对于幽门成形术后的补救性手术可首先考虑幽门重建，Roux-en-Y吻合适合Billroth Ⅱ式吻合或Billroth Ⅰ式吻合后的倾倒综合征，而对于已经行Roux-en-Y吻合者，可采用肠间置术。

5. 预防 倾倒综合征重在预防，避免残胃过小、吻合口过大。因消化性溃疡行手术治疗的病人越来越少，现在临床中胃切除手术主要用于胃恶性肿瘤的治疗，胃肠吻合可选用Roux-en-Y吻合。术后开始进食时要注意少量多餐，减少含糖食物摄入。

（二）残胃炎与残胃再发癌

残胃被认为是一种癌前状态，文献报道胃切除术后残胃癌发生率为正常人群的5倍[23]。目前，残胃癌尚无统一的概念，目前比较公认的残胃癌指：因胃十二指肠溃疡及其他良性病变行胃大部切除术后5年以上，胃癌术后10年以上残胃发生的癌肿。

1. 病因 尚未完全清楚。多数认为，肠胃碱性反流，胃内持续低酸和细菌过度繁殖，以及N-亚硝基复合物的存在被认为是残胃癌变的三大主要原因。最近有研究发现EB病毒感染也与残胃癌的发生有关[24]。

2. 临床表现 残胃癌的临床表现无特异性。一般表现为：胃大部切除术后长期良好生存，而近期出现上腹隐痛不适、上消化道出血、贫血、消瘦等症状；贲门部残胃癌可有进食后哽噎，以上症状易被解释为胃切除术后症状，致使诊断延误。胃镜检查是早期发现残胃癌的最有效手段（图21-13），诊断率达80%～90%[25]，中国医学科学院肿瘤医院报道45例均经胃镜活检病理证实，病理类型以低分化腺癌为主，共36例，占80%[26]。胃切除10年以上残胃癌发病率明显提高，因此建议术后10年无症状者也应每年定期行胃镜检查。

3. 治疗 残胃癌的治疗与原发性胃癌相同，仍以外科手术为首选方法，以期获得根治或姑息性地改善病人预后，提高病人生活质量。由于残胃癌发生时常为进展期，多与胰腺、横结肠、肝、脾等腹腔脏器浸润或粘连，加之以往的术后改变，所以切除率较低，但只要患者全身情况良好，无腹膜、肝、肺及远处淋巴结转移者，均应手术，残胃癌的合理治疗是充分廓清淋巴结和多脏器切除。

（三）胃切除术后反流性食管炎

由于胃、十二指肠及空肠的液体反流入食管，引起食管炎，谓之反流性食管炎。

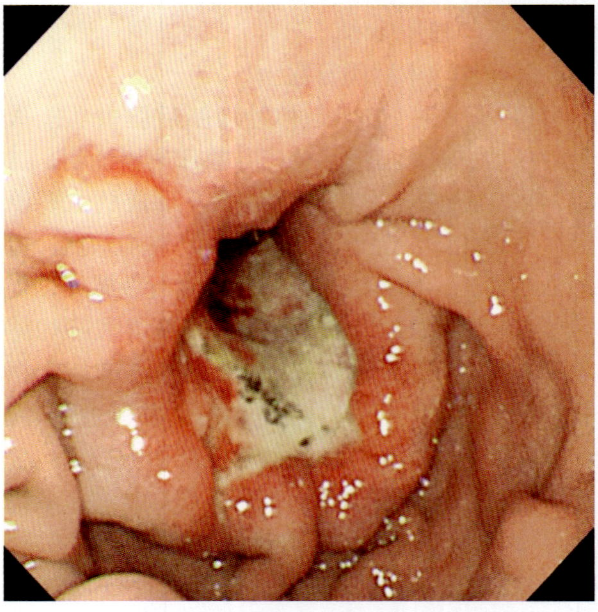

图21-13 胃溃疡胃大部切除术后残胃癌

1. 病因　消化液反流入食管内和反流物在食管内排除迟延为其两个主要因素。胃远端大部切除术可使贲门切迹钝角化，胃壁斜行肌受损，胃泡变形。手术时切除幽门后，胃泌素分泌减少，引起下端食管括约肌压下降，产生了食管裂孔疝。全胃切除和近侧胃切除后，多数病例产生程度不同的反流性食管炎。这是因为手术切除或破坏了下段食管括约肌、膈食管韧带等，致使下段食管内压明显降低，形成反流。

2. 诊断　发病多在术后 1 年内，少数者迟发。反流性食管炎的主要症状为病人自诉有心前区烧灼感、心窝部疼痛、胸骨后刺痛感、咽下痛或咽下困难等。卧位、饭后、便秘或过劳时容易出现。时而伴恶心和呕吐，但呕吐后疼痛无明显缓解。食管炎内镜下，黏膜面可见轻度凸凹变化及颜色改变（图 21-14）。食管炎症状与内镜所见常不一致。可能是轻度食管炎或食管炎早期与病人感觉敏锐所致。

3. 治疗　多采用保守疗法。最容易引起胃食管反射的时间是夜间就寝时。所以睡眠时保持头高脚低位，对预防、治疗食管炎非常有效。饭后亦易引起胃食管反射，所以饭后间隔充分时间就寝为佳。药物治疗包括黏膜保护剂、胃酸分泌抑制剂及改善消化道运动机能的药。对极少数症状持久严重的胃大部切除术病人，应考虑手术治疗，多选择 Roux-en-Y 吻合术。对全胃切除术病人，若症状相当严重时，亦可再手术处理，采取 Roux-en-Y 重建或 P 形空肠代胃术，扩大空肠间 Braun 吻合口等方法。

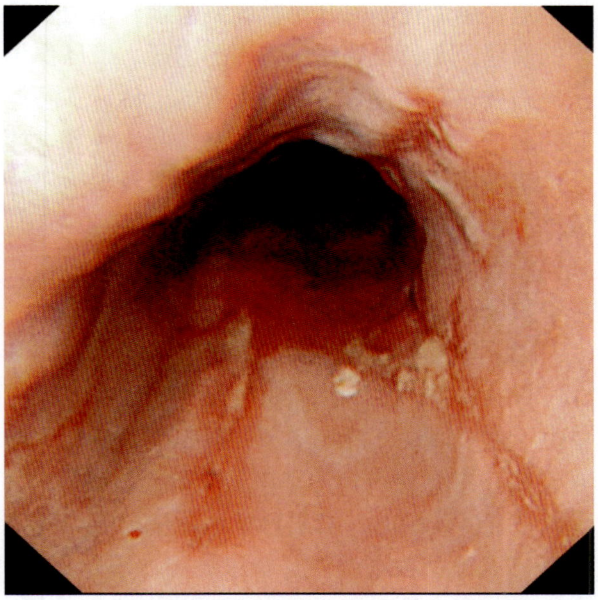

图21-14　全胃切除术后反流性食管炎，食管黏膜呈放射状糜烂

4. 预防　全胃切除，食管 - 空肠吻合口与空肠 - 空肠吻合口距离应在 40cm 左右，做好达 50cm 左右，这是有效预防胆汁反流的关键步骤之一。近侧胃切除，采用食管与残胃间置肠段的重建术，可有效地预防食管炎。食管残胃端侧吻合比食管残胃端端吻合，对食管炎有明显的预防作用。

（四）Roux-en-Y 滞留综合征

1. 病因　目前尚不清楚，一般认为由于迷走神经切断，致使胃肠肌张力降低，胃壁松弛，胃腔扩张，无力迅速排空。生理学研究发现，Roux 臂阻断了正常的电位传导，由其自身频率较低的异位起步电位取代，且多为逆向传导，导致 Roux 臂逆蠕动、排空延缓，最终可能引起功能性梗阻。此外，从小肠电生理角度观察到 Roux 臂越长，Roux-en-Y 综合征发病率越高。

2. 临床表现　Roux-en-Y 吻合术后，部分病人出现上腹饱胀、腹痛、恶心、呕吐等症状，尤以餐后明显，重者发生营养不良，常规检查未能发现确切的器质性病因。据统计，Roux-en-Y 吻合术后有 25% ~ 30% 病人发生滞留综合征，主要变现为食后上腹部饱胀感、疼痛、恶心、呕吐、残胃排空延迟。

3. 治疗及预防　对于 Roux-en-Y 滞留综合征目前尚缺乏有效的预防和治疗方法。在预防方面应主要针对首次出现 Roux- en-Y 滞留综合征的病人，目前仍以保守治疗为主，其症状随着时间的推移会逐渐消除，调整饮食，以流食为主，口服消化道促动力剂及抗生素。对残胃滞留症状严重而长期不缓解者，需行胃次全切除并缩短上升肠袢长度，仅保留少量胃底做 Roux-en-Y 吻合术[27]。

（五）胃切除术后骨代谢障碍

胃切除术后出现腰痛、手足麻木、龋齿等症状，乃是骨代谢障碍的临床表现。近年应用微密度测定法 (microdensitometry, MD 法）、骨矿物含量（bone mineral content，BMC）和 phantom CT 等新的骨盐量测定法后，约有 30% 患者会发生代谢性骨病。其发病率在全胃切除者高于胃大部切除术。病理改变主要是骨软化症的改变，骨质疏松是次要的。

1. 病因　骨软化症的发病原因，与钙、维生素 D 不足有密切关系。胃切除后，特别全胃切除后，进食量与胃酸分泌减少，对脂肪不耐受，小肠对钙与脂溶性维生素 D 吸收减低。但机体要保持血液中钙质的平衡，在甲状旁腺激素的作用下，将钙从骨中动员到血清中，长期发展便发生骨代谢障碍。

2. 临床表现　临床上女性病人多见，尤其是绝经后的全胃切除者。常见于 Billroth Ⅱ式吻合术后。主诉为骨疼痛。表现为骨质疏松，骨质软化或重者发生病理性骨折，需要借助放射性核素扫描等检查与骨转移相鉴别。

3. 治疗　要摄取含钙质多的食物。应用有活性的维生素 D 制剂治疗后有效率约 80%。骨关节症状 60% 可改善。钙剂与维生素 D 制剂并用，最为有效。

4. 预防　胃癌的切除范围，在根治前提下，切忌任意扩大切除范围。消化道重建方式，采用食物通过十二指肠、小肠的方法。术后还需要适当的运动、日照。摄取含钙质与维生素 D 多的食物，如牛奶、鱼肝油、鸡蛋鸭蛋等。

（六）胃切除术后贫血

1. 病因　胃切除术后胃容积减少，致使食物不能与消化酶充分混合，而导致消化吸收不良，其术后体内维生素 B_{12}、叶酸、铁蛋白、内因子含量长期低于正常，含量分别为正常的 53%、46%、40% 和 37%，贫血发生率平均为 33%。胃大部切除术后胃酸严重缺乏，造成 Fe^{2+} 和运铁蛋白结合成铁蛋白贮存在肠黏膜细胞中的数量明显减少，这是引起机体缺铁，导致缺铁性贫血的主要原因。同时，内因子对维生素 B_{12} 有重要影响，胃大部切除术后内因子明显下降，使内因子维生素 B_{12} 结合物大量减少，从而发生维生素 B_{12} 代谢障碍，使其在回肠中的吸收显著下降，这是导致巨幼红细胞性贫血的主要原因。

2. 治疗　胃手术后宜嘱患者多进食含铁的食物预防缺铁性贫血，已有贫血者可给患者服用硫酸亚铁或枸橼酸亚铁，必要时肌肉注射右旋糖酐铁注射液。巨幼红细胞性贫血治疗为肌肉注射维生素 B_{12}，给予叶酸制剂，同时补充维生素 C 和铁剂。全胃切除术或近全胃切除术后宜每 3 ~ 6 个月检查 1 次血常规，若有贫血及时给予纠正。总之，胃切除术后远期发生的贫血常为混合性贫血 [28]。

（田艳涛　王贵齐　张月明　张红梅　刘昊）

第四节　胃癌患者围术期护理

胃癌在我国发病趋势连年增加，手术是目前唯一可治愈胃癌的方法 [29]。随着手术治疗的不断进展，护理人员必须提高对患者病情的观察能力和分析能力，对每一位患者的围术期做到主动、有序、规范的护理，是保证患者安全渡过围术期的关键。

一、手术前护理

（一）心 理 护 理

任何人生病时不管他的疾病是急性或是慢性都会受到许多内在以及外在环境因素的影响。住院时医院环境使患者的隐私、自主性、生活形态被改变甚至丧失，这些会令患者感到被侵犯，无法按照自己的意思来执行基本需要 [30]。患者必须和陌生人同住一个房间，健康问题也常被拿来讨论，还有日常生活如沐浴、睡眠等都受到外在影响而必须改变。再加上疾病对患者心理及情绪的影响，患者住院时几乎都面临恐惧、压力及适应的问题。尤其是癌症患者更为明显。所以作为医务人员，必须注意多倾听患者的诉说，了解他们的需求，让患者尽可能地保有隐私，并寻求社会系统支持以解决患者的心理问题，缓解他们的焦虑、恐惧。通过有效的心理疏导和行为干预，减轻患者的心理负担，使患者建立良好的心理状态和积极健康的情绪，以应对手术治疗。

（二）改善营养状况

胃癌患者，尤其伴有肠梗阻和出血者，术前可由于食欲减退、消耗增加、恶心呕吐等导致营养欠佳。主要表现为体重减轻、低蛋白血症等。所以在患者入院时，必须科学地评估患者的营养状况，了解患者是否伴有糖尿病高血压等疾病，为患者制定合理的食谱，并指导患者遵照执行。对于完全不能进食的患者，应遵医嘱给予静脉补液，补充足够的热氮量，纠正水及电解质的紊乱，必要时输血浆或全血，来改善患者的营养状况，提高患者对手术的耐受性。

对于幽门梗阻且伴有胃储留的患者，应给予留置胃管胃肠减压，清除胃内容物，同时在术前3天开始给予温生理盐水洗胃，以减轻胃黏膜的水肿，保证手术的顺利进行，促进手术后的顺利康复。

（三）呼吸道管理

肺部并发症是腹部手术后最常见的并发症，有资料显示上腹部手术后肺部并发症的发生率为17%～76%[31]。胃癌手术后肺部并发症明显高于其他腹部手术[32]，所以术前做好呼吸道管理越来越受到重视。

1. 首先入院时对患者做好全身状况及生活习惯的评估，对吸烟者告知吸烟对疾病的危害，及吸烟对术后康复的影响，劝其戒烟。并向患者讲解预防感冒，减少呼吸道感染的重要性。

2. 对于术前有肺部疾病的患者，或合并肺功能受损的患者进行雾化吸入，同时遵医嘱给予药物治疗。

3. 呼吸功能锻炼 采取束腹胸式深呼吸训练：使用腹带绑住患者腹部，松紧适宜，以制造术后生理状态，进行呼吸功能锻炼。同时训练患者学会双手保护切口以减轻咳嗽引起的疼痛。嘱患者反复练习，直至掌握以保证手术后做到有效的排痰以预防肺部并发症。

二、手术后护理

（一）一般护理

1. 生命体征的监测 持续心电监护，观察体温、脉搏、呼吸、血压和血氧饱和度的变化。保持呼吸道通畅，有效吸氧，使血氧饱和度最低保持在90%以上。术后每30min测量一次，平稳后改为1～2h一次。术后2天内，出现低热，属于“外科手术热”，它是腹腔内少量渗液通过腹膜吸收后出现的一过性发热，但如果持续发热，甚至超过38.5℃，应及时报告医生，检查是切口感染，肺部感染，还是吻合口瘘引起，及时进行处理。对年老、体弱、有心脏病史的患者，尤其加强心电图的观察，发现房颤、期前收缩、心率加快、异位心律时，应立即报告医生进行有效处理；对血压不稳定的患者，除了及时报告医生、用药外，还应注意用药效果，要严格根据血压来调节多巴胺或硝酸甘油的滴速。对麻醉未清醒、躁动的患者可用约束带防止意外受伤。

2. 患者体位 全身麻醉未清醒前取平卧位，头偏向一侧，麻醉清醒、生命体征平稳后取半卧位，以减轻腹壁张力，减轻伤口疼痛，有利于正常呼吸和血液循环。术后6h协助患者活动下肢，做屈伸运动，每日4～6次，每次2～3min，也可用体外反搏仪增加下肢的血液循环，预防下肢静脉血栓的发生。生命体征稳定的患者，术后第2～3天可下床活动，活动时间根据患者情况而定，早期活动可促进肠蠕动恢复，防止腹胀、便秘及肠粘连，有利于患者的康复。

3. 疼痛护理 术后患者常有不同程度的疼痛，以术后当天疼痛最为剧烈，24～48h后疼痛会逐渐减轻。因为疼痛与伤口大小、伤口部位、体位、情绪、应用止痛泵等因素有关，所以控制疼痛的措施应包括取合适的体位、药物止痛和减轻焦虑，对执行的各种处理和操作要向患者进行解释，教导患者自我处理疼痛的方法等来缓解疼痛。

4. 保持胃管通畅 根据快速康复的理念，认真评估患者的手术情况，尽量早期拔除胃管，对于需保留胃管的患者，应保持胃管的通畅，给予合理的胃肠减压，预防吻合口水肿及吻合口瘘。每日2次用生理盐水定时冲洗胃管，每次不得超过20ml，并相应抽出。冲洗胃管时避免压力过大、冲洗液过多，以免引起吻合口出血。注意胃液颜色、性质及量，详细记录，如有鲜红色血性液体流出应及时报告医生，胃管要固定牢固，防止滑出脱落。

5. 保持腹腔引流管通畅 腹腔引流的目的是引流腹腔内渗血、渗液，避免腹腔内液体积聚致继发感染和脓肿形成。护理时注意：麻醉清醒、血压平稳后，协助患者取半卧位，有利于腹腔引流；避免管道扭曲、受压、脱落；认真观察并及时倾倒引流液，记录引流液的量、色和性质。若术后数日腹腔引流液变浑浊并带有异味，同时伴有体温下降后又上升，应疑为腹腔感染。

（二）预防感染

1. 防治肺部感染 由于患者术前可能伴有慢性肺部疾病、肺功能减退等，手术可引起呼吸容量减少，造成呼吸增快、变浅，气管插管全麻对呼吸道的骚扰，再加上术后切口疼痛，患者不敢咳嗽，这些因素易导致发生肺部并发症。术后第1～2天始每日定时协助患者翻身、扣背，指导患者咳嗽、咳痰。如痰液浓稠不易咳出，应给予雾化吸入。患者半卧位，雾化药物为(蒸馏水100ml＋地塞米松32mg＋庆大霉素50万U) 5ml＋沐舒坦30mg，15～20分钟/次，2次/天。或遵医嘱应用化痰药以促使痰液排出。做好口腔护理：保持口腔清洁卫生，减少口腔内细菌的生长繁殖，以预防肺部并发症[33]。

2. 预防腹腔感染　主要是由于胃癌根治术创面大，渗出多，如果引流不通畅，腹腔积液量较多时可引起腹腔积液感染。所以应保持腹腔引流通畅：护理时应注意：①妥善固定引流管：患者卧床时引流管固定于床旁，起床时固定于上身衣服；引流管的长度要适宜，过短则易在患者活动时脱出，过长则易扭曲。②保持引流通畅：确保有效自然引流或负压吸引，防止引流管被血细胞凝集块堵塞；避免引流管受压、扭曲和折叠。③观察和记录引流液的量、颜色和性质。④严格无菌操作，每日更换引流袋，防止感染。若术后数日腹腔引流液变浑浊并带有异味，同时伴有腹痛和体温下降后又上升，白细胞下降后再次升高，应疑为腹腔内感染，需及时通知医师。

3. 预防导管的相关血流感染　因手术后几乎所有患者均需留置深静脉导管给予静脉高营养，肿瘤患者免疫力低和手术创伤，极易造成相关血流感染，因此护士在使用时应严格遵循导管使用的操作规程，预防感染。

4. 预防尿路感染　对留置导尿管的患者注意观察排尿情况，每日清洁尿道口1～2次，操作时注意无菌。积极解除排尿困难，防止尿潴留诱发尿路感染。

（三）合理的营养支持

1. 肠外营养支持　因胃肠减压期间引流出大量含有各种电解质，如钾、钠、氯、碳酸盐等的胃肠液，加之患者禁食，易造成水、电解质、酸碱失衡和营养缺乏。因此，术后需及时输液以补充患者所需的水、电解质和营养素，或静脉输入TPN，以改善患者的营养状况，促进切口的愈合。同时应详细记录24h出入液量，为合理输液提供依据。

2. 早期肠内营养支持　根据患者的个体状况，合理制订营养支持方案。对术中放置空肠喂养管的胃癌根治术患者，术后早期经喂养管输注，实施肠内营养支持，对改善患者的全身营养状况、维护肠道屏障结构和功能、促进肠功能早期恢复、增强机体的免疫功能、促进伤口和肠吻合口的愈合等都有益处。护理时应注意：①喂养管的护理：妥善固定喂养管，防止滑脱、移动、扭曲、受压；保持喂养管通畅，防止营养液的沉积堵塞导管，每次输入营养液前后用生理盐水或温开水20～30ml冲管，输液过程中每4小时冲管1次。②控制输入营养液的温度、浓度和速度，营养液温度以接近体温为宜，温度偏低会刺激肠道引起肠痉挛，导致腹痛、腹泻；温度过高可灼伤肠道黏膜，甚至可引起溃疡或出血；营养液浓度过高易诱发倾倒综合征。③观察有无恶心、呕吐、腹泻、腹胀、腹痛和水电解质紊乱等并发症的发生。

3. 饮食护理　肠蠕动恢复后可拔出胃管，拔胃管后当日可少量饮水或米汤；第2日进半量流质软食，每次50～80ml；第3日进全量流质，每次100～500ml，以蛋汤、米汤、藕粉为宜；若进食后无腹痛、腹胀等不适，第4日可进半流质饮食，如稀饭；第10～14日可进软食。少食产气食物，忌生、冷、硬和刺激食物。注意少量多餐，开始时每日5～6餐，以后逐渐减少进餐次数并增加每次进餐量，逐步恢复正常饮食。全胃切除术后，肠管代胃容量较小，饮食过渡应甚于胃大部切除术者，开始全流质饮食时宜少量、清淡；每次饮食后需观察患者有无腹部不适，以便随时协助患者调整饮食计划。

（四）术后常见并发症的观察及护理

1. 术后出血　胃大部切除术后，可有少许暗红色或咖啡色胃液自胃管抽出，一般24小时内不超过300ml，且颜色逐渐变浅、变清。若术后短期内从胃管不断引流出新鲜血液，24小时后仍未停止，甚至出现呕血和黑便，则系术后出血。发生在术后24小时以内的出血，多属术中止血不确切；术后4～6天发生的出血，常为吻合口黏膜坏死脱落所致；术后10～20天发生的出血，与吻合口缝线处感染、腐蚀出血有关。患者手术后也可表现为腹腔出血，手术短时间内腹腔引流管引出大量新鲜血性液。出血时患者多伴有生命体征的改变，心率增快，大于 120 次 /min，收缩压低于 90mmHg，中心静脉压低于 $5cmH_2O$，有时患者还伴面色苍白、四肢湿冷、烦躁不安或神志不清，此时则已达到休克状态，需立即进行抢救。术后一旦出现出血先兆，首先应立即通知医生，建立静脉通道并确保畅通，必要时可二路或三路输入。遵医嘱及时补充血容量纠正水电解质酸碱失衡，及时输血，准确及时使用止血药及血管活性药物。嘱患者禁食，如果判定为胃出血应行胃肠减压，可从胃管注入冰生理盐水。若经非手术疗法止血无效时，应积极配合医生完善术前准备。由于术后再出血往往容易造成患者恐慌，工作人员首先应保持镇静，同时安慰、鼓励患者，讲解配合治疗的方法和注意事项，尽量提高患者的认知和行为能力，稳定患者情绪，促使患者积极配合治疗 [34]。

2. 吻合口瘘 / 十二指肠残端破裂　吻合口瘘、十二指肠残端破裂，均是胃癌术后早期最严重的并发症 [35]。其原因与以下因素相关：①术前营养状态欠佳；②手术操作缺陷；③吻合口张力过大、血运不佳；④吻合口周围引流不畅合并感染；⑤术后进食过早使无临床症状的微小渗漏发展扩大。通常发生于术后 1 周左右，表现为上腹忽然剧烈疼痛及腹膜刺激征、高热、白细胞计数增加。自引流管排出胆汁样液体、混浊脓性液或混有肠液的恶臭浓稠液；护士应遵医嘱给予合理的抗感染治疗，对高热的患者给予物理或化学降温，严密观察引流液的性质与量，定时挤压引流管以保持引流管通畅。尽量为患者取斜坡位 (15° ~ 30°) 或半卧位，有利于呼吸和引流。禁食水、胃肠减压，遵医嘱予以合理的营养支持，局部瘘口因肠液的侵蚀易致皮炎、过敏，应及时清理并保持清洁，或用氧化锌软膏涂抹或使用保护贴、保护粉等保护瘘口周围皮肤防止皮肤破损 [36]。

3. 吻合口梗阻　分为机械性梗阻和胃排空障碍两种。①机械性梗阻：表现为食后上腹饱胀、呕吐，呕吐物为食物，不含胆汁，X 线吞钡检查可见钡剂完全停留在胃内，需再次手术解除梗阻；②胃吻合口排空障碍：多因自主神经功能紊乱而使残胃处于无张力状态。临床较多见，在术后 7 ~ 10 天后，已服流质情况良好的患者，在改进半流食或不消化食物后突然发生呕吐，经禁食后轻者 3 ~ 4 天自愈，严重者呕吐频繁，可持续 20 ~ 30 天，应禁食、胃肠减压、输液、输血、TPN 和应用皮质激素治疗，有时可肌肉注射新斯的明，每次 0.5 ~ 1.0mg，每日 1 ~ 2 次，有助于胃蠕动恢复。5% 高渗盐水洗胃，有助于吻合口水肿的消退。

4. 胃瘫　术后胃瘫综合征是一种比较严重的并发症，目前认为与胃去神经化、消化道的重建、手术创伤、麻醉及镇痛、手术前基础疾病、术后进食、精神神经因素、胃肠激素的分泌及其功能的改变等多种因素有关。一般多发生在手术后 6 ~ 8 天开始进流质饮食后，或术后 10 ~ 12 天进半流质后。发生胃瘫应禁食，给予持续有效的胃肠减压。保持胃管通畅，准确记录引流液的颜色、性质及量。待患者胃管引流液逐渐减少，经残胃造影证实胃蠕动功能好，残胃功能恢复后，可带管进食少量流质 2 ~ 3 天，观察患者无上腹部饱胀感、恶心、呕吐等症状后，方可拔除胃管。由于需长期禁食、胃肠减压，大量消化液丢失加上手术对机体的创伤，使机体对能量、蛋白质、水分及无机盐的需求明显增加，患者处于高代谢状态，营养支持不当可迅速出现酸碱平衡紊乱及重要脏器功能障碍，因此应 24 小时持续输注营养液，以纠正营养不良。同时加强心理护理，因本病是术后难以预料的一种并发症，且病程较长，患者及家属易出现忧虑及恐惧情绪，甚至会对医护人员产生怀疑和责备。因此医护人员首先应向患者及家属解释本病的特点，介绍治疗的目的、方法及注意事项，以取得患者的积极配合。使患者早日恢复健康。

5. 倾倒综合征　由于幽门功能丧失或改道手术，未消化的高渗性食物快速进入小肠内，引起血管内细胞外液向肠管移动，致使上端小肠扩张伸展。小肠黏膜内的嗜铬细胞向血中释放 5- 羟基胺，加上其他体液因素和消化道激素等的作用，致使出现一系列症状。早期多发生在进食后半小时内，患者循环系统症状主要表现为心悸、心动过速、出汗、全身无力、面色苍白和头晕等；胃肠道症状主要有腹部绞痛、腹胀、腹泻、恶心呕吐等。出现上述情况后立即协助患者卧床休息 10 ~ 20 分钟后可自行缓解。为了预防此并发症护士可指导患者通过饮食加以调整，首先指导少食多餐，尽量摄取高蛋白、高脂肪、低糖食物；减少体液成分，以稠、固体食物为主。进餐后平卧 10 ~ 20min，多数患者经饮食调整后，症状可以减轻或消失。

（五）心 理 支 持

恶性肿瘤患者在疾病的不同阶段心理状态各不相同，其心理变化与疾病的发生、发展有密切关系[37]，因此比手术前更需要心理支持。恶性肿瘤患者治疗时间长，有的患者因并发症的存在更延长了住院时间，绝大部分患者存在严重心理问题，表现出不同程度的恐惧、焦虑、紧张、疑虑、烦躁、抑郁等，对疾病的治疗缺乏信心。所以要针对患者的个体情况进行评估，确定系统有效的干预措施。首先在良好的护患关系基础上主动关心、体贴患者。在治疗护理操作过程中，做好解释工作，做到操作前合理解释、正确指导，操作中心理安慰、适当承诺，操作后及时反馈，可以消除患者心理障碍，取得配合和信任。患者有疑虑时耐心解释，认真回答，增强患者对治疗的信心。当出现病情变化时及时进行会诊，让患者感到医护人员对他的重视程度。对患者有同情心和耐心，在不违背原则的前提下，尽量满足患者的需求，让他们感到应有的自尊和关爱；为患者提供良好的情感支持，调查表明患者的社会支持主要来源于家属，家属的态度和行为是治疗患者心理问题的重要因素之一[38]。因此要鼓励家属与患者共同分担疾患所造成的精神、心理及生活的压力，使患者心理上得到安慰。这样患者可以主动配合治疗和护理，使患者早日康复。

（六）健 康 教 育

1. 合理饮食，养成定时、定量、细嚼慢咽的饮食卫生习惯，多食蔬菜及水果，少时过冷、过烫、过辣及油煎炸食物，同时应注意：①少食多餐。胃大部切除的患者宜少食多餐，每天进餐 6 ~ 7 次，定时进餐可以使胃内不空不充，也可以逐步适应残胃的消化功能。少食多餐应是胃癌切除术后患者的重要饮食制度。②干稀分食。为使食物在胃内停留时间延长，进食时只吃较干食物，不喝水，可以在进餐 30min 以后喝水，从而避免食物被快速冲入小肠，并促进食物进一步吸收。③限制碳水化合物摄入，预防倾倒综合征。④逐步增加进食量和食物种类，患者应从术后的流食、半流食逐步转为软食或普通软食，并根据患者的饮食习惯增加花样，提高患者的食欲，有助于患者的康复。

2. 告知患者切勿酗酒、吸烟，注意劳逸结合、行为规律的健康生活方式。加强自我情绪调整，保持乐观进取的心境，积极参与社会活动，提高生活质量。

3. 胃癌手术后化疗患者应注意饮食，定期门诊随访检查血常规、肝功能等，并注意预防感染。

4. 坚持治疗，定期复查，按时服药。

（王会英）

参 考 文 献

[1] Lordick F, Grenacher L, Röcken C, et al. Diagnosis and treatment of gastric cancer. Dtsch Med Wochenschr, 2010, 135(34/35):1671-1682.

[2] Donati A, Ruzzi M, Adrario E, et al. A new and feasible model for predicting operative risk. Br J Anaesth, 2004, 93(3):393-396.

[3] 刘丽, 刘淑菊, 赵雪茹, 等. 胃癌患者的术前心理护理. 现代中西医结合杂志, 2010, 19(21):2712-2713.

[4] Ramos Chaves M, Boléo-Tomé C, et al. The diversity of nutritional status in cancer: new insights. Oncologist, 2010, 15(5):523-530.

[5] Hawes RH, Lowry A, Deziel D. A consensus document on bowel preparation before colonoscopy: prepared by a task force from the American Society of Colon and Rectal Surgeons (ASCRS), the American Society for Gastrointestinal Endoscopy (ASGE), and the Society of American Gastrointestinal and Endoscopic Surgeons (SAGES). Gastrointestinal Endoscopy, 2006, 63(7):894-910.

[6] Jeng DK, Severin E. Povidone iodine gel alcohol: A 30 second outime application preoperative skin preparation. Am J Infect

Control, 1998, 26 (5):488-494.
[7] Hyung WJ, Noh SH, Shin DW, et al. Adverse effects of perioperative transfusion on patients with stage Ⅲ and Ⅳgast ric cancer. Annals of Surgical Oncology, 2002, 9 (1):5212-5214.
[8] 陈尔东. 胃癌外科治疗与临床实践. 南京: 江苏科学技术出版社, 2007:274-276.
[9] Skoronad VIu, Berdov BA. Preoperative chemotherapy of gastric cancer. Vopr Onkol, 2010, 56(2):226-233.
[10] 黎介寿. 肿瘤营养学的兴起及临床应用. 肠外与肠内营养, 2004, 11(1):1-2.
[11] 詹文华, 汪建平. 胃肠外科手术学. 北京: 人民卫生出版社, 2006:76-90.
[12] 于康. 临床营养治疗学. 北京: 中国协和医科大学出版社, 2008:347-360.
[13] 陈尔东. 胃癌外科治疗与临床实践. 江苏: 江苏科学技术出版社, 2007:236-239.
[14] 何家军, 汪志伟. 胃癌围术期人体组成变化的研究. 肠内与肠外营养, 2004, 11 (1):39-41.
[15] 李国立, 李宁, 黎介寿. 胃癌病人的临床营养支持. 外科理论与实践, 2006, 11 (6):486-488.
[16] Rothine NC, Harper RAK, Catchpole BN. Early postoperative gastrointestinal activity. Lancet, 1963, 2:64-67.
[17] Page CP. Continnal catheter administration of elemental diet. Surg Gynecol Obstet, 1976, 142:148.
[18] 陈峻青, 夏志平. 胃肠癌手术学. 2版, 北京: 人民卫生出版社, 2008:170-182.
[19] 毕建威. 胃肠外科新进展. 北京: 人民军医出版社, 2009:173-200.
[20] 郝希山. 肿瘤手术学. 北京: 人民卫生出版社, 2008:170-182, 702-715.
[21] 金锋, 徐惠绵. 胃外科要点与盲点. 沈阳: 辽宁科学技术出版社, 2009:130-145.
[22] 李福年, 张佃良, 王海波. 再手术学: 普通外科卷. 北京: 人民卫生出版社, 2007:565-607.
[23] 山口浩和, 清水伸幸, 濑户泰之, 等. 残胃二次癌. 临床外科, 2000, 55(12):1395-1402.
[24] Kaizaki Y, Hosokawa O, Sakurai S, et al. Epstein-Barr virus-associated gastric carcinoma in the remnant stomach: de novo and metachronous gastric remnant carcinoma. J Gastroenterol, 2005, 40(6):570-577.
[25] Kikuchi S, Sato M, Katada N, et al. Efficacy of endoscopic surveillance of the upper gastrointestinal tract following distal gastrectomy for early gastric cancer. Heoatogastroenterology, 2003, 50(53):1704-1707.
[26] 许东奎, 赵平, 王成峰, 等. 45例残胃癌诊治的临床分析. 中国肿瘤临床, 2005, 32(23):1361-1363.
[27] 沈镇宙, 师英强. 肿瘤外科手术学. 2版. 南京: 江苏科学技术出版社, , 2008:163-176.
[28] 连秀娟. 胃大部切除术后远期并发症的防治.临床误诊误治, 2005, 18(6):409-409.
[29] 吴在得. 5版.外科学. 北京:人民卫生出版社,2002.
[30] 卢美秀, 许淑莲. 现代护理实务全书. 深圳: 海天出版社, 1998:9-12.
[31] 杜斌. 腹部手术对呼吸功能的影响. 中国实用外科杂志, 2004 , 24 (3) :136-139
[32] 周望京. 816 例胃癌术后早期并发症调查分析. 浙江临床医学, 2002, 4(6):447-450.
[33] 朱健, 张明党, 翟党红, 等. 普外科老年胃癌患者围术期呼吸道护理. 实用临床医药杂志(护理版), 2009, 5(6):5-10
[34] 罗凝香, 朱明范, 陈冬连. 胃癌根治术后相关并发症的观察及护理. 现代临床护理, 2009,8(9):19-23.
[35] 陈峻青,夏志平. 胃肠癌手术学. 2版. 北京: 人民卫生出版社, 2008:170-182.
[36] 徐海英. 胃癌术后并发胃肠瘘的护理对策. 临床护理杂志, 2009, 8(6):21-23.
[37] 李心天. 医学心理学. 北京: 北京医科大学、中国协和医科大学联合出版社, 1998:75 ~ 80.
[38] 胡雁, 路箴琦. 实用肿瘤护理. 上海: 上海科学技术出版社, 2007:145.

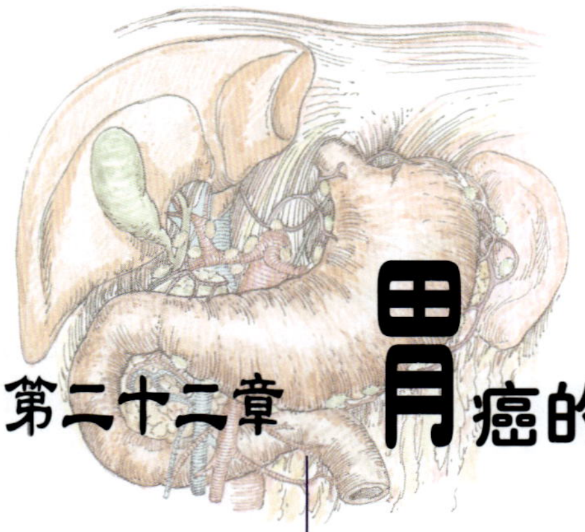

第二十二章 胃癌的化疗、生物治疗及靶向治疗

李子禹 季加孚 李国立 徐建明 徐农 任秀宝 李润美 燕敏 王强 卫子然

第一节 胃癌的新辅助化疗

一、新辅助化疗简介

新辅助化疗 (neoadjuvant chemotherapy, NACT) 最早由 Frei[1] 提出作为综合治疗的一部分，主要应用于头颈部癌、骨肿瘤、乳腺癌等实体肿瘤，指在恶性肿瘤局部治疗 (手术或放疗) 前给予的全身性化疗，又称为起始化疗，以示有别于术后辅助化疗。尽管进行了根治性切除，相当一部分局部进展期的胃癌患者仍然会复发 [2]；而术后辅助化疗直到最近才被证实可为患者带来微弱的生存益处 [3]。即使暂不考虑化疗药物疗效方面的影响，胃癌手术相关的并发症也会限制患者对于术后辅助化疗的耐受能力，故自 20 世纪 70 年代就开始有了胃癌新辅助化疗方面的研究报道，现此治疗模式已逐渐为大家所熟识和认可。当今一些治疗晚期胃癌的新型药物出现并应用于临床，使其进一步成为胃癌新辅助化疗研究的热点。新辅助化疗在理论上的优势包括以下方面：①与术后化疗相比，患者提高了化疗的耐受性；②使肿瘤缩小、分期降低后提高手术的可切除性；③可测病灶的存在提供了活体药敏检测的效果；④术前可能存在的微转移灶获得早期治疗；⑤筛选化疗过程中病情进展的患者以避免不必要手术。

二、胃癌新辅助化疗的研究概况

胃癌外科治疗的目的是根治性切除 (R0 切除) 原发病灶及有转移可能的各组区域淋巴结，不残留任何可见的癌组织。获得 R0 切除的局部进展期胃癌患者的预后最好，据一般估计进展期胃癌的 5 年生存率西方国家为 25%，日本约为 30%[4]。NACT 的目的旨在使患者降期 (down-staging)，提高局部进展期病变的根治性切除率、延长无病生存时间及最终延长患者生存期。近些年来有关胃癌根治手术范围的扩大及辅助化疗等方面的研究并没有明显改善患者的预后，总体结果仍难令人满意，使得大家更为重视胃癌综合治疗方面的研究，NACT 则自然成为其中热点。

国内外学者围绕胃癌的 NACT 进行了多方探索。大家多主张联合用药，方案均出自晚期胃癌姑息化疗的经验，多种多样。但所用药物仍多以 5- 氟尿嘧啶（5-Fu）为主，然后联合多柔比星（ADM）、丝裂霉素（MMC）等以及亚硝脲类或顺铂（DDP）中一种或两种组成，其中以 FLEP 最多见，其他方案如 EAP[5, 6] 等也有较多的应用。作者检索了近些年来关于胃癌 NACT 的一些 Ⅰ、Ⅱ期临床试验报道（详见表 22-1），总结经验如下。

胃癌术前化疗最初见于 20 世纪 70 年代中期至 80 年代中期的一些报道，这些报道提示一

表22-1　胃癌新辅助化疗的文献报道简表

年份	作者	患者	参考文献类型	术前化疗方案	临床疗效评估有效率（%）	患者耐受情况	R0率(%)	组织病理学评估	术后并发症率(%)	术后死亡率（%）	中位生存时间（月）
1989	Lasser等[25]	20例局部进展期胃癌	摘要	5-Fu/CDDP	65	耐受	75	NS	20	NS	NS
1989	Wilke等[10]	34例无法切除的局部进展期胃癌	原文（Ⅱ期临床试验）	EAP	70	4级不良反应18%	45.5	5例pCR	NS	0	18
1991	Ajani等[12]	25例可切除的局部进展期胃癌	原文	EFP	24	耐受	72	无pCR	12.5	4	15
1991	Plukker等[11]	20例局部进展期胃癌(Ⅲb和Ⅳ期)	原文（Ⅱ期临床试验）	EORTC	40	耐受	40	NS	NS	NS	22
1992	Kiyabu等[26]	25例胃癌	原文	PLF	NS	耐受	NS	有效率36%，1例pCR	NS	0	NS
1993	Ajani等[13]	48例有切除可能的胃癌	摘要	EAP	19	死亡1例	77	无pCR		NS	15.5
1993	Roelofs等[27]	50例无法切除的局部进展期和（或）转移性胃癌	摘要（Ⅱ期临床试验）	MTX/5-Fu/LV/EPI/CDDP	47	耐受	28.60	NS	NS	NS	10
1993	Yonemura等[28]	29例Ⅳ期胃癌	原文	PMUE	62	耐受	38	NS	NS	9	17
1994	Mai等[29]	24例伴有远处转移晚期胃癌	摘要	FAM或MTX/5-Fu	NS	NS	切除率68.2%	NS	NS	NS	14
1994	Rougier等[14]	30例局部进展期胃癌	摘要	5-Fu/CDDP	50	耐受	60	无PCR	NS	NS	NS
1995	Fink等[30]	30例Ⅲ～Ⅳ期胃癌	原文（Ⅱ期临床试验）	EAP	56.7	耐受	89	无PCR	22.2%	0	17
1996	Kelsen等[31]	56例（T3～4NXM0/T2N1～2M0）胃癌	原文（Ⅱ期临床试验）	FAMTX+IPFP	51	耐受	61	NS	与对照组无区别	4	15.3
1996	Kondo等[32]	21例伴有肝或腹腔转移的胃癌	摘要	5-Fu/CDDP	52	耐受	切除率71%	NS	NS	NS	11

表22-1　胃癌新辅助化疗的文献报道简表（续表）

年份	作者	患者	参考文献类型	术前化疗方案	临床疗效评估有效率（%）	患者耐受情况	R0率(%)	组织病理学评估	术后并发症率(%)	术后死亡率（%）	中位生存时间（月）
1996	Melcher等[33]	27例进展期胃癌和低位食管癌	原文	ECF	56	4级不良反应1例	41	无PCR	NS	7	10
1996	Suga等[34]	28例硬性胃癌患者	原文	UFT/CDDP	50%	未见4级不良反应	36	有效率25%（JRSGC标准[35]）	NS	0	10.1
1997	Crookes等[36]	59例可能切除的局部进展期胃癌	原文	PLF+术后腹腔治疗	54	4级不良反应12%	71	5例pCR（9%）	NS	3	52
1997	Nakajima等[37]	30例无法治愈胃癌	Ⅱ期临床试验	FLEP	50	NS	30	NS	NS	NS	6.5
1998	Nio等[38]	50例胃癌（早期24例，晚期25例，残胃癌1例）	原文	UFT	40	耐受良好	76	有效率26%（JRSGC标准[35]）	NS	NS	20
1998	Siewert等[39]	41例Ⅲ～Ⅳ期胃癌	摘要（Ⅱ期临床试验）	CDDP/LV/5-Fu	CR:30%	耐受	73.20	NS	NS	NS	NS
1999	Ajani等[40]	30例胃癌	原文	5-Fu/interferon alfa-2b /CDDP	34	未见4级不良反应	83	2例pCR	23.3	0	30
1999	Lowy等[4]	83例可能切除的胃癌	原文（Ⅱ期临床试验）	EFP, EAP, FIP	24～38	NS	73	有效率19.3%，3例pCR（Shimosato Y标准[41]）	NS	NS	≥20
1999	Songun等[42]	27例可切除胃癌	原文	FAMTX	32	耐受不良	56	NS	NS	7	13.1
1999	Nashimoto等[43]	21例无法切除胃癌	原文（Ⅱ期临床试验）	FLP	57.1	耐受	33.30	NS	NS	0	10.7
1999	Nio等[44]	82例胃癌（早期36例，晚期46例）	原文	口服UFT	39.1	耐受	NS	有效率30.5%，2例pCR（JRSGC标准[35]）	18.8	0	NS
2000	Catania等[45]	11例无法切除胃癌患者	摘要	5-Fu/EPI/etoposide/LV	CR 1例，PR/SD 8例	NS	NS	NS	NS	NS	NS

表22-1　胃癌新辅助化疗的文献报道简表（续表）

年份	作者	患者	参考文献类型	术前化疗方案	临床疗效评估有效率（%）	患者耐受情况	R0率(%)	组织病理学评估	术后并发症率(%)	术后死亡率（%）	中位生存时间（月）
2000	Gallardo等[46]	60例无法切除胃癌	原文（Ⅱ期临床试验）	PELF	36.8	耐受	8.30	NS	40	10	8.57
2000	Geh等[47]	23例进展期胃-食管交界部癌，4例属无法切除	原文	ECF	NS	耐受	48	有效率21%，1例pCR	NS	2	12
2000	Kobayashi等[48]	91例进展期胃癌	摘要	口服5'-DFUR	NS	耐受	NS	NS	NS	NS	5年生存率63.4%
2000	Mochizuki等[49]	15例无法切除的进展期胃癌	摘要	FLEP	46.7	NS	NS	NS	NS	NS	12.35
2000	Wang等[50]	30例贲门癌患者	摘要	FPLC	NS	NS	NS	NS	NS	NS	5年生存率40%
2000	Weese等[51]	15例ⅢA～Ⅳ期局部进展期胃癌	原文	FLAP+术中和术后放疗	T降期53.3%	耐受良好	100	1例PCR	NS	0	>26.9
2000	Yamanaka等[52]	7例Ⅳb期胃癌	摘要	5-Fu/CDDP	NS	耐受	NS	NS	NS	NS	NS
2001	Lowy等[53]	24例有切除可能的胃癌（T>2）	原文	EBRT+5-Fu	NS	未见4级不良反应	75	有效率73%，2例PCR（Shimosato Y标准[41]）	32	5	NS
2001	Mochizuki等[54]	17例进展期或复发性胃癌	摘要	FLEP	36.1	NS	35.30	NS	NS	NS	11.8
2001	Schuhmacher等[5]	42例ⅢA～Ⅳ期的局部进展期胃癌	原文（Ⅱ期临床试验）	EAP	65.8	4级不良反应: 45.2%	73.8	T降期：51.6%	33.3	1	19.1
2001	Takahashi等[55]	20例可能切除的硬性胃癌	原文（Ⅱ期临床试验）	FAMTX	15	可耐受	65	27.8%（JRSGC标准[35]）	16.7	0	16.4
2001	Uehara等[36]	7例伴有腹主动脉旁淋巴结转移的进展期胃癌	摘要	NS	71.4	NS	NS	组织学有效率42.9%	NS	NS	2年生存率42.9%

表22-1 胃癌新辅助化疗的文献报道简表（续表）

年份	作者	患者	参考文献类型	术前化疗方案	临床疗效评估有效率(%)	患者耐受情况	R0率(%)	组织病理学评估	术后并发症率(%)	术后死亡率(%)	中位生存时间(月)
2002	Newman等[57]	22例局部进展期胃癌	原文（Ⅱ期临床试验）	CPT-11/cisplatin	NS	4级不良反应10%	85	无PCR	15.8	5	NS
2002	Shukla等[58]	10例不能切除的晚期胃癌	摘要	CDDP/5-Fu	80	耐受	60	NS	NS	NS	10
2002	Takiguchi等[59]	25例胃癌	原文	UFT/ cisplatin	NS	耐受	NS	有效率48%	NS	NS	NS
2002	Yano等[60]	34例不能根治切除的晚期胃癌	原文（Ⅱ期临床试验）	FEMTXP或THP-FLPM	24.2	耐受	24.2	有效率24.2%	NS	NS	NS
2003	Becker等[61]	36例可切除的局部进展期胃癌	原文	EAP	66.7	NS	83	有效率11%（Shimosato Y标准[41]）	NS	NS	22.2
2003	Kalmar等[62]	24例局部进展期胃癌	摘要	ECF	45.83	耐受	41.70	NS	NS	NS	20.66
2003	Kinoshita等[63]	21例Ⅳ期胃癌	摘要	FEPMTX	52	耐受	切除率48%	NS	NS	NS	NS
2003	Kinoshita等[64]	5例可切除的硬性胃癌	摘要	S1	60	耐受	60	有效率60%，1例pCR	NS	NS	NS
2003	Marcus等[65]	34例局部进展期胃癌	原文（Ⅱ期临床试验）	CPT-11/CDDP	NS	耐受	80%	NS	41	6	NS
2003	Menges等[66]	25例不适于根治切除的局部进展期胃癌	原文	PLF	73	耐受	52	NS	NS	0	15.5
2003	Ott等[67]	49例局部进展期胃癌	原文（Ⅱ期临床试验）	PLF	26	4级不良反应2例	76	有效率17%，无PCR；T降期71%（Shimosato Y标准[41]）	19%	无	25.4
2003	Roth等[68]	19例T3～4Nx或TXN+胃癌	原文（Ⅰ～Ⅱ期临床试验）	PLF/放疗	NS	耐受	NS	有效率47.4%，1例pCR	10.5	0	42.5

表22-1　胃癌新辅助化疗的文献报道简表（续表）

年份	作者	患者	参考文献类型	术前化疗方案	临床疗效评估有效率（%）	患者耐受情况	R0率(%)	组织病理学评估	术后并发症率(%)	术后死亡率（%）	中位生存时间（月）
2003	Takiguchi等[69]	220例浆膜受侵的胃癌	原文	5-Fu（F）；5-Fu /CDDP (FP)	NS	耐受	NS	有效率F:30%，；FP：32.5%。1例pCR	F:22.5%；FP:20.1%	1	5年生存率，F组：47.0% FP组：50.9%
2003	Yabusaki等[70]	37例无法切除的进展期胃癌	摘要	S1 / CDDP	62.2	耐受	70.80	NS	NS	NS	2年生存率46.8%
2004	Cascinu等[71]	82例无法切除的局部进展期胃癌	原文	PELF	49	2例4级不良反应	45	5%的pCR	0	0	17
2004	Nakane等[72]	5例进展期胃癌（Ⅳ期3例，ⅢB期2例）	NS	S1/CDDP	100	耐受	NS	NS	20	20	NS
2004	Nio等[73]	102例可切除胃癌	原文	UFT	33.3	耐受	NS	NS	14.7	0	NS
2006	Brenner等[74]	38例局部进展期胃癌	原文（Ⅱ期临床试验）	5 Fu/CDDP	23（T降期）	耐受	84	5例有效，无pCR	29	0	30.3
2008	Persiani等[75]	24例局部进展期胃癌	原文（Ⅱ期临床试验）	EEP	41.7（T降期）	耐受	83.3	无pCR	25	0	40
2009	Yoshikawa等[76]	55例淋巴结转移的局部进展期胃癌	原文（Ⅱ期临床试验）	Irinotecan / CDDP	55	2例骨髓抑制死亡	65	15	因3例治疗相关死亡（术后并发症死亡1例）试验提前终止		14.6

pCR：病理完全缓解；IP：腹腔内；NS：未报；JRSGS：日本胃癌研究会；F：氟尿嘧啶；D：顺铂；EBRT：外照射放疗；EAP：依托泊苷/多柔比星/顺铂；FAMTX：甲氨蝶呤/氟尿嘧啶/亚叶酸钙/多柔比星；FLAP：氟尿嘧啶/亚叶酸钙/多柔比星/顺铂；UFT/CDDP：尿嘧啶-替加氟/顺铂；PLF：顺铂/亚叶酸钙/氟尿嘧啶；UFT：尿嘧啶-替加氟；ECF：表柔比星/顺铂/氟尿嘧啶；EEP：表柔比星/依托泊苷/顺铂；EFP：依托泊苷/氟尿嘧啶/顺铂；EORTC：甲氨蝶呤/氟尿嘧啶/亚叶酸钙；PMUE：顺铂/丝裂霉素C/依托泊苷/尿嘧啶-替加氟；FEMTXP：氟尿嘧啶/表柔比星/甲氨蝶呤/顺铂；THP-PLPM：吡柔比星/氟尿嘧啶/亚叶酸钙/顺铂/丝裂霉素C；FEPMTX：氟尿嘧啶/表柔比星/甲氨蝶呤/亚叶酸钙/顺铂；PELF：顺铂/氟尿嘧啶/表柔比星/6S-亚叶酸钙/谷胱甘肽。

些化疗方案可以使肿瘤缩小，将原本无法手术切除的胃癌转为可以切除[7-8]，但对其疗效和使用制剂的毒副作用等均未予描述。随着化疗药物及方案的研究进展，对无法手术切除胃癌患者如何进行疗效评价也建立了相应的评估方法[9-11]。Wilke[10]和Plukker等[11]的Ⅱ期临床试验发现NACT能够使原剖腹探查无法切除的胃癌获得40%～50%的再切除率，这些再切除患者的中位生存期达24个月，这较原无法切除胃癌患者小于6个月的中位生存期明显提高。这些结果促进了对于可切除胃癌NACT的研究。20世纪90年代初期就有了可切除胃癌患者NACT的报道。这些研究多为Ⅰ、Ⅱ期临床试验，存在一些问题，可能使研究结果产生偏性，难以得出有说服力的结论。例如大部分研究中治疗前肿瘤分期不够准确，"可切除"、"局部进展期"等标准和分期使用的手段差别较大；化疗方案、药物应用方式及NACT后辅助化疗的使用等在每一研究中也各不相同；没有统一的手术方式，大部分研究中也没有强调详细和标准化的组织病理学疗效评估；当然"根治性切除"的定义在各报道中也有差别。尽管如此，分析当时的一些Ⅱ期临床试验[12-15]还是可以给我们提供一些有关胃癌NACT方面的经验：① NACT可减少局部肿瘤体积（降期）以提高随后根治性切除的可能性，消除或延缓系统性转移。二者对于延长患者的无病生存期和总体生存时间都是关键因素；② NACT的临床疗效通常预示着其是否能够提高R0切除率，但临床疗效的客观评估较为困难，术前分期难达精确；大部分作者是以世界卫生组织（World Health Organization, WHO）的TNM分期标准[16]采用内镜和CT来评估临床疗效，但这些分期手段测量肿瘤二维大小及区分可见肿瘤与瘢痕存在缺陷，也难以排除腹腔转移等不适合入组的患者；③组织病理学疗效评估的完全缓解（pCR，切除标本未见肿瘤）是NACT一个最为可信的疗效指标。但胃癌患者获得pCR少，提示化疗方案有待改进；④少数前瞻性随机临床试验结果提示：局部进展期胃癌行NACT者较未行NACT者R0切除率明显提高。可是术前分期的准确性使这些结论打了折扣，另"R0切除"的定义也不尽明了；⑤这些研究的中位生存期为15～18+个月，明显优于未行NACT的进展期患者；⑥化疗的毒副作用主要表现在骨髓抑制方面，大部分患者均可耐受，提示NACT可在门诊安全进行。

20世纪90年代末至今，胃癌NACT的研究进入一个新阶段。随着临床分期手段、化疗药物/方案的不断改进，对胃癌手术看法的逐渐统一，一些前瞻性随机对照研究的结果已逐渐证实了NACT在胃癌中的作用。但第一项随机对照研究仅入组56例患者，使用了现已知无效的FAMTX化疗方案[17]。而ECF方案首先在转移性和局部进展、"无法切除"胃癌中证实了其疗效，无论在有效率还是生存期方面都要优于FAMTX方案，这也促使本方案被考虑应用于新辅助治疗模式[18-19]。胃癌新辅助化疗中第一项获得阳性结果的是可称为本领域里程碑的MAGIC研究[20]，其试验组术前、术后各行3周期ECF方案化疗，对照组为单纯手术组；研究对象为胃癌和胃食管交界部癌患者。由于研究中没有常规应用超声胃镜和腹腔灌洗细胞学检查，术前患者分期的准确性受到质疑。86%的患者完成了新辅助化疗，耐受良好；试验组中229例（92%）患者进行了手术，69%的患者获得了根治性切除，而单纯手术组仅为66%；两组间手术死亡率及术后并发症方面无显著差异。疗效评估依靠病理标本肿瘤大小的测量，试验组显著小于单纯手术组。随机分到化疗组的患者总体生存率显著优于单纯手术组（36%～23%）。正是因为此项临床研究的结果证实了新辅助化疗的确切疗效，2008年开始作为一级证据被NCCN治疗指南所推荐。胃癌新辅助化疗领域的第二项大型多中心随机对照试验为法国的FNLCC ACCORD 07-FFCD 9703研究，其初步结果以摘要形式报道于2007年ASCO会议上：224例患者被随机分为试验组（术前化疗应用5-Fu和顺铂2～3个周期）和对照组（单纯手术）；如果术前化疗有效则推荐术后继续该方案化疗。结果提示试验组和对照组的根治性切除率分别为84%和73%，5年无病生存率分别为34%和21%，总体生存率为38%和24%；均有显著差异。但这些试验也仍存在一些问题：两项研究中都包括了远端胃癌和胃食管交界部癌，而它们在生物学行为上似非同类；另更重要的是缺少统一的术前分期手段（如超声胃镜、腹腔细胞学检查等），使我们无法准确获知患者自术前化疗中获益多少。

现仍有多项胃癌新辅助治疗的Ⅲ期临床随机对照试验正在进行中，包括我国北京肿瘤医院牵头的多中心 FOLFOX7 方案的研究，希望这些研究结果能为胃癌新辅助治疗提供更多的有力依据。

三、胃癌新辅助化疗面临的问题

NACT 在胃癌中的应用已逐渐为大家所认可，但目前也面临着一些问题有待解决。

(一)化疗的毒副作用

目前应用的化疗药物可引起骨髓抑制而造成血白细胞和血小板减少，或造成患者全身情况的恶化或感染性并发症[21]。

(二)用 药 方 式

术前化疗的用药方式有全身用药(静脉、口服、直肠)及局部(动脉、内镜、腹腔)用药两种。目前报道中静脉用药占大多数，简单易行，但缺点为久之易产生耐药性，不良反应大。口服给药较为方便，所用药物毒性低，不良反应小，易经淋巴管吸收而积聚于淋巴结，对预防术后转移复发有一定的作用。虽然动脉插管化疗有败血症及与插管相关的一些并发症，但采用局部动脉插管的方式进行 NACT 的报道对部分胃癌患者确有一定疗效[22]。另内镜下注药化疗及经直肠、腹腔内给药化疗等亦有报道，疗效也有待研究。其实用药方式往往取决于所用药物本身的特点。

(三)手 术 时 机

NACT 后病情进展的部分患者可能失去了对局部病灶的控制，延误手术时机[23]。另外，有急诊手术风险，如梗阻、穿孔及出血的胃癌患者不宜进行 NACT。

(四)治疗前分期

胃癌 NACT 的适宜人群为可切除的局部进展期胃癌患者，因其获得根治性切除，特别是达到 A 级根治较为困难。但因胃本身是空腔脏器及其淋巴结转移等特点给目前常规的分期手段如内镜或 CT 等带来很大困难，对于病灶可切除性及小的腹膜转移等的判断尚不能令人满意。另病变的组织学类型、肿瘤的位置与范围、是否是皮革胃等对预后均有影响，对以上情况的准确判定及划分也会影响研究的最终结果。现腹腔镜、PET-CT 等的使用已进入胃癌 NACT 领域，结果令人期待。

(五)疗 效 评 估

评价化疗效果的重要性不言而喻，但与治疗前分期一样，现报道中多应用的 CT、钡餐、胃镜等尚难达到精确的疗效评估。另目前常用的 WHO 及 RECIST（Response Evaluation Criteria in Solid Tumors）评估标准在胃癌 NACT 中的应用也有待商榷。

(六)手术的标准化

关于胃癌的手术标准化问题东西方长期以来存在争议，在当今循证医学的背景下观念逐渐统一。只有这样才可能使治疗组与对照组及大量的研究资料之间达到正确的对照和比较，既往临床试验中手术标准的不同或不明肯定会使结果分析打折扣。

四、胃癌新辅助化疗的一些经验

北京肿瘤医院 2002 年开始进行有关胃癌新辅助化疗的研究，是国内开展此方面工作较早的单位之一。自最初的单中心研究到牵头北京市多中心乃至全国的多中心研究，方案一直以高效低毒的 FOLFOX 类为主，积累了一些经验与问题，在此与大家交流。

(一)患者的风险评估

我们在研究中常规应用了超声内镜（EUS）和 CT 来对患者进行评估，以选择最为合适的局部进展期患者入组。二者联合应用对于分期的诊断是基本令人满意的（图 22-1 ~ 图 22-4），但并不能排除一些腹腔或远处脏器微小转移的患者，今后研究应将腹腔镜及腹腔细胞学检查考虑在常规手段之内。若结合新辅助化疗的评效等则联合功能影像学检查如 PET-CT 等更为理想，但后者价格较为昂贵，另只适用于氟代脱氧葡萄糖（fluoro-2-deoxy-D-glucose, FDG）有效的为数不足 50% 的患者[24]；因此进行肿瘤生物标记物方面的研究以期筛选适于评效评估的指标也是非常必要的。

(二)新辅助化疗相关问题

术前化疗的时间现在大家较为统一的看法是

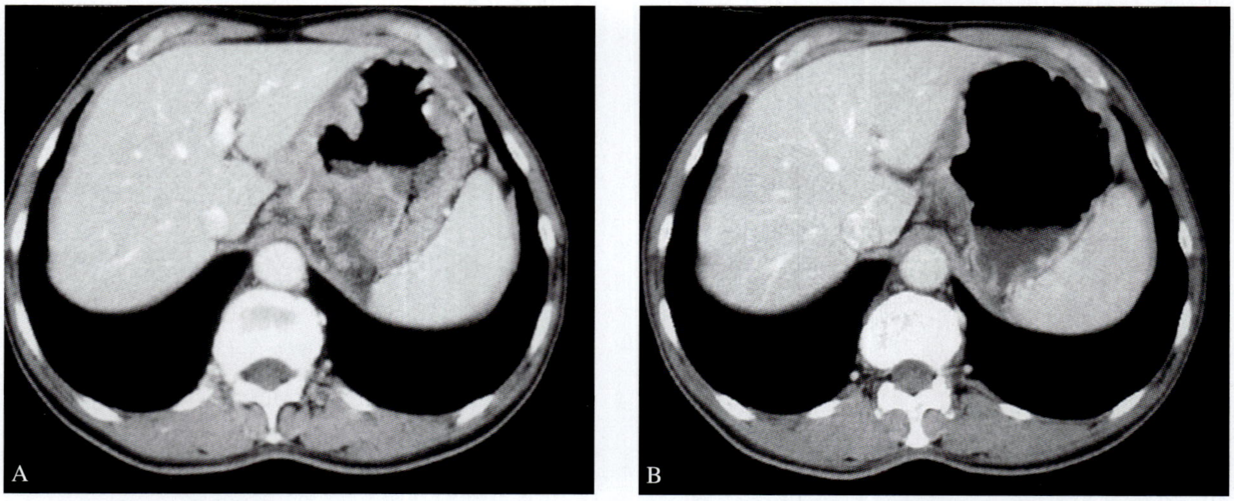

图22-1 患者经过4周期FOLFOX方案化疗后，胃底、胃体部胃壁不规则增厚较前明显减轻，原最厚处（2.5cm）现为1.2cm。胃底及胃体小弯侧胃壁外肿大淋巴结明显较前缩小（A图为化疗前）

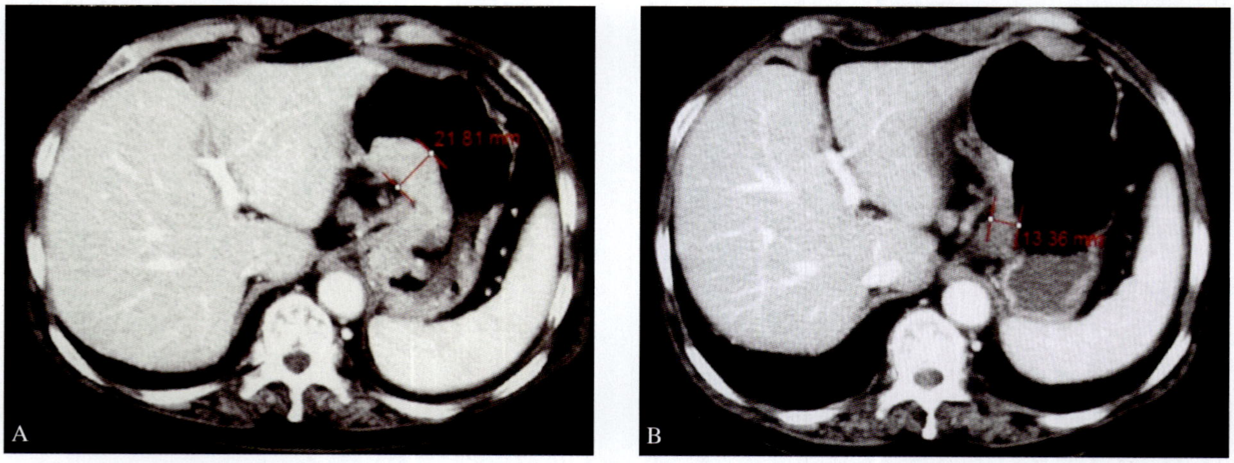

图22-2 患者经过2周期FOLFOX方案化疗后，原贲门、胃底、胃体小弯不规则溃疡性肿物缩小，胃壁增厚减轻，原最厚处2.3cm，现最厚1.1cm。胃小弯、腹腔干、脾动脉见多发肿大淋巴结较前均缩小（A图为化疗前）

2个月左右，对于FOLFOX方案即4周期；我们的研究中新辅助化疗有效者在4周期内罕见病情出现进展的，但前期研究中确实遇到4周期化疗有效的患者继续化疗出现病情进展的情况。此类方案患者的耐受良好，安全性高，不影响手术的并发症、死亡率等；且初期结果提示可延长患者的生存率。化疗与手术的间隔时间3～6周为宜。关于手术标本的组织病理学观察及疗效评估我们应用的是日本胃癌研究协会的标准（图22-5），西方也有一些标准，目前尚无统一的公认标准。

五、展　望

尽管迄今关于胃癌NACT的大样本的前瞻性随机对照临床试验报道有限，但NACT对于患者的益处是不容忽视的，因此这种治疗模式已经被NCCN治疗指南推荐在临床中应用。而今新型化疗及靶向药物的出现、腹腔镜、功能影像如PET、核磁共振水成像等的应用及推广，肿瘤分子生物学的研究进展等均会为胃癌NACT研究提供新的契机。继续进行一些高质量的临床研究，准确评估治疗前风险，选择最有可能自NACT中获益的合适患者在术前这段有限的时间内，应用

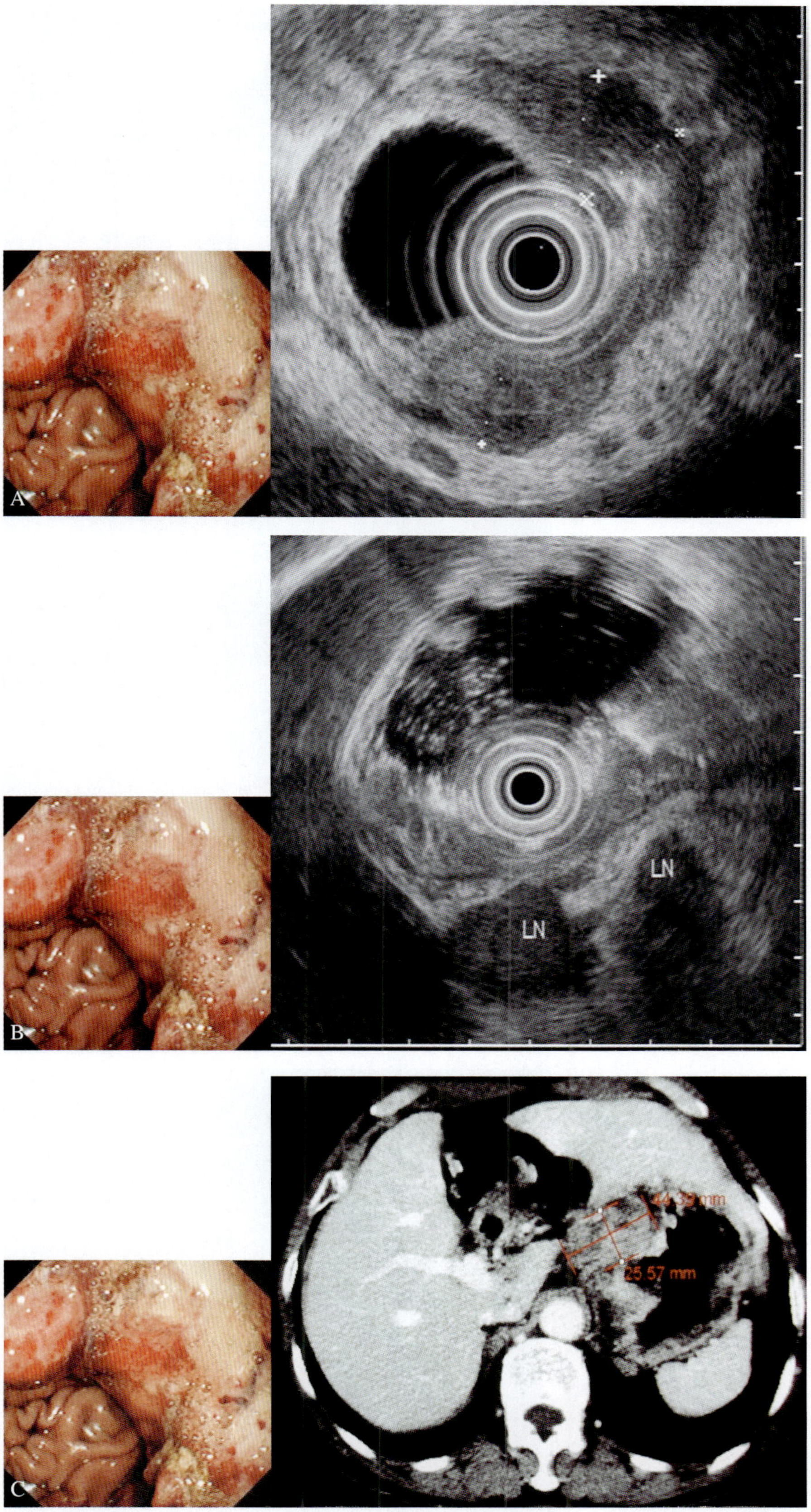

图22-3　胃食管结合部癌

A. 肿瘤侵犯胃壁全层(cT3)；B. 胃周肿大淋巴结数目超过6个 (cT3 N≥2)；C. CT示胃周融合淋巴结最大者达4.4cm × 2.6cm

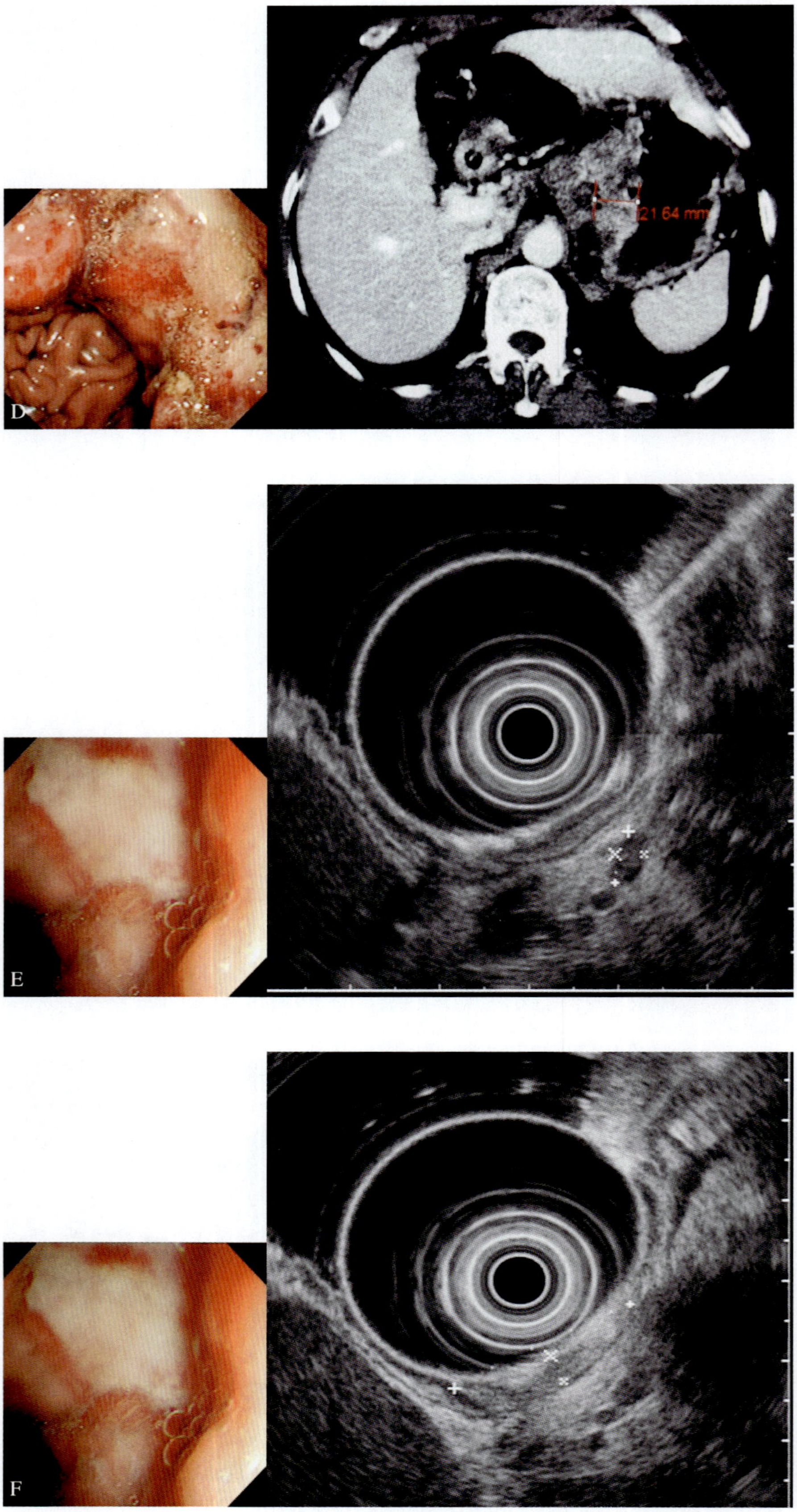

图22-3（续） 胃食管结合部癌

D. 患者CT示胃壁最厚处约2.2cm；E. 患者经过2周期化疗后：EUS显示cN≥2变为 cN1；F. cT3变为 cT2

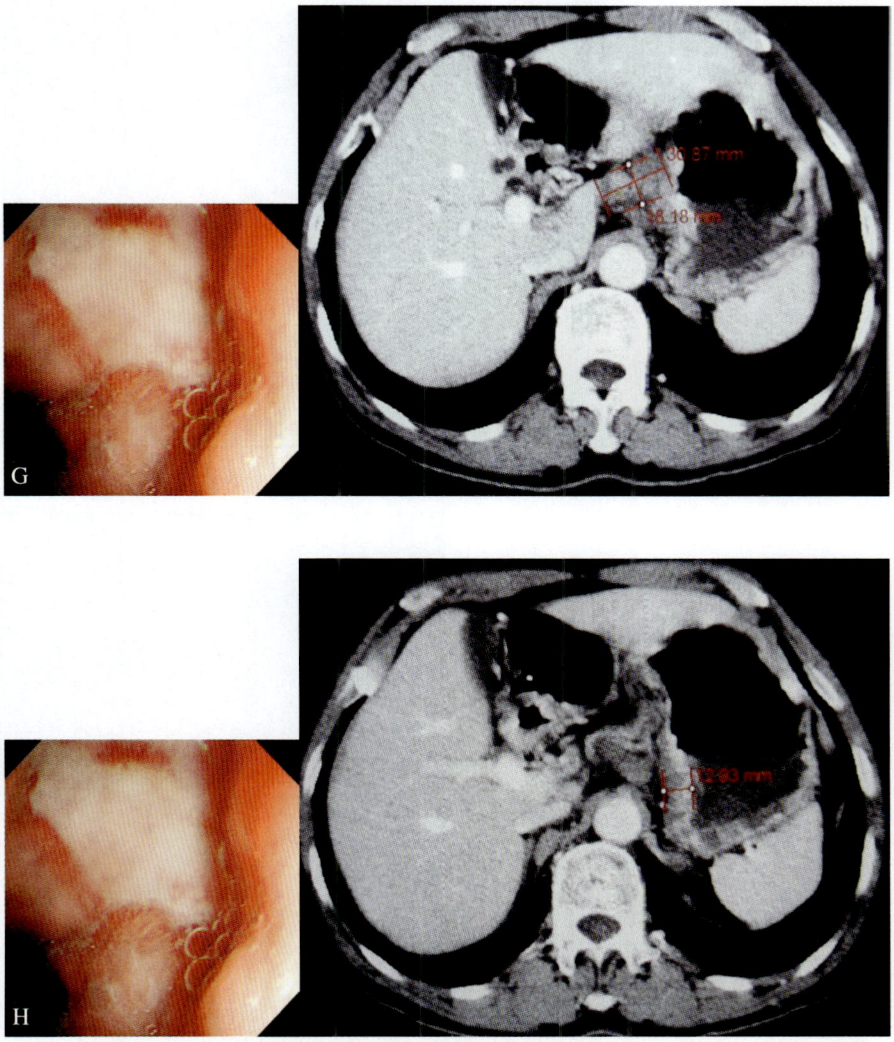

图22-3（续）　胃食管结合部癌。

G. 化疗后患者CT示胃周淋巴结明显缩小，现最大者为3.1cm × 1.8cm；H. 化疗后患者CT示胃壁最厚处约1.3cm

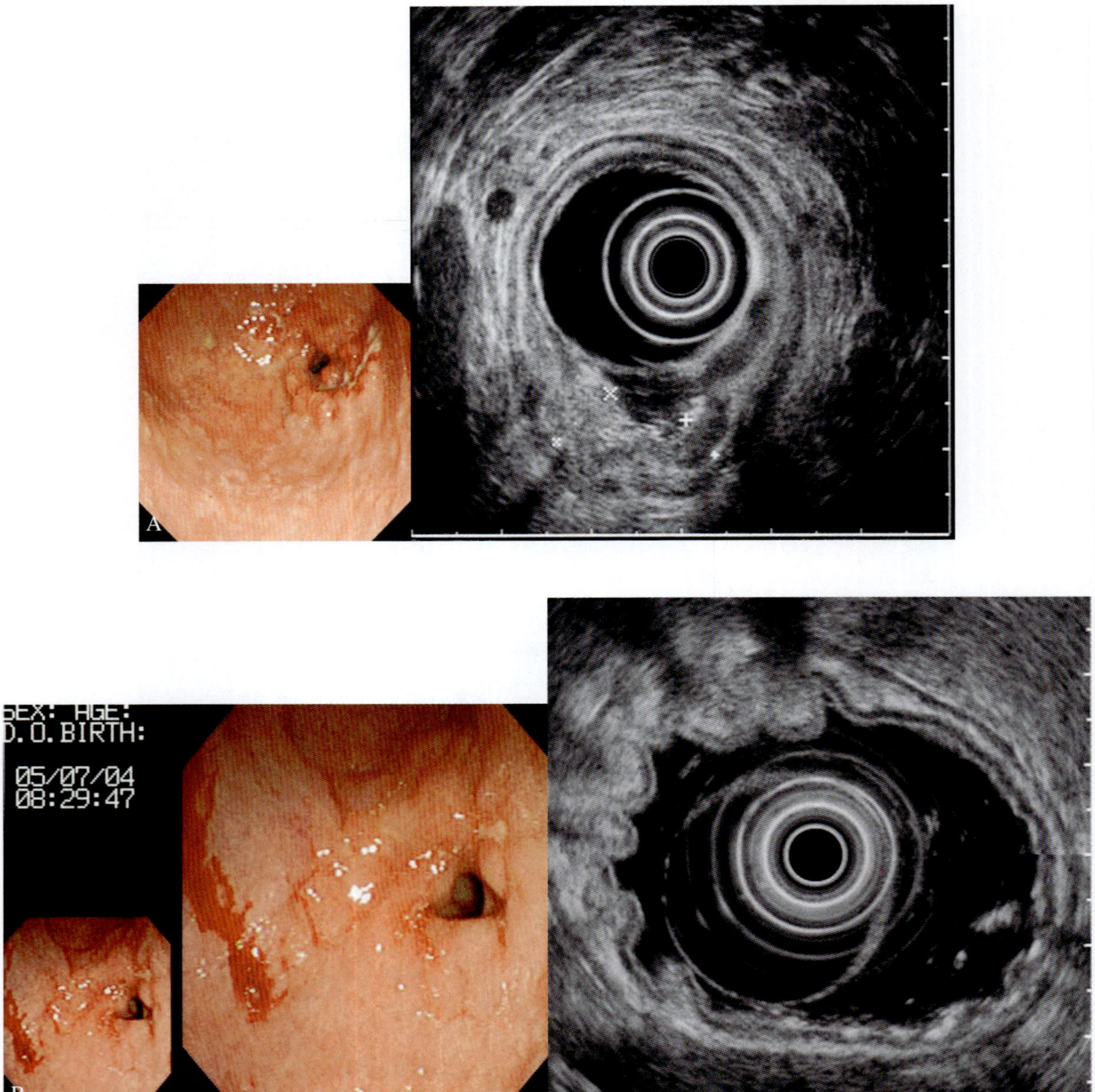

图22-4 胃窦癌

A. 肿瘤侵犯胃壁全层 (cT3)；B. 4周期化疗后，肿瘤消失，仅残留一瘢痕可见（cT0N0MX），术后患者组织病理学评估为grade 3

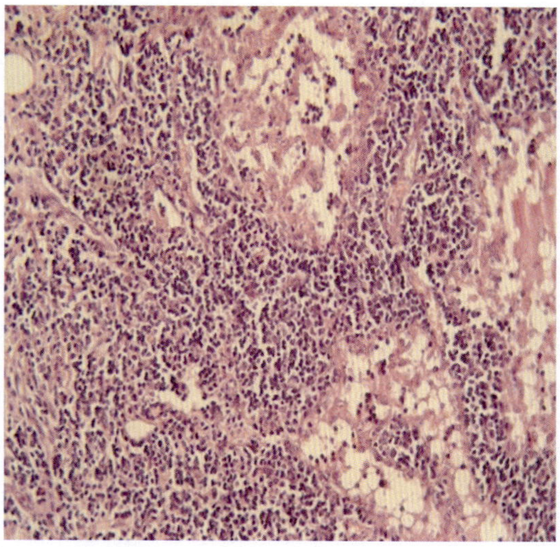

Grade 1a

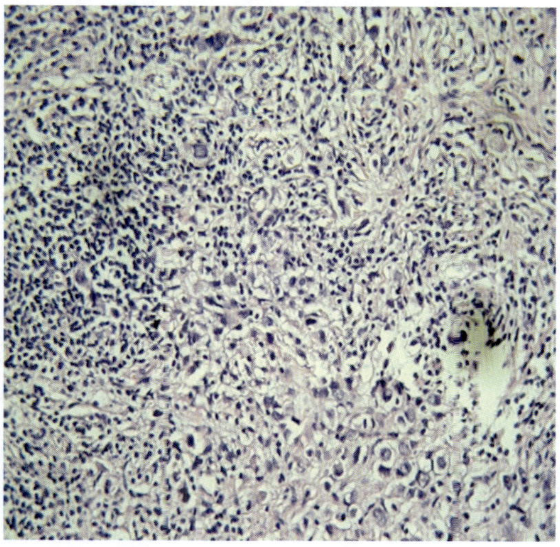

Grade 1b

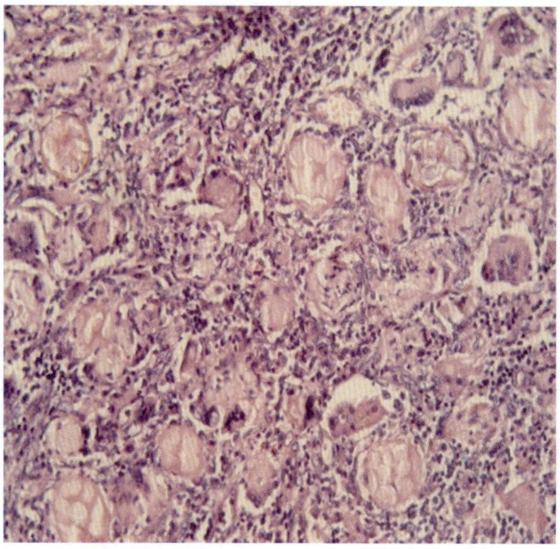

Grade 2

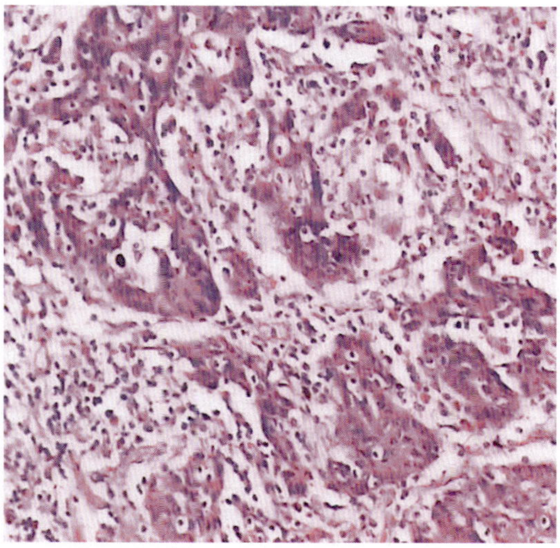

Grade 3

图22-5　组织病理学观察及疗效评估。根据日本胃癌研究协会的标准进行评估，分为grade 0 ~ 3：grade 3，肿瘤细胞完全消失或坏死；grade 2，组织学改变>2/3区域；grade 1b，组织学改变>1/3 区域；grade 1a，组织学改变<1/3区域；grade 0，无组织学改变。这些改变包括细胞的气球样变性或空泡样变，核固缩，组织或细胞的消失，腺体结构紊乱，组织或细胞的坏死。根据所评估病变总量中肿瘤坏死或消失的程度分成两类，组织病理学有效和组织病理学无效。组织学无效是指肿瘤坏死或消失小于总体病变的1/3，或仅有不同程度的细胞或结构改变

现有高效低毒的新型药物进一步提高胃癌NACT的疗效，将是今后胃癌研究的主要方向之一。

（李子禹　季加孚）

第二节　局部进展期胃癌动静脉结合的术前化疗

一、背　　景

综合治疗是目前提高进展期胃癌治疗效果的主要方法。最初人类对胃癌的治疗是从胃切除术开始的，胃切除术注重的是原发灶的切除，当时临床所关注的问题主要在于胃切除的安全性与消化道重建的合理性，很少涉及淋巴结转移与淋巴结清扫。随后，日本学者开始探索胃癌根治术，在足够胃切除的基础上进行系统性的淋巴结清除，使胃癌的治疗效果得到一定程度的提高。这一阶段，淋巴结转移规律与淋巴结清扫的范围是临床研究的主要内容。在体验到进行淋巴结清扫带来的益处之后，日本开始探索更大范围的淋巴结清扫，到20世纪80年代后，相继出现了腹主动脉周围淋巴结清扫、左上腹脏器全切除等极限性手术。前者是彻底清除腹腔内所有与胃癌转移相关的淋巴结，后者则是将胃后壁癌及其转移灶、隐性播种灶完全封闭在网膜囊内予以完整切除。从解剖学理论上看，这些手术方式将外科对胃癌的治疗推向了顶峰。然而，近年来越来越多的临床实践与临床研究发现，对胃癌的治疗效果并非与手术范围的无限扩大成正比，手术对胃癌的治疗效果仍是有限的。于是，为进一步提高胃癌的治疗效果，以手术为主的综合治疗应运而生，新辅助化疗也就成为目前胃癌临床研究的重要内容。

在胃癌的化疗历史上，EAP方案曾颇引人关注。1987年Preusser为探索不含5-Fu的化疗方法而在临床上使用EAP（多柔比星、顺铂、VP-16）方案，结果三药联合的有效率竟高达64%[77]，这样的疗效在当时是很难达到的，所以EAP方案对胃癌治疗的影响很大。但其缺点也很突出，最主要的是毒性太大，化疗毒性相关死亡率就高达3%[77]。鉴于此，1989年日本的Nakajima等[78]将EAP方案进行改良，用于不能切除的晚期胃癌的术前化疗，在静脉滴注5-Fu与四氢叶酸钙的基础上，将EAP方案中的VP-16与顺铂经动脉注射，称其为动静脉结合给药的FLEP疗法，许多晚期胃癌病例获得了满意的效果。1999年的结果显示，在明显降低了毒性反应的同时，动静脉结合给药的FLEP疗法保持了较高的有效率（51.6%）。更有意义的是，按胃癌转移方式的不同其效果迥异，对肝转移和腹膜播种的有效率较差，而对淋巴结转移的有效率却高达87.5%[79]。我们借鉴这一结果，自2002年12月开始探索动静脉结合给药的胃癌术前化疗方法。

二、动静脉结合的FLEP法术前化疗

根据Nakajima等的方法，选择难以切除的、以淋巴结转移为主的晚期胃癌病例以动静脉结合的FLEP法进行术前化疗，具体的方法为：

5-Fu　370mg/m² Leukovorin（亚叶酸钙）200mg/m²	iv　第1～5天
顺铂　80mg/m² Epotoside（足叶乙甙）80mg/m²	ia　第6、20天， 每5周重复1次

典型病例1：患者，男性，65岁，2004年10月因上腹部不适在当地医院就诊，经胃镜检查并取活检确诊为胃癌。术前CT检查（图22-6）发现胃中、上部小弯侧胃壁明显增厚、僵硬，为原发灶所在，小弯侧的No.3淋巴结，胃左动脉周围的No.7淋巴结，腹腔动脉周围的No.9淋巴结，以及肝总动脉周围的No.8淋巴结等与原发灶紧密融合在一起，包裹着胃左动脉（图22-6，CT片中央箭头所指纵行的强化血管影）、肝总动脉（图22-6，CT片中央箭头所指横行向肝脏的强化血管影）等重要动脉，手术难以切除。

遂以动静脉结合的FLEP法进行化疗，2个周期后复查CT见原发灶与各组转移淋巴结均已消失（图22-7）。于2004年12月手术，术中发现因癌组织完全坏死，胃前壁已呈慢性穿孔（图22-8），行全胃切除＋D2淋巴结清扫手术。术后病理提示切除标本中已无癌组织（图22-9）。该病例在治疗后29个月出现肺转移性复发，对症治疗3个月后死亡。

至2005年12月以动静脉结合的FLEP法共

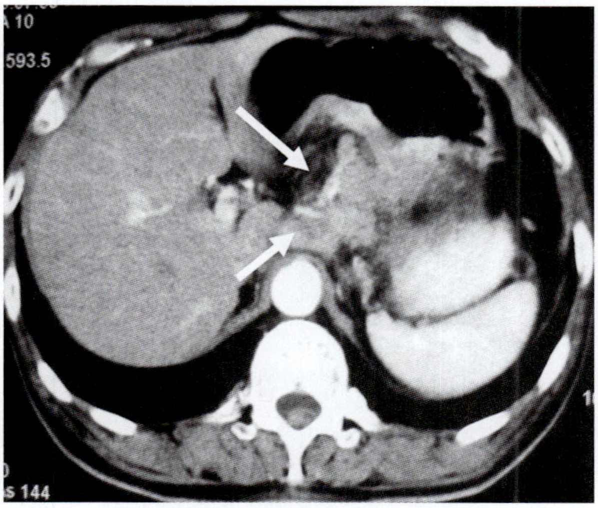

图22-6　病例1治疗前的CT片

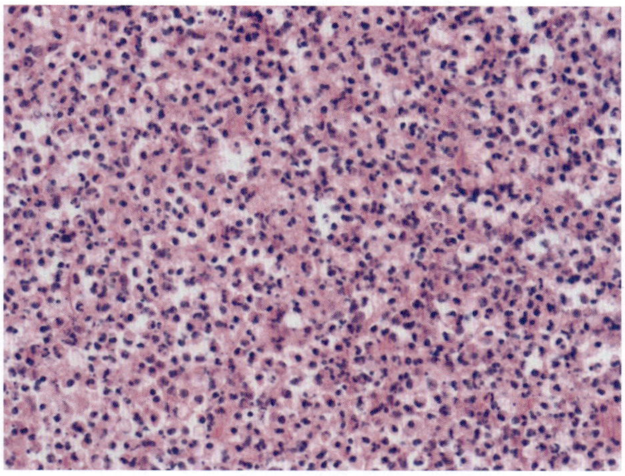

图22-9　病例1术后病理

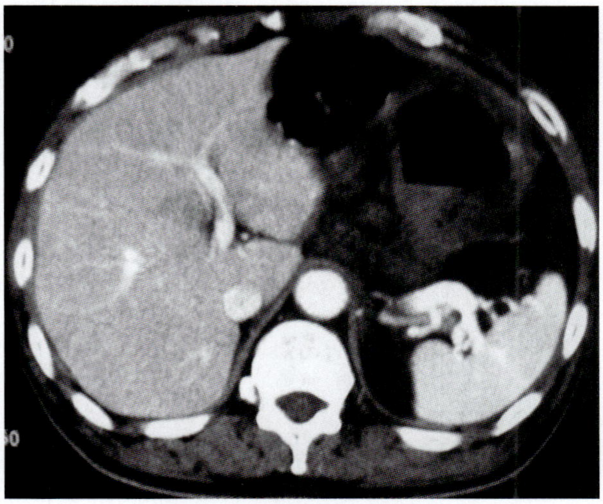

图22-7　病例1治疗后的CT片

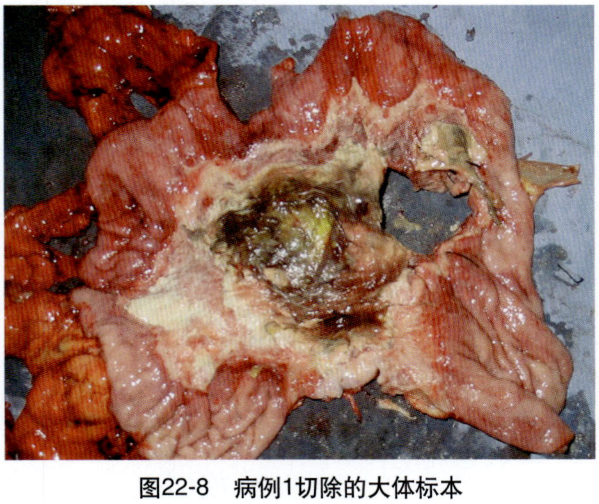

图22-8　病例1切除的大体标本

治疗21例类似的以CT评价难以切除的晚期胃癌病人，手术切除率达到78.5%，CT评价的客观有效率为81.2%[80]。在这一阶段，我们选择的都是难以切除的晚期胃癌病例，但在治疗中却出现了非常好的效果，使很多病例由难以切除转变为可切除。同时也使我们的信心更加坚定，为进一步探索动静脉结合的术前化疗方法奠定了基础。

三、动静脉结合的FLEOX法术前化疗

进入21世纪后，一批新的化疗药物相继问世，第三代铂类药物“奥沙利铂”就是其中的一种。很多研究显示，奥沙利铂对消化道肿瘤的疗效不低于顺铂，但却表现出无肾毒性，对造血系统、消化道毒性均较低等优点。于是，自2006年1月开始，我们开始尝试以奥沙利铂代替FLEP方案中的顺铂进行动静脉结合的术前化疗，使化疗方案成为FLEOX法，继续在临床上对晚期胃癌进行动静脉结合的术前化疗，到2006年10月为止治疗30例，有效率达到83.5%。与前期的FLEP方案比较疗效无明显差别，而毒性反应却明显降低，充分体现出奥沙利铂的优越性[81]，对于术前化疗具有重要意义。

四、动静脉结合的FLEEOX法术前化疗

1989年Nakajima借鉴EAP方案，在多柔比星、顺铂、VP-16三药中，仅取其中的顺铂与VP-16从动脉注射，其目的就是为了减轻原EAP方案的毒副反应，使临床易于应用。我们以奥沙

利铂代替顺铂以后，使 FLEP 方案变成 FLEOX 方案，临床应用的毒性反应明显降低，所以我们自 2006 年 11 月开始又在动脉给药中加入了表柔比星，使动脉所给药物变成了由表柔比星、VP-16 与奥沙利铂组成的 EEOX 方案，从药物配伍上类似于由多柔比星、顺铂、VP-16 所组成的 EAP 方案。具体方案如下：

5-Fu　370mg/m^2
Leukovorin（亚叶酸钙）200mg/m^2 } iv　第 1～5 天

奥沙利铂　120mg/m^2
Epotoside（足叶乙甙）　80mg/m^2
表柔比星　30 mg/m^2 } ia 第 6、20 天，每 5 周重复 1 次

EAP 方案显效的原理尚未完全阐明，多柔比星、顺铂、VP-16 等三种药物究竟产生怎样的协同作用能够使疗效得到大幅度的提高仍不十分清楚，但是这种动静脉结合的 FLEEOX 方案在临床应用后却取得了很好的结果。

典型病例 2：患者，男性，67 岁，2008 年 10 月因上腹部包块、呕吐宿食在当地医院就诊，经胃镜检查并取活检确诊为胃癌，体检于中、上腹偏右侧摸到巨大包块。术前 CT 检查（图 22-10）发现胃中、下部巨大癌肿，与胰腺、肝关系非常密切。遂以动静脉结合的 FLEEOX 方案进行术前化疗，1 个周期后腹部包块消失，饮食恢复正常。2 个周期后复查 CT 见胃下部肿瘤明显缩小（图 22-11），得以手术切除。该病例在治疗后 10 个月出现肺转移性复发，对症治疗至 2010 年 3 月随访仍存活。

典型病例 3：患者，女性，58 岁，2007 年 5 月因上腹部隐痛就诊，经胃镜检查并取活检确诊为胃癌。术前 CT 检查（图 22-12）发现胃小弯侧的 No.3 淋巴结、腹腔动脉周围的 No.9 淋巴结、肝总动脉周围的 No.8 淋巴结，以及肝十二指肠韧带周围的 No.12 淋巴结等紧密融合在一起，包裹着门静脉（图 22-12，CT 片中央箭头所指强化血管影）等重要血管，手术难以切除。

遂以动静脉结合的 FLEEOX 方案进行术前化疗，2 个周期后复查 CT 见上述转移淋巴结完全消失（图 22-13），得以手术切除。该病例在治疗后 21 个月出现腹膜播种性复发，治疗 2 个

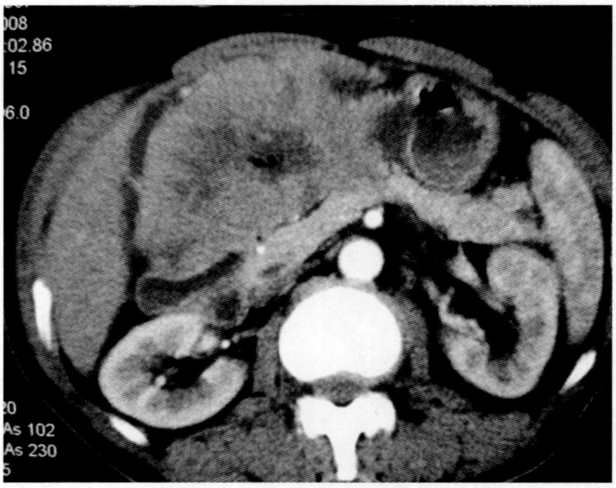

图22-10　病例2治疗前的CT片

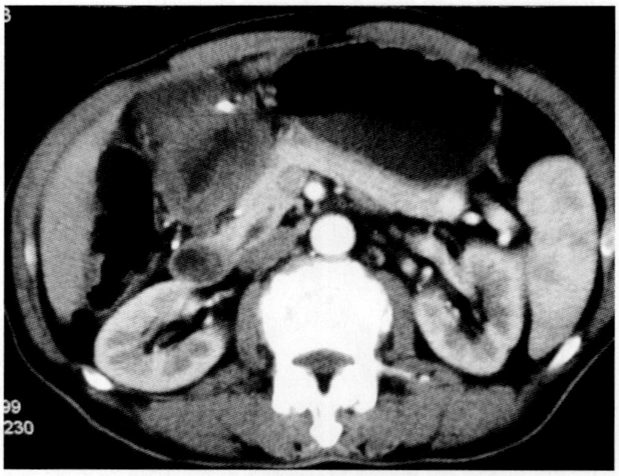

图22-11　病例2治疗后的CT片

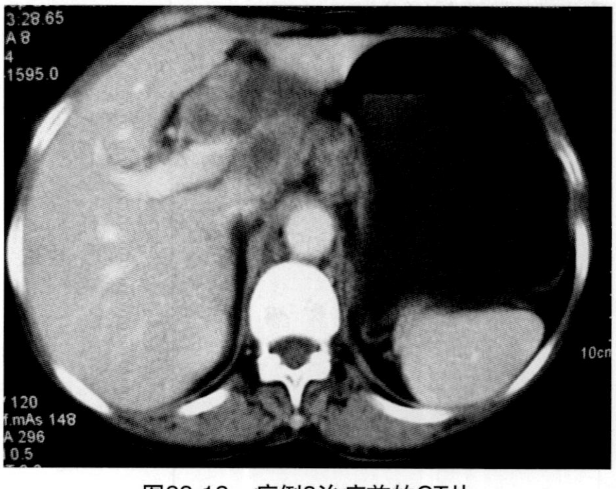

图22-12　病例3治疗前的CT片

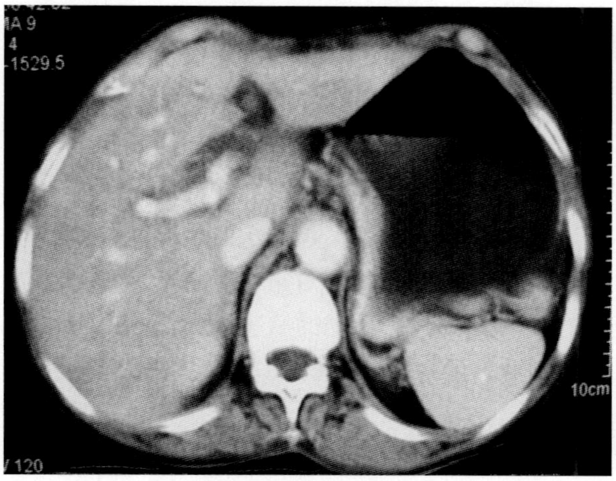

图22-13　病例3治疗后的CT片

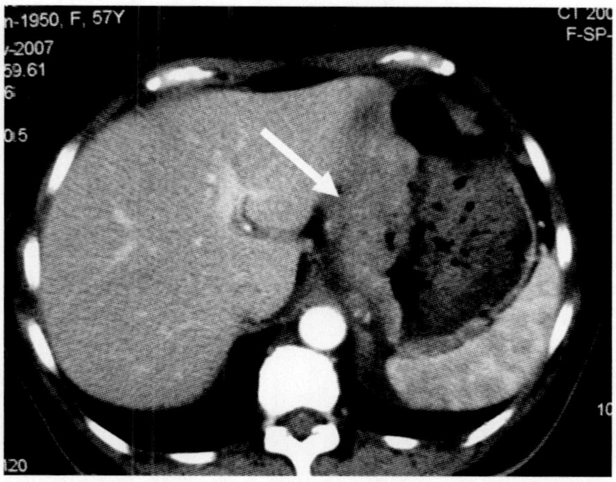

图22-14　病例4治疗前的CT片

月后死亡。

典型病例 4：患者，女性，57 岁，2007 年 11 月因上腹部不适就诊，经胃镜检查并取活检确诊为胃癌。术前 CT 检查（图 22-14）发现胃小弯侧的 No.3 淋巴结、胃左动脉周围的 No.7 淋巴结、腹腔动脉周围的 No.9 淋巴结等与原发灶紧密融合在一起，手术切除有一定困难。

以动静脉结合的 FLEEOX 方案进行术前化疗，2 个周期后复查 CT 见上述转移淋巴结以及原发灶几近消失（图 22-15），得以手术切除。该病例于治疗后 14 个月出现脑转移性复发，对症治疗 1 个月死亡。

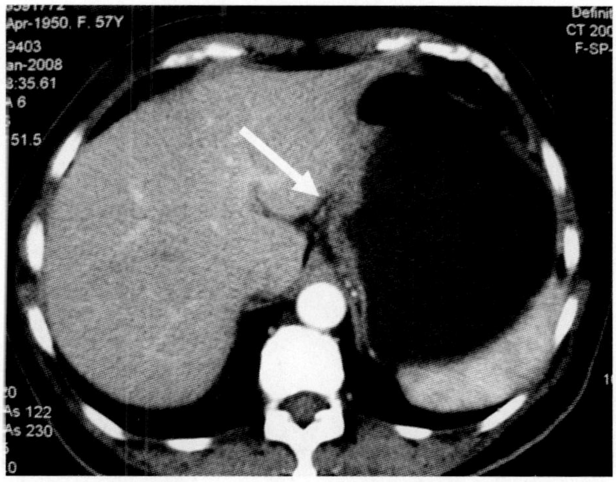

图22-15　病例4治疗后的CT片

典型病例 5：患者，男性，69 岁，2010 年 3 月因上腹部不适在当地医院就诊，经胃镜检查并取活检确诊为胃癌。术前 CT 检查（图 22-16）发现胃小弯侧的 No.3 淋巴结、胃左动脉周围的 No.7 淋巴结、腹腔动脉周围的 No.9 淋巴结，以及肝总动脉周围的 No.8 淋巴结等与原发灶紧密融合在一起，包裹着胃左动脉（图 22-16，CT 片中央箭头所指纵行的强化血管影），并与腹主动脉关系密切，手术难以切除。

以动静脉结合的 FLEEOX 方案进行术前化疗，2 个周期后复查 CT 见上述转移淋巴结几近消失，胃左动脉完全显现，癌组织与腹主动脉间隙已经很明显（图 22-17），得以手术切除。该病例仍在随访中。

在 2007 年 1 月至 2008 年 12 月间我们曾选择 32 例淋巴结严重转移的晚期胃癌患者，以动静脉结合给药的 FLEEOX 法进行新辅助化疗。CT 评价有效率（CR + PR）高达 87.5%[82]。

五、动静脉结合给药的术前化疗的特点

该方法所用药物并无特殊，都是临床常用的化疗药物，与临床上惯用的化疗方法最大的差别首先在于采取了动静脉结合的给药途径。化疗药物大体上可分为周期特异性药物与周期非特异性药物，前者如 5-Fu，对癌的治疗效果与作用时间有关，给药时间是影响疗效的主要因素，适于缓慢静滴；后者作用强而迅速，药物浓度是影响疗效的主要因素，浓度增加后，杀伤癌细胞的数量呈对数级增加，奥沙利铂与表柔比星即为此类。我们采用动静脉结合的给药方法就是根据两类药物的作用特点，静脉缓慢滴注 5-Fu 以维

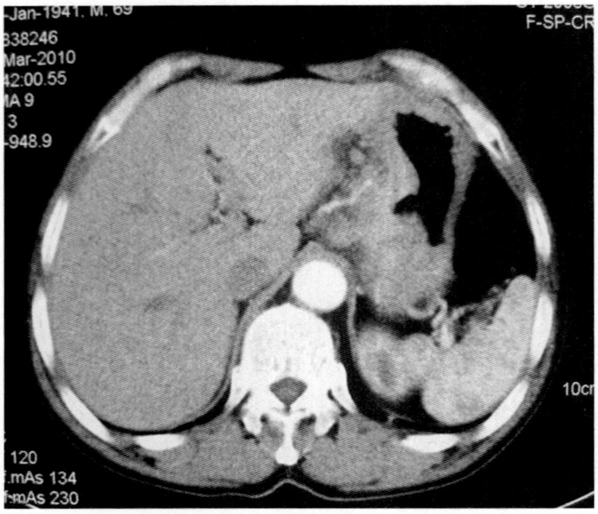

图22-16 病例5治疗前的CT片

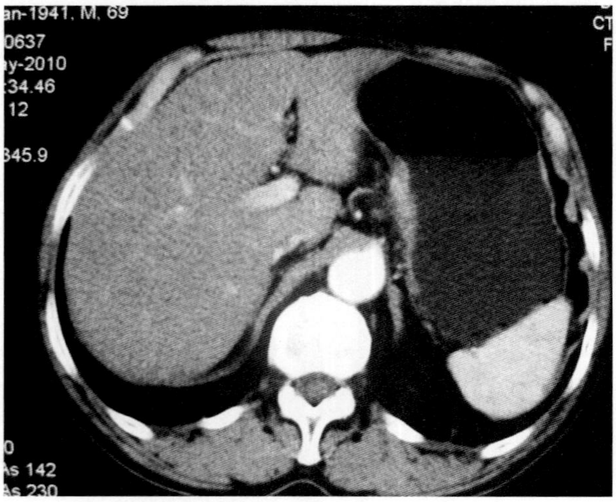

图22-17 病例5治疗后的CT片

持其作用时间，动脉介入注射奥沙利铂、表柔比星及VP-16以提高其局部浓度，通过动静脉不同的给药途径充分发挥奥沙利铂、表柔比星与5-Fu等两类药物的药理作用。VP-16虽属周期特异性药物，但与铂类药物有协同作用，并与奥沙利铂、表柔比星在给药的局部形成高浓度的EEOX方法，在药物配伍上类似于对胃癌疗效较高的EAP方案。术前化疗与术后化疗的最大区别在于肿瘤供血血管健全，癌肿及其转移淋巴结等赖以生长、转移所需的组织解剖结构均正常，虽然经静脉给药也能通过供血血管等进入肿瘤组织，但不可能达到经动脉局部给药的浓度与首过效应。在同等剂量下，给药的范围越准确、越局限，则局部药物浓度越高，作用越剧烈。充分发挥术前肿瘤供血血管尚健全的优点，根据不同药物的作用特点选择合理的给药途径是提高新辅助化疗疗效的一种办法，这种动静脉结合的给药途径可能更适合于胃癌的新辅助化疗。

提高疗效始终是化疗临床研究的主要目标。应该说，一种化疗药物对某一肿瘤的敏感性是固定的，要提高化疗药物的敏感性只能依靠开发新药，目前还缺乏对胃癌疗效非常理想的化疗药物，所以化疗还无法代替手术而成为治疗胃癌的首选方法。20世纪后半叶，在奥沙利铂、紫杉醇、卡培他滨等药物尚未问世之前，化疗未能广泛地应用于胃癌的辅助治疗，其原因就是因为当时的化疗药物对胃癌的敏感性不甚理想。为利用当时的药物提高疗效，临床上首先采取的方法是联合用药，即将化疗药物按其作用特点进行优化组合，将不同作用机制或作用于肿瘤细胞不同增殖时相，毒副作用也不相同的药物联合应用，多环节抑癌，既提高疗效又不增加毒副作用，这种联合用药曾经使化疗的效果得到一定程度的提高，促进了胃癌辅助治疗的进步。我们所采用的动静脉结合的给药方法则是在联合用药的基础上，进一步对给药途径进行优化组合，通过不同的给药途径尽量发挥化疗药物的药理作用。使化疗药物选择性地作用于肿瘤组织，既可提高疗效，又能降低其对正常组织的毒性作用，这是研发新型化疗药物的目标之一。卡培他滨即为此类药物，在胃肠癌的治疗中发挥着重要作用，正被广泛地应用于临床。我们所应用的动静脉结合的给药方法中，也是通过动脉介入的方式直接将部分药物选择性地注射在肿瘤所在区域，从而提高疗效，降低毒副反应。

探索高效、适合术前应用的化疗方案一直是新辅助化疗研究的重点。利用术前肿瘤血管尚存的特点，将部分药物经动脉注射后，其浓度、药理作用、对全身的毒副作用等都与常规的静脉给药不同。借鉴对胃癌具有较好疗效的EAP方案的药物配伍方法，将动脉给药改良为EEOX方法后，其中的CDDP被毒性较低的奥沙利铂所代替，同时动脉注射药物的剂量又比静脉常规剂量大为降低，药物注射于局部后经门静脉回流到肝，在肝代谢后才进入体循环，对全身的毒副作用就较轻，保证了临床应用的安全性。按照以往的研究结果，化疗的联合用药不应超过三种药物，四种以上的联合用药疗效很难再进一步提高，却徒增其毒副作用。在我们动静脉结合给药的方法中，四种药物分别经动脉、静脉不同的途径给予，三药的联合应用是在静脉给药结束后经动脉实施，动静脉不同的给药途径实现了四药联合，既提高疗效，又不增加副作用。

胃癌的新辅助化疗仅近二十年的历史，早些年受疗效的限制以及毒性反应的影响，不易被临床接受，所以发展较为缓慢。近年来，随着新药的开发、新疗法的进步与大量临床试验的开展，胃癌的新辅助化疗正逐渐受到重视。动静脉结合给药的 FLEEOX 法术前化疗根据药物的作用特点选择动静脉不同的给药途径，充分发挥不同化疗药物的作用。同时实现了四药联合，既提高疗效，又减轻其副作用，是提高胃癌新辅助化疗疗效的一种办法。当然，这只是初步的结果，这项研究的随访尚在进行中，今后还应该继续进行大量深入的研究。

（李国立）

第三节　胃癌的内科治疗

胃癌在亚洲、南美和东欧等国家，发病率持续居高不下。临床初次诊断的胃癌中，1/3 有区域淋巴结转移，1/3 有内脏转移，仅 1/4 ~ 1/3 肿瘤病灶局限于胃壁。病灶是局限性还是广泛性决定了患者的 5 年生存率。因此说胃癌的分期是决定患者预后的主要因素，也是选择治疗方法的关键因素。

一、胃癌的术后辅助治疗

胃癌根治术后患者的 5 年生存率不高。为提高生存率，理论上术后应对患者进行辅助治疗[83]。但长期以来，虽然有近千个关于胃癌辅助治疗的研究，但临床研究并未证实辅助治疗能够延长胃癌患者的生存期（OS）。针对 1992 年以前公布的辅助化疗随机临床研究进行的 meta 分析显示，辅助化疗并不能延长患者的 OS[84]。回顾这些临床试验，由于入组的患者数相对较少、使用的化疗方案不强、试验组和对照组患者的选择有偏倚等因素，可能影响了研究的准确性（表 22-2）[85-98]。而西方国家完成的研究中，除少数认为术后辅助化疗比单纯手术能接近统计学意义地延长 OS 外[99, 100]，绝大多数研究的结论仍然是辅助化疗不能显著延长患者的 OS[101-102]。在美国 INT 0116 的Ⅲ期临床研究中，556 例胃癌或胃食管腺癌患者，被随机分为根治性手术后接受氟尿嘧啶 (5-Fu) 联合亚叶酸钙 (LV) 加放疗的辅助治疗组和仅接受根治性手术的对照组，结果显示，术后辅助放化疗组的中位 OS 为 36 个月，明显长于对照组（27 个月，P=0.005）；术后辅助放化疗组的无病生存期（DFS）为 30 个月，也明显长于对照组（19 个月，P<0.001）[104]。因此，美国把辅助放化疗推荐为胃癌根治术后的标准治疗方案。但是，国内外不少学者对此研究的结论持有疑义，认为胃癌术后的局部复发与手术方式、切除的范围以及手术的技巧关系密切。此研究的设计要求是所有患者行 D2 手术，但试验中仅 10% 的患者接受了 D2 手术，因此，术后放化疗中的放疗对仅接受 D0 或 D1 手术的患者获益更大，而对接受 D2 手术者的获益可能较小。学者们认为，INT 0116 研究仅能证明化疗对接受 D0 或 D1 手术的患者有益。在英国的 MAGIC 试验中，有 68% 的患者接受了 D2 手术，结果显示，接受围术期放化疗患者的 5 年生存率为 36%，仍然明显高于单纯手术组患者的 23%（P<0.001）。目前，无论是东方还是西方国家的学者均普遍认同单纯手术并非是可切除胃癌的标准治疗。但术后是否行辅助治疗，仍建议按照美国国家癌症综合网（National Comprehensive Cancer Network，NCCN）的指导原则，依据患者的一般状况、术前和术后分期以及手术的方式来做决定[105]。

从 21 世纪开始，对术后辅助治疗的观念有所改变。证据主要来自以下两个方面。首先是 4 个 meta 分析，这几个研究均认为，接受辅助化疗的患者，比 1993 年 Hermans 发表的 meta 分析的患者明显获益[84]；其次是日本的入组 1059 例患者的随机Ⅲ期 ACTS-GC 临床试验的结果。与西方的研究相比，亚洲国家的研究结果更趋于认同胃

表22-2 胃癌术后辅助治疗与单纯手术结果的比较（1980-1992年发表的研究）

作者	研究方案	例数	死亡例数	OR	结论
Krook	5-Fu+DOX	61	NA	NA	化疗无明显获益
	单纯手术	64	NA		
Allum	5-Fu+DOX+MMC	119	95	1.04	无生存获益
	放疗	129	111	1.62	
	单纯手术	125	99		
Coombes	5-Fu+DOX+MMC	133	73	0.76	FAM 不作为可切除胃癌的常规治疗
	单纯手术	148	91		
Schiessel	腹腔灌注DDP	33	26	1.14	无生存获益
	单纯手术	34	26		
Allum	5-Fu+MMC+诱导化疗	140	127	1.47	术后辅助治疗无生存获益
	5-Fu+MMC	141	126	1.26	
	单纯手术	130	113		
Bonfanti	MeCCNU+5-Fu+levamisole	69	38	1.12	化疗或免疫治疗无生存获益
	MeCCNU+5-Fu	75	35	0.80	
	单纯手术	69	36		
Kim	Picibanil+(MeCCNU)或(5-Fu+MMC+Ara-C)+futraful	74	42	0.40	免疫治疗组生存期显著延长
	单纯手术	64	49		
Jakesz	MeCCNU+5-Fu+Ara-C	53	29	0.50	无生存获益
	单纯手术	34	24		
Engstrom	MeCCNU+5-Fu	91	57	1.25	无病生存和生存期无显著延长
	单纯手术	89	51		
Higgins	MeCCNU+5-Fu	66	36	1.07	生存无延长，复发风险无降低
	单纯手术	68	36		
Alcobendas	MMC	33	7	0.16	辅助治疗可能有效
	单纯手术	37	23		
Ochiai	BCG-CWS +(mitomycin+5-FU+Ara-C)	39	NA	NA	BCG-CWS 是有效的免疫制剂
	仅MFC	35	NA	NA	
	单纯手术	24	NA		
Douglass	MeCCNU+5-Fu	71	29	0.54	化疗有优势
	单纯手术	71	40		
Ymamura	Ok-432+MMC+5-Fu	39	NA	NA	化疗联合免疫治疗可能有效
	MMC+5-Fu	40	NA	NA	
	单纯手术	43	NA		

NA，不能提供；5-Fu，氟尿嘧啶；DOX，多柔比星；MeCCNU，司莫司汀；MMC，丝裂霉素；Ara-C，阿糖胞苷；BCG-CWS，卡介苗细胞壁骨架。

癌的辅助治疗。这可能与东西方患者中近端和远端胃癌所占的比例不同、患者的早期诊断率不同、术前分期不同以及手术淋巴结的清扫程度不同有关[106, 107]。日本的 ACTS-GC 研究中，比较了 D2 术后Ⅱ和Ⅲ期胃癌患者接受 S1 辅助化疗组与不做化疗的对照组患者的生存情况，结果显示，S1 组患者的 3 年生存率为 80.5%，明显高于对照组（70.1%，P=0.0024），而且辅助化疗组患者的死亡风险降低了32%[108]。

二、胃癌的术前新辅助治疗

在消化道肿瘤中，局部晚期胃癌的术前新辅助化疗较早引起人们的关注。从理论上说，术前化疗能降低腹膜转移的风险，降低分期，增加R0切除率。一些Ⅱ期临床试验表明，术前化疗的有效率为31%～70%，化疗后的R0切除率为40%～100%，从而延长了患者的OS[108, 109]。但是，以上结论还有待于Ⅲ期临床研究的证实。

对于手术不能切除的局部晚期胃癌，如果患者年轻，一般状况较好，建议应选择较为强烈的化疗方案。一旦治疗有效，肿瘤就变成可手术切除。为了创造这种可切除的机会，选择强烈化疗，承担一定的化疗毒性风险是值得的。由于胃癌根治术后上消化道生理功能改变，患者在很长一段时间内体质难以恢复，辅助化疗不能如期实施。因此，应把握好术前化疗的机会，严密监控化疗的过程和效果，一旦有效，应适当增加化疗的周期数，以尽量杀灭全身微小病灶，以期延长术后的DFS甚至OS。当然，术前化疗有效后，也不能因过分追求最佳的化疗疗效，过度化疗，延误最佳的手术时机。掌控新辅助化疗的周期数要因人而异，因疗效而异，虽然尚无循证医学的证据，但一般不要超过4～6个周期，而对于认为能达到R0切除者，术前化疗更应适可而止。

那么，如何选择接受术前新辅助化疗或同步放化疗的患者呢？虽然新辅助化疗或放化疗能使20%的患者取得病理完全缓解，5年生存率也比单纯手术者高，但是，毕竟有50%以上的患者对新辅助治疗无效。更值得注意的是，一旦新辅助治疗无效，患者的5年生存率将下降到12%。由于尚无能够预测新辅助治疗效果的分子标记，有人甚至认为，新辅助治疗无效患者生存期短的原因之一，就是化疗3～4个月，耽误了手术的时机。所以，需要我们关注的问题仍然是，谁能从新辅助化疗中获益？最近，有研究表明，通过PET评价胃癌化疗后，肿瘤中葡萄糖摄取值的下降，能够预测化疗的疗效。Lordick等定义肿瘤的葡萄糖标准摄取值（SUV）下降≥35%为有效，他们在化疗2周时，通过评价SUV值，发现与化疗几个周期后的临床疗效评价具有很好的相关性。一项针对110例食管胃接合部（EGJ）腺癌的前瞻性的MUNICON研究进一步证实，PET对化疗后肿瘤初期代谢活性的评价能够预测化疗的疗效。他们的研究中，PET早期提示有效的患者占49%，这些患者继续完成12周的化疗，而PET提示无效的患者将终止化疗，转而接受手术治疗。结果PET提示有效患者的中位无事件生存期是29.7个月，明显长于无效患者的14.1个月[110]。

三、晚期胃癌的解救治疗

对于不能手术的晚期胃癌，应以全身化疗为主。与最佳支持治疗比较，化疗能够改善部分患者的生活质量，延长OS，但效果仍然有限。在加拿大进行的一项对212名肿瘤内科医生关于晚期胃癌化疗效果看法的调查结果显示，仅41%的医生认为化疗能延长患者的OS，仅59%的医生认为化疗能改善患者的生活质量[109]。一般认为，EGJ癌与胃癌、食管腺癌的预后不同，三个部位肿瘤的基因表达谱也存在较大差异。但是，一项汇集4个临床研究、共1775例患者的meta分析结果表明，无论是食管腺癌、EGJ腺癌，还是胃腺癌，晚期患者在接受氟嘧啶类药物±铂类药物化疗后，有效率和生存期均无显著差别。那么，是否可以认为，一旦发生转移，肿瘤原发部位对生存的影响下降，而基因突变和肿瘤生存通路的激活，使肿瘤对化疗的疗效相当，预后同样较差。所以，晚期EGJ癌与晚期胃癌一样，将期待分子靶向药物与化疗的合理联合，以取得更好的疗效；同时，也期待肿瘤标记在未来胃癌的治疗中会起重要作用。

那么，对晚期胃癌患者来说，化疗的意义究竟有多大？据文献报道[111, 112]，传统方案化疗对患者OS的延长比最佳支持治疗仅多4个月，而以新化疗药物如伊立替康（CPT-11）、紫杉醇（PTX）和多西他赛（多西紫杉醇，DTX）为主的方案，对OS的延长比最佳支持治疗仅多6个月。

胃癌治疗可选择的化疗药物有5-Fu、多柔比星（ADM）、表柔比星（EPI）、顺铂（PDD）、足叶乙甙（VP-16）、丝裂霉素（MMC）等，但单药应用的有效率不高。联合方案中FAMTX

(5-Fu + ADM + MTX)、ELF（VP-16 + 5-Fu + LV)、CF（PDD + 5-Fu） 和 ECF（EPI + PDD + 5-Fu）是以往治疗晚期胃癌常用的方案，但并不是公认的标准方案。ECF 方案的有效率较高，中位肿瘤进展时间（TTP）和 OS 较长，与 FAMTX 方案比较，毒性较小，因此，欧洲学者常将 ECF 方案作为晚期胃癌治疗的参考方案。临床上常用的 CF 方案的有效率也在 40% 左右，中位 OS 达 8 ~ 10 个月。因此，多数学者将 CF 和 ECF 方案作为晚期胃癌治疗的参考方案 [113]。

PTX、DTX、L-OHP（L-OHP)、CPT-11 等新的细胞毒药物已经用于晚期胃癌的治疗。相关的临床研究显示，PTX 一线治疗的有效率为 20%，PCF（PTX + PDD + 5-Fu）方案治疗的有效率为 50%，OS 为 8 ~ 11 个月；DTX 治疗的有效率为 17% ~ 24%，DCF（DTX + PDD + 5-Fu）方案治疗的有效率为 56%，OS 为 9 ~ 10 个月。另外，V325 研究的终期结果表明，DCF 方案优于 CF 方案，DCF 方案的有效率（37%） 高于 CF（25%，P=0.01），TTP (5.6 个月 *vs*.3.7 个月，P=0.0004) 和 OS (9.2 个月 *vs*.8.6 个月，P=0.02) 也长于 CF，因此认为，DCF 方案可以作为晚期胃癌的一线治疗方案 [114]。但是 DTX 的血液学毒性和非血液学毒性是制约其临床应用的主要因素。探索适合中国胃癌患者的 DTX 最适剂量，将是临床需要解决的问题。L-OHP 作为第三代铂类药，与 PDD 不完全交叉耐药，与 5-Fu 也有协同作用。FOLFOX6 方案（5-Fu + LV + L-OHP）治疗胃癌的有效率达 50%。CPT-11 与 PDD 或与 5-Fu + CF 联合应用的有效率分别为 34% 和 26%，患者的中位 OS 分别为 10.7 个月和 6.9 个月。目前，口服 5-Fu 衍生物以其方便、有效和低毒的优点而令人关注，其中，卡培他滨或 S1 单药的有效率在 24% ~ 30%；与 PDD 联合的有效率 >50%，中位 TTP>6 个月，中位 OS>10 个月。

一些新的化疗药物与以往的药物作用机制不同，无交叉耐药，毒性无明显的重叠，因此有可能取代老一代的药物，或与老药联合。即便如此，目前晚期胃癌一线化疗的有效率仅为 30% ~ 50%。化疗获益后，即使继续原方案化疗，中位 TTP 也仅为 4 ~ 6 个月。因此，化疗获益后的继续化疗，只能起到巩固和维持疗效的作用。由于晚期胃癌患者的一般状况较差，化疗获益后，是应该按照传统模式，继续原治疗方案，直至肿瘤进展；还是直至药物达最大累积剂量或患者出现难以耐受的毒性；还是直至肿瘤获得最大程度的缓解；还是在强烈化疗获益后，选择单药作为维持，待肿瘤进展后再改回强烈化疗？要回答这些问题，就必须进行类似晚期结直肠癌的 OPTOMOX1、OPTOMOX2 的研究，以评价连续化疗、连续化疗后单药维持治疗，或“打打停停”的间歇治疗等模式的优劣。但是，目前化疗的现状是“化疗－疾病进展－更换化疗方案”，使得多数患者的生活质量很差。

一般来说，三药联合的化疗方案，如 ECF、DCF、PCF 和 FAMTX 等属于较为强烈的化疗方案；而单药或两药联合的化疗，如 PF (PTX + 5-Fu)、CPT-11 + 5-Fu 和卡培他滨等是属于非强烈的方案。meta 分析表明，三药联合的生存优势明显，如以蒽环类药物联合 PDD 和 5-Fu 的三药方案与 PDD 和 5-Fu 联合的两药方案比较，患者的 OS 增加了 2 个月。但是含 PDD、EPI 或 DTX 的化疗方案，毒性相对较大。目前，晚期胃癌的临床治疗重点主要为以下两个方面：①控制肿瘤生长，提高患者生活质量，使患者与肿瘤共存。因此，在治疗方案的选择上，既要考虑个体患者的身体状况、经济状况，又要考虑所选方案的有效率、毒性的种类和程度，权衡疗效和毒性的利弊。②探索新的治疗方案，以达到增效减毒的作用。如 REAL-2 的Ⅲ期临床研究就是以标准的 ECF 方案作为对照，通过 2×2 的设计，综合权衡疗效和毒性后，得出以 L-OHP 替代顺铂、卡培他滨替代 5-Fu 后组成的 EOX 方案效果最佳的结论 [115]。

（一）单药治疗

一般来说，胃癌单药化疗的有效率仅为 20% ~ 30%。Wagner 等 [116] 将 20 世纪 80 年代以来 11 项涉及单药化疗和联合化疗对比的临床研究进行 meta 分析，结果对比单药化疗联合化疗的生存期（OS）风险比 HR=0.83 (95%CI: 0.74 ~ 0.93)，加权平均后，生存期大约延长 1.0 个月。因此单药化疗一般不推荐用于晚期胃癌。但是分析也显示，单药化疗的毒性反应发生率比联合化疗低，治疗相关死亡少（0.8% *vs*. 1.7%，*P*=0.285）。因此，对于体质状况不适合联合化疗的患者，可以采用单药化疗，如取得一定疗效后，部分患者有可能因一般情况的改善，再接受更高强度治疗，最终达到改善生活质量、延长生存期的目的。

单药化疗临床最常应用的模式是作为联合化疗之后的维持治疗。肿瘤治疗上历来主张“效不更方”，但实践证明，联合化疗目前仅能提高晚期胃癌的近期疗效，对远期生存的延长很有限。而且，一个化疗方案的疗效，往往在初始2 ~ 3个周期时最为明显，后续疗程多数只能起到巩固作用。这样，患者的生活质量较差[117]。以卡培他滨和替吉奥胶囊（S1）为代表的口服氟尿嘧啶类药物，在近年的临床研究中显示出了较好的抗肿瘤活性，由于使用方便，有可能作为维持治疗药物。另外，目前曲妥珠单抗的维持治疗，在ToGA试验中显示出苗头，需进一步研究。

（二）两药联合化疗

为了权衡疗效和毒性的利弊，临床中较为广泛使用的是两药联合化疗方案。广为接受的参考方案是CF（DDP + 5-Fu），其他两药联合方案如FOLFOX、DDP + S1(CS)、DDP + 卡培他滨等都是在此方案的基础之上发展而来。

L-OHP因其良好的疗效和较低的毒副作用，有替代顺铂的趋势。德国的Ⅲ期临床研究FLO/FLP试验[118]，共纳入220例晚期胃癌初治患者，随机分为FLP（5-Fu 2000mg/m^2，civ，24h + LV 200mg/m^2，qw；DDP 50mg/m^2，q2w）和FLO（5-Fu 2600mg/m^2，civ，24h + LV 200mg/m^2 + L-OHP 85mg/m^2，q2w）两组。结果显示：FLO和FLP的疾病进展时间（TTP）分别为5.7个月和3.8个月（*P*=0.081），中位治疗失败时间（TTF）分别为5.3个月和3.1个月（*P*=0.028），OS分别为10.7个月和8.8个月，客观有效率分别为34%和27%。亚组分析中，对于65岁以上的老年患者，FLO有效率显著提高（41.3% *vs*. 16.7%，*P*=0.012），TTF明显延长（5.4个月 *vs*. 2.3个月，*P*<0.001），无进展生存期（PFS）明显延长（6.0个月 *vs*. 3.1个月，*P*=0.029），OS延长（13.9个月 *vs*. 7.2个月）。而安全性方面，FLO组虽然外周神经毒性增多（22% *vs*. 63%，*P* <0.001），但其他治疗相关不良反应较少。该研究可以看出，FLP和FLO方案疗效相当，但后者毒副作用减少。国内外将L-OHP用于晚期胃癌更多是采用FOLFOX系列及其改良方案。FOLFOX与德国研究中FLO的主要区别在于5-Fu的使用方法，FOLFOX方案中5-Fu持续静滴时间延长至48 ~ 72h，这样可在不降低疗效的前提下减少毒副反应。因此，与CF方案相比，FOLFOX方案可以适用的人群更广，是一线治疗的良好选择。

紫杉烷类药物在两药联合中也显示出了良好的疗效。V325的前期试验[114]比较了DC方案（DTX + DDP）和DCF方案（DTX + DDP + 5-Fu）。DC和DCF组有效率、TTP和OS分别为26% *vs*. 43%，5.0个月 *vs*. 5.9个月和10.5个月 *vs*. 9.6个月。而SAKK研究中[119]，DC和DCF组有效率、TTP和OS分别为18.5% *vs*. 36.6%，4.4个月 *vs*. 7.8个月，11.0个月 *vs*.10.4个月。说明DC方案虽然有效率、TTP降低，但OS并无明显差异，在病人体质情况不适合DCF方案时，DC、DF方案也是良好的选择。

CPT-11联合化疗治疗晚期胃癌目前也已逐步得到认可。V-306研究[120]比较了ILF（CPT-11 + 5-Fu）和CF的效果，结果ILF组TTP有延长的趋势（5个月 *vs*. 4.2个月，*P*=0.08），TTF明显延长(4个月 *vs*. 3.4个月，*P*=0.002)，有效率也较高（32% *vs*. 26%），OS方面相似(9个月 *vs*. 8.7个月，*P*=0.53)。而ILF的3 ~ 4级腹泻的发生率增加(22% *vs*. 7%，*P*<0.01)，但3 ~ 4级中性粒细胞减少(25% *vs*. 52%)、粒细胞减少性发热(5% *vs*. 10%)、3 ~ 4级血小板减少(2% *vs*. 12%)、3 ~ 4级口腔黏膜炎(2% *vs*. 17%)、3 ~ 4级肾毒性(0.6% *vs*. 6%)的发生率均减少。说明CPT-11 + 5-FU化疗安全有效，故2010年NCCN指南中其已被作为2B类推荐，目前国内已逐步用于二线及以上治疗。

近年来许多的Ⅱ期临床试验已经证实了卡培他滨单药或联合治疗胃癌的有效性和安全性。ML17032研究[121]中，316例晚期胃癌初治患者被随机分入XP组（DDP 80mg/m^2，iv，d1 + 卡培他滨1000mg/m^2，bid，d1 ~ 14，q3w）和CF组（DDP 80mg/m^2，iv，d1 + 5-Fu 800mg/m^2，civ，d1 ~ 5，q3w）。结果显示：XP组与CF组

比较，中位PFS分别为5.6个月和5.0个月，OS分别为10.5个月和9.3个月（HR=0.85，95% CI：0.64～1.13，*P*=0.008），客观有效率分别为41%和29%（*P*=0.030）。而毒性方面除了XP组除手足综合征发生率较高（22% *vs*. 4%）之外，其余副反应均与5-Fu相似。SPIRITS试验则评价了S1与顺铂联合一线治疗晚期胃癌的疗效。研究共入选298例晚期胃癌患者，分别接受S1单药（40～60mg/根据体表面积，bid，d1～28，q6w）或S1＋DDP（S1 40～60mg/根据体表面积，bid，d1～21＋DDP 60mg/m^2，iv，d8，q5w）治疗。结果显示，两组的OS分别为335.5天和396.0天，联合化疗疗效显著优于S1单药（HR=0.774，95%Cl: 0.608～0.985，*P*=0.0366）。因此，目前在日本S1＋CDDP已被认为是晚期胃癌患者的标准治疗方案。国际多中心的Ⅲ期临床研究FLAGS[122]试验共纳入1029例晚期胃癌初治患者，随机采用CS组（S1 25mg/m^2，bid，d1～21 ＋ DDP 75mg/m^2，d1，q4w）或CF组（5-Fu 1000mg/m^2·d，d1～5，civ＋DDP 100mg/m^2，d1，q4w）治疗。结果显示，CS组中位OS期为：8.6个月（CF组7.9个月），HR=0.92（95%CI: 0.80～1.05），上限1.05远低于文献报道的HR=1.22，*P*=0.0068。而CS组的安全性也较好，治疗相关死亡率显著降低（2.5% *vs*. 4.9%，*P*<0.05），3～4级中性粒细胞减少（18.6% *vs*. 40.0%）、3～4级中性粒细胞减少性发热（1.7% *vs*. 6.9%）、3～4级口腔炎（1.3% *vs*. 13.8%）、肾不良事件（18.8% *vs*. 33.5%）以及严重低钾血症（3.6% *vs*. 10.8%）的发生率均低于CF组。同时亚组分析显示，CS组在12个亚组中的9个HR≤1.0，尤其弥漫型胃癌患者中CS组较CF组的OS显著延长（9.0个月 *vs*. 7.1个月，*P*=0.0413；HR=0.83，95%CI: 0.70～0.99）。因此认为相对于CF，CS具有显著的非劣效性，尤其对弥漫型胃癌患者，在生存期方面更有显著优势。更值得注意的是，在FLAGS研究中，可能出于人种差异的考虑CS组CDDP剂量偏低，并且S1剂量也低于日本学者推荐。而我国患者与日本同属东亚人种，可能对S1耐受性更好，随着S1在中国上市和广泛应用，更多的患者可能从S1治疗中获益。

目前看来，两药联合化疗有效率明显高于单药化疗，虽然在一些研究中，显示两药联合的近期疗效略逊于三药联合化疗，但在总生存期方面并无明显降低。同时，两药联合减低了毒副反应发生率，提高生存质量，适用的范围更广，是目前胃癌治疗的良好选择。

（三）三药联合化疗

理论上来说，联合使用的药物越多，疗效越明显，因此，部分学者更倾向于采用更为强烈的三药联合的化疗方案来提高疗效。

ECF方案（EPI＋CDDP＋5-Fu）自20世纪90年代以来在欧洲经多项Ⅱ期、Ⅲ期临床试验证实优于同期的FAMTX方案（5-Fu＋ADM＋MTX）、ELF方案（VP-16＋5-Fu＋LV）、MCF（MMC＋DDP＋5-Fu），成为欧洲治疗晚期胃癌最常使用的三药联合的参考方案。而随着PTX、DTX、L-OHP、CPT-11等新的细胞毒药物的应用，新药联合的化疗方案已经在临床上开始了替代升级。

REAL2试验[115]比较了1002例进展期食管癌和胃癌患者中，卡培他滨（X）替代5-Fu（F）以及L-OHP（O）替代顺铂（C）的疗效。研究采用2×2设计，患者随机分组为ECF（EPI＋DDP＋5-Fu）组、ECX（EPI＋DDP＋卡培他滨）组、EOF（EPI＋L-OHP＋5-Fu）组、EOX（EPI＋L-OHP＋卡培他滨）组。结果显示：在两两比较中，卡培他滨不劣于5-Fu（HR=0.86，95%CI: 0.80～0.99），L-OHP不劣于顺铂（HR=0.92，95%CI: 0.80～1.10）。而1年生存率和中位生存期（OS）的比较EOX组优于ECF组，两组的1年生存率分别为46.8%和37.7%，OS分别为11.2个月和9.9个月（*P*=0.02）。安全性方面，与顺铂相比L-OHP 3级或4级中性粒细胞减少症、脱发的发生率显著降低（EOX 20% *vs*. ECF 42%，*P*<0.01），肌酐水平上升的趋势减小，血栓栓塞事件发生率显著降低（7.6% *vs*. 15.1%，*P*<0.001），仅3级或4级腹泻和周围神经病变的发生率较顺铂增高。而FLO/FLP、ML17032试验结果也分别进一步证实了L-OHP替代顺铂和卡培他滨替代5-Fu的非劣性。因此NCCN指南将ECF及其改良方案均作为1级推荐用于胃癌治疗，目前国内临床也正在广泛应用。

Ⅱ期SAKK研究[119]以ECF方案为参考，比较DC和DCF方案的疗效。该研究共入组119例患者，结果显示，ECF、DC、DCF组的有效率分别为25%、18.5%、36.6%，疾病进展时间（TTP）分别为5.4个月、4.4个月、7.8个月，中位OS为8.2个月、11.0个月、10.4个月。毒性反应方面，中性粒细胞减少发生率为34%、49%、57%；而生活质量评估方面，ECF组提高较明显，而DC和DCF组与基线相似。V325研究结果显示DCF组相对于CF组，有效率（37% *vs.* 25%，*P*=0.01）、TTP（5.6个月 *vs.* 3.7个月，HR=1.47，*P*=0.0004），OS（9.2个月 *vs.* 8.6个月，HR=1.29，*P*=0.0201）、两年存活率（18.4% *vs.* 8.8%）均明显提高。但同时DCF组的消化道不良反应和血液学毒性发生率较高，尤其中性粒细胞减少性发热发生率增加（29% *vs.* 12%）。该研究证实了在CF方案基础上加用DTX不仅能延长晚期胃癌患者的生存期，更能改善客观疗效和生活质量。基于这些研究结果，DCF方案也成为2010年NCCN指南中晚期胃癌治疗的1级推荐之一。同时，基于REAL-2和FLO/FLP试验，DCF改良方案也被列为2B推荐。但是由于标准剂量的DCF方案毒性相对较大，中国胃癌患者普遍难以耐受，故临床应用时，应该根据患者体质等具体情况进行慎重选择，同时可将DTX做剂量下调、分次给药等调整，以减轻毒副反应。

PTX治疗晚期胃癌目前仅有部分Ⅱ期研究，缺乏Ⅲ期研究数据。但根据这些Ⅱ期研究结果，PCF方案的有效率可达48%～51%，TTP为8～9个月，OS达到11～14个月。而且PTX对肾毒性很小，可首选用于肾功能不全的患者，故PCF也被NCCN指南作为2B推荐。在国内也因为其作用机理和DCF相似，相对毒性较低，更多地将其作为DCF替代方案来应用。但其比较常见的毒副作用有过敏反应、骨髓抑制、神经毒性、心血管毒性等，在临床应用时必须做好前期预防给药，并需严密观察。

三药联合化疗因为其客观有效率较高，对于体质较好、初治的胃癌患者仍是良好的首选治疗方法，目前三药联合方案仅有ECF（及其改良方案）和DCF方案在美国NCCN指南中被一级推荐。但是从这些试验结果中我们也要看出，即使在唯一证明三药联合优于两药联合的V325研究中，其OS的延长也十分有限，同时我国患者体质与欧美高加索人种存在差异，毒副作用程度可能相对较高，临床使用时仍需谨慎选择。

（四）化疗联合分子靶向治疗

进入21世纪以来，随着胃癌分子生物学研究的不断深入，分子靶向药物联合化疗的临床研究已经成为晚期胃癌治疗的热点。其中，靶向EGFR的西妥昔单抗与化疗联合一线治疗晚期胃癌的Ⅱ期临床试验的结果显示疗效为44%～65%，但并未显示能明显延长患者的OS。最近的靶向Her-2的曲妥珠单抗联合化疗的ToGA研究，应该具有里程碑的意义[123]。因为这是第一个使晚期胃癌的生存期超过1年的方案。该研究是针对Her-2阳性的晚期胃或胃食管结合部腺癌患者，曲妥珠单抗与化疗联合应用于晚期胃癌一线治疗。共入组594例Her-2阳性胃食管结合部癌及胃癌患者，随机接受曲妥珠单抗联合5-Fu/卡培他滨＋DDP或单纯化疗。结果曲妥珠单抗联合5-Fu/卡培他滨＋DDP的疗效优于单纯化疗。其中，联合治疗组和单纯化疗组的中位OS分别为13.8个月与11.1个月（*P*=0.0046），ORR分别为47.3%和34.5%（*P*=0.0017）。亚组分析显示，Her-2表达IHC2－/FISH＋或IHC3－患者中位OS分别为16.0个月与11.8个月（HR=0.65）；ORR分别为47.3%与34.5%（*P*=0.0017）。ToGA研究不仅证明靶向药物可以在化疗的基础上给患者带来更多获益，还首次确立了胃癌的新治疗模式。既往晚期胃癌的治疗是一个治疗方案一直使用到无效或患者不能耐受，而ToGA研究中，试验组患者接受6周期XP/CP联合曲妥珠单抗治疗后就停止化疗，换用单药曲妥珠单抗维持治疗直至肿瘤进展或无法耐受。这样的治疗模式确实使晚期胃癌患者较差的一般状况得到明显改善，生活质量提高。但是值得人思考的是既往化疗方案虽然可以提高有效率，但是PFS和OS的提高极为有限。而ToGA研究中的这种治疗模式，使PFS和OS显著延长，究竟是源于联合化疗还是靶向药物维持治疗？目前尚无相关研究数据支持，还需进一步探讨。同时，从ToGA试验结果我们需认识到，曲妥珠单抗与化疗联合只是提高 10% ~ 20% 的疗效，并且即使 Her-2 阳性的患者，也有一部分对曲妥珠单抗耐药。由于这些分子靶向药物价格昂贵，因此，寻找更多有效的预测靶向药物疗效的分子标记就显得尤为重要。在 ToGA 试验中发现，既往认为 Her-2 是胃癌不良预后因素，然而在预后较好的肠型胃癌 Her-2 表达却较弥漫性胃癌明显升高。这似乎提示我们，Lauren 分型有可能对曲妥珠单抗的疗效有预测作用。靶向血管内皮生长因子（vascular endothelial growth factor，VGFR）的贝伐单抗与化疗联合一线治疗晚期胃癌的Ⅱ期临床研究的有效率约为 65%，患者的中位 OS 为 12.3 个月。2010 年国际多中心的 AVAGAST 研究[124]，以靶向 VEGF 的贝伐珠单抗联合化疗，虽然总生存期并不比单纯化疗明显延长，但是，分层分析的结果仍然带给我们很多的遐想和希望。该临床研究中，患者随机接受最多 6 个周期 XP 方案（卡培他滨 1000 mg/m^2，bid，d1 ~ 14；DDP 80 mg/m^2，d1) 联合贝伐单抗或安慰剂治疗 (7.5mg/kg，d1)，6 个周期后，给予卡培他滨联合贝伐单抗或卡培他滨联合安慰剂治疗，直至出现疾病进展。结果表明，贝伐单抗组的 OS 并未达到统计学意义的延长。但是，贝伐单抗显著改善了该研究的次要终点 PFS 和 ORR。随后的分析表明，美洲患者从贝伐单抗中的生存获益最大 (HR=0.63)，其次为欧洲患者 (HR=0.85)，而亚洲患者则几乎没有从贝伐单抗中获益 (HR=0.97)。这种东西方差异的原因还需进一步分析。从目前的结果看，虽然分子靶向药物治疗胃癌的毒性不大，但费用较高，预测疗效的分子标记还不过硬，临床效果尚需要更多的数据来评价。

晚期胃癌的化学治疗至今仍没有公认的金标准化疗方案。目前看来，以新药为主的联合方案，如 L-OHP 联合氟嘧啶类药物（卡培他滨或 S1）、紫杉烷类联合顺铂和（或）氟嘧啶类药物、伊立替康联合氟嘧啶类药物等方案，都是一线或二线治疗晚期胃癌的良好选择。随着分子靶向药物Ⅲ期研究结果的深入，化疗联合分子靶向药物将会是未来很长一段时间研究的重点。在现有的条件下，临床应该根据循证医学证据，依照临床治疗指南，结合患者的一般状态，个体化选择单药、两药、三药联合或联合分子靶向药物，探求新的治疗模式，以改善生活质量、延长患者生存期。胃癌治疗的理想模式是个体化治疗，包括个体化地选择药物的种类、剂量以及治疗期限等。最近，英国皇家 Marsden 医院对一组可以手术切除的食管癌、食管胃连接处癌患者，进行了术前基因表达图谱与术前化疗及术后预后的分析研究。35 例患者术前内镜取肿瘤组织做基因图谱分析，通过术前化疗，其中有 25 例接受了手术治疗[117]。初步的结果显示，根据基因图谱预测预后好和预后差的两组患者的 OS 差异有统计学意义 ($P<0.001$)，表明药物基因组学或蛋白质组学的研究将可能是实现真正意义上胃癌个体化治疗的重要手段。

总之，与 10 年前相比，目前胃癌的内科治疗模式和治疗水平并未出现革命性的进步，这与西方发达国家胃癌的发病率低，各方面对胃癌研究的投入力度不够有很大关系。因此，亚洲等胃癌高发病率国家的医生，尤其是我们中国的医生，应该利用患者资源多的优势，投入更多的精力，对胃癌的内科治疗进行深入的研究。

（徐建明）

第四节　胃癌的靶向治疗

近十年来，由于新一代化疗新药卡培他滨、S1、奥沙利铂、紫杉类和伊立替康的临床研究，使得晚期胃癌化疗的有效率和生存期得以提高和延长，内科治疗在可切除胃癌的多学科综合治疗中也发挥重要作用。同时，随着对肿瘤发生发展的分子生物学的深入研究和理解，依赖于肿瘤发生发展机理的信号通路、分子事件和关键靶点成为肿瘤治疗研究的新领域。探索新的胃癌靶向治疗以及靶向治疗与化疗联合成为胃癌药物治疗的重要发展方向。肿瘤细胞、血管和基质特殊分子过表达、突变、与配体结合而对肿瘤生长产生影响是靶向药物有效治疗的前提。胃癌不仅有组织病理学上胃食管连接处与远端胃癌之别，又有 Lauren 分型的弥漫型和肠型之分，更有分子水平上的异质性。目前研究发现的与胃癌有关的分子标记和潜在治疗靶点有：

生长因子受体激酶的 EGFR、Her-2/neu、IGF-R1 和 HGF/c-MET；调节血管生成和细胞外基质的 VEGF、PDGFR-β、PAI-1、MMP10；细胞黏附的 EpCAM、E-cadhesion、b-catenin；其他机制的 CCL18、Cyclooxgenase、MIA、P53、P27。其中针对 EGFR、Her-2/neu 和 VEGF 的分子靶向药物已经进入Ⅱ期和Ⅲ期临床研究。

一、表皮生长因子受体

表皮生长因子受体（EGFR）与细胞周期、凋亡、细胞生存、增殖、血管生成、转移有关，EGFR 常在胃癌组织中过表达。西妥昔单抗（cetuximab）是人鼠嵌合型 IgG1 抗 EGFR 单克隆抗体，通过结合 EGFR 阻止配体与 EGFR 结合，抑制 EGFR 酪氨酸激酶活性；经胞吞作用刺激 EGFR 内吞；促发免疫介导的 ADCC 和 CDC 作用。西妥昔单抗已成为结直肠癌和头颈部鳞癌治疗的适应证。西妥昔单抗联合化疗治疗晚期胃癌的研究多为Ⅱ期临床研究，化疗方案主要是 FOLFIRI、FUFIRI、FOLFOX、FUFOX、DP、XP 和 FP 等方案，显示较好疗效，有效率为 41% ~ 69%，中位生存期（OS）9~16.6 个月 [125-133]，见表 22-3。由于胃癌的 KRAS 基因突变率低于 10%，KRAS 基因状态对胃癌的疗效影响较小。一项随机Ⅲ期的 EXPAND 研究正在进行中，研究目的是研究在 XP 方案的基础上加西妥昔单抗是否可提高疗效。matuzumab（EMD72000）是另一个人源化 IgG1 抗 EGFR 单克隆抗体，一项Ⅰ期研究评价 matuzumab 联合 ECX 方案治疗 45 例胃癌患者，有效率 65%，TTP 5.2 个月 [134]。但是，随后的一项随机Ⅱ期研究发现，在 ECX 方案基础上加或不加 matuzumab 并没有提高疗效 [135]。帕尼单抗（panitumumab）是一种完全人源化 IgG2 抗 EGFR 单克隆抗体，一项 EOX 方案加或不加帕尼单抗治疗晚期胃癌的Ⅲ期研究（REAL-3 研究）也正在进行中。针对 EGFR 的单克隆抗体是否在化疗的基础上增加疗效，需要Ⅲ期临床研究明确其作用。酪氨酸激酶抑制剂（TKI）是一类口服小分子的抑制剂，主要通过抑制 ATP 结合酪氨酸激酶域，进而抑制 EGFR 自磷酸化和信号转导。吉非替尼（gefitnib）和埃罗替尼（erotinib）是抗 EGFR 的口服 TKI，由于数量有限的小样本研究并没有显示出 EGFR-TKI 对胃癌有效，Ⅲ期研究没有开展。

Her-2/neu 和 EGFR 同属于 erbB 家族成员，EGFR 能和自身特异性配体结合形成同二聚体化，同时还能和 Her-2/neu 形成异二聚体，Her-2/neu 激酶能够激活 Her-2/neu 和 EGFR 异二聚体的磷酸化，进而启动信号传导，而 Her-2/neu 本身还能够稳定 EGFR/Her-2/neu 形成的异二聚体，维持信号传导，从而增强细胞恶性转化和促进肿瘤进展。胃癌患者的 Her-2/neu 过表达发生率为 22%（0~43%）。曲妥珠单抗（trastuzumab）是人源化 IgG1 抗 Her-2/neu 单克隆抗体，一项Ⅱ期临床研究显示，曲妥珠单抗联合顺铂治疗 Her-2/neu 过表达或扩增的晚期胃癌患者的有效率比顺铂单药高 [136]。在一项随机Ⅲ期的 ToGA 研究中 [137]，从 3087 例晚期胃癌患者筛选出 810 例（22.1%）Her-2/neu 阳性（IHC 或 FISH）患者，584 例随机入组 XP/FP 加曲妥珠单抗和 XP/FP 方案，结果有效率分别为 47.3% 和 34.5%（P=0.0017），无进展生存期（PFS）分别为 6.7 个月和 5.5 个月（P=0.0002），OS 分别为 13.8 个月和 11.1 个月（P=0.0046），研究后的二线治疗分别为 42% 和 45%，见表 22-3。加曲妥珠单抗后有症状的心力衰竭并没有增加，仅左心射血分数 EF 小于 50% 或比基线下降 10% 的发生率增加，分别为 4.6% 和 1.1%。ToGA 研究的主要研究和次要研究目的都已达到，是第一项靶向药物联合化疗提高疗效的阳性研究，表明 Her-2/neu 阳性的晚期胃癌患者可选择曲妥珠单抗联合化疗的一线治疗。

Her-2/neu 的检测方法中蛋白水平的检测方法包括：冰冻及石蜡切片的免疫组织化学染色（IHC）、肿瘤细胞和血浆 ELISA、Western blot；mRNA 水平检测方法有 Northern blot 和反转录 - 聚合酶链反应（RT-PCR）；基因水平检测方法有：Sorthern blot、狭缝杂交、细胞原位杂交（CISH）、荧光原位杂交（FISH）和 RT-PCR。目前最常用的用于检测 Her-2/neu 基因的方法是免疫组织化学染色（IHC）和荧光原位杂交（FISH）[138]。IHC 阳性结果判断标准：Her-2/neu：定位于细胞膜，（－）：无染色或 <10% 瘤细胞膜染色；（1 ＋）：>10% 细胞膜不

表22-3 部分分子靶向药物联合化疗治疗晚期胃癌临床研究

研究者	靶向药物	化疗方案	n	RR（%）	PFS (月)	OS(月)
Han	西妥昔单抗	FOLFOX	40	50	5.5	9.9
Lordick	西妥昔单抗	FUFOX	52	65	7.6	9.5
Kim	西妥昔单抗	XELOX	44	52	6.5	11.8
Pinto	西妥昔单抗	FOLFIRI	38	44	8	16
Kanzler	西妥昔单抗	FUFIRI	49	42	8.5	16.6
Woell	西妥昔单抗	IRIOX	51	63	6.2	9.5
Pinto	西妥昔单抗	DP	48	41	5	9
Zhang	西妥昔单抗	XP	49	48	5.2	NS
Yeh	西妥昔单抗	FLP	35	69	11	14.5
Van Cutsem	曲妥珠单抗	XP/FP	290	36	5.5	11.1
ToGA研究		XP/FP	294	47	6.7	13.8
Shah	贝伐单抗	IP	47	65	8.3	12.3
Kang	贝伐单抗	XP	387	37	5.7	10.1
AVAGAST研究		XP	387	46	6.3	12.1
Sun	索拉非尼	DP	53	38.6	5.8	14.9

完整弱染色（图 22-18）；（2 +）：>10% 细胞膜轻度至中度完整染色；（3+）：>10% 细胞膜完整强染色（图 22-19）。FISH 结果判断标准：绿色荧光标记 17 号染色体着丝粒，橙红色荧光标记 Her-2 基因，红色信号的总数与绿色信号的总数比值≥2 时，即为 Her-2 基因扩增，否则为无扩增（图 22-20 ~ 图 22-22）。

拉帕替尼（lapatinib）是一种直接作用于 Her-2/neu 和 EGFR 受体胞内区的小分子酪氨酸激酶抑制剂。在 SWOG0413 Ⅱ期临床研究中，采用拉帕替尼治疗晚期胃癌患者，显示了较好的抗肿瘤活性[139]。但在一项Ⅱ期临床研究中，单药拉帕替尼治疗 Her-2 过表达的复发胃癌患者有效率极低，且多数患者出现疾病进展[140]。尽管拉帕替尼的临床研究并没有显现出突出的疗效，一项Ⅲ期 XELOX 加或不加拉帕替尼治疗

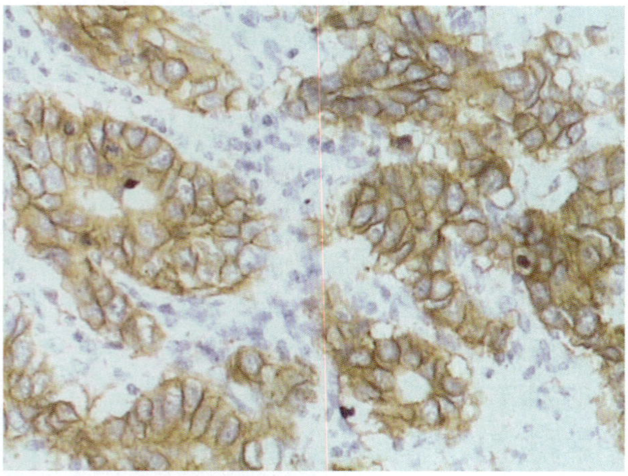

图22-18 免疫组织化学染色（IHC）（1+）：>10%细胞膜不完整弱染色

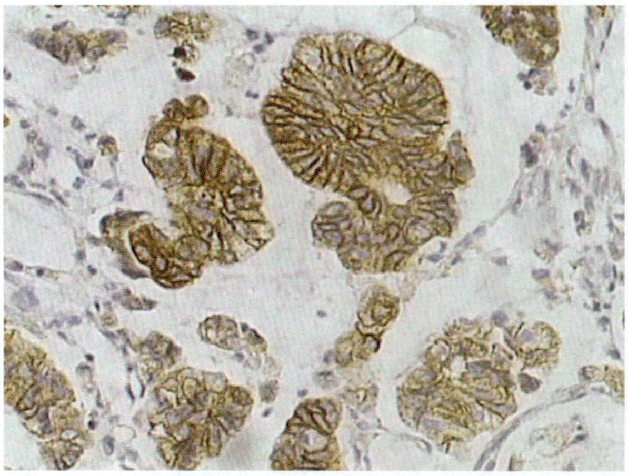

图22-19 免疫组织化学染色（IHC）（3+）：>10%细胞膜完整强染色

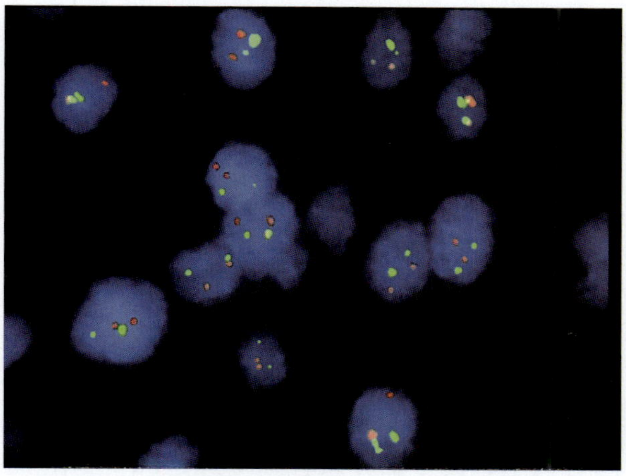

图22-20 胃癌细胞中17号染色体为正常二倍体，无扩增（FISH，×1000）；胃癌石蜡包埋组织切片，绿色信号为17号染色体着丝粒，橙红色信号为Her-2基因

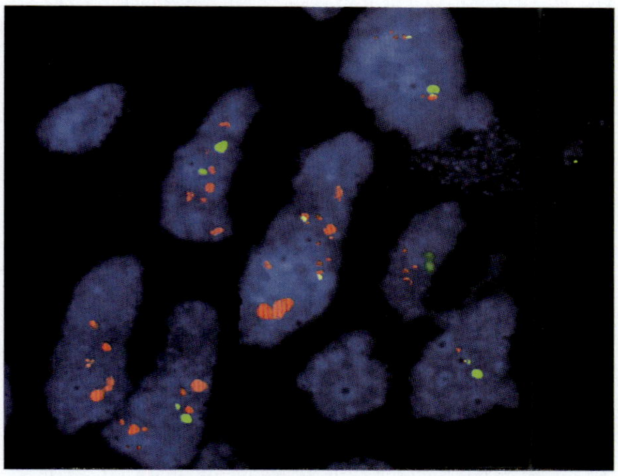

图22-21 胃癌17号染色体为二倍体，红色信号与绿色信号比值>2，Her-2基因扩增（FISH，×1000）

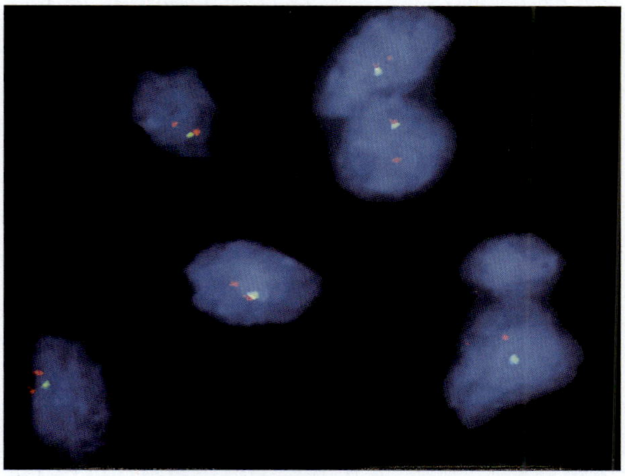

图22-22 胃癌细胞中17号染色体为单倍体，红色信号与绿色信号比值=2（临界值），Her-2基因扩增（FISH，×1000）

Her-2/neu 过表达晚期胃癌的 LOGiC 研究正在进行中。

二、血管内皮生长因子

1971 年 Folkman 首次提出了肿瘤血管生成理论，认为肿瘤生长和转移都依赖于新生血管的形成。随后对肿瘤血管生成做了更深入的研究，进一步证实肿瘤血管生成对其早期快速生长以及后期浸润、转移有非常重要的作用。目前认为，肿瘤血管生成机制较复杂，有多种促进或抑制血管生成的细胞因子、基质降解蛋白酶及癌基因等参与。

血管内皮生长因子（VEGF）是目前所知作用最强的促血管内皮生成的细胞因子。多项研究表明，VEGF 在进展期胃癌组织中的表达明显增高，VEGF 表达的肿瘤更容易浸润转移并且预后较差。在一项多中心Ⅱ期临床研究中，采用贝伐单抗联合伊立替康和顺铂治疗局部晚期或转移性胃癌和胃食管交界癌，总有效率为 65%，TTP 为 8 个月，OS 为 12 个月 [141]。值得注意的是，研究中出现了胃穿孔（6%）、静脉血栓事件（25%）、高血压（28%），其中 66% 血栓事件并无临床症状，为偶然发现，因此使用贝伐珠单抗（bevacizumab）时仍需注意其安全性。今年 ASCO 公布了一项Ⅲ期 AVAGAST 研究 [142]，随机比较贝伐单抗联合 XP 方案和单用 XP 方案治疗晚期胃癌，主要研究终点为 OS，结果 OS 分别为 12.1 个月和 10.1 个月（P=0.1002），贝伐单抗联合 XP 方案 OS 延长 2 个月，并没有达到研究主要目的。但加用贝伐单抗 PFS 明显延长，6.7 个月 *vs*. 5.3 个月（P=0.0037），有效率也提高，46% *vs*. 37%（P=0.0315）。除了贝伐单抗特有的毒性外，增加贝伐单抗后没有出现预料之外的不良反应。如何看 AVAGAST 研究结果，与对照组比较，试验组的 OS 延长 2 个月；次要研究终点的有效率和 PFS 均已达到；美洲和欧洲患者治疗组的生存期明显长于对照组；试验组的安全性能够接受。从绝对数值上看，亚洲、欧洲和美洲患者单纯化疗组的生存期分别为 12.1 个月、8.6 个月和 6.8 个月，而接受二线治疗的比率分别为 68%、28% 和 22%。所以，贝伐单抗联合 XP 方案治疗进展后，二、三线治疗对患者的生存影响是很大的。说明贝伐单抗的作用显著。OS反映的是患者接受包括贝伐单抗联合XP方案治疗以及之后的治疗效果，而PFS直接反映的是贝伐单抗联合化疗的效果；如果贝伐单抗联合XP方案进展后，二线化疗继续联合贝伐单抗，与不联合贝伐珠单抗比较，会是什么结果呢？研究设计试验组在6个周期化疗联合贝伐珠单抗后，进入卡培他滨联合贝伐珠单抗的维持治疗，直到肿瘤进展。AVAGAST研究后续的肿瘤标志物数据，能否解析临床结果？综合研究结果，可以认为贝伐单抗联合化疗治疗晚期胃癌的疗效还是值得重视。在辅助治疗方面，MAGIC-B研究也在进行中。

舒尼替尼（sunitinib）和索拉非尼（sorafinib）是口服多靶点TKI，其中针对VEGFR而具有抗血管生成作用。一项Ⅱ期研究评价了sunitinib二线治疗42例胃癌患者，2例（5%）获得PR，15例（36%）SD。TTP 17.1周，OS 50.7周，3～4度毒性主要是中性粒细胞减少（31%）、血小板减少（29%）、贫血（14%）和手足综合征（10%）[143]。ECOG进行的一项sorafinib联合DP方案一线治疗53例胃癌和食管胃连接处腺癌，有效率38.6%，1例CR，TTP 5.8个月，OS 14.9个月，3～4度中性粒细胞减少为49%[144]。另一项sorafinib联合XP方案治疗胃癌和食管胃连接处腺癌的Ⅰ期研究结果较好，16例患者中，有效率62.5%，PFS 10个月，OS尚未达到，剂量限制性毒性是中性粒细胞减少和腹泻[145]。阿帕替尼（apatinib）是中国自主研制的小分子VEGFR酪氨酸激酶抑制剂PTK787的衍生化合物，与安慰剂随机对照三线治疗晚期胃癌的多中心Ⅱ期临床研究正在进行中。

三、其　他

mTOR是PI3K/Akt信号通路下游效应器丝氨酸-苏氨酸激酶，mTOR信号通路是调控细胞生长与增殖的一个关键通路，已成为靶向治疗的新靶点。胃癌患者中该通路表达上调与预后差相关，并与化疗耐药有关。在一项Ⅱ期研究，用mTOR抑制剂依维莫斯（everolimus）治疗53例难治性胃癌患者[146]，无有效患者，55%的患者SD，PFS 2.7个月，随访5.2个月，OS尚未达到，预计9个月生存率72%，一项Ⅲ期研究正在计划中。

炎症、组织纤维化、新血管形成和肿瘤的侵袭转移等许多生理病理过程都与基质金属蛋白酶（MMP）的表达及活化有密切联系，其中MMP-7是评价胃癌生物侵袭性的标志，临床前研究证实MMP抑制剂能防止肿瘤的进展与转移。马立马司他（marimastat）是一种口服MMP抑制剂。一项随机双盲安慰剂对照的临床研究[147]，共369例无法手术的晚期胃腺癌患者入组，其中部分患者接受过5-Fu化疗，所有患者随机分成marimastat组和安慰剂组；结果显示治疗组的PFS较安慰剂组有显著延长（P=0.009）。总的OS治疗组为160天，安慰剂组为138天（P=0.07），2年生存率分别为3%和9%（P=0.03）。分层分析发现123例先前接受过化疗的患者接受marimastat治疗后有生存获益（P=0.045），2年生存率提高了13%（18% *vs*. 5%，P=0.006）。研究显示marimastat能够延长胃癌患者的生存时间，对接受过化疗的患者效果更加显著。

周期素（cyclin）、周期素依赖激酶（cyclin-dependent kinase，CDK）和周期素依赖激酶抑制蛋白（cyclin-dependent kinase inhibitor，CDKI）等在细胞周期调节中起着重要作用。其中CDK和周期素结合形成的复合物是细胞周期的主要调节物质。favopiridol是一种半合成黄酮类CDK抑制剂。在一项Ⅱ期临床研究中[148]，用favopiridol治疗16例转移性胃癌患者，仅1例患者的肝转移灶有轻微疗效，其余均未显示有效，而不良反应发生率却较高，其中乏力93%、痢疾73%、静脉血栓33%。目前认为favopiridol单药抗肿瘤活性差，需进一步研究其合适的用药剂量以及与其他化疗方法的联合应用。

NF-κB属于NF-κB/Rel蛋白家族成员，参与细胞的生长、黏附、炎症反应和分化，NF-κB信号传导通路的活化能促进细胞的存活和抗凋亡。在胃癌的发病机制中，NF-κB在其中起着关键性作用。幽门螺杆菌（Hp）感染是导致胃癌的一个重要因素，NF-κB活化可能是Hp阳性慢性胃炎转变为胃癌的重要发病机制。同时，临床研究还发现NF-κB的表达与胃癌的恶性程度呈正相关而与预后呈负相关。硼替佐米（bortezomib）是一种抑制 NF-κB 信号传导通路的蛋白酶体抑制剂。一项Ⅱ期临床研究[149]，采用硼替佐米联合伊立替康治疗晚期胃癌，44 例晚期胃癌患者分为复治组和初治组，复治组患者在第 1、4、8、11 天静脉注射硼替佐米 1.3mg/m^2，每 3 周为 1 周期，平均治疗 2 个周期，初治组患者在此基础上加用伊立替康 125mg/m^2；两组的 RR 分别为 9% 和 44%，PFS 分别是 1.4 个月和 1.9 个月，OS 分别为 5.4 个月和 4.1 个月。

c-MET 是肝细胞生长因子受体，10%～15% 的胃癌患者 c-MET 扩增，c-MET 过表达与病期晚、预后差相关。Foretinib 靶向 c-MET 和 VEGFR-2/KDR 的多靶点 TKI，一项由 MSKCC 组织的多中心研究[150]，用两个剂量的 Foretinib 治疗 64 例晚期胃癌，有效率为 0%，SD 分别为 21% 和 25%，这组患者中 c-MET 扩增仅 5%，今后的研究应选择 c-MET 扩增的患者。

四、结　语

尽管多数Ⅱ期靶向药物联合化疗的疗效有显著提高，两项Ⅲ期临床研究中靶向药物联合化疗的 PFS 超过 6 个月，OS 超过 12 个月[138, 142]，但由于胃癌在全球范围内存在诸多差异，如发病率、好发部位、标准手术方式、辅助治疗模式以及晚期化疗方案选择等，同时，存在着胃食管结合处、近端胃癌与远端胃癌的分子生物学差异，人种的差异，针对胃癌的精确靶点的差异，这些给包括靶向药物在内的临床研究带来挑战。胃癌的分子信号通路并不完全清楚，而且这些信号通路存在相互影响和重复性。阻断一条信号通路也许没有给临床带来多少实际意义，除非阻断的是维系恶性表型的关键通路，即所谓癌基因依赖性（oncogene addiction）。为了克服这些挑战，不仅要着重分析导致胃癌发病机制的“阿喀琉斯之踵”，而且要阐明胃癌多种亚型在分子水平的特有异常。相信在不远的将来，不仅基于组织学或解剖学部位，而且可以根据特异分子和遗传缺陷，合理地设计靶向治疗，临床研究将会更趋完善，靶向治疗的作用在胃癌的治疗中也会更加明确。

（本节图片由王晓娜提供）

（徐农）

第五节　胃癌的生物治疗

胃癌是我国常见的恶性肿瘤之一，也是最常见的消化道恶性肿瘤。早期胃癌多无症状或仅有轻微症状。当临床症状明显时，病变已属晚期。外科手术仍是胃癌的主要治疗方式，未行切除术的患者生存期仅为 3～11 个月。对于大多数患者来说，术后辅助放化疗效果不甚理想。有证据显示，手术后患者的免疫功能会发生紊乱，可能会引起患者自身免疫功能发生抑制，从而有利于残余肿瘤细胞的生长和转移[151]。所以，免疫生物治疗可能会成为最有潜力和希望的治疗方法，可使胃癌患者，尤其是晚期患者的生存期得以延长，生活质量得以提高。

一、概　述

生物治疗是指运用生物反应调节剂来改变宿主的自身防御反应机制从而抑制或消除肿瘤的方法。这里所讲的生物反应调节剂概念涉及的范围极广，既包括疫苗、抗体、细胞因子等生物物质，又包括可以改变宿主抗肿瘤状态的技术方法，如基因技术、抗血管生成以及过继性免疫细胞疗法等。生物治疗的根本思想是采用生物、免疫和靶向治疗的方法激发机体自身的免疫保护机制，从而达到治疗肿瘤或预防复发的目的。

胃癌生物治疗的理论主要基于以下三方面：①应用效应细胞、细胞因子、免疫调节剂等，杀伤肿瘤细胞，调动或重建受损的免疫系统，增强机体抗癌能力并提高对放疗和化疗的敏感性；②通过某些手段，促进癌细胞特异性抗原表达、递呈或对免疫杀伤的敏感性，增强机体抗癌的靶向能力和杀伤效率；③对癌细胞生物学行为进行调节，抑制其增殖、浸润和转移，促进其分化或死亡。

在早期的临床试验中，胃癌生物治疗手段包括针对胃癌细胞表达的特异性抗原的疫苗[152]的特异性免疫治疗以及在治疗中加用 IL-2 等细胞因子的非特异性免疫治疗方法，均显示了一定的疗效。胃癌的生物治疗已成为最活跃的研究领域之一，并逐渐成为临床上重要而有效的辅助治疗手段[153]。

二、非特异性免疫治疗

非特异性免疫治疗是通过非特异地、全面地提高机体免疫力来提高对胃癌的免疫反应。包括非特异性免疫调节剂（如 OK-432，云芝多糖及香菇多糖等）和细胞因子，如白介素（IL）、干扰素（IFN）、肿瘤坏死因子（TNF）等。这些方法可以非特异地增强机体的免疫功能，激发免疫系统的免疫效应，从而增强机体抗肿瘤的能力，达到治疗肿瘤的目的。

（一）免疫调节剂

免疫调节剂治疗方法对免疫功能抑制程度较轻、一般状态好的患者有较好的疗效。目前应用于胃癌临床治疗的免疫调节剂有 OK-432、云芝多糖、胸腺素、香菇多糖、高聚金葡素等。

1. OK-432　链球菌提取物 OK-432 是一种细菌免疫强诱导剂，在日本已广泛用于肿瘤的辅助治疗。Gochi 等[154]的研究显示 OK-432 用于Ⅲ期胃癌患者，可使患者的生存期稍延长，并且可显著提高ⅢA 和ⅢB 期患者 5 年和 10 年生存率。有研究显示 OK-432 可诱导多种细胞因子的释放，如 TNF-α、IFN-γ、IL-8、IL-12 等，并且可以增强自体效应细胞的细胞毒效应。另外 OK-432 可以通过促进穿孔素分泌和上调 FAS 配体表达从而增强 NK 及 LAK 杀灭癌细胞或促进其凋亡等效应。一项 meta 分析显示 OK-432 与化疗联合治疗较单独化疗具有更明显的生存获益（$P<0.05$）[155]。

2. Polysaccharide-Krestin（PSK，云芝多糖 K）　云芝多糖 K 是从担子菌的杂色云芝深层液体培养所得菌丝体内提取的一种蛋白多糖。应用 PSK 治疗恶性肿瘤已有三十多年的历史。PSK 与 OK-432 的免疫调节作用相似，但是单独用于胃癌的治疗疗效不佳，可在胃癌根治术后与辅助化疗相结合使用。

（二）细 胞 因 子

细胞因子类药物是目前应用最为广泛的一类生物反应调节剂。临床上常将细胞因子与放化疗及其他治疗方法结合。目前用于胃癌治疗并取得较好效果的重组细胞因子包括白介素，干扰素、肿瘤坏死因子等。

1. IL-2　IL-2 最初是作为 T 细胞生长因子被认识的。活化的 T 细胞分泌 IL-2，分泌出的 IL-2 可以刺激 T 细胞以及 NK 细胞的生长。有研究表明，晚期癌症患者体内肿瘤细胞会分泌大量的 IL-10、TGF-β 等抑制因子并且诱导产生免疫抑制微环境，会使 IL-2 的分泌减少。基于这个原因，应用 IL-2 作为治疗方法可以逆转细胞免疫抑制的状态。IL-2 已被美国 FDA 批准用于恶性黑色素瘤和肾癌的治疗。然而，在最初的临床试验中证明大剂量 IL-2（150 000 000U/d）毒性较大。目前 IL-2 应用的方法和剂量尚无统一定论。最近一项 meta 分析表明进展期胃癌患者术前应用 IL-2 有明显疗效。

2. IFN-γ　IFN-γ 抗肿瘤作用明显，其机制除增加免疫活性细胞功能外，还能够通过活化蛋白酶、磷酸二酯酶等而抑制肿瘤细胞。在体外和临床研究中发现，IFN-γ 与环孢素 A 联合应用可以诱导胃癌细胞的凋亡[156]。

3. TNF　TNF 的毒性反应严重，可导致患者出现发热、血常规异常甚至休克。临床不主张长期单独应用 TNF，大多与化疗药物联合应用。Wei 等[157]指出，TNF-α 与卡铂合用具有协同抗癌作用，其治疗胃癌术后癌性腹水的疗效显著，有效率高于单纯静脉或腹腔化疗。

三、特异性免疫治疗

分子靶向治疗亦属于特异性免疫治疗的范畴，关于胃癌的分子靶向治疗在前面章节中有详述。在这里我们着重介绍胃癌的疫苗治疗。

（一）细 胞 疫 苗

1. 肿瘤细胞疫苗　胃癌细胞疫苗是把胃癌细胞用放射线灭活后利用其抗原性诱导机体产生抗癌效应。自体胃癌细胞疫苗拥有自体特异的肿瘤抗原和 HLA 分子，比异体肿瘤细胞疫苗安全有效，但由于其免疫原性较弱，一般在制备时添加免疫佐剂，如福氏佐剂、病毒、细菌、细胞因子及寡聚脱氧核苷酸等。

2. 树突状细胞（DC）疫苗　DC 是专职的抗原递呈细胞（APC），具有抗原递呈和免疫激活的作用，是近年来免疫学家和肿瘤学者关注和研究的热点[158]。肿瘤抗原肽或肿瘤细胞裂解物负载DC后，接种或回输给患者后，能诱导机体产生特异性细胞毒性T细胞（CTL），从而用于胃癌的治疗。胃癌患者常过表达Her-2/neu，用Her-2/neu抗原肽脉冲DC回输患者后可产生抗癌效应并且可使肿瘤标志物CEA、CA199下降。在近期的一项研究中Wu等[159]利用DC作为载体治疗胃癌。Sadanaga等[160]应用MAGE-3抗原肽负载的DC疫苗治疗12例晚期胃肠癌患者（6例胃癌，3例食管癌，3例结肠癌），每3周接种4次。结果显示无毒副作用，4名患者的体力状况得到了改善，7名患者的肿瘤标记物表达下降且影像学发现3名患者的瘤块有缩小的迹象。这些表明MAGE-3抗原肽负载的DC疫苗在治疗胃癌方面是安全有效的。也有日本学者[161]报道将DC疫苗瘤内注射2例晚期胃癌病人，以期DC能够在局部吞噬肿瘤产生局部效应进而在瘤内及局部淋巴结诱导CTL产生全身效应。结果2例患者的肿瘤标记物表达下降，1例患者的腹水有所减轻，显示了DC疫苗在治疗胃癌方面不失为一种有效的方法。

（二）蛋白/多肽疫苗

蛋白/多肽疫苗是以从肿瘤细胞内分离纯化的或人工合成的具有肿瘤免疫原性的多肽或蛋白为疫苗进行免疫。在胃癌蛋白/多肽研究方面，用于疫苗设计的胃癌相关抗原有胃泌素、癌胚抗原（CEA）、黏蛋白（Muc-1）等。

1. G17DT　G17DT是胃蛋白酶-17（G17）的N末端9个氨基酸与白喉毒素的融合产物，能够诱导机体产生特异性的和高亲和力的胃蛋白酶中和抗体，抑制胃蛋白酶的促肿瘤生长作用。肌肉注射该疫苗可以延长部分胃癌患者总生存期[162]。

2. CEA　Zaremba等[163]对CEA的肽CAP1的部分氨基酸残基进行替换得到CAP1-6D，其在体内外均能致敏CEA特异的细胞毒性T淋巴细胞（CTL）。以鸡痘病毒或牛痘病毒为载体的重组痘苗CEA(6D)-TRICOM，可以增强APC递呈CEA抗原的反应，以及激活CEA表达阳性肿瘤中细胞毒性T细胞。目前已有CEA-TRICOM疫苗Ⅰ期临床试验结果的报道，显示该疫苗的安全性好，能诱导明显的CEA特异性免疫反应，对部分患者有效[164]。

3. 热休克蛋白　热休克蛋白（HSP）为一组广泛存在于原核和真核生物中高度保守的蛋白质，在应激状态下可被诱导表达，与体内的多种蛋白形成复合体，使之能够正确折叠、聚集。在肿瘤组织中，HSP同样可以广泛特异性地结合肿瘤抗原肽，以致细胞内没有游离的抗原肽[165]，这就形成了自体肿瘤源HSP作为肿瘤疫苗的基础。在应用HSP疫苗治疗胃癌方面，仍以基础研究和动物试验研究为主，仅在德国有将HSP96疫苗治疗胃癌的Ⅰ/Ⅱ期临床试验的报道[166]，且其效果有待进一步的观察。

（三）幽门螺杆菌疫苗

幽门螺杆菌(Helicobacter pylori，Hp)可长期存活于人体胃黏膜，鉴于它在人群中的高感染性和与胃癌的高相关性，利用Hp作为胃癌疫苗已被密切关注[167]。Hp疫苗主要分为全菌疫苗、亚单位疫苗（基因工程疫苗）、活载体疫苗和DNA疫苗。

1. Hp全菌疫苗　应用病原的裂解产物作为免疫原接种机体是较为传统的免疫学方法。Ikewaki等[168]应用Hp悉尼株（Sydney strain of Hp, SS1）超声破碎物加霍乱毒素（CT）口服免疫已感染Hp的C57BL/6小鼠，结果发现其能预防和治疗Hp感染。但是这种疫苗成分复杂，不良反应大，易通过交叉免疫反应导致人体的自身免疫性疾病。因此，全菌疫苗缺乏安全性，不适用于人体。

2. Hp亚单位疫苗　抗原的选择是Hp疫苗研发的关键，基因工程技术的发展有力地推动了重组蛋白抗原的研究和制备水平。已证实Hp的保护性抗原成分包括尿素酶（Ure）、热休克蛋白、空泡毒素（VacA）和毒素相关蛋白（CagA）以及Hp黏附素（HpaA）等。

Ure及其亚单位是目前研究的热点。据统计，Ure作为疫苗抗原的研究占Hp疫苗研究文献总数的70%以上。Ure分布于Hp表面，占全菌蛋白的5%～10%，参与Hp的定植和致病过程，是一种免疫原性最为保守的外膜蛋白，因此Ure作为Hp疫苗抗原有非常显著的优势。Morihara等[169]鉴定了Ure中的活性区域UREB138，因其具有较好的免疫原性，且无毒性，已成为Hp疫苗保护性抗原的理想选择。

四、过继性细胞免疫治疗

过继性细胞治疗是指分离、体外激活并回输肿瘤特异性或非特异性杀伤细胞的一种治疗，优势在于起效快，受体内因素干扰小。治疗的关键在于：产生数量足够且肿瘤抗原高亲和力的效应细胞，并能够到达肿瘤部位及渗透肿瘤基质中，而且这些细胞能够被肿瘤激活并产生抗肿瘤效应。目前用于胃癌的细胞治疗包括以下几种。

（一）淋巴因子激活的杀伤细胞（LAK）

LAK是最早应用于临床的一种免疫活性细胞，具有广谱抗肿瘤活性，对预防胃癌术后复发具有较好的疗效。经IL-2激活的LAK在输入人体后仍需IL-2才能维持其杀伤活性，故LAK与IL-2合用效果好。但是由于此种治疗方法所需的IL-2剂量大，具有较大副作用，因此应用受限。

（二）肿瘤浸润淋巴细胞（TIL）

TIL的抗瘤活性是LAK的50～100倍，具有更强的肿瘤特异性。一项临床研究中，44例Ⅳ期胃癌术后患者随机分为化疗组（DDD联合5-Fu）和化疗联合TIL组。化疗组和联合TIL组的MS为8.3和11.5（$P<0.05$），而且多因素分析发现TIL治疗和肿瘤大小与预后相关[170]。提示：TIL在胃癌中具有抗肿瘤活性。

（三）其他细胞治疗方法

另外，尚有细胞毒性T细胞、抗CD3单克隆抗体激活的杀伤细胞（CD3AK）、CIK细胞等治疗方法，目前这些细胞治疗方法在胃癌治疗领域的应用尚处于尝试阶段。

五、基 因 治 疗

基因治疗是治疗癌症的新方法，并且越来越重要。经过15年的发展，最初的基因治疗理念逐渐分成了两派：分子癌症治疗和病毒癌症治疗。分子癌症治疗是将核酸转入患者细胞中，从而调节靶细胞的基因表达。病毒治疗则是较新的理念，其基本原理就是将抗癌基因插到增殖型溶瘤病毒中，该病毒携带抗癌基因靶向性进入癌细胞，在病毒复制、裂解癌细胞的同时，其携带的抗癌基因也产生大量拷贝，并能最终把肿瘤细胞溶解掉[171]。

这两种基因治疗方式可以从胃癌发生发展的多个阶段进行治疗。如直接破坏肿瘤细胞，抑制肿瘤血管生成和肿瘤的转移以及激活宿主的免疫反应。在胃癌的治疗中，研究者们曾进行过以下尝试：①将单纯疱疹病毒脱氧胸苷激酶（herpes simplex virus thymidine kinase, HSV-TK）基因等药敏基因导入癌细胞，使低毒或无毒的药物前体在癌变局部转化为细胞毒作用较强的抗癌药物，进而选择性杀伤癌细胞[172]；②将基因导入癌细胞制成转基因疫苗。以主动免疫方式获得抗癌效果；③将基因导入LAK、TIL、CTL等免疫效应细胞．增强其对癌细胞的识别、结合和杀伤效应；④将基因导入某些易于体内移植和长期存活的载体细胞，维持体液细胞因子的有效杀伤浓度；⑤将抑癌、促凋亡基因p53、nm23、p16、Rb、Fas等导入癌细胞，可显著抑制其生长；而将促癌、抑凋亡的Ras、bcl-2或端粒酶基因的反义寡核苷酸导入癌细胞，可与靶序列结合，封闭其活化位点，特异性抑制癌细胞增殖[173]。

六、展 望

目前在临床中应用于胃癌治疗的生物治疗方法包括分子靶向治疗、非特异性免疫调节剂以及细胞因子，其他尚处于基础研究或临床试验阶段。根据目前的研究，胃癌的生物治疗方法具有一定的抗癌活性，但是临床研究中显示出的效果却不尽如人意。原因可能是：一方面，在肿瘤的发生发展过程中建立了一系列较完备的抵抗和逃避机体抗肿瘤免疫反应的机制；另一方面，在免疫治疗的实施过程中，如肿瘤抗原，抗原呈递细胞以及效应细胞的获取，肿瘤抗原的加载，效应细胞的回输及有效到达肿瘤部位等都影响着肿瘤免疫治疗的效果，而目前对这些障碍的研究还没有取得突破性的进展，因此找到克服这些困难的途径将是肿瘤免疫治疗真正应用于肿瘤治疗的关键。

2010年的美国临床肿瘤学会胃肠会议（ASCO GI）指出，以不同个体肿瘤的特异性基因组检测为基础，真正做到基于分子背景的个体化诊断和治疗，是未来肿瘤治疗的方向。

（任秀宝　李润美）

第六节　进展期胃癌术中腹腔内温热化疗

胃癌是我国最常见的消化道肿瘤，发病率和死亡率长期居高不下。近年来虽在早期胃癌筛查方面有所突破，上海瑞金医院等部分大型胃癌诊疗中心早期病例比例已达到 20% 以上，但与日本早期胃癌占 50% ~ 60% 的水平相去甚远。在我国进展期胃癌仍是主流。因此，大部分临床病例面临术后 2 ~ 3 年内发生复发转移的困境。

大量统计数据显示，胃癌常见的四种术后复发转移方式中，腹膜复发最为多见，术中已有腹膜播散的病例占 15% 以上，术后发生腹膜复发则更是高达 50% ~ 60%。对于 R0 切除的进展期胃癌，平均腹膜复发间期为术后 18 个月。一旦明确有术后腹膜复发，中位生存期可低于 6 个月 [174]。同时病人还因腹水、癌性腹膜炎、肠梗阻、恶病质等因素，生活质量极度低下。因此，有效防治术后腹膜复发转移率是改善胃癌预后的关键。

术中腹腔内温热化疗（intraoperative peritoneal hyperthermia chemotherapy, IPHC）是迄今为止唯一得到临床试验支持的防治胃癌腹膜复发有效的方法，本章节就 IPHC 的原理和临床应用作一介绍。

一、腹膜复发转移的发生机制

迄今为止，腹膜复发的发生机制仍未被完全阐明，有“种子 - 土壤”学说和肿瘤细胞诱陷学说等数种假说。但一般认为以下几个方面的因素可能发挥重要作用。

（一）腹腔游离癌细胞（peritoneal free cancer cell，PFCC）的存在

所有假说均认为，PFCC 是发生腹膜复发最重要的始动因素，起到“种子”的作用。PFCC 的产生有诸多可能性，包括从浸出浆膜的肿瘤表面直接脱落、因手术操作而沾染、随开放的血液和淋巴液流入腹腔等。一旦手术后 PFCC 达到一定量，就有机会形成腹膜转移灶。

（二）适宜着床的腹膜表面

PFCC 种植于腹膜的过程，就如同“种子”生长于“土壤”之中。完整的腹膜很难被肿瘤细胞侵袭，而医手术操作而造成深层结缔组织裸露的术野腹膜表面，以及大网膜、性腺脂肪（gonadal fat）、肠系膜、直肠膀胱 / 子宫窝（Douglas pouch）等富含“乳斑”（milky spot）区域是腹膜播散的好发部位 [175]。腹膜间皮组织中丰富的淋巴微血管为成功着床的肿瘤细胞提供了丰富的营养。修复破损腹膜过程中分泌的大量表皮生长因子（epidermal growth factor，EGF）和血管内皮生长因子（vascular endothelial growth factor，VEGF）同时也能帮助腹膜微转移灶增殖扩散。

（三）肿瘤细胞的免疫逃避

胃癌患者经过麻醉和手术应激后免疫力低下，加之腹膜修复过程中产生的纤维素包裹微转移灶，使之内陷，隔绝了机体免疫系统的监控，也造成 PFCC 得以逃避抗肿瘤免疫系统的清除，逐渐发展为腹膜转移灶 [176]。

（四）多种细胞因子和基因参与

并非所有满足上述三个条件的腹腔内肿瘤均会发生腹膜复发。值得注意的是，不同肿瘤细胞的腹膜转移潜能有很大差异。胃癌和卵巢癌的腹膜复发率远高于其他肿瘤。胃癌的腹膜转移与淋巴转移相关性较高。大体分型 Borrmann Ⅳ型、Lauren 分型中弥漫型胃癌更易发生腹膜转移。病理上分化程度低的胃癌较易发生腹膜转移，而分化程度高的肿瘤却往往在早期发生血行转移。黏液细胞癌、硬癌、印戒细胞癌发生腹膜转移的潜能明显高于高中分化腺癌。一般的规律是腺癌细胞分化差、黏液含量丰富的经常直接侵袭周围组织和脏器，较易发生淋巴转移和腹膜转移。

这一现象提示多种细胞因子和基因可能参与了这一复杂过程。PFCC 从原发病灶分离、侵袭、脱落、移动、与腹膜表面黏附、诱陷、形成新生血管、免疫逃避的全过程至今未被完全阐明。已知至少有二十余种细胞因子与之有关，包括基质金属蛋白酶（matrix metalloproteinase，MMP）、层黏素（laminin，LN）、纤黏素（fibronectin，FN）、尿激酶型纤溶酶原激活物（urokinase plasminogen activator，uPA）、CD44、整合素家族（integrin family）、组织蛋白酶（cathepsin）、EGF、VEGF、肝细胞生长因子（hepatocyte growth factor，HGF）、E- 钙黏素（E-caderin）、β - 连环蛋白（β-catenin）、抗黏附素（dysadherin）、生存素（survivin）等。尚有 TIMP-1、CK20、FABP1、MUC2、TFF1、TFF2、RUNX3、PRL3、PGP9.5、S100A4 等基因参与，但具体作用环节和方式并不清楚[177, 178]。

二、腹膜转移的诊断

腹膜转移的早期诊断问题始终困扰着临床医生。最初发生的腹膜微转移灶很难用肉眼识别，也不伴有临床症状。一旦出现腹水、肠梗阻等症状往往提示广泛播散，基本错失了治疗机会。近年来已采用了多种方法试图提高腹膜转移的诊断成功率，但效果并不显著。

（一）血清肿瘤标志物监测

这是一种无创监测手段，CA199 和 CEA 等都曾被列入观察指标，但灵敏度和特异度不能令人满意。CA125 是近年来较受重视的指标之一[177]。一般认为，如果发生如下状况，应警惕胃癌腹膜复发的可能性：①基线 CA125 水平正常，术后异常升高；②经过正规一线化疗后 CA125 水平持续升高；③术后 CA125 水平下降后再次升高。

（二）影像学检查

包括超声检查、腹部螺旋 CT 检查和 PET-CT 等。超声检查可以发现腹水和卵巢转移灶，有经验的医师应用高频探头还可能发现腹膜表面小转移结节，但对于腹膜转移诊断的灵敏度仍然较差[179]。相比之下，CT 检查的准确率更高一些，可以发现腹水、肠壁增厚、壁腹膜表面和肠系膜表面直径大于 0.5cm 的小转移结节[180]；PET-CT 则是将肿瘤局部代谢改变与影像学特征结合起来，临床价值更高。Yang 等认为 PET-CT 诊断胃癌腹膜转移的准确率达到 87.9%、灵敏度 74.4%、特异度 93.1%、阳性预测值 80.6%、阴性预测值 90.5%，显著优于螺旋 CT 的 78.1%、39.4%、93.8%、72.2% 和 79.2%；PET-CT 对无肉眼可见病灶，但细胞学检查阳性（P0Cy1）病例诊断灵敏度达到 53.3%，显著高于螺旋 CT 的 13.3%。但 PET-CT 检查费用高昂，根据我国目前的国情，并不适合作为常规监测手段。

（三）剖腹探查 + 腹腔灌洗液细胞学检查

对于血清学监测和影像学检查怀疑腹膜转移的病例，唯一确诊的金标准是剖腹探查。可以采用腹腔镜手段，但必须由有丰富经验的专科医生完成，以确保探查范围的完整性[181, 182]。

腹膜转移的程度可用腹膜癌指数（peritoneal cancer index, PCI）来表示（图 22-23）[183]。将整个腹腔分为 13 个区域，顺时针排列分别为

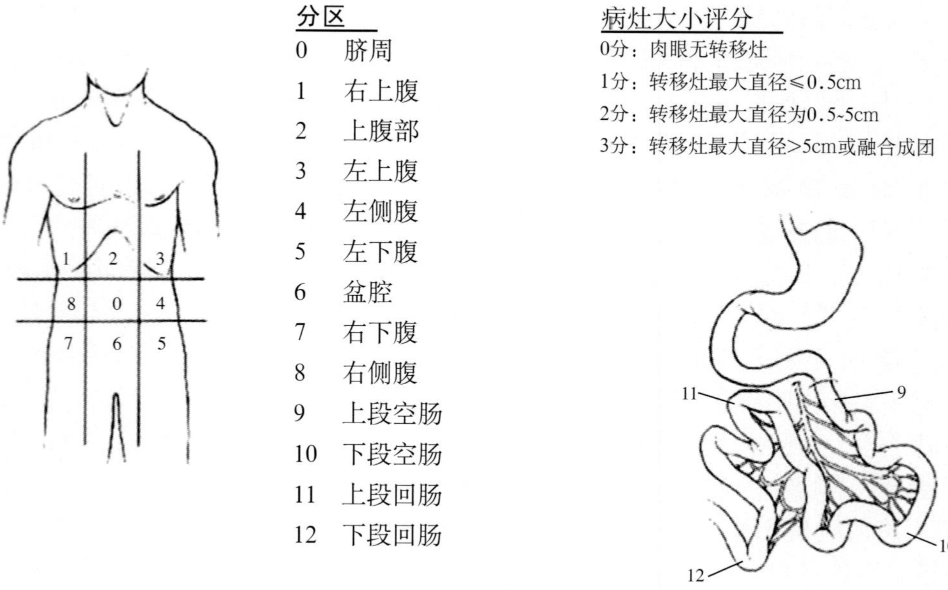

图22-23 腹膜癌指数

脐周 0 区、右上腹 1 区、上腹部 2 区、左上腹 3 区、左侧腹 4 区、左下腹 5 区、盆腔 6 区、右下腹 7 区、右侧腹 8 区、上段空肠 9 区、下段空肠 10 区、上段回肠 11 区、下段回肠 12 区。每个区根据肉眼可见腹膜转移灶最大径分别打分，分值与转移灶的数量无关，肉眼未见转移灶为 0 分、转移灶最大径≤0.5cm 为 1 分、转移灶最大径 0.5 ~ 5cm 为 2 分、转移灶最大径 >5cm 或融合成团为 3 分。将所有分区得分相加即为 PCI 分值，最高为 39 分（13×3）。PCI 分值愈高，预后愈差。

日本学者一直认为，即使没有肉眼可见腹膜转移灶，仍不能排除微转移的可能性，主张常规进行腹腔灌洗液细胞学检查[184]。一度将检查结果（Cy）列入日本胃癌规约的分期标准中，认为阳性结果（Cy1）者预后与有远处转移（M1）者相仿。腹腔灌洗的操作过程大致为：①有腹水直接抽取，无腹水者探查前腹腔内灌入 100ml 温生理盐水；②轻轻搅拌后收集；③离心取沉渣涂片染色。染色方法各家单位报道不一，有些采用常规 H.E. 染色，更多的采用巴氏染色（Papanicollaou stain）或者 MGG 染色（May-Grunwald-Giemsa stain）。虽然 H.E. 染色方法简便，成本较低，但染色质量较差，用于 PFCC 检测并不适合。而后两种则可用做液基薄片制片染色，显示细胞核结构清晰，分色明显，透明度好，胞浆受色鲜艳，而且所染标本不易脱色，可长久保存。

腹腔灌洗液细胞学检查的阳性率报道差异甚大，从不足 5% 到 35% 不等，主要是由进入研究的肿瘤分期不同所致。目前比较一致的意见是 Cy 阳性率与胃癌浸润深度（T）关系最为密切，其他如浆膜侵犯面积、浆膜浸润类型、淋巴结转移、肿瘤分期、组织学类型、Borrmann 分型等在单因素分析中也可能与之相关[185-187]。

（四）实时定量反转录聚合酶链式反应检测腹腔灌洗液肿瘤标志物

细胞学检查虽然是金标准，但是受 PFCC 浓度、制片技术和读片经验的限制，阳性率不高，不同机构间结果的可比性也不强。现代分子生物学技术的发展，使微量癌细胞的检测成为可能，理论上甚至可能找到 1×10^7 白细胞中的 10 个癌细胞[188, 189]。

Dalal 等[190]比较了腹腔灌洗液行传统细胞学涂片与实时定量反转录聚合酶链式反应（real-time quantitative reverse transcriptase polymerase chain reaction, RT-PCR）检测肿瘤标志物 CEA、角蛋白 20（cytokeratin，CK20）、survivin 和 MUC2 mRNA 的结果。灵敏度和特异度分别为细胞学涂片 67%/95%，CEA 100%/91%，CK20 60%/94%，survivin 100%/74%，MUC2 40%/100%。良性对照组中无 1 例检测出肿瘤标志物阳性。

Tamura 等[191]随访结果也显示，细胞学检查阴性组（Cy0）中，CEA 和 CK20 mRNA 阳性者预后与细胞学检查阳性组（Cy1）一致，无论是总体生存期还是无腹膜复发生存期都显著劣于 CEA/CK20 阴性组。单因素分析发现，生存率与 CEA/CK20 mRNA 阳性、胃癌浸润深度、淋巴结转移，以及胃癌组织学类型有关；多因素分析发现，前三种因素为总体生存率独立相关因素，而 CEA/CK20 mRNA 阳性则是无腹膜复发生存率唯一独立影响因素。

三、术中腹腔内温热化疗的原理

术中腹腔内温热化疗（intraoperative peritoneal hyperthermia chemotherapy, IPHC）属于区域性化疗的范畴，是 20 世纪 80 年代末开始应用于临床的，很快就受到了广泛关注。与其他化疗方案相比，具有早期、区域、大剂量、毒副反应小、将温热效应与化疗效应有效结合的特点。

（一）早期区域性大剂量给药的优势

1. 给药时机　IPHC 是在手术切除肿瘤病灶，全身肿瘤负荷最低，且未对化疗药物产生耐药时给予抗肿瘤治疗，疗效较佳。而无论是静脉化疗还是传统用于治疗卵巢癌术后腹膜转移的术后腹腔内化疗（postoperative intraperitoneal chemotherapy，PIC）都要等待病人从手术应激中恢复后才开始，大约术后 2 ~ 3 周开始给药。此时术前被原发病灶生长抑制的休眠期（G0 期）肿瘤细胞都已重新增殖，肿瘤负荷开始增加。实验研究显示，化疗药物穿透腹膜的能力有限，仅能影响 0.5cm 直径的转移灶。由于肿瘤生长是呈指数型曲线的，初始负荷对于预后判定是非常关键的因素。因此，通过手术方式尽可能切除残余病灶，并立刻开始化疗是最佳时机。

2. 给药剂量　腹腔与全身血循环之间存在所谓“血浆-腹膜屏障”（plasma-peritoneal barrier）。该屏障由腹膜上皮细胞、腹膜间质和腹膜微循环内皮细胞三部分组成。只有中小分子量物质才能有限度地通过屏障，大分子化疗药物在腹腔和循环血中的浓度差非常明显，可达 20～600 倍。这就解释了为何传统的外周静脉给药对腹膜转移没有确切的疗效。而腹腔内给药则可以远远超过静脉极量，在肿瘤局部达到很高的药物浓度，同时维持外周血中低化疗药物浓度，避免了全身毒副作用。

3. 给药途径　化疗药物直接与可能存在的游离癌细胞表面接触，发挥最大的细胞毒作用。无化疗药物引起静脉炎而导致的耐受问题。治疗结束后药物完全排出体外，后续损害少。

（二）温热对肿瘤的治疗作用

早在古埃及时代人们就发现 42～43℃的低温温热对很多疾病有治疗作用，并尝试用人工方法诱导发热来治病。但是适宜肿瘤治疗的温热范围较窄，全身温热如果控制不佳很有可能引起中枢神经系统过热，导致不可逆的变化。IPHC 采用的局部温热相比之下就更加安全，对脏器功能影响较小。

肿瘤组织因其自身生长的特性，在耐热性上与正常组织存在一定差异，这也正是温热治疗的“窗口”。

1. 从组织水平来说，温热干扰组织内糖的无氧酵解过程，加剧缺氧和酸中毒；正常组织可以通过扩张血管、加大血流量来代偿，而肿瘤组织内血管壁僵硬、迂曲、缺乏弹性，遇热无法有效扩张，因此这一效应对肿瘤组织的影响高于正常组织。

2. 从细胞水平来说，温热效应能促使细胞膜上的蛋白质变性，激活溶酶体、破坏胞浆和胞核，且由于癌细胞生长活跃，S 期和 M 期细胞比例较高，对温热特别敏感。

3. 从分子水平来说，温热效应能使得维持细胞内自稳状态的某些分子复合物如受体、转导或转录酶的功能失调，干扰蛋白质、DNA 和 RNA 合成，产生一系列肿瘤特异性免疫反应，包括激活热休克蛋白（heat shock protein, HSP）、自然杀伤细胞（NK）、CD4 和 CD8 细胞，释放 IL-12 等，造成癌细胞凋亡。对胃癌细胞治疗有效的温热阈值一般在 42～43℃，此温度下 I 型基质金属蛋白酶的基因表达和蛋白质合成受到明显抑制，VEGF 浓度下降，而一旦超过这一范围则肿瘤组织和正常组织都会发生坏死[192]。

（三）温热与化疗的协同

温热与区域性化疗具有独特的协同作用。有研究表明温热作用可能作用于肿瘤细胞膜的转运泵，增加肿瘤细胞对铂类化疗药物的转运和摄取，提高化疗敏感性。

41℃温热可以抑制多药耐药基因（multi-drug resistant gene, MDR）产物 P-糖蛋白（P-glycoprotein, P-gp）的表达，因此也可能逆转肿瘤细胞的耐药潜能，提高化疗药物的敏感性。

（四）物理灌洗效应

除此之外，IPHC 还通过大量生理盐水的循环灌洗，稀释 PFCC 浓度，并将尚未来得及着床的 PFCC 冲刷带离腹腔。由此减少 PFCC 着床机会，降低腹膜复发率。也有作者采用蒸馏水代替生理盐水灌洗，希望利用其低渗特性破坏肿瘤细胞。不过此作用对正常组织细胞是否也有损害尚需考察。

四、IPHC的适应证和禁忌证

（一）IPHC 的适应证

IPHC 的治疗目标是尽可能杀灭胃癌术后腹膜转移的“种子”——PFCC。故广义上讲所有可能形成 PFCC 的因素都可以被列为 IPHC 的适应证。这些因素包括：

1. 与胃癌浆膜状态有关的因素　产生 PFCC 的各种假说均认为，腹腔内游离的胃癌细胞最主要的来源就是从浆膜面脱落。因此，胃癌是否浸润浆膜就成为选择 IPHC 的重要参考指标。一旦浸润深度达到 T3 以上，PFCC 检测的阳性率就显著上升。在迄今为止的所有研究中，无论是单因素分析还是多因素分析，胃癌是否浸润浆膜均被认为是影响 PFCC 阳性率的独立预后因素。对临床而言，这也确实是一个简便且术前容易判断的指标。

除此以外，已经存在腹膜转移灶（P1）或癌性腹水、浆膜侵犯面积≥ $20cm^2$、浆膜表面类型为结节型或腱状＋多彩型等因素也被证明与PFCC阳性率密切相关。但由于这些情况很少独立于浆膜侵犯而存在，故在多因素分析中往往被排除。

2. 与胃癌浸润转移潜能有关的因素　这些因素包括TNM分期Ⅲa期以上、肿瘤直径>5cm、组织学类型分化较差、Lauren分型为弥漫型、Borrmann分型为B-3或B-4型、淋巴结转移、肝转移、远处转移等。

出现这些情况，提示胃癌进入中晚期，具有较强的浸润转移潜能。此时胃癌细胞容易从原发癌灶脱落，并具备很强的水解、移动、黏附、侵袭、新生血管生成等能力。一旦有适合生长的腹膜表面，如结缔组织裸露的手术野、乳斑等，很容易着床形成转移灶。但这些情况的出现往往提示预后较差，IPHC并不一定能起决定性作用。

3. 虽不存在上述两方面因素，但细胞学或实时定量RT-PCR检测CEA/CK20 mRNA阳性的情况。

细胞学检查结果是判断PFCC阳性的金标准。即使是早期胃癌，也存在非常少见的腹膜转移情况。杨秋蒙等[193]查阅中日8家医院25年4420例早期胃癌资料，发现5例腹膜播散、4例PFCC阳性，预后均很差。故胃癌术中仔细探查整个腹腔，常规行腹腔灌洗液细胞学检查或实时定量RT-PCR检测CEA/CK20 mRNA仍有必要。因此，IPHC的适应证判定包括三个步骤：

（1）术前分期：胃癌是否浸润浆膜？

（2）术中是否发现癌性腹水或肉眼可见小转移结节？

（3）腹腔灌洗液细胞学检查或实时定量RT-PCR检测CEA/CK20 mRNA是否为阳性？

上述任何一项为肯定答案者均可被列入IPHC的候选病例。

（二）IPHC的禁忌证

1. 存在无法通过IPHC杀灭的肿瘤细胞　IPHC仅对清除PFCC有效，作用深度仅为0.5cm。因此如原发肿瘤无法切除；或已有肝、远隔淋巴结、肺、脑、骨等远处转移，以及肉眼可见腹膜转移灶直径>0.5cm，且无法手术切除者，因不可能通过IPHC改善预后，不应贸然施行，否则徒增治疗风险和病人经济负担。Kodera等[194]甚至提出，Borrmann Ⅳ型胃癌如有PFCC阳性，就已经超出了外科治疗的范畴，此情况下连病灶切除都毫无意义，遑论选择IPHC。

2. 存在危及手术安全的情况　IPHC在术中进行，客观上延长了麻醉和手术的时间。因此凡可能影响手术安全的情况都是IPHC的禁忌证。例如原本存在心、肺、肝、脑、肾、凝血等系统疾患；术中新发现器官功能异常；大量失血；营养不良；6个月内心肌梗死病史等。

五、肿瘤去负荷术的临床意义

为了保证IPHC的临床疗效，有必要通过外科手术方式，尽可能将肿瘤病灶和容易发生转移的腹膜切除干净，减轻肿瘤负荷，故称之为肿瘤去负荷术（cytoreductive surgery, CRS）。如果说IPHC主要杀灭腹膜转移的“种子”，CRS的目标就是腹膜转移的“源头”和“土壤”。两者相辅相成，缺一不可。

（一）CRS的范围

包括原发病灶和腹膜复发的高发区域。

1. 原发病灶的切除　应按照标准胃癌D2根治术的要求切除原发病灶。Inada等[195]认为，如果仅存在Cy1，而没有肉眼可见腹膜转移灶和其他远处转移的情况，标准的D2根治术就可以获得10.8%的5年生存率。李正荣等报道，伴腹膜转移的胃癌病人，行手术切除病灶的中位生存时间为13.6个月，未行手术切除的中位生存时间为4.5个月，具有非常显著的差异（P=0.004）。积极的手术治疗对于胃癌预后的意义显而易见。

2. 腹膜复发的高发部位　未经手术的病人，腹膜复发最高发的部位是大网膜、卵巢、肠系膜和Douglas窝等“乳斑”集中的区域。“乳斑”是富含巨噬细胞等淋巴细胞的区域，是腹膜表面与间质层交通的通道，肿瘤细胞最容易通过乳斑区域的吞噬进入富含营养和生长因子的腹膜间质，进而形成转移灶[196]。

Hagiwara等[176]以活性炭标记后各部位“乳斑”数量为：大网膜21.8/高倍视野、性腺脂肪

1.6/ 高倍视野、肠系膜 0.61/ 高倍视野、后腹膜 0.15/ 高倍视野，“乳斑”的分布与腹腔内接种的肿瘤细胞的分布是一致的。

而经过手术操作的病人，腹膜上皮连续性遭到破坏的手术野也可能种植胃癌细胞。因此，为减少腹膜复发，有必要将高发区域切除。

Sugarbaker 等倡导的标准 CRS 切除腹膜的范围包括：大网膜、子宫附件、直肠乙状结肠、壁腹膜、脾、胰体尾、肾周脂肪等。但这样的术式损伤较大，临床应用时必须慎重，需由有经验的专科医师组完成，并注意合理的液体治疗。

（二）CRS 的效果判断

根据腹膜转移灶的直径，可以将手术结束时腹膜转移情况分为如下几个等级（图 22-24）。

CC0：腹膜无肉眼可见残留病灶；

CC1：腹膜表面转移灶最大径 <0.25cm;

CC2：腹膜表面转移灶最大径在 0.25 ~ 2.5cm;

CC3：腹膜表面转移灶最大径≥ 2.5cm。

由于 IPHC 杀灭肿瘤细胞的深度仅为 0.5cm，故 CC0 ~ CC1 通过 IPHC 治疗有可能被根治，而 CC2 ~ CC3 即使接受了姑息性 IPHC，预后仍较差。CRS 要尽量达到 CC0 ~ CC1 的程度。

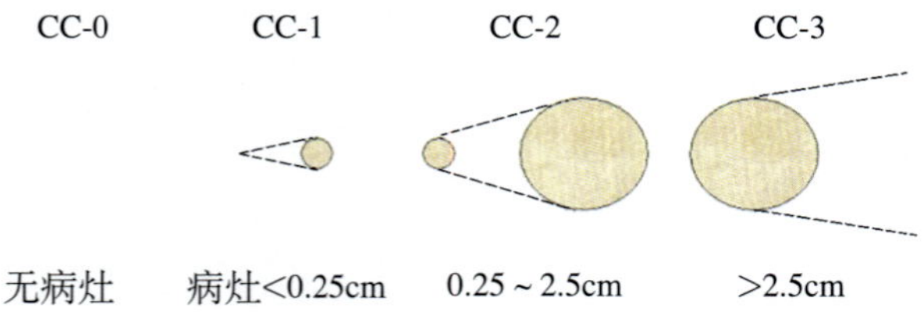

图22-24 术后腹膜残留病灶等级

六、IPHC的临床应用

早在 1955 年，Weisberger 就应用腹腔内灌注氮芥的方法来治疗恶性腹水。而加上温热效应，将 IPHC 应用于防治胃癌术后腹膜复发也已有 20 年历史，逐步由东亚和美国推广至欧洲 [197-199]。现在普遍认为在 CRS 基础上施行 IPHC 有助于改善胃癌预后。

（一）IPHC+CRS 对预后的影响

有关研究虽然很多，但共同的缺点是例数偏少，合格的随机对照研究不多。Yan 等 [200] 检索了 1966–2006 年有关 IPHC 的论文 977 篇，涉及 106 项临床研究，仅 13 项属于随机对照试验（randomized controlled trials, RCT），在这其中还有 3 项研究质控较差，无法纳入 meta 分析。经过 meta 分析，IPHC + CRS 改善预后和减少术后腹膜复发的作用得到了肯定，而术中常温化疗和术后早期腹腔内化疗（early postoperative intraperitoneal chemotherapy, EPIC）的疗效未获支持。

Yang 等 [201] 指出，PCI 和 CRS 后腹膜残留病灶的程度决定了 IPHC + CRS 的治疗结果。同样接受 IPHC + CRS 治疗，胃癌病人 PCI≤20 和 PCI>20 者，中位生存期分别为 27.7 个月和 6.4 个月；CC0/CC1、CC2、CC3 的中位生存期分别为 43.3 个月、9.5 个月和 7.5 个月，具有非常显著的差异。

巴黎第七大学 [202] 的一项研究发现，无肉眼可见腹膜转移灶的胃癌患者，IPHC + CRS 的中位生存期为 23.4 个月，已有腹膜转移灶的病例中位生存期为 6.6 个月；残留腹膜转移灶直径≤ 0.5cm 者中位生存期为 15 个月，而残留灶直径 >0.5cm 者中位生存期为 3.9 个月，均有显著差异。

Zhu 等 [203] 也报道，无肉眼可见腹膜转移灶胃癌患者，接受 IPHC 者 2 年、4 年、6 年生存率分别为 83.03%、70.48%、67.87%，中位生存期为 60.85 个月，明显优于未接受 IPHC 组的 63.69%、52.11%、37.74% 和 42.90 个月（$P = 0.0143$）；已有腹膜转移灶患者，接受 IPHC 者中位生存期为 10 个月，优于未接受 IPHC 组的 5 个月（$P = 0.0409$）。多因素分析结果显示，TNM 分期，是否存在腹膜转移灶，以及是否实施 IPHC 是决定 T3、T4 胃癌预后的独立影响因子 [204]。

这些报道的共同之处在于确认了 IPHC 发挥临床疗效的前提是彻底的 CRS。通过 CRS 达到 CC0 ~ CC1 是保证 IPHC 疗效的关键。由有经验的治疗小组评判胃癌病例，合理选择 IPHC 的适应证，严格掌握禁忌证至关重要。

（二）IPHC + CRS 的并发症

IPHC + CRS 的并发症主要包括肺部并发症、一过性肾功能损害、骨髓移植、吻合口瘘、肠瘘、胰瘘、胰腺炎、切口疝等[205]。Scaringi 等[206]报道 30 天内死亡率为 5%，并发症率为 27%。

朱正纲等[207]通过动物实验阐明，温热化疗促进吻合口羟脯氨酸合成，吻合口破裂压较对照组上升，电子显微镜下胶原纤维增粗、交错，不会增加吻合口瘘的发生率。

杨秋蒙等[208]报道 IPHC 术中麻醉管理平稳，外周血温和颅温较治疗前明显上升，但在控制性降温的作用下，最高只分别达到 38.0℃和 37.3℃，对身体无任何损害；心率和心排指数上升，但每搏指数并无变化，心肌耗氧不增加；在温热扩张腹腔血管床的作用下，外周阻力指数明显下降，造成心脏前负荷不足，平均动脉压、中心静脉压、肺动脉楔压、平均肺动脉压等出现波动，术后均可恢复正常；肺顺应性下降、气道压力升高，呼气末二氧化碳升高，但在全麻状态呼吸机管理下对人体不造成显著影响。术后 30 天内死亡率为 0，并发症率 23.08%，高于对照组的 12.12%，但无显著差异（P=0.1412），唯有肾功能不全发生率显著高于对照组（13.46% *vs*. 4.03%，P=0.0422），但无一例需要血液透析。原因可能与温热导致毛细血管网扩张，肾灌注不足，以及腹内压升高引起肾后负荷增加有关[209]。

Fraccalvieri 等[210]采用 Ramirez 腹部整形技术扩大腹腔容积，减少切口疝发生率。患者接受 IPHC + CRS 后死亡率为 3.3%，严重并发症率为 16.7%，3 年随访期内无一例发生腹壁疝。

Samel 等[211]报道已有远处转移的胃癌病例施行 IPHC，并发症率明显升高，达到 66%，并发症种类包括肾功能不全、胰腺炎、胰瘘、吻合口瘘等，未发生术后 30 天内死亡。

虽然总体而言应该认为 IPHC + CRS 是安全的，但临床应用时仍应谨慎，必须由有经验的医疗小组筛选病例、制订方案、严格实施，并充分重视可能发生的并发症，做好预案。对于病期过晚、术前有重要器官慢性病史或有过肝肾毒性药品应用史、放射线、重金属接触史的病人，要高度重视器官功能不全的可能性。年老病人术后呼吸道并发症本来就高发，接受 IPHC + CRS 更需注意。70 岁以上老年患者原则上不应增加除外科手术以外的其他有创治疗。

（三）IPHC + CRS 对生活质量的影响

Macrì 等[212]采用包含生理健全性（physical well-beings, PWB）、社会 / 家庭健全性（social/family well-beings, SWB）、情感健全性（emotional well-beings, EWB）和功能健全性（functional well-beings, FWB）4 方面内容的 FACT 量表（functional assesement of cancer treatment，用于对肿瘤治疗功能评估）来评价 IPHC + CRS 对生活质量的影响。发现 PWB 和 FWB 在术后 3 个月时明显下降，而术后 6 个月则恢复到术前水平；而 SWB 和 EWB 并不受治疗影响。认为 IPHC + CRS 对患者生活质量并未造成不良影响。

七、IPHC的实施方法

（一）操作模式

虽然全球各研究机构应用 IPHC 的技术细节不尽一致，但基本流程都是大同小异的。整个过程由加热模块、循环灌注模块、控温模块三大部分组成。加热模块将循环液体加热到一定的初始温度；循环灌注模块控制化疗液进出腹腔速度；控温模块根据腹腔内测温情况通过调节加热温度和循环速度来实现腹腔内治疗温度维持在 42℃ ±1℃。（图 22-25）

IPHC 治疗仪原理虽然并不复杂，但是受环境温度、患者腹腔容积、麻醉控制性降温达到的程度、腹腔血管床表面积等外界因素的影响，要实现平稳准确的控温非常困难。目前国内外商品化的设备并不多，应用范围也很小。大部分研究机构还在采用自行设计的试验机型开展临床工作，因此结果的可比性很成问题。

（二）灌注时间

IPHC 在 CRS 手术结束后立刻进行，一般维持 30min 到 2h。过短的话化疗药液与腹膜表面接触时间太少，难以达到彻底杀灭肿瘤细胞的作用；太长的话麻醉时间过长，手术风险增大。

（三）化疗药物

IPHC 一般采用大分子细胞周期非特异性的化疗药物，这是由于以下因素的影响。

1.“血浆 - 腹膜屏障”的作用　Sugarbaker 等报道，IPHC 过程中腹腔内与外周血丝裂霉素 C 和顺铂的浓度差可分别达到 75 倍和 20 倍。大

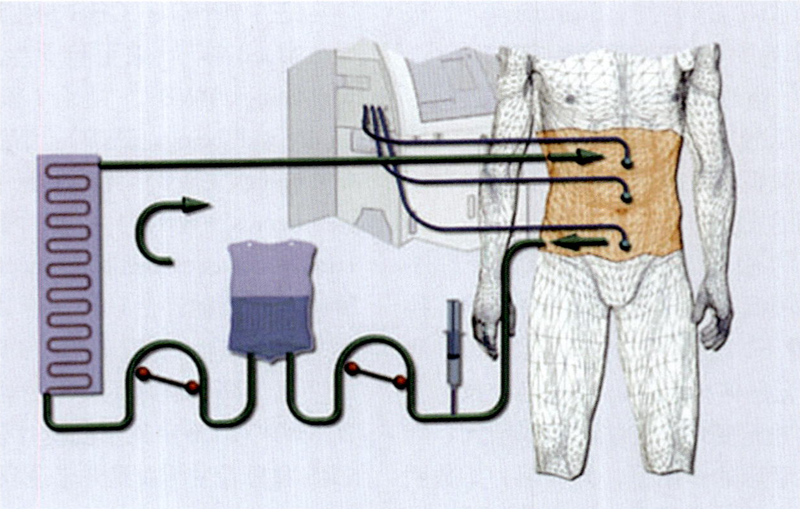

图22-25　术中腹腔内温热化疗的模式图

分子化疗药物不容易穿透“血浆-腹膜屏障”，容易在腹腔内形成治疗浓度，而不至于发生严重的全身毒副反应。

2. 应用时间的作用　由于IPHC的应用时间最长不过2h，大量癌细胞并未处于S期，故应该选用细胞周期非特异性化疗药物。例如重金属类的顺铂、卡铂和奥沙利铂，或抗生素类的丝裂霉素C、多柔比星等。5-Fu虽然是传统静脉化疗方案中的主药，但主要对S期细胞敏感，且必须通过肝转化为5-氟尿嘧啶脱氧核苷才能实现药理作用，对于IPHC而言恐怕并非适宜选择。不过5-Fu分子量较小，容易通过“血浆-腹膜屏障”，缓释剂型持续通过门静脉吸收后进入肝，可能对于肝转移有一定的治疗作用，这就不在本章节的讨论范围内了。

（四）加 热 模 块

常用的加热方法有水浴加热、微波加热、红外加热等，均能达到加热至设定温度的目标。但是受液体巨大的热惯性影响，加热的主要问题不是温度而是速度，即如何在很短的时间内实现灌注液温度的调节。这是IPHC治疗中的主要难点之一。水浴加热因形成稳定温度调节时间过长，已逐渐被淘汰。

（五）循环灌注模块

采用泵推动方式，使化疗药液根据需要进入和排出腹腔。经过多年的发展，包括多种具体模式。

1. 开放还是闭路灌注？　最早的IPHC治疗采用开放灌注方式，即预加热的化疗药物进入腹腔后停留一段时间，即被排出弃去。当时的应用理由是因为温控无法达到要求，用此方法来避免灌注液温度波动，不需要特殊设备即可开展工作。开放灌注的缺点也是显而易见的，灌注液和化疗药物用量过大，对环境污染严重，化疗药物的浓度不容易稳定等。近年已很少见到应用开放灌注的例子。

闭路灌注化疗药液循环利用，但应注意的是管道有被腹腔内脱落的血栓、脂肪粒，甚至肠壁堵塞的可能性。

2. 敞开腹腔还是关闭腹腔？　这两种模式的争论从未停息过。支持敞开腹腔行IPHC的理由有：

（1）腹腔容量增大。可以通过腹壁悬吊、应用腹腔扩容器等方法大大增加腹腔容量，可容纳多至6000ml的灌注液，远高于正常腹腔容积的2500～3000ml。腹腔容量增大意味着化疗药物与腹膜接触的表面积增大，最大可能地减少了“盲区”。

（2）人工干预方便。通过手工搅拌，腹腔内各处温差小。如果发现管道阻塞，敞开腹腔的情况下可以直接用手分离，处理方便。即使灌注液温度上升过快，超过了设备的处理能力，敞开腹腔的情况下也可以及时加入冷水降温。术中安全性大大提高。

支持关闭腹腔行IPHC的理由有：

（1）手术时间短。众所周知，手术时间越长，并发症率越高。关闭腹腔后置管行 IPHC 减少了手术步骤，缩短了手术时间，操作简便，有助于减少并发症。

（2）热量损失少。环境对腹腔内温度的影响被减到最小，控温变得更加容易和平稳。

（3）环境污染低。化疗药物不会因蒸发和溢出而污染手术室环境，影响工作人员健康。

无论应用何种模式，所报道的 IPHC 的疗效基本都是一致的。多中心随机对照研究可能有助于解决这一争论。

（六）控 温 模 块

这是 IPHC 过程中最难解决的问题。腹腔并非如人工液体容器一般均匀规则的空腔，而是由不同组织、不同血管床密度、甚至不同初始温度构成的异常复杂的迷宫。灌注液在腹腔内循环可能会形成各种涡流；肝脾区域血窦丰富、初始温度高、血液流速快，但表面积低；肠道区域血管床表面积大，但血管直径小，血流速度低。灌注液在经过这些结构表面时发生的流速和液温的变化很难预测。单纯测量流入液温度和流出液温度并不足以反映腹腔内各点的实际温度。

在早期的工作中，操作者需通过间断地测量腹腔各处的温度，手动调整各项参数，除了工作烦琐之外，还有反馈延时的问题，腹腔内温度波动大，容易因温度过高对肠壁造成损害，引起肠瘘，或因温度过低而失去对肿瘤细胞的杀伤作用。

随着现代材料科学和计算机科学的发展，目前的测温水平有了很大提高，已经能实现多点实时测温，并通过计算机模型自动反馈调整各项参数。发达国家生产的商品化 IPHC 治疗仪已经在利用计算流体力学（computational fluid dynamic, CFD）实现控温和循环。简言之就是通过收集大量数据建模，将腹腔分隔成无数个小间隙，形成一个立体网格，通过高频计算机强大的处理能力，应用合适的算法对腹腔内各点温度进行仿真计算，即可以克服理论分析对于多数非线性情况无法得到解析解的缺陷，又可以克服实验测量中受模型尺寸、流场扰动、人身安全和测量精度限制难以得到真实结果的弱点。这样 IPHC 过程中腹腔内各点温度均匀平稳，大大提高了手术安全性。

当然，技术应用越复杂，成本也越高。IPHC 的临床应用除疗效考量外，不能不考虑卫生经济学的影响。

应用 IPHC 防治胃癌腹膜复发转移已不能再被称为是一项新技术，但由于缺乏多中心随机对照研究的资料，并无足够的循证医学证据来证明其疗效，也没有如 D2 根治术一般形成公认的诊疗常规。今后的工作重点应是充分应用材料学、机械制造学、热动力学、信息学、工业自动化等交叉学科的进展，设计制造符合临床要求的 IPHC 治疗仪，开展设计严格的跨国多中心前瞻性随机对照研究，探索最佳治疗模式，以期有效改善胃癌病人的预后。

（杨秋蒙　朱正纲　燕敏）

第七节　胃癌腹腔内缓释化疗

一、胃癌的腹膜转移

（一）胃癌的腹膜转移过程

胃癌的腹膜转移 (peritoneal metastasis) 是一个复杂的动态过程，基本上可以分解为 3 个连续的阶段：①胃癌细胞浸透出胃壁浆膜层，游离癌细胞自浆膜面脱落入腹腔；②游离癌细胞黏附于腹膜形成微转移灶；③癌细胞侵袭腹膜、形成新生毛细血管，沿血管周围增殖形成癌结节。胃癌的腹膜转移过程是在多种因子参与下，由游离癌细胞、微转移灶发展形成癌结节的渐进过程。因此，减少、抑制或消灭腹膜腔内的游离癌细胞，阻断这条级联动态过程的进展，尤其是胃癌根治性切除手术后腹膜腔内可能存在的游离癌细胞定植和演进，是临床治疗胃癌腹膜转移、改善手术切除后预后的一条重要思路，越来越为外科医师所重视。而胃癌术中腹膜腔冲洗液体中游离癌细胞或（和）微转移的检测，可以筛检出早期腹膜转移，近来的多项随机对照研究显示对于早期腹膜转移患者进行术中和术后早期强化干预治疗可以明显改善预后，值得重视。

（二）胃癌腹膜转移的机理研究

目前胃癌腹膜转移的主要理论是“种子 - 土壤”学说 (seed and soil theory)[213]，即浸及浆膜层的肿瘤细胞或手术过程中脱落的肿瘤细胞进入腹腔，形成转移的“种子”，切缘和被损伤的腹膜表面提供了种植的“土壤”，最终形成肿瘤的腹腔内播散。Sugarbaker[214] 又在此基础上提出“肿瘤细胞诱陷学说”(tumor cell entrapment hypothesis)，认为创伤后炎性渗出的纤维素在切除部位及受损腹膜表面形成一种基质，捕获游离的肿瘤细胞，使之逃避宿主防御机制而成瘤生长。

腹腔内大量具有生物活性的游离癌细胞的存在，是胃癌根治术后腹膜复发转移的先决条件。1998 年日本胃癌学会把胃癌腹腔脱落细胞列入胃癌分期的一项重要诊断指标。目前多项研究发现，蛋白水解酶增高，降解胃癌原发灶细胞外基质；维持细胞间黏附的黏附因子表达下降等原因与癌细胞从原发灶脱落有关。细胞外基质所组成的组织屏障在一定程度上能够起到防止肿瘤扩散的作用。但肿瘤细胞所分泌的蛋白水解酶消化其细胞外基质成分，为肿瘤细胞转移开辟道路。Feng 等 [215] 研究发现，具有侵袭性的胃癌细胞表达 MMP-2、MMP-9，而非侵袭性胃癌细胞中则不表达。另外，尿激酶型纤溶酶原激活物 (μPA) 作为丝氨酸蛋白酶的一种，也参与肿瘤的脱落转移。肿瘤细胞分泌 μPA 或表达 μPA 受体的水平与其降解细胞外基质 (ECM) 的能力呈正相关 [216]。癌细胞 E- 钙黏素蛋白分子表达下降或异常脱落，或在癌细胞产生的某种蛋白水解酶的作用下与细胞膜分离，将导致癌细胞间黏附功能降低，使癌细胞易于脱离瘤母体形成游离癌细胞 [217]。研究证实，即使腹腔灌洗液行脱落癌细胞检查阳性的胃癌患者，也不一定都出现腹膜转移灶，这可能与癌细胞的生物活性有关。癌细胞脱落入腹腔必须具有活性，才有可能引起术后腹膜种植转移。恶性肿瘤在不断增殖演进的过程中不断变异，产生所谓肿瘤异质性。其中与胃癌腹膜转移直接相关的就是癌细胞的转移潜能 (metastatic potentia1)。具有高转移潜能的癌细胞才具备向远处浸润、转移的能力。

脱落入腹腔的胃癌细胞在腹膜种植的过程中，腹膜的特征及其变化起着关键作用，手术造成的腹膜创伤，使腹膜间皮下细胞外基质暴露，为腹膜种植创造了条件。手术创伤使腹膜成纤维细胞增生，后者分泌的纤维蛋白等成分将腹腔内癌栓截留于受创伤的腹膜表面，为脱落细胞的腹膜种植创造了条件。此外，前述的基质金属蛋白酶，如 MMP-2，MMP-9 等蛋白水解酶参与降解腹膜外基质，有利于癌细胞向腹膜深部浸润生长。

癌细胞运动能力也是完成其腹膜侵袭、转移的重要因素。目前在胃癌方面研究较多的是肝细胞生长因子 (hepatocyte growth factor, HGF)。HGF 与癌细胞膜上的受体结合，刺激其活动和游走，从而使其能到达适合种植转移的位置。Ueda[213] 等进行了抵抗 HGF 治疗胃癌腹膜转移的研究，结果表明该方法有效抑制了腹膜转移和腹水形成。肿瘤细胞在腹膜上生长同样需要新生血管的形成，以供给氧气及营养物质。Sako 等 [219] 研究证实人腹膜间皮细胞可产生大量血管内皮生长因子 (VEGF)。又通过建立以腹膜间皮细胞为靶向的腹膜转移基因治疗模型，将 VEGF 的可溶性受体 sFlt-1 与 VEGF 结合有效抑制 VEGF 的功能，从而抑制胃癌腹膜转移的发生。

（三）微转移的概念

微转移 (micrometastasis) 的概念是由 Raj 等 [220] 在 1998 年提出的，是指非造血系统恶性肿瘤在其发展过程中，肿瘤细胞播散并存活于淋巴系统、血循环、骨髓、肝、肾、肺等组织和器官中的微小肿瘤灶，常无任何临床表现。常规检查难以检测到微转移，但微转移灶可以迅速生长成为复发和转移灶。检测肿瘤患者的微转移对肿瘤的分期、治疗、复发及预后都有重要的指导意义。微转移癌细胞的转归取决于癌细胞的生物学特征、机体免疫状态、宿主器官的微环境。微转移灶常以单个细胞或微小细胞团形式存在，可以长期处于 G0 期或其细胞增殖与凋亡处于平衡状态，只有当机体遭受打击或免疫力下降时，休眠的肿瘤细胞才摆脱抑制状态而持续增殖，并发展为临床显性转移。

（四）胃癌的腹腔内微转移

胃癌术后腹膜种植转移是影响胃癌患者预后的重要因素之一，约有 50% 的胃癌患者术后死于腹膜种植转移与复发，其主要原因在于腹腔内存在游离癌细胞或残存微小病灶种植于腹膜上。游离癌细胞是构成胃癌腹腔内微转移的病理学基础，也是术后患者腹膜种植与复发的主因。游离癌细胞的来源主要是侵及胃浆膜的癌灶，由于癌细胞间黏附力降低，脱落入腹腔而成；此外胃癌淋巴结微转移灶及术后离断淋巴管也使肿瘤细胞逸出，形成游离癌细胞；术中出血导致癌细胞污染腹腔、术者的手套及被癌细胞污染的手术器械(如缝针、手术刀、手术剪等)把癌细胞带入其他组织等，均可导致游离癌细胞在腹腔内种植，致使腹腔复发转移。

胃癌的转移途径包括淋巴转移、血行转移和腹腔种植转移。胃癌的腹腔内微转移即是腹腔种植转移的一种早期形式。一些研究也表明，腹腔微转移阳性率与肿瘤浸润深度、组织学类型和淋巴结转移数目有关；肿瘤浸润深度越深、分化越差、淋巴结转移数目越多则发生腹腔微转移的几率越大。此外，肿瘤分化差、侵犯浆膜或浆膜外、淋巴结转移数目多则是胃癌出现腹腔微转移的高危因素。微转移癌细胞的转归取决于癌细胞的生物学特征、机体免疫状态、宿主器官的微环境。微转移灶常以单个细胞或微小细胞团形式存在，可以长期处于G0期或其细胞增殖与凋亡处于平衡状态，只有当机体遭受打击或免疫力下降时，休眠的肿瘤细胞才摆脱抑制状态而持续增殖，并发展为临床显性转移。微转移的检测部位通常有淋巴结、血液、腹腔、骨髓等。

由于近年来免疫学和分子生物学技术的飞速发展，胃癌微转移检测的方法多种多样，敏感性和特异性也大大提高。现在运用的有放射免疫检测法、酶联免疫检测法、免疫细胞化学法、流式细胞仪、免疫磁珠分选法、聚合酶链反应(PCR)法等。

胃癌微转移的腹腔检测多采用腹腔冲洗液为标本，因为腹腔冲洗液多为术中取材，取材方便，而若以大网膜作为检测样本，敏感性和特异性都低于腹腔冲洗液。腹腔冲洗液细胞学检查已常规用于腹腔脱落癌细胞检测。RT-PCR方法被认为是检测胃癌腹腔微转移灶最敏感的方法，有助于指导术后治疗和判断预后。Kodera等[221]用RT-PCR法检测了195例患者术中腹腔冲洗液的CK20 mRNA和CEA mRNA，发现RT-PCR方法检测腹腔冲洗液中CK20 mRNA阳性率(22.6%)、CEAmRNA阳性率(21.5%)，均高于涂片细胞学检查的阳性率(15.9%)。平均随访了5年，并做多变量分析，发现单独把CK20 mRNA、CEA mRNA作为预后指标，敏感性都太低。而把CK20 mRNA或者CEA mRNA其中之一阳性(阳性率为28.7%)作为预后指标，发现是一个显著、独立的预后指标。表22-4显示了近年来有关胃癌手术中腹腔冲洗液检测腹膜微转移和腹腔游离癌细胞情况。

二、胃癌的腹腔内化疗

(一)胃癌腹腔内化疗的理论基础

胃癌术后腹腔内复发的理论主要涉及前述的“种子-土壤”学说和“细胞诱陷假说”。胃癌腹腔游离癌细胞种植必须具备2个条件：①游离癌细胞具有活性；②应有适宜癌细胞种植的场所。而腹腔内化疗正是在术后早期腹腔内粘连尚未形成前，体内肿瘤负荷最小时，使腹膜表面与化疗药物最大限度地完全接触，药物直接作用于腹腔内游离的癌细胞和炎症细胞，减少各种细胞因子和生长因子的释放，抑制其对肿瘤细胞的促增殖作用，达到了既灭活肿瘤细胞又破坏其生存环境的一箭双雕的作用。

研究发现，患者手术后5年内出现局部复发最常见的部位是切除部位，远处转移最常见的部位是肝和腹膜表面。鉴于此，术后早期腹腔内化疗的理论基础可进一步总结为以下4点：①化疗药腹腔给药数小时后，其腹腔内药物浓度是血浆浓度的400倍，可使腹腔游离癌细胞和术后残存的微小癌灶直接浸泡在高浓度的抗癌药液中，极大地增加抗癌药对肿瘤细胞的杀伤能力。②抗癌药经门静脉系统吸收入肝门静脉，门静脉血药物浓度可达到外周循环血液药物浓度的40倍，也使转移至肝的癌细胞受到高浓度抗癌药攻击，可以预防胃癌肝转移，对肝内微小转移灶可有较强的杀伤作用。③临床上多数抗肿瘤药通过门静脉吸收入肝，经过肝的首过效应被代谢、解毒，仅剩极少量药物进入体循环，从而能减少药物的体循环毒性，产生最大限度药效反应，改善疗效指数。④腹腔内液体的回流由门脉系统和淋巴系统完成。腹腔化疗药代动力学研究发现，腹腔给药时化疗药物的90%从门静脉系统吸收、回流，仅10%的化疗药物从淋巴途径回流。

(二)胃癌腹腔内化疗的药代动力学原理

腹腔内化疗的意义在于提高腹控肿瘤部位的药物浓度，减轻全身化疗药物的毒性作用，与静

表22-4 胃癌术中腹腔冲洗液检测游离癌细胞和腹膜微转移情况

年份	作者	例数	研究方法	实验方法	标记物	阳性率
2001	Yonemura	152例	描述性研究	RT-PCR和细胞学	MMP-7和CEA	细胞学 18% MMP-7 46% MMP-7+CEA 62%
2001	Yonemura	230例	描述性研究	RT-PCR和细胞学	CEA	细胞学 46% CEA+细胞学 57%
2004	Sakakura	114例	描述性研究	Q-RT-PCR	Dopa decarboxylase (DDC) 和CEA	DDC 87% DDC+CEA 93%
2004	Shimomura	88例	描述性研究	Q-RT-PCR	L-3-phosphoserine phosphatase (L3-PP) 和CEA	L3-PP 57.1% L3-PP+CEA 85.7%
2004	Wang	48例	描述性研究	RT-PCR	Survivin	Survivin 66.7%
2005	Wang	48例	描述性研究	RT-PCR	Heparanase	Heparanase 52%
2007	Da	60例胃癌（试验组） 50例胃溃疡（对照组）	对照研究	ELISA和细胞学	Telomerase	细胞学 25% Telomerase 41.7%
2008	Miyagawa	95例胃癌（观察组） 22例胃良性病（对照组）	对照研究	RT-PCR	RegIV和CEA	RegIV 93% CEA 73% RegIV+CEA 100%

脉给药全身化疗相比有明显的药代动力学优势。

腹腔内化疗药物被脏腹膜吸收后，直接进入门静脉循环，增加门静脉内药物浓度，从而能够作用于门脉系统中癌细胞和肝实质内的微小转移灶。此外，化疗药物通过肝的首过消除效应后，代谢成为无毒或低毒物再进入体循环，能减轻全身不良反应，提高机体耐受能力。由于存在“血浆 - 腹膜屏障”，大分子化疗药物通过血浆 - 腹膜屏障的扩散率明显减缓，导致药物的清除率降低，从而使化疗药物在腹腔内保持较长时间的高药物浓度，腹腔内局部高浓度药物可抑制腹腔内肿瘤生长。

研究表明，癌细胞对化疗药物的反应率除了与药物有关外，与其接触药物的浓度和时间，即药物时间曲线下面积 (AUC) 有更为密切的关系。而腹腔内化疗药物可在局部达到较高的药物浓度，而外周血中浓度较低。依据化疗药物分子量和亲脂性的不同，腹腔内与血浆中的化疗药物浓度可相差数倍至数十倍。腹腔内与血浆中的化疗药物半衰期明显不同，腹腔内高浓度药物可在腹腔内滞留较长时间，因此腹腔内化疗的反应率较全身静脉化疗明显增加。

（三）胃癌腹腔内化疗的药物选择原则

腹腔内化疗药物应依据以下原则进行选择：①药物必须能通过自身或其代谢产物杀死肿瘤细胞；②药物必须有低的腹腔通透性；③药物必须能很快从血浆中清除；④药物必须有较强的穿透肿瘤组织的能力；⑤应确定药物与腹腔内肿瘤两者之间的剂量 - 效应关系。

根据上述原则，一系列基础研究和临床研究证实下列药物可用于并且也常用于临床腹腔内化疗：顺铂、卡铂、氟尿嘧啶、多柔比星、米妥蒽醌、丝裂霉素、阿糖胞苷、甲氨蝶呤等。这些药物在腹腔和体循环间产生 10 ~ 1000 倍的浓度差异。

腹腔化疗的基础是药物要与整个腹膜腔和腹腔脏器表面相接触，高浓度的化疗药需要在腹腔内均匀分布。有关研究表明，至少需要 2000ml 腹腔灌注液才能克服腹腔内液体的自由流动阻力，才能使化疗药物在腹腔内均匀分布。因此，对于无腹水者应给予温生理盐水 1500~2000ml，以减少化疗药物和温度对腹腔的刺激；有腹水者应先放去部分腹水后再给予化疗药。而对于手术后化疗者，因考虑到可能存在腹腔内粘连，常采用多点注射法，否则药物仅局限于注射部位而非整个腹腔。

理想的腹腔内化疗载体溶液应具备以下特点[222]：①尽可能延长腹腔内抗癌药物与腹腔残余肿瘤的接触时间；②较长时间在腹腔内保持较大容积；③腹腔清除率低；④能在腹腔内长时间存留且对腹膜无副作用。目前临床腹腔化疗常用的载体溶液是等渗盐溶液或糖基腹腔透析液，如生理盐水、5% 葡萄糖溶液、林格液等，由于使用方便且对腹膜无刺激性而使用较多。近来一些实验研究表明大分子量载体溶液，如 4% 艾考糊精和 6% 羟乙基淀粉与生理盐水相比，由于在腹腔内存留时间长，可使抗癌药物长时间存留于腹腔并持续作用于腹膜肿瘤和腹腔内肿瘤细胞，延长细胞毒药物的有效作用时间，增加药物效能。一项关于 4% 的艾考糊精的临床流体动力学研究表明[223]，该溶液腹腔内等量存留 48h、72h、96h 后可在腹腔内存留注入量的 1 / 2，而等张盐溶液和含糖腹膜透析液腹腔内存留量在 24h 内下降很快。Mohamed[224] 在一项研究中将 20 位腹膜恶性肿瘤患者随机分为 6% 羟乙基淀粉组和 1.5% 含糖腹膜透析液组，并以相应的溶液作为紫杉醇的载体于姑息性手术后早期行腹腔化疗。经过较长一段时间后，腹膜上大量残余癌灶和癌结节就会接触于同一浓度的抗癌药。一个新的衡量载体溶液的标准是暴露量 (exposure)：暴露量 =(药物浓度 × 时间) × 容量 = AUC × 容量。虽然两组中单个残留癌细胞直接接触的药物浓度相近，但羟乙基淀粉组中能长时间接触抗癌药的肿瘤细胞数目显著较多。这也支持大分子量载体与小分子量相比有药代动力学优势。

理论和实验研究表明，无论早期和延迟的腹腔内化疗均可明显提高化疗药物的局部浓度。但由于术后早期体内肿瘤的负荷最小，腹腔粘连尚未形成，此时进行腹腔内化疗，可使腹膜表面完全与化疗药物接触，发挥化疗药物的最大生物学作用。早期腹腔化疗特别是术后关腹前腹腔灌洗，能清除血凝块和组织碎块，并使脱落的肿瘤细胞在低渗状态下破裂，同时能够使高浓度化疗药直接作用于脱落癌细胞或腹膜转移结节，可明显提高药物的有效浓度，延长作用时间，达到更好的疗效。

2002年，日本学者对一组胃癌患者采用低渗透压腹腔内化疗(hypotonic intraperitoneal chemotherapy，HIC)的方法来治疗腹膜转移，与传统方法相比取得了更好的效果。HIC是利用低渗状态下增加抗癌药物进入细胞内的浓度而设计的方法。氯氨顺铂70mg/m^{2}溶于1000 ml蒸馏水内，在低渗压溶液中使氯氨顺铂进入细胞的量增加，与细胞的DNA结合并存留于细胞内以保持高浓度的杀伤作用，其对于腹腔内游离癌细胞的抗肿瘤效果更好，不良反应轻微[225]。此外一些基础研究发现，COX-2阻断剂TTE522抑制成纤维细胞产生HGF，从而抑制Ⅳ型胃癌细胞的浸润，S1和COX-2并用可延长腹腔转移小鼠的生存时间，作为腹膜转移治疗药物显示了有效性[226]。ICAM是参与免疫反应的黏附因子，癌细胞的ICAM降低、免疫监视功能低下，是腹腔转移形成的重要原因之一。Tanaka等[227]用Ad-ICAM-2进行裸鼠腹腔内接种治疗胃癌腹膜转移，显示出减少腹腔内癌结节和腹水并改善生存时间的作用。姜福全[16]等对荷H22腹水瘤小鼠采用腹腔注射化疗药物5-Fu或其缓释制剂的方法，来观察腹腔化疗对腹水瘤的杀伤作用。实验第9天处死小鼠，发现腹腔化疗组和缓释化疗组小鼠腹水瘤细胞的凋亡率明显高于生理盐水对照组和缓释对照组，电镜观察结果显示腹腔化疗组和缓释化疗组腹水瘤细胞呈典型的凋亡形态学变化，而对照组瘤细胞形态无明显变化。

（四）胃癌腹腔内化疗的并发症和防治原则

胃癌腹腔内化疗最常见的并发症是白细胞减少，特别是中性粒细胞减少。但其发生率相比静脉全身化疗来说仍较低，且多数患者经对症处理可恢复正常。其次是胃肠道反应，如恶心呕吐、腹痛、腹泻为也较常见。但持续时间短，症状也较静脉全身化疗轻。为了预防毒性反应，可在载体液中加入适量利多卡因起局部麻醉作用；加入地塞米松能减少化疗药对腹膜的刺激、预防肠粘连、减轻胃肠道反应。腹腔化疗后向腹腔内注入止吐药、加温生理盐水可减轻症状。此外，具强刺激性的化疗药物，注入腹腔后由于药物的刺激使腹膜分泌大量液体，并释放吞噬细胞和纤维素，如药物不能及时完全吸收，则可引起肠粘连、肠梗阻、肠麻痹等不良反应。少数患者可能会因为不严格无菌操作或穿刺器械未经严格消毒，导致感染发生。感染包括腹腔感染和腹壁感染。腹壁感染包括急性化脓性腹膜炎以及膈下、盆腔脓肿，腹壁感染表现为局限性的红、肿、热、痛，故应严格执行无菌操作，防止感染的发生。几种药物联合腹腔内化疗时，由于药物相互作用，增强对腹腔的刺激性，而使病人并发腹膜刺激症状，出现化学性腹膜炎。一般发生在腹腔化疗后24小时之内，适当降低药物浓度，腹腔冲完化疗药后加冲生理盐水可降低此症发生率。

（五）胃癌腹腔内化疗的适应证和禁忌证

胃癌术后早期腹腔内化疗的适应证目前尚无统一标准。多数学者认为：①肿瘤已穿透浆膜层的T4期患者；②术中可见或怀疑局部淋巴结有转移者；③腹膜上可见粟粒样转移结节或怀疑腹膜种植时；④术中或术后病理检查证实有腹、盆腔内脏器转移，无论是否完全切除者。此外，对于有癌性腹水的病人，应用腹腔内化疗同样可减少或缓解腹水的产生。腹腔内化疗其实本身并无明显禁忌，但是对于一般情况较差的患者，可能会增加发生并发症的机会。通过对并发症的分析，认为：①年龄>70岁；②术前做过放疗或大剂量化疗的病人；③肝、肾功能不全的病人；④存在骨髓抑制的患者；这些患者一般不建议行腹腔内化疗，或应酌情减少化疗药物的用量。

三、胃癌的腹腔内缓释化疗

腹腔内化疗的优势已经在前面进行了阐述，由于腹腔内化疗的成败主要取决于腹腔药物浓度的高低和作用时间的长短，所以近年来通过改进制药工艺，制作一些新型的载体使得药物在体内达到稳定浓度、缓慢释放的作用，进一步增强了腹腔内化疗的作用。

（一）缓释化疗和间质化疗的概念

所谓缓释化疗是指通过手术、穿刺等途径把化疗药物和载体组成的混合物植入肿瘤内部、肿瘤切除后的瘤床以及淋巴引流区，利用载体在体内的缓慢降解而达到对化疗药物的控释作用，使化疗药物在局部形成高浓度，达到器官靶位治疗、延长化疗药物作用时间的目的。

所谓间质化疗，即将抗癌药制备成具有缓释

作用的给药系统，经不同方式植入或注入肿瘤组织、瘤周组织的间质中或肿瘤切除后的瘤床上，从而达到局部组织持续、高效的药物浓度和较长的作用时间，同时降低全身的不良反应。

（二）胃癌腹腔内缓释化疗的药代动力学原理

缓释药物系统是指将药物包埋于某种聚合物辅料中的制剂，由不同辅料和制备工艺限制药物的溶出和扩散速度，通过聚合物的溶蚀和水解，将药物缓慢、持续、稳定地释放并发挥作用。如果释药速度达到恒速释放，符合“0”级动力学方程，即单位时间释放固定量的药物，同时药物的释放更加具有可预见性，则成为控释药物。控释物系统具有以下优点：①药物浓度平稳，避免“峰谷现象”；②对半衰期短的药物可减少给药次数而维持药效；③用药安全、有效；④药物可缓慢释放长达几个月甚至几年。

缓释型抗肿瘤药注入实体瘤内，使肿瘤组织长时间与高浓度抗肿瘤药接触，避免了长时间持续静脉用药所带来的不便；同时，因为局部用药，全身正常细胞药物负荷少，从而将抗肿瘤药物的毒副作用控制在最小的程度。

药代动力学的重要指标包括半衰期 $t_{1/2}$、Vd 和 AUC。$t_{1/2}$ 越长药物在体内作用的时间越长；Vd 是进入体内的药物量与血药浓度的比值。按标准体重计算，Vd>40L 表示药物分布在组织器官中，Vd>100L 则表示药物集中分布在某个器官或深部组织内。一般来说，Vd 越小药物排泄越快，在体内存留时间越短；Vd 越大药物排泄越慢，在体内存留时间越长；AUC 表示一段时间内药物在血浆中的相对累积量。李井泉[229]等研究发现，全身化疗组 5-Fu 静脉注射后 $t_{1/2}$ 平均为 (10.9 ± 0.4) min，而缓释化疗时 5- 氟尿嘧啶的 $t_{1/2}$ 长达 (11364.0 ± 6.8) min，为全身化疗的 1045.23 倍。5- 氟尿嘧啶缓释化疗的 Vd 为全身化疗的 61.99 倍，提示缓释化疗能够显著提高肿瘤内部的药物浓度，进入全身血液的药量显著降低，同时延长药物的作用时间。缓释化疗时，由于药物主要集中在肿瘤局部，因此血浆中药物分布较少，曲线下面积较全身化疗时小。

缓释化疗能够延长药物在肿瘤局部的作用时间，提高肿瘤局部的药物浓度，从而提高肿瘤化疗的效果，对于局部晚期不可切除的肿瘤具有一定的治疗作用，肿瘤手术切除使用缓释化疗能够预防肿瘤的复发和远处转移。研究发现，缓释氟尿嘧啶在局部组织植入后，其渗透扩散半径为 4～6cm，在这一区域内形成有效的药物浓度，且维持时间长，有利于杀灭残存癌灶、腹膜后及局部淋巴结转移灶。

（三）氟尿嘧啶缓释剂在胃癌腹腔内缓释化疗的应用

5-Fu 为细胞周期特异性药物，作用于 S 期，其作用机制是 5-Fu 在体内转变为氟尿嘧啶脱氧核苷酸，与胸腺嘧啶核苷酸特异性结合，影响细胞 DNA 的合成，最终导致细胞死亡。5-Fu 分解代谢很快，其血浆半衰期仅为数十分钟，因此腹腔 5-Fu 浸泡 5min 很难达到杀死肿瘤细胞目的。氟尿嘧啶缓释剂（芜湖中人集团生产，商品名：中人氟安）是将 5-Fu 用药用辅料制成微囊，再将微囊与另一部分氟尿嘧啶、药用辅料制成植入剂颗粒，为白色或类白色圆柱形颗粒，每粒直径 0.8mm，长 4mm，每粒含有效成分 5-Fu 约 2mg（图 22-26）。氟尿嘧啶缓释剂在腹腔内形成较高的药物浓度，缓慢释放，可持续 15d 以上，杀死腹腔残留肿瘤细胞及脱落肿瘤细胞，可降低术后肿瘤局部复发。同时腹腔内的 5-Fu 约 90% 通过门静脉系统进入肝代谢，可杀死血液中肿瘤微转移细胞，降低肿瘤远处转移复发。其外周血药物浓度低，因而其骨髓抑制、胃肠道反应等副作用大大降低。姜福全[230]等通过动物实验表明，家兔腹腔内植入中人氟安后，在给药后的不同节点用高效液相色谱法检测家兔腹腔液、门静脉血、肝静脉血和股静脉血中的药物浓度发现：腹腔液中药物浓度最高，门静脉次之，峰浓度分别为 458.60μg/ml 和 20.67μg/ml，是股静脉血药峰浓度 3.22μg/ml 的 142.4 倍和 6.4 倍，提示 5-Fu 缓释剂在体内能缓慢、恒定、长时间地释放，使植入处维持较高浓度，而外周血药浓度稳定在较低范围。

氟尿嘧啶缓释剂在术中放置时需注意，在根治术后均匀地植入瘤床（图 22-27）、肿瘤病灶区域（图 22-28）和可疑亚临床肿瘤病灶区域。每植入点药物不超过 150mg，组织浓度为

1μg/ml (10 倍于最低浓度)，植入剂释药作用时间为 360h，是癌细胞增殖周期的若干倍，其 AUC 相当于静脉化疗一疗程强度的几十到几百倍(图 22-29)，既延长了药物与肿瘤细胞的作用时间，又使高浓度药物直接作用于肿瘤部位，从而使全身正常细胞药物负荷减少，将毒副作用控制在最小的程度。由于药物的作用半径在 3cm 左右，所以两植入点间距离≥ 3cm，总剂量为 600 ~ 900mg。胃肠癌术中腹腔氟尿嘧啶缓释化疗初步疗效见表 22-5。

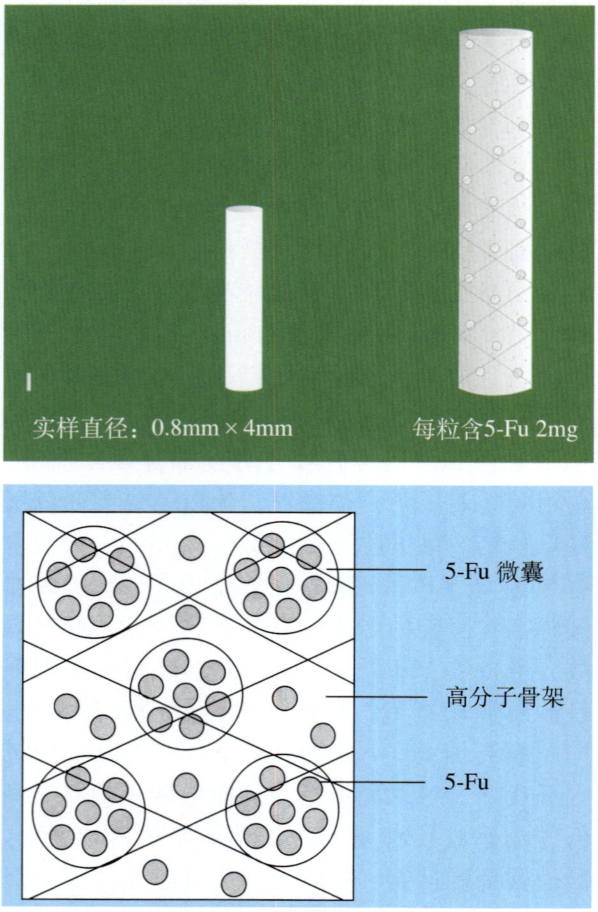

图22-26　氟尿嘧啶缓释剂

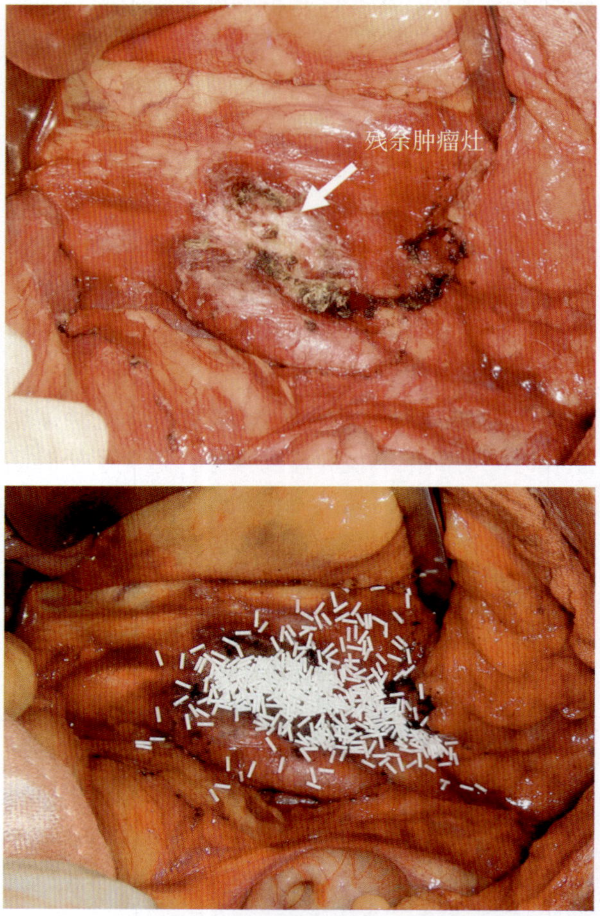

图22-28　将氟尿嘧啶缓释剂植入肿瘤病灶区域

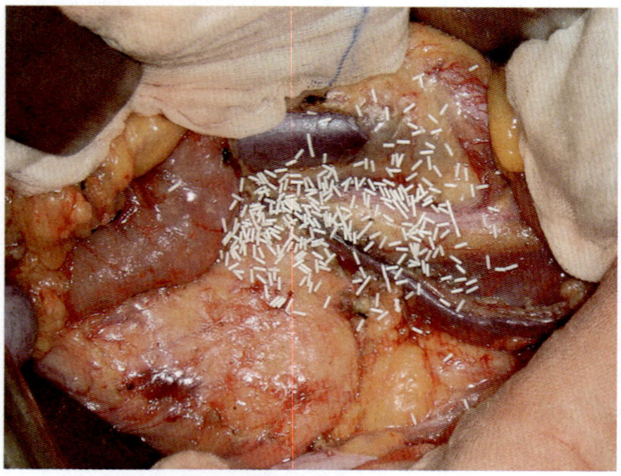

图22-27　将氟尿嘧啶缓释剂均匀植入瘤床

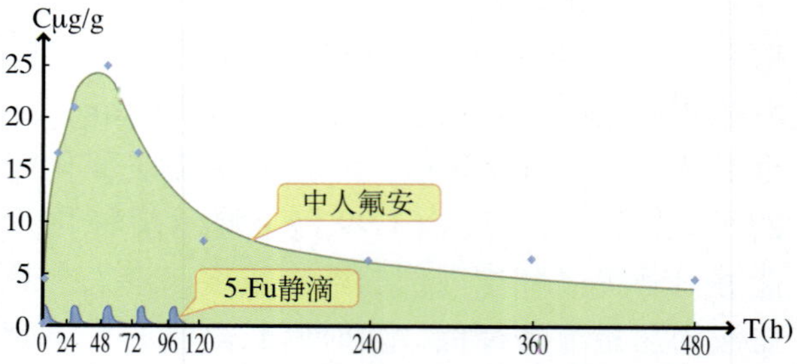

图22-29　中人氟安（5-Fu缓释剂）与常规静脉给药产生的AUC对比

（王强　卫子然）

表22-5　胃肠癌术中氟尿嘧啶缓释化疗疗效分析

作者	病种	研究方法	例数	临床病理分期		1年生存率		2年生存率	
				试验组（例）	对照组（例）	试验组（例）	对照组（例）	试验组（例）	对照组（例）
李建军	胃癌	描述性研究	69	Ⅱ期 37 Ⅲ期 32		79%		68%	
李群	胃癌	对照研究	101	Ⅱ期 29 Ⅲ期 23	Ⅱ期 29 Ⅲ期 20			94.2%	81.6%
魏国	胃癌	对照研究	74	Ⅲ期 37	Ⅲ期 37	81．08%	75.68%	70.27%	40.54%
王争	结肠癌	对照研究	70	T4N0M0 15 Ⅲ期 21	T4N0M0 15 Ⅲ期 19			88.89±5.24 %	70.59±7.81%
周益龙	直肠癌	对照研究	91	Dukes B期 22 Dukes C期 23	Dukes B期 21 Dukes C期 25	100%	97.8%	95.6%	91.3%
占敏	直肠癌	对照研究	47	Dukes B期 11 Dukes C期 15	Dukes B期 8 Dukes C期 13			96.2%	76.2%

参考文献

[1] Frei E 3rd. Clinical cancer research: an embattled species. Cancer, 1982, 50:1979-1992.

[2] D'Angelica M, Gonen M, Brennan MF, et al. Patterns of initial recurrence in completely resected gastric adenocarcinoma. Ann Surg, 2004, 240:808-816.

[3] Sun P, Xiang JB, Chen ZY. Meta-analysis of adjuvant chemotherapy after radical surgery for advanced gastric cancer. Br J Surg, 2009, 96:26-33.

[4] Lowy AM, Mansfield PF, Leach SD, et al. Response to neoadjuvant chemotherapy best predicts survival after curative resection of gastric cancer. Ann Surg, 1999, 229:303-308.

[5] Schuhmacher CP, Fink U, Becker K, et al. Neoadjuvant therapy for patients with locally advanced gastric carcinoma with etoposide, doxorubicin, and cisplatinum. Closing results after 5 years of follow-up. Cancer, 2001, 91:918-927.

[6] Becker K, Mueller J, Fink U, et al. Morphologische Responseevaluierung beim neoadjuvant chemotherapierten Magenkarzinom. Verh Dtsch Ges Pathol, 2000, 84:164-174.

[7] Fujimoto S, Akao T, Itol B, et al. A study of survival in patients with stomach cancer treated by a combination of preoperative intra-arterial infusion therapy and surgery. Cancer, 1976, 37:1648-1653.

[8] Stephens FO, Adams BG, Crea P. Intra-arterial chemotherapy given preoperatively in the management of carcinoma of the stomach. Surg Gynecol Obstet, 1986, 162:370-374.

[9] Preusser P, Wilke H, Achterrath W, et al. Phase II study with the combination etoposide, doxorubicin, and cisplatin in advanced measurable gastric cancer. J Clin Oncol, 1989, 7:1310-1317.

[10] Wilke H, Preusser P, Fink U, et al. Preoperative chemotherapy in locally advanced and nonresectable gastric cancer: a phase II study with etoposide, doxorubicin, and cisplatin. J Clin Oncol, 1989, 7:1318-1326.

[11] Plukker JT, Mulder NH, Sleijfer DT, et al. Chemotherapy and surgery for locally advanced cancer of the cardia and fundus: phase II study with methotrexate and 5-fluorouracil. Br J Surg, 1991, 78:955-958.

[12] Ajani JA, Ota DM, Jessup JM, et al. Resectable gastric carcinoma. An evaluation of preoperative and postoperative chemotherapy. Cancer, 1991, 68:1501-1506.

[13] Ajani JA, Mayer RJ, Ota DM, et al. Preoperative and postoperative combination chemotherapy for potentially resectable gastric carcinoma. J Natl Cancer Inst, 1993, 85:1839-1844.

[14] Rougier P, Lasser P, Ducreux M, et al. Preoperative chemotherapy of locally advanced gastric cancer. Ann Oncol, 1994, 5(suppl 3):59-68.

[15] Leichman L, Silberman H, Leichman CG, et al. Preoperative systemic chemotherapy followed by adjuvant postoperative intraperitoneal therapy for gastric cancer: a University of Southern California pilot program. J Clin Oncol, 1992, 10:1933-1942.

[16] Miller AB, Hoogstraten B, Staquet M, et al. Reporting results of cancer treatment. Cancer, 1981, 47:207-214.

[17] Hartgrink HH, van de Velde CJH, Putter H, et al. Neo-adjuvant chemotherapy for operable gastric cancer: long term results. Eur J Surg Oncol, 2004, 30:643-649.

[18] Webb A, Cunningham D, Scarffe JH, et al. Randomized trial comparing epirubicin, cisplatin, and fluorouracil versus fluorouracil, doxorubicin, and methotrexate in advanced esophagogastric cancer. J Clin Oncol, 1997, 15:261-267.

[19] Waters JS, Norman A, Cunningham D, et al. Long-term survival after epirubicin, cisplatin and fluorouracil for gastric cancer: results of a randomized trial. Br J Cancer, 1999, 80:269-272.

[20] Cunningham D, Allum WH, Stenning SP, et al. Perioperative chemotherapy versus surgery alone for resectable gastroesophageal cancer. N Engl J Med, 2006, 355:11-20.

[21] Sendler A, Stein HJ, Fink U, et al. Neue Therapieansatze bei Tumoren des oberen Gastrointestinaltrakts (Oesophagus, Magen). Chirurg, 2000, 71:1447-1457.

[22] Maurer CA, Borner MM, Lauffer J, et al. Celiac axis infusion chemotherapy in advanced nonresectable pancreatic cancer. Int J Pancreatol, 1998, 23:181-186.

[23] Cascinu S, Graziano F, Barni S, et al. A phase II study of sequential chemotherapy with docetaxel after the weekly PELF regimen in advanced gastric cancer. A report from the Italian group for the study of digestive tract cancer. Br J Cancer, 2001, 84:470-474.

[24] Ott K, Weber WA, Lordick F, et al. Metabolic imaging predicts response, survival, and recurrence in adenocarcinomas of the esophagogastric junction. J Clin Oncol, 2006, 24:4692-4698.

[25] Lasser P, Rougier P, Mahjoubi M, et al. Neoadjuvant chemotherapy in locally advanced gastric adenocarcinoma. Preliminary results. Chirurgie, 1989, 115:365-372.

[26] Kiyabu M, Leichman L, Chandrasoma P. Effects of preoperative chemotherapy on gastric adenocarcinomas. A morphologic study of 25 cases. Cancer, 1992, 70: 2239-2245.

[27] Roelofs EJ, Wagener DJ, Conroy T, et al. Phase II study of sequential high-dose methotrexate (MTX) and 5-fluorouracil (F) alternated with epirubicin (E) and cisplatin (P) [FEMTX-P] in advanced gastric cancer. Ann Oncol, 1993, 4:426-428.

[28] Yonemura Y, Sawa T, Kinoshita K, et al. Neoadjuvant chemotherapy for high-grade advanced gastric cancer. World J Surg, 1993, 17:256-261, discussion 261-252.

[29] Mai M, Takahashi Y, Fujimoto T, et al. Neoadjuvant chemotherapy for far-advanced gastric carcinoma. Gan To Kagaku Ryoho, 1994, 21:431-439.

[30] Fink U, Schuhmacher C, Stein HJ, et al. Preoperative chemotherapy for stage III-IV gastric carcinoma: feasibility, response and outcome after complete resection. Br J Surg, 1995, 82(9):1248-1252.

[31] Kelsen D, Karpeh M, Schwartz G, et al. Neoadjuvant therapy of high-risk gastric cancer: a phase II trial of preoperative FAMTX and postoperative intraperitoneal fluorouracil-cisplatin plus intravenous fluorouracil. J Clin Oncol, 1996, 14:1818-1828.

[32] Kondo K, Murase M, Yokoyama Y, et al. Neoadjuvant chemotherapy in high-grade advanced gastric cancer with protracted infusional 5-fluorouracil and consecutive low-dose cisplatin. Gan To Kagaku Ryoho, 1996, 23:1299-1303.

[33] Melcher AA, Mort D, Maughan TS. Epirubicin, cisplatin and continuous infusion 5-fluorouracil (ECF) as neoadjuvant chemotherapy in gastro-oesophageal cancer. Br J Cancer, 1996, 74:1651-1654.

[34] Suga S, Iwase H, Shimada M, et al. Neoadjuvant chemotherapy in scirrhous cancer of the stomach using uracil and tegafur and cisplatin. Intern Med, 1996, 35:930-936.

[35] Japanese Research Society for Gastric Cancer: Japanese Classification of Gastric Carcinoma. Tokyo: Kanehara & Co. Ltd., 1995.

[36] Crookes P, Leichman CG, Leichman L, et al.

Systemic chemotherapy for gastric carcinoma followed by postoperative intraperitoneal therapy: a final report. Cancer, 1997, 79:1767-1775.

[37] Nakajima T, Ota K, Ishihara S, et al. Combined intensive chemotherapy and radical surgery for incurable gastric cancer. Ann Surg Oncol, 1997, 4:203-208.

[38] Nio Y, Sato Y, Nagami H, et al. Neoadjuvant chemotherapy of gastric cancer with oral UFT (a mixture of uracil and fturafur) during the waiting period for surgery. Anticancer Res, 1998, 18:523-530.

[39] Siewert JR, Schuhmacher C, Fink U. Die deutsche EORTC-Studie zur neoadjuvanten Therapie des Magenkarzinoms. Langenbecks Arch Chir Suppl Kongressbd, 1998, 115:717-719.

[40] Ajani JA, Mansfield PF, Lynch PM, et al. Enhanced staging and all chemotherapy preoperatively in patients with potentially resectable gastric carcinoma. J Clin Oncol, 1999, 17:2403-2411.

[41] Shimosato YOS, Baba K. Histological evaluation of effeects of radiotherapy and chemotherapy for carcinomas. Jpn J Clin Oncol, 1971, 1:19-35.

[42] Songun I, Keizer HJ, Hermans J, et al. Chemotherapy for operable gastric cancer: results of the Dutch randomised FAMTX trial. The Dutch Gastric Cancer Group (DGCG). Eur J Cancer, 1999, 35:558-562.

[43] Nashimoto A, Yabusaki H, Tanaka O, et al. Neoadjuvant chemotherapy in advanced gastric cancer with non-curative factors: a Phase II study with 5-fluorouracil, leucovorin, and cisplatin. Gastric Cancer, 1999, 2:57-63.

[44] Nio Y, Iguchi C, Yamasawa K, et al. Oral UFT (uracil plus futrafur) for neoadjuvant chemotherapy of gastric cancer. Gastric Cancer, 1999, 2:64-73.

[45] Catania G, Puleo C, Catalano F, et al. Chemioterapia neoadiuvante sistemica nel carcinoma gastrico localmente avanzato: studio in fase II con 5-fluorouracile, epirubicina ed etoposide. Chir Ital, 2000, 52:385-391.

[46] Gallardo-Rincon D, Onate-Ocana LF, Calderillo-Ruiz G. Neoadjuvant chemotherapy with P-ELF (cisplatin, etoposide, leucovorin, 5-fluorouracil) followed by radical resection in patients with initially unresectable gastric adenocarcinoma: a phase II study. Ann Surg Oncol, 2000, 7:45-50.

[47] Geh JI, Glynne Jones R, Kwok QS, et al. Preoperative ECF chemotherapy in gastro-oesophageal adenocarcinoma. Clin Oncol (R Coll Radiol), 2000, 12:182-187.

[48] Kobayashi T, Kimura T. Long-term outcome of preoperative chemotherapy with 5'-deoxy-5-fluorouridine (5'-DFUR) for gastric cancer. Gan To Kagaku Ryoho, 2000, 27:1521-1526.

[49] Mochizuki F, Fujii M, Kasakura Y, et al. Neoadjuvant chemotherapy for advanced gastric cancer using FLEP therapy. Gan To Kagaku Ryoho, 2000, 27:1812-1815.

[50] Wang XL, Wu GX, Zhang MD, et al. A favorable impact of preoperative FPLC chemotherapy on patients with gastric cardia cancer. Oncol Rep, 2000, 7:241-244.

[51] Weese JL, Harbison SP, Stiller GD, et al. Neoadjuvant chemotherapy, radical resection with intraoperative radiation therapy (IORT): improved treatment for gastric adenocarcinoma. Surgery, 2000, 128:564-571.

[52] Yamanaka N, Morisaki T, Nakamura K, et al. Seven patients with stage IVb advanced gastric cancer who were treated with preoperative chemotherapy. Gan To Kagaku Ryoho, 2000, 27:459-463.

[53] Lowy AM, Feig BW, Janjan N, et al. A pilot study of preoperative chemoradiotherapy for

resectable gastric cancer. Ann Surg Oncol, 2001, 8:519-524.

[54] Mochizuki F, Fujii M, Kasakura Y, et al. FLEP therapy for advanced and recurrent gastric cancer. Gan To Kagaku Ryoho, 2001, 28:1542-1545.

[55] Takahashi S, Kinoshita T, Konishi M, et al. Phase II study of sequential high-dose methotrexate and fluorouracil combined with doxorubicin as a neoadjuvant chemotherapy for scirrhous gastric cancer. Gastric Cancer, 2001, 4:192-197.

[56] Uehara S, Murabayashi K, Kusta T, et al. Neoadjuvant chemotherapy for advanced gastric cancer with para-aortic lymph node metastasis. Gan To Kagaku Ryoho, 2001, 28:1413-1418.

[57] Newman E, Marcus SG, Potmesil M, et al. Neoadjuvant chemotherapy with CPT-11 and cisplatin downstages locally advanced gastric cancer. J Gastrointest Surg, 2002, 6:212-223.

[58] Shukla NK, Deo SV, Asthana S, et al. Neoadjuvant chemotherapy in advanced gastric cancer-results of a pilot study. Trop Gastroenterol, 2002, 23:94-96.

[59] Takiguchi N, Koda K, Ooshima H, et al. Dihydropyrimidine dehydrogenase-related enzymes predict efficacy and adverse reactions of UFT1+cisplatin neoadjuvant chemotherapy for gastric cancer. Anticancer Drugs, 2002, 13:411-416.

[60] Yano M, Shiozaki H, Inoue M, et al. Neoadjuvant chemotherapy followed by salvage surgery: effect on survival of patients with primary noncurative gastric cancer. World J Surg, 2002, 26:1155-1159.

[61] Becker K, Mueller JD, Schulmacher C, et al. Histomorphology and grading of regression in gastric carcinoma treated with neoadjuvant chemotherapy. Cancer, 2003, 98:1521-1530.

[62] Kalmar K, Cseke L, Kaposztas Z, et al. Neoadjuvans kemoterapia lokalisan elorehaladott gyomorrakban. Magy Seb, 2003, 56:177-184.

[63] Kinoshita K, Yonemura Y, Sawa T, et al. 5-Fluorouracil, methotrexate, leucovorin, CDDP and epirubicin (FEPMTX): a wide-spectrum regimen of salvage chemotherapy for high-grade advanced gastric cancer. Hepatogastroenterology, 2003, 50:1716-1719.

[64] Kinoshita T, Konishi M, Nakagohri T, et al. Neoadjuvant chemotherapy with S-1 for scirrhous gastric cancer: a pilot study. Gastric Cancer, 2003, 6(suppl 1):40-44.

[65] Marcus SG, Cohen D, Lin K, et al. Complications of gastrectomy following CPT-11-based neoadjuvant chemotherapy for gastric cancer. J Gastrointest Surg, 2003, 7:1015-1022, discussion 1023.

[66] Menges M, Schmidt C, Lindemann W, et al. Low toxic neoadjuvant cisplatin, 5-fluorouracil and folinic acid in locally advanced gastric cancer yields high R-0 resection rate. J Cancer Res Clin Oncol, 2003, 129:423-429.

[67] Ott K, Sendler A, Becker K, et al. Neoadjuvant chemotherapy with cisplatin, 5-FU, and leucovorin (PLF) in locally advanced gastric cancer: a prospective phase II study. Gastric Cancer, 2003, 6:159-167.

[68] Roth AD, Allal AS, Brundler MA, et al. Neoadjuvant radiochemotherapy for locally advanced gastric cancer: a phase I-II study. Ann Oncol, 2003, 14:110-115.

[69] Takiguchi N, Nunomura M, Koda K, et al. Neoadjuvant chemotherapy with CDDP and 5-fluorouracil for gastric cancer with serosal invasion. Oncol Rep, 2003, 10:433-438.

[70] Yabusaki H, Nashimoto A, Tanaka O. Evaluation of TS-1 combined with cisplatin for neoadjuvant chemotherapy in patients with advanced gastric cancer. Gan To Kagaku Ryoho, 2003, 30:1933-1940.

[71] Cascinu S, Scartozzi M, Labianca R, et al. High curative resection rate with weekly cisplatin, 5-fluorouracil, epidoxorubicin, 6S-leucovorin, glutathione, and filgastrim in patients with locally advanced, unresectable gastric cancer: a report from the Italian Group for the Study of Digestive Tract Cancer (GISCAD). Br J Cancer, 2004, 90:1521-1525.

[72] Nakane Y, Inoue K, Michiura T, et al. Combined S-1 and cisplatin preoperative chemotherapy for patients with advanced gastric cancer: report of five cases. Hepatogastroenterology, 2004, 51:289-293.

[73] Nio Y, Koike M, Omori H, et al. A randomized consent design trial of neoadjuvant chemotherapy with tegafur plus uracil (UFT) for gastric cancer-a single institute study. Anticancer Res, 2004, 24:1879-1887.

[74] Brenner B, Shah MA, Karpeh MS, et al. A phase II trial of neoadjuvant cisplatin-fluorouracil followed by postoperative intraperitoneal floxuridine-leucovorin in patients with locally advanced gastric cancer. Ann Oncol, 2006, 17:1404-1411.

[75] Persiani R, Rausei S, Pozzo C, et al. 7-Year survival results of perioperative chemotherapy with epidoxorubicin, etoposide, and cisplatin (EEP) in locally advanced resectable gastric cancer: up-to-date analysis of a phase-II study. Ann Surg Oncol, 2008, 15:2146-2152.

[76] Yoshikawa T, Sasako M, Yamamoto S, et al. Phase II study of neoadjuvant chemotherapy and extended surgery for locally advanced gastric cancer. Br J Surg, 2009, 96:1015-1022.

[77] Preusser P, Herrera L, rustum Y, et al. Phase-Ⅱ-studie mit Etoposide adriamycin cisplatin (EAP) beim primar inoperablen metastasierten Magen karzinom. Tumor Diagn, 1987, 8:43-47.

[78] Sho Ishihara, Toshifusa Nakajiama, Keiichiro Ohta, et al. Evaluation of effective Neoadjuvant chemotherapy (FLEP therapy) in the treatment of advanced gastric cancer. Jpn J Cancer Chemother, 1991, 18(11):1748-1752.

[79] Nakajima T, Ohta K, Ishihara S, et al. Neoadjuvant Chemotherapy with FLEP Regimen for Incurable Gastric Cancer. In: Multimodality Therapy for Gastric Cancer. Tokyo: Springer, 1999:97-103.

[80] 李国立, 刘福坤, 黎介寿. 以淋巴结转移为主的晚期胃癌的FLEP法新辅助化疗. 外科理论与实践, 2005, 10:425-427.

[81] 李国立, 鲍阳, 姜军, 等. 动静脉联合给药的FLEOX法新辅助化疗加营养支持提高晚期胃癌的可切除率. 中华胃肠外科杂志, 2008, 11:444-446.

[82] 李国立, 范朝刚, 王绪林, 等. 动静脉结合给药的FLEEOX法对晚期胃癌的新辅助化疗. 中华外科杂志, 2009, 47:1171-1174.

[83] MacDonald JS. Gastric cancer-new therapeutic options. N Engl J Med, 2006, 355:76-77.

[84] Hermans J, Bonenkamp JJ, Boon MC, et al. Adjuvant therapy after curative resection for gastric cancer: meta-analysis of randomized trials. J Clin Oncol, 1993, 11:1441-1447.

[85] Krook JE, O'Connell MJ, Wieand HS, et al. A prospective, randomized evaluation of intensive-course 5-fluorouracil plus doxorubicin as surgical adjuvant chemotherapy for resected gastric cancer. Cancer, 1991, 67:2454-2458.

[86] Allum WH, Hallissey MT, Ward LC, et al. A controlled, prospective, randomized trial of adjuvant chemotherapy or radiotherapy in resectable gastric cancer. Interim report. British Stomach Cancer Group. Br J Cancer, 1989, 60:739-744.

[87] Coombes RC, Schein PS, Chilvers CE, et al. A randomized trial comparing adjuvant fluorouracil, doxorubicin, and mitomycin with no treatment in operable gastric cancer.

International Collaborative Cancer Group. J Clin Oncol, 1990, 8:1362-1369.

[88] Schiessel R, Funovics J, Schick B, et al. Adjuvant intraperitoneal cisplatin therapy in patients with operated gastric carcinoma results of a randomized trial. Acta Med Aust, 1989, 16:68-69.

[89] Allum WH, Hallissey MT, Kelly KA. Adjuvant chemotherapy in operable gastric cancer. 5 year follow-up of first British Stomach Cancer Group trial. Lancet, 1989, 1:571-574.

[90] Bonfanti G, Gennari L, Bozzetti F, et al. Adjuvant treatments following curative resection for gastric cancer. The Italian Gastrointestional Tumor Study Group. Br J Surg, 1988, 75:1100-1104.

[91] Kim JP. Immunochemosurgery as new approach to reasonable treatment of advanced cancer. Ann Acad Med Singapore, 1988, 17:48-54.

[92] Jakesz R, Dittrich C, Funovics J, el al. The effect of adjuvant chemotherapy in gastric carcinoma is dependent on tumor histology: 5-year results of a prospective randonmized trial. Recent Results Cancer Res, 1988, 110:44-51.

[93] Engstrom PF, Lavin PT, Douglass HO Jr, et al. Postoperative adjuvant 5-fluorouracil plus methyl-CCNU therapy for gastric cancer patients. Eastern Cooperative Oncology Group study(EST 3275). Cancer, 1985, 55:1868-1873.

[94] Higgins GA, Amadeo JH, Smith DE, et al. Efficacy of prolonged intermittent therapy with combined 5-FU and methyl-CCNU following resection for gastric carcinoma. A Veterans Administration Surgical Oncology Group report. Cancer, 1983, 52:1105-1112.

[95] Alcobendas F, Milla A, Estape J, et al. Mitomycin C as an adjuvant in resected gastric cancer. Ann Surg, 1983, 198:13-17.

[96] Ochiai T, Sato H, Hayashi R, et al. Postoperative adjuvant immunotherapy of gastric cancer with BCG-cell wall skeleton. 3-to 6-year follow up of a randomized clinical trial. Cancer Immunol Immunoter, 1983, 14:167-171.

[97] Douglass HO, Stablein DM, Bruckner HM, et al. Controlled trial of adjuvant chemotherapy following curative resection for gastric cancer. The Gastrointestinal Tumor Study Group. Cancer, 1982, 49:1116-1122.

[98] Yamamura Y, Nishimura M, Sakamoto J, et al. A randomized controlled trial of surgical adjuvant therapy with mitomycin C, 5-fluorouracil and OK-432 in patients with gastric cancer. Gan To Tagaku Ryoho, 1986, 13:2134-2140.

[99] Mari E, Floriani I, Tinazzi A, et al. Efficacy of adjuvant chemotherapy after curative resection for gastric cancer: a meta-analysis of published randomised trials. A study of the GISCAD (Gruppo Italiano per lo Studio dei Carcinomi dell'Apparato Digerente). Ann Oncol, 2000, 11:837-843.

[100] Shimada K, Ajani JA. Adjuvant therapy for gastric carcinoma patients in the past 15 years: a review of western and oriental trials. Cancer, 1999, 86:1657-1668.

[101] Cascinu S, Labianca R, Barone C, et al. Adjuvant treatment of high-risk, radically resected gastric cancer patients with 5-fluorouracil, leucovorin, cisplatin, and epidoxorubicin in a randomized controlled trial. J Natl Cancer Inst, 2007, 99:601-607.

[102] Nitti D, Wils J, Dos santos JG, et al. Randomized phase Ⅲ trials of adjuvant FAMTX or FEMTX compared with surgery alone in resected gastric cancer. A combined analysis of the EORTC GI Group and the ICCG. Ann Oncol, 2006, 17:262-269.

[103] De Vita F, Giuliani F, Orditura M, et al. Adjuvant chemotherapy with epirubicin,

leucovorin, 5-fluorouracil and etoposide regimen in resected gastric cancer patients: a randomized phase Ⅲ trial by the Gruppo Oncologico Italia Meridionale (GOIM 9602 Study). Ann Oncol, 2007, 18:1354-1358.

[104] Macdonald JS, Smalley SR, Benedetti J, et al. Chemoradiotherapy after surgery compared with surgery alone for adenocarcinoma of the stomach or gastroesophageal junction. N Engl J Med, 2001, 345:725-730.

[105] Menges M, Hoehler T. Current strategies in systemic treatment of gastric cancer and cancer of the gastroesophageal junction. J Cancer Res Oncol, 2009, 135:29-38.

[106] Jemal A, Siegel R, Ward E, et al. Cancer statistics (2006). CA Cancer J Clin, 2006, 56:106-130.

[107] Roth AD. Curative treatment of gastric cancer: towards a multidisciplinary approach? Crit Rev Oncol Hematol, 2003, 46:59-100.

[108] Sakuramoto S, Sasako M, Yamaguchi T, et al. Adjuvant chemotherapy for gastric cancer with S-1, an oral fluoropyrimidine. N Engl J Med, 2007, 357:1810-1820.

[109] Kelsen D, Karpeh M, Schwartz G, et al. Neoadjuvant therapy of high-risk gastric cancer: a phase Ⅱ trial of preoperative FAMTX and postoperative intraperitoneal fluorouracil-cisplatin plus intravenous fluorouracil. J Clin Oncol, 1996, 14:1818-1828.

[110] Wood LA, Fields AL. Chemotherapy in metastatic gastric cancer: population-based perceptions and practice patterns of medical oncologists. Br J Cancer, 2004, 90:1885-1887.

[111] Lordick F, Ott K, Krause BJ, et al. PET to assess early metabolic response and to guilde treatment of adenocarcinoma of the oesophagogastric junction: the MUNICON phase II trial. Lancet, 2007, 8:797-805.

[112] Field K, Michael M, Leong T. Locally advanced and metastatic gastric cancer. Drug, 2008, 68:217-299.

[113] Rivera F, Vega-Villegas ME, Lopez-Brea MF. Chemotherapy of advanced gastric cancer. Cancer Treat Rew, 2007, 33:315-324.

[114] Van Cutsem E, Moiseyenko VM, Tjulandin S, et al. Phase Ⅲ study of docetaxel and cisplatin plus fluorouracil compared with cisplatin and fluorouracil as first-line therapy for advanced gastric cancer: a report of the V325 Study Group. J Clin Oncol, 2006, 24:4991-4997.

[115] Cunningham D, Rao S, Starling N, et al. Randomized muticentre phase III study comparing capecitabine with fluorouracil and oxaliplatin with cisplatin in patients with advanced oesophagogastric (OG) cancer: The REAL 2 trial. Proc Am Soc Clin Oncol, 2006, 24:182s (LBA 4017).

[116] Wagner AD, Grothe W, Haerting J, et al. Chemotherapy in advanced gastric cancer: a systematic review and meta-analysis based on aggregate data. J Clin Oncol, 2006, 24:2903-2909.

[117] 徐建明. 胃癌内科治疗现状的认识. 中华肿瘤杂志, 2008, 30:635-637.

[118] Al-Batran SE, Hartmann JT, Probst S, et al. Phase III trial in metastatic gastroesophageal adenocarcinoma with fluorouracil, leucovorin plus either oxaliplatin or cisplatin: a study of the Arbeitsgemeinschaft Internistische Onkologie. J Clin Oncol, 2008, 26:1435-1442.

[119] Roth AD, Fazio N, Stupp R, et al. Docetaxel, cisplatin, and fluorouracil; docetaxel and cisplatin; and epirubicin, cisplatin, and fluorouracil as systemic treatment for advanced gastric carcinoma: a randomized Phase II trial of the Swiss Group for Clinical Cancer Research. J Clin Oncol, 2007, 25:3217-3223.

[120] Dank M, Zaluski J, Barone C, et al.

Randomized phase III study comapring irinotecan combined with 5-fluorouracil and folinic acid to cisplatin conbined with 5-fluorouracil in chemotherapy naïve patients with advanced adenocarcinoma of stomach or esophagogastric junction. Ann Oncol, 2008, 19:1450-1457.

[121] Kang YK, Kang WK, Shin DB, et al. Capecitabine/cisplatin versus 5-fluorouracil/cisplatin as first-line therapy in patients with advanced gastric cancer: a randomised phase Ⅲ noninferiority trial. Ann Oncol, 2009, 20:666-673.

[122] Ajani JA, Rodriguez W, Bodoky G, et al. Multicenter phase III comparison of cisplatin/S-1 with cisplatin/infusional fluorouracil in advanced gastric or gastroesophageal adenocarcinoma study: the FLAGS trial. J Clin Oncol, 2010, 28:1547-1553.

[123] Bang YJ, van Cutsem E, Feyereislova A, et al. Tratuzumab in combination with chemotherapy versus chemotherapy alone for treatment of HER2-positive advanced gastric or gastro-oesophageal junction cancer (ToGA): a phase 3, open-label, randomised controlled trial. Lancet, 2010 online. http://www.thelancet.com/journals/lancet/article/PIIS0140-6736(10)61121-X/abstract.

[124] Kang Y, Ohtsu A, Cutsem E, et al. AVAGAST: A randomized, double-blind, placebo-controlled, phase III study of first-line capecitabine and cisplatin plus bevacizumab or placebo in patients with advanced gastric cancer (AGC). J Clin Oncol, 2010, 28(18s): abstr LBA 4007.

[125] Han SW, Oh DY, Im SA, et al. Phase II study and biomarker analysis of cetuximab combined with modified FOLFOX6 in advanced gastric cancer. Br J Cancer, 2009, 100:298-304.

[126] Lordick F, Lorenzen S, Hegewisch-Becker S, et al. Cetuximab plus weekly oxaliplatin/5FU/FA (FUFOX) in 1st line metastatic gastric cancer. Final results from a multicenter phase II study of the AIO upper GI study group. Br J Cancer, 2010, 102:500-505.

[127] Kim C, Lee JL, Ryu MH, et al. A prospective phase II study of cetuximab in combination with XELOX (capecitabine and oxaliplatin) in patients with metastatic and/or recurrent advanced gastric cancer. Inv New Drugs, 2011, 29(2):366-373.

[128] Pinto C, Di Fabio F, Siena S, et al. Phase II study of cetuximab in combination with FOLFIRI in patients with untreated advanced gastric or gastroesophageal junction adenocarcinoma (FOLCETUX study). Ann Oncol, 2007, 18:510-517.

[129] Kanzler S, Trarbach T, Seufferlein T, et al. Cetuximab with irinotecan/folinic acid/5-FU as first-line treatment in advanced gastric cancer: A nonrandomized multicenter AIO phase II study. J Clin Oncol, 2009, 27:4534.

[130] Woell E, Greil R, Eisterer W, et al. Oxaliplatin, irinotecan, and cetuximab in advanced gastric cancer. First efficacy results of a multicenter phase II trial (AGMT Gastric-2) of the arbeitsgemeinschaft medikamentoese tumortherapie (AGMT). J Clin Oncol, 2009, 27:4538.

[131] Pinto C, Di Fabio F, Barone C, et al. Phase II study of cetuximab in combination with cisplatin and docetaxel in patients with untreated advanced gastric or gastro-oesophageal junction adenocarcinoma (DOCETUX study). Br J Cancer, 2009, 101:1261-1268.

[132] Zhang X, Xu J, Shen L, et al. A phase II study of cetuximab with cisplatin and capecitabine as first-line treatment in advanced gastric cancer. In: Proc GI ASCO 2009, abstr LBA39. http://www.asco.org/ascov2/Meetings/Abstracts?&vmview=abst_detail_view&confID=63&abstractID=10721.

[133] Yeh K, Hsu C, Hsu C, et al. Phase II study of cetuximab plus weekly cisplatin and 24-hour infusion of high-dose 5-fluorouracil and leucovorin for the first-line treatment of advanced gastric cancer. J Clin Oncol, 2009, 27:4567.

[134] Rao S, Starling N, Cunningham D, et al. Phase I study of epirubicin, cisplatin and capecitabine plus matuzumab in previously untreated patients with advanced oesophagogastric cancer. Br J Cancer, 2008, 99:868-874.

[135] Rao S, Starling N, Cunningham D, et al. Matuzumab plus epirubicin, cisplatin and capecitabine (ECX) compared with epirubicin, cisplatin and capecitabine alone as first-line treatment in patients with advanced oesophago-gastric cancer: a randomised, multicentre open-label phase II study. Ann Oncol, 2010, 21(11):2213-2219.

[136] Cortés-Funes H, Rivera F, Alés I, et al. Phase II of trastuzumab and cisplatin in patients (pts) with advanced gastric cancer (AGC) with HER2/neu overexpression/amplification. J Clin Oncol, 2007, 25:4613.

[137] Bang YJ, Van Cutsem E, Feyereislova A, et al. Trastuzumab in combination with chemotherapy versus chemotherapy alone for treatment of HER2-positive advanced gastric or gastro-oesophageal junction cancer (ToGA): a phase 3, open-label, randomised controlled trial. Lancet, 2010, 376:687-697.

[138] 王晓娜, 付莉, 梁寒, 等. 荧光原位杂交检测胃癌组织中HER2/neu基因扩增及其意义. 中华普通外科杂志, 2009, 24(4):341-342.

[139] Iqbal S, Goldman B, Lenz HJ, et al. A phase II SWOG study of GW572016 (lapatinib) as first line therapy in patients(pts) with advanced or metastatic gastric cancer. J Clin Oncol, 2007, 25:4621.

[140] Hecht JR, Urba SG, Koehler M, et al. Lapatinib monotherapy in recurrent upper gastrointestinal malignancy: Phase II efficacy and biomarker analyses. In: Proc GI ASCO 2008, abstr 43. http://www.asco.org/ascov2/Meetings/Abstracts?&vmview=abst_detail_view&confID=53&abstractID=10675.

[141] Shah MA, Ramanathan RK, Ilson DH, et al. Multicenter phase II study of irinotecan, cisplatin, and bevacizumab in patients with metastatic gastric or gastroesophageal junction adenocarcinoma. J Clin Oncol, 2006, 24:5201-5206.

[142] Kang YK, Ohtsu A, Van Cutsem E, et al. AVAGAST: a randomized, double-blind placebo-controlled, phase III study of first-line capecitabine and cisplatin+bevacizumab or placebo in patients with advanced gastric cancer (AGC). J Clin Oncol 2010, 28:abstr LBA4007.

[143] Bang YJ, Kang YK, Kang WK, et al. Phase II study of sunitinib as second-line treatment for advanced gastric cancer. Invest New Drugs, 2010. [Epub ahead of print].

[144] Sun W, Powell M, O' Dwyer PJ, et al. Phase II study of sorafenib in combination with docetaxel and cisplatin in the treatment of metastatic or advanced gastric and gastroesophageal junction adenocarcinoma: ECOG 5203. J Clin Oncol, 2010, 28(18): 2947-2951.

[145] Kim C, Lee J, Choi Y, et al. Phase I dose-finding study of sorafenib in combination with capecitabine and cisplatin as a first-line treatment in patients with advanced gastric cancer. Invest New Drugs, 2010 [Epub ahead of print].

[146] Yamada Y, Doi T, Muro K, et al. Multicenter phase II study of everolimus in patients with previously treated metastatic gastric cancer: main results. J Clin Oncol, 2010, 28(11):1904-1910.

[147] Bramhall SR, Hallissey MT, Whiting J, et al. Marimastat as maintenance therapy for patients with advanced gastric cancer:

a randomised trial. Br J Cancer, 2002, 86:1864-1870.

[148] Schwartz GK, Ilson D, Saltz L, et al. Phase Ⅱ study of the cyclin-dependent kinase inhibitor favopiridol administered to patients with advanced gastric carcinoma. J Clin Oncol, 2001, 19:1985-1992.

[149] Ocean AJ, Sehnoll-Sussman F, Chen XE, et al. Recent results of phase Ⅱ study of PS-341 (bortezomib) with or without irinotecan in patients(pts) with advanced gastric adenocarcinomas (AGA). In: Proc GI ASCO 2007, abstr 45. http://www.asco.org/ascov2/Meetings/Abstracts?&vmview=abst_detail_view&confID=45&abstractID=10577.

[150] Jhawer M, Kindler H, Wainberg Z, et al. Assessment of two dosing schedules of GSK1363089 (GSK089), a dual MET/VEGFR2 inhibitor, in metastatic gastric cancer (GC): interim results of a multicenter phase II study. J Clin Oncol, 2009, 27: abstr4502 .

[151] Lennard TW, Shenton BK, Borzotta A, et al. The influence of surgical operations on components of the human immune system. Br J Surg, 1985, 72:771-776.

[152] Wang Y, Gu Q, Liu B, Zhu Z. Perspectives of SEREX-defined antigens in diagnosis and immunotherapy for gastric cancer. Cancer Biol Ther, 2004, 3(9):806-811.

[153] Sorokin P. New agents and future direction in biotherapy. Clin J Oncol Nurs, 2002, 6(1):19.

[154] Gochi A, Orita K, Fuchimoto S, et al. The prognostic advantage of preoperative intratumoral injection of OK-432 for gastric cancer patients. Br J Cancer, 2001, 84(4):443-451.

[155] Sakamoto J, Teramukai S, Nakazato H, et al, Efficacy of adjuvant immunochemotherapy with OK-432 for patients with curatively resected gastric cancer: a meta-analysis of centrally randomized controlled clinical trials. J Immunother, 2002, 25(5):405-412.

[156] Morisaki T, Matsunaga H, Beppu K, et al. combination of cyclosporin-A (CsA) and interferon-gamma (INF-gamma) induces apoptosis in human gastric carcinoma cells. Anticancer Res, 2000, 20(5B):3363-3373.

[157] Wei XC, Wang XJ, Chen K, et al. Killing effect of TNF-related apoptosis inducing ligand regulated by tetracycline on gastric cancer cell line NCI-N87. World J Gastroenterol, 2001, 7(4):559-562.

[158] Banchereau J, Steinman RM. Dendritic cells and the control of immunity Nature, 1998, 392(6673):245.

[159] Wu Y, Wang L, Zhang Y. Dendritic cells as vectors for immunotherapy of tumor and its application for gastric cancer therapy. Cell Mol Immunol, 2004, 1(5):351-356.

[160] Sadanaga N, Nagashima H, Mashino K, et al. Dendritic cell vaccination with MAGE peptide is a novel therapeutic approach for gastrointestinal carcinomas. Clin Cancer Res, 2001, 7(8):2277-2284.

[161] Kanazawa M, Yoshihara K, Abe H, et al. Case report on intra-tumor injection therapy of dendritic cells in advanced gastric cancer. Gan To Kagaku Ryoho, 2004, 31(11):1773-1776.

[162] Ajani JA, Randolph Hecht J, Ho L, et al. An open-label, multinational, multicenter study of G17DT vaccination combined with cisplatin and 5-fluorouracil in patients with untreated, advanced gastric or gastroesophageal cancer: the GC4 study. Cancer, 2006, 106(9):1908-1916.

[163] Zaremba S, Barzaga E, Zhu M, et al. Identification of an enhancer agonist cytotoxic lymphocyte peptide from human carcinoembryonic antigen. Cancer Res, 57(20):4570-4577.

[164] Marshall JL, Gulley JL, Arlen PM. Phase I study of sequential vaccinations with fowlpox-CEA(6D)-TRICOM alone and

sequentially with vaccinia-CEA(6D)-TRICOM, with and without granulocyte-macrophage colony-stimulating factor, in patients with carcinoembryonic antigen-expressing carcinomas. J Clin Oncol, 2005, 23(4):720-731.

[165] Menoret A, Peng P, Srivastava PK. Association of peptides with heat shock protein gp96 occurs in vivo and not after cell lysis. Biochem Biophys Res Commun, 1999, 262(3):813-818.

[166] Anon. Cancer vaccine-antigenics. Bio Drugs, 2002, 16(1):72-74.

[167] Agarwal K, Agarwal S. Helicobacter pylori vaccine: from past to future. Mayo Clin Proc, 2008, 83(2):169.

[168] Ikewaki J, Nishizono A, Goto T, et al. Therapeutic oral vaccination induces mucosal immune response sufficient to eliminate long-term Helicobacter pylori infection. Microbiol Immunol, 2000, 44(1):29-39.

[169] Morihara F, Hifumi E, Yamada M, et al. Therapeutic effects of molecularly designed antigen UREB138 for mice infected with Helicobacter pylori. Biotechnol Bioeng, 2008, 100:634-643.

[170] Kono K, Takahashi A, Ichihara F, et al. Prognostic significance of adoptive immunotherapy with tumor-associated lymphocytes in patients with advanced gastric cancer: a randomized trial. Clin Cancer Res, 2002, 8(6):1767-1771.

[171] Romano F, Cesana GC, Uggeri F. Gastric Cancer Research Trends. New York: NOVA Publishers, 2007:88.

[172] Zhang JH, Wan MX, Pan BR, et al. Cytoxicity of HSVtk and hrTNF-alpha fusion genes with IRES in treatment of gastric cancer. Cancer Biol Therapy, 2004, 3(11):1075-1080.

[173] Naka K, Yokozaki H, Yasui W, et al. Effect of antisense human telomerase RNA transfection of the growth of human gastric cancer cell lines. Biochem Biophys Res Commun, 1999, 255(3):753.

[174] Yan TD, Black D, Sugarbaker PH, et al. A systematic review and meta-analysis of the randomized controlled trials on adjuvant intraperitoneal chemotherapy for resectable gastric cancer. Ann Surg Oncol, 2007, 14(10):2702-2713.

[175] 赵宏伟，刘宏斌，李文惠. 胃癌腹膜转移机制研究现状. 现代肿瘤医学，2009，17(5):978-981.

[176] Hagiwara A, Takahashi T, Sawai K, et al. Milky spots as the implantation site for malignant cells in peritoneal dissemination in mice. Cancer Res, 1993, 53:687-692.

[177] Scaringi S, Kianmanesh R, Sabate JM, et al. Advanced gastric cancer with or without peritoneal carcinomatosis treated with hyperthermic intraperitoneal chemotherapy: A single western center experience. Eur J Surg Oncol, 2008, 34(11):1246-1252.

[178] Hara M, Nakanishi H, Jun Q, et al. Comparative analysis of intraperitoneal minimal free cancer cells between colorectal and gastric cancer patients using quantitative RT-PCR: possible reason for rare peritoneal recurrence in colorectal cancer. Clin Exp Metastasis, 2007, 24(3):179-189.

[179] Fraccalvieri M, Simone P, Bruno F, et al. Ramirez's abdominoplasty technique combined with intraperitoneal chemohyperthermia after surgical cytoreductive procedures for the treatment of advanced intraperitoneal cancer in patients with ventral hernia. Ann Plast Surg, 2010, 64(2):187-192.

[180] 金桂龙, 丁之玮, 贾菊萍. 胃癌术后复发转移的超声检查. 中国肿瘤临床与康复, 2005, 12:532-534.

[181] 唐令超, 饶健章. 胃腹膜表面肿瘤学概述. 肿瘤预防与治疗, 2008, 21(3):260-262.

[182] Yang QM, Bando E, Kawamura T, et

al. The diagnostic value of PET-CT for peritoneal dissemination of abdominal malignancies. Gan To Kagaku Ryoho, 2006, 33(12):1817-1821.

[183] Chouillard E, Ata T, De Jonghe B, et al. Staged laparoscopic adjuvant intraperitoneal chemohyperthermia after complete resection for locally advanced colorectal or gastric cancer: a preliminary experience. Surg Endosc, 2009, 23(2):363-369.

[184] Dalal KM, Woo Y, Kelly K, et al. Detection of micrometastases in peritoneal washings of gastric cancer patients by the reverse transcriptase polymerase chain reaction. Gastric Cancer, 2008, 11(4):206-213.

[185] Kodera Y, Nakanishi H, Ito S, et al. Quantitative detection of disseminated free cancer cells in peritoneal washes with real-time reverse transcriptase-polymerase chain reaction: a sensitive predictor of outcome for patients with gastric carcinoma. Ann Surg, 2002, 235:499-506.

[186] Marutsuka T, Shimada S, Shiomori K, et al. Mechanisms of peritoneal metastasis after operation for non-serosa-invasive gastric carcinoma: an ultrarapid detection system for intraperitoneal free cancer cells and a prophylactic strategy for peritoneal metastasis. Clin Cancer Res, 2003, 9:678-685.

[187] Tamura N, Iinuma H, Takada T. Prospective study of the quantitative carcinoembryonic antigen and cytokeratin 20 mRNA detection in peritoneal washes to predict peritoneal recurrence in gastric carcinoma patients. Oncol Rep, 2007, 17:667-672.

[188] Katsuragi K, Yashiro M, Sawada T, et al. Prognostic impact of PCR-based identification of isolated tumour cells in the peritoneal lavage fluid of gastric cancer patients who underwent a curative R0 resection. Br J Cancer, 2007, 97:550-556.

[189] Kodera Y, Nakanishi H, Ito S, et al. Prognostic significance of intraperitoneal cancer cells in gastric carcinoma: detection of cytokeratin 20 mRNA in peritoneal washes, in addition to detection of carcinoembryonic antigen. Gastric Cancer, 2005, 8:142-148.

[190] 邱文才, 王维刚, 王志刚, 等. 胃癌腹腔微转移检测及其临床意义. 中国普通外科杂志, 2007, 16:872-874.

[191] Isomoto H, Ohtsuru A, Braiden V, et al. Heat-directed suicide gene therapy mediated by heat shock protein promoter for gastric cancer. Oncol Rep, 2006, 15:629-635.

[192] Bozzetti F, Yu W, Baratti D, et al. Locoregional treatment of peritoneal carcinomatosis from gastric cancer. J Surg Oncol, 2008, 98:273-276.

[193] Spiliotis J, Tentes AA, Vaxevanidou A, et al. Cytoreductive surgery and hyperthermic intraperitoneal chemotherapy in the management of peritoneal carcinomatosis. Preliminary results and cost from two centers in Greece. J Buon, 2008, 13(2):205-210.

[194] De Roover A, Detroz B, Detry O, et al. Adjuvant hyperthermic intraperitoneal peroperative chemotherapy (HIPEC) associated with curative surgery for locally advanced gastric carcinoma. An initial experience. Acta Chir Belg, 2006, 106(3):297-301.

[195] 杨秋蒙, 朱正纲, 周曙, 等. 胃癌根治术中腹腔内温热化疗的临床安全性研究. 外科理论与实践, 2003, 8(4):322-325.

[196] Kunisaki C, Shimada H, Akiyama H, et al. Therapeutic outcomes of continuous hyperthermic peritoneal perfusion against advanced gastric cancer with peritoneal carcinomatosis. Hepatogastroenterology, 2006, 53(69):473-478.

[197] Zhu ZG, Tang R, Yan M, et al. Efficacy and safety of intraoperative peritoneal hyperthermic chemotherapy for advanced gastric cancer patients with serosal invasion. A long-term follow-up study. Dig Surg, 2006,

23(1-2):93-102.

[198] 朱正纲, 汤睿, 燕敏, 等. 术中腹腔内温热化疗对进展期胃癌的临床疗效研究. 中华胃肠外科杂志, 2006, 9(1):26-30.

[199] Hirono Y, Katayama K, Murakami M, et al. Intraperitoneal chemotherapy in gastric cancer patients with peritoneal dissemination. Gan To Kagaku Ryoho, 2005, 32(10):1404-1409.

[200] Macrì A, Maugeri I, Trimarchi G, et al. Evaluation of quality of life of patients submitted to cytoreductive surgery and hyperthermic intraperitoneal chemotherapy for peritoneal carcinosis of gastrointestinal and ovarian origin and identification of factors influencing outcome. In Vivo, 2009, 23(1):147-150.

[201] 赵东晖, 徐惠绵, 孙秀菊, 等. 腹腔液中CD44和整合素β1表达与胃癌腹膜转移的关系. 世界华人消化杂志, 2007, 15(11):1288-1291.

[202] 杨秋蒙, 朱正纲, 米村丰. 伴远隔转移的早期胃癌临床病理特征. 中国实用外科杂志, 2007, 27(11):873-875.

[203] Ribeiro U Jr, Safatle-Ribeiro AV, Zilberstein B, et al. Does the intraoperative peritoneal lavage cytology add prognostic information in patients with potentially curative gastric resection? J Gastrointest Surg, 2006, 10(2):170-176, discussion 176-177.

[204] Inada T, Ogata Y, Kubota T, et al. D2-lymphadenectomy improves the survival of patients with peritoneal cytology-positive gastric cancer. Anticancer Res, 2002, 22(1A):291-294.

[205] 李正荣, 詹文华, 何裕隆, 等. 胃癌腹膜转移手术治疗的探讨. 中国实用外科杂志, 2006, 26(11):855-857.

[206] Kodera Y, Yamamura Y, Ito S, et al. Is Borrmann type IV gastric carcinoma a surgical disease? An old problem revisited with reference to the result of peritoneal washing cytology. J Surg Oncol, 2001, 78(3):175-181, discussion 181-182.

[207] Cotte E, Gilly FN, Beaujard AC, et al. Chimiohyperthermie intrapéritonéale dans le traitement des carcinoses péritonéales d' origine gastrique. Cancer Radiother, 2008, 12(6-7):653-658.

[208] Deraco M, Baratti D and Kusamura S. Morbidity and quality of life following cytoreduction and HIPEC. Cancer Treat Res, 2007, 134:403-418.

[209] Yang XJ, Li Y, and Yonemura Y. Cytoreductive surgery plus hyperthermic intraperitoneal chemotherapy to treat gastric cancer with ascites and/or peritoneal carcinomatosis: Results from a Chinese center. J Surg Oncol, 2010, 101(6):457-464.

[210] 朱正纲, 李琛, 杨秋蒙, 等. 术中腹腔内温热化疗对胃肠道吻合口愈合影响的研究. 中华胃肠外科杂志, 2001, 4(2):99-102.

[211] 杨秋蒙, 朱正纲, 李琛, 等. 术中腹腔内温热化疗的术后并发症分析. 中国新药与临床杂志, 2003, 22(7):410-412.

[212] Samel S, Singal A, Becker H, et al. Problems with intraoperative hyperthermic peritoneal chemotherapy for advanced gastric cancer. Eur J Surg Oncol, 2000, 26(3):222-226.

[213] Tanaka T, Kumagai K, Shimizu K, et al. Peritoneal metastasis in gastric cancer with particular reference to lymphatic advancement: extranodal invasion is a significant risk factor for peritoneal metastasis. J Surg Oncol, 2000, 75(3):165-171.

[214] Sugarbaker PH. Peritoneal carcinomatosis: natural history and rational therapeutic interventions using intraperitoneal chemotherapy. Cancer Treat Res, 1996, 81149-81168.

[215] Feng JI, Yueliang Chen, En-Yun Jin, et al. Relationship between matrix metalloproteinase-2 mRNA expression and clinic pathology and urokinase type plasminogen

activator system parameters and prognosis in human gastric cancer. World J Gastroenterol, 2005, 11(21):3222-3226.

[216] Pulukuri SK, Gorantla B, Rao JS, et al. Inhibition of histone deacetylase activity promotes invasion of human cancer cells through activation of urokinase plasminogen activator. J Biol Chem, 2007, 282(49):35594-35603.

[217] Guzman P, Axava J, Villaseca M. Immunohistochemical expreesion of the E-cadherin-catenin complex in gastric cancer. Rev Med Chil, 2006, 134(8):1002-1009.

[218] Ueda K, Iwahashi M, Matsuura I, et al. Adenoviral-mediated gene transduction of the hepatocyte growth factor (HGF) antagonist NK4 suppresses peritoneal metastases of gastric cancer in nude mice. Eur J Cancer, 2004, 40(12):2135-2142.

[219] Sako A. Kitayama J, Yamaguchi H, et al. Vascular endothelial growth factor synthesis by human omental mesothelial cells is augmented by fibroblast growth factor-2: possible role of mesothelial cell on the development of peritoneal metastasis. Surg Res, 2003, 12:341-343.

[220] Raj GV, Moreno JG, Gomella LG. Utilization of polymerase chain reaction technology in the detection of solid tumors. Cancer, 1998, 82(2):1419-1442.

[221] Kodera Y, Nakanishi H, Ito S, et al. Prognostic significance of intraperitoneal cancer cells in gastric carcinoma. Gastric Cancer, 2005, 8(1):142-148.

[222] Mohamed E, Sugerbaker PH. Carrier solutions for intraperitoneal chemotherapy. Surg Oncol Clin N Am, 2003, 12(3):813-824.

[223] Hosie K, Gibert JA, Kerr D, et al. Fluid dymamics in man of an intraperitoneal drug delivery solution:4%incodextrin. Drug Deliv, 2001, 8(1):9-12.

[224] Mohamed F, Marchettini P, Stuart OA, et al. A comparison of hestastarch and peritoneal dialysis solution for intraperitoneal chemotherapy delivery. Enr J Surg One, 2003, 29(3):261-265.

[225] Tsujitani S, Fukuda K, Saito H, et al. Administration in a hypotonic intraperitoneal eisplatin during operation as treatment for peritoneal dissemination of gastric cancer. Surgery, 2002, 131:98-104.

[226] Tendo M, Yashiro M, Nakazawa K, et al. A symergic inhibitory effect of combination with selective cyclooxygenare-2 inhibitor and S-l on the peritoneal metastasis for scirrhous gastric cancer cells. Cancer Lett, 2006, 244(2):247-251.

[227] Tanaka H, Yashiro M, Sanami T, et al. KAM-2 gene therapy for peritoneal dissemination of scirrhous gastric carcinoma. Clin Cancer Res, 2004, 10:4885-4892.

[228] 姜福全，王强，蔡清萍，等. 5-氟尿嘧啶腹腔内缓释化疗对H22腹水瘤小鼠的抑瘤疗效观察. 第二军医大学学报，2006, 27(11):1207-1209.

[229] 李井泉，赵平，王世亮，等. 5-氟尿嘧啶缓释化疗药代动力学研究. 中国全科医学，2007, 10(8):630-531.

[230] 姜福全，王强，蔡清萍，等. 5-氟尿嘧啶腹腔内缓释化疗的家兔门静脉血药浓度测定. 外科理论与实践，2006, 11(6):524-527.

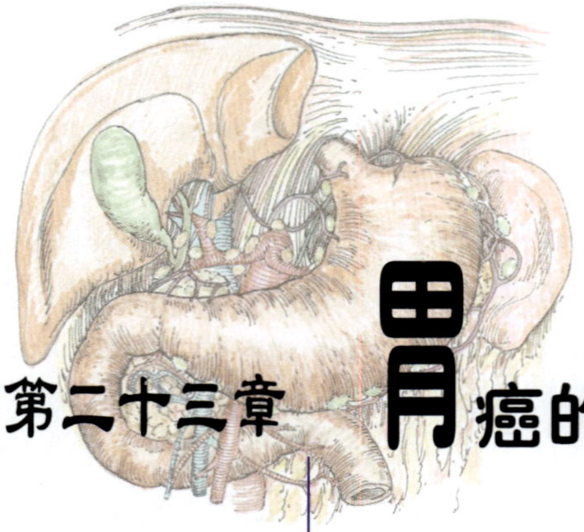

第二十三章 胃癌的放射治疗

蔡 勇

通常认为胃癌放射治疗的效果不够理想，主要是因为胃腺癌本身对放射治疗的敏感性较低，单纯放疗需要较高的放射剂量才能达到杀死肿瘤细胞的目的；胃又邻近肝、肾、小肠、胰腺、脊髓等重要脏器，限制了胃癌的治疗剂量；此外，胃在腹腔内游离活动度较大，体位的改变对胃的位置影响明显；胃癌在腹腔内淋巴结转移途径广泛，对可能出现的转移部位难以预计；再加上以往放疗技术的落后，给放射治疗的设计和计划实施带来一定的困难，降低了胃癌放射治疗的局部控制率和治愈率。

手术目前仍是胃癌根治的唯一方法，单纯放疗达到胃癌根治的几率很小，但在胃癌新辅助、辅助和姑息治疗方面放疗有其一定的作用，在临床和研究中取得了进展，特别是胃癌围术期的放射治疗和放化疗的临床研究取得了突破性进展。综合文献报告，术前放疗可使胃癌手术切除率提高约 10% ~ 14%，根治手术切除率提高了 20%，Ⅱ、Ⅲ期患者的 5 年生存率得到提高。近年的临床随机研究证实对于有复发高危因素的胃癌患者进行术后放疗和放化疗（chemoradiotherapy，CRT）可以提高局部控制率和长期生存率，术后辅助 CRT 已成为 T3、T4 和（或）淋巴结阳性患者外科完全切除后的标准辅助治疗方式。

第一节 局部进展期胃癌的术前放射治疗

一、术前放疗的目的和适应证

术前放疗在理论上可行，肿瘤部位清晰，治疗有目的，肿瘤退缩对手术和预后有意义。术前放疗的重要目的就是减少肿瘤体积，提高手术切除率，并提高 R0 切除率，减少术后复发，延长生存期，对术前治疗的病理评估有助于判断预后[1]。

（一）术前放疗的目的

1. 使肿瘤体积缩小或降级，把不可切除的转变成可切除的，达到根治切除目的；

2. 消灭手术切缘上的亚临床病灶，减少术后残留；

3. 杀灭或抑制浆膜面浸出的癌细胞，防止术中种植和播散；

4. 消灭转移的淋巴结，降低淋巴结转移概率；

5. 使肿瘤周围小血管和小淋巴管内皮细胞肿胀、闭塞，减少瘤细胞进入血管和淋巴管而发生远处转移的概率。

（二）术前放疗适应证

1. 患者一般情况好，有手术指征；

2. 临床医生认为手术难以局部根治切除。

通常选择浆膜面有肿瘤浸润的Ⅱ、Ⅲ期胃癌行术前放疗。按胃癌 Borrmann 分类，Ⅰ、Ⅱ、Ⅲ型适合术前放疗，Ⅳ型皮革胃对放疗疗效差，不提倡术前放疗。

按病理类型，以未分化腺癌、乳头状腺癌、管状腺癌、中低分化腺癌疗效较好，黏液腺癌、印戒细胞癌疗效差。

术前放疗后癌细胞出现明显退化坏死，肿瘤细胞因子分泌减少，结缔组织增殖，残存癌细胞居结缔组织中呈现“冬眠”状态，没有活动能力。在有转移的淋巴结中，60% 的癌细胞在照射后发生崩解、破坏、消失。

术前新辅助治疗能使不可切除的变为潜在可切除的，能及早治疗显微转移灶，使病变和手术范围最小化，如治疗有效则能提高局部控制率。在明确术前放疗获益的同时要意识到并不是所有的病人都会对放疗有效，从新辅助治疗中获益，部分病人可能出现疾病进展或术后出现转移，延误手术切除原发病灶的治疗，要向患者详细说明提前手术也不能防止出现的转移。

由于治疗前应用 CT、MRI、EUS 能对患者很好地进行分期，很少出现过度治疗，另外术前治疗能有时间对高危患者是否进一步发展或出现转移进行观察，对疗效差的患者即使提前手术预后也不理想。

二、照 射 剂 量

照射设备应采用 4 ~ 18MV 的 X 射线。胃癌术前照射推荐剂量，常规照射为 30 ~ 40Gy/15 ~ 20 次 /3 ~ 4 周，单次照射剂量 1.8Gy。

三维适形放疗（three dimensional conformal radiotherapy，3D-CRT）或调强放疗（intensity-modulated radiotherapy，IMRT）照射：肿瘤靶体积（gross tumour volume, GTV）45 ~ 50Gy/ 临床靶体积（clinical target volume, CTV）40 ~ 45Gy/20 ~ 25 次 /4 ~ 5 周，单次照射剂量 1.8 ~ 2.2Gy。

一般认为术前放射的剂量应为根治剂量的 1/2 ~ 2/3，以达到使癌细胞变性、坏死的目的。术前放疗剂量，各个作者报道不一，差别比较大，范围在 20 ~ 60Gy/1 ~ 6 周。以往多采用常规照射，照射范围较大，放射剂量较低，以 30 ~ 40Gy 居多。近些年由于 3D-CRT 和 IMRT 技术的应用，放疗剂量有所提高，CTV 的剂量通常在 40 ~ 45Gy，肿瘤局部剂量可以加到 50 ~ 55Gy，但一定要注意周围正常危及器官的耐受剂量。剂量过高，不仅加重局部小肠、横结肠和胃体的急性放射反应，而且射线照射所产生的组织反应及纤维化也会对手术产生影响，增加术后吻合口瘘等并发症的发生率。剂量过低达不到对肿瘤杀灭、抑制的目的，不能使肿瘤缩小、降级，起不到术前放疗的作用。

术前放疗剂量的大小不但取决于照射技术、分次剂量，更与患者的一般情况、肿瘤大小、化疗强度、治疗反应有关，要做到规范的个体化剂量治疗。

三、手术时间间隔

一般选择常规分割放疗结束 4 ~ 6 周后手术。放疗后要给充分的间隔时间再手术，一是要让放疗的作用完全显现出来，给肿瘤细胞变性、坏死的时间；二是让正常组织有时间从急性放射损伤中恢复过来。此时腹腔被照射的正常组织已渡过放疗的急性反应期，放射对肿瘤的作用也已充分显现出来，纤维化粘连反应还没有形成，对术中出血、伤口愈合、吻合口瘘的发生不会有明显影响。

手术间隔时间过长，放射区组织纤维化逐渐加重，手术时有可能会因组织纤维化导致手术剥离困难，增加手术的难度。另外部分从术前放疗获益较小的病人因肿瘤再增殖而使肿瘤体积增大，失去了术前放疗的意义。RTOG9904 Ⅱ期研究[2]表明术前 CRT 后 5 ~ 6 周手术能发现肿瘤出现坏死等病理反应并获得长期生存。

四、术前放疗的疗效评价

对术前放疗疗效的评价主要来源于一些随机和非随机的研究资料。1970 年，俄罗斯[3]报道了最早的随机研究，152 例术前放疗 20Gy/5 次，术前放疗和单手术组 5 年 OS 分别是 39% 与 30%，术前放疗能降低局部复发，但不延长生存，结合新的化疗药物有可能延长生存，特别是对 CRT 有效的病人。

德国随机对照试验（GOCSG研究）[4]比较了胃癌（T3～4NX）术前化疗和CRT 30Gy + DDP + VP-16，CRT组在中位生存期和3年OS方面均有优势，CRT与术前化疗组的中位生存期分别是32.8个月与21.1个月，3年OS分别是43%与27%。

术前CRT pCR率较高。在MD.Anderson进行的术前CRT的Ⅱ期研究[5]，先采取DDP + 5-Fu + CF诱导化疗，再放疗+ 5-Fu + CF、手术，28/33例手术，pCR 30%，pPR 24%，中位随访34个月，放疗有效者的中位生存期明显优于无效者（64个月与13个月，P=0.037）。类似的结果在RTOG9904[2]也出现，RTOG9904报道49例腹腔镜阴性的局部胃癌，先诱导化疗2周期，5-Fu 200mg/m^{2}连续21天，DDP 20mg/m^2 5天，28天重复，休1个月后开始同步CRT，45Gy/5周，5-Fu 300mg/m^2，1～5天/周，紫杉醇每周45mg/m^2，5～6周后手术，43例可评估，7例由于进展未手术，D2切除50%，R0切除77%，pCR 26%，pCR者中位生存优于非pCR者（64个月 *vs.* 30个月），1年OS pCR 82%，非pCR 69%。说明新辅助CRT后pCR者有明显好的预后。

1998年，中国医学科学院肿瘤医院[6]报道了贲门癌术前放疗的研究结果，370例贲门癌患者随机分为手术组（对照组）与术前放疗组（治疗组），放疗40Gy/20次，2～4周后手术。不能切除率治疗组10.5%，对照组20.6%（P<0.01）。治疗组与对照组的5、10年OS分别是30.1%、20%，以及19.7%、13%，P=0.009，对于手术切除者两组5、10年OS分别是33.3%、24.76%，以及22.47%、16.6%，表明在切除率和生存率方面术前放疗均有优势。

2003年Roth Ⅰ～Ⅱ期研究，19例局部进展期胃癌，先化疗2周期，DDP 100mg/m^2，d1，5-Fu 800mg/m^2，d1～4，3周1次，再同步31.2Gy、38.4Gy、45.6Gy三个级别放疗，最终推荐38.4Gy为耐受剂量，2、3年OS分别是71%、59%，2、3年DFS分别是57%、50%，仅1例局部复发[7]。

2004年，Balandrand等[8]报道42例局部进展GEJ腺癌，术前放疗45Gy/25次，化疗DDP + 5-Fu，38例手术切除，34例R0切除，pCR 15.8%，中位生存23个月，1、2年OS分别是70.9%、45.6%，T、N、pTNM对预后有影响。

2005年，Allal等[9]对局部进展期T3～4/N+给2周期化疗，DDP 100mg/m^2，d1，5-Fu 800mg/m^2，d1～4，开始第2周期化疗时同步放疗，超分割38.4Gy（31.2～45.6Gy），D2手术切除，18/19例完成新辅助治疗并手术，3～4级血液毒性89%，黏膜炎37%，乏力16%，中位随访8年，5年局部控制率85%，OS 41%，DFS 35%，局部复发率10.5%，腹膜复发最常见（47.3%），长期生存者没有严重副作用。作者认为应加强全身或腹腔化疗以减少腹膜转移。

2006年，Rohatgi等[10]报道局部胃腺癌术前CRT，先诱导化疗2个月，CRT 45Gy，再手术，74例入组，69例手术，pCR 27.5%，R0切除80%，长期生存与低病理分期、R0切除、术前淋巴结治疗有效、pCR、低的病理淋巴结分类、低的肿瘤病理分类有关，多因素分析与病理分期和R0切除有关。

ECF化疗方案用于术后化疗已被证明有效，且被NCCN指南推荐为辅助治疗，联合术前放疗能否耐受？Leong对此进行了研究，对不可切除或局部进展不可切除胃癌先ECF化疗1周期，然后放疗+ 5-Fu，再ECF化疗2周期，3、4级毒性分别是38%、15%，表明ECF联合CRT也是可行的[11]。

也有研究认为术前放疗效果不理想。2002年Skoropad等[12]对102例可切除胃癌术前随机放疗20Gy/5次，1周内手术，或直接手术。认为放疗不耽误手术，不增加手术并发症和死亡率。5、10年生存率在放疗组分别是39%、32%，对照组分别是30%、18%，P=0.555。认为术前20Gy是安全、能耐受的，但对改善胃癌生存作用不大，对局部控制作用也不明显。可能与术前放疗剂量低、间隔时间短有关。

循证医学证据也支持术前CRT，Fiorica的meta分析[13]包括9个随机研究，1694例，405例术前治疗，术前放疗与单手术相比减少3年死亡率（OR 0.57，P=0.0001）、5年死亡率（OR 0.62，P=0.002）。

第二节　术后辅助放疗

对于术后病人，一旦复发，根治治疗几乎没有可能，主要是术后预防[14]。肿瘤局限于黏膜或黏膜下、没有局部淋巴结侵犯的病人术后5年生存率80%以上，肿瘤侵犯肌层、超出胃壁或淋巴结阳性的病人术后5年生存率5%～50%，大部分病人死于腹腔扩散和远处转移。研究表明术后16%～23%的病人局部区域复发。治疗失败的资料证明淋巴结阳性或肿瘤穿透浆膜的病人约60%随后瘤床、局部淋巴结、残胃、吻合口复发，仅在这些部位复发的病人有20%[15]。在目前或未来的胃癌手术辅助治疗研究中，放疗有重要的价值。EUROCARE、INT0116、MAGIC研究证实，单手术5年OS约20%，局部复发率20%以上，仍需要对手术或手术＋化疗后的局部控制进行改善（表23-1）[16]。放化疗结合能明显杀灭术后残存的病变，如果放疗确实能改善局部控制，特别是对于仅局部复发者，那么生存率也将改善。

一、术后放疗的目的和适应证

术后放疗的目的就是消灭残留的肿瘤或亚临床灶，减少局部复发，延长生存期。

术后放疗与术前放疗相比有一定的优势，首先病理明确，分期清楚，其次原发肿瘤已被手术切除，R0切除后仅需要照射亚临床区。与术前放疗相比也有其不利因素：

1. 放疗时需要病人完全康复；
2. 病人身体条件较术前差，治疗顺应性差；
3. 由于解剖结构的变化，对靶区的确定造成困难；
4. 手术对血管造成破坏，导致照射区低血供，辐射敏感性下降。

术后放疗或放化疗适应证，NCCN指南推荐为：

1. T2N0的R0切除高危病人；
2. T3～4或T1N+；
3. R1～2切除。

二、照射剂量

术后常规放疗推荐剂量为45Gy/25次/5周，对于3D-CRT或IMRT照射推荐CTV 45Gy/25次/5周；单次照射分割剂量1.8Gy。

对于肿瘤完全切除（R0）的患者术后辅助放疗45Gy的剂量可获得满意的局部控制率，对于局部有残留者（R1～2）应局部加量到55～60Gy。对术后局部复发方式的研究表明放疗能作为术后辅助治疗，尤其认为给上腹部45～50 Gy能杀死亚临床灶而没有过大的毒性反应，同期联合化疗时放疗效果更佳。

George等[17]比较R1～2切除者术后放疗，50.4～54Gy比44.8～50.3Gy明显改善4年局部控制率（P=0.031)。Thomas Jefferson University Hospital (TJUH)研究表明对完全切除者给予40～50Gy放疗，阳性切缘者给予55～60Gy放疗，取得较为满意的结果。目前的研究表明对高危完全切除的胃癌病人，放疗的剂量越高局部控制越好，但同时对正常组织造成损伤的可能性也越大。确定合适的放射剂量不仅能有好的疗效，而且能最大限度地保护正常组织，减少放疗并发

表23-1　单手术局部区域复发的随机研究

作者	病例数	中位随访（年）	手术分组	局部区域复发
Robertson	54	5	25/54胃次全切除	8%
			29/54胃全切除	3.4%
Cuschieri	400	6.5	200例D1切除	71%
			200例D2切除	73.5%
Hartgrink	711	11	380例D1切除	41%
			331例D2切除	29%
Nashimoto	123	5.7	胃切除	3.25%
Cunningam	253	3.9	胃切除（N1～2）	20.6%

症，提高患者对放化疗的耐受性。所以，高剂量的前提一定是不增加正常组织损伤。

关于术后放疗的时间建议放疗在术后 1～3 个月开始，过度地延迟术后放疗可能会影响疗效。

三、术后放疗的疗效评价

（一）术后放化疗

关于 CRT 的最早随机临床研究结果发表于 1969 年[18]。自 1979 年第 1 个关于术后 CRT 的研究发表后[19]，又有几个术后 CRT 研究发表，结论有矛盾的地方，且样本小，选择病人的特征不一，治疗方案不同。1984 年，Moertel 等[20]对完全切除但有预后不好因素的 62 例患者随机 23 例单手术，39 例术后放疗 + 5-Fu，5 年无复发 OS 为 23% 与 4%，P=0.05，实际上 29 例辅助治疗，33 例单手术，5 年 OS 为 20% 与 12%，局部复发率为 39% 与 54%，表明术后 CRT 改善生存，降低复发。

Arcangeli 等[21]研究超分割放疗 + 5-Fu，40 例 Ⅲ 期术后行 D2 切除，放疗 55Gy/50 次，1.1Gy × 2，中位随访超过 5.6m，40% 生存，5 年生存 43%，远处转移 39%，野外复发 22%，野内复发 2%。

Baeza 等[22]报道了 52 例胃癌术后有 LN+ 和（或）腹膜转移者，全腹放疗 21Gy/21 次，局部加量 24Gy/16 次，同期 5-Fu 化疗，450～500mg/m^2，第 1、5 周，连续 5 天，或每天 200～300mg/m^2，中位随访 43.5 个月，5 年 OS 为 54%，LN+（19 例）5 年 OS 为 69%，好于 LN+ 伴有腹膜转移（26 例）的 36%（P=0.004）。

术后单放疗只有 1 个随机研究 BSCG[23]，436 例对比辅助放疗 + 手术、化疗 + 手术、手术，显示放疗无 OS 获益，表明术后单放疗不可取。但局部复发率却降低，放疗组为 10%、化疗组为 19%、手术组为 27%，P<0.01，在其研究中 40% 病人有切缘阳性（肉眼或显微），放疗组 24% 病人实际并没有接受放疗。

在大多数随机研究中，单手术局部复发率相当高，达 20.6%～58%，这些证据支持术后放疗降低局部复发。穿透胃壁或淋巴结阳性的病人，预后很差，肿瘤切除后 5 年复发率超过 50%，5 年生存率为 15%～25%。在 2000 年美国临床肿瘤年会上，Macdonald 报道术后随机放疗 45Gy，联合 5-Fu + CF，3 年无病生存率放化疗组 48%，单手术组 31%，P=0.03，中位复发时间为 30 个月与 19 个月，P< 0.0001，这就是著名的 INT0116 试验[24]。在中位随访 7 年后 2004 年的报道表明术后放化疗的好处仍然存在，且没有明显增加晚期毒性反应。正是根据此结果 NCCN 指南推荐放化疗联合作为胃癌和胃食管结合处肿瘤高危者的术后标准治疗方法。

（二）D2 切除后是否需要术后放化疗？

尽管 INT0116 试验取得了振奋人心的结果，但其存在的瑕疵也引起不少争议。具体表现为：①病例积累时间长，为 1991–1998 年；② D2 仅 10%，D0 54%；③单手术的生存结果同其他研究相比要差；④ CRT 毒性高，≥3 级血液毒性 54%，胃肠道毒性 33%；⑤中断 CRT 率高，达 36%。

淋巴结状态是胃癌治疗的重要预后因素，胃癌根治切除最少要切除 15 个以上淋巴结。在 INT0116 亚组分析中，CRT 在 D2 切除者无生存获益。既往的亚洲研究认为 D1 切除对胃癌根治的局部控制不充分[25, 26]。所以，此结果对广泛开展 D2 切除的国家缺少说服力。因此，一些国家又相继开展了一系列术式的对比研究。南非和香港两个小样本研究比较 D1 与 D2，未发现 D2 优势[27,28]。欧洲 BMRCT 和 DGCG 两个大样本研究也没有发现 D2 优于 D1[29,30]。包括随机和非随机研究的 meta 分析也没能证明扩大淋巴结切除有显著优势[31]。所以，在美国和欧洲一些地区，D2 不是标准切除。2004 年，日本肿瘤协作组（9501）[26]随机对比 523 例 D2、D3 切除，术后并发症 D3 为 28%，D2 为 21% (P=0.07)，术后死亡率 0.8%，两者类似，5 年 OS 无区别（D2 69%，D3 70%，P=0.85)。2006 年，台湾的研究[25]随机比较 D1 与 D2 (110 例与 111 例)，发现 D2 优于 D1，5 年 OS：D2 59.5%，D1 53.6% (P=0.041)，5 年复发率：D2 40.3%，D1 50.6% (P=0.197)。结果的差异与手术经验、病人选择、生物学差异（包括地域、位置、病因）等因素有关。

McCulloch 等[31]进行的 meta 分析包括 20 个随机研究，2025 例，1009 例治疗，1016 例对照，5 年 RR (risk ratio) 是 1.26～1.31, 5 年复发

率为 43.83% 与 51.9% (RR 0.72，P=0.02)。尽管 meta 分析数据表明放疗改善 5 年 OS，但对 D2 术式是否有益仍不能回答。

D2 术后放疗是否获益报道是不一致的，目前还没有随机对照研究来说明这一问题，但从同样是习惯 D2 切除的韩国回顾性研究 [32] 中能看出些端倪。其研究目的为检验 D2 术后 CRT 的结果，与无 CRT 相比，5 年 OS 分别是 57% 与 51%，P<0.02，局部复发 15% 与 22%，在 CRT 组 75% 完成治疗，作者认为即使 D2 切除，术后 CRT 仍对生存有益 [32]。

正进行的值得期待的研究是韩国 NCT00323830 研究，计划入组 490 例，D2 切除，化疗方案是希罗达 + DDP，有或无放疗，将回答 D2 术后是否需要放疗。表 23-2 为正进行的胃癌辅助放化疗研究。

第三节　术前与术后放疗的比较

术前和术后放疗各有自己的特点，不同的地域和医院有自己的偏爱。2007 年 Fiorica 的 meta 分析对他们进行了总结 [13]。研究包括可切除胃癌的 4 个术前和 5 个术后放化疗的随机对照试验，共 1694 例，844 例辅助放疗，405 例术前治疗，444 术后 CRT，切除率 79.4% ~ 100%。淋巴结阳性率在术后组为 63% ~ 86%，在术前组为 34.2% ~ 84.9%。

放疗剂量：20 ~ 45Gy。

放疗设备：3 个使用 ^{60}Co，6 个使用加速器。

照射方式：1 个多野照射（GTSG Ⅱ），其余 8 个均为前后对穿照射。

从使用的放疗设备和照射方式不难发现多数试验的设备陈旧、照射方式过时，这就难免在治疗组出现较高的副作用。如采用现代治疗方式有可能降低治疗相关的副作用，降低治疗相关的死亡率。

结果表明有无放疗的 3 年及 5 年生存率在统计学上均有差异，3 年 OR (odds ratio) 为 0.67，P=0.001，5 年 OR 为 0.54，P<0.00001。

在亚组分析中，术前放疗比单纯手术减少 3 年和 5 年死亡率（OR 0.57, P=0.001，OR 0.62, P=0.002），术后 CRT 比单手术明显减少 5 年死亡率（OR 0.45，P<0.00001）。

比较放疗剂量时，3 年死亡率，放疗剂量 ≥ 40Gy 时，OR 为 0.65，P=0.0006，放疗剂量 <40Gy 时，OR 为 0.71 (P=0.07)。

比较机器设备时，3 年及 5 年死亡率 OR 在 ^{60}Co 为 0.68 (P=0.02)、0.62 (P=0.01)，加速器为 0.66 (P=0.002)、0.5 (P=0.00001)。

单因素分析影响 3 年死亡率的因素是研究样本量（P=0.024）、发表年代（P=0.0006）、根治切除率（P=0.023），多因素分析发现仅研究样本量是唯一因素。

术前放疗所有病人都完成，没有病人要求减少放疗剂量。术前放疗对术后死亡率无影响（OR 0.61, P=0.31），不增加吻合口瘘的发生（OR 0.6, P=0.22）。

副作用在术前放疗组不明显，在术后放疗组较明显，26.7% 病人没有完成术后治疗计划。3 ~ 4 级血液毒性在治疗组和对照组为 48.4% 与 6%，P<0.00001，3 ~ 4 级胃肠道毒性也高于对照组，为 36.1% 与 3%, P<0.00001。7 例因毒性死亡，6 例发生在治疗组，1 例在对照组（P=0.1）。

术前放疗耐受性好，毒性小于术后放疗，短

表23-2　正进行的胃癌辅助放化疗研究

	NCT00052910(CALGB80101)	NCT00323830	NCT00011960	NCT00123318
研究设计国家	美国	韩国	美国	澳大利亚
试验设计	随机对照	随机对照	随机对照	非随机对照
计划病例数	824	490	94	52
入组分期	ⅠB ~ Ⅳ(M0)	ⅠB ~ Ⅳ(M0)	ⅠB ~ [illegible]	T3 ~ 4，N1 ~ 2，M0
化疗方案	5-Fu+CF对比ECF	希罗达+DDP	紫杉醇+DDP ± 5-Fu	ECF
放疗剂量	45Gy	± 45Gy	45Gy	45Gy
淋巴结清除	任何	D2	任何	D2

程5天放疗不耽误手术，但没有足够的时间引起肿瘤细胞死亡。

结论：①放疗单独或联合化疗辅助治疗明显减少3年和5年死亡率；②术后CRT减少5年死亡率最明显；③术后CRT尽管有高的治疗副作用，但治疗相关死亡没有明显增加；④术前放疗安全，减少3年和5年死亡率。

由于CRT的毒性引起治疗相关死亡抵消了其减少死亡的作用，所以CRT对长期生存更有益。如果说术后CRT对复发、转移高危患者更有益，那么术前放疗对低危者好处更大，目前，还没有资料对比研究术前和术后放疗。

第四节 晚期胃癌的姑息放疗

对于局部不可切除或复发的胃癌，放疗仅有小的解救作用。资料表明5年生存率0 ~ 20%，利用目前的方法有治愈可能的仅有5% ~ 10%。单独放疗对于晚期胃癌几乎没有治愈的可能，更主要的是起到姑息治疗的作用。放疗有止血、减轻疼痛、缓解肿瘤引起的消化道梗阻，对骨转移引起的疼痛有缓解作用。

一、适应证及照射剂量

其主要适应证为：

1. 局部不可手术切除的胃癌；

2. 局部可切除，但因有其他疾病而临床不适合手术者；

3. 术后复发而不适合再次手术者；

4. 晚期病人的姑息治疗，以止血、减轻疼痛、缓解肿瘤引起的消化道梗阻为目的。

对于晚期胃癌，目前没有标准的放疗剂量，放疗剂量范围较大，在20 ~ 60Gy之间，根据患者的一般状况、肿瘤部位、大小、是否广泛转移、伴随疾病等因素来决定照射剂量的大小。通常对于预计生存期小于3个月者，给予20 ~ 40Gy，3 ~ 6个月者，给予40Gy左右，大于6个月者给予40Gy以上。

对于适应证的前3项，建议放疗常规分割给予40 ~ 60 Gy，通过积极的治疗，部分患者能达到长期生存。对于第4项的姑息治疗，建议放疗给予40Gy以下，只要患者能耐受，剂量分割可常规或非常规。如身体条件允许，最好同期配合化疗。

二、姑息放疗的疗效评价

对于局部晚期肿瘤，手术不可切除或术后有残留这种预后不好的病人放疗或CRT有时能有较长的生存，5年OS 5% ~ 15%，大多数Ⅲ期研究表明CRT有优势[18,33]，只要患者一般状况尚好就要进行积极的全身和局部治疗。在大样本非随机研究中，肿瘤残留最小的病人有19%的长期生存率，而其他患者只有0 ~ 5%。

胃肠肿瘤组随机研究发现对于局部胃癌没有根治切除的病人，放化疗联合改善生存，但早期治疗并发症及死亡率也增加。1969年Moertel等[18]证实了在Ⅲ期研究中48例放疗同时使用5-Fu对局部不可切除胃癌的价值，病人接受35 ~ 40Gy放疗，随机双盲模式分别接受5-Fu (15mg/kg，第1 ~ 3天)或生理盐水，在5-Fu组整个生存时间明显改善（中位生存期13个月 *vs*. 6个月)，5-Fu组5年生存率12%，而对照组为零（$P<0.001$）。GITSG随机90例(66LN+，23例肉眼残留，36显微残留)，术后单化疗或放疗 + 5-Fu。超过5年随访，OS为CRT 15%, 化疗7%, $P<0.05$。长期生存者出现在术后联合CRT组[34]。EORTC的115例根治或姑息切除术后，随机进行：①单放疗（55.5Gy)，放疗 + 5-Fu同步；②放疗 + 5-Fu序贯；③放疗 + 5-Fu同步 + 5-Fu化疗。在未完全切除者，所有长期生存者都接受同步或放疗后化疗。放疗 + 5-Fu组有生存优势，P=0.04，最明显优势在同步和放疗后化疗组[35]。

Saikawa等[36]报道了日本Ⅱ期研究结果，用口服S1和低剂量顺铂联合放疗治疗30例不可切除的进展期胃癌患者，29例可评价，19例有效（65.5%)，8例没变化，2例进展，10例（33.3%）切除，并D2淋巴结清扫，pCR率4例（13.3%)，R0切除率10例（100%)，中位生存时间25个月，3级毒性中白细胞减少66.7%，血小板减少33.3%，97%的病人胃排空较前通畅。

Herning等[37]回顾性总结60例胃癌或胃食管结合部腺癌，28例局部进展不可切除，21例局部复发，11 例肉眼残留，病人分为单纯外照射治疗组和外照射放疗联合术中放疗两组，92% 的病人行以 5-Fu 为基础的化疗。所有病人的中位生存期为 11.6 个月；从疾病范围来说，病变部位数目与生存明显相关，单一病变部位生存优于其他患者，中位生存期分别为 21.8 个月与 10.2 个月，*P*=0.03；在复发病人，病变部位数目和照射剂量（>54Gy）对生存有临界意义。

对手术减荷后肿瘤残存者放疗其生存时间要长于没切除的放疗病人，且更好耐受治疗[38-40]。已有报道减荷能改善胃的放射耐受性，而且还能快速解决放疗前的梗阻和出血，有潜在的改善营养（通过放置胃管）、标出肿瘤的位置（放置银夹）、减轻疼痛（神经阻滞）的作用。

对于一般状况差、肿瘤广泛的患者，放疗只能起到姑息减症的作用，对改善生存的作用很小。放疗对 40% 的病人有好处，但随着残留肿瘤大小的增加，病变侵犯范围的扩大，这种益处降低得很快。40Gy 能使很多肿瘤在大小上减小，但生存并不改善，在一系列研究中，3 年生存仅 7%。

放疗对胃癌的局部症状能提供姑息治疗，资料表明 50% ~ 75% 的病人有症状改善，如胃出口的梗阻、肿瘤侵犯引起的疼痛、出血、胆汁淤积。同时结合 5-Fu 有可能增加益处，使肿瘤缩小，姑息持续时间 4 ~ 18 个月。

第五节　胃癌照射技术和靶区确定

胃癌为上腹部肿瘤，由于器官移动和周围正常临近组织的照射剂量限制对放疗技术要求较高。作为胃癌的新辅助或辅助治疗，以往由于受到照射技术的限制，放疗对胃癌的治疗作用有限，采用常规技术对正常组织造成的损伤较大，需要优化胃癌的照射技术以减少正常组织的损伤。随着放疗技术的进步，目前采用高精准放疗，如 3D、IMRT、IGRT 能给肿瘤更高的照射剂量，且能避免更多的正常组织受到照射，对正常组织的损伤更小，有可能使胃癌病人从放疗中获益，特别是对照射范围较小的肿瘤。

一、照射技术

胃作为上腹部脏器有很多自身的特点。首先是胃为可伸缩变化的空腔脏器，其次，胃受呼吸运动的影响而发生位置移动，再者，周围重要脏器较多，最后，正常胃组织对射线的耐受量较低。这就决定了胃癌治疗的复杂性。以往的研究中大多数治疗方案是采用常规前后对穿（AP/PA）两野或前后左右四野照射，由于受到放疗设备的限制，很难对胃癌作出精确的放疗，放疗剂量无法提升，造成治疗副作用偏大，疗效不佳，以至于很多地方不敢开展胃癌的放疗。近些年随着放疗设备的更新，精确放疗日益普及，资料表明多野照射有更少的毒性反应，胃癌的放疗也越来越普遍，越来越重要。

（一）常规放疗技术

在一些无条件进行精确放疗的单位可以尝试做常规技术的放疗。常规照射常用前后 / 后前（AP/PA）照射野，通常前后对穿照射 30 ~ 40Gy，为避开脊髓和肾常要使用侧野追加剂量（10 ~ 20Gy），后界到胃底。前后 / 后前平行对穿对原发肿瘤和大部分淋巴结的照射是最有用的，但是如果想改善正常组织的长期耐受性应使用多野技术，改变照射野的权重，使脊髓受量在可接收范围内，对于胃底后壁肿瘤为躲避脊髓和肾使用侧野给予 10 ~ 20Gy，应保证肝照射剂量不超过 20 ~ 24Gy。应用合适的侧野和后前 / 前后野的剂量搭配，尽可能多地避开正常组织是胃癌常规放射治疗技术的要点。

在前后 / 后前（AP/PA）照射时，大多数病人两肾的一部分包括在照射野内，但是至少应有 1 个功能肾的 3/4 在照射野外，对于近端的肿瘤，大于或等于 50% 的左肾被完全包括在照射野内，右肾必须尽量避开照射。对远端肿瘤，类似体积的右肾常包括在照射野内，应尝试各种方法努力避开足够多的肾来维持肾功能，避免晚期肾损伤。缩野加量时照射野范围仅包括原发肿瘤外 1 ~ 2cm 即可。

对于姑息治疗的患者，应尽量应用小照射野，以免因放疗毒性致患者病情恶化。

在美国麻省总医院和 Mayo Clinic 平均照射野大小是 15cm × 15cm，使用单次照射 1.8 ~ 2.0Gy，总量 45 ~ 53Gy/5 ~ 5.5 周，45Gy 后缩小照射野到病变残留区，可谨慎地给到 55 ~ 60Gy。

（二）精确放疗

目前对胃癌放疗提倡使用精确放疗，即3D-CRT、IMRT、IGRT。精确放疗对于治疗图像、位置和固定有其严格的要求：

1. 推荐增强 CT，不推荐口服阳性或阴性造影液，可以使用诊断 CT。

2. 层厚不超过 3mm。

3. 如诱导化疗或体重减轻 >10%，需重新扫定位 CT。

4. 仰卧位，腿和膝固定，双臂头上。

5. 病人用体膜或真空固定装置。

6. 4 ~ 18MV 能量 3D-CRT、IMRT，不推荐单用前后对穿治疗。

7. 治疗评估应在一个治疗计划内。

在定位时，病人的体位、图像的综合判断、断层的厚度、图像的期像都应考虑。呼吸及器官移动对治疗的影响也必须考虑，否则会造成定位和治疗之间的差异，对肿瘤控制和正常组织损伤造成影响。利用呼吸门控技术，在吸气或呼气的时相进行 CT 扫描，治疗时也在同一时相进行治疗，就能较大程度地减少呼吸对靶区位置的影响。如不能做到控制呼吸，那么最好使呼吸平静，且呼吸幅度小些，尽量减少呼吸对治疗的影响。另一个方法就是采用 4 维图像，自由呼吸，利用图像空间引导技术，在呼气、吸气时相各有计划靶体积 (planned target volume，PVT) 和治疗计划，利用规律的呼吸周期来进行图像引导治疗。勾画 GVT、CTV 应该使用诊断质量的图像，例如使用增强 CT，有时需要对期像有要求，如对肝转移肿瘤要用静脉期像。PVT 的确定包括系统的不确定因素和器官移动，如果可知，每个病人的器官移动应考虑进去。对治疗计划的要求：

1. 体积内不均匀性应保证在 −5%，+ 7% 处方剂量范围内；

2. PTV 应被 95% 等剂量体积包括；

3. ICRU“热点”（PTV 以外 >1.8cc 体积的剂量）不应超过处方剂量 7%。

上腹部正常组织器官部分体积对射线的耐受性还没能有明确的剂量要求。通常对危及器官体积、剂量的限制为：

1. 勾画出肺、肝、肾、心的完整体积，脊髓勾画出照射整个体积上下各 2cm 的范围；

2. 应对 PTV 进行危及器官的剂量限制；

3. 脊髓最大量不能超过 45Gy 的总量，如联合草酸铂治疗，不应超过 40Gy；

4. 肺 V20<20%，>2300cm^3 肺体积要 <5Gy（术后发生放射性肺炎的几率 <10%）；

5. 全心，V40<30%，V25<50%；

6. 至少 1 个正常功能肾 V20<70%, 对侧肾 V20<30%，如怀疑肾功能下降，应考虑每个肾的肌酐清除率，总之，全部肾的照射体积 V20<50%；

7. 肝 V30<30%。

IMRT 代表着放疗计划和设备理念的进展。3D-CRT 从不同方向用固定强度的射线来覆盖需要照射的治疗区域，只是几何图形上接近肿瘤的形态，而调强能对画出的精准的肿瘤轮廓形成锐利的剂量梯度，更有助于减少周边正常组织的照射，IMRT 能在照射范围内形成可变的剂量梯度，肿瘤区给高剂量，淋巴引流区和显微扩散区给中等剂量，正常组织给低剂量。

放射治疗的结果依赖于总剂量、分次大小、治疗时间、被照组织特性（如放射敏感性、并行或串行结构、照射体积），通常高剂量降低肿瘤和正常细胞的生存。早期损伤的组织是快速增殖组织，如小肠黏膜和骨髓干细胞，相反晚期毒性在几个月后出现，主要是些增殖慢的组织。相对于 3D-CRT，IMRT 增加了剂量不均匀性，低剂量、大体积的照射要高于 3D-CRT，这种剂量水平在早、晚损伤的阈值以下，但对长期生存者有可能增加诱发第二肿瘤的可能。

Ringash 等 [41] 对比 IMRT 和 3D-CRT 计划，20 例用 5 野适形和 7 ~ 9 野 IMRT，两位独立放射肿瘤专家评价，17/19(89%) 例治疗计划被评价，在 IMRT 计划 86% 的靶体积覆盖得到改善，脊髓、肝、肾、心脏的照射剂量分别减少 74%、71%、69%、69%。

二、靶区确定

胃和周围组织都是放射敏感组织，照射体积要优化在复发高危部位，照射野需要依据 T、N 分期和原发部位进行个体化设计，如病人体质条件或营养状态不允许，就不应该大野照射。

胃癌的淋巴引流非常丰富，在胃黏膜、黏膜下、浆膜外有丰富的淋巴组织和网状毛细淋巴管，淋巴引流逐站扩散。胃癌靶区确定最困难的也就是淋巴引流区的预防照射，目前最常使用的淋巴结转移途径分组是日本的16组分法，如图23-1所示。

16组淋巴结转移的规律由近到远分为4站：N1（胃大小弯和胃周）、N2（胃左动脉淋巴结、肝动脉、腹腔动脉、脾动脉）、N3（肝十二指肠、胰腺周围、肠系膜根部淋巴结）、N4（大动脉周围、结肠中部淋巴结）。淋巴结转移通常沿这4站逐站转移，偶尔也有跳跃式转移，明白淋巴结的转移规律对我们确定靶区非常重要。

在过去，胃癌的大多数照射方式是把胃考虑成一个整体器官，而没有区分肿瘤位置的部位不同或是否有淋巴结转移。其实胃癌的扩散方式与其原发部位有关，根据日本对胃癌淋巴引流区的分组，肿瘤原发部位不同其16组淋巴结区域分组也有区别（表23-3）。

有作者对胃癌原发于胃的上1/3贲门部和下1/3胃窦部转移到脾门和幽门区的几率进行对比研究，发现贲门部肿瘤淋巴结转移到脾门的几率远大于幽门，而胃窦部肿瘤淋巴结转移到幽门的几率远大于脾门。所以，对淋巴引流区进行预防照射时一定要考虑肿瘤的原发部位。图23-2、

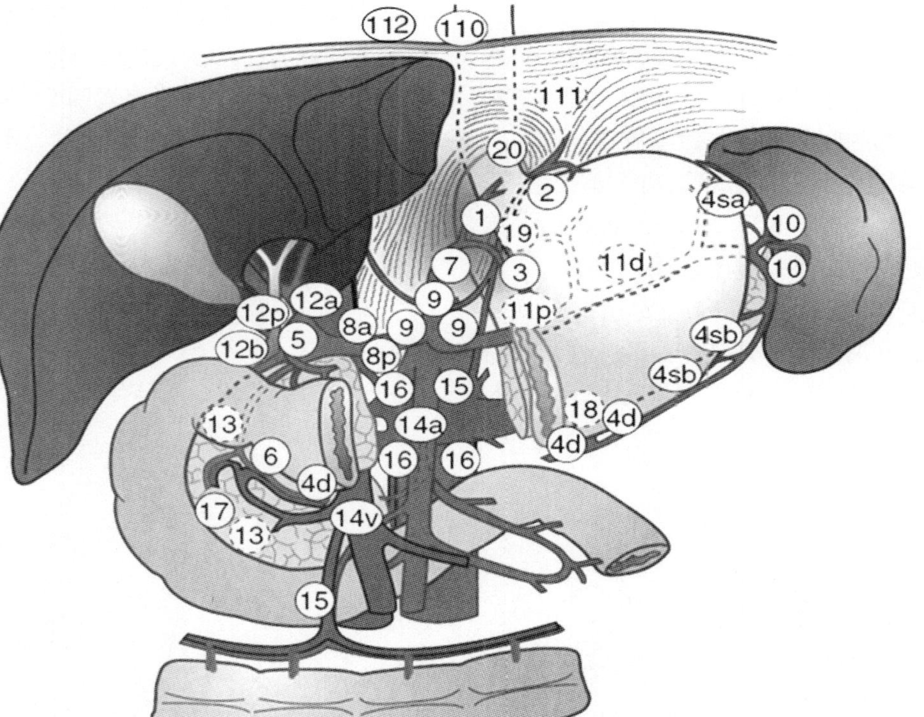

图23-1　胃淋巴结转移途径分组[42]

表23-3　日本研究协会不同原发肿瘤部位的淋巴结区域分组

分组	肿瘤原发部位			
	上1/3	中1/3	下1/3	全胃
1	1, 2, 3, 4	1, 2, 3, 4, 5, 6	3, 4, 5, 6	1, 2, 3, 4, 5, 6
2	7, 8, 9, 10, 11	7, 8, 9, 11	1, 7, 8, 9	7, 8, 9, 10, 11
3	12, 13, 14	12, 13, 14	11, 12, 13, 14	12, 13, 14
4	15, 16	15, 16	15, 16	15, 16

图 23-3 为不同原发肿瘤部位在各组淋巴结转移的几率。

（一）局部姑息或复发的靶区定义

对于这部分患者放疗根治的机会少，不要求过大的照射范围，更不用对无肿瘤部位进行预防照射，通常对 GTV 和 CTV 定义如下：

GTV：原发肿瘤＋转移淋巴结

$CTV_T=GTV_T + 1.5cm$，对于原发肿瘤

$CTV_N=GTV_N + 0.5cm$，对于转移淋巴结

（二）术前放疗靶区定义

由于肿瘤在病理、流行病学、预后及外科手术方法上的不同，越来越多的证据支持 GEJ 腺癌同食管癌和胃癌应区分对待。

术前放疗体积包括肿瘤原发病灶和潜在可能侵犯的胃、食管壁及转移的淋巴结及其淋巴结引流区。

目前对于胃癌淋巴结转移途径多采用日本胃癌研究会对淋巴结转移途径的分组。日本资料证明淋巴结转移的高危部位与原发肿瘤的部位有关，需要了解胃周淋巴结区域。对于辅助治疗，13 ~ 16 组淋巴结属于 N3、N4，表明为远处转移，对照射野设计并不是重要区域。

胸腹的 CT 和 EUS 对 GEJ 和胃癌的分期最有用，PET 在分期和治疗计划方面的作用还有待研究。在确定治疗体积方面，CT 起主要作用，EUS 对精确的 T、N 分期有用，但是不能直接用于治疗计划。PET 对确定原发肿瘤范围的作用还不清楚[43]，CT 和 PET 对发现转移淋巴结的敏感性都较差，通常不用于排除淋巴结转移，在预防淋巴结区以外的 PET 阳性的淋巴结也应包括在靶体积内[44]。

起源于近端胃和 GEJ 的肿瘤有更高的几率扩散到纵隔和贲门区，但扩散到胃窦、十二指肠周、肝门的几率较小；胃体肿瘤能转移到所有淋巴结部位，但更可能沿胃大、小弯扩散；远端胃癌转移到十二指肠周围、胰腺周围、肝门的机会多，而到贲门区、食管周围、纵隔、脾门的机会少。AJCC 定义 N1 淋巴结为原发肿瘤 3cm 以内，之外为 N2。

以往胃癌 CTV 包括从贲门到幽门的全胃，这种定义的原因是胃肿瘤的位置和侵犯范围很难有明确的界定，那么大的照射范围难免会引起较大的毒性，外科手术研究表明 5% 的病人肿瘤侵犯超过可见原发肿瘤外 3cm[45]。因此胃癌原发肿瘤 CTVT 定义为：

1. 近 1/3 胃癌，CTV= 除了幽门和胃窦以外的胃，最少要包括肿瘤外 5cm 边缘；

2. 中 1/3 胃癌，CTV= 除贲门、幽门以外的胃；

3. 下 1/3 胃癌，CTV= 除贲门和胃底以外的

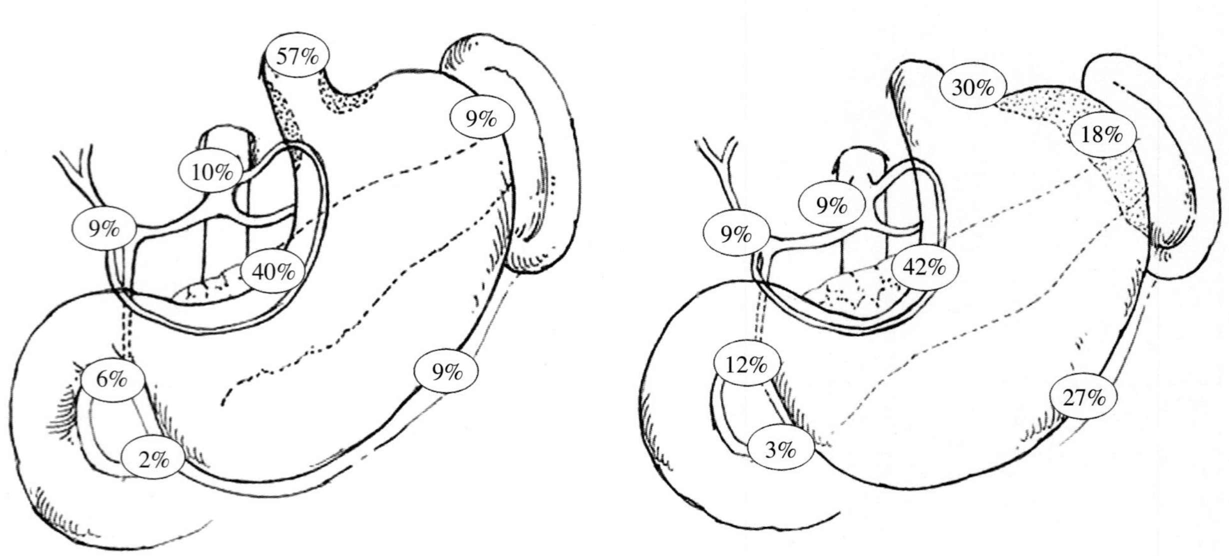

图23-2　原发于贲门和胃底的肿瘤各组淋巴结转移几率

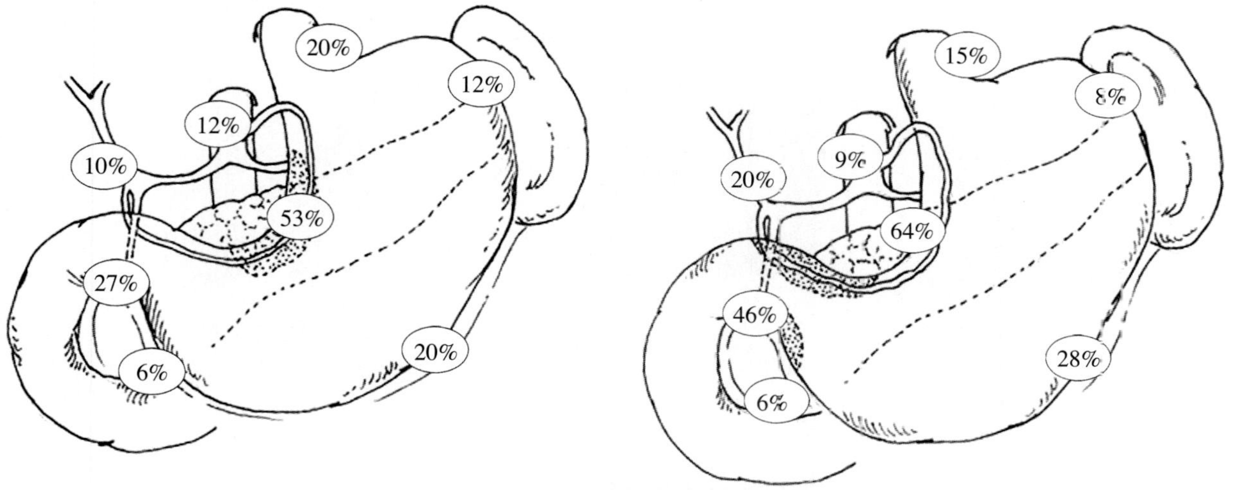

图23-3 原发于胃小弯和胃窦的肿瘤各组淋巴结转移几率

胃，最少要包括肿瘤外5cm边缘，如侵犯幽门或十二指肠，应沿十二指肠包括肿瘤外3cm。

ITV为靶区移动，应按ICRU62报告包括在治疗计划内，CTV各方向加1.5cm为ITV (internal target volume)。PTV应根据ICRU50、62报告确定，PTV定义为ITV加系统外扩边缘，通常PTV为IVT + 0.5cm边缘。

预防淋巴结区CTV：与相应的肿瘤部位有关，CTV体积应包括相应血管外5mm。通常把胃从解剖上分为三部分（图23-4），对于上1/3胃癌，淋巴结转移>10%的区域是脾动脉、脾门、腹腔干、胃左动脉、胃大小弯、贲门周围；对于中1/3胃癌为肝总动脉、胃左动脉、幽门上、胃大小弯；对于下1/3，为腹腔干、肝总动脉、胃左动脉、胃右动脉、幽门上下、胃大小弯。明确这些区域对确定放疗范围非常重要，如图23-5～图23-7所示。

对于GEJ肿瘤，根据肿瘤的位置不同分为三型（图23-8）：Ⅰ型：肿瘤中心位于食管胃交界1cm以上；Ⅱ型：肿瘤中心位于食管胃交界上1cm以内，下2cm以内；Ⅲ型：肿瘤中心位于食管胃交界以下2cm以外，5cm以内。

GEJ肿瘤有明显的随呼吸移动的特性，目前，仍没有标准的程序推荐。如果没有专门控制呼吸技术，如可能则对靶体积移动进行测量，如无测量，对3D边缘推荐从CTV到ITV加1cm根治边缘，远端1.5cm，近端1cm[46-49]，PTV为IVT + 0.5cm边缘。GEJ1、2型CTV的上界包括原发肿瘤外3cm。

预防淋巴结区CTV根据其分型有所不同，见图23-9～图23-11。

Yaremko等[49]研究31例远端食管癌，用

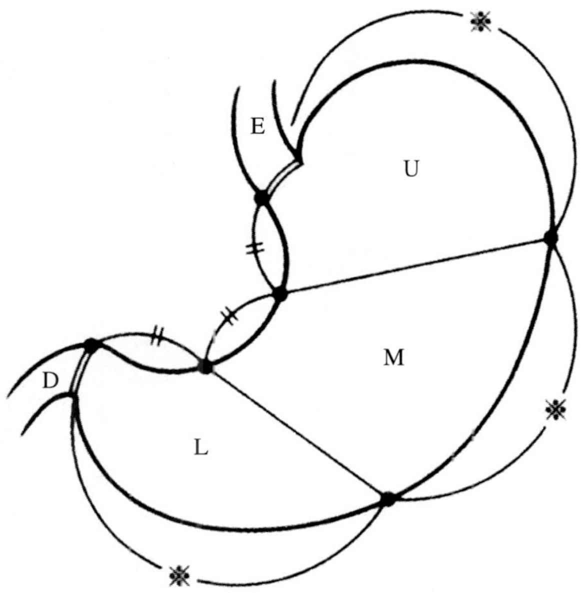

图23-4 把胃大、小弯等分为三段连接后使胃分成三部分

U：上1/3；M：中1/3；L：下1/3；E：食管；D：十二指肠[42]

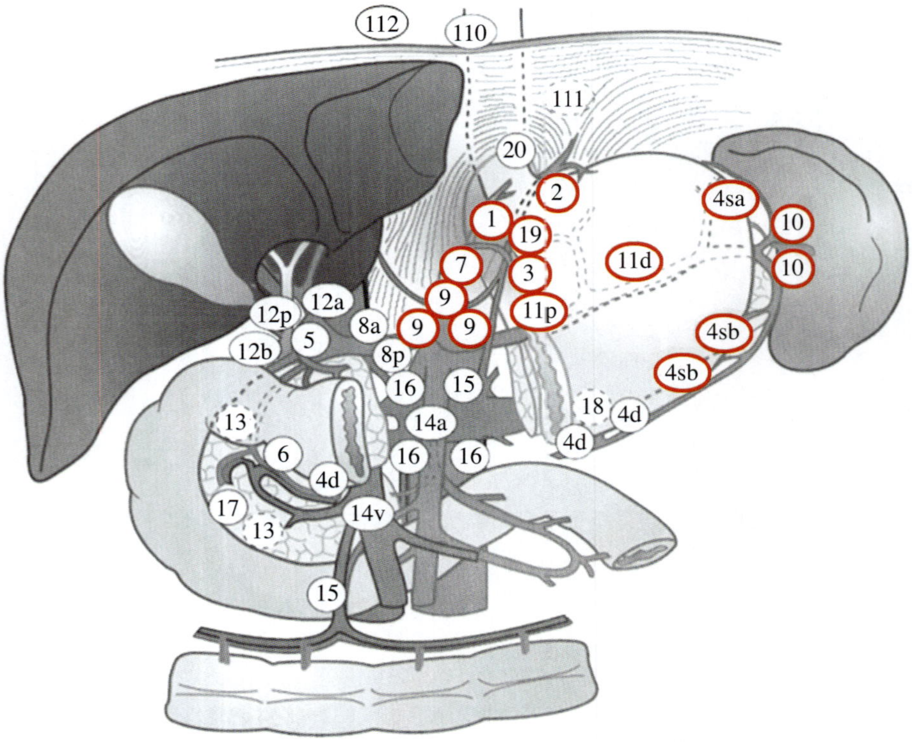

图23-5　胃食管交界以外的胃体近端1/3胃癌相应的预防照射淋巴结区[42]

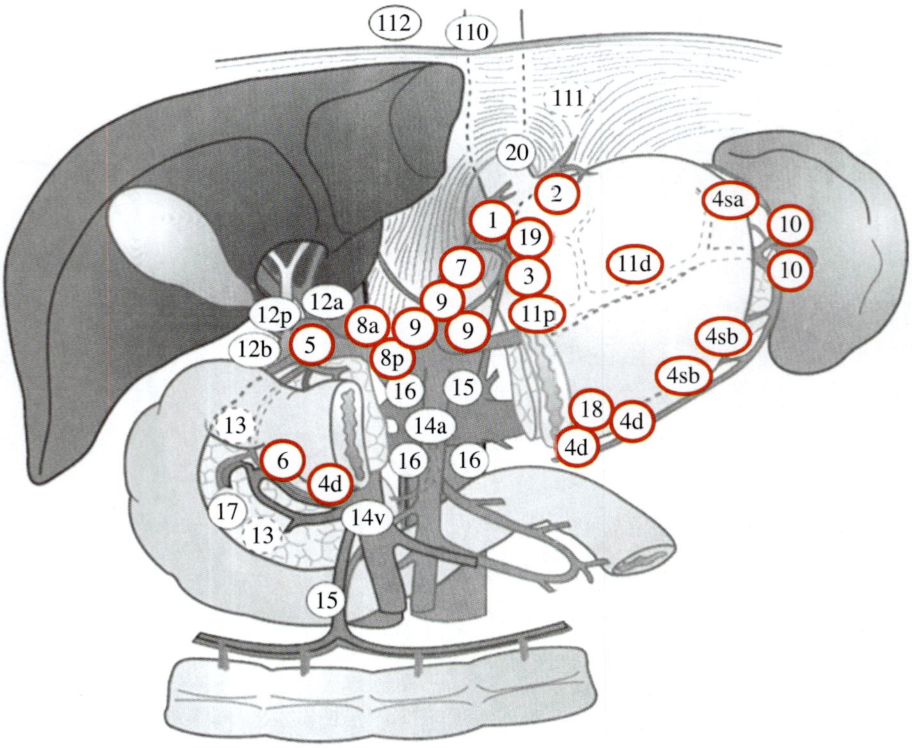

图23-6　胃体中1/3胃癌相应的预防照射淋巴结区

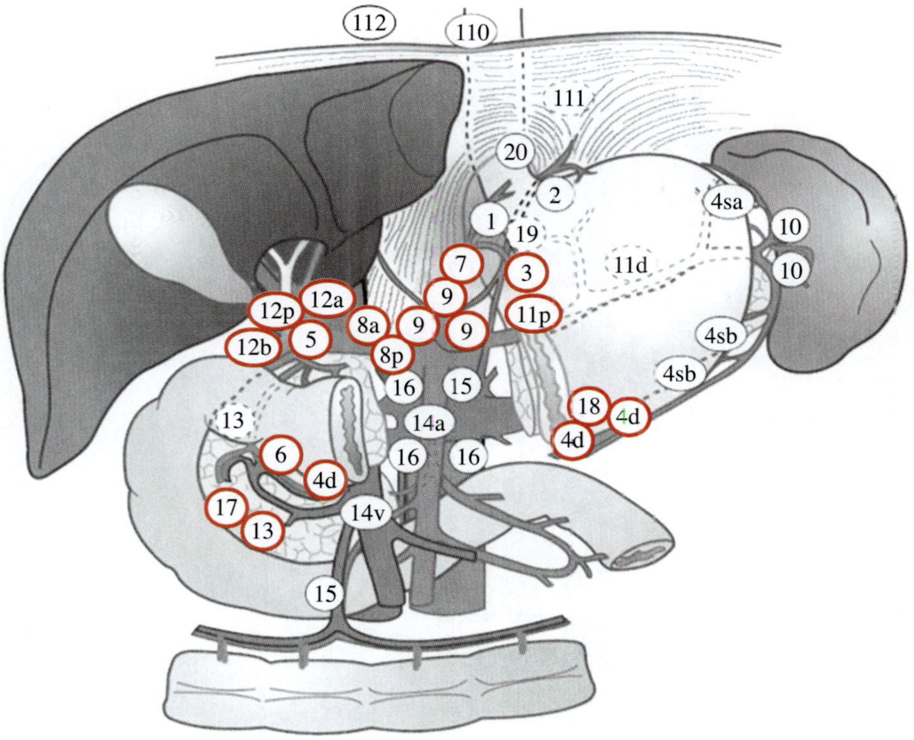

图23-7　胃体远端1/3胃癌相应的预防照射淋巴结区[42]

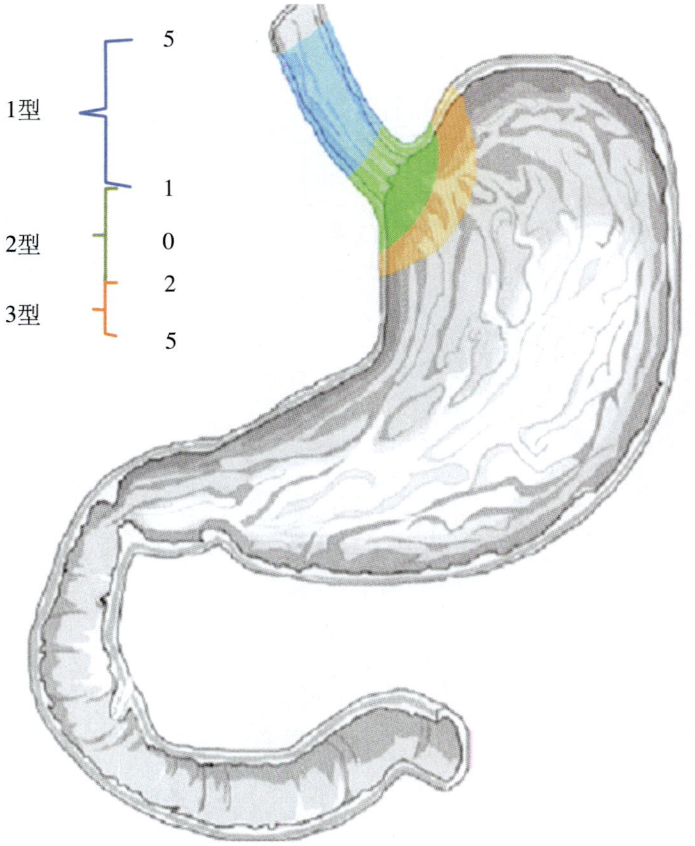

图23-8　胃食管交界腺癌分为1～3型[42]

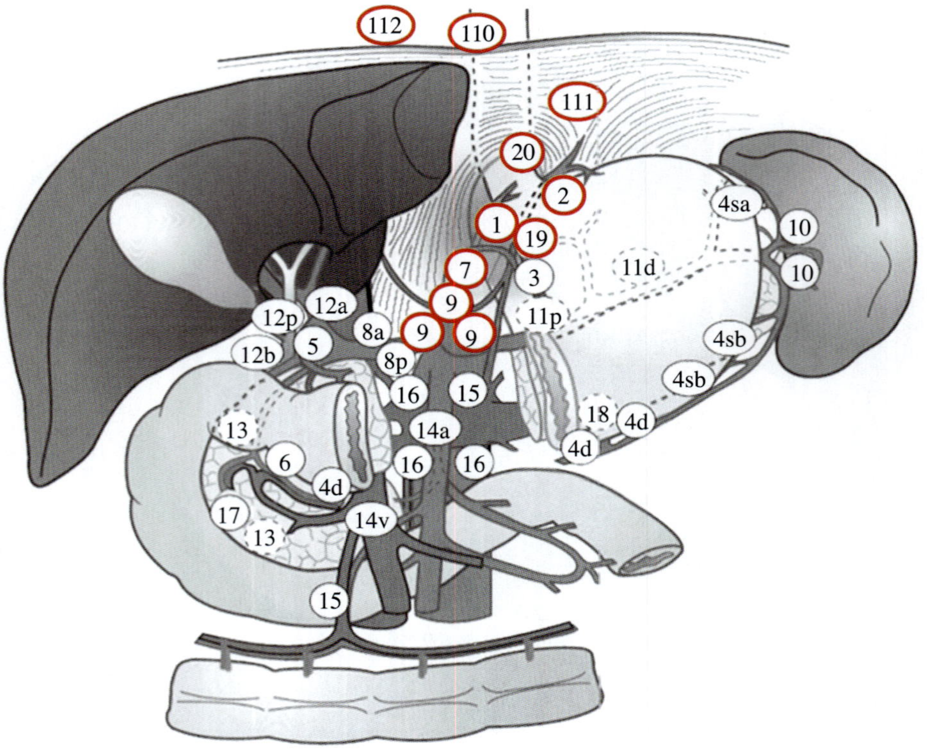

图23-9　胃食管交界癌（1型）相应的预防照射淋巴结区[42]

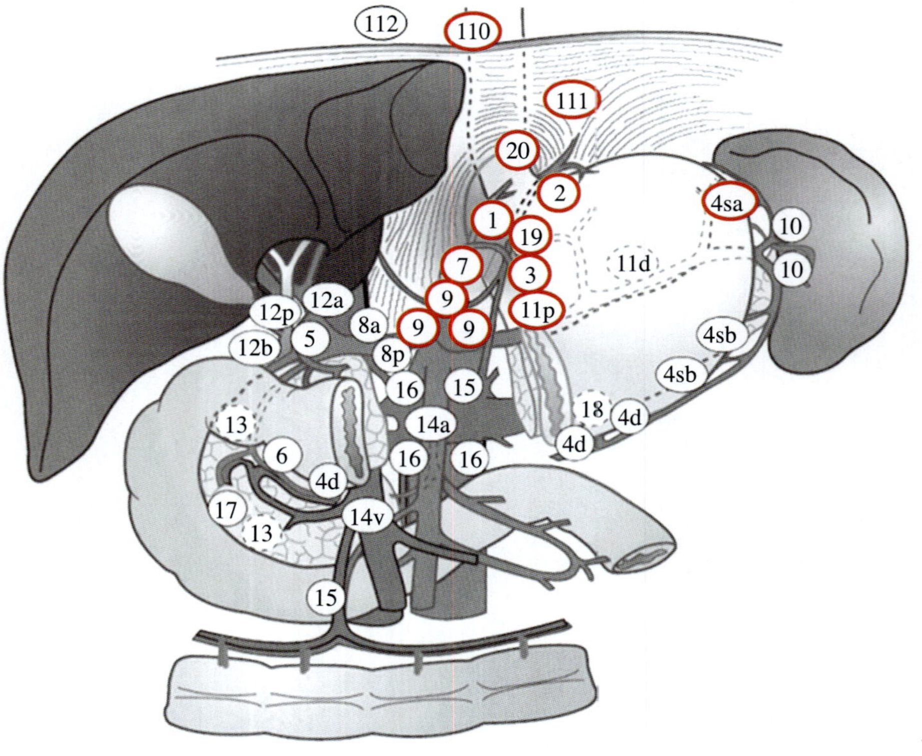

图23-10　胃食管交界癌（2型）相应的预防照射淋巴结区[42]

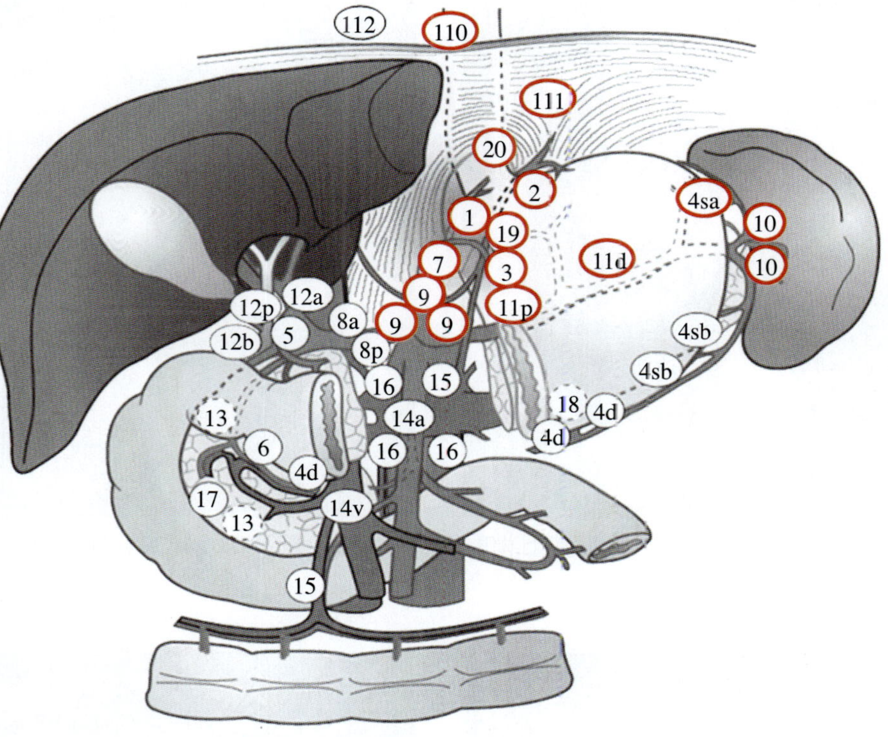

图23-11　胃食管交界癌（3型）相应的预防照射淋巴结区[42]

4D-CT 在引导呼吸期间，推荐 CTV-ITV 在四周外扩 0.8cm 边缘，在上下外扩 1.8cm 边界。Zhao 等 [46] 研究临近 GEJ 的食管癌，发现肿瘤移动边界不对称，向左 1.0cm，向右 0.8cm，前 1.1cm，后 0.6cm，上 1.0cm，下 1.6cm。Dieleman 推荐 GEJ 2cm 以上的食管癌为两侧 0.9cm，前后 0.8cm。我们推荐如果不能具体测量个体肿瘤移动，CTV 到 ITV 外扩四周 1cm、近端 1cm、远端 1.5cm。胃癌靶体由于受到胃壁张力和充盈状态的影响，其变化性较明显，一些中心使用呼吸门控技术或 IGRT 来治疗。

图 23-12 ~ 图 23-15 为胃癌靶区勾画中相关的解剖区域。

对已出现排空障碍的病例，在治疗过程中应定期验证胃充盈状态，在胃内容物较多、照射野过大时，应间断行胃肠减压术，引流胃内容物，保持理想的胃充盈状态，更有利于精确治疗，减少正常组织的损伤。

（三）术前放疗病例举例解读

患者男性，59 岁，进食梗阻 2 个月入院，完善检查后诊断为贲门中分化腺癌，侵及下段食管和胃底、胃小弯，临床分期 cT4N1M0。

制订术前放化疗结合治疗方案，放疗采用调强照射，GTV 55Gy/CTV 50Gy/27 次，放疗期间静脉应用紫杉醇 45mg/m^2/ 周，共 5 次。

图 23-16 为定位 CT 不同层面的靶区勾画，GTV 仅包括可见的肿瘤，CTV 包括可见的肿瘤、食管肿瘤上 3cm 食管、部分左侧膈肌、胃底、食管周、贲门周、胃小弯、胃左动脉、脾动脉、脾门、腹腔干、腹主动脉旁淋巴引流区。

调强放疗采用 7 野逆向优化计算治疗计划，计划如图 23-16、图 23-17 所示，满足 CTV 50Gy 的剂量分布。治疗期间骨髓抑制 1 度，消化道反应 2 度。放疗后 6 周行 D2 手术切除，分期 ypT3N0M0。

以图 23-16、图 23-17 所示的贲门癌术前放疗为例，CTV 的处方剂量为 50Gy 时，3D 照射和 IMRT 的 V45 体积分别是 2053cm^3 和 1175cm^3，V50 体积分别是 1811cm^3 和 898cm^3，IMRT 比 3D 照射的 V45、V50 分别减少 42.8% 和 50.4%，有效地减少了 CTV 外正常组织的损伤，故在胃癌进行术前或术后放疗时最好采用

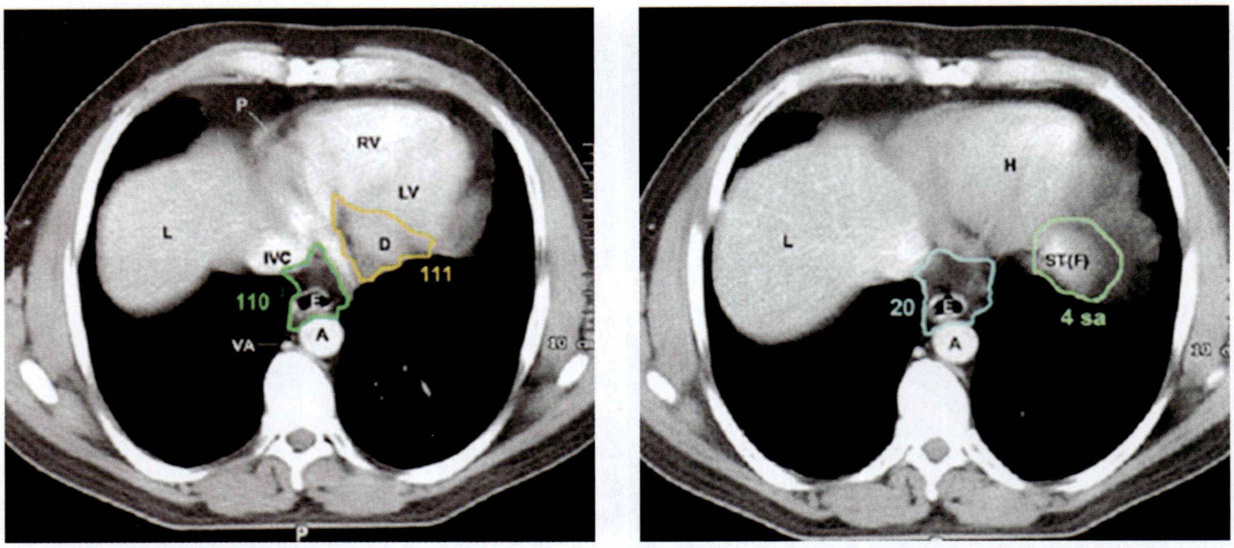

图23-12　110：食管周围淋巴结；111：膈肌上淋巴结；20：膈肌食管入口处淋巴结；4sa：胃短血管淋巴结[42]

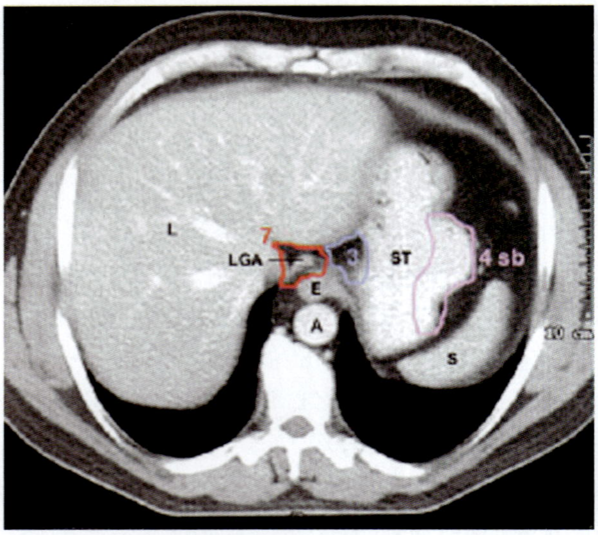

图23-13　3：胃小弯淋巴结；4sb：胃左血管淋巴结；7：胃左动脉淋巴结[42]

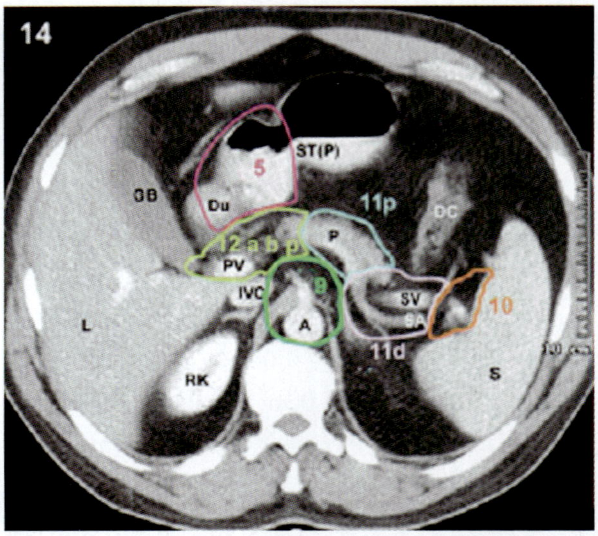

图23-14　5：幽门上淋巴结；9：腹腔干淋巴结；10：脾门淋巴结；11p：脾动脉近端淋巴结；11d：脾动脉远端淋巴结；12a，b：肝十二指肠韧带淋巴结[42]

IMRT。

（四）术后放疗靶区定义

胃癌手术特别是对胃体胃窦的肿瘤如能达到满意的切缘，通常是次全切除，切除80%的胃及附属淋巴结组织、胃肝网膜、胃结肠网膜、十二指肠起始部分，切除肿瘤外正常组织5cm，降低了远端切缘复发的危险性。GEJ的胃周组织和食管的远端没有浆膜，GEJ肿瘤T3～4期有更高的切缘阳性率，复发常出现在食管吻合口及瘤床。位于胃后壁的肿瘤，复发高危区是胰腺前部，如果是部分胃切除，切缘也是高危部位。远端胃癌，瘤床、十二指肠周和胰头附近都是高危区，这个区域很难根治切除。

在勾画靶区时对所有高危区应仔细地复习手术记录和病理报告，对于肿瘤接近或侵犯的任何结构，及手术大夫认为的高危部位，这些常是术后对标准照射野修改的最重要信息，必要时要与外科大夫交流。所有病人都必须确定吻合口和

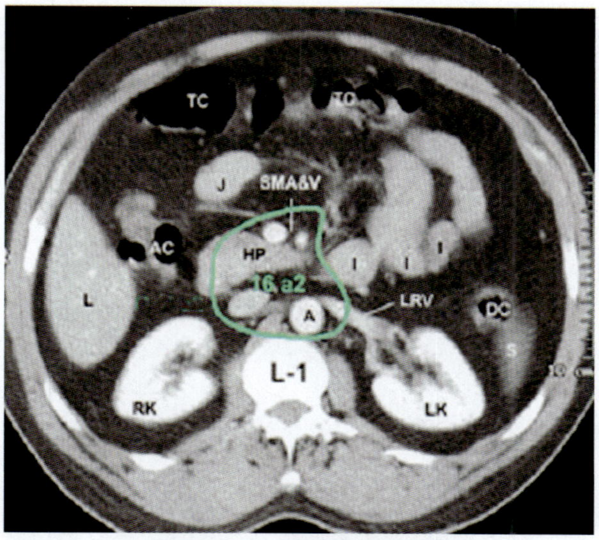

图23-15　16a2：腹腔动脉周围淋巴结[42]

残胃的位置。由于对GEJ吻合口位置缺乏正确的定位经常引起治疗错误，对这些肿瘤要求治疗食管周围淋巴结。如果肿瘤粘连腹腔内组织、胰腺、膈肌等，以及切缘阳性和切除困难的部分，也应作为高危部位对待。绝大多数病人用术前CT能确定原发肿瘤的位置和被侵犯的组织，对胃窦或低位1/3肿瘤，如仔细复习手术前资料可发现原发肿瘤侵犯的右侧范围明显超出大多数医师认为的区域。

不熟悉胃肠放疗的医师应亲自同放射诊断医师复习手术前CT，以便能正确确定原发肿瘤的部位，特别是胃窦肿瘤，残留在胃中的食物常被误认为原发肿瘤。很多病人术前CT是唯一确定术前肿瘤部位的影像资料，该信息对术后制订放疗计划非常重要，有助于确定瘤床的部位和淋巴结转移的可能区域。

术后放疗的区域为：瘤床、残胃、吻合口、淋巴结引流区。与术前放疗一样，照射的淋巴引流区与原发肿瘤的位置有关，可参照术前放疗。如为R0切除，照射区均定义为CTV，如为R1～2切除，除CTV外可另定义出GTV，为肿瘤残留区。放疗时应仔细根据每个病人的情况缩小或扩大照射野，做到个性化治疗。

表23-4是针对T、N分期对残胃、瘤床、淋巴结预防照射的指南[50]。

对N阳性的病人，应更广泛地包括瘤床、残胃、切缘、淋巴结引流区，但要注意对危险器官的保护；对N阴性患者，好的手术应切除淋巴结至少10～15个，切缘至少距肿瘤5cm，选择性治疗淋巴结区，残胃照射范围根据正常组织发生损伤的可能性来确定。需要说明的是在表23-4中，对T3～4N0的患者如淋巴结清扫数目不够，最好对淋巴引流区进行预防照射，对显微转移灶的研究表明T3～4患者淋巴结显微转移率高达40%以上。

术后照射剂量45～50Gy，对完全切除阴性切缘者能有好的局部控制效果，胃小部分给更高剂量也是安全的。

胃癌，特别是术后，使用3D-CRT放疗有一定难度，瘤床、左膈肌、腹主动脉、腹腔干、脾动脉、肝动脉淋巴结引流区都是潜在扩散、复发的区域，都应包括在照射范围内。由于体积大，且不规则，既要达到有效的治疗，又要对周围肝、肾、脊髓、心、肺正常组织不造成明显毒性，操作起来很困难。

Wieland比较常规放疗、3D-CRT、IMRT、TOMO在15例T3～4胃癌的治疗计划，IMRT、TOMO对左肾较其他2种治疗预计有明显低副作用发生率（NTCP=0.1～0.3，31.3%～69.4%），脊髓剂量前后照射最高47.3Gy，TOMO 30.7～31.4Gy，IMRT 39.9Gy[52]。治疗需要考虑到呼吸移动对治疗的影响，对上腹部位置的器官在上下方向移动2cm或更多[41]。Milano等[52]在7例进展期胃癌比较IMRT、3D-CRT、AP/PA治疗计划，处方剂量50.4Gy，IMRT对PTV有明显较高的平均剂量（105.7%），而AP/PA 102%，3D-CRT 103.5%，但是肝受到30Gy照射的体积IMRT要小于后两者，45Gy受照的脊髓体积AP/PA高于另两者，治疗期间没有≥3级胃肠或血液毒性出现，所有病人都有2度恶心。

剂量学研究证明利用IMRT能对胃癌这种不规则、大体积照射野给合适的剂量、适形的治疗，同时又能使肝、肾、脊髓、心脏、肺不至于有大的毒性。

术后放疗病例举例解读：

患者男性，47岁，胃窦中分化腺癌术后2个月，pT3N1M0。

制订术后放化疗结合治疗方案，放疗采用调

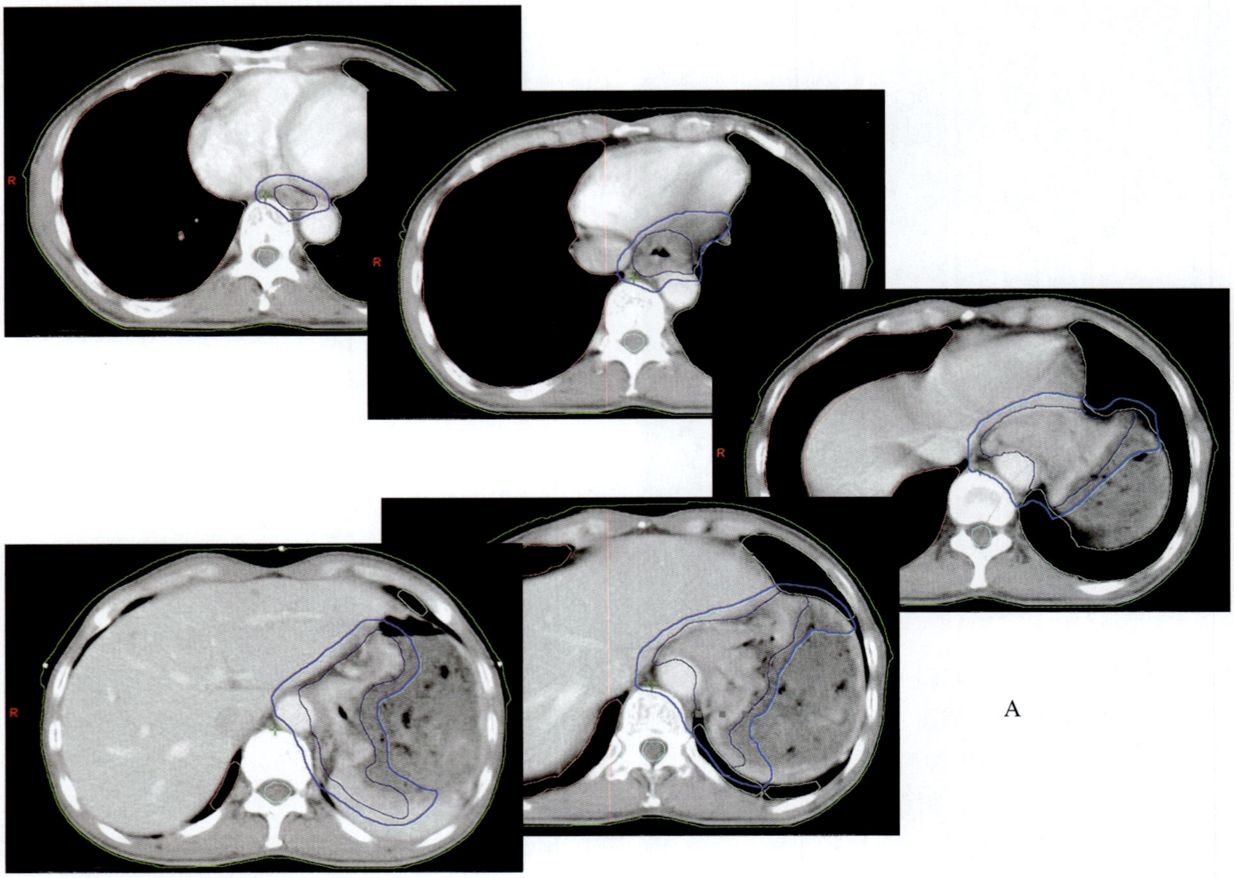

A

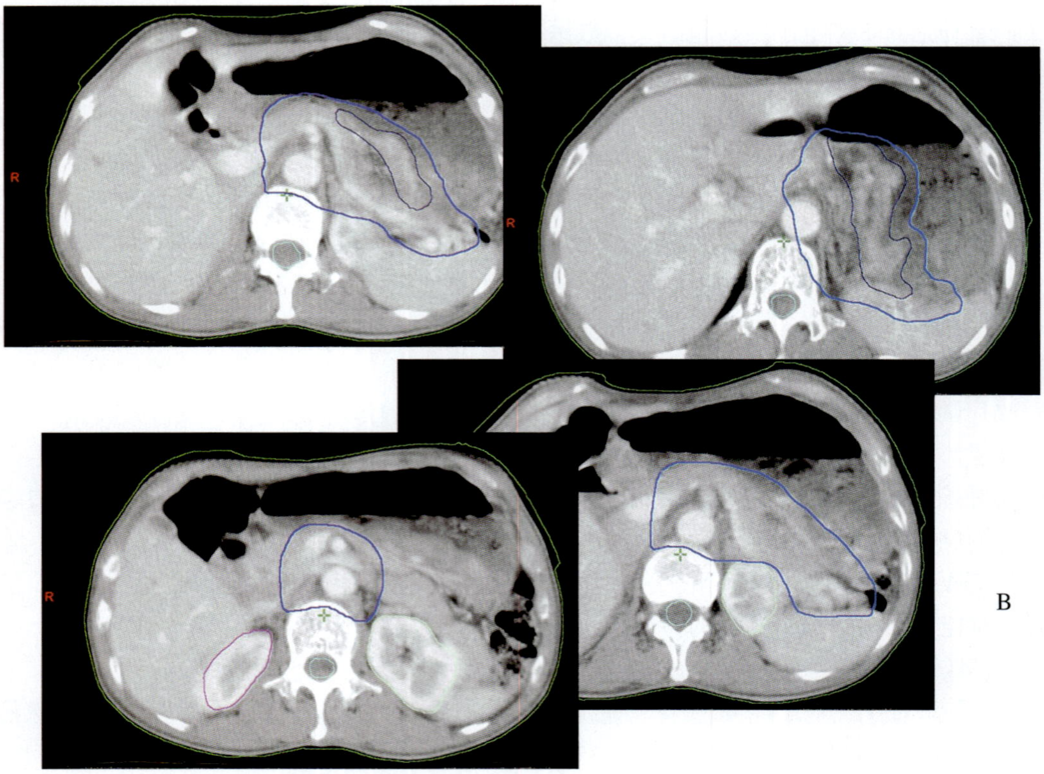

B

图23-16 贲门癌不同层面的靶区勾画，里面为GTV，外面为CTV

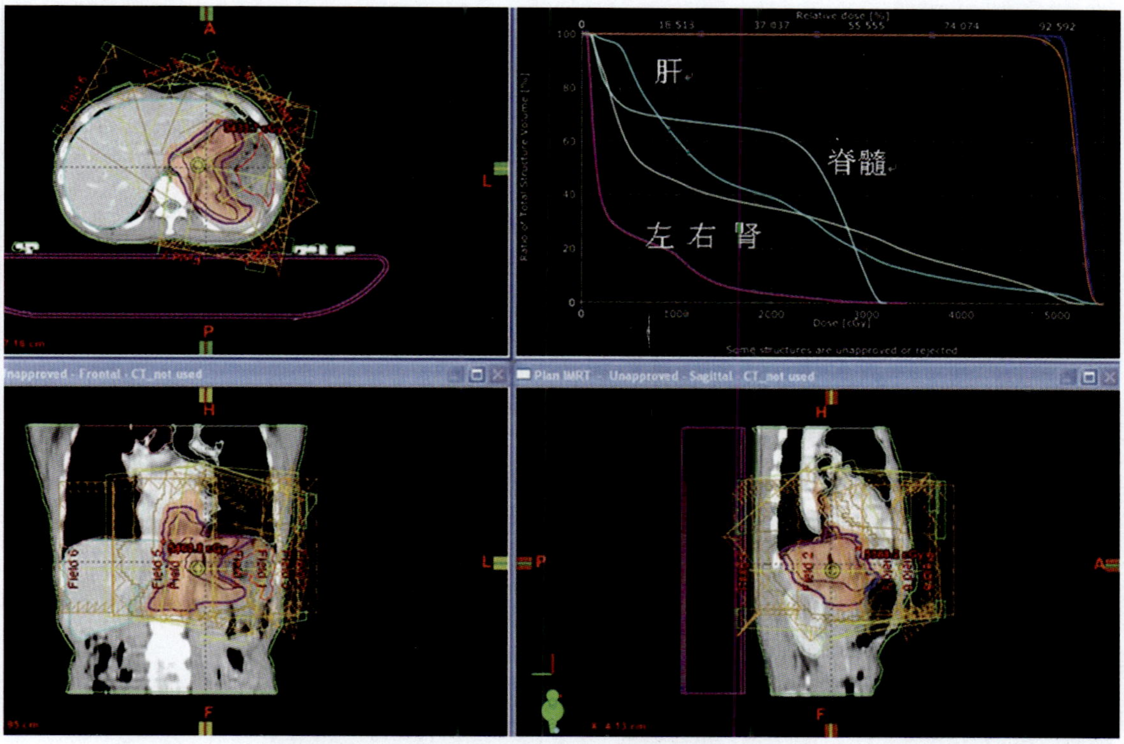

图23-17　7野调强放疗计划CTV 50Gy时剂量分布图

表23-4　术后根据T、N分期对残胃、瘤床、淋巴结照射范围指南

TN 分期	残胃	瘤床	淋巴结
T1～2N0	N	N	N
T2N0*	N/Y	Y	N
T3N0	N/Y	Y	N
T4N0	N/Y	Y	N/Y
T1～2N+	Y	N	Y
T3～4N+	Y	Y	Y

N：不照射；N/Y：选择性；Y：照射；*肿瘤穿透肌固有层位于胃后壁。

强照射，CTV 45Gy/25 次 /5 周，放疗期间口服希罗达，825mg/m²/ 次，每天 2 次，每周 5 天。

图 23-18 为定位 CT 不同层面的靶区勾画，CTV 包括吻合口、瘤床、部分残胃、胃小弯、胃左动脉、腹腔肝、肝门区、胰十二指肠周、胰头上、胰头后、腹主动脉周、肠系膜上动静脉淋巴引流区，下界到第 2 腰椎下缘。

需要特别强调的是在我们临床工作中，对残胃的照射未能按照上述要求来做，只对吻合口外扩 2～3cm，这样胃的放射反应就相应减少，对长期生存者更有利于保护胃的消化功能，提高患者的生活质量。

第六节　放疗的不良反应

厌食、恶心、疲劳是胃癌放疗时常见的症状，但对其发生机理还没有充分的认识，内脏传入神经对放疗引起的急性呕吐起一定作用，但通过化学受体启动呕吐的作用可能更重要，目前临床上常使用 5-HT3 抗组织胺作用的药物来治疗放疗引起的呕吐。

放疗和化疗导致的营养障碍和骨髓抑制能引起严重的并发症甚至死亡，GTSG 报道最少 13% 的治疗相关并发症来自营养问题或败血症。

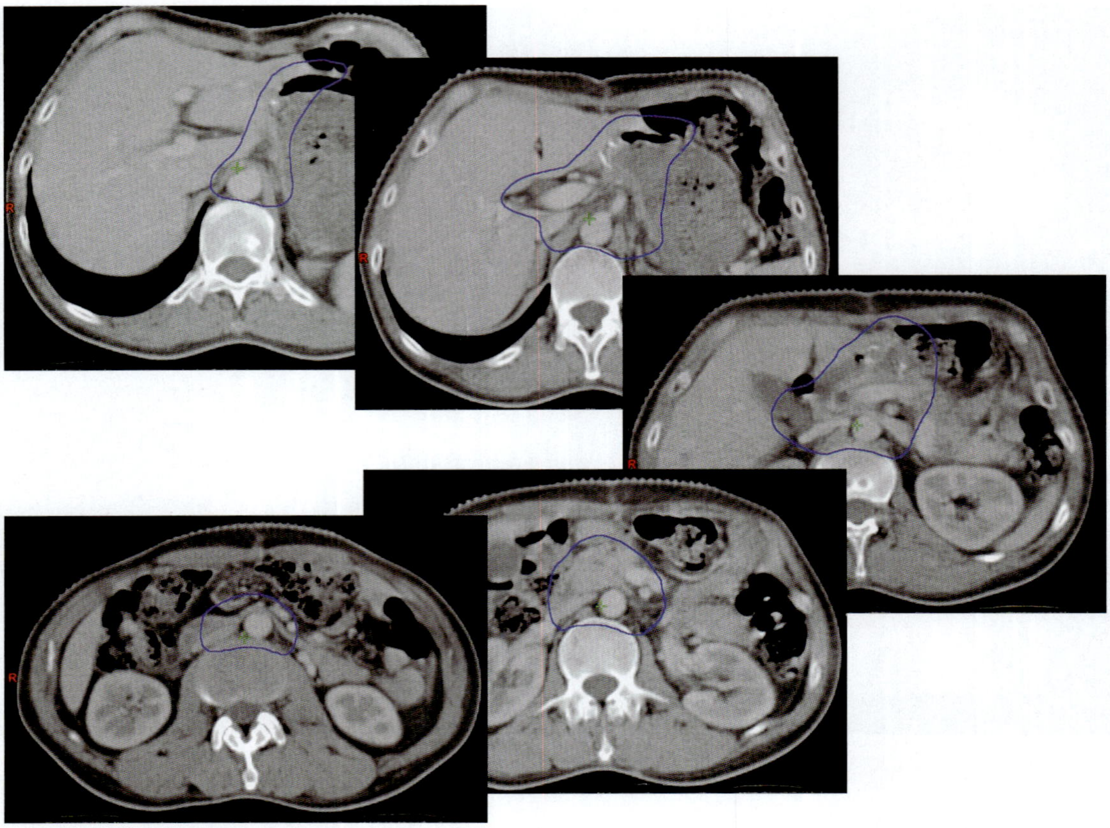

图23-18 胃窦癌术后不同CT层面勾画的CTV：调强放疗采用5野逆向优化计算治疗计划，计划如图23-19，满足CTV 45Gy的剂量分布。治疗期间骨髓抑制0度，消化道反应1度

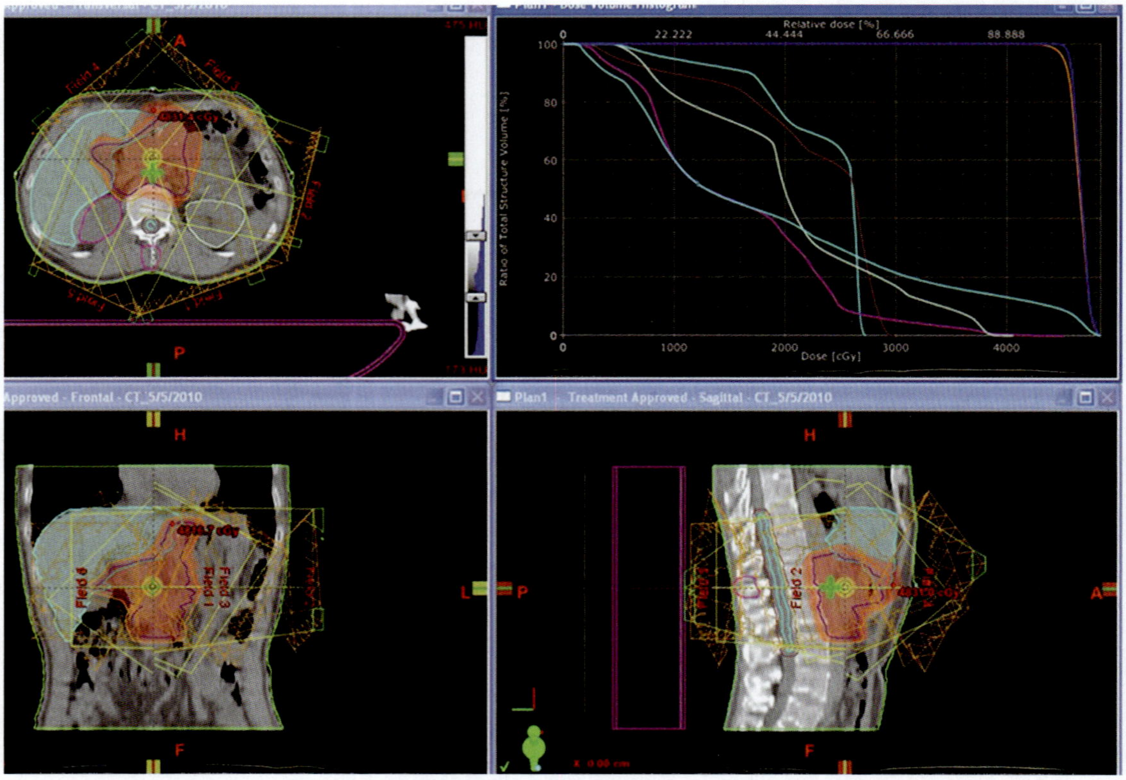

图23-19 5野调强放疗计划CTV 45Gy的剂量分布图

Caudry 等[53]研究的病人约 20% 由于营养问题不能完成放疗，多数报道在放疗中没有严重或威胁生命的营养问题，对于胃肠道毒性反应通常给予足够的营养支持和抗呕吐治疗，在上腹部放疗一开始就给予抗呕吐治疗，必要时给予静脉营养或肠内营养支持。

在放化疗结合治疗中骨髓抑制可能会更严重，甚至能引起罕见的致死毒性，如果在放化疗治疗期间，每周查 1 ~ 2 次血常规，严密监测血象，败血症或出血等严重问题应该不会出现。

动物实验中，放疗引起的反应包括改变胃的动力和延长胃排空时间。中等剂量 16 ~ 36Gy 减少胃蛋白酶和盐酸的分泌，在临床上几乎所有的病人胃酸分泌都减少，胃酸缺乏占 25% ~ 40%，胃酸减少通常持续 1 ~ 6 个月，但 25% 的病人胃酸产生持续减少 1 ~ 5 年或更长。正是由于这个原因，对于高酸的溃疡病，放疗曾是一种常用的成功治疗方法。使用常规治疗 40 ~ 50Gy 极少引起严重的胃晚期反应，当治疗局部进展期胃癌时，剂量小于 50Gy 有相对较低的晚期反应，然而当剂量 50 ~ 55Gy 时不同的胃晚期反应上升到 9%，60Gy 引起 5% ~ 15% 的晚期反应。

Walter 等[54]总结了胃的晚期反应，如消化不良、放射性胃炎、顽固性胃溃疡、合并穿孔或梗阻的溃疡，照射剂量和反应有一定的相关性，表明照射剂量在 45 ~ 59Gy 时溃疡的发生率 20% ~ 30%，这些溃疡占病人并发症的 30% ~ 50%。辅助放疗剂量（45Gy）能造成胃和吻合口的溃疡，因此完成治疗后 1 ~ 2 年用 H_2 阻滞剂治疗是合理的，特别是对有残胃的病人。胃切除和放疗能引起明显的营养不良，铁、维生素 B_{12}、钙的吸收减少，由于内因子的丢失需每月注射 B_{12}，没有胃酸铁的吸收很困难，口服橙汁能对铁的吸收有帮助，同时鼓励服用钙剂。

总的来说，尽管多数病人都能完成给定的辅助放疗，但经常会发生明显的疲劳、恶心及其他副作用，在治疗期间这种不快需要乐观的精神来支持，为使病人能够最大限度地接受治疗副作用有必要对病人详细说明治疗带来的好处，鼓励病人用积极的态度来对待治疗。

（蔡勇）

参考文献

[1] Yuasa N, Miyake H, Yamada T, et al. Clinicopathologic comparison of Siewert type II and III adenocarcinomas of the gastroesophageal junction. World J Surg, 2006, 30:364-371.

[2] Ajani J, Winter K, Okawara GS, et al. Phase II trial of preoperative chemoradiation in patients with localized gastric adenocarcinoma (RTOG 9904): quality of combined modality therapy and pathologic response. J Clin Onc, 2006, 24:3953-3958.

[3] Skoropad VY, Berdov BA, Zagrebin VM. Preoperative radiotherapy in combination with metronidazole for resectable gastric cancer long-term results of a phase 2 study. Eur J Surg Oncol, 2003, 29:166-170.

[4] Stahl M, Walz MK, Stuschke M, et al. Preoperative chemotherapy (CXT) versus preoperative chemodiotherapy (CRTX) in locally advanced esophagogastric adenocarcinoma first results of a randomized phase Ⅲ trial. ASCO Meeting Abstr, 2007, 25:4511.

[5] Ajani JA, Mansfield PF, Janjan N, et al. Multi-institutional trial of preoperative chemoradiotherapy in patients with potentially resectable gastric carcinoma. J Clin Oncol, 2004, 22:2774-2780.

[6] Zhang ZX, Gu XZ, Yin WB, et al. Randomized clinical trial on the combination of preoperative irradiation and surgery in the treatment of the Adenocarcinoma of gastric cardia (AGC) –report on 370 patient. Int J Radiat Oncol Biol Phys, 1998, 42:929-934.

[7] Roth AD, Allal AS, Bründler MA, et al. Neoadjuvant radiochemotherapy for locally advanced gastric cancer: a phase I-II study. Ann Oncol, 2003, 14(1):110-115.

[8] Balandraud P, Moutardier V, Giovannini M, et al. Locally advanced adenocarcinomas of

the gastric cardia: results of pre-operative chemoradiotherapy. Gastroenterol Clin Biol, 2004, 28(8-9):651-657.

[9] Allal AS, Zwahlen D, Brundler MA, et al. Neoadjuvant radiochemotherapy for locally advanced gastric cancer: long-term results of a Phase I trial. Int J Radiat Oncol Biol Phy, 2005, 63(5):1286-1289.

[10] Rohatgi PR, Mansfield PF, Crane CH, et al. Surgical pathology stage by American Joint Commission on Cancer criteria predicts patient survival after preoperative chemoradiation for localized gastric carcinoma. Cancer, 2006, 107(7):1475-1482.

[11] Leong T, Michael M, Foo K, et al. Adjuvant and neoadjuvant therapy for gastric cancer using epirubicin/cisplatin/5-fluorouracil(ECF) and alternative regimens before and after chemoradiation. Br J Cancer, 2003, 89(8):1433-1438.

[12] Skoropad V, Berdov B, Zagrebin VM. Concentrated preoperative radiotherapy for resectable gastric carcinoma: 20-years followup of a randomized trial. J Surg Oncol, 2002, 80:72-78.

[13] Fiorica F, Cartei F, Enea M, et al. The impact of radiotherapy on survival in respectable gastric carcinoma:a meta-analysis of literature data. Cancer Treat Rev, 2007, 33:729-740.

[14] Lehnert T, Rudek B, Buhl K, et al. Surgical therapy for loco-regional recurrence and distant metastasis of gastric cancer. EJSO, 2002, 28:455-461.

[15] Ringash J, Perkins G, Brierley J, et al. IMRT for adjuvant radiation in gastric cancer: a preferred plan? Int J Radiat Oncol Biol Phy, 2005, 63(3):732-738.

[16] Vincenzo V, Francesco C. Radiotherapy in gastric cancer: Systematic review of literature and new perspectives. Expert Rev.Anticancer Ther, 2007, 7(10):1379-1393.

[17] Henning GT, Schild SE, Stafford SL, et al. Results of irradiation or chemoirradiation following resection of gastric adenocarcinoma. Int J Radiat Oncol Biol Phy, 2000, 46(3):589-598.

[18] Moertel C, Childs Jr DS, Reitemeier RJ, et al. Combined 5-fluorouracil and supervoltage radiation therapy of locally unresectable gastrointestinal cancer. Lancet, 1969, 2:865-867.

[19] Dent DM, Werner ID, Novis B, et al. Prospective randomized trial of combined oncological therapy for gastric carcinoma. Carcinoma, 1979, 44:385-391.

[20] Moertel CG, Childs DS, O' Fallan JR, et al. Combined 5-fluorouracil and radiation therapy as a surgical adjuvant for poor prognosis gastric carcinoma. J Clin Oncol, 1984, 2:1249-1254.

[21] Arcangeli G, Saracino B, Angelini F, et al. Postoperative adjuvant chemoradiation in completely resected locally advanced gastric cancer. Int J Radiat Oncol Biol Phy, 2002, 54(4):1069-1075.

[22] Beaza MR, Giannini TO, Rivera SR, et al. Adjuvant radiochemotherapy in treatment of completed resected, locally advanced gastric cancer. Int J Radiat Oncol Biol Phy, 2001, 50(3):645-650.

[23] Hallissey MT, Dunn JA, Ward LC, et al. The second British Stomach Cancer Group trial of adjuvant radiotherapy or chemotherapy in resectable gastric cancer: five-year follow-up. Lancet, 1994, 343:1309-1312.

[24] Emami B, Lyman J, Brown A, et al. Tolerance of normal tissue to therapeutic irradiation. Int J Radiat Oncol Biol Phys, 1991, 21:109-122.

[25] Wu CW, Hsiung CA, Lo SS, et al. Nodal dissection for patients with gastric cancer: a randomised controlled trial. Lancet Oncol, 2006, 7:309-315.

[26] Sasako M, Sano T, Yamamoto S, et al. D2 lymphadenectomy alone or with para-aortic

nodal dissection for gastric cancer. N Engl J Med, 2008, 359:453-462.

[27] Kodama Y, Sugimachi K, Soejima K, et al. Evaluation of extensive lympy node dissection for carcinoma of the stomach. World J Surg, 1981, 5:241-248.

[28] Robertson CS, Chung SCS, Woods SDS, et al. A prospective randomized trial comparing R1 subtotal gastrectomy with R3 total gastrectomy for antral cancer. Ann Surg, 1994, 220:176-182.

[29] Bonenkamp JJ, Hermans J, Sasako M, et al. Extended lymph-node dissection for gastric cancer: Dutch gastric cancer group. N Engl J Med, 1999, 340:908-914.

[30] Hartgrink HH, Van de Velde CJH, Putter H, et al. Extended lymph node dissection for gastric cancer: who may benefit? Final results of the randomized Dutch gastric cancer group trial. J Clin Oncol, 2004, 22:2069-2077.

[31] McCulloch P, Nita ME, Kazi H, et al. Extended versus limited lymph nodes dissection technique for adenocarcinoma of the stomach. Cochrane Database Syst Rev, 2003, 4:CD001964.

[32] Kim S, Lim DH, Lee J, et al. An observational study suggesting clinical benefit for adjuvant postoperative chemoradiation in a population of over 500 cases after gastric resection with D2 nodal dissection for adenocarcinoma of the stomach. Int J Radiat Oncol Biol Phys, 2005, 63:1279-1285.

[33] Webb A, Cunningham D, Howard SJ, et al. Randomized trial comparing epirubicin,cisplatin and fluorouracil versus fluorouracil,doxorubicin,and methoterxate in advanced esophagogastric cancer. J Clin Oncol, 1997, 15:261-267.

[34] Schein PS, Stablein DM, Bruckner HW, et al. A comparison of combination chemotherapy and combined modality therapy for locally advanced gastric carcinoma (gastrointestinal tumor study group). Cancer, 1982, 49:1771-1777.

[35] Bleiberg H, Goffin JC, Dalesio O, et al. Adjuvant radiotherapy and chemotherapy in resectable gastric carcinoma. A randomized trial of the gastro-intestinal tract carcinoma cooperative group of the EORTC. Eur J Surg Oncol, 1989, 15:535-543.

[36] Saikawa Y, Kubota T, Kumagai K, et al. Phase II study of chemoradiotherapy with S-1 and low-dose cisplatin for inoperable advanced gastric cancer. Int J Radiat Oncol Biol Phys, 2008, 71(1):173-179.

[37] Henning GT, Schild SE, Stafford SL, et al. Results of irradiation or chemoirradiation for primary unresectable,locally recurrent,or grossly incomplete resection of gastric adenocarcinoma. Int J Radiat Oncol Biol Phys, 2000, 46(1):109-118.

[38] Ajani JA, Winter K, Okawara GS. Phase II trial of preoperative chemoradiation in patients with localized gastric adenocarcinoma (RTOG 9904): quality of combined modality therapy and pathologic response. J Clin Oncol, 2006, 20, 24(24):3953-3958.

[39] Kim S, Lim DH, Lee J, et al. An observational study suggesting clinical benefit for adjuvant postoperative chemoradiation in a population of over 500 cases after gastric resection with d2 nodal dissection for adenocarcinoma of the stomach. Int J Radiat Oncol Biol Phys, 2005, 63(5):1279-1285.

[40] Bese NS, Buyukunal E, Ozguroglu M, et al. Toxicity and survival results of a phase II study investigating the role of postoperative chemo-radioimmunotherapy for gastric adenocarcinoma. Strahlenther Onkol, 2005, 181(10):652-659.

[41] Ringash J, Perkins G, Brierley J, et al. IMRT for adjuvant radiation in gastric cancer: a preferred plan? Int J Radiat Oncol Biol Phys,

2005, 63(3):732-738.

[42] Matzinger O, Gerber E, Bernstein Z, et al. EORTC-ROG expert opinion: radiotherapy volum and treatment guidelines for neoadjuvant radiation of adenocarcinomas of the gastroesophageal junction and the stomach. Radiother Oncol, 2009, 92(2):164-175.

[43] van Baardwijk A, Baumert BG, Bosmans G, et al. The current status of FDG-PET in tumour volume definition in radiotherapy treatment planning. Cancer Treat Rev, 2006, 32:245-260.

[44] Vrieze O, Haustermans K, De Wever W, et al. Is there a role for FGD-PET in radiotherapy planning in esophageal carcinoma? Radiother Oncol, 2004, 73:269-275.

[45] Bozzetti F. Total versus subtotal gastrectomy in cancer of the distal stomach: facts and fantasy. Eur J Surg Oncol, 1992, 18:572-579.

[46] Dieleman EM, Senan S, Vincent A, et al. Four-dimensional computed tomographic analysis of esophageal mobility during normal respiration. Int J Radiat Oncol Biol Phys, 2007, 67:775-780.

[47] Pan CC, Kashani R, Hayman JA, et al. Intra- and inter-fraction esophagus motion in 3D-conformal radiotherapy: Implications for ICRU definitions of internal target volume and planning organ at risk volume. Int J Radiat Oncol Biol Phys, 2004, 60:580-581.

[48] Zhao KL, Liao Z, Bucci MK, et al. Evaluation of respiratory-induced target motion for esophageal tumors at the gastroesophageal junction. Radiother Oncol, 2007, 84:283-289.

[49] Yaremko BP, Guerrero TM, McAleer MF, et al. Determination of respiratory motion for distal esophagus cancer using four-dimensional computed tomography. Int J Radiat Oncol Biol Phys, 2008, 70:145-153.

[50] Tepper JE, Gunderson LL. Radiation treatment parameters in the adjuvant postoperative therapy of gastric cancer. Semin in Radiat Oncol, 2002, 12(2):187-195.

[51] Wieland P, Dobler B, Mai S, et al. IMRT for postoperative treatment of gastric cancer: covering large target volumes in the upper abdomen: a comparison of a step-and-shoot and an arc therapy approach. Int J Radiat Oncol Biol Phys, 2004, 59(4):1236-1244.

[52] Milano MT, Garofalo MC, Chmura SJ, et al. Intensity-modulated radiation therapy in the treatment of gastric cancer: early clinical outcome and dosimetric comparison with conventional techniques. Br J Radiol, 2006, 79(942):497-503.

[53] Caudry M, Escarmant P, Maire JP, et al. Radiotherapy of gastric cancer with a three field combination: feasibility, tolerance, and survival. Int J Radiat Oncol Biol Phys, 1987, 13(12):1821-1827.

[54] Perez CA, Brady LW. Principles and Practice of Radiation Oncology. 5th ed. New York: Lippincott Williams & Wilkins, 2007:1332.

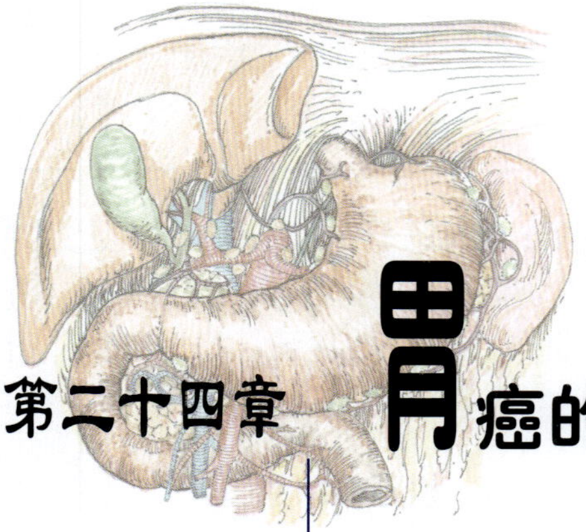

第二十四章 胃癌的中西医结合治疗

谢广茹 李燕巍

第一节 概 述

胃癌在传统医学中，由于各国多民族的治疗实践不同，称谓不一。中医根据胃癌的临床表现，属“噎膈”、“反胃”、“症瘕积聚”、“胃脘痛”、“伏梁”等范畴[1]。中国蒙医称之为“胃纳里病”，朝医称之为“威阿木”。

传统医学对胃癌的认识可追溯到两千多年前的医学典籍《黄帝内经》和《四时气篇》中提到的“饮食不下，膈塞不通，邪在胃脘。”公元2世纪汉代医家张仲景在《金匮要略·呕吐哕不利》讲到“朝食暮吐，暮食朝吐，宿谷不化，名曰胃反。脉紧而涩，其病难治。”并创立了治疗胃反呕吐的大半夏汤。当时认为此病很难治。胃癌的发病多由脾胃虚弱、情志失调、饮食不节等综合因素导致。《素问·阴阳别论》谓：“三阳结谓之膈”。《素问·至真要大论》记载：“胃脘当心而痛，上支两胁，甚则呕吐，膈咽不通”。《灵枢·百病始生篇》中描述的“壮人无积，虚则有之”强调了包括气血阴阳在内的正虚是发病的内伤基础；而情志失调、忧思伤脾、肝气郁结、疏泄失常以及食停、湿蕴、血瘀、痰集、毒聚、寒凝、热郁等都是引发疾病的外在条件；气脱、气陷、血脱等都是疾病进展的最终结局。随着认识与实践的深化，对治疗亦有进一步提高。16世纪明代《景岳全书》说：“治反胃之法……必宜以扶助正气，健脾养胃为主。”传统医学对胃癌的治疗积有丰富的经验，除了药物之外，还有针灸、推拿、气功、药膳等疗法，胃癌中医研究进展表明，中医治疗胃癌确有良好疗效。尤其在治疗中晚期胃癌方面，对于减轻临床症状，提高生存质量，延长生存期，配合化疗增效减毒等，显示出独特优势。

第二节 胃癌的中医中药治疗

近年来我国胃癌发病率逐年增高，发病年龄则明显下降。从西医角度看，胃癌患病原因与遗传因素、胃部疾病、环境因素以及饮食因素密切相关。从病因病机来看，胃癌应属于本失标实。胃癌病变重心在胃，但与肝脾有着密切关系。治疗胃癌重在脾胃。胃癌发病因素与饮食、情绪、病毒感染或家族基因等有关，一方面是由于人体正气虚，特别是脾胃功能虚弱造成，另一方面则是由于长期饮食不节制，情志不舒畅，逐渐形成痰火胶结，气滞血瘀而成。临床表现为：上腹胀满、胃痛、反酸、嗳气、不明原因消瘦、食欲缺乏、上腹饱满、疼痛等[2]。在我国，胃癌的综合治疗中之所以中医药治疗占有一席之地，就是因为中医药具有独到的特色。在胃癌治疗过程中的不同阶段，都可以进行中医药治疗，起到有益的作用。

中医治疗胃癌方面，首要强调的就是辨证。辨证的正确与否，直接决定了治疗的疗效。胃癌在临床上表现的是复杂的证型和病情，典型的单一证型并不多见，往往是互相夹杂，所以要仔细辨证，不可拘泥一类。中医治疗胃癌时，辨证不能脱离脾胃病的辨证范围。在诊断时要注意脘腹胀满、疼痛、饮食、大便等情况，辨清气、血、寒、热、虚、实。另外，舌苔的辨证也非常重要。舌头（质）颜色发青发紫，这是阳虚瘀阻；舌中间舌苔脱落，多因气阴不足；舌根舌苔脱落，这是胃阴已伤[3]。

对于胃癌辨证分型临床论述虽有所不同，目前广泛认可的是全国第一届胃癌学术会议北京市胃癌协作组制定的临床证候分类法，包括：肝胃不和、瘀毒内阻、脾胃虚寒、胃热伤阴、痰湿凝结和气血双亏 6 大证型。

一、肝胃不和型

症见胃脘胀满，痛串两胁，口苦心烦，嗳气频作，饮食少进或呕吐反胃，舌苔薄黄或薄白，脉弦细，治宜疏肝和胃。治则以疏肝理气、抗癌止痛为主，方药以柴胡疏肝散加减，可加用抗癌中药半边莲、半枝莲。

二、瘀毒内阻型

症见胃脘刺痛，灼热反胃，食后痛重，脘腹拒按，心下痞块，或有呕血便血，或食入即吐，或食入经久仍复吐出，舌质暗紫或有瘀点，苔黄腻，脉弦滑或弦数。治则为化瘀解毒，清热和胃为主，为主方药为膈下逐瘀汤，加用三棱、莪术。

三、脾胃虚寒型

症见胃脘胀痛，喜按就温，肢凉神疲，或便溏浮肿，或暮食朝吐，朝食暮吐，舌淡而胖、齿迹，苔白滑腻，脉沉细濡，治宜健脾温中。治则为温中散寒，健脾补气，方药以附子理中汤，加用薏仁、山萸肉、山药。

四、胃热伤阴型

症见胃内灼热，口干欲饮，胃脘嘈杂，食后剧痛，五心烦热，大便干燥，脉滑细数，舌红少苔，或苔黄少津。治则为清热泻火，滋阴生津，方药可选一贯煎合芍药甘草汤，加用丹参、川芎、半边莲。

五、痰湿凝结型

症见主症为胸闷膈满，面黄虚肿，呕吐痰涎，腹胀便溏，痰核累累，舌淡滑，苔滑腻。治则以化痰、散结为主，湿在中焦，以开郁二陈汤为主，加用苍术、菖蒲、砂仁。

六、气血双亏型

症见面苍无华、面睑虚肿，身冷畏寒，全身乏力，心悸气短，头晕目眩，虚烦不寐，饮食不下，形体羸瘦，上腹包块明显，舌质淡胖，白苔，脉虚细无力，细数或虚大。治则为补益气血，扶正固本。方药以十全大补丸为主，可加黄芪、太子参、山萸肉。

中医治疗胃癌以疏肝理气为重，应选用一些疏调气机的药物，如陈皮、枳壳、木香、佛手、郁金等。第二就是要攻积，主要以化痰化瘀为原则。化痰可选用海藻、昆布、茯苓、半夏等，化瘀可选用三棱、莪术、乳香、没药等。第三要注意补益正气，扶正固本，兼补脾、胃、肾，尤其是胃气。补气常用黄芪、白术、北沙参、西洋参，不宜用红参。补气要与攻积配合好，不要拘泥于一般情况下的早期攻邪。晚期要扶正，中期则攻补兼施。

要根据病人的具体情况分清轻重缓急，用好攻与补，要特别强调“通”。只补不通能使气机郁滞，反留邪气，药物力量难以到达病灶，过用攻积，又易耗伤正气。中成药组方多用健脾益肾颗粒加减，六味药其组成简单，能提高患者的机体免疫功能，抑制肿瘤细胞，对抗化疗毒副作用，对提高患者生存率、生活质量，改善免疫状况，降低复发转移风险均有一定作用，具有很好的临床价值。

胃癌病人除按中医理论辨证治疗外，还应注意饮食宜忌。宜多食易消化、营养丰富的食品如牛奶、肉松、山药、丝瓜、莴苣等，忌一切辛辣食品及烟酒。增加胃癌病人的食欲，是延长生命的关键。所有的治疗方案都不应该违背这一原则。

第三节　胃癌的中西医结合治疗

中医治疗胃癌治法以扶正固本、祛邪攻毒为主。扶正固本的作用在于调整机体、提高患者免疫力，祛邪包括软坚散结、祛痰利湿、清热解毒和活血化瘀，其作用在于直接抑制癌细胞和改善肿瘤组织的微循环，有利于抗癌药物和免疫活性细胞深入肿瘤内，杀灭肿瘤细胞。这是由于胃的生理病理特点是“以通为补”、“以降为和”。积极主动地软坚清瘤，是符合胃癌治疗规律的。但要辨证准确，确定好攻补的时机和用药的剂量。

按中医辨证，肝胃不和型多见于Ⅰ、Ⅱ期病人。脾胃虚寒型见于Ⅱ、Ⅲ期病人。湿热瘀毒型见于Ⅱ、Ⅲ、Ⅳ期病人，而气血双亏型则多见于Ⅲ或Ⅳ期病人。按TNM分期，有时辨证类型表现为两型兼见。术后复发或转移的晚期患者多为湿热瘀毒与气血双亏兼而有之[4]。

Ⅱ、Ⅲ期胃癌根治术后，除化疗时伍用中药治疗外，需长期坚持中医药的维持治疗。治则是扶正祛邪相结合，加上治与食疗兼顾。扶正治疗以补气养血，健脾补肾法为主，以提高机体细胞免疫功能。祛邪则选用具有抑癌作用的中草药，临床常用的有半枝莲、白花蛇舌草、蜀羊泉、龙葵、土茯苓、藤梨根、生苡米、虎杖、蛇莓、冬凌草、肿节风、喜树果等。通过临床观察表明长期的中药维持治疗提高了5年生存率，降低了复发转移风险。而晚期病人则以中医药治疗为主。

中西医结合治疗肿瘤的模式是根据癌症病人病情、邪正消长的状态采取分阶段战略：①确诊邪盛时尽可能地利用中西医各种手段（手术、放化疗、中药）打击和消灭肿瘤（攻邪为主），这时要注意保护正气（辅以扶正），伍用中药以减毒增效；②待肿瘤负荷大大减低以后，即将治疗重点转为扶正为主，最大限度地促进造血机能和免疫功能的恢复（重建正气）；③通过免疫功能和骨髓造血功能的重建，可再次转入以打击肿瘤为主的第三阶段，巩固治疗，尽可能地清除潜在残存癌细胞；④以后再转入长时间的维持治疗（扶正为主，抑癌为辅）防止肿瘤复发和转移。实践证明能延长生存期，改善生存质量，在一定程度上提高了癌症的治愈率，这一模式是临床治疗的经验和原则之一[5]。

一、中医药与手术治疗相结合

手术治疗是目前胃癌治疗最主要的手段，也是广大患者心目中的首选。术前诊断和手术技术的进步，大大提高了手术治疗效果。但术后的复发或转移仍是威胁患者生存的主要原因之一，因此在手术治疗过程中也要重视综合治疗，重视保护机体抗癌功能。中医药在胃癌术前、术后的运用有：①调补手术损伤，促进康复，利于患者接受其他治疗；②辅助术后治疗，以防治或减少复发、转移，延长生存时间；③术前使用中医药，可以改善机体状况，增强体力，调理因其他疾病引起的肝肾功能障碍，以利于手术[6]。

二、中医药与化学治疗相结合

随着新的胃癌化疗药物不断出现，抗肿瘤药物的药理学、药效学的进展，化疗药物应用越来越广。中医药与化疗相结合在胃癌的综合治疗中所占比例最高，研究最广[7]。

中医药提高化疗的效果：中医药配合全身化疗或介入化疗，使胃癌的缓解率增加。

中医药与化疗配合：除早期胃癌外，大多数胃癌根治手术后为了降低转移和复发，均需做术后辅助化疗；胃癌进展期未能手术，或姑息性手术，短路手术者均需进行化学药物治疗，同时配合中医药治疗，以达到减毒增效的目的[8]。化疗药物均有一定的毒性，主要表现为对骨髓的抑制、胃肠道不良反应，以及对心脏、肝和肾功能的影响。用药后可出现不同的毒副反应。对恶心、呕吐等反应可用中药旋复代赭汤、橘皮竹茹汤及西药甲氧氯普胺（胃复安）治疗；纳呆、腹泻可用六君子汤加减治疗；骨髓抑制和免疫抑制可用中药健脾益肾冲剂、贞芪扶正冲剂、升血汤等健脾补肾方剂治疗。其他系统的毒副反应按中医辨证施治。胃癌化疗时常用的健脾和胃滋补肝肾的方药有：生黄芪、太子参、白术、茯苓、砂仁、内金、鸡血藤、女贞子、枸杞子、菟丝子、黄精。有研究表明化疗期间并用健脾补胃中药能有效地稳定患者机体内环境的平衡，使一些易受化疗损伤的组织与机能维持在正常范围内。这一中西医药物攻补兼施的综合措施是目前胃癌治疗中最重要的有效措施之一[9]。

三、中医药与放射治疗相结合

放射治疗直接杀伤局部肿瘤细胞，同时也损伤正常的组织细胞，中医药辅助胃癌的放射治疗，有如下意义：

中医药减轻放疗副作用：中医认为放射线是热毒，热毒可以伤阴，伤气；热毒伤脾肺等脏腑。即：放疗虽可以杀灭局部肿瘤细胞，但也损伤正常组织细胞，中药可以减少或防止它的损伤作用[10]。

中医药对放射治疗有一定的增效作用：中药黄芪、太子参、山药、桃仁等益气活血之剂，合并放射疗法，治疗胃癌，增加了放疗效果，延长了生存期。

第四节　展　　望

中医药治疗可应用于各期胃癌患者以及胃癌治疗的各个阶段，尤其对于无法进行手术及放化疗的晚期患者，中医药治疗作为主要的治疗手段，在治疗中发挥着重要作用。作为综合治疗的一部分，有计划地与手术、放化疗等结合使用，其目的是预防和减轻手术及放化疗对人体造成的不良影响，促进手术后体力恢复，减轻放化疗的毒副反应，提高放化疗疗效，预防胃癌转移及复发，提高近期及远期疗效。对不适合手术及放化疗的患者，中医治疗作为主要的治疗方法，其目的是尽可能地控制癌肿，同时改善恶心呕吐、食欲缺乏、消瘦乏力、腹胀腹痛、呃逆嗳气等症状和提高生存质量，延长生存期。对某些终末期胃癌患者，中医治疗的主要目的是减轻症状，在一定程度上改善生存质量。

（李燕巍　谢广茹）

参考文献

[1] 杨金坤. 现代中医肿瘤学. 上海: 上海中医药大学出版社, 2004:293.

[2] 郁仁存. 中西医结合肿瘤学. 北京: 中国协和医科大学出版社, 2008:257.

[3] 陶丽. 胃癌中医辨证分型的文献分析. 中医药学刊, 2006, 24(4):684-686.

[4] 魏开建. 68例原发性胃癌中医证型与TNM分期的相关分析. 福建中医药, 2004, 35(1):526.

[5] 陶丽, 杨金坤. 胃癌中医证型与临床相关因素的单因素分析. 中西医结合学报, 2007, 5(4):398-402.

[6] 刘莺, 朱文锋, 卢芳国, 等. 152例胃癌患者术前病证聚类与主成分分析. 江苏中医药, 2004, 25(6):20-25.

[7] 罗云坚, 刘茂才. 肿瘤科专病中医临床诊治. 北京:人民卫生出版社, 2000:234.

[8] 杨华,史国军. 胃癌术后中西医结合治疗临床观察30例. 中医药管理杂志, 2007, 15(6):454-456.

[9] 王文玲, 文小平, 黄韵红. 希罗达/奥沙利铂联合榄香烯治疗老年进展期胃癌的临床研究. 中国肿瘤临床, 2006, 33 (18):1069-1070.

[10] 王佩. 化疗、放疗加鸦胆子油乳注射液治疗晚期胃癌疗效观察. 实用肿瘤杂志, 2004, 19(1):78-79.

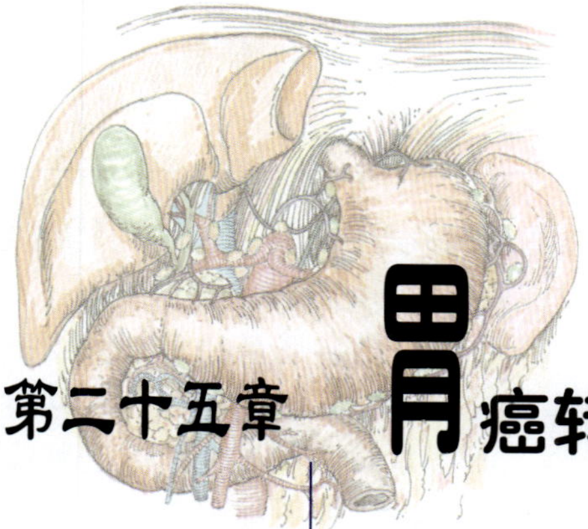

第二十五章 胃癌转移相关分子标志物的基础研究

王振宁

转移扩散是胃癌患者预后不良的首要原因，探索胃癌转移的分子机制，寻找转移高危个体预测和早期诊断的分子标志，确立新的干预策略对提高胃癌的疗效具有特殊的重要性和迫切性。

胃癌转移是多基因、多步骤、多阶段参与的复杂病理过程，单纯从大体病理学水平评估胃癌淋巴结、腹膜转移已成为限制其基础研究进展的主要瓶颈。随着分子病理学及分子生物学技术的迅猛发展，尤其是肿瘤基因组学和蛋白质组学的研究进展，使寻找胃癌相关分子标志物的工作逐步深入。通过基因芯片、二维电泳与激光捕获纤维切割（laser capture microdissection，LCM）等高通量、高精度的技术平台和研究体系，筛查确立胃癌淋巴结、腹膜亚临床转移早诊或预警标记物，进而有针对性地探索相应的防治靶点，将为胃癌预后评估及规范化综合治疗提供更为合理的依据。

胃癌的侵袭转移包括癌细胞从原发部位经过黏附与去黏附的交替，破坏基底膜和细胞外基质的完整性，而后脱离原发灶，通过侵犯脉管壁、浆膜面等到达继发部位，经过黏附、增殖、侵袭等最终形成转移灶的复杂过程。参与这一过程的诸多基因通路和网络都可能成为胃癌转移的相关分子标志物。

第一节　胃癌淋巴结转移相关分子标志物

一、基质金属蛋白酶家族

基质金属蛋白酶家族（matrix metalloproteinase，MMP）是一类锌原子依赖性内肽酶，能降解细胞外基质成分。MMP 家族成员都至少由一个结构域、一个催化区和一个高度保守的活动位域组成。目前已有 MMP-1、MMP-2、MMP-7、MMP-9 等基因被发现可能与胃癌淋巴结转移相关，但各结果间存有争议。

Kamata 等[1]对比研究发现 MMP-1 在胃癌淋巴结转移阳性组中表达明显高于阴性组，而 MMP-2 表达水平在两组间差异无统计学意义，结果认为 MMP-1 可以作为胃癌淋巴结转移的分子标志物。而 Bryan 等[2]回顾性研究了 328 名胃癌淋巴结转移的手术标本，认为 MMP-2 及 MMP-9 与胃癌淋巴结转移密切相关。浙江省人民医院针对 105 例胃癌术后组织标本的研究发现，MMP-9 和金属蛋白酶组织抑制剂 -1 在细胞外基质的降解和合成过程中起到重要作用，两者失去平衡与肿瘤的侵袭和转移密切相关。他们还提出 b–FGF（basic fibroblast growth factor，碱性成纤维细胞生长因子），MMP-9 和 uPA（urokinase-type plasminogen activator，尿激酶型纤溶酶原活化剂）的异常表达与肿瘤侵袭深度、淋巴结转移以及肿瘤分期显著相关，进一步支持了 MMP-9 与胃癌淋巴结转移的相关性[3]。Lee 等[4]通过体外细胞培养方法研究显示，MMP-7 在胃癌细胞侵袭和转移过程中起到重要作用，转染 MMP-7 基因能显著增加癌细胞的侵袭和转移潜能。

MMP 家族成员 MMP-1、MMP-2、MMP-7、MMP-9 等参与胃癌淋巴结转移的意义和具体机制仍有待于进一步的深入研究。

二、肝素酶基因

肝素酶基因是 1999 年克隆鉴定的新基因，其表达产物属内 β-D- 葡萄糖苷酶，能特异性识别、切断硫酸肝素多糖（heparin sulfate proteoglycan, HSPG）的硫酸肝素（heparan sulfate, HS）侧链。HSPG 是细胞外基质和基底膜的主要成分之一，在组织构成、血管形成和细胞黏附等诸多方面发挥重要生理作用。高度水化的 HS 侧链及其所带的负电荷形成结构致密的选择性分子筛，是阻止肿瘤细胞侵袭扩散的首要屏障之一，而且，伸展的 HS 侧链还储备着大量生长因子、趋化因子和酶类等生物活性分子。肝素酶在正常成体组织中的表达严格限于胎盘和淋巴源性器官。近来，关于肝素酶与肿瘤演进、转移密切相关的推测迅速得到大量研究结果证实。其中，Takaoka 等[5]和 Tang 等[6]的研究均指出肝素酶是胃癌侵袭转移过程中的关键分子之一，并与胃癌的不良预后相关。中国医科大学第一医院联合激光捕获显微切割（LCM）与 RT-PCR 技术高选择性地获取了配对的非癌胃黏膜、胃原发癌和淋巴结转移癌细胞，排除了癌及非癌组织中混杂的炎性细胞和淋巴源性细胞等肝素酶高表达细胞对实验结果的影响，对比研究发现肝素酶基因在所有非癌胃黏膜细胞中均呈阴性表达，而在 95% 的转移癌和 47% 的原发癌细胞中呈阳性表达，且其在原发癌细胞中的阳性表达率与肿瘤的大体类型、浸润深度以及淋巴结转移程度密切相关[7]。他们利用筛选出能特异性沉默胃癌细胞中肝素酶基因表达的 siRNA 分子，在体外侵袭模型与动物实验中发现靶向肝素酶的 RNA 干涉使胃癌细胞的侵袭及转移能力显著下降[8]，进一步提供了肝素酶基因参与胃癌转移发生、发展过程，并可能发挥关键作用的直接证据。

众所周知，肿瘤细胞穿透基底膜侵入细胞外基质和转移灶内新生血管形成是肿瘤转移过程的关键步骤，而肝素酶降解 HSPG 促进肿瘤转移的机制，既包括直接破坏细胞外基质和基底膜的完整性，又包括间接释放和活化了 HS 结合的 b-FGF、VEGF（vascular endothelial growth factor，血管内皮生长因子）、HB-EGF（heparin-binding-like growth factor，人肝素结合性表皮生长因子）、KGF（keratinocyte growth factor，人角质形成细胞生长因子）等多种生长因子，促进肿瘤新生血管形成。另外，肝素酶酶切活性域点突变后的蛋白仍展示出其非酶切的功能。它能通过提高 Akt 磷酸化水平影响肿瘤细胞凋亡，诱导 PI3K 和 p38 依赖的细胞迁移和侵袭，以及通过激活 Src 途径增强 VEGF 的表达。由此，我们看到肝素酶可能参与了肿瘤细胞的永生（Akt）、增殖（Src）、运动、侵袭，以及新生血管形成等诸多与演进转移息息相关的环节，将可能是阻断胃癌转移极具发展前景的重要靶点之一。尤其是生物信息学的分析结果更加鼓舞人心，与庞大的蛋白酶家族不同，人和鼠的肝素酶与任何已知的蛋白都不存在显著的同源性，尽管新命名的肝素酶 2（Hpa2）蛋白与肝素酶的氨基酸序列存在 35% 的同源性，但它既无酶的活性，又在正常组织中广泛分布，推测可能与肿瘤转移无关。换言之，肿瘤细胞只能依赖一种肝素酶降解基质中的 HSPG。

三、E-钙粘素

E- 钙粘素（E-cadherin）是一类 Ca^{2+} 依赖的细胞间黏附分子，可以与 β-catenin（连接素 -β）和 γ-catenin（连接素 -γ）结合形成复合体。E-cadherin-catenin 复合物在细胞黏附和信号转导方面起到关键作用，当其表达异常时，细胞的侵袭转移能力明显提高。很多研究证明高转移潜能的胃癌组织中 E-cadherin 表达明显下调甚至消失。Czyewska 等[9]发现 E-cadherin 和 β-catenin 的异常表达与胃癌淋巴结转移显著相关，并提示预后。E- 钙粘素启动子区的甲基化可能是其表达下调的主要原因之一，失去了对肿瘤转移和侵袭的抑制作用。多因素分析发现细胞内E-钙粘素表达缺失和血清中游离钙粘素增加是影响胃癌患者预后的独立因素，与淋巴结转移明显相关[10]。Dysadherin（抗黏附素）是一种肿瘤相关的跨膜糖蛋白，可以下调E-钙粘素的表达，与E-钙粘素联合可以更准确地预测胃癌的转移风险[11]。

四、血管内皮生长因子

血管内皮生长因子（vascular endothelial growth factor，VEGF）是血管内皮细胞特异性的肝素结合生长因子，可在体内诱导血管生成。VEGF有5个亚型：VEGF-A、VEGF-B、VEGF-C、VEGF-D，及VEGF-E，能够特异性地与三个“血管内皮生长因子受体”（VEGFR-1, VEGFR-2，及VEGFR-3）结合。VEGF-C、VEGF-D/VEGFR-3信号通路可以影响淋巴管内皮细胞的游走和增殖能力，从而诱导微淋巴管的形成，癌灶中的VEGF-C、VEGF-D的mRNA水平均可作为预测胃癌淋巴结转移风险的可靠指标[12, 13]。Tsirlis等[14]及Vidal等[15]利用real-time PCR检测胃癌患者血清中VEGF-C、VEGF-D、VEGFR-3的mRNA水平发现其血清中的含量同样是预测淋巴结转移及预后的分子指标，并可以通过联合增强CT等物理检查，更准确地对患者进行术前分期。

五、肝再生磷酸酶

肝再生磷酸酶（phosphatase of regenerating liver，PRL）中的PRL-1、PRL-2、PRL-3是新的PTP（protein tyrosine phosphatases，蛋白酪氨酸磷酸酶）超级家族成员，拥有与PTP活化部位序列CX5R相连的一个异戊烯化的-COOH末端基序。Anderiani等[16]发现PRL-3的表达与胃癌的分期相关，淋巴结转移阳性者中表达明显高于转移阴性者，并且PRL-3在淋巴结转移癌中呈高表达，提示其在胃癌侵袭和转移中的重要作用。后来的多项较大样本的研究都得到了类似的结果，提示PRL-3可能成为胃癌淋巴结转移的候选分子标志物[17, 18]。

六、S100蛋白家族

S100蛋白家族是钙离子结合蛋白家族，在胃癌的恶变及侵袭转移过程中均起重要作用，Mori等[19]利用高通量基因芯片筛查不同病期的胃癌患者发现淋巴结转移患者S100A11的表达显著高于无淋巴结转移患者，可以精确预测胃癌患者淋巴结转移的风险。Wang等[20]对436例胃癌患者肿瘤组织、邻近正常组织、淋巴结及腹膜腔转移组织进行基因芯片的表达谱分析发现S100A4在淋巴结和腹膜转移灶中的表达明显高于在胃肿瘤组织中的表达。多因素分析显示S100A4表达上调是胃癌的独立预后指标，与胃癌转移、预后不良显著相关。

七、Ras同源物基因家族成员C

Ras同源物基因家族成员C（ras homolog gene family, member C，RhoC）编码一组Ras超家族中的小型GTP结合蛋白，介导细胞外因子引起的细胞内骨架结构变化。Rho蛋白激活能够促进形成可收缩性肌动蛋白-肌球蛋白丝和相连的局部黏附复合物，从而调控细胞的极性和运动。研究发现，RhoC选择性地在转移黑色素瘤细胞中高表达。Kondo等[21]应用定量RT-PCR检测发现伴有转移的胃癌原发灶中RhoC表达水平明显高于无转移者。原发癌及转移癌的RhoC表达水平明显高于相应的非癌黏膜。中国医科大学第一医院联合LCM和RT-PCR技术发现类似的研究结果，并提出RhoC基因高表达率与淋巴结转移分级显著相关[22]。因此，RhoC基因表达增加可能是反映胃癌转移潜能的分子标志物。

八、含三联基元29

含三联基元29（tripartite motif-containing 29，TRIM29）属于TRIM蛋白家族，具有独特的结构特征，包括多重锌指结构域和一个亮氨酸锌指结构域。TRIM29即毛细血管扩张性共济失调细胞互补基因，具有抑制放射敏感性功能。Kasaka等[23]通过实时定量PCR和免疫组织化学研究发现，胃癌组织中TRIM29明显高表达，且与浸润程度、淋巴结转移等指标密切相关。TRIM29高表达为淋巴结转移的独立预测因子，患者生存率明显降低，提示TRIM29高表达可能是胃癌淋巴结转移的标志物之一。

九、其他胃癌淋巴结转移相关分子标志物

（一）雌激素受体α36（estrogen receptor-α36，ER-α36）

Deng 等[24]采用 RT-PCR、Western blot 和免疫组化方法研究胃癌组织中 ER-α36 的表达水平发现，ER-α36 表达与人胃癌淋巴结转移高度相关，提示其可能成为胃癌淋巴结转移的预测标记物之一。

（二）信号肽复合体 18KD（signal peptidase complex 18KD, SPC18）

SPC18 是一种近期发现的与胃癌恶性侵袭及转移相关的基因。SPC18 的编码蛋白可以加工许多分泌性蛋白的前体，通过调控其核转录过程发挥作用。转染 SPC18 的胃癌细胞培养上清中，TGF-α/EGF 的含量明显上升，细胞本身 EGFR 的表达也有上调，所以推测 SPC18 可能是通过加工 TGF-α/EGF 的前体，激活自身的 EGFR 而增强侵袭能力的。40% 的胃癌病例中过表达 SPC18，且与淋巴结转移及肿瘤浸润深度显著相关[25]。

（三）类纤维瘤蛋白（Parafibromin）

Parafibromin 是由甲状旁腺亢进症 2 号抑制基因所编码的蛋白质，它的下调与甲状旁腺癌有关联。Zheng 等[26]对 508 例胃癌组织进行研究后发现，Parafibromin 表达的下调与胃癌淋巴结转移密切相关，可能成为胃癌淋巴结转移的分子标志物以及预后评估指标。

（四）整合素连接激酶（integrin-linked kinase，ILK）

ILK 是一种丝氨酸 / 苏氨酸蛋白激酶，参与控制细胞与基质的相互作用和细胞增殖。Ito 等[27]以 RT-PCR、免疫组化技术研究发现 ILK mRNA 和蛋白的高表达与胃癌淋巴结转移显著相关，提示 ILK 可能是胃癌高侵袭转移潜能的新分子标志物。

（五）CC 趋化因子受体 7（CC chemokine receptor 7, CCR-7）

CCL21/6-CCR7 通路是与肿瘤细胞运动、转移、侵袭密切相关的趋化因子通路。淋巴管内皮细胞通过分泌趋化因子吸引肿瘤细胞，并与其表面受体结合，增强胃癌细胞的侵袭能力，从而促进肿瘤淋巴结转移的形成。Mashino 等[28]检测胃癌组织中 CCR7 mRNA 的表达发现其阳性者淋巴结转移阳性率高，预后差。多因素回归分析显示 CCR7 表达水平是影响胃癌淋巴结转移和淋巴管浸润的最重要的因素。

（六）组织凝血活酶（tissue factor，TF）

TF 在肿瘤进展和转移中的作用备受关注。通过免疫组化检测 207 例胃癌的 TF 表达和微血管密度发现胃癌晚期 TF 表达与肠型胃癌淋巴浸润、脉管浸润及淋巴结转移正相关。TF 表达通常伴有高微血管密度，且仅在肠型胃癌中提示预后不良，可能是肠型胃癌进展的关键因素之一，但似与弥漫型胃癌无关[29]。

（七）细胞周期调节蛋白

细胞周期调节蛋白控制着细胞周期的转换、DNA 复制和染色体分离等重要事件。P27kip1(细胞周期素依赖性激酶抑制蛋白 27) 是一种细胞周期蛋白依赖的蛋白激酶抑制剂，通常与 Cyclin E（细胞周期素 E）共同表达于胃癌组织中，其表达下调与胃癌浸润深度和淋巴结转移的风险呈正相关[30]。Rb 蛋白是一种重要的 G1/S 检查点蛋白，在淋巴结转移阳性的胃癌病例中，其表达明显下降。多因素分析显示：Rb 蛋白下调是胃癌淋巴结转移的独立危险因素[31]。Lee 等[32]利用免疫组化及 TUNEL 染色等方法研究发现 Cyclin D，P21，P27 的表达与胃癌的浸润深度及淋巴结转移程度呈负相关，可以作为预测复发风险的指标。

十、基于低密度芯片技术筛检的淋巴结转移相关分子标志物

黄宝俊等[33]应用低密度 cDNA 芯片筛查并经聚类分析发现，肝素酶、hTERT、KAI-1、nm23H1、S100A4、E-cadherin、MMP-7、RhoC 在胃癌转移淋巴结中异常表达率高，尤其是淋巴结转移大于 6 枚者，并与胃癌大体类型、生长方式、浸润深度等生物学行为指标相关，从而优化出一组预测胃癌淋巴结转移的相关分子标志物。

第二节 胃癌腹膜转移相关分子标志物

“种子 - 土壤”学说认为，腹膜转移是特殊

的癌细胞（种子）在适宜的腹膜微环境（土壤）生长发展的结果。主要过程为高侵袭性的胃癌细胞穿透胃浆膜或转移淋巴结被膜，脱落入腹腔，与腹腔内环境相互作用，进而与腹膜黏附着床，增殖形成癌结节。因此，腹腔脱落细胞学检查阳性被视为预后不良的独立因素，但敏感性偏低。因此，寻找胃癌腹膜转移相关的分子标志物，探索其发生发展的机制，对亚临床转移的早诊和预测意义重大。

一、癌胚抗原

癌胚抗原（carcino-embryonic antigen, CEA）是一种重要的恶性肿瘤相关分子标志物，特别是对胃肠道肿瘤具有较高的特异性。采用放免方法检测胃癌腹腔液中 CEA 蛋白的表达，其预测亚临床转移的敏感度和特异度优于常规细胞学方法。针对 CEA mRNA 的 RT-PCR 的半定量及定量检测，均证明其敏感性显著优于蛋白水平及细胞学检测。但 CEA 检测存在假阳性率，仍需大样本、长时间的动态观察 [34, 35]。

二、肝　素　酶

研究发现腹腔液中肝素酶表达阳性与胃癌的浸润深度、淋巴结转移以及 TNM 分期密切相关，而这些指标都反映了胃癌的生物学行为和侵袭转移潜能。肉眼腹膜转移和浆膜受侵病例中腹腔液肝素酶表达的阳性率分别为 100% 和 61%，均高于细胞学检查 [36]。尽管肝素酶表达与细胞学检查的结果密切相关，但其确切意义尚需大样本病例分析和长期随访。

三、转化生长因子β1

转化生长因子 β1（transforming growth factor-β1，TGF-β1）在培养的间皮细胞系中加入 TGF-β1，间皮细胞分泌纤维连接蛋白量增加，且具浓度依赖性。利用 siRNA 靶向沉默 TGF-β1 基因表达，发现胃癌细胞的增殖活性降低，与间皮细胞的黏附减弱，间皮细胞分泌纤维连接蛋白量显著下降，裸鼠腹膜种植转移成瘤时间延长 [37]。提示 TGF-β1 可能是导致腹膜间皮细胞损伤和基质纤维化的主要细胞因子，并可能成为腹膜转移阻断治疗的分子靶点之一。

四、其他胃癌腹膜转移相关分子标志物

（一）MMP-7

应用 RT-PCR 检测腹腔冲洗液中 MMP-7 mRNA 发现，其预测腹膜转移的敏感度为 46%，而联合细胞学检查后敏感度达到 62%。多因素分析显示 MMP-7 mRNA 和细胞学检查是胃癌腹膜转移的独立预测因子 [38]。

（二）分化抑制因子 1（inhibitor-1 of DNA binding/differentiation, ID1）

ID 蛋白是一类具有螺旋环螺旋(helixloophelix) 结构的分子，他们可与一类具有 bHLH (basic helix-loop-helix，碱性 / 螺旋 - 环 - 螺旋) 结构的转录因子结合形成无功能的异源二聚体，从而抑制下游一些包含有 Ebox (CANNTG) 或 E 样序列的靶基因的转录，发挥其显性负性调节功能，近来研究表明肿瘤转移需要 ID1 调节血管生成。针对骨髓和外周血标本 ID1 mRNA 表达的 RT-PCR 研究发现，其高表达与胃癌腹膜转移及淋巴结转移密切相关，因此可能成为胃癌腹膜转移及淋巴结转移的预测指标 [39]。

（三）survivin

研究发现腹腔冲洗液中 survivin mRNA 的表达与胃癌浸润深度、大体类型、淋巴结转移和 TNM 分期显著相关，预测腹膜转移具有较高的敏感性 [40]。

（四）其他因子

Bai 等 [41] 利用人胃癌裸鼠腹膜转移模型发现，CD155、VEGF、syndecan-1（多配体蛋白聚糖 1）和 syndecan-2（多配体蛋白聚糖 2）在转移细胞中高表达，IL-6 (Interleukin-6，白细胞介素 -6) 和 E-cadherin 在转移细胞中低表达，提示其可能参与胃癌腹膜转移的发生发展过程。

五、基于基因芯片技术筛查的胃癌腹膜转移相关分子标志物

Takeno 等 [42] 应用基因芯片技术筛查出与胃癌腹膜转移最相关的 22 个基因表达谱，建立胃癌根治术后腹膜转移的预测体系，前瞻性预测腹膜转移的准确率达到 76.9%，多因素分析这一预测体系是胃癌根治术后腹膜转移的唯一独立指标。

第三节　血行转移相关分子标志物

胃癌血行转移预后极差，在寻找特异性的分子标志物进行早期预测的基础上，采取个体化的综合治疗方案是改善预后的关键。

一、尿激酶型纤溶酶原激活物

尿激酶型纤溶酶原激活物（urokinase-type plasminogen activator，uPA）是丝氨酸蛋白酶，通过激活纤溶酶原成纤溶酶，引起细胞周围基质的破坏，也可通过激活Ⅳ型胶原酶降解基底膜。Kaneko 等[43]发现癌灶中 uPA 和 uPAR（urokinase-type plasminogen activator receptor，尿激酶型纤溶酶原活化剂受体）的表达与胃癌浸润深度、淋巴管和血管浸润密切相关。Kita 等[44]检测胃癌患者外周血和骨髓标本中 uPA mRNA 的表达水平发现，其在外周血中高表达比在骨髓中更能准确评估患者的预后，是发生血行转移的独立危险因素。

二、胸苷磷酸化酶

胸苷磷酸化酶（thymidline phosphorylase，TP）等同于血小板源性生长因子，具有促进血管生成作用。对 116 例胃癌患者的免疫组化分析显示胸苷磷酸化酶表达是一个独立预后因素。TP 的表达与胃癌进展及转移密切相关，其阳性患者复发率、血行转移率、腹膜转移率显著高于阴性者[45]。提示胸苷磷酸化酶可能促进胃癌的血行及腹膜转移。

三、细胞黏附分子CD44v6

201 例胃癌的免疫组化检测显示，分化型腺癌 CD44v6 蛋白表达明显高于弥漫型胃癌，CD44v6 阳性肿瘤多伴有血行转移。CD44v6 阳性的分化型腺癌患者预后不良，可能是分化型胃癌预后的重要生物学标志物[46]。

四、人绒毛膜促性腺激素

研究发现胃癌骨髓转移者血清及组织人绒毛膜促性腺激素（human chorionic gonadotropin，hCG）阳性率明显高于无骨髓转移者，且血清 hCG 水平在骨髓转移诊断之前或诊断时即增高[47]。因此，检测组织或血清 hCG 对发现骨转移有重要价值，血 hCG 水平可作为预测胃癌骨转移的有效标志物。

五、人类同源型有丝分裂控制点缺陷蛋白2

人类同源型有丝分裂控制点缺陷蛋白 2（human homologue of mitotic arrest deficient 2，hsMAD2）是有丝分裂检控系统的关键组分。Western blot 分析表明胃癌组织中 hsMAD2 明显过表达。高分化腺癌及伴有同时性肝转移患者的肿瘤组织 hsMAD2 蛋白（C）与相应非癌组织 hsMAD2 蛋白（N）的比率（C/N）更高。胃癌同时性肝转移患者的 C/N 常大于 3。因此 C/N>3 可能是异时性胃癌肝转移的重要预测因子[48]。

六、基质细胞衍生因子1α

研究发现胃癌血行转移患者血清基质细胞衍生因子 1α（stromal cell derived factor-1α，SDF-1α）浓度显著高于非转移患者，因此，SDF-1α 可能成为预测胃癌血行转移的分子标志物[49]。

第四节　小　　结

近年来，随着以基因芯片、组织芯片、蛋白质芯片等为代表的高通量分子水平研究技术的高速发展，胃癌转移侵袭相关基因谱正逐步得以完善，使其在亚临床转移阶段的预测和早诊成为可能，为个体化的综合治疗提供了依据。但目前的研究多属单中心、小样本、回顾性研究，难以准确系统地评价，亟须更完善的循证医学证据。

（王振宁）

参考文献

[1] Kamata I, Ishikawa Y, Akishima-Fukasawa Y, et al. Significance of lymphatic invasion and cancer invasion-related proteins on lymph node metastasis in gastric cancer. J Gastroenterol Hepatol, 2009, 24(9):1527-1533.

[2] Dicken BJ, Graham K, Hamilton SM, et al.

Lymphovascular invasion is associated with poor survival in gastric cancer: an application of gene-expression and tissue array techniques. Ann Surg, 2006, 243(1):64-73.
[3] Zhao ZS, Wang YY, Ye ZY, et al. Prognostic value of tumor-related molecular expression in gastric carcinoma. Pathol Oncol Res, 2009, 15(4):589-596.
[4] Lee KH, Choi EY, Hyun MS, et al. Association of extracellular cleavage of E-cadherin mediated by MMP-7 with HGF-induced in vitro invasion in human stomach cancer cells. Eur Surg Res, 2007, 39(4):208-215.
[5] Takaoka M, Naomoto Y, Ohkawa T, et al. Heparanase expression correlates with invasion and poor prognosis in gastric cancers. Lab Invest, 2003, 83(5):613-622.
[6] Tang W, Nakamura Y, Tsujimoto M, et al. Heparanase: a key enzyme in invasion and metastasis of gastric carcinoma. Mod Pathol, 2002, 15(6):593-598.
[7] Wang Z, Xu H, Jiang L, et al. Positive association of heparanase expression with tumor invasion and lymphatic metastasis in gastric carcinoma. Mod Pathol, 2005, 18(2):205-211.
[8] Yingying X, Yong Z, Zhenning W, et al. Role of heparanase-1 in gastric carcinoma invasion. Asian Pac J Cancer Prev, 2009, 10(1):151-154.
[9] Czyzewska J, Guzińska-Ustymowicz K, Ustymowicz M, et al. The expression of E-cadherin-catenin complex in patients with advanced gastric cancer: role in formation of metastasis. Folia Histochem Cytobiol, 2010, 48(1):37-45.
[10] Chan AO, Lam SK, Chu KM, et al. Soluble E-cadherin is a valid prognostic marker in gastric carcinoma. Gut, 2001, 48(6):808-811.
[11] Shimada Y, Yamasaki S, Hashimoto Y, et al. Clinical significance of dysadherin expression in gastric cancer patients. Clin Cancer Res, 2004, 10(8):2818-2823.
[12] Kitadai Y, Kodama M, Cho S, et al. Quantitative analysis of lymphangiogenic markers for predicting metastasis of human gastric carcinoma to lymph nodes. Int J Cancer, 2005, 115(3):388-392.
[13] Morita H, Ishikawa Y, Akishima-Fukasawa Y, et al. Histopathological predictor for regional lymph node metastasis in gastric cancer. Virchows Arch, 2009, 454(2):143-151.
[14] Tsirlis TD, Papastratis G, Masselou K, et al. Circulating lymphangiogenic growth factors in gastrointestinal solid tumors, could they be of any clinical significance? World J Gastroenterol, 2008, 14(17):2691-2701.
[15] Vidal O, Metges JP, Elizalde I, et al. High preoperative serum vascular endothelial growth factor levels predict poor clinical outcome after curative resection of gastric cancer. Br J Surg, 2009, 96(12):1443-1451.
[16] Miskad UA, Semba S, Kato H, et al. Expression of PRL-3 phosphatase in human gastric carcinomas: close correlation with invasion and metastasis. Pathobiology, 2004, 71(4):176-184.
[17] Miskad UA, Semba S, Kato H, et al. High PRL-3 expression in human gastric cancer is a marker of metastasis and grades of malignancies: an in situ hybridization study. Virchows Arch, 2007, 450(3):303-310.
[18] Wang Z, He YL, Cai SR, et al. Expression and prognostic impact of PRL-3 in lymph node metastasis of gastric cancer: its molecular mechanism was investigated using artificial microRNA interference. Int J Cancer, 2008, 123(6):1439-1447.
[19] Mori M, Shimada H, Gunji Y, et al. S100A11 gene identified by in-house cDNA microarray as an accurate predictor of lymph node metastases of gastric cancer. Oncol Rep, 2004, 11(6):1287-1293.

[20] Wang YY, Ye ZY, Zhao ZS, et al. High-level expression of S100A4 correlates with lymph node metastasis and poor prognosis in patients with gastric cancer. Ann Surg Oncol, 2010, 17(1):89-97.

[21] Kondo T, Sentani K, Oue N, et al. Expression of RHOC is associated with metastasis of gastric carcinomas. Pathobiology, 2004, 71(1):19-25.

[22] Wang ZN, Xu HM, Jiang L, et al. Positive association of RhoC gene overexpression with tumor invasion and lymphatic metastasis in gastric carcinoma. Chin Med J (Engl), 2005, 118(6):502-504.

[23] Kosaka Y, Inoue H, Ohmachi T, et al. Tripartite motif-containing 29 (TRIM29) is a novel marker for lymph node metastasis in gastric cancer. Ann Surg Oncol, 2007, 14(9):2543-2549.

[24] Deng H, Huang X, Fan J, et al. A variant of estrogen receptor-alpha, ER-alpha36 is expressed in human gastric cancer and is highly correlated with lymph node metastasis. Oncol Rep, 2010, 24(1):171-176.

[25] Denicola A, Batthyány C, Lissi E, et al. Diffusion of nitric oxide into low density lipoprotein. J Biol Chem, 2002, 277(2):932-936.

[26] Zheng HC, Takahashi H, Li XH, et al. Downregulated parafibromin expression is a promising marker for pathogenesis, invasion, metastasis and prognosis of gastric carcinomas. Virchows Arch, 2008, 452(2):147-155.

[27] Ito R, Oue N, Zhu X, et al. Expression of integrin-linked kinase is closely correlated with invasion and metastasis of gastric carcinoma. Virchows Arch, 2003, 442(2):118-123.

[28] Mashino K, Sadanaga N, Yamaguchi H, et al. Expression of chemokine receptor CCR7 is associated with lymph node metastasis of gastric carcinoma. Cancer Res, 2002, 62(10):2937-2941.

[29] Yamashita H, Kitayama J, Ishikawa M, et al. Tissue factor expression is a clinical indicator of lymphatic metastasis and poor prognosis in gastric cancer with intestinal phenotype. J Surg Oncol, 2007, 95(4):324-331.

[30] Kouraklis G, Katsoulis IE, Theocharis S, et al. Does the expression of cyclin E, pRb, and p21 correlate with prognosis in gastric adenocarcinoma? Dig Dis Sci, 2009, 54(5):1015-1020.

[31] Feakins RM, Nickols CD, Bidd H, et al. Abnormal expression of pRb, p16, and cyclin D1 in gastric adenocarcinoma and its lymph node metastases: relationship with pathological features and survival. Hum Pathol, 2003, 34(12):1276-1282.

[32] Lee KH, Lee HE, Cho SJ, et al. Immunohistochemical analysis of cell cycle-related molecules in gastric carcinoma: prognostic significance, correlation with clinicopathological parameters, proliferation and apoptosis. Pathobiology, 2008, 75(6):364-372.

[33] 黄宝俊, 徐惠绵, 赵雨杰, 等. 胃癌淋巴结转移预测的多因素分析, 世界华人消化杂志, 2004, 12(2):266-270.

[34] 徐惠绵, 王剑峰, 王振宁. CEA mRNA、CEA蛋白及细胞学检测胃癌腹腔液中游离癌细胞的初步评价. 中华肿瘤杂志, 2000, 22(1):45-47.

[35] 徐惠绵, 王振宁, 王剑峰, 等. 胃癌腹膜亚临床转移相关标志物的检测及临床意义. 中华医学杂志, 2001, 81(17):1083-1084.

[36] Wang Z, Zhang X, Xu H, et al. Detection of peritoneal micrometastasis by reverse transcriptase-polymerase chain reaction for heparanase mRNA and cytology in peritoneal wash samples. J Surg Oncol, 2005, 90(2):59-65.

[37] 吴涛, 高娜, 苏忠, 等. TGF-β1小干扰

RNA影响人腹膜间皮细胞黏附胃癌细胞株SGC-7901的研究. 中华肿瘤防治杂志, 2006, 13(12):884-887, 912.

[38] Yonemura Y, Fujimura T, Ninomiya I, et al. Prediction of peritoneal micrometastasis by peritoneal lavaged cytology and reverse transcriptase-polymerase chain reaction for matrix metalloproteinase-7 mRNA. Clin Cancer Res, 2001, 7(6):1647-1653.

[39] Iwatsuki M, Fukagawa T, Mimori K, et al. Bone marrow and peripheral blood expression of ID1 in human gastric carcinoma patients is a bona fide indicator of lymph node and peritoneal metastasis. Br J Cancer, 2009, 100(12):1937-1942.

[40] Wang ZN, Xu HM, Jiang L, et al. Expression of survivin mRNA in peritoneal lavage fluid from patients with gastric carcinoma. Chin Med J (Engl), 2004, 117(8):1210-1217.

[41] Bai F, Guo X, Yang L, et al. Establishment and characterization of a high metastatic potential in the peritoneum for human gastric cancer by orthotopic tumor cell implantation. Dig Dis Sci, 2007, 52(6):1571-1518.

[42] Takeno A, Takemasa I, Seno S, et al. Gene expression profile prospectively predicts peritoneal relapse after curative surgery of gastric cancer. Ann Surg Oncol, 2010, 17(4):1033-1042.

[43] Kaneko T, Konno H, Baba M, et al. Urokinase-type plasminogen activator expression correlates with tumor angiogenesis and poor outcome in gastric cancer. Cancer Sci, 2003, 94(1):43-49.

[44] Kita Y, Fukagawa T, Mimori K, et al. Expression of uPAR mRNA in peripheral blood is a favourite marker for metastasis in gastric cancer cases. Br J Cancer, 2009, 100(1):153-159.

[45] Konno S, Takebayashi Y, Higashimoto M, et al. Thymidine phosphorylase expression in gastric carcinoma as a marker for metastasis. Anticancer Res, 2003, 23(6D):5011-5014.

[46] Yamaguchi A, Goi T, Yu J, et al. Expression of CD44v6 in advanced gastric cancer and its relationship to hematogenous metastasis and long-term prognosis. J Surg Oncol, 2002, 79(4):230-235.

[47] Yonemura Y, Oyama S, Sugiyama K, et al. Human chorionic gonadotropin in gastric carcinoma. A useful marker for bone metastasis. Int Surg, 1989, 74(2):84-87.

[48] Tanaka K, Nishioka J, Kato K, et al. Mitotic checkpoint protein hsMAD2 as a marker predicting liver metastasis of human gastric cancers. Jpn J Cancer Res, 2001, 92(9):952-958.

[49] Woo IS, Hong SH, Byun JH, et al. Circulating stromal cell derived factor-1alpha (SDF-1alpha) is predictive of distant metastasis in gastric carcinoma. Cancer Invest, 2008, 26(3):256-261.

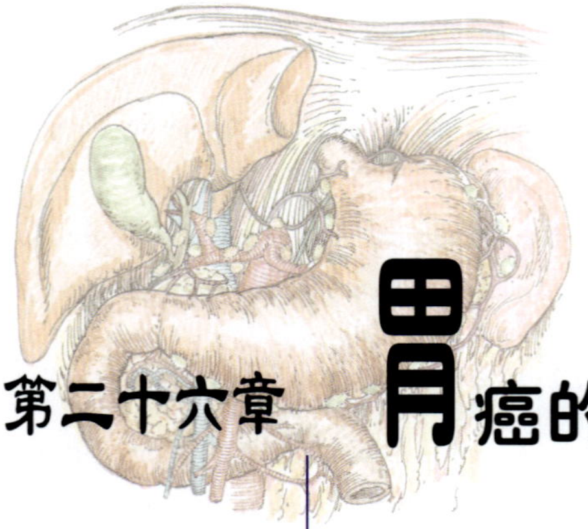

第二十六章 胃癌的预后

薛强 梁寒 周志伟 徐大志 邓靖宇 喻村俊 何雯婷 刘平 王晓娜

第一节 胃癌患者预后与D2淋巴结清扫的合理性

迄今手术仍然是可能治愈胃癌的唯一治疗手段。日本是胃癌治疗水平最高的国家之一，日本学者自 20 世纪 50–60 年代开创了以胃周围淋巴结清扫为主要内容的胃癌根治术（D2），取得了明显的治疗效果。但是胃癌淋巴结清扫的范围一直是东西方争论的焦点，缺乏有说服力的循证医学证据是这一争论旷日持久的症结所在。著名的荷兰胃癌协作组研究开创了胃癌淋巴结清扫范围的多中心、前瞻性、随机化临床研究的先河，于 1999 年发表在新英格兰医学杂志的 5 年随访结果显示 D2 淋巴结清扫手术与 D1 比较不仅未能改善预后，反而增加了并发症 [1]。但是随着手术技术的日趋完善以及手术熟练度的不断提高，越来越多的学者已经将 D2 根治术作为进展期胃癌的标准根治术。目前 D2 根治术已被大多数学者 [2-4] 认为是胃癌治疗的标准术式。

1997 年，Degiuli 等 [5] 报道了 118 例胃癌患者行 D2 根治术的临床分析，总体死亡率为 20.9%，外科术后并发症发生率为 16.7%。意大利 162 例胃癌患者研究显示 [6]，胃癌根治术后并发症平均发生率为 13.6%，D1 与 D2 两组并发症发生率的差异无统计学意义（10.5% *vs.* 16.3%）。而两组术后死亡率也无明显差异。Martino 等 [7] 发现，有淋巴结转移的胃癌患者，行 D2 根治术 5 年生存率（43.5%）明显高于 D1 胃癌根治术（29.5%）。何裕隆等 [8] 回顾发现标准胃癌 D2 根治术的 5 年生存率（40.1%）较传统意义上的根治性胃大部切除术 5 年生存率（17%）明显提高。我们的回顾性研究发现，行 D2 胃癌根治术的患者 1 年生存率为 83.4%，5 年生存率为 40%。而 Otsuji 等 [9] 通过对 202 例胃癌患者进行分析认为即使年龄大于 70 岁的进展期胃癌患者也应首选手术治疗。Vasilescu C 等 [10] 回顾分析了 443 例胃癌患者，216 例行 D1 根治术，227 行 D2、D3 或者 D4 根治术，5 年生存率 D1 组（32%）明显低于另一组（51.8%）；D1 组平均生存时间为 28 个月，D2/3/4 组为 63 个月。

2008 年新英格兰医学杂志发表了由 Sasako 教授组织的日本多中心临床研究，将 523 名胃癌患者随即分为两组，一组患者行标准 D2 根治术，共入组 263 人，另一组患者行 D2 根治术加腹主动脉周围淋巴结清扫（D2+），入组 260 人。两组患者术后并发症无明显差异，5 年生存率 D2+ 组为 70.3%，D2 组为 69.2%，两者比较差异无显著性。认为对于胃癌患者 D2+ 较 D2 根治术未能明显增加 5 年生存率 [11]。至此，在日本及东亚地区，D2 手术成为进展期胃癌的标准术式。

2010 年荷兰胃癌协作组发表了 15 年的随访

结果[12]：结果首次显示出 D2 根治术能够提高患者的生存率。他们共研究了 996 例胃癌患者，其中 285 例患者行姑息性胃切除术，771 位患者被随机分为两组：D1 根治术有 380 人，D2 有 331 人。他们发现行 D1 根治术的患者 15 年生存率为 21%，低于 D2 根治术患者（29%），并且与胃癌相关的死亡率 D1 组远高于 D2 组（48% *vs.* 37%），非肿瘤性死亡率二者无明显差异。肿瘤局部与区域复发率 D1 组均高于 D2 组（22% *vs.* 12%；19% *vs.* 13%）。作者分析发现经过长达 15 年的随访，慢慢消除了由于 D2 手术死亡率（10%）过高对患者预后的影响。该结果的发表从理论上使东西方在胃癌标准淋巴结清扫范围上取得了共识。

随着 JCOG9501[11] 临床研究的发表，标准胃癌根治术已成为规范，一般不提倡包括 No.16 在内的扩大淋巴结清扫。但是临床实践中并非没有疑义，JCOG9501 研究本身也存在很多缺陷。Takashi 等[13] 通过研究发现，对于那些具有高度淋巴结转移可能的特殊部位的病例，选择性进行 No.16 淋巴结清扫不失为进展期胃癌的治疗策略之一。詹文华报道 D2+ 手术可以使 No.16 淋巴结转移数 3 枚以下患者受益[14]，有学者提出 D2+、D3 甚至 D4 等扩大胃癌根治术能够提高部分Ⅲ期甚至Ⅳ期患者的生存时间而没有增加术后并发症[15]，顾钧等[16] 报道胃癌 D2 组与 D3 组在术后 1、2 年生存率上并无差别，但 3～5 年的生存率在统计学上有明显差异 ($P<0.05$)，其中 D2 组 5 年生存率为 36.2%，远低于 D3 组的 56.8%，认为 D3 手术较之 D2 手术可以获得更长期的生存和更好的预后。Kikuchi 等[17] 的临床研究认为，对 pN3 期病例若切除淋巴结的数目 >30 枚，则能明显改善行胃癌根治术患者的预后。

我们的回顾性研究显示切除淋巴结 16～20 枚与 >20 枚两组生存曲线比较，虽然可以看出 >20 枚组，生存曲线略好于 16～20 枚，但两组比较差异无显著性[18]。Kulip 等[19] 对 874 例胃癌患者进行回顾性分析，发现 D2 淋巴结清除术与 D2+ 淋巴结清除术比较两组患者术后生存率无明显差异，更加广泛的淋巴结切除未能显著提高患者的生存率。由以上可以看出，对于扩大胃癌根治术是否能够提高患者的生存率以及其在进展期胃癌中的治疗作用及其安全性评价尚存在较大的争论，或许对于一些局部病期较晚的胃癌患者扩大根治术能够提高其生存率，但还需更高质量的临床研究进一步证实。

（薛强　梁寒）

第二节　TNM分期与胃癌患者预后的关系

肿瘤在其发生、发展的过程中，可分为早、中、晚不同的阶段。根据肿瘤的不同发展阶段进行分期，直接决定了治疗策略的制订以及患者预后。只有通过统一的分期标准，才有可能将各国的临床研究进行横向比较，以便在世界范围内探讨肿瘤的规范化治疗。

恶性肿瘤的 TNM 国际分期法可以追溯到 50 多年以前。1946 年，当时法国医生 Denoix 首先提出对恶性肿瘤进行解剖学分期的思想[20]。1950 年国际抗癌联盟 (UICC) 专门成立了肿瘤命名和统计委员会。1953 年该委员会召开了一个国际性会议，正式提出了根据原发肿瘤 (T)、淋巴结转移 (N) 和远处转移 (M) 的状况对肿瘤进行分期的建议。其后若干年，国际上进行了大规模的临床研究，各种 TNM 分期方案应运而生。1968 年 UICC 出版了“恶性肿瘤的 TNM 分期”第 1 版，正式提出了 23 个不同部位恶性肿瘤 TNM 分期标准[21]。

随后，1974 年和 1978 年，UICC 正式公布了第 2 版和第 3 版的 TNM 分期。该两版分期在第 1 版分期基础上既增加了一些新肿瘤的分类，又对旧版本进行了修订[22, 23]。1982 年，为实现肿瘤分期标准化，国际 TNM 分期委员会再次举行会议，统一和更新了分期方法，制订了第 4 版的 TNM 分期。

与此同时，国际抗癌联盟（International Union Against Cancer, UICC）和美国癌症联合委员会（American Joint Committee on Cancer, AJCC）也达成共识，使 TNM 分期系统成为实体肿瘤分期的全球标准[24]，并被翻译成十几种语言，在网上提供下载。随着 UICC、AJCC 两个团体的密切合作和沟通，TNM 分期系统渐趋统一，UICC 在 1998 及 2002 年公布的第 5 版及第 6 版 TNM 分期规则，与 AJCC 癌症分期手册已完全一致[25-27]。2009 年，时值第 6 版公布 7 年之际，UICC 和 AJCC 再次推出第 7 版恶性肿瘤 TNM 分期，并于 2010 年 1 月正式投入临床使用[28]。

在胃癌方面，UICC/ AJCC 公布的 TNM 分期系统同样是唯一基于全球研究基础之上的分期系统。近年来，国际上广泛应用的胃癌分期是 AJCC/UICC 第 6 版（2002）TNM 分期系统。2010 年 1 月更新的第 7 版胃癌分期，是在积累了 7 年的循证数据后，在对全球数据进行回顾、验证及统计学分析的基础上推出的更科学的分期体系。它的主要改变是 T、N 分期的细化以及Ⅳ期分组的变化。在 T 分期中，第 7 版分期将第 6 版中的 4 个亚组细分为 5 个亚组，强调了肿瘤浸润深度（T 分期）在患者预后中可能存在的差异；在 N 分期中，第 7 版分期针对转移淋巴结数目做了新的修订，以期更好地提示预后；针对Ⅳ期患者，第 7 版分期仅保留 M1 的患者作为Ⅳ期，而将第 6 版中 T4N+M0 及任何 TN3M0 的患者降期为Ⅱ、Ⅲ期。

目前，有关第 6 版 TNM 分期系统与预后关系的报道较多。国内福建医科大学张祥福等[29]报道 1972–2000 年 2613 例胃癌手术切除患者，其中ⅠA、ⅠB、Ⅱ、ⅢA、ⅢB 及Ⅳ期患者术后 5 年生存率分别为 91.1%、86.7%、51.1%、34.5%、29.1% 及 5.9%。中山大学肿瘤防治中心总结 1964–2004 年 1950 例行胃癌切除手术患者的预后资料显示，Ⅰ、Ⅱ、Ⅲ及Ⅳ期术后 5 年生存率分别为 86.8%、58.7%、28.4% 及 7.6%[30]。两组资料在同一分期内的 5 年生存率类似。

国外 IGCSG 报道 191 例ⅠA、ⅠB、Ⅱ、ⅢA、ⅢB 及Ⅳ期胃癌患者 D2 根治术后 5 年生存率，按第 6 版分期分析，分别为 92.5%、87.5%、60.0%、40.0%、20.0% 及 2.5%[31]。荷兰一项比较 D1、D2 清扫术的多中心前瞻性临床研究的长期随访结果显示，380 例行 D1 清扫术组ⅠA、ⅠB、Ⅱ、ⅢA、ⅢB 及Ⅳ期患者术后 5 年生存率分别为 41%、36%、15%、3%、0%、0%，而 331 例行 D2 清扫术组ⅠA、ⅠB、Ⅱ、ⅢA、ⅢB 及Ⅳ期患者术后 5 年生存率分别为 53%、27%、33%、19%、10%、3%，结果显示 D2 清扫术组患者有生存优势，但差异无统计学意义[32]。同时，该研究也表明，在同一分期内，不同的治疗方式可能是其预后不同的主要原因。

由于第 7 版分期系统刚刚公布不久，有关它在预后预测方面的报道较少，只有少数文献分析了新的胃癌分期系统与预后的关系。譬如，按第 7 版分期，美国监测、流行病学及预防（Surveillance, Epidemiology, and End Results, SEER）数据库 1991–2000 年 10 601 例手术切除的胃癌患者数据显示：ⅠA、ⅠB、ⅡA、ⅡB、ⅢA、ⅢB、ⅢC 及Ⅳ期患者术后 5 年生存率分别为 70.8%、57.4%、45.5%、32.8%、19.8%、14.0%、9.2% 及 4.0%[28]。韩国 Ahn 等报道首尔国立大学医学院 1986–2006 年间行根治性切除的 9 998 例胃癌患者预后资料显示，ⅠA、ⅠB、ⅡA、ⅡB、ⅢA、ⅢB 及ⅢC 期患者术后 5 年生存率分别为 95.1%，88.4%，84.0%，71.7%，58.4%，41.3% 及 26.1%[33]。这些资料也通过进一步分析表明，与第 6 版分期相比，新分期系统能更好地预测胃癌患者的术后生存情况，更好地体现了分期与预后的一致性，从而为临床医师针对不同分期采取个体化治疗、提高胃癌疗效提供了临床参考依据。

中山大学肿瘤医院通过统计 1994–2006 年 1503 例胃癌患者资料，分析了分期与预后的关系。按照第 7 版分期，ⅠA、ⅠB、ⅡA、ⅡB、ⅢA、ⅢB、ⅢC 及Ⅳ期患者术后 5 年生存率分别为 96.0%、82.4%、79.0%、76.8%、54.2%、39.2%、26.6% 及 5.6%。其中 T 分期各亚组 5 年生存率分别为 T1 96.6%、T2 74.9%、T3 62.6%、T4a 39.6%、T4b 23.4%，N 分期各亚组 5 年生存率分别为 N0 75.3%、N1 53.6%、N2 39.9%、N3 26.1%，M 分期各亚组 5 年生存率分别为 M0 55.9%、M1 5.6%。

在对新旧分期进行对比后，作者认为，第 7 版分期较第 6 版对于预测胃癌患者术后生存更有意义，表现在：①将第 6 版分期 6 个亚组（ⅠA、ⅠB、Ⅱ、ⅢA、ⅢB、Ⅳ期）细分为 8 个亚组（ⅠA、ⅠB、ⅡA、ⅡB、ⅢA、ⅢB、ⅢC、Ⅳ期）后，不同分期患者术后生存的差异性更为明显。②第 6 版分期中部分Ⅳ期（T4N+M0 及任何 TN3M0）患者，比 M1 患者具有更好的预后。因此，第 7 版分期将该部分患者降期为Ⅱ B、Ⅲ A、Ⅲ B 及Ⅲ C 期，更能体现分期的均衡性。

就 T、N、M 单个因素对预后的影响而言，由于 TNM 分期系统中 T 分期源于解剖学概念，M 分期亦具有明确的定义，故文献报道对 T 及 M 分期对于预后的影响分歧较少。在第 6 版 UICC T 分期中，T2 分为 T2a（肿瘤侵犯固有肌层）及 T2b（肿瘤侵犯浆膜下层），然而在综合分期中，T2a 及 T2b 均按照 T2 进行分组，如 T2aN1 及 T2bN1 均属于Ⅱ期。Wang 等[34]分析了 2322 例行胃癌根治性切除病例，其中 T2 期肿瘤 325 例，结果发现：肿瘤浸润至 T2a 者预后优于浸润至 T2b（P=0.001）。时至今年，第 7 版 UICC TNM 分期应用于临床后，其中对于 T 分期的定义就做了新的调整，将第 6 版中的 T2 细分为 T2 及 T3，从而更好地预测患者预后。

近几年来，TNM 分期系统中对于胃癌患者预后预测意义方面的研究焦点主要集中在 N 分期上。由于全球对于胃癌手术方式及淋巴结清扫方式尚不统一，如 D1、D2、D2+ 清扫术仍被不断地采用，同时由于手术医师或病理医师对于淋巴结检出数目的差异等原因，其结果直接影响术后淋巴结检出数目及转移淋巴结的数目，从而导致“分期偏倚”现象。因此，有关淋巴结检出数目、转移淋巴结的数目，以及淋巴结转移率（转移淋巴结数目 / 淋巴结检出数目）对胃癌患者预后影响意义文献报道较多。

关于淋巴结检出数目，国内天津医科大学肿瘤医院梁寒等[35]研究报道了一组 456 例经根治性切除的胃癌患者预后资料，结果显示：阴性淋巴结数目在 0 ~ 9 枚组、10 ~ 14 枚组及≥ 15 枚组术后 5 年生存率分别为 4.1%、30.7% 及 74.8%，预后具有显著差异，故其认为阴性淋巴结数目在提高预测胃癌患者术后生存准确性方面具有重要意义。

关于转移淋巴结数目，梁寒等[36]报道了一组 456 例经根治性切除的胃癌患者预后资料，并比较该组患者按第 5/6 版、第 7 版 UICC N 分期及第 13 版日本胃癌委员会（JGCA）N 分期后的预后情况，结果显示按第 5/6 版 UICC N 分期，N0、N1、N2、N3 期患者术后 5 年生存率分别为 87.3%、58.6%、4.7% 及 4.9%，按第 7 版 UICC N 分期，N0、N1、N2、N3 期患者术后 5 年生存率分别为 87.3%、71.1%、44.1% 及 4.7%，按 JGCA N 分期，N0、N1、N2、N3 期患者术后 5 年生存率分别为 87.3%、39.7%、9.7% 及 21.7%。多因素分析显示，三者中仅第 7 版 UICC N 分期为独立预后因素。此外，作者还将第 7 版 UICC N 分期中阳性淋巴结个数细分为 5 组，分别为 0、1 ~ 2、3 ~ 6、7 ~ 8 及≥ 9 枚，各组患者术后 5 年生存率分别为 87.3%、71.1%、44.1%、10.0% 及 3.9%，并认为该分类方法能更好地体现患者的预后情况。

关于淋巴结转移率，目前已有较多文献报道其与第 6 版 UICC N 分期对于预测患者预后的准确性的比较。多数学者认为，相比第 6 版 UICC N 分期，淋巴结转移率能更好地解释患者预后及减少分期偏倚[37-45]。譬如，中山大学肿瘤医院徐大志等[37]总结分析了 906 例行胃癌 D2 根治术的患者预后资料，并按照患者预后情况将淋巴结转移率（ratio of node, rN）分为 rN0：0%、rN1：1% ~ 9%、rN2：10% ~ 25% 及 rN3：>25% 4 组，并比较该组患者按第 6 版 UICC N 分期及淋巴结转移率（rN）分期后的预后情况，结果发现：对于检出淋巴结数目 >15 及≤ 15 枚的患者，多因素分析显示 rN 分期（而非第 6 版 UICC N 分期）可作为独立预后因素。同时，当将淋巴结检出数目≤ 15 枚的患者按照淋巴结检出数目再细分为 1 ~ 3、4 ~ 7、8 ~ 11 及 12 ~ 15 枚 4 组并按照 rN 分期统计患者术后 5 年生存率时，结果发现该 4 组患者术后 5 年生存率无明显统计学差异，从而显示 rN 分期能从一定程度上降低分期偏倚，尤其对于那些淋巴结检出数目≤ 15 枚的患者。同样，Sun 等[44]学者分析了 2159 例行胃癌 D2 根治术的患者预后资料，按照患者预后情况将淋巴结转移率分为 rN0: 0%、rN1: 1% ~ 20%、rN2: 21% ~ 50% 及 rN3:>50% 4 组，并比较该组患者按第 6 版 UICC N 分期、JGCA N 分期及淋巴结转移率（rN）分期后的预后情况，结果发现：对于检出淋巴结数目 >15 及≤ 15 枚的患者，按照第 6 版 UICC N 分期及 JGCA N 分期后的预后差异具有显著统计学意义，而在 rN 分期中两者差异无统计学意义，因此作者认为 rN 分期在淋巴结清扫数目或级别不充分的情况下能够起到降低分期偏倚的作用。同样，在主要行胃癌 D1 根治术的国家，如美国及部分西方国家，亦有报道认为淋巴结转移率分期能够降低胃癌 D1 根治术后的分期偏倚现象。如 Maduekwe 等[45]学者报道了 257 例行 D1 根治术的胃癌患者预后资料，并比较了 rN 及第 6 版 UICC N 分期用于预测预后的准确性，结果同样发现对于检出淋巴结数目 >15 及≤ 15 枚的患者，两组术后 5 年生存率在 rN 分期系统中无明显统计学差异，而在第 6 版 UICC N 分期系统中差异显著，同时多因素分析亦显示 rN 分期（而非第 6 版 UICC N 分期）可作为独立预后因素，从而表明淋巴结转移率分期同样能够降低胃癌 D1 根治术后的分期偏倚现象。不过，目前关于比较 rN 分期及第 7 版 UICC N 分期用于预测胃癌患者预后的文献尚比较少见。

分期策略往往涉及原发肿瘤、患者，甚至环境等诸多因素，现行的 UICC TNM 胃癌分期系统仍有较多不足之处，如不能从生物学角度上反映肿瘤的特性，相对于复杂的肿瘤生物学特性来说过于简单等[46]。因此，目前 TNM 分期面临的重要挑战是如何将目前正在研究的非解剖性预后因素纳入其中，如病理类型、肿瘤大小、肿瘤部位、脉管癌栓、根治程度、梗阻、穿孔、结外浸润等，甚至可以考虑将某些生物学行为如 CEA 等肿瘤标志物、微卫星不稳定、杂合性缺失、P53、DNA 拷贝数、VEGF 表达情况等纳入到分期系统中。

总之，胃癌分期与预后的关系是复杂的，随着免疫学、生物化学及分子遗传学新技术的发展，生物标志物等非 TNM 因素在预后及预测中的应用日益增多，更新、更特殊的与分子诊断研究相关的预后因素也正被考虑引入到分期策略中。特别是近年来，人工智能的引进、概念结构内列线图的统一改进了人类对癌症的认识，人工神经网络、决策树、支持向量机、列线图等统计方法为我们提供了将林林总总的预后因素整合成系统的、新的生物学分期的可能性，它将极大提高预后预测的准确性，并促进肿瘤的个体化治疗。

（周志伟　徐大志）

第三节　胃癌淋巴结转移与预后

淋巴结转移是胃癌主要转移方式之一，可发生于胃癌病程各阶段。超过 50% 的胃癌初诊患者已经伴有淋巴结转移，即使是黏膜内早期胃癌，其出现淋巴结转移的几率也不低于 3%[47, 48]。从理论上而言，淋巴结转移应是胃癌细胞从原发灶生长增殖后进入系统性播散的必经阶段[49]。因此，根据淋巴结转移的具体情况不仅能够用于评价胃癌的进展阶段，而且也是除肿瘤浸润深度以外评估胃癌患者预后最为重要的因素[50]。同时，淋巴结转移状态也是评估胃癌外科治疗根治性的重要指标[51, 52]。无淋巴结转移的胃癌患者预后显著地优于淋巴结转移的胃癌患者[53, 54]。近年来，根据笔者所在医院对胃癌根治术后患者随访资料的分析发现无淋巴结转移患者术后 5 年生存率、中位生存期及中位无病生存期均显著优于淋巴结转移患者，而术后复发率却明显低于淋巴结转移患者[55]。

众所周知，淋巴结转移状态的评价不像肿瘤浸润深度那样容易得出准确的结果。如何正确评价胃癌患者的淋巴结转移信息是进一步正确评估患者预后的重要依据。手术中所获取的淋巴结是唯一提供胃癌患者淋巴结转移信息的重要来源。而对于胃癌根治性手术而言，清扫淋巴结的数目和范围一直以来都是胃癌外科争论的焦点[56, 57]。越来越多的学者认识到胃癌根治性手术中淋巴结清扫数目和范围都是术后淋巴结病理检查结果正确性和合理性的重要保障。实际上，规范化的淋巴结清扫术的实施是确保充足淋巴结清扫数目的重要手段。尽管不同学者报道胃癌根治术中最佳的淋巴结清扫数目有所不同，但淋巴结清扫数目的多少和患者术后生存期的长短已被证实是密切相关的[58-61]。就目前而言，淋巴结清扫总数不低于 15 枚应视为标准胃癌根治术的评价标准[62-65]。许多研究者已经证实对于淋巴结转移阳性（特别是进展期）胃癌患者而言，淋巴结清扫数目不低于 15 枚的患者术后生存期显著优于淋巴结清扫数目不足 15 枚的患者[66-71]。在我们以前的研究中也发现类似的结果，其原因应该归咎于淋巴结清扫数目过少易导致术后淋巴结转移评价发生偏倚[72-74]。10% ~ 25% 的胃癌患者可出现淋巴结跳跃式转移，淋巴结清扫数目过少往往导致无法获知胃周以远的淋巴结转移情况，因而也是导致患者术后预后不良的重要原因之一[75-77]。

对于淋巴结清扫范围，一直以来都是以是否应该坚持实施扩大淋巴结清扫术而展开争论的。从理论上说，扩大淋巴结清扫术（D2）能够获得更多的淋巴结，使术后淋巴结评价更为客观，且减少了淋巴结转移分期漂移的发生，最终改善患者预后[78-81]。日本从 20 世纪 60 年代以来一直坚持实施根治性胃癌切除联合 D2 淋巴结清扫术作为胃癌手术治疗的标准手术。相反，不少欧美学者一直坚持将实施 D1 淋巴结清扫术作为胃癌的标准手术术式。尽管上世纪欧洲（荷兰和英格兰）两项前瞻性随机试验未能证实扩大（D2）淋巴结清扫能够改善患者术后生存期，但严重的术后并发症和过高的术后病死率是导致结果发生偏倚的重要原因。而即使对于存有如此明显偏倚的试验结果及随访资料，时隔 11 年后再次分析证实对于 N2（UICC N 分期）的胃癌患者而言，扩大淋巴结清扫术（D2）的实施能够明显改善预后[82]。最近，Songun 等[83]将荷兰随机试验的 15 年随访记录再次分析，证实 D2 淋巴结清扫术能够明显降低局部复发和疾病相关死亡率，取得良好的局部治疗效果。

术后淋巴结的病理分期是评价胃癌患者预后极为重要的因素，准确的淋巴结转移分期不仅可以客观评估患者疾病程度，更能为后续治疗提供必要依据。准确淋巴结转移分期必须建立在术中清扫淋巴结足以准确反映患者淋巴结转移的完整信息的基础之上，因此对于术中淋巴结数目和范围应有合理的规定。遗憾的是，目前仅 UICC 规定淋巴结清扫数目不低于 15 枚是准确评价淋巴结转移信息的必要依据，而淋巴结清扫范围仍存有不少的争议。常用的胃癌术后淋巴结分期可见以转移数目、转移位置和转移比率为基础的分期方式。多数临床研究证实对于患者预后分析而言，按淋巴结转移数目进行分期明显优于按淋巴结转移位置分期[84-86]。而淋巴结转移率对于胃癌患者预后的评价尚有待于进一步论证和评价，我们最近的研究结果证实淋巴结转移数目分期（特别是依照第 7 版 UICC N 分期）显著优于淋巴结转移比率分期[87, 88]。理论上说，手术获得淋巴结数目越多则能使术后病理评价转移淋巴结数目越准确。到目前为止，淋巴结转移率并未明确定义术中清扫淋巴结数目或范围，因而无法保证淋巴结转移信息评估的准确性[89]。

阴性淋巴结既往都认为与胃癌患者预后无明显关系，而仅仅只是说明淋巴结清扫数目多少的组成部分而已。但近年来，对于阴性淋巴结数目在恶性肿瘤治疗中的作用却有了新的认识。Schwarz 等[90]研究发现胃癌根治术后患者预后与阴性淋巴结数目明显相关：对于 T2bN2（UICC 第 6 版）亚群的患者至少保证 15 ~ 19 个阴性淋巴结清扫可以取得最佳的生存期，而对于 T3N3 亚群的患者则至少保证 10 ~ 14 个阴性淋巴结。此外，Johnson 等[91]也证实随着阴性淋巴结数目的增加，ⅢB 与ⅢC 期结肠癌患者术后疾病死亡率明显降低，其原因在于阴性淋巴结数目增加不仅标志着手术根治性提高，同时也抑制了病理分期漂移的发生。我们对于天津医科大学附属肿瘤医院 1997–2003 年胃癌根治术后患者进行生存分析的研究中也发现，阴性淋巴结数目与患者术后生存期明显相关，且能够明显提高淋巴结转移率对胃癌根治术后患者生存期评价的效率[92]。近年来许多研究分析证实阴性淋巴结数目的增加使得淋巴结微转移残留的概率减低，这也是阴性淋巴结数目与胃癌患者术后预后相关的重要原因[93, 94]。

在整个胃癌发生和进展的病程中，出现淋巴结转移只是其中一部分，即局部病灶的肿瘤细胞经过淋巴系统向周围转移扩散的过程，并最终经胸导管和右淋巴导管进入血液循环导致全身播散的结局（远处脏器转移）[95, 96]。肝是胃癌最为常见的远处转移脏器，由于门静脉血流解剖途径的存在而使得血源性转移成为胃癌肝转移发生的主要原因。然而这个结论却难以解释异时性肝转移，特别是胃癌患者在接受根治性手术治疗后发生的肝转移。实际上，早有学者研究并提出淋巴结转移可能是胃癌异时性肝转移的另一个重要因素[96, 97]。而癌细胞发生淋巴结转移必定要经过相应的淋巴管或微淋巴管，因此淋巴结清扫强调整体切除尤为重要。在我们的研究结果中发现，胃癌根治术后肝转移的发生与淋巴管生成因子

VEGF-D 表达异常密切相关，并提示淋巴途径转移是胃癌异时性肝转移重要的原因之一[98]。此外，我们临床病例资料回顾性分析发现淋巴结转移数目是影响胃癌患者根治术后出现远处转移和腹膜播散的独立影响因子[99]。而关于其他脏器的转移是否与胃癌淋巴结转移相关，还有待于进一步研究证实。

淋巴结转移是影响胃癌分期、诊断、治疗及预后最为关键的因素之一，精确地评定淋巴结转移详情还存在不少困难。术前淋巴结转移的评价是决定胃癌患者是否需要接受 D2 淋巴结清扫的重要依据，但目前却无较为准确的方式证实胃癌患者术前淋巴结转移详情。因此，进一步研究准确而便捷的淋巴结转移临床检测应用指标是胃癌外科亟待发展的方向之一。规范性淋巴结清扫术是正确评价患者淋巴结转移的必要基础，D2 淋巴结清扫术还需要大样本前瞻性研究证实其优越性和安全性。

（邓靖宇）

第四节　淋巴结转移率评估胃癌预后的价值

一、胃癌淋巴结分期现状

胃癌是一种在世界范围内肆虐的恶性肿瘤，发病率在所有恶性肿瘤中居第 5 位，而死亡率则高居第 2 位[100]；我国是胃癌的高发地区，胃癌是我国最常见的消化道恶性肿瘤，死亡率占恶性肿瘤的第 3 位[101]。关于胃癌的治疗，NCCN 指南推荐以多学科共同协作的综合治疗为主，但目前只有根治性手术切除（R0）才有治愈可能。然而，近 60% 的根治术后患者会出现肿瘤复发和远处转移，生存预后差异较大，这与发病年龄、肿瘤大小及浸润深度、区域淋巴结转移、分化程度以及某些特定分子标志（Her-2、VEGF、EGFR）等诸多因素相关，其中区域淋巴结转移情况显得尤为重要。

目前关于区域淋巴结状态的评估仍然存在广泛争议，应用较多的有日本胃癌学会（Japanese Committee of Gastric Cancer, JCGC）分期系统和 AJCC/UICC 临床肿瘤分期（TNM）。JCGC 将转移淋巴结的位置作为评价指标，极易产生主观性偏差，应用复杂，故临床上多用于手术参考；TNM 分期从 1997 年（第 5 版）开始将转移淋巴结数目作为评价淋巴结转移情况的指标，由于其简单性、可靠性和客观性，成为国际上应用最为普遍的肿瘤临床分期系统。

多项研究发现，转移淋巴结数目与送检淋巴结数目之间存在明显相关性[102]，随着清扫站数或送检淋巴结数目的增加，检出转移淋巴结数目也相应增多，导致 JCGC 和 TNM 的淋巴结分期（pN）发生改变，这一现象定义为“分期偏移”[103]，也叫“Will Rogers”现象，用来描述由于送检淋巴结不足所致的分期不当。分期偏移的发生直接影响了胃癌患者预后评估的准确性，因此 AJCC 规定手术清扫或送检淋巴结不得少于 15 枚，以保证足够的转移淋巴结被检出。

1990 年，日本学者 Okusa T 等[104]提出了淋巴结转移率（metastatic lymph node ratio, MLR 或 N Ratio）的概念，定义为转移淋巴结数目与送检淋巴结数目的比值。由于能够显著减少“分期偏移”的发生，提高胃癌预后评估的准确性，MLR 近年成为研究的热点。

二、MLR是预测胃癌患者生存的独立预后因素

COX 风险比例模型常被用于对胃癌预后相关因素进行多因素分析，以确定其中的独立预后因素。然而，MLR 相关临床研究中，COX 回归模型的误用[105]时有发生：①将表达同样信息的变量 pN/JCGC 和 MLR 放入同一回归模型中进行多因素分析，结果 MLR 保留（$P<0.05$），pN 被除外（$P>0.05$），便得出结论 MLR 预后评估能力较 pN 更好；②单纯按照多因素分析中 P 值的大小评价预后因素的相对重要性，认为 MLR 是“最重要的胃癌预后因素”、“最好的胃癌淋巴结分期方法”。显然，这样的结论是不可信的，因为 pN 和 MLR 存在显著的相关性[106, 107]，当它们纳入同一回归模型时，会由于本质上的相似性导致其中一个被保留而另一个被排除，而不是因为统计学差异；根据 P 值来确定预后因素的重要性更是错误的，所谓重要性反映的是某个因素在现实人群中的意义，而 P 值则是用来反映某个样本中回归系数的显著性或变量间关系的可靠性的一

种统计学指标，两者之间没有必然的联系。

正确应用COX回归的方法应该是：将pN和MLR分别放入不同的回归模型进行多因素分析（模型A包括pN，但不包括MLR；模型B包括MLR，但不包括pN），通过比较分析结果的风险比（HR）或回归系数来判断预后因素的相对重要性。特别需要指出的是，近年来Bootstrap自助法的应用可以对相关回归系数的可信区间作出估计，使其具备统计学可比性，而不是单纯的数值比较。

按照COX模型的正确应用方法，国内外多项研究结果显示[102, 108-109]：MLR是预测胃癌患者生存的独立预后因素，与胃癌5年生存率（5-YSR）密切相关，当患者MLR小于10%时，5-YSR往往大于50%，MLR每增加10%，5-YSR平均减少8.14%或6.3%。然而，MLR能够评估胃癌预后的原因尚不清楚，Bando E等[11]给出了很有趣的解释：MLR代表了肿瘤侵袭能力（转移淋巴结）与人体免疫力（送检淋巴结）的比值，无论肿瘤侵袭能力强或人体免疫力弱，生存预后均不理想。

MLR目前尚无确定的分级标准，不同研究中采用的分级依据也不尽相同，除参考已有文献或人为规定20%为分级间隔外，常用的客观分级依据有：①应用log-rank生存检验的最佳分级法[108]；② ROC曲线上敏感度与特异度相加最大值所对应的操作点[111]；③鞅残差分析[112]；④ COX回归的HR差异[113]等。某些研究中，为保证分级能更准确地区分预后不同的人群，常几种分级方法共同应用。然而，即使采用同一种分级方法，样本量或研究对象不同的人群里，MLR分级标准也存在差异，这无疑成为MLR应用于临床的最大障碍。

三、MLR评估胃癌预后的价值

作为胃癌独立预后因素，MLR在送检淋巴结数目、淋巴结清扫术式和肿瘤浸润深度不同的人群中均显示出重要的预后评估价值。

（一）MLR与送检淋巴结的关系

皮尔森或斯皮尔曼相关性分析显示，MLR不同于pN分期，与送检淋巴结数目之间没有明显相关性[102]，这在一定程度上解释了应用前者能明显减少分期偏移发生的原因。另外，MLR与阳性淋巴结数目呈正相关[106-107]，与阴性淋巴结数目呈负相关[102]，表明MLR与pN密切相关，故不能纳入同一回归模型进行多因素分析。

尽管MLR和pN是胃癌独立预后因素，但是否存在送检淋巴结下限以保证其有效性依然是个问题。理论上，送检淋巴结越少，分期偏移发生率越高，预后评估准确性越差。Kulig J等[114]发现无淋巴结转移（pN0/MLR0）人群中，送检淋巴结少于10枚患者的预后明显差于送检超过30枚者。因此，为保证评估胃癌预后的准确性，两种分期都应该规定最少清扫/送检淋巴结数目，但具体送检数目尚未达成共识。AJCC/UICC规定胃癌手术最少应清扫/送检15枚淋巴结，当送检数<15时，TNM分期不再适用。临床工作中，送检淋巴结小于15枚属胃癌复发转移高危因素，pN分期无法将其量化，而MLR与送检淋巴结数目无关，在一定程度上避免了送检淋巴结数目对胃癌预后的影响，较pN能更好地区分预后不同的人群。然而，送检淋巴结不足时，MLR也会发生分期偏移现象，特别在小于10枚的人群里，送检淋巴结过少使得MLR2和MLR3期人数增多，MLR1期人数减少，预后评估的准确性难以保证，不适宜临床应用，故送检数目小于15枚的人群中MLR分级需要重新考虑。

有研究[104, 115]将pN和MLR按送检淋巴结数目分组，比较各组人群之间的生存差异，结果显示：不同送检淋巴结组间，相同pN人群生存差异显著，而相同MLR人群生存无显著差异，可见无论在送检淋巴结充足或不足人群中，MLR分期的准确性、均质性都要优于pN。Xu DZ等[115]同时发现，MLR各组内，送检淋巴结≤10枚人群5-YSR显著高于送检30枚以上者，该现象的发生有两种解释：①送检淋巴结不足造成阴性淋巴结数目变少，对MLR分级作出过高评估，使原本应归入MLR1组的患者被误归入MLR2，此类人群的预后较实际要好；②清扫淋巴结越多，手术损伤越大，恢复时间越长，一旦错过术后辅助治疗最佳时间窗，疗效会大打折扣，从而影响预后。根据笔者的临床经验，这种现象在早期肿瘤或体力状况良好的人群中不常见，但在老年人或合并其他基础疾病的人群里体现得尤为明显。如此看来，MLR 评估送检淋巴结不足人群预后的准确性需要规定最少送检淋巴结数作为保证；但是清扫淋巴结也不是越多越好，特别在老年人和合并基础疾病的人群中，因此临床医生应该综合评估患者的身体状况并给予最适合的治疗。

（二）MLR 与淋巴结清扫术式的关系

淋巴结分期的基础是清扫淋巴结范围和送检淋巴结数目，与手术方式及术者的技术水平密切相关。西方近 70% 胃癌术后患者按 pN 标准分期有误，这与术中常规进行 D1 淋巴结清扫有关。关于淋巴结清扫，日本 JCGC 指南作出如下规定：D1，N1 站清扫，包括 1 ~ 6 组胃周淋巴结；D2，N2 站清扫，包括伴腹腔干具名血管的淋巴结；而 N3、N4 站淋巴结转移考虑为远处转移。目前国内外关于胃癌淋巴结清扫范围仍然存在较大争议，根源在于相关研究表明施行 D1 与 D2 清扫无明显生存差异。以日本、韩国、中国为代表的东方学者认为考虑到保证手术的根治效果，必须尽可能多地切除转移淋巴结，故多行 D2 清扫；而西方学者认为 D2 清扫对术者要求较高，清扫范围广，手术损伤大，并发症发生率高，影响术后恢复和辅助治疗时机，不利于预后，因此欧美大多行 D1 清扫，有报道美国仅有 4% ~ 7% 的胃癌患者接受 D2 清扫。由于 D1 清扫淋巴结站数较局限，获取淋巴结数也相对较少，导致转移淋巴结检出数目也较少，影响 pN 分期评估生存预后的准确性，国际上推荐胃癌根治术常规进行 D2 清扫。

Marchet A 等 [116] 首次报道了 MLR 在 D1 与 D2 清扫人群中均为独立预后因素。Persiani R 等 [106] 指出 MLR 是 D1 清扫胃癌人群的独立预后因素，由于胃周淋巴结阳性率与总淋巴结阳性率密切相关，故 MLR 是评估 D1 根治术后患者生存预后的最佳方法。国内外多项研究也证实了 MLR 是 D2 清扫人群的独立预后因素。Huang CM 等 [109] 认为在贲门及胃底肿瘤的人群中，D2 清扫术能够明显降低 MLR，达到更好的治疗效果。

（三）MLR 与肿瘤浸润深度的关系

一般而言，肿瘤浸润越深，区域淋巴结转移越多，预后也越差。根据第 6 版 TNM 分期，T4 期胃癌患者存在胃周脏器侵犯，不能保证手术根治性切除病灶，而且残留可能性较大，其预后主要取决于肿瘤的浸润范围，同时为排除切缘阳性（R1 或 R2）对淋巴结分期预后评估能力的干扰，T4 人群不纳入 pN 或 MLR 研究范围。

肿瘤局限于黏膜层或黏膜下层（pT1），定义为早期胃癌（EGC）。胃壁的解剖结构特点导致胃癌在早期即可出现淋巴转移，因此区域淋巴结转移情况被认为是早期胃癌的主要预后因素。MLR 在早期胃癌人群中较为特殊，由于 EGC 患者淋巴结转移率低，即使存在淋巴结转移，转移范围或数目也较小，往往 D1 清扫就能完全切除，考虑到转移淋巴结数目相对固定时，MLR 与阴性淋巴结数目成反比，即送检越多阴性淋巴结，MLR 越小，越能准确反映预后情况，故术中应当保证清扫足够数量的淋巴结送检。

Cheong JH 等 [117] 研究了 156 例 EGC 样本，发现大多数淋巴结阳性 EGC 患者按 pN 分期归为 N1，而 N2、N3 组分别只有 20 例（12.8%）和 3 例（1.9%），显而易见，pN 分期在区分预后不同的亚组上存在较大缺陷；MLR 与 pN 相关性显著（r=0.735；P<0.0001），同时与送检淋巴结数目无关（r=0.099；P=0.218），故 MLR 在评估 EGC 人群预后方面更为合理有效。更重要的是，MLR 可以作为术后辅助化疗的参考，例如本研究中 MLR>0.07 的人群预后较差，应该制订更为严密的随访策略。Kunisaki C 等 [118] 也指出由于 EGC 患者转移淋巴结检出数量较少，pN 很难对预后不同的人群进行准确评估；而 MLR 在这方面具有明显优势，它能显著减少分期偏移的产生，区分 pN1、pN2 人群中的高风险亚组。另外，研究结果显示 MLR 大于 0.3 的胃癌患者预后很差，应常规接受术后辅助化疗。

T2 ~ T3 期胃癌患者在所有接受根治性手术治疗的人群中所占比重最大，是评估淋巴结分期预后价值的主要研究人群。有学者指出 MLR 是 pT2 人群最重要的预后因素之一，同时也是 T3 期胃癌术后复发的独立预后因素，尽管很难界定分级标准，但相对 pN 而言能够提供更为准确可靠的预后信息；当清扫淋巴结总数大于或等于 15 枚时，MLR 是 T2 ~ T3 期胃癌患者预后主要的独立性危险因素，5-YSR 的预测准确性与 pN

相仿，但在预测 T3N3 期胃癌患者的生存方面，MLR 显得更为准确、客观[119]。

四、总结与展望

综上所述，MLR 能够显著减少分期偏移现象的发生，评估胃癌预后的准确性、实用性、均质性、客观性和可重复性均优于 pN 分期，在送检淋巴结数目不足的胃癌人群预后评估方面具有较大的潜在优势；但是送检淋巴结充足的人群中，目前仍然没有明确证据显示 MLR 相对于 pN 分期的优势。

尽管 MLR 评估胃癌预后较 pN 更为准确，但是难免存在缺陷和不足。首先，MLR 由于没有统一的分级标准而无法应用于临床；其次，绘制 ROC 曲线发现评价淋巴结分期的准确性，pN 分期和 MLR 曲线下面积均不足 0.8，而根据评判标准 AUC 大于 0.9 的诊断方法才属最佳；再次，对于占样本 40% 比重的 N0/MLR0 人群，两种分期均无法区分不同生存预后的亚组，忽略了送检淋巴结数目对无淋巴结转移人群预后的影响，类似的情况也存在于 MLR=1 的人群中；最后，通过绘制散点图发现，MLR 在极值附近（<20% 或 >80%）的相关性不好，无法保证有效地预后评估。另外，由于病理诊断水平不足而无法检测出的淋巴结微转移会造成假阴性结果，影响预后评估。因此，当前临床分期系统存在明显缺陷，亟须引入新的指标来评价淋巴结转移状况。

Zhe Sun[108] 等提出可以用阳性淋巴结对数比（log odds of positive lymph nodes，LODDS）评价胃癌区域淋巴结状态，计算方法为：$\log(pnod + 0.5)/(tnod - pnod + 0.5)$，其中 *pnod* 代表阳性淋巴结数目，*tnod* 表示送检淋巴结数目，分子与分母分别加 0.5 以避免奇点的产生。多因素分析显示 LODDS 是胃癌独立预后因素，它所具备的优势在于：①能够有效避免奇点的产生，准确预测无淋巴结转移人群的预后；②极值附近依然具有良好的相关性，能够有效保证预后评估的准确性；③分组更加细致，可以更好地区分预后不同的亚组。可以说，LODDS 是迄今为止最为可靠的淋巴结分期系统，但由于计算较复杂，临床应用不便，不过仍然可以作为衡量其他淋巴结分期系统预后评估准确性的“金标准”。

（喻存俊　何雯婷　刘平）

第五节　淋巴结外软组织转移与胃癌患者预后的关系

胃癌是最常见的恶性肿瘤之一。近年来，随着外科手术技术的发展，胃癌患者的生存率有所提高，但是目前国内报道，进展期胃癌 5 年生存率仍然在 30% 左右，少数研究机构能达到 50% ~ 60%[120]。TNM 分期是目前公认判断胃癌预后的最佳指标，但实际工作中我们发现，TNM 分期相同的患者，预后不尽相同。除 TNM 分期之外，胃癌预后与多种临床病理因素相关。淋巴结外软组织转移（extranodal matastasis，EM）是指在与肿瘤原发灶和区域淋巴结均不相连续的胃壁外软组织中，出现肿瘤细胞。EM 与胃癌预后密切相关。

胃癌手术后常规病理检查标本中有 10% ~ 28% 发现有 EM[121, 122]。有报道 EM 这种肿瘤扩散方式还见于直肠癌[123]、乳腺癌[124]、甲状腺癌[125]、肺癌[126]、食管癌[127]等，与肿瘤的侵袭性有关。根据 UICC 胃癌分期系统，淋巴结外软组织阳性，应该被认为是淋巴结转移。但是在临床上，我们观察到，有 EM 的胃癌患者预后不良。

关于胃癌手术标本中 EM 的发生率报道很少。Etoh 等[128]将 EM 定义为：在与肿瘤原发灶和区域淋巴结均不相连续的胃壁外软组织中，出现肿瘤细胞；他报道 1023 例胃癌患者中，有 146 例（14.3%）在术后标本中发现有 EM；EM 更多见于体积较大的肿瘤（直径≥ 10cm）及大体分型为浸润型的胃癌；组织学上，EM 更多出现于浆膜浸润、深度侵袭、分化不良、淋巴结转移、腹膜转移、肝转移或淋巴血管受累者。146 例 EM 病例中，117 例为Ⅲ期胃癌。EM 胃癌预后不良，根治术后的 5 年生存率，有 EM 者为 57.0%，而无 EM 者为 91.4%。Etoh 的研究中还显示，胃癌 EM 数量越多，生存越差。有 1 ~ 4 个 EM 的胃癌术后 4 年生存率为 24.5%，而有 5 个以上 EM 的胃癌，术后 4 年生存率为 18.7%。由于日本早期胃癌多见，而我国进展期胃癌多见，在我们的研究[129]中胃癌手术标本EM发生率为21.0%，发生率高于日本。我们的研究中EM与病理类型、肿瘤浸润深度、淋巴结转移、远处转移、肿瘤最大径相关。EM在病理分化不良、深度浸润、淋巴结转移、远处转移、最大径>5cm的患者中多见。无EM胃癌患者2、3、5年生存率分别为71.2%、55.4%、45.1%；而有EM患者则分别为24.1%、15.5%、8.0%（P=0.000）。

Kumagai[130]的研究中显示EM的胃癌术后更易发生肝转移；淋巴结转移与EM是胃癌术后肝转移的两个重要危险因素。他共研究了37例肝转移与44例无肝转移的进展期胃癌，根据淋巴结膜的破坏程度，将EM分为3种类型，Ⅰ型：转移淋巴结膜被破坏，进而转移至淋巴管及淋巴结周围；Ⅱ型：没有淋巴结膜的破坏，进而浸润淋巴结周围；Ⅲ型：浸润至非转移淋巴结周围。结果发现，同时性肝转移中EM发生率为45.0%，异时性肝转移中EM发生率为35.3%，而没有肝转移的胃癌中EM发生率仅为9.1%。合并EM的15例肝转移病例中，4例为Ⅰ型EM，11例为Ⅱ型EM。他认为Ⅱ型多见说明淋巴管阻塞后，淋巴回流停滞，淋巴管内压力增加，进而肿瘤细胞通过新生淋巴毛细血管网进行转移。而Smith和Basu[131]向兔角膜中注射印度墨水，在同侧的淋巴结中出现墨水颗粒，并且有新生血管生成，也证明了淋巴毛细血管网的存在。

Tanaka等[132]研究了27例同时性腹膜转移和29例异时性腹膜转移，与61例没有腹膜转移的进展期胃癌相比，同时性腹膜转移患者中EM发生率为88.9%（24/27）；异时性腹膜转移患者中EM发生率为58.6% (17/29)；而没有腹膜转移的胃癌中，EM发生率仅为8.2%（5/61）。EM是腹膜转移最重要的相关因素，其次是淋巴结转移。有假说认为当胃癌肿瘤细胞浸出浆膜，暴露于腹腔时可以发生腹膜种植转移，但是有研究显示，在没有浆膜浸润的胃癌，也可能发生同时性或异时性腹膜转移，因此有一部分腹膜转移胃癌的肿瘤细胞是来源于淋巴结或间皮下肉眼不可见的淋巴结外软组织。

EM的发生有两种可能的解释：一是EM者肿瘤细胞直接从原发灶扩散到淋巴结或胃壁外，这和EM与肿瘤浆膜侵犯密切相关是一致的。Koike等[133]的研究发现，在低分化腺癌中，肿瘤细胞会通过腹膜种植的方式扩散至软组织或结缔组织中。另一种观点认为EM发生在淋巴结受累之后。Burn等[134]的假说认为，当肿瘤细胞转移至淋巴结或淋巴管，并导致淋巴回流受阻时，就可能发生淋巴管与静脉的交通，从而产生EM和肝转移、腹膜转移等其他方式的转移。

根据UICC胃癌分期系统，EM应该被认为是淋巴结转移。我们的研究[129]中，EM是胃癌的独立预后因素。EM胃癌患者的5年生存率明显低于无EM的患者。因此，EM不应仅仅被看做是淋巴结转移的一种方式。Etoh[130]的研究也表明，随着EM数的增加，胃癌患者的5年生存率迅速下降，而不是表现为线性关系，相对于淋巴结转移来说，EM这种转移方式可能更类似于腹膜种植；但胃癌腹膜种植的患者几乎没有治愈的可能，而EM的胃癌患者中有长期生存者，这一点又有别于腹膜种植。EM应该是一种介于淋巴结转移与腹膜种植之间的转移形式。Etoh等[126]认为EM与肿瘤进展和预后不良明显相关，应包含在TNM分期中。

我们的研究[129]中，有或无EM的胃癌患者，在手术根治度方面差异无统计学意义。可能原因是，本组病例均按照胃癌根治术标准，对胃周淋巴结进行清扫；术后将标本中所有直径大于2mm的肿块进行苏木精-伊红染色切片检查，最终确定淋巴结转移和EM情况。但EM的胃癌患者，腹腔可能存在肉眼观察不到的微小转移，如不进行胃癌的整块切除，则有可能将微小转移灶遗留在腹腔，造成日后的复发、转移，这可能与EM胃癌患者预后不良有关。

总之EM是胃癌独立预后因素，EM不应视为淋巴结转移，而应该作为一种独立的预后因素被包含在TNM分期当中。与腹膜转移相比，EM患者有可能获得长期生存的事实说明，通过D2根治术，将胃癌原发肿瘤与周围淋巴结和脂肪结缔组织整块切除，对于一些EM患者是有效的。

（王晓娜）

参考文献

[1] Bonenkamp JJ, Hermans J, Sasako M, et al.

Extended lymphnode dissection for gastric cancer. Dutch Gastric Cancer Group. N England J Med, 1999, 340(12):908-914.
[2] Roviello F, Marrelli D, Morgagni P, et al. Survival benefit of extended D2 lymphadenectomy in gastric cancer with involvement of second level lymph nodes: a longitudinal multicenter study. Ann Surg Oncology, 2002, 9:894-900.
[3] Hartgrink HH, Van de Velde CJ, Putter H, et al. Extended lymph node dissection for gastric cancer:Who may benefit? Final results of the randomized Dutch gastric cancer group trial. J Clin Oncol, 2004, 22(11):2069-2077.
[4] Sobin LH, Witeknd CN. TNM classification of malignant tumors. International Union Cancer. 5th ed. New York：John Wiley & Sons, 1997:81-87.
[5] M. Degiuli, Sasako M, Ponzetto A, et al. Extended lymph node dissection for gastric cancer: results of a prospective, multi-centre analysis of morbidity and mortality in 118 conse- cutive cases. Eur J Surg Oncol, 1997, 23:310-314.
[6] Degiuli M, Sasako M, Calgaro M, et al. Morbidity and mortality after D1 and D2 gastrectomy for cancer: interim analysis of the Italian Gastric Cancer Study Group (IGCSG) randomised surgical trial. Eur J Surg Oncol, 2004, 30:303-308.
[7] Di Martino N, Izzo G, Cosenza A, et al. Total gastrectomy for gastric cancer: can the type of lymphadenectomy condition the long-term results? Suppl Tumori, 2005, 4(3):84 -85.
[8] 何裕隆. 胃癌扩大淋巴结清扫术. 腹部外科, 2007, 20(1):13-14.
[9] Otsuji E, Fujiyama J, Takagi T, et al. Results of total gastrectomy with extended lymphadenect- omy for gastric cancer in elderly patients. J Surg Oncol, 2005, 91 (4):232-236.
[10] Vasilescu C, Herlea V, Tidor S, et al. D2 lymph node dissection in gastric cancer surgery: long term results–analysis of an experience with 227 patients. Chirurqia(Bucur), 2006, 101(4):375-384.
[11] Sasako M, Sano T, Yamamoto S, et al. D2 lymphadenectomy alone or with para-aortic nodal dissection for gastric cancer. N Engl J Med, 2008, 359(5):453-462.
[12] Songun I, Putter H, Kranenbarg EM, et al. Surgical treatment of gastric cancer: 15-year follow-up results of the randomised nationwide Dutch D1D2 trial. Lancet Oncol, 2010, 11(5):439-449.
[13] Takashi F. Selective para-aoritic lymph node dissecton for gastric cancer // International Gastric Cancer Association. 8th International Gastric Cancer Congress Abstract Book. Krakow: International Gastric Cancer Association, 2009:3.
[14] 詹文华，韩方海，何裕隆，等. 进展期胃癌腹主动脉旁淋巴结清扫的意义. 中华胃肠外科杂志, 2006, 9(1):17-22.
[15] 阚永丰，李世拥，郑毅，等. 胃癌的广泛性淋巴结清扫术10年经验总结. 中华普通外科, 2005, 20(2):89-91.
[16] 顾约，崔龙，沈定丰. 胃癌3淋巴结清扫术的临床价值. 中国现代手术学杂志, 2008, 12(1):9-12.
[17] Kulip J, Popiela T, Kolodziejczyk P, et al. Standard D2 versus extended D2 (D2+) lymphadenec- tomy for gastric cancer an interim safety analysis of a multicenter, randomized, clinical trial. Am J Surg, 2007, 193(1):10-15.
[18] 梁寒，薛强，张汝鹏, 等. 胃癌D2根治术淋巴结切除数目与预后的关系. 中华胃肠外科, 2007, 10(6):528-530.
[19] Kikuchi S, Katada N, Sakuramoto S, et al. Factors associated with pN3 stage tumors according to the TNM classification in advanced gastric cancer. Hepatogastro-enterology, 2003, 50(53):17-23.

[20] Denoix PF. Nomenclature classification des cancers. Bull Inst Nat Hyg (Paris), 1952, 7:743-748.

[21] International Union Against Cancer. TNM classification of malignant tumours. Geneva: International Union Against Cancer, 1968.

[22] International Union Against Cancer. TNM Classification of Malignant Tumours. 2nd ed. Geneva: International Union Against Cancer, 1974.

[23] Harmer MH. TNM classification of malignant tumours. 3rd ed. Geneva: International Union Against Cancer, 1978.

[24] Hutter RV. At last–worldwide agreement on the staging of cancer. Arch Surg, 1987, 122:1235-1239.

[25] Sobin LH, Wittekind C. UICC TNM classification of malignant tumours. 5th ed. New York: John Wiley & Sons, Inc, 1997.

[26] Sobin LH, Wittekind C. TNM classification of malignant tumours, 6th edition. New York: John Wiley & Sons, Inc, 2002.

[27] Greene FL, Page DL, Fleming ID, et al. AJCC Cancer Staging Manual. 6th ed. New York: Springer, 2002.

[28] Sobin LH, Gospodarowicz MK, Wittekind C. TNM classification of malignant tumours. 7th ed. New York: John Wiley & Sons, Inc, 2010.

[29] Zhang XF, Huang CM, Lu HS, et al. Surgical treatment and prognosis of gastric cancer in 2,613 patients. World J Gastroenterol, 2004, 10:3405-3408.

[30] 詹友庆，李威，孙晓卫，等. 胃癌外科治疗的远期疗效研究. 中华外科杂志，2005, 43(17):1109-1113.

[31] Degiuli M, Sasako M, Ponti A, Calvo F. Survival results of a multicentre phase II study to evaluate D2 gastrectomy for gastric cancer. Br J Cancer, 2004, 90:1727-1732.

[32] Songun I, Putter H, Kranenbarg EM et al. Surgical treatment of gastric cancer: 15-year follow-up results of the randomised nationwide Dutch D1D2 trial. Lancet Oncol, 2010, 11:439-449.

[33] Ahn HS, Lee HJ, Hahn S et al. Evaluation of the Seventh American Joint Committee on Cancer/International Union Against Cancer Classification of gastric adenocarcinoma in comparison with the sixth classification. Cancer, 2010, 116(24):5592-5598.

[34] Wang A, Guo P, Sun Z, Xu H. Clinicopathological variables associated with lymph node metastasis and prognostic factors in pT2 gastric cancer. J Int Med Res, 2009, 37:359-366.

[35] Deng J, Liang H, Wang D, et al. Enhancement the prediction of postoperative survival in gastric cancer by combining the negative lymph node count with ratio between positive and examined lymph nodes. Ann Surg Oncol, 2010, 17:1043-1051.

[36] Deng J, Liang H, Sun D, et al. Suitability of 7th UICC N stage for predicting the overall survival of gastric cancer patients after curative resection in China. Ann Surg Oncol, 2010, 17:1259-1266.

[37] Xu DZ, Geng QR, Long ZJ, et al. Positive lymph node ratio is an independent prognostic factor in gastric cancer after d2 resection regardless of the examined number of lymph nodes. Ann Surg Oncol, 2009, 16:319-326.

[38] Rodriguez Santiago JM, Munoz E, Marti M, et al. Metastatic lymph node ratio as a prognostic factor in gastric cancer. Eur J Surg Oncol, 2005, 31:59-66.

[39] Bando E, Yonemura Y, Taniguchi K, et al. Outcome of ratio of lymph node metastasis in gastric carcinoma. Ann Surg Oncol, 2002, 9:775-784.

[40] Saito H, Fukumoto Y, Osaki T, et al. Prognostic significance of the ratio between metastatic and dissected lymph nodes (n ratio) in patients with advanced gastric cancer. J Surg Oncol, 2008, 97:132-135.

[41] Nitti D, Marchet A, Olivieri M, et al. Ratio between metastatic and examined lymph nodes is an independent prognostic factor after D2 resection for gastric cancer: analysis of a large European monoinstitutional experience. Ann Surg Oncol, 2003, 10:1077-1085.

[42] Kulig J, Sierzega M, Kolodziejczyk P, et al. Ratio of metastatic to resected lymph nodes for prediction of survival in patients with inadequately staged gastric cancer. Br J Surg, 2009, 96:910-918.

[43] Inoue K, Nakane Y, Iiyama H, et al. The superiority of ratio-based lymph node staging in gastric carcinoma. Ann Surg Oncol, 2002, 9:27-34.

[44] Sun Z, Zhu GL, Lu C, et al. The impact of N-ratio in minimizing stage migration phenomenon in gastric cancer patients with insufficient number or level of lymph node retrieved: results from a Chinese mono-institutional study in 2159 patients. Ann Oncol, 2009, 20:897-905.

[45] Maduekwe UN, Lauwers GY, Fernandez-Del-Castillo C, et al. New metastatic lymph node ratio system reduces stage migration in patients undergoing D1 lymphadenectomy for gastric adenocarcinoma. Ann Surg Oncol, 2010, 17:1267-1277.

[46] Harrington LBR, Hill RP. The Basic Science of Oncology. 4th ed. New York: McGraw Hill, 2005.

[47] Yamaguchi T, Sano T, Katai H, et al. Node positive mucosal gastric cancer: a follow-up study. Jpn J Clin Oncol, 2001, 31:153-156.

[48] Ono H. Early gastric cancer: diagnosis, pathology, treatment techniques and treatment outcomes. Eur J Gastroenterol Hepatol, 2006, 18:863-866.

[49] Achen MG, Stacker SA. Molecular control of lymphatic metastasis. Ann NY Acad Sci, 2008, 1131:225–234.

[50] Coburn NG, Swallow CJ, Kiss A, et al. Significant regional variation in adequacy of lymph node assessment and survival in gastric cancer. Cancer, 2006, 107:2143-2151.

[51] Manfe AZ, Segalina P, Maffei Faccioli A. Prognostic factors in gastric cancer. Our experience and review of the literature. Minerva Chir, 2000, 55:299-305.

[52] Kodera Y, Yamamura Y, Shimizu Y, et al. Lymph node status assessment for gastric carcinoma: is the number of metastatic lymph nodes really practical as a parameter for N categories in the TNM Classification? Tumor Node Metastasis. J Surg Oncol, 1998, 69:15-20.

[53] Sarela AI, Turnbull AD, Coit DG, et al. accurate lymph node staging is of greater prognostic importance than subclassification of the T2 category for gastric adenocarcinoma. Ann Surg Oncol, 2003, 10:783-791.

[54] Nakamoto J, Torisu R, Aoki R, et al. Clinicopathological evaluation of biological behavior of submucosal invasive gastric carcinomas: relationship among lymph node metastasis, mucin phenotype and proliferative activity. J Med Invest, 2007, 54:99-108.

[55] Deng JY, Liang H, Sun D, et al. Prognosis of gastric cancer patients with negative node metastasis following curative resection. Outcomes of the survival and recurrence. Can J Gastroenterol, 2008, 22:835-839.

[56] Karpeh MS, Leon L, Klimstra D, et al. Lymph node staging in gastric cancer: is location more important than number? Ann Surg, 2000, 232:362-371.

[57] Jansen EP, Boot H, Verheij M, et al. Optimal locoregional treatment in gastric cancer. J Clin Oncol, 2005, 23:4509-4517.

[58] Bouvier AM, Hass O, Piard F, et al. How many nodes must be exmined to accurately stage gastric carcinomas? Results from a population based study. Cancer, 2002, 94:2862-2866.

[59] Lee HK, Yang HK, Kim WH, et al. Influence of the number of lymph nodes examined on staging of gastric cancer. Br J Surg, 2001, 88:1408-1412.

[60] Siewert JR, Böttcher K, Stein HJ, et al. Relevant prognostic factors in gastric cancer: ten-year results of the German gastric cancer study. Ann Surg, 1998, 228:449-461.

[61] Huang CM, Lin BJ, Lu HS, et al. Effect of lumphadenectomy extent on advanced gastric cancer located in the cardia and fundus. World J Gastroenterol, 2008, 14:4216-4221.

[62] Schwarz RE. Clinical impact of lymphadenectomy extent in resectable gastric cancer of advanced stage. Ann Surg Oncol, 2007, 14:317-328.

[63] Sobin LH, Wittekind CH. UICC TNM Classification of Malignant Tumors, 5th ed. New York: John Wiley & Sons, 1997.

[64] Bouvier AM, Haas O, Piard F, et al. How many nodes must be examined to accurately stage gastric carcinomas? Results from a population based study. Cancer , 2002, 94:2862-2866.

[65] Japanese Gastric Cancer Association. Japanese classification of gastric carcinoma, 2nd English ed. Gastric Cancer, 1998, 1:10-14.

[66] Liu KJ, Loewen M, Atten MJ, et al. The survival of stage III gastric cancer patients is affected by the number of lymph nodes removed. Surgery, 2003, 134:639-644.

[67] Barbour AP, Rizk NP, Gonen M, et al. Lymphadenectomy for adenocarcinoma of the gastroesophageal junction (GEJ): impact of adequate staging on outcome. Ann Surg Oncol, 2007, 14:306-316.

[68] Liu CG, Lu P, Lu Y, et al. Clinical implications of metastatic lymph node ratio in gastric cancer. BMC Cancer, 2007, 7:200-208.

[69] Takagane A, Terashima M, Abe K, et al. Evaluation of the ratio of lymph node metastasis as a prognostic factor in patients with gastric cancer. Gastric cancer, 1999, 2:122-128.

[70] Bando E, Yonemura Y, Taniguchi K, et al. Outcome of ratio of lymph node metastasis in gastric carcinoma. Ann Surg Oncol, 2002, 9:775-784

[71] Ichikura T, Tomimatsu S, Okusa Y, et al. Comparison of the prognostic significance between the number of metastatic lymph nodes and nodal stage based on their location in patients with gastric cancer. J Clin Oncol, 1993, 11:1894-1900.

[72] Manfe AZ, Segalina P, Maffei Faccioli A. Prognostic factors in gastric cancer. Our experience and review of the literature. Minerva Chir, 2000, 55:299-305.

[73] Takagane A, Terashima M, Abe K, et al. Evaluation of the ratio of lymph node metastasis as a prognostic factor in patients with gastric cancer. Gastric Cancer, 1999, 2:122-128.

[74] Deng JY, Liang H, Sun D, et al. Outcome in relation to numbers of nodes harvested in lymph node positive gastric cancer. Euro J Surg Oncol, 2009, 35(8):814-819.

[75] Ichikura T, Morita D, Uchida T, et al. Sentinel node concept in gastric carcinoma. World J Surg, 2002, 26:318-322.

[76] Sarro H, Tsujitani S, Ikeguchi M. Clinical significance of skip metastasis in patients with gastric cancer. Gastric Cancer, 2007, 10:87-91.

[77] Kikuchi S, Kurita A, Natsuya K, et al. First drainage lymph node(s) in gastric cancer: analysis of the topographical pattern of lymph node metastasis in patients with pN-1 stage tumors. Anticancer Res, 2003, 23:601-604.

[78] Feinstein AR, Sosin DM, Wells CK. The Will Rogers phenomenon: stage migration and new diagnostic techniques as a source of

misleading statistics for survival in cancer. N Engl J Med, 1985, 312:1604-1608.

[79] Bando E, Yonemura Y, Taniguchi K, et al. Outcome of ratio of lymph node metastasis in gastric carcinoma. Ann Surg Oncol, 2002, 9:775-784.

[80] Inoue K, Nakane Y, Iiyama H, et al. The superiority of ratio-based lymph node staging in gastric carcinoma. Ann Surg Oncol, 2002, 9:27-34.

[81] Bunt AMG, Hermans J, Smith BM, et al. Surgical/pathologic-stage migration confounds comparisons of gastric cancer survival rates between Japan and Western countries. J Clin Oncol, 1995, 13:19-25.

[82] Hartgrink HH, van de Velde CJ, Putter H, et al. Extended lymph node dissection for gastric cancer: who may benefit? Final results of the randomized Dutch gastric cancer group trial. J Clin Oncol, 2004, 22:2069-2077.

[83] Songun I, Putter H, Kranenbarg E, et al. Surgical treatment of gastric cancer: 15-year follow-up results of the randomized nationwide Dutch D1D2 trial. Lancet Oncol, 2010, 11:439-449.

[84] Katai H, Yoshimura K, Maruyama K, et al. Evaluation of the New International Union Against Cancer TNM staging for gastric carcinoma. Cancer, 2000, 88:1796-1800.

[85] Kunisaki C, Shimada H, Nomura M, et al. Comparative evaluation of gastric carcinoma staging: Japanese classification versus new American joint committee on cancer/international union against cancer classification. Ann Surg Oncol, 2004, 11:203-206.

[86] Fujii K, Isozaki H, Okajima K, et al. Clinical evaluation of lymph node metastasis in gastric cancer defined by the fifth edition of the TNM classification in comparison with the Japanese system. Br J Surgery, 1999, 86:685-689.

[87] Deng JY, Liang H, Sun D, et al. Outcome in relation to numbers of nodes harvested in lymph node positive gastric cancer. Euro J Surg Oncol, 2009, 35:814-819.

[88] Deng JY, Liang H, Sun D, et al. Suitability of 7th UICC N stage for predicting the overall survival of gastric cancer patients after curative resection in China. A single clinical center report of new N stage. Ann Surg Oncol, 2010, 17:1259-1266.

[89] Deng JY, Liang H. Does metastatic lymph node ratio really suit for prognostic prediction of the D1 lymphadenectomy? Ann Surg Oncol, 2010, 17:1718.

[90] Schwarz RE, Smith DD. Clinical impact of lymphadenectomy extent in respectable gastric cancer of advanced stage. Ann Surg Oncol, 2007, 14:317-328.

[91] Johnson PM, Porter GA, Ricciardi R, et al. Increasing negative lymph node count is independently associated with improved long-term survival in stage IIIB and IIIC colon cancer. J Clin Oncol, 2006, 24:3570-3575.

[92] Deng JY, Liang H, Wang DC, et al. Enhancement the prediction of postoperative survival in gastric cancer by combining the negative lymph node count with ratio between positive and examined lymph nodes. Ann Surg Oncol, 2010, 17:1043-1051.

[93] Kim JJ, Song KY, Hur H, et al. Lymph node micrometastasis in node negative early gastric cancer. Eur J Surg Oncol, 2009, 35:409-414.

[94] Saito H, Osaki T, Murakami D, et al. Recurrence in early gastric cancer–presence of micrometastasis in lymph node of node negative early gastric cancer patient with recurrence. Hepatogastroenterology, 2007, 54:620-624.

[95] Hundahl SA, Phillips JL, Menck HR. The National Cancer Data Base Report on poor survival of U.S. gastric carcinoma patients treated with gastrectomy: Fifth Edition

American Joint Committee on Cancer staging, proximal disease, and the "different disease" hypothesis. Cancer, 2000, 88:921-932.

[96] Tobler NE, Detmar M. Tumor and lymph node lymphangiogenesis—impact on cancer metastasis. J Leukoc Biol, 2006, 80:691-696.

[97] Kumagai K, Tanaka T, Yamagata K, et al. Liver metastasis in gastric cancer with particular reference to lymphatic advancement. Gastric Cancer, 2001, 4(3):150-155.

[98] Deng JY, Liang H, Sun D, et al. Vascular endothelial growth factor-D is correlated with hepatic metastasis from gastric cancer after radical gastrectomy. Surgery, 2009, 146:896-905.

[99] Deng JY, Liang H, Wang DC, et al. Investigation of recurrence patterns of gastric cancer following curative resection. Surg Today, 2011, 41(2):210-215.

[100] Jemal A, Siegel R, Ward E, et al. Cancer statistics. CA Cancer J Clin, 2008, 58:71–96.

[101] 赵平, 陈万年. 2008 中国肿瘤登记年报. 北京：军事医学科学出版社，2009:54-57.

[102] Huang CM, Lin JX, Zheng CH, et al. Prognostic impact of metastatic lymph node ratio on gastric cancer after curative distal gastrectomy. World J Gastroenterol, 2010, 16(16):2055-2060.

[103] Feinstein AR, Sosin DM, Wells CK. The Will Rogers phenomenon. Stage migration and new diagnostic techniques as a source of misleading statistics for survival in cancer. N Engl J Med, 1985, 312:1604-1608.

[104] Okusa T, Nakane Y, Boku T, et al. Quantitative analysis of nodal involvement with respect to survival rate after curative gastrectomy for carcinoma. Surg Gynecol Obstet, 1990, 170:488-494.

[105] Wang X, Wan F, Wang JJ. A common misuse of stepwise regression in studies of ratio of metastatic lymph nodes for gastric cancer. Ann Surg Oncol, 2008, 15(6):1805-1806.

[106] Persiani R, Rausei S, Biondi A, et al. Ratio of metastatic lymph nodes: impact on staging and survival of gastric cancer. Eur J Surg Oncol, 2008, 34(5):519-524.

[107] Saito H, Fukumoto Y, Osaki T, et al. Prognostic significance of the ratio between metastatic and dissected lymph nodes (n ratio) in patients with advanced gastric cancer. J Surg Oncol, 2008, 97(2):132-135.

[108] Zhe Sun,Yan Xu, De Ming Li, et al. Log odds of positive lymph nodes: a novel prognostic indicator superior to the number-based and the ratio-based N category for gastric cancer patients with R0 resection. Cancer, 2010:2571-2580.

[109] Huang CM, Lin BJ, Lu HS, et al. Prognostic impact of metastatic lymph node ratio in advanced gastric cancer from cardia and fundus. World J Gastroenterol, 2008, 14(27):4383-4388.

[110] Bando E, Yonemura Y, Taniguchi K, et al. Outcome of ratio of lymph node metastasis in gastric carcinoma. Ann Surg Oncol, 2002, 9(8):775-784.

[111] Sun Z, Zhu GL, Lu C, et al. The impact of N-ratio in minimizing stage migration phenomenon in gastric cancer patients with insufficient number or level of lymph node retrieved: results from a Chinese mono-institutional study in 2159 patients. Ann Oncol, 2009, 20(5):897-905.

[112] Wang X, Wan F, Pan J, et al. Prognostic value of the ratio of metastatic lymph nodes in gastric cancer: an analysis based on a Chinese population. J Surg Oncol, 2009, 99(6):329-334.

[113] Rodríguez Santiago JM, Muñoz E, Martí M, et al. Metastatic lymph node ratio as a prognostic factor in gastric cancer. Eur J Surg Oncol, 2005, 31(1):59-66.

[114] Kulig J, Sierzega M, Kolodziejczyk P, et al. Ratio of metastatic to resected lymph nodes

for prediction of survival in patients with inadequately staged gastric cancer. Br J Surg, 2009, 96(8):910-918.

[115] 彭开勤，刘丽江，张应天，等. 一种新的胃癌淋巴结分期方案. 中华外科杂志，2001, 39(12):908-910.

[116] Marchet A, Mocellin S, Ambrosi A, et al. The ratio between metastatic and examined lymph nodes (N ratio) is an independent prognostic factor in gastric cancer regardless of the type of lymphadenectomy: results from an Italian multicentric study in 1853 patients. Ann Surg, 2007, 245(4):543-552.

[117] Cheong JH, Hyung WJ, Shen JG, et al. The N ratio predicts recurrence and poor prognosis in patients with node-positive early gastric cancer. Ann Surg Oncol, 2006, 13(3):377-385.

[118] Kunisaki C, Makino H, Akiyama H, et al. Clinical significance of the metastatic lymph-node ratio in early gastric cancer. J Gastrointest Surg, 2008, 12(3):542-549.

[119] Liu Xiaowen, Wang Yanong, Zhu Hui-yan, et al. The value of metastatic lymph node ratio in predicting the prognosis of patients with T3 gastric cancer. China Oncology, 2009, 19 (5):371-376.

[120] 陈峻青. 我国胃癌外科治疗的反思与发展. 中国普通外科杂志, 2003, 12(1):1-2.

[121] Tanaka T, Kumagai K, Shimizu K, et al. Peritoneal metastasis in gastric cancer with particular reference to lymphatic advancement; extranodal invasion is a significant risk factor for peritoneal metastasis. J Surg Oncol, 2000, 75:165-171.

[122] Itoh H, Hase K, Suganuma T, et al. Clinical value of extramural and extranodal cancer permeation as a prognostic indicator in patients with gastric cancer. Jpn J Gastroenterol Surg, 2002, 35:1475-1481.

[123] Ueno H, Mochizuki H, Shinto E, et al. Histologic indices in biopsy specimens for estimating the probability of extended local spread in patients with rectal carcinoma. Cancer, 2002, 94:2882-2891.

[124] Mignano JE, Zahurak ML, Chakravarthy A, et al. Significance of axillary lymph node extranodal soft tissue extension and indications for postmastectomy irradiation. Cancer, 1999, 86:1258-1262.

[125] Yamashita H, Noguchi S, Murakami N, et al. Extracapsular invasion of lymph node metastasis is an indicator of distant metastasis and poor prognosis in patients with thyroid papillary carcinoma. Cancer, 1997, 80:2268-2272.

[126] Theunissen PH, Bollen EC, Koudstaal J, et al. Intranodal and extranodal tumour growth in earlymetastasised non-small cell lung cancer: problems in histological diagnosis. J Clin Pathol, 1994, 47:920-923.

[127] Nakano S, Baba M, Shimada M, et al. How the lymph node metastases toward cervico-upper mediastinal region affect the outcome of patients with carcinoma of the thoracic esophagus. Jpn J Clin Oncol, 1999, 29:248-251.

[128] Etoh T, Sasako M, Ishikawa K, et al. Extranodal metastasis is an indicator of poor prognosis in patients with gastric carcinoma. Br J Surg, 2006, 93(3):369-373.

[129] 王晓娜, 丁学伟, 张李, 等. 淋巴结外软组织阳性胃癌预后相关分析. 中华胃肠外科杂志, 2007, 10(5):68-71.

[130] Kumagai K, Tanaka T, Yamagata K, et al. Liver metastasis in gastric cancer with particular reference to lymphatic advancement. Gastric Cancer, 2001, 4:150-155.

[131] Smith SS, Basu PK. Mast cells in corneal immune reaction. Can J Ophthalmol, 1970, 5:175-183.

[132] Tanaka T, Kumagai K, Shimizu K, et al. Peritoneal metastasis in gastric cancer with particular reference to lymphatic

advancement; extranodal invasion is a significant risk factor for peritoneal metastasis. J Surg Oncol, 2000, 75:165-171.

[133] Koike H, Ichikawa D, Kitamura K, et al. Perinodal involvement of cancer cells in gastric cancer patients. Surgery, 2004, 135:266-272.

[134] Burn JI. Obstructive lymphopathy. Ann R Coll Surg Engl, 1968, 42:93-113.

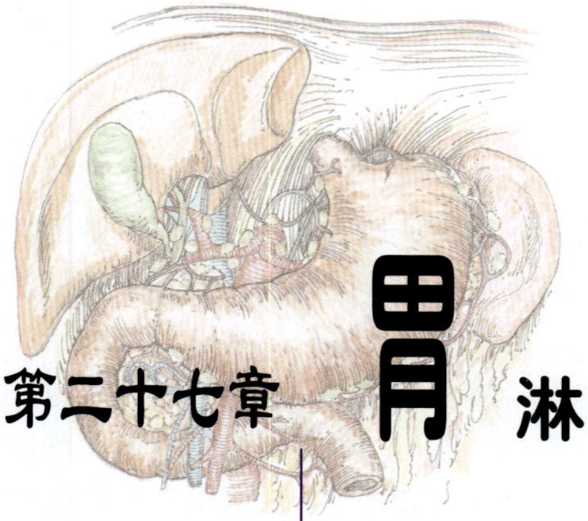

第二十七章 胃淋巴瘤

孙蕾娜 栾焕玲 战忠利 刘勇 钱正子 王华庆

第一节 胃淋巴瘤的病理学

一、概 述

（一）定 义

胃淋巴瘤（lymphoma of the stomach）是最常见的淋巴结外淋巴瘤之一，起源于胃及邻近淋巴结。如果肿瘤主体在胃中，那么就考虑这个部位的淋巴瘤是原发的。大部分胃淋巴瘤是高度恶性B细胞淋巴瘤，其中一部分是由低度恶性的黏膜相关淋巴组织（mucosa associated lymphoid tissue, MALT）发展而来。低度恶性的病变几乎全部是B细胞MALT淋巴瘤。胃的T细胞淋巴瘤及霍奇金淋巴瘤极其罕见。

（二）分 类

胃原发性淋巴瘤基本分类及诊断指标相似于淋巴瘤。2000年WHO胃肿瘤组织学分类[1]中的相关内容见表27-1。

（三）流行病学

全部非霍奇金淋巴瘤中，有大约40%产生于淋巴结外，胃肠道是结外最常见的部位，在西方国家大约占全部非霍奇金淋巴瘤的4%～18%，在中东达25%。西方国家胃是消化道淋巴瘤最常发生的部位，而在中东国家小肠最常发生。胃淋巴瘤占所有胃恶性肿瘤的2%～5%；它的发生率似乎在增加，部分原因是由于大家认识到了原本被称为“假淋巴瘤”的病变实质是肿瘤。协和医院手术切除的胃淋巴瘤占胃肠淋巴瘤的43.8%[2]。胃淋巴瘤好发部位为胃窦和胃体，其次为贲门、小弯、幽门和全胃。男女发病率相似。年龄变化范围大，但大部分患者出现病变时已超过50岁。其病因学主要包括以下两方面原因。

1. 幽门螺杆菌（Helicobacter pylori, Hp）感染　胃的原发性淋巴瘤，特别是低度恶性MALT淋巴瘤近来已公认与胃的幽门螺杆菌感染密切相关[3, 4]。在那些存在低度恶性成分的高度恶性淋巴瘤中幽门螺杆菌感染不常见（52%～71%），在高度恶性淋巴瘤中更少见（25%～38%）。当病变局限于黏膜层和黏膜下层时，幽门螺杆菌的检出率为90%；当深部黏膜下层受累时，幽门螺杆菌的检出率下降为76%；当病变发展超过黏膜下层时，幽门螺杆菌的检出率只有48%。连续性血清学研究以及根据存档的胃活检组织的回顾性研究表明，幽门螺杆菌感染在淋巴瘤发展之前。因此对于胃的淋巴瘤Hp阳性者积极治愈

表27-1　2000年WHO胃肿瘤组织学分类中的胃淋巴瘤分类

恶性淋巴瘤
边缘区B细胞MALT型淋巴瘤
套细胞淋巴瘤
弥漫性大B细胞淋巴瘤
其他

Hp 后，部分病例的胃淋巴瘤可以消退。

2. 免疫抑制　淋巴瘤发生于胃或累及胃可能是由于患者先天性或获得性免疫缺陷。一般来讲，胃淋巴瘤的发病情况、临床特点及病变组织学改变与胃外发生的淋巴瘤难以区分。多达 23% 的胃肠道非霍奇金淋巴瘤发生于 HIV 感染者的胃中，尽管少数病变被描述为低度恶性的 MALT 淋巴瘤，但绝大部分病变是大 B 细胞性淋巴瘤或 Burkitt 淋巴瘤 /Burkitt 样淋巴瘤[5]。

二、胃淋巴瘤的病理类型

（一）低度恶性淋巴瘤

1. 一般特征　胃原发性恶性淋巴瘤大约 50% 是低度恶性的，约 30% 是高度恶性的，少数是高度恶性与低度恶性成分混合性的。其常见于中老年人，患者常有长期的非特异性症状，包括消化不良、恶心和呕吐。Hp 检测常为阳性。

胃原发性低度恶性淋巴瘤绝大多数是起源于 MALT 的所谓 MALT 淋巴瘤。这是一型特殊淋巴瘤，它有如下特点：①见于经常接受外界刺激的器官，如胃肠道、乳腺、皮肤、甲状腺、支气管、肺以及涎腺等；②肿瘤细胞主要为小淋巴细胞、生发中心细胞或生发中心小裂核细胞；③有多少不等的肿瘤性浆细胞；④肿瘤性淋巴细胞在原有腺周围浸润，并浸润破坏被覆上皮或腺上皮形成淋巴上皮病变（lymphoepithelial lesion，LEL）；⑤弥漫增生浸润的淋巴细胞可有淋巴滤泡形成。

该肿瘤生长缓慢，预后较好。它的预后与肿瘤大小、浸润深度、淋巴结受累程度、是否有其他器官受累及受累程度、有无高度恶性成分及其多少（<50%，>50% 者则应诊断为高度恶性）、肿瘤对放化疗的敏感性、治疗是否及时、正确，以及机体状况等因素有关。据文献报道，低度恶性淋巴瘤总的 5 年生存率为 91%，而高度恶性为 56%[6]。

2. 大体分型　①弥漫浸润型：胃黏膜弥漫性增生肥厚，皱襞可以肥大也可以消失，可似弥漫性胃癌；②结节型或息肉型；③溃疡型：似慢性消化性溃疡，但周围黏膜或胃壁有明显增生肥厚，皱襞增粗或消失等变化。此型淋巴瘤早期肉眼可无明显病变。

3. 光镜下表现（图 27-1 ~ 图 27-6）　肿瘤性淋巴细胞呈弥漫性或结节性增生，浸润于胃壁黏膜层或全层，也可侵及浆膜外。常弥漫浸润于黏膜层腺体之间，并有淋巴上皮病变；在肌层也是弥漫浸润于平滑肌之间，肌组织可受到不同程度的破坏；也可为散在结节状，少数可有淋巴滤泡形成，肿瘤性淋巴细胞分化较好者大小较一致。肿瘤细胞主要为小裂核或生发中心细胞及分化良好的小淋巴细胞，并混杂有多少不等的浆细胞。也可有多少不等的生发中心母细胞或大 B 细胞。

MALT 淋巴瘤的结构与正常的 MALT 相似，细胞的形态学及免疫表型在本质上属于边缘区 B

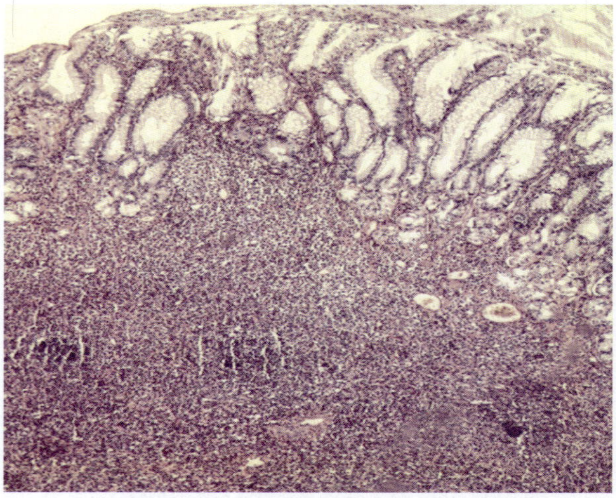

图27-1　原发性低度恶性B细胞MALT淋巴瘤，成片的小到中等大小的淋巴细胞浸润黏膜和黏膜下层（×40）

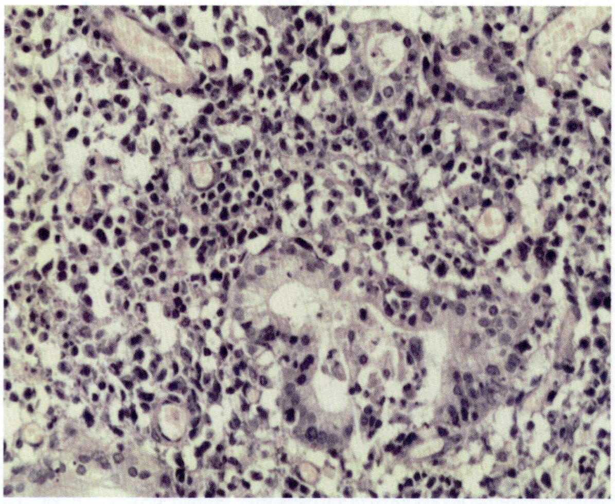

图27-2　低度恶性B细胞MALT淋巴瘤，淋巴上皮病变（×200）

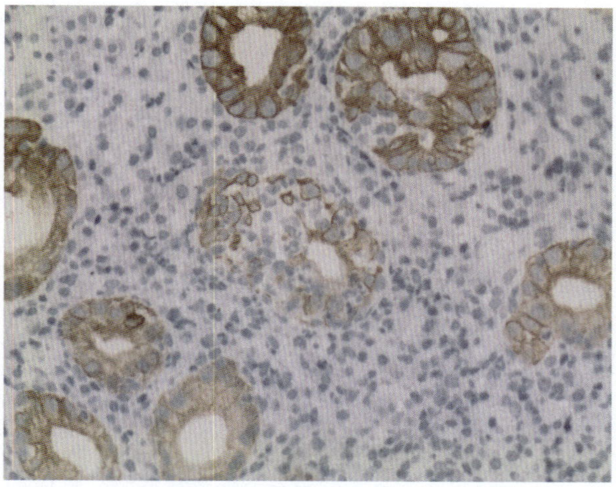

图27-3　低度恶性B细胞MALT淋巴瘤，角蛋白免疫染色提示淋巴上皮病变（×200）

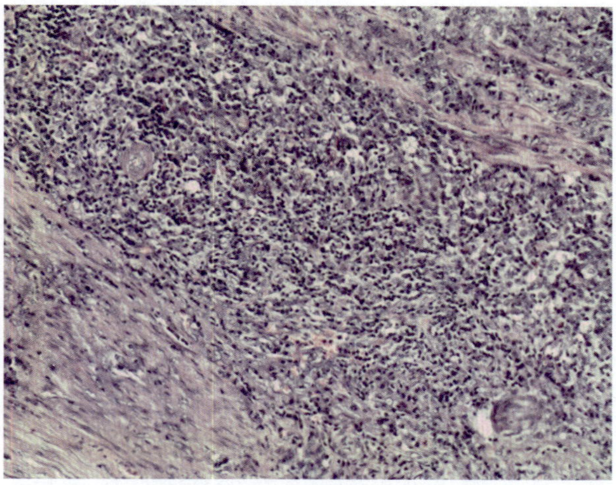

图27-4　低度恶性B细胞MALT淋巴瘤，肿瘤细胞弥漫浸润肌层（×100）

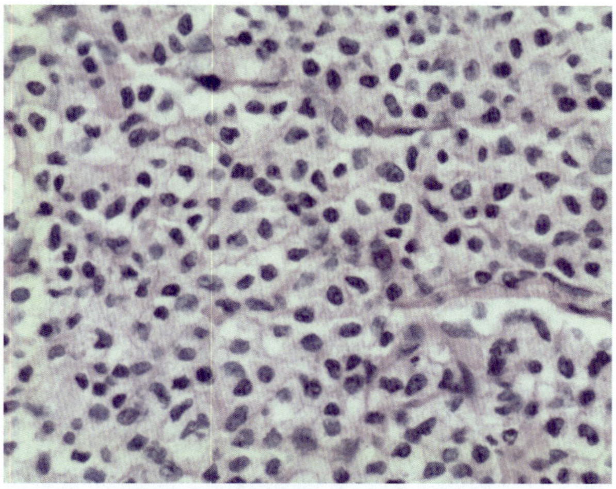

图27-5　低度恶性B细胞MALT淋巴瘤，肿瘤细胞大小均一，界限清楚，胞质少且部分透明，无明显核仁（×400）

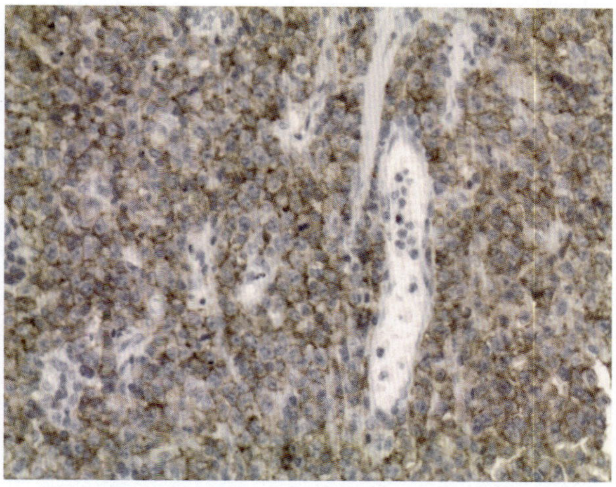

图27-6　低度恶性B细胞MALT淋巴瘤，肿瘤细胞CD20弥漫性阳性（×200）

细胞。肿瘤细胞浸润于先前存在的淋巴滤泡之间，最初定位在滤泡帽部外边缘区内。当病变继续进展后，肿瘤细胞侵蚀并最终超出淋巴滤泡，形成一个模糊的结节或弥漫性淋巴瘤性浸润[7]。肿瘤细胞形态在同一个病例中可能不同。特点是：肿瘤细胞圆形，中等大小，胞质少，核圆形、不规则，染色质较粗，核仁不明显。这些细胞就像滤泡中心的中心细胞，所以也就引出了“中心细胞样（centrocyte-like，CCL）一词用于描述 MALT 淋巴瘤的肿瘤成分。

4. 免疫表型　CCL 细胞的免疫表型与边缘区 B 细胞相似，可表达全 B 细胞抗原，如 CD20 和 CD79α，并可表达更成熟的 B 细胞标记物 CD21 和 CD35[8]，不表达 CD10。它们一般 bcl-2 蛋白阳性，表达 CD43 但不表达 CD5 和 CD23。少数细胞表面及胞质可表达免疫球蛋白（常为 IgM 和 IgA，极少为 IgG），并且只表达轻链。抗角蛋白抗体进行免疫组化染色对显示淋巴上皮性病变非常有用。利用抗体进行免疫组化染色能突出滤泡的树突细胞（抗 CD21，抗 CD23 或抗 CD35），可以帮助淋巴滤泡已被淋巴瘤完全侵犯的病例显示潜在的滤泡树突细胞网。

5. 鉴别诊断

（1）胃高度恶性原发性淋巴瘤：虽然组织学上有淋巴上皮病变等符合 MALT 淋巴瘤的诊断标准，但当肿瘤性淋巴细胞主要为中等以上淋巴细胞且出现核仁及较多核分裂象时，即应诊断为高度恶性淋巴瘤或高度恶性黏膜相关淋巴组织淋巴瘤（high-grade MALToma）。

（2）旺炽性胃炎：其与低度恶性 MALT 淋巴瘤的区别可能很困难。必须有足够的活检材料（内镜下对可疑区活检可多达 8 个以上）、要完好地保存形态以及正确地对活检标本定向。组织学评估依然是区分反应性浸润和肿瘤性浸润的金标准，但辅助研究也是很有用的。在反应性和肿瘤性病例中，淋巴滤泡可以存在，并可见活动性炎症、隐窝脓肿以及反应性上皮变化。胃炎中，固有层内围绕淋巴滤泡浸润的主要是浆细胞；而 MALT 淋巴瘤中，主要是具有 CCL 形态的淋巴细胞群浸润，浸润可穿过固有层并围绕腺体。Dutcher 小体以及中度细胞不典型性只见于淋巴瘤。所有这些特点不可能统统见于一个病例的活检材料中。对于一些病例，如果其组织学形态是淋巴瘤，但缺乏一个或更多以上特点时，诊断为低度恶性 MALT 淋巴瘤是有道理的。少有的或可疑的淋巴上皮病变、致密的淋巴细胞占位性浸润、轻度细胞不典型性以及黏膜肌层被浸润，这些特点都可见于淋巴瘤，但又不只限于淋巴瘤。

对于一些病例来说，明确区分反应性浸润与淋巴瘤是不可能的。所以，适宜将这些病例诊断为“不确定本质的不典型性淋巴浸润”，或“不典型性淋巴组织增生”。

（3）假性淋巴瘤（pseudolymphoma）或反应性淋巴组织增生：前者的特点是：①增生淋巴组织主要局限在黏膜层，偶可累及黏膜下层及肌层；②增生淋巴细胞为分化良好的小淋巴细胞或转化细胞，成熟小细胞与转化细胞混杂存在；③可见较多的淋巴滤泡形成；增生淋巴组织局限于黏膜层，细胞全为成熟淋巴细胞，并有明显淋巴滤泡形成者，称为淋巴滤泡性胃炎。此型胃炎可能与 Hp 感染有关，并可发展为 MALT 淋巴瘤；④无不成熟浆细胞，有较多量成熟浆细胞，浆细胞核内无 Dutcher 小体（不成熟浆细胞核内嗜酸性球蛋白性包含物）；⑤无淋巴上皮病变；⑥免疫球蛋白检测（Lamda 及 Kappa）是多克隆的，球蛋白基因重排绝大多数为阴性。根据这几点及胃镜所见和其他影像学资料不难对两者加以鉴别。实在难以鉴别时，可暂报告为：不典型淋巴组织增生或不典型淋巴滤泡增生，以及可疑淋巴瘤。应注意随访，必要时再取材活检。

（4）淋巴细胞性胃炎（lymphocytic gastritis） 此型胃炎有明显淋巴细胞增生浸润，也形成淋巴上皮性病变，且无明显淋巴滤泡形成，易与低度恶性 MALT 淋巴瘤相混淆，前者的特点是：①增生淋巴细胞局限于黏膜层，呈结节状或弥漫性浸润；②淋巴细胞分化良好，无明显淋巴滤泡形成；③免疫组化显示：浸润于上皮内形成淋巴上皮病变的淋巴细胞是 T 淋巴细胞而非 B 淋巴细胞。

（二）高度恶性淋巴瘤

1. 一般特征 高度恶性病变可表现为明显的上腹部包块，可引起严重的症状，包括体重减轻。这些淋巴瘤包括大 B 及 T 细胞淋巴瘤[9]，以及其他大细胞性非霍奇金淋巴瘤。常见的是弥漫性生发中心母细胞、免疫母细胞及其他大 B 细胞淋巴瘤。胃的原发性 T 细胞淋巴瘤很少见。所报道的大部分病例都处在地方流行性人 T 细胞白血病 / 淋巴瘤病毒（human T-cell leukemia/lymphoma virus, HTLV-1）感染地区，患者可出现成人 T 细胞白血病 / 淋巴瘤（adult T-cell leukemia/lymphoma, ATLL）时胃的临床表现。这些地区的 T 细胞淋巴瘤可占胃淋巴瘤的 7%。大部分残存组织与淋巴结内所见到的外周 T 细胞淋巴瘤相似，偶尔也可见到胃 NK 细胞淋巴瘤。最近的研究表明，一些胃 T 细胞淋巴瘤具有上皮内 T 淋巴细胞分化的特点（如表达人类黏膜淋巴细胞 1 抗原、CD103），这与肠道中的 T 细胞淋巴瘤相似。

2. 光镜下表现（图 27-7 ~ 图 27-9） 出现了簇状或片状转化的“母细胞性”大 B 细胞，反映了肿瘤向高度恶性淋巴瘤的转化[10]。最终，这些区域的细胞汇合成片状，且这些细胞与弥漫性大 B 细胞淋巴瘤难以区别。只要低度恶性的成分依然存在，这些肿瘤可命名为“高度恶性 MALT 淋巴瘤，正处于进展期”。当曾经存在的低度恶性淋巴瘤的证据消失后，辨别非特异性的弥漫大 B 细胞淋巴瘤就变得不可能了。在既存在低度恶性又存在高度恶性成分的病例中，遗传学研究证实，绝大多数病例是从低度恶性病变转化为高度恶性的淋巴瘤，而在其他病例中，两种成分与克隆无关，提示存在第二个原发性淋巴瘤的可能。

此型淋巴瘤的诊断中需特别注意与未分化癌

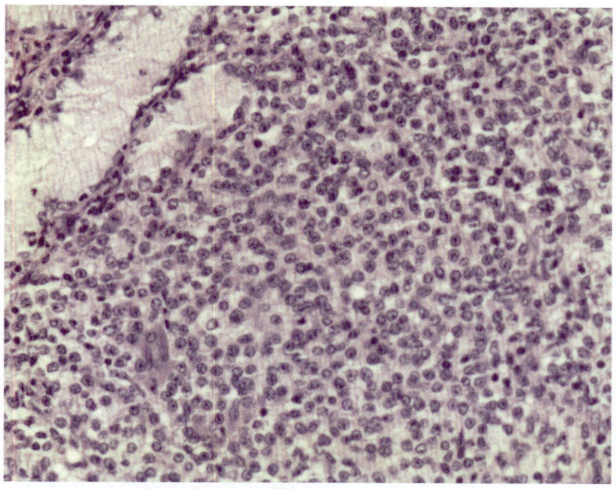

图27-7　胃弥漫大B细胞淋巴瘤，细胞弥漫成片，核大，异型明显（×200）

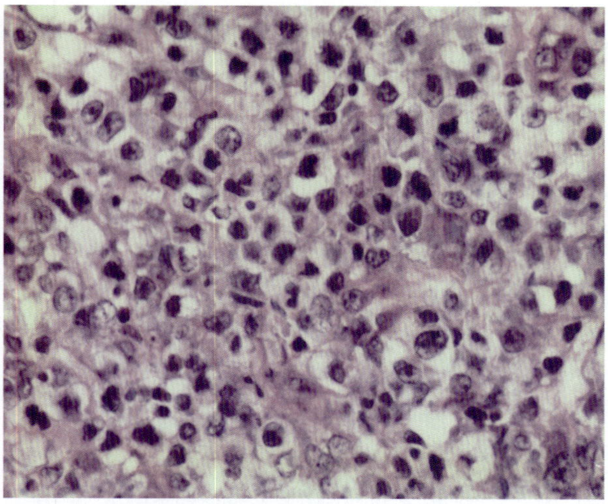

图27-8　胃弥漫大B细胞淋巴瘤，细胞核大，核仁明显，核异型性显著（×400）

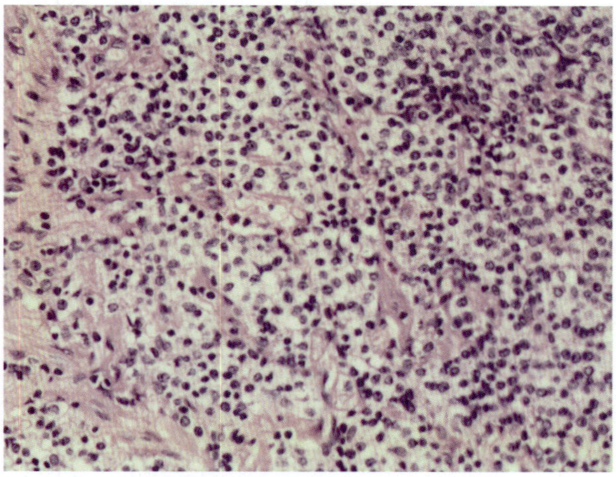

图27-9　胃弥漫大B细胞淋巴瘤，侵犯浅肌层（×200）

鉴别。胃淋巴瘤的如下特点有助于与未分化癌鉴别：①肿瘤性淋巴细胞在腺体之间及胃小凹之间浸润，早期较少破坏腺体，少数腺体可有刺激性增生，可见淋巴上皮病变，而癌的浸润常在较早期就破坏腺体，且无淋巴上皮病变；②淋巴细胞黏附力较差，几乎所有肿瘤细胞都是游离散在，不形成互相连接的团或索；③呈大团状或弥漫性浸润者，其细胞界限清楚，松散，无明显癌性纤维性间质或胶原反应；即使部分区域有巢索状癌样结构，但另外区域可找到大片状较为典型的淋巴瘤结构；④淋巴瘤细胞核深染，较大，常为空泡状，核膜厚以及核仁较大等；⑤ AB/PAS 染色无明显中性或酸性黏液；⑥免疫组化 LCA 或 T 细胞或 B 细胞或其他淋巴造血细胞的标记阳性，而上皮标记及 CEA 阴性。

（三）套细胞淋巴瘤

胃内套细胞淋巴瘤是胃肠道多发性淋巴瘤性息肉病的特征性成分，在临床状况外的情况下少见。本淋巴瘤的形态学及免疫表型上与淋巴结发生的套细胞淋巴瘤很难区分。肿瘤细胞呈弥漫单一性浸润，胞质空，核不规则，表达 B 细胞标记物、CD5 和细胞周期蛋白 D1。

（四）Burkitt 淋巴瘤

尽管在胃中本病少见，但还是能见到经典的 Burkitt 淋巴瘤[11]。发生于胃的 Burkitt 淋巴瘤与发生在其他部位的 Burkitt 淋巴瘤形态相同，肿瘤细胞弥漫成片，中等大小，胞质空，核呈圆形或卵圆形并有小核仁。在成片的细胞中有很多巨噬细胞，呈“满天星”的外观。核分裂象多，并可见丰富的凋亡碎片。肿瘤细胞表达 CD10 及全 B 细胞标记物，几乎 100% 的肿瘤细胞核 ki-67 免疫反应呈高表达。

（五）霍奇金病及其他特殊亚型淋巴瘤

霍奇金病可累及胃肠道，但它常继发于淋巴结病变。原发性霍奇金病未见报道。除普通型低度恶性和高度恶性淋巴瘤外，胃尚可见组织细胞肉瘤、粒细胞肉瘤（或粒细胞性白血病浸润）、朗格汉斯细胞肉瘤以及淋巴母细胞淋巴瘤等一些特殊型淋巴瘤或淋巴造血细胞恶性肿瘤。

（六）恶性淋巴瘤性息肉病（malignant lymphomatous polyposis）

胃黏膜和黏膜下广泛受累有时表现为多发性

息肉，或更常见的胃黏膜弥漫性增厚、黏膜皱襞苍白粗大，形成了一种脑回样的大体表现。这些肿瘤不是MALT淋巴瘤，基本上都是套细胞淋巴瘤；在这些病例中，胃的病变几乎都是播散性系统性疾病的一部分，在循环血液中通常可以检测到肿瘤细胞。显微镜下显示形态单一的小淋巴细胞弥漫性浸润，细胞核常为不规则折叠状，围绕但不进入残留的非肿瘤性生发中心，有时散在有透明变性的胶原带。常可见散在的上皮样组织细胞。与MALT B细胞淋巴瘤不同，该肿瘤细胞很少形成淋巴上皮病变，肿瘤细胞显示CD5、IgD和核内周期蛋白D1阳性，后者反映了t(11；14)染色体易位，这是套细胞淋巴瘤的特征。这种肿瘤预后不好，中位生存期为2～3年[12]。

尽管曾经有人认为恶性淋巴瘤性息肉病表现套细胞淋巴瘤的特征，但现在认为同样的大体表现在少数情况下可以见于其他类型的淋巴瘤，包括滤泡中心细胞淋巴瘤和T细胞淋巴瘤[13]。

（孙蕾娜　栾焕玲　战忠利）

第二节　胃淋巴瘤的外科治疗

一、手术治疗的争议

原发性胃淋巴瘤（primary gastric lymphoma，PGL）的治疗效果好于胃癌，但迄今尚缺乏公认的标准治疗方案。手术切除以前一直被认为是治疗原发性胃淋巴瘤的最有效手段。但近期随着对PGL病因及发病机制的认识和诊断水平的提高，以及人们对PGL越来越深入的研究，手术作为占主导地位的治疗方式受到不断的冲击，有不少人提出了异议。认为联合化疗和放疗或是单纯的抗Hp感染治疗可获理想结果，因此对外科手术的地位提出疑问[14]。放化疗是否能代替外科手术而作为PGL的首选治疗方案是最有争议的问题。

争议的焦点在于两者的疗效。一些作者主张积极手术[15]，认为单纯手术即可达到较好疗效，辅助性放疗和化疗不能提高生存期。另一些作者有相反的观点，认为联合化疗和放疗可获理想结果，而对外科手术的地位提出疑问[16-20]。

德国多中心前瞻性非随机分组研究[21]报道381例PGL，认为手术比保守治疗组无明显优越性。Koch等[22]报道185例PGL，认为保守治疗对胃的保护是有益的。Gospodarowicz等[23]报道149例PGL，认为外科手术加术后放疗与放射治疗和（或）化疗的生存率无显著差异。Ferreri等[24]认为化疗加放疗应该作为Ⅰ、Ⅱ期胃高度恶性淋巴瘤的一线治疗。Liu等[25]的一项前瞻性研究报道，对ⅠE、ⅡE期PGL患者，单纯化疗组和手术治疗组的5年生存率分别为72.6%和77.8%，两组比较无显著差异。

而Bozer等[26]报道对37例PGL患者进行根治性切除，ⅠE、ⅡE期患者5年生存率分别为75%和37%；经多因素分析，手术切除是独立的预后因素。Bartlett等[27]报道对15例早期胃黏膜相关淋巴组织淋巴瘤(mucosa-associated lymphoid tissue lymphoma, MALT)患者接受单纯手术治疗，其10年无瘤存活率达到100%。Parvenz等[28]报道手术切除肿瘤可以提高早期PGL患者的生存率。Blair等[29]报道39例PGL，手术+术后化疗组的5年生存率为90%，而仅接受放化疗组为55%，两组有显著差异。Kitamura等[15]回顾分析212例早期PGL（病灶仅限于黏膜及黏膜下层，无论有无淋巴结转移），手术切除后的5年生存率达95%。Fischbach等[30]报道266例胃B细胞淋巴瘤治疗结果，在低度恶性组，手术切除和手术加放疗组2年生存率为89%和96%，差异无显著意义；而在高度恶性组ⅠE、ⅡE期病例，手术被认为是胃淋巴瘤标准治疗或综合治疗的一部分；研究认为除了幽门螺旋杆菌（Helicobacter pylori，Hp）（+）的ⅠE期低度恶性胃淋巴瘤外，均应采用手术治疗。Ranaldi等[31]报道152例胃淋巴瘤治疗结果，年龄、肿瘤大小、肿瘤侵犯胃壁深度及侵犯邻近器官是影响预后的因素，术后辅助治疗仅对进展期肿瘤、侵犯胃浆膜或周围脂肪组织的患者能延长生存期。Kelessis等[32]治疗65例MALT，认为早期病例外科手术即足够，放化疗并不改善生存率；进展期化疗和手术结合是最佳治疗。Koh等[33]和Sarneel等[34]报道淋巴瘤综合治疗组的CR、中位无瘤生存期优于手术治疗，但生存率差异无显著意义。

二、手术治疗的优势

目前对于PGL的治疗方法和疗效评估仍难统一，尚存争议[22]。有学者[4, 23, 24]认为手术和放疗加化疗(保守治疗)疗效无差异，保守治疗能更好地保存胃的功能；也有学者[12, 28, 30, 35]主张以手术切除为主，术后辅以化疗的综合治疗方案。随着手术技术和术后监测手段的提高，手术相关死亡率和并发症发生率已大大降低。一般认为手术治疗具有以下优势。

（一）明 确 分 期

手术标本行病理学检查能最准确地进行诊断，明确肿瘤的病理分类、组织学分级和侵犯范围，进而有助于明确临床分期[38-40]。虽然内镜活检技术以及免疫组化技术的应用和发展，术前病理诊断的准确性已相当高，同时超声胃镜和CT等由于影像学的进展对术前分期有相当的准确性，不通过手术亦可了解较准确的分期和分级，但多种诊断工具均有其局限性[41]，只有通过手术标本病理学检查才能最准确地对PGL进行分类和组织学分级，而小块活检标本无法达到要求[42-44]。

（二）减少肿瘤负荷

直接切除肿瘤，更易于分级、分期；直接切除大肿块可以解除梗阻，减轻放疗、化疗的负荷；预防放化疗过程并发症的发生；可以指导下一步治疗和判断预后，提高生存率[45, 46]。

（三）减少放化疗并发症

放化疗等非手术治疗可引起肿瘤的坏死，以致消化道大出血或急性穿孔；通过手术切除肿瘤，可预防或治疗放化疗引起的并发症，提高存活率[38, 46]。

（四）优 化 治 疗

Hp感染阴性或抗Hp治疗无效的病例，手术是一种非常有效的方法。手术有助于明确分期，优化选择治疗方案，提高疗效和避免放疗和化疗期间可能发生的严重并发症。手术治疗还可减少局部复发率[47]。

三、手术适应证

PMGL的治疗方案应根据肿瘤病理类型、临床分期和是否存在Hp感染进行选择[48]。目前认为对于临床分期早的低度恶性MALT淋巴瘤，应首先行Hp检测，阳性者首选Hp根除治疗而不必手术，术后严密监测肿瘤消长情况，定期内镜随访；Hp阴性或根除治疗失败者应行外科手术治疗或放疗。

对于Ⅰ、Ⅱ期PGL首选外科手术还是放、化疗治疗尚有争议[38]。PGL不同于其他类型的淋巴瘤，早期以局限性病变为主，外科的根治性切除手术是治愈的有效手段。研究证实[26, 47]，手术切除是独立的预后因素。

对于晚期MALT淋巴瘤或高度恶性胃淋巴瘤，应以手术治疗和（或）姑息性放化疗为主。晚期PGL多为恶性度高的侵袭性淋巴瘤，因病变范围大，手术根治性切除率低，难以达到根治效果。对肿瘤较大且无深大溃疡者，行术前新辅助化疗，待病灶缩小后再行手术[45]。对Ⅲ、Ⅳ期PGL患者宜首选非手术治疗，只有对规范的放、化疗无效，出现药物无法控制的上消化道出血、急性穿孔或幽门梗阻等并发症的患者才行手术治疗[49]。

近年来有学者提出，根据肿瘤的进展程度和肿瘤分期选择不同的治疗方法。如Shiu等[50]根据肿瘤大小、浸润深度和淋巴结转移状态制定出4条选择治疗标准。后来Pytel等[51]对这个标准进行了修改。该标准为：①ⅠE期肿瘤局限于黏膜或黏膜下层，肿瘤直径小于7cm，按工作分类属低度恶性者选择单纯手术治疗；②ⅠE期肿瘤直径大于7cm，未累及浆膜，中度或高度恶性者选择手术加放疗或化疗；③可切除的ⅠE期肿瘤累及浆膜，中度或高度恶性，或Ⅱ期肿瘤者选择手术加放疗和化疗；④无法切除的肿瘤选择放疗和化疗，手术以分期和减轻临床症状为目的。

对多次活检仍没有明确的病理诊断而不能排除胃癌的患者以及对正规放化疗无效的巨大PGL等可行手术治疗[40, 49, 52]。

对于PGL，有选择性的新辅助化疗亦可明显缩小肿块，提高切除率和远期生存率。但对溃疡深大者，不宜行新辅助化疗，防止出现胃出血或穿孔等并发症[45]。

对ⅠE、ⅡE1、ⅡE2期PGL，可采用腹腔镜下胃切除术及对胃周淋巴结切除，以利于精确分期[40]。

四、手术术式的选择

手术切除一直被认为是治疗PGL的最有效的治疗手段。尽管有时肿瘤体积巨大，但因其生长方式为推挤周围组织，因而与周围组织间多为非浸润性粘连，可被分开，所以手术切除率较胃癌高[53]。文献报道[54, 55]原发性胃恶性淋巴瘤总的手术切除率为60%～88%，其中Ⅰ、Ⅱ期PGL的手术切除率较高。

PGL可伴有胃引流区域淋巴结转移，故在手术时应进行区域淋巴结清扫。对于早期患者宜以根治性切除为目标，同时应根据年龄及身体基本状况、手术相关并发症和术后生活质量进行权衡。原则基本为争取做包括原发病灶、区域淋巴结和必要时邻近受侵脏器的根治性切除。无法切除的晚期病例仅行姑息性手术。

关于是否将D2式淋巴结清扫术作为标准的术式一直存在争议[45]。许多学者把D2式淋巴结清扫术作为标准的术式[15]，切除范围与胃癌相似，手术切除的范围应包括原发病灶及相应的淋巴结引流区，且应保证两断端切除范围足够。由于恶性淋巴瘤的边界难以确认，其浸润范围常超出病变的大体界限，故切除的范围应相应扩大，有条件者应送快速冰冻切片，以确认切缘无肿瘤侵犯；精细的淋巴结清扫是手术的重要组成部分[54, 56]。Takahashi等[57]认为根治性切除联合扩大的淋巴结清扫可以提高Ⅰ期患者术后生存率。Sano等[58]认为PGL有多原发倾向，推荐不论胃淋巴瘤的部位，均行全胃切除＋D2淋巴结清扫，有淋巴结转移的患者加化疗联合治疗。持不同意见的学者认为[14, 46]，是否应行根治性切除还应和手术并发症和术后生存质量相权衡，首选胃部分切除和Dl淋巴结清扫术式，手术方式并不影响5年生存率、复发率和无瘤生存期。因此不必为追求切缘阴性而行全胃切除或更大范围的术式，而且即使切端残留瘤细胞，也可以通过术后辅助治疗加以控制。

因PGL浸润程度不如其他癌肿明显，即使瘤体较大，但与周围粘连容易分离，其切除机会仍大于其他癌肿，所以不要轻易放弃切除机会。PGL常在黏膜下浸润扩散，边界不如胃癌界限明确，手术中切缘应尽量远离病灶，必要时应行冷冻切片检查切缘，避免瘤细胞残留[59]。

脾切除术主张应用于胃贲门和胃体病变、侵犯浆膜层的全胃切除患者，因为这些患者有较高的几率出现脾门淋巴结转移[40]。

减瘤手术用于姑息性治疗，如缓解症状，去除较大肿块，避免其他保守治疗引起的出血或穿孔等；手术相关死亡率约占3%～25%，治疗效果不佳[27, 46]。

五、术后辅助治疗

鉴于低度恶性B细胞胃淋巴瘤的增殖依赖于Hp感染后T细胞的激活，在正规抗Hp治疗后，有50%～70%的患者可出现完全消退[60]。因此，正规的抗Hp治疗不仅对接受放化疗的患者非常有效，也是手术切除后综合治疗的一部分[32, 48]。对无淋巴结转移的早期胃黏膜相关淋巴组织淋巴瘤患者，在切除原发病灶后辅以根除Hp治疗；而对有淋巴结转移者，术后行根除Hp治疗同时还需要辅助化疗[30]。

大多数学者[29, 46]认为Ⅰ期PGL在根治性手术后，无需辅助治疗。而对于Ⅱ期以上的PGL患者，术后辅助放化疗会改善其生存期；术后放化疗可加强肿瘤的局部控制，有效地抑制淋巴结及血行微转移灶、远处转移，提高5年生存率。尤其是姑息性手术后切缘阳性、远处淋巴结转移、周围脏器浸润及高度恶性胃淋巴瘤的患者接受放化疗，可控制残余病灶，延长生存期，改善生活质量。放疗最小剂量从20～40Gy不等，化疗多选用CHOP方案。Shinm等[62]的研究发现术后放疗与总体生存率不完全相关，而是对有切缘阳性、淋巴结转移及周围脏器浸润的患者有效，5年生存率从25%提高到38%。另一项前瞻性研究结果显示[63]，29例PGL患者接受手术治疗＋术后辅助化疗，另外25例仅行手术治疗，2年生存率分别为79%和51%，两组间有显著差异。对Ⅰ、Ⅱ期高度恶性或低度恶性淋巴瘤术后有肿瘤残留的患者，放疗可提高无瘤生存期[35]。一些学者[40, 45, 60]不主张常规术后放疗，有资料表明术后常规放疗无益处，5年生存率无区别，而且腹部放疗有一些较严重并发症，如消化道穿孔、放射性肠炎及较严重的肠粘连等；所以放疗只局限于局部病灶残留和局部病灶不能切除者。

（刘勇）

第三节　胃淋巴瘤的内科治疗

一、概　　况

消化道是淋巴瘤最常见的结外受累部位，占结外淋巴瘤的 30% ~ 40%[64-66]，占全部非霍奇金淋巴瘤的 4% ~ 20%[67, 68]。虽然我国目前尚没有胃首发的恶性淋巴瘤的统计，但在西方国家，胃是消化道恶性淋巴瘤的最常见发病部位 (50% ~ 60%)，其次是小肠 (30%)、大肠（大约 10%)，而原发于食管的淋巴瘤极少见。在全世界范围内，胃肠道来源恶性淋巴瘤存在明显的地理差异（表 27-2)。原发性胃非霍奇金淋巴瘤是仅次于胃腺癌的第二大胃原发恶性肿瘤 [69]。

原发性胃淋巴瘤包含多种病理亚型，其中弥漫大 B 细胞淋巴瘤（diffuse large B-cell lymphoma, DLBCL）约占 45% ~ 60%，黏膜相关淋巴组织淋巴瘤 (mucosa- associated lymphoid tissue lymphoma, MALT) 约 占 35% ~ 45%（ 表 27-3）[70]。近期的一项门诊患者统计数据显示：胃 MALT 淋巴瘤可能有所升高，达到 70%。另一项日本的调查报告也显示，近 10 年来胃肠道原发的低度恶性淋巴瘤与侵袭性淋巴瘤相比明显增多，由 40% 提高到 60%[71]。胃原发滤泡性淋巴瘤极为罕见。其他的病理亚型包括 T 细胞淋巴瘤、Burkitt 淋巴瘤和套细胞淋巴瘤也非常少见，不足 5%[70, 72]。

过去 10 年间，原发性胃淋巴瘤的发病率不断上升 [8, 10-12]。其原因可能是由于实际发病率的升高，但也可能与更高效的病例登记及诊断方法的改进有关。一项流行病学研究显示，意大利东北部原发性胃非霍奇金淋巴瘤的发病率明显高于英国 (分别为 13.2×10^5/ 年 和 1×10^5/ 年)，这种地域分布的差异性可能与不同地区幽门螺杆菌所致慢性胃炎的发病率有关 [74]。

二、诊断和临床分期

无论哪种病理组织学亚型，原发性胃淋巴瘤的临床症状主要来自于局部病灶，表现为腹痛、消化不良、恶心和呕吐、食欲减退、梗阻和出血。少有发热和盗汗，且多与 T 细胞淋巴瘤或 Burkitt 淋巴瘤相关 [67]。

与结内淋巴瘤相比，原发性胃淋巴瘤存在骨髓受累或 LDH 升高的情况并不多见 [76]。但一些较大的研究中心报告原发性胃 MALT 骨髓受

表27-2　不同地区胃肠道来源淋巴瘤发病部位的分布情况

作者	国家或地区	胃肠道来源淋巴瘤总例数	胃	肠道（小肠和大肠）	小肠	结直肠
Dragosics	奥地利	133	79%	21%[a]	10%	6%
Shenkier	加拿大	176	48%	52%	–	–
d'Amore	丹麦	139	63%	37%	–	–
Koch	德国	371	75%	22%[a]	9%	–
Liang	中国香港	425	56%	–	31%	12%
Tondini	意大利	135	73%	27%[a]	15%	9%
Nakamura	日本	455	75%	25%[b]		
Amer	沙特阿拉伯	185	51%	49%	–	–
Zucca	瑞士	103	68%	–	24%	7%
Otter	荷兰	96	56%	44%[c]	13%	16%
Isikdogan	土耳其	145	43%	–	50%	7%
Morton	英国	175	45%	54%[a]	33%	15%
List	美国	87	60%	–	26%	14%

[a] 包括（约3% ~ 6.5%）多灶性胃肠道受累的病例；

[b] 包括（约4%）胃和肠道同时受累的病例；

[c] 肠系膜病灶被认为原发于肠道，也包括多灶性胃肠道受累的病例。

表 27-3 原发性胃淋巴瘤主要组织学类型的分布

组织学类型（REAL分类标准）	希腊(n=128)	德国(n=393)
弥漫大B细胞淋巴瘤	45%	59%
伴有MALT成分	9%	14%
不伴有MALT成分	36%	45%
MALT边缘带淋巴瘤	48%	38%
套细胞淋巴瘤	1%	1%
滤泡性淋巴瘤	2%	0.5%
外周T细胞淋巴瘤	4%	1.5%

累可能达到 15%[77]。天津医科大学肿瘤医院淋巴肿瘤科已报告恶性淋巴瘤骨髓受累病例，在近 5 年收治的淋巴瘤患者中占 9%。临床常表现为体重下降，主要由原发病灶所致，而并非 B 症状（6 个月内无明显原因发热、盗汗、体重减轻 >10%）[78]。胃出血的发生率大约占 20%~30%，而胃闭塞和胃穿孔很少见 [72, 79-82]。

目前关于胃肠道来源非霍奇金淋巴瘤的分类和分期尚未达成统一意见。1993 年在瑞士 Lugano 召开的国际研讨会对既往的 Blackledge 分期系统进行了修正，命名为 Lugano 分期 [83]，但该分期并未被广泛采纳，目前临床上仍存在各种各样的分期系统 [83-85]。

在手术作为原发性胃淋巴瘤主要治疗手段的时期，由于手术可提供充足的肿瘤标本而曾被认为是正确的组织学诊断手段。然而，现今大多数患者的病理诊断标本主要通过内镜活组织检查获得，因此目前已不再提倡通过手术来明确诊断。在过去的 10 年里，影像学技术也得到了明显改进。研究证实内镜超声检查可有效评估胃壁受侵的深度和胃周围淋巴结受累情况，进而判定患者是否存在胃出血和（或）穿孔的风险 [86-91]。对于 MALT 淋巴瘤患者，胃壁浸润越深，淋巴结受累的风险越大，且单用抗生素治疗获得缓解的概率越小 [92-94]。

所有的原发性胃淋巴瘤患者均建议行胸腹部 CT 和骨髓活检，以排除全身和局部淋巴结累及和（或）邻近组织结构及骨髓受侵。研究证实，PET 扫描仅对 DLBCL 患者的诊断价值较大，而对 MALT 淋巴瘤尚存在争议，常因肿瘤体积小以及懒惰的生物学行为导致 PET 检查呈阴性 [95, 96]。此外，正常的胃黏膜有时也显示为 ^{18}F- 脱氧葡萄糖 (FDG) 摄取，由此可见，PET 检查对 MALT 淋巴瘤的特异性相当低。近年来又有文献报道，如果淋巴瘤存在活动性病灶，MALT 淋巴瘤可表现为 FDG 阳性摄取 [97, 98]。另外，为排除同时存在韦氏环受累，耳鼻喉检查应该列入常规检查 [99]。

三、临 床 治 疗

直至 10 年前，部分或全胃手术切除仍作为原发性胃淋巴瘤的主要治愈手段 [100, 101]，术后常联合放疗和（或）化疗。丹麦淋巴瘤研究组进行了一项回顾性调查研究，结果发现放疗可降低原发性胃淋巴瘤患者的复发风险 [67]。加拿大的多伦多马格利特公主医院研究组也同样发现，术后低剂量放疗（20~25Gy）可使Ⅰ A 和Ⅱ A 期原发性胃淋巴瘤患者获益，10 年无复发生存率提高至 86%[102-104]。此外，一些临床研究发现病灶切除联合术后单纯化疗或联合治疗可使患者受益 [105]。随后的几项研究表明单纯化疗或化疗序贯放疗可达到同样的治疗效果，因此不建议采用胃切除治疗 [106-109]。Taal 等报道早期原发性胃淋巴瘤患者仅采用化疗联合放疗或单纯放疗而非手术切除的 5 年无复发生存率分别为 85%(Ⅰ期)和 58%(Ⅱ期)[110, 111]。近期德国的一项大规模研究将 393 例局限性原发性胃淋巴瘤患者分别采用放疗和（或）化疗联合或不联合手术治疗，结果显示手术组和非手术组随访 42 个月的生存率分别为 86% 和 91%[112]。

由此可见，原发性胃淋巴瘤不再以诊断为目的而进行手术切除，但为降低一线化疗相关的胃出血和穿孔风险而实施减瘤手术的临床价值，目前尚未得到证实。实际上，肿瘤体积大本身有时不利于手术切除，且手术不能完全预防上述并发症，已有报道显示手术切除后仍可

原发性胃MALT淋巴瘤向侵袭性淋巴瘤转化的风险低于其他亚型惰性淋巴瘤[159, 160]。然而，据报道某些胃MALT淋巴瘤患者可同时或继发胃癌。在德国MALT淋巴瘤试验中，共入组120例患者，其中3例（2.5%）在根除Hp且淋巴瘤完全缓解后的第4～5年发生早期胃癌[161]。荷兰进行的一项全国流行病学调查发现，在1419例确诊为胃MALT淋巴瘤的患者中有34例（2.4%）发生胃癌[162]。与正常人群相比，胃MALT淋巴瘤患者发生胃腺癌的风险显著增加（高出6倍），而年龄小于60岁的患者发生胃癌的风险超过16倍。由于Hp感染是胃MALT淋巴瘤和胃癌共同的病因，所以上述情况应该受到肿瘤界关注。进一步说明，即使对于根除Hp且完全缓解的胃MALT淋巴瘤患者，仍需进行定期的严密的内镜随访。

对Hp阴性及抗生素治疗无效的患者，可选择常规的肿瘤内科治疗模式，但目前仍无相关随机研究数据，治疗方法尚未达成共识。既往手术曾广泛应用于胃MALT淋巴瘤的治疗，早期5年生存率>80%。但由于胃MALT淋巴瘤是一种多病灶疾病，胃切除范围广泛，并发症常见，严重影响了患者的生活质量，且边缘的残存病变可能仍需追加放疗和（或）化疗，同时，随着非手术治疗效果的显著提高，需要重新审视手术的真正价值[163]。多家研究机构报道受累区域放疗可有效控制疾病[164, 165]。现代放射治疗技术如三维适形放疗和调强放疗降低了正常胃黏膜和非靶器官（特别是左肾）照射的相关毒性[129, 166, 167]。实际上，放疗（30~33Gy）已成为局限性胃MALT淋巴瘤的一种标准治疗方法（表27-10）。全身播散的患者应采取化疗，临床上常用化疗治疗已经播散的胃淋巴瘤。但是，在胃MALT淋巴瘤中化疗的效果一直未得到充分评估，仅有少数针对胃MALT淋巴瘤治疗的化疗药物和化疗方案的相关报道。研究结果显示烷化剂（如环磷酰胺或苯丁酸氮芥）对MALT淋巴瘤具有较高的疾病控制率[168-170]。其他Ⅱ期临床研究证实某些嘌呤类似物如氟达拉滨[171, 172]及克拉屈滨[173]的抗肿瘤活性，但它们可能增加继发性骨髓增生异常综合征的风险。另一个化疗方案如苯丁酸氮芥/米托蒽醌/泼尼松联合治疗，其抗肿瘤活性也得到肯定[174]。最新的研究发现，蛋白酶体抑制剂硼替佐米具有抗肿瘤活性，目前IELSG正在对其进行一项Ⅱ期临床研究（NCTA00210327）。含蒽环类药物的强烈化疗仅限于肿瘤负荷较大的患者（大肿块、较高的IPI评分）[175, 176]。抗CD20单克隆抗体利妥昔单抗在Ⅱ期临床研究中也显示出较好的疗效，有效率约为70%[143, 177, 178]，可作为全身性治疗的备选药物。

由此可见，早期胃MALT淋巴瘤的预后佳，5年生存率为80%～95%，抗生素治疗是Hp阳性早期胃MALT患者的重要治疗手段，对抗生素治疗复发或Hp阴性的患者，局部放疗或免疫化疗是有效的治疗手段，而根治性手术治疗未显示优越性。对于Ⅲ、Ⅳ期的初治患者，则应考虑根据疾病的具体情况，观察或行全身免疫化疗，或者参加临床试验。

表27-10 放疗对原发性胃MALT淋巴瘤的疗效

作者	时间	n	分期	放射剂量(Gy)	中位随访(月)	OS(%)
Burgers	1988	24	ⅠE	40	48	83 (DFS)
Schechter	1998	17	ⅠE ～ ⅡE抗Hp无效或Hp(-)	30 (28.5~43.5)	27	100 (DFS和OS)
Tsang	2003	17	ⅠE～ⅡE	30 (17.5~35)	61.2	100 (DFS和OS)
Nov	2005	24	ⅠE～ⅡE	30 (28.5~43.5)	63	96 (EFS)
Sugimoto	2006	3	ⅠE抗Hp无效	39 (36~40)	24~72	100 (DFS)
Tsai	2007	21	ⅠE～ⅡE	30	61	100
Yamashita	2008	11	ⅠE～ⅡE	30	62	100 (EFS和OS)

DFS，无疾病生存；OS，总生存；EFS，无事件生存。

（钱正子 王华庆）

参考文献

[1] 虞积耀, 崔全才. 消化系统肿瘤病理学和遗传学 (世界卫生组织肿瘤分类及诊断标准系列). 北京: 人民卫生出版社, 2006.

[2] 刘彤华. 诊断病理学. 2版. 北京: 人民卫生出版社, 2009.

[3] Chan JKC. Gastrointestinal lymphomas: an overview with emphasis on new findings and diagnostic problems. Semin Diagn Pathol, 1996, 13:260-296.

[4] Bouzourene H, Haefliger T, Delacretaz F, et al. The role of helicobacter pylori in primary MALT lymphoma. Histopathology, 1999, 34:118-123.

[5] Beck PL, Gill MJ, Sutherland LR. HIV-associated non-Hodgkin's lymphoma of the gastrointestinal tract. Am J Gastroenterol, 1996, 91:2377-2381.

[6] Cogliatti S B, Schmid U, Schumacher U, et al. Primary B-cell gastric lymphoma: a clinicopathologic study of 145 patients. Gastroenterology, 1991, 101:1159-1170.

[7] Isaacson PG, Wotherspoon AC, Diss T, et al. Follicular colonization in B-cell lymphoma of mucosa-associated lymphoid tissue. Am J Surg Pathol, 1991, 15:819-828.

[8] Farinha P, Gascoyne RD. Helicobacter pylori and MALT lymphoma. Gastroenterology, 2005, 128:1579-1605.

[9] Isaacson PG, Du MQ. Gastrointestinal lymphoma-where morphology meets molecular biology. J Pathol, 2005, 205:255-274.

[10] De-jong D, Boot H, Van-Heerde P, et al. Histological grading in gastric lymphoma: pretreatment criteria and clinical relevance. Gastroenterology, 1997, 112:1466-1474.

[11] Andoh A, Takaya H, Bamba M, et al. Primary gastric Burkitt's lymphoma presenting with c-myc gene rearrangement. J Gastroenterol, 1998, 33:710-715.

[12] Chan JKC. Gastrointestinal lymphomas: an overview with emphasis on new findings and diagnostic problems. Semin Diagn Pathol, 1996, 13:260-296.

[13] Hirakawa K, Fuchigami T, Nakamura S, et al. Primary gastrointestinal T-cell lymphoma resembling multiple lymphomatous polyposis. Gastroenterology, 1996, 111:778-782.

[14] Rodríguez-Sanjuán JC, García RA, Trugeda S, et al. Do current indications for surgery of primary gastric lymphoma exist? Rev Esp Enferm Dig, 2006, 98(3):180-188.

[15] Kitamura K, Yamaquchi T, Okamoto K, et al. Early gastric lymphoma: a clinicopathologic study of ten patients, literature review, and comparison with early gastric adenocarcinoma. Cancer, 1996, 77(5):850-857.

[16] Raderer M, Valencak J, Osterreicher C, et al. Chemotherapy for the treatment of patients with primary high grade gastric B-cell lymphoma of modified Ann Arbor stages ⅠE and ⅡE. Cancer, 2000, 88(9):1979-1985.

[17] Koch P, Probst A, Berdel WE, et al. Treatment results in localized primary gastric lymphoma: data of patients registered within the German multicenter study (GIT NHL 02/96). J Clin Oncol, 2005, 23(28):7050-7059.

[18] Avilés A, Nambo MJ, Neri N, et al. The role of surgery in primary gastric lymphoma: results of a controlled clinical trial. Ann Surg, 2004, 240(1):44-50.

[19] Avilés A, Nambo MJ, Neri N, et al. Mucosa-associated lymphoid tissue (MALT) lymphoma of the stomach: results of a controlled clinical trial. Med Oncol, 2005, 22(1):57-62.

[20] Hossain FS, Koak Y, Khan FH. Primary gastric Hodgkin's lymphoma. World J Surg Oncol, 2007, 21(5):119.

[21] Willich NA, Reinartz G, Horst EJ, et al. Operative and conservative management of primary gastric lymphoma: interim results

of a German multicenter study. Int J Radiat Oncol Biol Phys, 2000, 46(4):895-901.
[22] Koch P, del Valle F, Berdel WE, et al. Primary gastrointestinal non-Hodgkin's lymphoma: I. Anatomic and histologic distribution, clinical features, and survival data of 371 patients registered in the German Multicenter Study GIT NHL 01/92. J Clin Oncol, 2001, 19(18):3861-3873.
[23] Gospodarowicz MK, Pintilie M, Tsang R, et al. Primary gastric lymphoma: brief overview of the recent Princess Margaret Hospital experience. Recent Results Cancer Res, 2000, 156:108-115.
[24] Ferreri AJ, Cordio S, Ponzoni M, et al. Non-surgical treatment with primary chemotherapy, with or without radiation therapy, of stage I-II high-grade gastric lymphoma. Leuk Lymphoma, 1999, 33(5-6):531-541.
[25] Liu HT, Hsu C, Chen CL, et al. Chemotherapy alone versus surgery followed by chemotherapy for stage I/IIE large-cell lymphoma of the stomach. Am J Hematol, 2000, 64(3):175-179.
[26] Bozer M, Eroglu A, Unal E, et al. Survival after curative resection for stage IE and IIE primary gastric lymphoma. Hepatogastroenterology, 2001, 48(40):1202-1205.
[27] Bartlett DL, Karpeh MS Jr, Filippa DA, et al. Long-term follow-up after curative surgery for early gastric lymphoma. Ann Surg, 1996, 223(1):53-62.
[28] Parvez T, Behani A, Ali A. Primary gastric lymphoma. J Coll Physicians Surg Pak, 2007, 17(1):36-40.
[29] Blair S, Shah S, Tamim W, et al. Surgical resection improves survival in the treatment of early gastric lymphomas. J Gastrointest Surg, 2000, 4(3):304-309.
[30] Fischbach W, Dragosics B, Kolve-Goebeler ME, et al. Primary gastric B-cell lymphoma: results of a prospective multicenter study. The German-Austrian Gastrointestinal Lymphoma Study Group. Gastroenterology, 2000, 119(5):1191-1202.
[31] Ranaldi R, Goteri G, Baccarini MG, et al. A clinicopathological study of 152 surgically treated primary gastric lymphomas with survival analysis of 109 high grade tumours. J Clin Pathol, 2002, 55(5):346-351.
[32] Kelessis NG, Vassilopoulos PP, Bai MP, et al. Update of the role of surgery in the multimodal treatment of MALT gastric lymphomas. Anticancer Res, 2002, 22(6B):3457-3463.
[33] Koh PK, Horsman JM, Radstone CR, et al. Localised extranodal non-Hodgkin's lymphoma of the gastrointestinal tract: Sheffield Lymphoma Group experience (1989-1998). Int J Oncol, 2001, 18(4):743-748.
[34] Samel S, Wagner J, Hofheinz R, et al. Malignant intestinal non-Hodgkin's lymphoma from the surgical point of view. Onkologie, 2002, 25(3):268-271.
[35] Jaques W, Eduardo A, et al. Curative resection plus adjuvant chemotherapy for early stage primary gastric non-Hodgkin's lymphoma: a retrospective study with emphasis on prognostic factors and treatment outcome. Arq Gastroenterol, 2006, 43(1):30-36.
[36] 宋丽萍，张学斌，邓怀慈. 原发性胃肠道淋巴瘤的诊断治疗进展. 国外医学·肿瘤学分册, 2004, 31(3):214-216.
[37] Fernández F, Rodríguez-Sanjuán JC, Mayorga M, et al. Prognostic value of flow cytometry in surgically treated primary gastric lymphoma. Rev Esp Enferm Dig, 2006, 98(11):817-827.
[38] Kim SJ, Cheong JW, Hahn JS. Therapeutic comparison of chemotherapy and surgery for early stage diffuse large B-cell gastric lymphoma. Yonsei Med J, 2007, 48(6):942-948.

[39] Avilés A, Nambo MJ, Neri N, et al. Intensive chemotherapy in the treatment of aggressive diffuse large B-cell lymphoma: malignant lymphoma. Med Oncol, 2004, 21(3):269-272.

[40] Waisberg J, André EA, Franco MI, et al. Curative resection plus adjuvant chemotherapy for early stage primary gastric non-Hodgkin's lymphoma: a retrospective study with emphasis on prognostic factors and treatment outcome. Arq Gastroenterol, 2006, 43(1):30-36.

[41] Kelessis NG, Vassilopoulos PP, Tsamakidis KG, et al. Is gastroscopy still a valid diagnostic tool in detecting gastric MALT lymphomas? A dilemma beyond the eye. Mucosa-associated lymphoid tissue. Surg Endosc, 2003, 17(3):469-474.

[42] El Demellawy D, Otero C, Radhi J. Primary gastric lymphoma with florid granulomatous reaction. J Gastrointestin Liver Dis, 2009, 18(1):99-101.

[43] He MX, Zhu MH, Liu WQ, et al. Primary lymphoblastic B-cell lymphoma of the stomach: a case report. World J Gastroenterol, 2008, 14(19):3101-3104.

[44] Morsi A, Abd El-Ghani Ael-G, El-Shafiey M, et al. Clinico-pathological features and outcome of management of pediatric gastroi ntestinal lymphoma. J Egypt Natl Canc Inst, 2005, 17(4):251-259.

[45] 李彦良, 孙现军, 宋希林, 等. 原发性胃淋巴瘤56例临床病理分析. 中华肿瘤防治杂志, 2009, 16(21):1683-1685.

[46] Al-Akwaa AM, Siddiqui N, Al-Mofleh IA. Primary gastric lymphoma. World J Gastroenterol, 2004, 10(1):5-11.

[47] Koch P, del Valle F, Berdel WE, et al. Primary gastrointestinal non-Hodgkin's lymphoma: II. Combined surgical and conservative or conservative management only in localized gastric lymphoma–results of the prospective German Multicenter Study GIT NHL 01/92. J Clin Oncol, 2001, 19(18):3874-3883.

[48] 包玉洁, 高琴琰, 吴叔明. 35例原发性恶性胃淋巴瘤临床特点分析. 胃肠病学, 2008, 13(5):264-267.

[49] 周海涛, 周志祥, 张海增, 等. 98例原发性胃淋巴瘤的临床诊治分析. 中华胃肠外科杂志, 2008, 11(4):326-330.

[50] Shiu MH, Nisce LZ, Pinna A, et al. Recent results of multimodaltherapy of gastric lymphoma. Cancer, 1986, 58(7):1389-1399.

[51] Pytel J, Sigon R, Bidoli E, et al. Primary gastric non-Hodgkin's lymphoma: Does surgery still play any role? Eur J Surg Oncol, 1994, 20(5):525-536.

[52] Jezersek Novaković B, Vovk M, Juznic Setina T. A single-center study of treatment outcomes and survival in patients with primary gastric lymphomas between 1990 and 2003. Ann Hematol, 2006, 85(12):849-856.

[53] Hjermstad MJ, Hollender A, Warloe T, et al. Quality of life after total or partial gastrectomy for primary gastric lymphoma. Acta Oncol, 2006, 45(2):202-209.

[54] Salvagno L, Soraru M, Busetto M, et al. Gastric non-Hodgkin's lymphoma: analysis of 252 patients from a multicenter study. Tumori, 1999, 85(2):113-121.

[55] Popescu RA, Wotherspoon AC, Cunningham D, et al. Surgery plus chemotherapy or chemotherapy alone for primary intermediate- and high-grade gastric non-Hodgkin's lymphoma: the Royal Marsden Hospital experience. Eur J Cancer, 1999, 35(6):928-934.

[56] Vaillant JC, Ruskoné-Fourmestraux A, Aegerter P, et al. Management and long-term results of surgery for localized gastric lymphomas. Am J Surg, 2000, 179(3):216-222.

[57] Takahashi I, Maehara Y, Koga T, et al. Role of surgery in the patients with stage I and II primary gastric lymphoma. Hepatogastroenterology, 2003, 50(51):877-882.

[58] Sano T. Treatment of primary gastric lymphoma: experience in the National Cancer Hospital, Tokyo. Recent Results Cancer Res, 2000, 156:104-107.

[59] 高金亭，姚飚，田文，等. 原发性胃恶性淋巴瘤的诊治分析. 腹部外科，2001，14(1):38-39.

[60] Morgner A, Schmelz R, Thiede C, et al. Therapy of gastric mucosa associated lymphoid tissue lymphoma. World J Gastroenterol, 2007, 13(26):3554-3566.

[61] Bertoni F, Zucca E. State-of-the-art therapeutics: marginal-zone lymphoma. J Clin Oncol, 2005, 23(26):6415-6420.

[62] Shimm DS, Dosoretz DE, Anderson T, et al. Primary gastric lymphoma. An analysis with emphasis on prognostic factors and radiation therapy. Cancer, 1983, 52(11):2044-2048.

[63] Shchepotin IB, Evans SR, Shabahang M, et al. Primary non-Hodgkin's lymphoma of the stomach: three radical modalities of treatment in 75 patients. Ann Surg Oncol, 1996, 3(3):277-84.

[64] Freeman C, Berg JW, Cutler SJ. Occcurrence and prognosis of extranodal lymphomas. Cancer, 1972, 29:252-260.

[65] Otter R, Cerrits WB, vd Sandt MM, et al. Primary extranodal and nodal non-Hodgkin's lymphoma. A survey of a population-based registry. Eur J Cancer Clin Oncol, 1989, 25:1203-1210.

[66] Otter R, Willemze R. Extranodal non-Hodgkin's lymphoma. Neth J Med, 1988, 33:49-51.

[67] d'Amore F, Brincker M, Gronback K, et al. Non-Hodgkin's lymphoma of the gastrointestinal tract: a population-based analysis of incidence, geographic distribution, clinicopathologic presentation features, and prognosis. J Clin Oncol, 1994, 12:1673-1684.

[68] Herrmann R, Panahon AM, Barcos MP, et al. Gastrointestinal involvement in non-Hodgkin's lymphoma. Cancer, 1980, 46:215-222.

[69] Hockey MS, Powell J, Crocker J, et al. Primary gastric lymphoma. Br J Surg, 1987, 74:483-487.

[70] Shenkier TN, Connors JM. Primary extranodal non-Hodgkin's lymphomas // Canellos GP, Lister TA, Young BD. The Lymphomas. 2nd ed. Philadelphia: Saunders Elsevier, 2006:325-347.

[71] Nakamura S, Matsumoto T, Iida M, et al. Primary gastrointestinal lymphoma in Japan: a clinicopathologic analysis of 455 patients with special reference to its time trends. Cancer, 2003，97:2462-2473.

[72] Koch P, del Valle F, Berdel WE, et al. Primary gastrointestinal non-Hodgkin's lymphoma: I. Anatomic and histologic distribution, clinical features, and survival data of 371 patients registered in the German Multicenter Study GIT NHL 01/92. J Clin Oncol, 2001, 19:3861-3873.

[73] Severson PK, Davis S. Increasing incidence of primary gastric lymphomas. Cancer, 1990, 66:1283.

[74] Doglioni C, Wotherspoon AC, Moschini A, et.al. High incidence of primary gastric lymphoma in northeastern Italy. Lancet, 1992, 339:834-835.

[75] Gurney KA, Cartwright RA, Gilman EA. Descriptive epidemiology of gastrointestinal non-Hodgkin's lymphoma in a population-based registry. Br J Cancer, 1999, 79:1929-1934.

[76] Krol AD, Hermans J, Kramer MH, et al. Gastric lymphomas compared with lymph node lymphomas in a population-based registry differ in stage distribution and dissemination patterns but not in patient survival. Cancer, 1997, 79:390-397.

[77] Thieblemont C, Bastion Y, Berger F, et al. Mucosa-associated lymphoid tissue gastrointestinal and non-gastrointestinal

lymphoma behavior: analysis of 108 patients. J Clin Oncol, 1997, 15:1624-1630.
[78] Zucca E, Cavalli F. Gut lymphomas. Baillieres Clin Haematol, 1996, 9:727-741.
[79] Raderer M, Vorbeck F, Formanek M, et al. Importance of extensive staging in patients with mucosa-associated lymphoid tissue (MALT)-type lymphoma. Br J Cancer, 2000, 83:454-457.
[80] Radaszkiewicz T, Dragosics B, Bauer P. Gastrointestinal malignant lymphomas of the mucosa-associated lymphoid tissue: factors relevant to prognosis. Gastroenterology, 1992, 102:1628-1638.
[81] Koch P, del Valle F, Berdel WE, et al. Primary gastrointestinal non-Hodgkin's lymphoma: II.Combined surgical and conservative or conservative management only in localized gastric lymphoma-Results of the prospective German Multicenter Study GIT NHL 01/92. J Clin Oncol, 2001, 19:3874-3883.
[82] ogliatti SB, Schmid U, Schumacher U, et al. Primary B-cell gastric lymphoma: a clinicopathological study of 145 patients. Gastroenterology, 1991, 101:1159-1170.
[83] Rohatiner A, d'Amore F, Coiffier B, et al. Report on a workshop convened to discuss the pathological and staging classifications of gastrointestinal tract lymphoma. Ann Oncol, 1994, 5:397-400.
[84] Ruskone-Fourmestraux A, Dragosics B, Morgner A, et al. Paris staging system for primary gastrointestinal lymphomas. Gut, 2003, 52:912-913.
[85] de Jong D, Aleman BM, Taal BG, et al. Controversies and consensus in the diagnosis, work-up and treatment of gastric lymphoma: an international survey. Ann Oncol, 1999, 10:275-280.
[86] Eidt S, Stolte M, Fischer R. Factors influencing lymph node infiltration in primary gastric malignat lymphoma of the mucosa-associated lymphoid tissue. Pathol Res Pract, 1994, 190:1077-1081.
[87] Taal BG, Boot H, van Heerde P, et al. Primary non-Hodgkin lymphoma of the stomach: endoscopic pattern and prognosis in low versus high grade malignancy in relation to the MALT concept. Gut, 1996, 39:556-561.
[88] Nakamura S, Matsumoto T, Suekane H, et al. Predictive value of endoscopic ultrasonography for regression of gastric low grade and high grade MALT lymphomas after eradication of Helicobacter pylori. Gut, 2001, 48:454-460.
[89] Caletti G, Zinzani PL, Fusaroli P, et al. The importance of endoscopic ultrasonography in the management of low-grade gastric mucosa-associated lymphoid tissue lymphoma. Aliment Pharmacol Ther, 2002, 16:1715-1722.
[90] Fischbach W, Goebeler-Kolve ME, Greiner A. Diagnostic accuracy of EUS in the local staging of primary gastric lymphoma: results of a prospective, multicenter study comparing EUS with histopathologic stage. Gastrointest Endosc, 2002, 56:696-700.
[91] Fusaroli P, Buscarini E, Peyre S, et al. Interobserver agreement in staging gastric malt lymphoma by EUS. Gastrointest Endosc, 2002, 55:662-668.
[92] Sackmann M, Morgner A, Rudolph B, et al. Regression of gastric MALT lymphoma after eradication of Helicobacter phlori is predicted by endosonographic staging. MALT Lymphoma Study Group. Gastroenterology, 1997, 113:1087-1090.
[93] Steinbach G, Ford R, Glober G, et al. Antibiotic treatment of gastric lymphoma of mucosa-associated lymphoid tissue. An uncontrolled trial. Ann Intern Med, 1999, 131:88-95.
[94] Ruskone-Fourmestraux A, Lavergne A, Aegerter PH, et al. Predictive factors for

regression of gastric MALT lymphoma after anti-Helicobacter pylori treatment. Gut, 2001, 48:297-303.

[95] Elstrom R, Guan L, Baker G, et al. Utility of FDG-PET scanning in lymphoma by WHO classification. Blood, 2003, 101:297-303.

[96] Hoffmann M, Kletter K, Diemling M, et al. Positron emission tomography with fluorine-18-2-fluoro-2-deoxy-D-glucose (F18-FDG) does not visualize extranodal B-cell lymphoma of the mucosa-associated lymphoid tissue(MALT)-type. Ann Oncol, 1999, 10:1185-1189.

[97] Beal KP, Yeung HW, Yahalom J. FDG-PET scanning for detection and staging of extranodal marginal zone lymphomas of the MALT type: a report of 42 cases. Ann Oncol, 2005, 16:473-480.

[98] Ambrosini V, Rubello D, Castellucci P, et al. Diagnostic role of 18F-FDG PET in gastric MALT lymphoma. Nucl Med Rev Cent East Eur, 2006, 9:37-40.

[99] Bertoni F, Sanna P, Tinguely M, et al. Association of gastric and Waldeyer's ring lymphoma: a molecular study. Hematol Onloc, 2000, 18:15-19.

[100] Thirlby RC. Gastrointestinal lymphoma: a surgical perspective. Oncology, 1993, 7:29-32.

[101] Sano T. Treatment of primary gastric lymphoma:experience in the National Cancer Center Hospital, Tokyo. Recent Rusults Cancer Res, 2000, 156:104-107.

[102] Gospodarowicz MK, Bush RS, Brown TC, et al. Curability of gastrointestinal lymphoma with combined surgery and radiation. Int J Radiat Oncol Biol Phys, 1983, 9:3-9.

[103] Gospodarowicz MK, Sutcliffe SB, Clark RM, et al. Outcome analysis of localized gastrointestinal lymphoma treated with surgery and postoperative irradiation. Int J Radiat Oncol Biol Phys, 1990, 19:1351-1355.

[104] Gospodarowicz MK, Pintilie M, Tsang R, et al. Primary gastric lymphoma: brief overview of the recent Princess Margaret Hospital experience. Recent Results Cancer Res, 2000, 156:108-115.

[105] Shepherd FA, Evans WK, Kutas G, et al. Chemotherapy following surgery for stages IE and IIE non-Hodgkin's lymphoma of the gastrointestinal tract. J Clin Oncol, 1988, 6:253-260.

[106] Maor MH, Velasquez WS, Fuller LM, et al. Stomach conservation in stages IE and IIE gastric non-Hodgkin's lymphoma. J Clin Oncol, 1990, 8:266-271.

[107] Salles G, Herbrecht R, Tilly H, et al. Aggressive primary gastrointestinal lymphomas: review of 91 patients treated with the LNH-84 regimen.A study of the Groupe d'Etude des Lymphomes Agressifs. Am J Med, 1991, 90:77-84.

[108] Gobbi PG, Ghirardelli ML, Cavalli C, et al. The role of surgery in the treatment of gastrointestinal lymphomas other than low-grade MALT lymphomas. Haematological, 2000, 85:372-380.

[109] Gobbi PG, Dionigi P, Barbieri F, et al. The role of surgery in the multimodal treatment of primary gastric non-Hodgkin's lymphomas. A report of 76 cases and review of the literature. Cancer, 1990, 65:2528-2536.

[110] Taal BG, Burgers JM, van Heerde P, et al. The clinical spectrum and treatment of primary non-Hodgkin's lymphoma of the stomach. Ann Oncol, 1993, 4:839-846.

[111] Taal BG, Burgers JM. Primary non-Hodgkin's lymphoma of the stomach: endoscopic diagnosis and the role of surgery. Scand J Gastroenterol, 1991, 188:33-37.

[112] Koch P, Probst A, Berdel WE, et al. Treatment results in localized primary gastric lymphoma: data of patients registered within the German multicenter study (GIT NHL

02/96). J Clin Oncol, 2005, 23:7050-7059.

[113] Popescu RA, Wotherspoon AC, Cunningham D, et al. Surgery plus chemotherapy or chemotherapy alone for primary intermediate- and high-grade gastric non-Hodgkin's lymphoma: the Royal Marsden Hospital experience. Eur J Cancer, 1999, 35:928-934.

[114] Ferreri AJ, Cordio S, Ponzoni M, et al. Non-surgical treatment with primary chemotherapy, with or without radiation therapy, of stage I-II high-grade gastric lymphoma. Leuk Lymphoma, 1999, 33:531-541.

[115] Schmidt WP, Schmitz N, Sonnen R. Conservative management of gastric lymphoma: the treatment option of choice. Leuk Lymphoma, 2004, 45:1847-1852.

[116] Raderer M, Valencak J, Osterreicher C, et al. Chemotherapy for the treatment of patients with primary high grade gastric B-cell lymphoma of modified Ann Arbor Stages IE and IIE. Cancer, 2000, 88:1979-1985.

[117] Raderer M, Chott A, Drach J, et al. Chemotherapy for management of localised high-grade gastric B-cell lymphoma: how much is necessary? Ann Oncol, 2002, 13:1094-1098.

[118] Aviles A, Nambo MJ, Neri N, et al. The role of surgery in primary gastric lymphoma: results of a controlled clinical trial. Ann Surg, 2004, 240:44-50.

[119] Yoon SS, Coit DG, Portlock CS, et al. The diminishing role of surgery in the treatment of gastric lymphoma. Ann Surg, 2004, 240:28-37.

[120] 王华庆. 肿瘤规范化、标准化诊治第3讲——惰性淋巴瘤治疗的新模式及思考. 中国医刊, 2007, 42:25-27.

[121] 刘贤明, 张会来, 王华庆, 等. 恶性淋巴瘤患者骨髓和外周血中Bcl-2、Ki-67的mRNA表达与自体造血干细胞移植后远期生存的相关性研究. 中华血液学杂志, 2008, 29:553-556.

[122] Tondini C, Giardini R, Bozzetti F, et al. Combined modality treatment for primary gastrointestinal non-Hodgkin's lymphoma: the Milan Cancer Institute experience. Ann Oncol, 1993, 4:831-837.

[123] Tondini C, Balzarotti M, Santoro A, et al. Initial chemotherapy for primary resectable large-cell lymphoma of the stomach. Ann Oncol, 1997, 8:497-499.

[124] Sutcliffe SB, Gospodarowicz MK. Localized extranodal lymphomas // Keating A, Armitage J, Burnett A, et al. Hematological Oncology. Cambridge: Cambridge University Press, 1992:189-222.

[125] Ibrahim EM, Ezzat AA, Raja MA, et al. Primary gastric non-Hodgkin's lymphoma: clinical features, management, and prognosis of 185 patients with diffuse large B-cell lymphoma. Ann Oncol, 1999, 10:1441-1449.

[126] Ibrahim EM, Ezzat AA, El-Weshi AN, et al. Primary intestinal diffuse large B-cell non-Hodgkin's lymphoma: clinical features, management, and prognosis of 66 patients. Ann Oncol, 2001, 12:53-58.

[127] Cortelazzo S, Rossi A, Roggero F, et al. Stage-modified international prognostic index effectively predicts clinical outcome of localized primary gastric diffuse large B-cell lymphoma. International Extranodal Lymphoma Study Group (IELSG). Ann Oncol, 1999, 10:1433-1440.

[128] Cortelazzo S, Rossi A, Oldani E, et al. The modified International Prognostic Index can predict the outcome of localized primary intestinal lymphoma of both extranodal marginal zone B-cell and diffuse large B-cell histologies. Br J Haematol, 2002, 118:218-228.

[129] Gospodarowicz M, Tsang R. Radiation therapy of mucosa-associated lymphoid tissue (MALT) lymphoma // Zucca E. MALT

lymphomas. Georgetown: Landes Bioscience/Kluwer Academic, 2004:104-129.

[130] Tsang RW, Gospodarowicz MK, Pintilie M, et al. Localized mucosa-associated lymphoid tissue lymphoma treated with radiation therapy has excellent clinical outcome. J Clin Oncol, 2003, 21:4157-4164.

[131] Wirth A, Teo A, Wittwer H, et al. Gastric irradiation for MALT lymphoma: reducing the target volume, fast! Australas Radiol, 1999, 43:87-90.

[132] Nakamura S, Yao T, Aoyagi K, et al. Helicobacter pylori and primary gastric lymphoma. A histopathologic and immunohistochemical analysis of 237 patients. Cancer, 1997, 79:3-11.

[133] Nakamura S, Aoyagi K, Furuse M, et al. B-cell monoclonality precedes the development of gastric MALT lymphoma in Helicobacter pylori-associated chronic gastritis. Am J Pathol, 1998, 152:1271-1279.

[134] Chen LT, Lin JT, Tai JJ, et al. Long-term results of anti-Helicobacter pylori therapy in early-stage gastric high-grade transformed MALT lymphoma. J Natl Cancer Inst, 2005, 97:1345-1353.

[135] Montalban C, Santon A, Boixeda D, et al. Regression of gastric high grade mucosa associated lymphoid tissue (MALT) lymphoma after Helicobacter pylori eradication. Gut, 2001, 49:584-587.

[136] Morgner A, Miehlke S, Fischbach W, et al. Complete remission of primary high-grade B-cell lymphoma after cure of Helicobacter pylori infection. J Clin Oncol, 2001, 19:2041-2048.

[137] Zucca E, Bertoni F, Roggero E, et al. The gastric marginal zone B-cell lymphoma of MALT type. Blood, 2000, 96:410-419.

[138] Isaacson PG, Du MQ. MALT lymphoma: from morphology to molecules. Nat Rev Cancer, 2004, 4:644-653.

[139] Du MQ, Xu CF, Diss TC, et al. Intestinal dissemination of gstric mucosa-associated lymphoid tissue lymphoma. Blood, 1996, 88:4445-4451.

[140] Du MQ, Peng HZ, Dogan A, et al. Preferential dissemination of B-cell gastric mucosa-associated lymphoid tissue (MALT) lymphoma to the splenic marginal zone. Blood, 1997, 90:4071-4077.

[141] Alpen B, Neubauer A, Dierlamm J, et al. Translocation t(11;18) absent in early gastric marginal zone B-cell lymphoma of MALT type responding to eradication of Helicobacter pylori infection. Blood, 2000, 95:4014-4015.

[142] Levy M, Copie-Bergman C, Gameiro C, et al. Prognostic value of translocation t(11;18) in tumoral response of low-grade gastric lymphoma of mucosa-associated lymphoid tissue type to oral chemotherapy. J Clin Oncol, 2005, 23:5061-5066.

[143] Martinelli G, Laszlo D, Ferreri AJ, et al. Clinical activity of rituximab in gastric marginal zone non-Hodgkin's lymphoma resistant to or not eligible for anti-Helicobacter pylori therapy. J Clin Oncol, 2005, 23:1979-1983.

[144] Streubel B, Ye H, Du MQ, et al. Translocation t(11;18)(q21;q21) is not predictive of response to chemotherapy with 2CdA in patients with gastric MALT lymphoma. Oncology, 2004, 66:476-480.

[145] Malfertheiner P, Megraud F, O'Morain C, et al. Current concepts in the management of Helicobacter pylori infection: the Maastricht III Consensus Report. Gut, 2007, 56:772-781.

[146] Zucca E, Cavalli F. Are antibiotics the treatment of choice for gastric lymphoma? Curr Hematol Rep, 2004, 3:11-16.

[147] Morgner A, Bayerdorffer E, Neubauer A, et al. Malignant tumors of the stomach. Gastric mucosa-associated lymphoid

tissue lymphoma and Helicobacter pylori. Gastroentero Clin North Am, 2000, 29:593-607.

[148] Fuccio L, Latrza L, Zagari RM, et al. Treatment of Helicobacter pylori infection. Br Med J, 2008, 337:1454.

[149] Chey WD, Wong BC. American College of Gastroenterology guideline on the management of Helicobacter pylori infection. Am J Gastroenterol, 2007, 102:1808-1825.

[150] Roggero E, Zucca E, Pinotti G, et al. Eradication of Helicobacter pylori infection in primary low-grade gastric lymphoma of mucosa-associated lymphoid tissue. Ann Intern Med, 1995, 122:767-769.

[151] Copie-Bergman C, Wotherspoon A. MALT lymphoma pathology, initial diagnosis, and posttreatment evaluation // Cavalli F, Stein H, Zucca E. Extranodal lymphomas pathology and management. London: Informa Healthcare, 2008:114-123.

[152] Bertoni F, Conconi A Capella C, et al. Molecular follow-up in gastric mucosa-associated lymphoid tissue lymphomas: early analysis of the LY03 cooperative trial. Blood, 2002, 99:2541-2544.

[153] Thiede C, Wundisch T, Alpen B, et al. Persistence of monoclonal B cells after cure of Helicobacter pylori infection and complete histologic remission in gastric mucosa-associated lymphoid tissue B-cell lymphoma. J Clin Oncol, 2001, 19:1600-1609.

[154] Wundisch T, Thiede C, Morgner A, et al. Long-term follow-up of gastric MALT lymphoma after Helicobacter pylori eradication. J Clin Oncol, 2005, 23:8018-8024.

[155] Zucca E, Dreyling M. Gastric marginal zone lymphoma of MALT type: ESMO clinical recommendations for diagnosis, treatment and follow-up. Ann Oncol, 2008, 2(suppl)ii70-ii71.

[156] Neubauer A, Thiede C, Morgner A, et al. Cure of Helicobacter pylori infection and duration of remission of low-grade gastric mucosa-associated lymphoid tissue lymphoma. J Natl Cancer Inst, 1997, 89:1350-1355.

[157] Pinotti G, Zucca E, Roggero E, et al. Clinical features, treatment and outcome in a series of 93 patients with low-grade gastric MALT lymphoma. Leuk Lymphoma, 1997, 26:527-537.

[158] Montalban C, Manzanal A, Castrillo JM, et al. Low grade gastric B-cell MALT lymphoma progressing into high grade lymphoma. Clonal identity of the two stages of the tumour, unusual bone involvement and leukemic dissemination. Histopathology, 1995, 27:89-91.

[159] Stathis A, Chini C, Bertoni F, et al. Long-term outcome following Helicobacter pylori eradication in a retrospective study of 105 patients with localized gastric marginal zone B-cell lymphoma of MALT type. Ann Oncol, 2009, 20:1086-1093.

[160] Fischbach W, Goebeler ME, Ruskone-Fourmestraux A, et al. Most patients with minimal histological residuals of gastric MALT lymphoma after successful eradicatio of Helicobacter pylori can be managed safely by a watch and wait strategy: experience from a large international series. Gut, 2007, 56:1685-1687.

[161] Morgner A, Miehlke S, Stolte M, et al. Develoment of early gastric cancer 4 and 5 years after complete remission of Helicobacter pylori associated gastric low grade marginal zone B cell lymphoma of MALT type. World J Gastroenterol, 2001, 7:248-253.

[162] Capelle LG, de Vries AC, Looman CW, et al. Gastric MALT lymphoma: epidemiology and high adenocarcinoma risk in a nation-wide study. Eur J Cancer, 2008, 44:2470-2476.

[163] Bertoni F, Zucca E. State-of-the-art therapeutics: marginal-zone lymphoma. J Clin Oncol, 2005, 23:6415-6420.

[164] Tsang RW, Gospodarowicz MK. Radiation therapy for localized low-grade non-Hodgkin's lymphomas. Hematol Oncol, 2005, 23:10-17.

[165] Schechter NR, Yahalom J. Low-grade MALT lymphoma of the stomach: a review of treatment options. Int J Radiat Oncol Biol Phys, 2000, 46:1093-1103.

[166] Yahalom J. MALT lymphomas: a radiation oncology viewpoint. Ann Hematol, 2001, 80(suppl 3):B100-B105.

[167] Della Biancia C, Hunt M, Furhang E, et al. Radiation treatment planning techniques for lymphoma of the stomach. Int J Radiat Oncol Biol Phys, 2005, 62:745-751.

[168] Levy M, Copie-Bergman C, Traulle C, et al. Conservative treatment of primary gastric low-grade B-cell lymphoma of mucosa-associated lymphoid tissue: predictive factors of response and outcome. Am J Gastroenterol, 2002, 97:292-297.

[169] Hammel P, Haioun C, Chaumette MT, et al. Efficacy of single-agent chemotherapy in low-grade B-cell mucosa-associated lymphoid tissue lymphoma with prominent gastric expression. J Clin Oncol, 1995, 13:2524-2529.

[170] Ben Simon GJ, Cheung N, McKelvie P, et al. Oral chlorambucil for extranodal, marginal zone, B-cell lymphoma of mucosa-associated lymphoid tissue of the orbit. Ophthalmology, 2006, 113:1209-1213.

[171] 王华庆, 邱立华, 钱正子, 等. 氟达拉滨联合吡柔比星治疗复发难治性惰性非霍奇金淋巴瘤. 白血病·淋巴瘤, 2009, 18:609-611, 615.

[172] Zinzani PL, Stefoni V, Musuraca G, et al. Fludarabine-containing chemotherapy as frontline treatment of nongastrointestinal mucosa-associated lymphoid tissue lymphoma. Cancer, 2004, 100:2190-2194.

[173] Jager G, Neumeister P, Brezinschek R, et al. Treatment of extranodal marginal zone B-cell lymphoma of mucosa-associated lymphoid tissue type with cladribine: a phase II study. J Clin Oncol, 2002, 20:3872-3877.

[174] Wohrer S, Drach J, Hejna M, et al. Treatment of extranodal marginal zone B-cell lymphoma of mucosa-associated lymphoid tissue (MALT lymphoma) with mitoxantrone,chlorambucil and prednisone (MCP). Ann Oncol, 2003, 14:1758-1761.

[175] Thieblemont C. Clinical presentation and management of marginal zone lymphomas. Hematolgoy Am Soc Hematol Educ Program, 2005, 307-313.

[176] Raderer M, Wohrer S, Streubel B, et al. Activity of rituximab plus cyclophosphamide, doxorubicin/mitoxantrone, vincristine and prednisone in patients with relapsed MALT lymphoma. Oncology, 2006, 70:411-417.

[177] Conconi A, Martinelli G, Thieblemont C, et al. Clinical activity of rituximab in extranodal marginal zone B-cell lymphoma of MALT type. Blood, 2003, 102:2741-2745.

[178] Raderer M, Jager G, Brugger S, et al. Rituximab for treatment of advanced extranodal marginal zone B cell lymphoma of the mucosa-associated lymphoid tissue lymphoma. Oncology, 2003, 65:306-310.

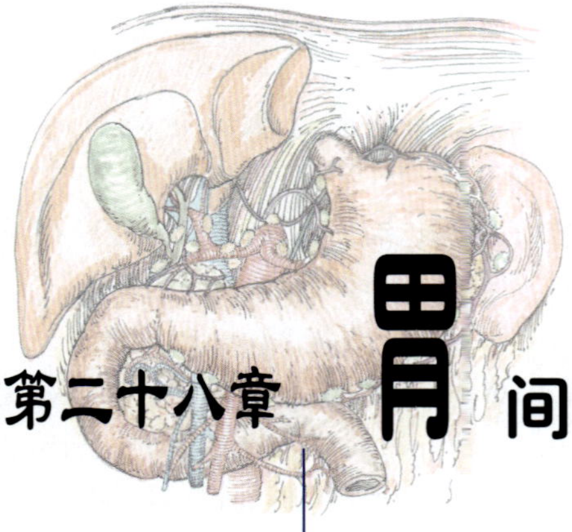

第二十八章　胃间质瘤

朱雄增　师英强　李健　沈淋

第一节　胃肠道间质瘤病理学

胃肠道间质瘤（gastrointestinal stromal tumor, GIST）是胃肠道最常见的间叶源性肿瘤。长期以来，GIST一直被诊断为“平滑肌肿瘤”。1983年，Mazur和Clark[1]运用电镜和免疫组化技术证实这些肿瘤大多数缺乏平滑肌和神经分化特征，类似幼稚间充质细胞，作者提出用“间质瘤”“(stromal tumor)”这一术语来命名这一难以明确分化方向的肿瘤，为了区别其他部位（如子宫、乳腺）的间质肿瘤，遂命名为“胃肠道间质瘤”。1998年，Hirota等[2]研究发现GIST中存在c-kit基因功能获得性突变（gain of function mutation）；2003年，Heinrich等[3]又发现少数无c-kit基因突变的GIST中有些存在血小板衍生生长因子受体α（platelet-derived growth factor receptor alpha, PDGFRα）基因活化突变。分子水平上阐明GIST的发病机理，大大改善了对该肿瘤诊断和预后估计的正确性。c-kit基因编码的蛋白属于Ⅲ型酪氨酸激酶的生长因子受体家族成员。两种小分子酪氨酸激酶抑制剂的靶向药物甲磺酸伊马替尼（imatinib mesylate，以下简称伊马替尼）和苹果酸舒尼替尼（sunitinib malate，以下简称舒尼替尼）已研制成功，并用于GIST的治疗，其疗效至少10倍于以往任何其他治疗。

一、定　义

GIST是一类特殊的、通常CD117免疫表型阳性的胃肠道最常见的间叶源性肿瘤。组织学上由梭形细胞、上皮样细胞，偶或由多形性细胞排列成束状或弥漫状，免疫表型与表达c-kit基因蛋白产物KIT（CD117），由突变的c-kit或PDGFRA基因驱动。

GIST涵盖了大部分过去被诊断为平滑肌源性或神经源性的胃肠道间叶肿瘤，2000年版世界卫生组织（WHO）消化系统肿瘤分类将GIST独立出来，与平滑肌肿瘤、施万细胞瘤、脂肪瘤等相区别[4]。

二、临床特点

GIST可发生于任何年龄，但好发于中老年人，发病高峰年龄50～70岁，中位年龄61岁，40岁以前少见，亦有新生儿和儿童GIST的报道。男女均可发病，男性稍多，与成人不同的是儿童GIST以女性多见。

GIST可位于消化道任何部位，其中以胃最常见（50%～70%），其次为小肠（20%～30%）、直肠（5%～15%）和食管（5%），偶尔可位于结肠、阑尾和胆囊等处。少数GIST源自网膜、肠系膜、腹膜后和盆腔，称为胃肠道外间质瘤（extragastrointestinal stromal tumor, EGIST）[5-7]。

GIST临床表现各异，从无症状到非特异性的腹部不适、腹痛、腹胀、腹部包块和消化道出血（便血和呕血）等，其他症状包括疲乏、贫血、进食梗阻、肠梗阻和大便习惯改变。胃GIST以黑便和腹部不适为主；小肠GIST以便血、腹痛和腹部肿块为主；直肠GIST则以便血和大便习惯改变为主。肿瘤较小时常无症状，往往在健康普查或因其他手术（如胆囊切除、食管癌、胃癌或结直肠癌根治术）时偶然发现，或在病理取材或阅片时偶然发现。

部分GIST患者可同时或是先后合并其他肿瘤性或非肿瘤性疾患，最常见的肿瘤是食管癌和胃癌，也可为结直肠癌、胆囊癌、子宫肌瘤、子宫内膜间质肉瘤和乳腺癌等。非肿瘤性疾患包括胆囊炎、消化性溃疡等。GIST伴发消化道上皮性肿瘤均为独立分开的瘤体。GIST偶尔可出现在某些综合征中，Carney三联征（GIST、肺软骨瘤和肾上腺外副神经节瘤）患者大多为儿童或年轻女性，GIST多位于胃，往往为多发性，可为良性或恶性，瘤细胞常呈上皮样，故Carney最初报道时曾将其看成上皮样平滑肌肿瘤[8]。约7%神经纤维瘤病Ⅰ型（NF1）患者可同时存在GIST，大多位于空肠和回肠，肿瘤小，常多发[9]。

绝大多数GIST为散发性病例，文献中已有家族性GIST的报道，患者可有吞咽困难、黑色素过度沉着症、色素性荨麻疹，肿瘤常为多发性，大小不一[10]。

三、影像学检查

影像学检查包括X线平片、钡餐造影、B超、内镜超声、CT、MRI和PET-CT，虽然不能作出GIST的明确诊断，但有助于发现无症状GIST，确定肿瘤大小和累及范围，是否存在转移，在影像学指导下可对无法手术的病例行空心针活检和细针穿刺以明确肿瘤的类型，结合MRI和PET-CT还可以评价靶向药物治疗的效果、监控肿瘤有无复发和转移。图28-1、图28-2为典型的腔内型胃GIST的CT表现。

四、病　理　学

（一）大 体 形 态

肿瘤可位于黏膜下、胃肠壁固有肌层内或浆膜下。肿块向腔内呈息肉状生长，可引起黏膜溃疡形成，向肌层内呈膨胀性生长，向腔内外同时生长、呈哑铃状，向腔外生长则肿块只有部分组织甚至细蒂与胃肠壁相连，形成浆膜下肿块。

大多数肿瘤境界清楚，但无包膜，呈结节状或多结节状，直径0.3～44cm，中位直径为6.0cm。肿瘤表面往往血供丰富，切面灰白、灰红或暗红色，质地较脆嫩，常有出血、坏死和囊性变等继发性改变。

（二）组 织 形 态

依据瘤细胞的形态和在肿瘤内所占的比例，分为梭形细胞为主型（50%～70%）、上皮样细胞为主型（20%～40%）和混合型（10%）三种类型（图28-3A、图28-3B）。梭形细胞GIST的瘤细胞排列成束状，上皮样细胞GIST的瘤细胞则排列成片状或巢状。瘤细胞的细胞核为圆形、卵圆形或短梭形，染色质细致，核仁不明显，胞浆淡、嗜伊红或略嗜碱性，胞界不清楚。有时瘤细胞呈印戒样或核端空泡状，常见于胃GIST，偶见浆细胞样细胞和多核细胞。GIST的瘤细胞异型性通常不显著，绝大多数为轻至中度异型，很少有显著异型，核分裂象通常较少。当肿瘤存在显著多形性和大量核分裂象时，诊断GIST需异常小心。有时梭形细胞的胞核排列成栅状，似施万细胞瘤。偶尔，瘤细胞可排列成旋涡状、血管外皮瘤样等。当瘤细胞成簇密集在血管周围，远离血管的细胞退变坏死，可形成古钱币样或颈圈样（collar-like）生长，此种排列方式几乎均出现在恶性GIST中[6, 7]。

GIST的间质较易出现出血和囊性变，可有胶原纤维玻璃样变、间质水肿和黏液样变，偶有钙化和骨化。少数病例，尤其小肠GIST可观察到间质内均质红染团块状强嗜伊红物，PAS染色阳性，耐淀粉酶消化，这种无细胞胶原束称为丝团状纤维（skeinoid fiber, SF）。

（三）超 微 结 构

GIST通常显示缺乏明显分化的非特征性细胞超微结构，瘤细胞的胞质内含有丰富的线粒体、粗面和滑面内质网、游离核糖体和中间丝，质膜下可见不规则分布的微囊泡，质膜上有致密斑样结构，但缺乏真正平滑肌分化的肌动蛋白微

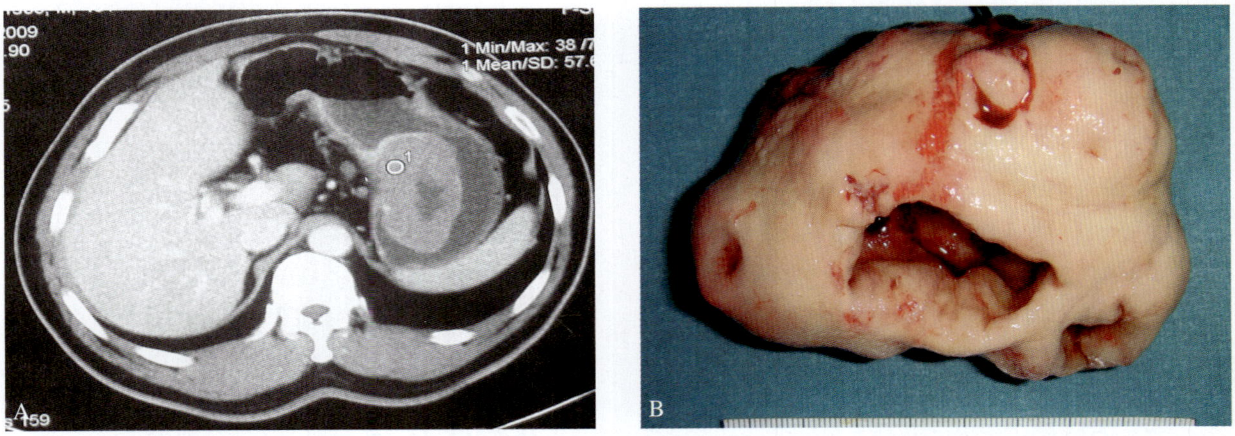

图28-1　腔内型胃GIST

A. CT表现；B. 手术切除标本（中央形成溃疡）

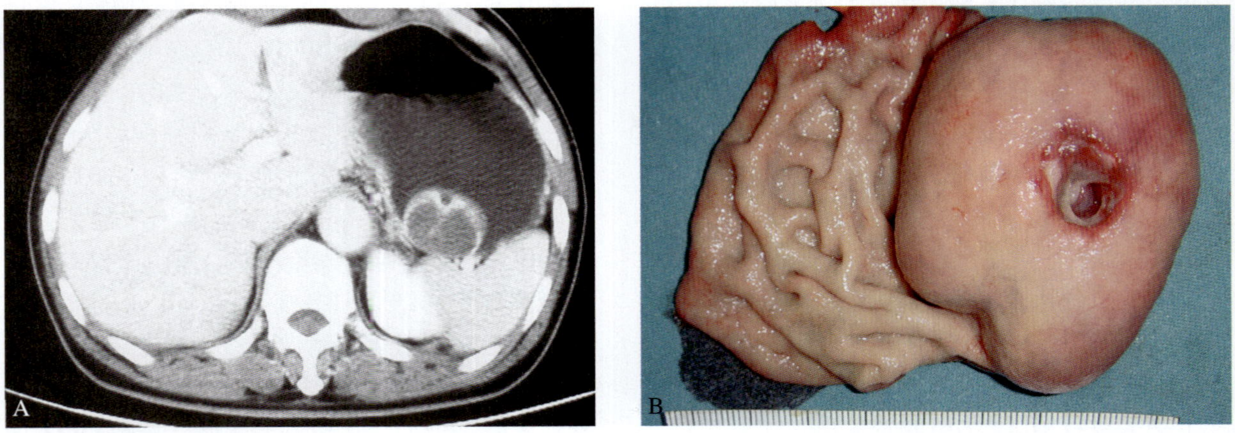

图28-2　腔内型胃GIST，表面有溃疡

A. CT表现；B. 手术切除标本，表面有溃疡

丝束。少数 GIST 具有球状突触样结构和交指状突起的神经轴索分化超微结构特征，以前将这些肿瘤称为胃肠道自主神经瘤（gastrointestinal autonomic tumor, GANT），现认为这是 GIST 的一个亚群[11, 12]。当今，GIST 的超微结构在该肿瘤诊断中已不起重要作用。

（四）免疫组织化学

GIST 中约 95% 病例表达 CD117（KIT），阳性反应定位在细胞膜和（或）细胞质，常弥漫强阳性（图 28-3C），少数为核旁点状染色[6, 12-14]。约 5%GIST 的 CD117 阴性，这些病例大多数是胃的上皮样 GIST，常有 PDGFRA 突变。80% 病例表达 CD34，其中直肠和食管表达最高，达 100%；胃次之，约 90%；小肠最低，仅约 40%[15]。30% 病例表达 SMA，其中以小肠表达最高，胃和直肠均较低。5% 病例表达 S-100 蛋白。而结蛋白几乎总是阴性，偶尔局灶性弱阳性。GIST 还可表达神经上皮干细胞蛋白（nestin）、蛋白激酶 Cθ（PKC）和功能未知基因蛋白产物 DOG1（discovered on GIST），其中 DOG1 在 GIST 中的阳性率高达 98%，定位于细胞膜（图 28-3D），其他肿瘤偶表达 DOG1，但阳性反应均定位于细胞核，而不是细胞膜上[16]。

（五）分子和细胞遗传学

绝大多数 GIST 存在功能获得性 KIT 或 PDGFRA 基因突变。80% GIST 编码 KIT 受体酪氨酸激酶的基因突变，5% ~ 10% GIST 编码 PDGFRA 受体酪氨酸激酶相关的基因突变。在 KIT 突变 GIST 中，绝大多数位于 11 号外显子（65% ~ 70%），其次是 9 号外显子（8% ~ 10%），

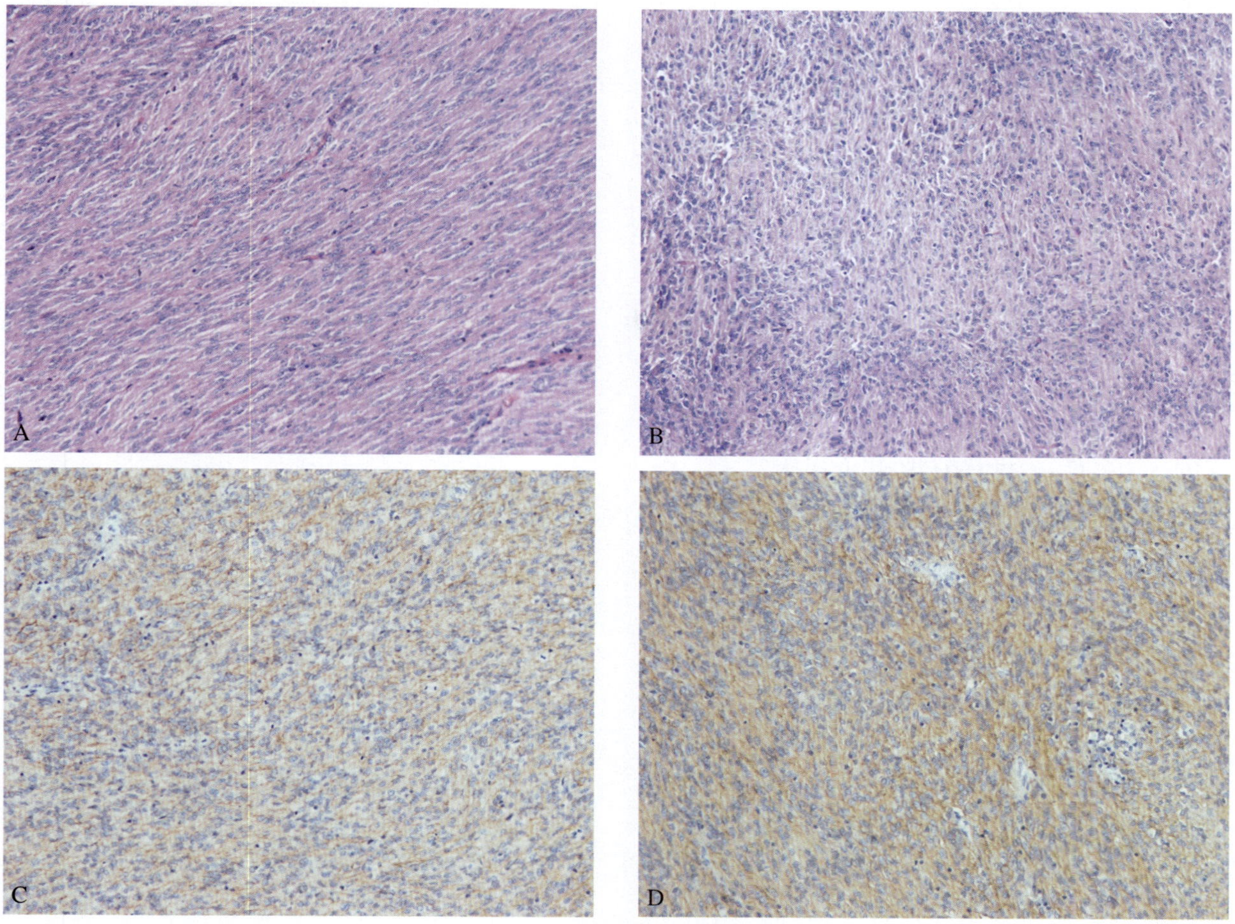

图28-3　胃间质瘤的病理学

A. 梭形细胞为主型GIST；B. 上皮样细胞为主型GIST；C. 瘤细胞表达CD117；D. 瘤细胞表达DOG1

偶为 13 号和 17 号外显子；而在 PDGFRA 突变 GIST 中，主要位于 18 号（5% ~ 8%）和 12 号外显子。10% ~ 15%GIST 无 KIT 或 PDGFRA 基因突变 [2, 3, 17-19]。

研究表明，GIST 中 KIT 11 号外显子突变病例 5 年无病生存率高，但甲磺酸伊马替尼治疗反应好，而 9 号外显子突变病例 5 年无病生存率较低，甲磺酸伊马替尼常规治疗剂量（400mg/d）疗效不好，需提高剂量（600 ~ 800mg/d），才能取得较好疗效 [20]。

细胞遗传学上，最常见的异常是 −14、−22 和 −1p，少见的异常是 −9p 和 −11p[21]。

（六）诊　断

GIST 的诊断主要依据病理学检查，组织学切片光镜检查的形态学诊断是 GIST 诊断的基础。由于 GIST 在形态学上可与某些梭形细胞或上皮样细胞肿瘤混淆，常见的有平滑肌肿瘤、施万细胞瘤、纤维瘤病、癌和恶性黑色素瘤等。因此，常需借助于免疫组织化学（CD117、CD34、SMA、Des、S-100 和 DOG-1 等）作出诊断和鉴别诊断。对于 5% CD117 阴性 GIST 需应用分子遗传学技术检测 KIT 或 PDGFRA 基因突变，检测基因突变的位点至少应包括 KIT 的 11、9、13 和 17 号外显子以及 PDGFRA 的 18 号和 12 号外显子。对于以上 4 个外显子突变的检测，通常采用 PCR 扩增直接测序的方法。由于外显子突变时具有排他性，目前尚未发现同时存在 2 个外显子突变，因此，可以优先检测最常见的 KIT 基因 11 和 9 号外显子。图 28-4 是 GIST 病理诊断分析参考线路图 [22]。

对于组织学表现符合典型 GIST、但 CD117 阴性，且无基因突变的病例，在排除其他肿瘤（如平滑肌肿瘤、纤维瘤病和神经源性肿瘤等）后，也可作出 GIST 的可能诊断。

基因突变检测除了有助于疑难病例的诊断外，对预测靶向治疗药物的疗效、指导临床治疗和估计患者预后都有重要价值。因此，有条件的患者应尽可能进行基因突变检测。下列情况更应进行突变分析：所有复发性、转移性和耐药性 GIST；可切除的原发性 GIST，其生物学行为呈中、高度危险性，考虑甲磺酸伊马替尼辅助诊疗者，需要用基因突变检测确定或排除 GIST 的诊断；鉴别儿童的、家族性和 NF1 相关的 GIST[22]。

五、GIST的危险程度评估

手术完全切除的原发性局限性 GIST 应依据肿瘤大小、核分裂象数、原发肿瘤部位和肿瘤是否发生破裂来评估危险程度。既往应用美国国立卫生研究所（Natiaonal Institute of Health, NIH）危险程度分级，包括肿瘤大小和每 50 个高倍视野（HPF）下的核分裂象数。多项回顾性研究证实这两项指标与 GIST 的预后相关，然而也发现除这两项指标外，预测 GIST 患者的预后还需补充关于肿瘤原发部位和肿瘤完整性的信息。

Miettinen 和 Lasota 对 1684 例 GIST 患者进行长期随访后，根据生存数据将 GIST 的危险程度分为 8 级。这项新的 GIST 危险程度分级综合了肿瘤大小、核分裂象数和肿瘤发生部位。这项大样本研究证实原发于小肠的 GIST 比原发于胃的差；肿瘤破裂导致腹腔内污染更具有预后判断价值，因此，对于 GIST 无论是自发性破裂或者手术中发生的破裂，均需记录在案。在此基础上，NIH 于 2008 年 4 月重新讨论了原发性 GIST 切除后的风险分级，并达成共识（表 28-1）[23]，可供参考和应用。

最近，我国学者研究显示多因素分析发现形态学指标除核分裂象数≥ 10 个 /50HPF 与 GIST 的恶性行为相关外，固有肌层浸润、凝固性坏死、瘤细胞明显异型和围绕血管呈簇状排列也与肿瘤的恶性行为有关，且能比 NIH 风险分级系统更好地反映 GIST 的生物学

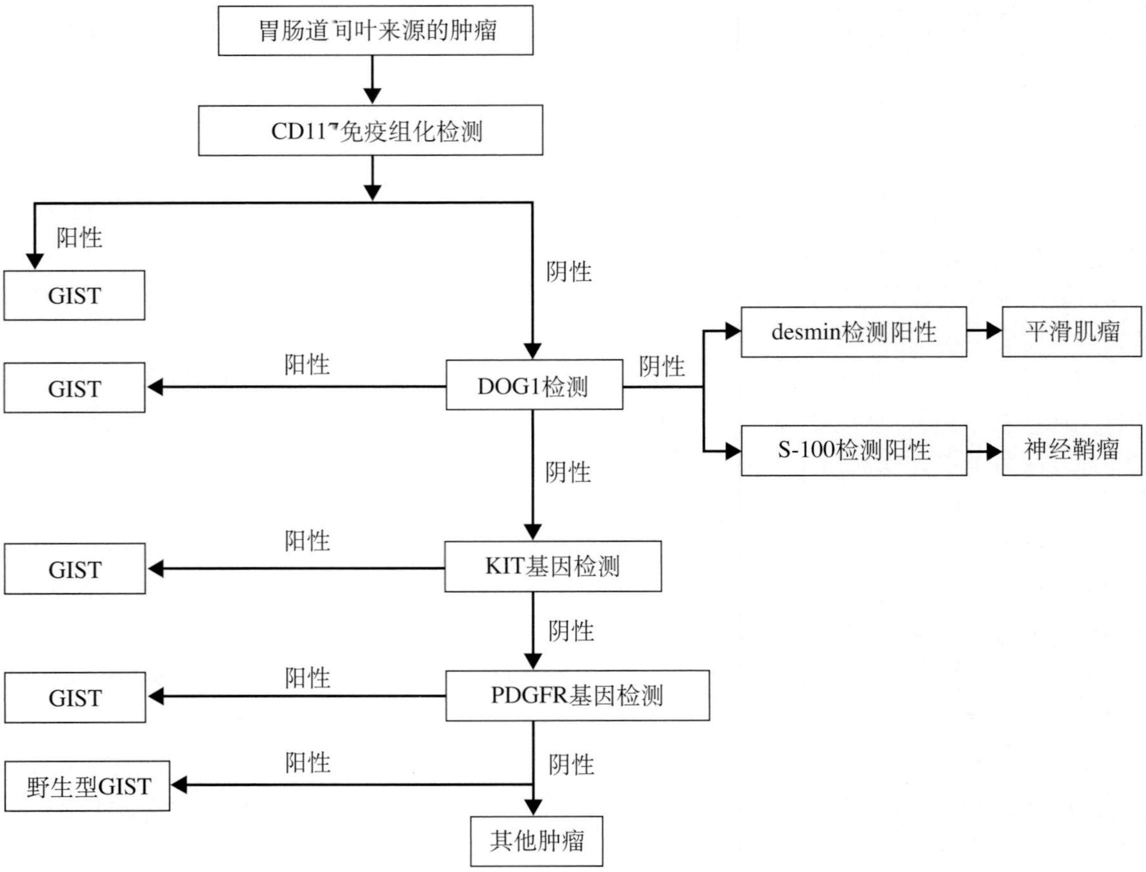

图28-4　GIST诊断流程

表28-1　NIH原发局限性GIST危险度评估

危险度分级	肿瘤大小（CM）	核分裂象数/50HPF	原发肿瘤部位
极低	<2.0	≤5	任意部位
低	2.1 ~ 5.0	≤5	任意部位
	2.1 ~ 5.0	>5	胃
中	<5.0	6 ~ 10	任意部位
	5.1 ~ 10.0	≤5	胃
	任意	任意	肿瘤破裂
	>10	任意	任意部位
高	任意	>10	任意部位
	>5	>5	任意部位
	2.1 ~ 5.0	>5	非胃
	5.1 ~ 10.0	≤5	非胃

行为[24, 25]。

（本节 CT 及手术图片由梁寒提供）

（朱雄曾）

第二节　胃肠道间质瘤的外科治疗

胃肠道间质瘤（gastrointestinal stromal tumor，GIST）的研究近年来国内外有很大进展。GIST 以往被认为是少见疾病，但 2005 年 ASCO 会议提示，每年美国的发病为 8500 例，仅由纽约 Memorial Sloan Kettering 纪念癌症中心（MSKCC）提供的资料显示，该院就诊及会诊人数达 750 例，在中国每年约 20 000 新发病例。对于间质瘤的治疗，目前仍以外科手术为主，但从 2000 年以后，靶向治疗成为重要的辅助手段。目前，外科手术结合靶向治疗已成为间质瘤治疗的主流方向，但仍存在很多难题尚未解决。如术前明确诊断率低，应用活检可能造成转移，常术中根据肿瘤大小判断良、恶性，直接在术中决定手术方式。规范的肿瘤外科手术操作也是预防肿瘤复发转移的关键，包括完整切除肿瘤、防止破溃、确定安全切缘等。对于复发转移的病例仍可以考虑再次手术。这些均是我们目前所应探讨及解决的问题。

一、胃间质瘤的手术种类及技术

胃间质瘤手术分为局部切除、楔形切除、胃大部切除、全胃切除、联合脏器切除等，包括了小手术及大手术的范畴，所以如何掌握不同手术的适应证及技术，则要求每个外科医生根据不同情况处理。由于胃间质瘤可发生于胃的各个部分，包括贲门、胃体、胃角、胃窦部均可发生，故不同部位又是影响外科医师判断手术方式所考虑的问题之一。因此对于胃间质瘤的手术要根据肿瘤大小、部位、恶性程度、术后功能等综合因素判断，很难以一概全。

（一）局部切除术

局部切除术是最常用的间质瘤治疗方式。对于小于 2cm 的肿瘤，国内外专家共识均认为可予观察，原则上不应过早介入手术；对于大于 3cm 的肿瘤，应考虑局部切除。局部切除的概念较前有所扩大，因已知胃间质瘤是较易复发的肿瘤，按近代观点，又属于有恶性潜能的肿瘤，所以切除范围有所增大。一般认为，1cm 距离即可。当标本离体后，有时标本回缩，可造成病理确定切缘困难，因此有作者提出对于间质瘤的切缘应该分为外科切缘或病理切缘。从外科角度，距离肿瘤 1cm 切除即可（图 28-5）。为防止出血，可以采用电刀或超声刀切除，原则上先在切除的胃壁浆肌层行点状圆形标记，再将此圆周一并切开并全层切除。在切开过程中，可以同时予以缝扎止血，目前超声刀在开放手术中也可应用，切除后，胃壁可直接缝合或用关闭器关闭。胃壁因组织松弛，关闭后可以不出现张力，但要检查胃壁是否存在漏气，漏液体，需加固缝合。

（二）楔 形 切 除

楔形切除也是胃间质瘤常用的手术方法。由于考虑到 3cm 以上的胃间质瘤均属低度恶性，所以在某些情况下，大于 3cm 的胃间质瘤，原则上要行比较广泛的切除。因此楔形切除的切缘应大于 1cm，原则上 3cm 左右比较合适（图 28-6）。具体手术切除，要根据病灶在胃的位置，比如位于胃体大弯侧，楔形切除的范围可以足够（图 28-7)，也便于手术操作，但位于贲门及幽门处的间质瘤，由于解剖位置复杂，常难以行 3cm 以上的切缘。楔形切除的方式有时并不拘泥于大小，还要考虑病变的部位，有时甚至行三角形的切除方式，将其三角状切除后，予以缝合。在贲门部常见此情况，但无论何种切除方式，缝合重建后，其贲门及幽门口均不应该出现狭窄，否则术后易出现人为造成的梗阻。

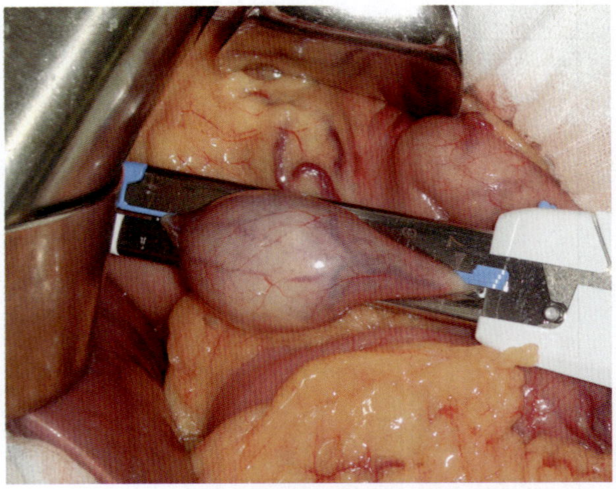

图28-5 胃间质瘤用线型切割闭合器局部切除

（三）近端胃切除

近端胃切除的常见适应证为发生在胃体上端或贲门处的肿瘤，贲门部的肿瘤无论肿瘤大小，均有可能行近端胃切除，尤其是恰位于贲门口处的肿瘤。如果行局部或楔形切除，往往会造成贲门口的狭窄、进食困难。因此，外科医生常顾忌此问题而宁愿行近端胃切除，但行近端胃切除术后，带来一个很大的问题是术后食管反流症，病人因贲门被切除，无法控制肠液反流至食管，形成反流性食管炎，术后需较长期服用奥美拉唑（洛赛克）等药物，影响生活质量，严重者会造成长期反流，病人睡眠、饮食均会受到影响。因此对于行近侧胃切除的病人需慎重考虑，较小肿瘤不要轻易行近端胃切除，对于间质瘤来讲，如不是超过 5cm 的肿瘤，尽量可考虑保贲门的手术，局部切除及楔形切除也不大会引起类似癌浸润生长的术后复发，这是间质瘤与胃癌的不同点。

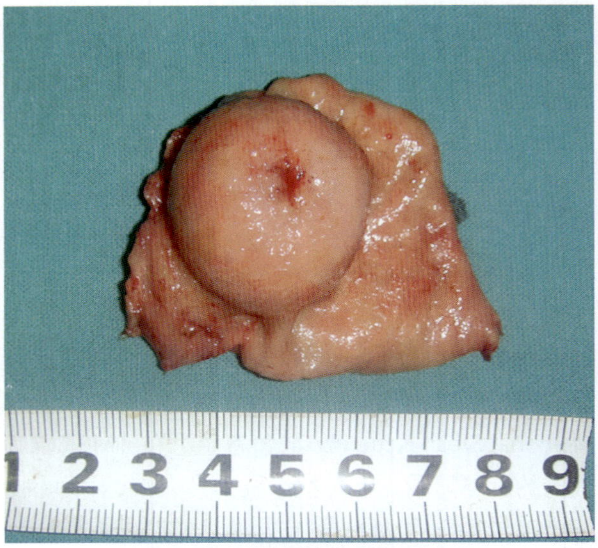

图28-6 胃间质瘤局部切除标本

（四）远端胃切除

远端胃切除常用于位于胃角、胃体远侧、幽门处的间质瘤。幽门部发生间质瘤者较少，因此距幽门几厘米处发生的肿瘤，是否行远端胃切除，取决于肿瘤大小及部位。如肿瘤超过 5cm，肯定行远端胃切除比较合适（图 28-8），如果肿瘤较大，强行做局部手术，往往重建缝合困难，而造成不必要的麻烦。远端胃大部切除相对容易，且术后较少发生并发症。因此在可能的情况下行远侧切除为好，重建方式采用毕 I 式吻合，更符合生理状态。手术切除类似于胃癌手术，但不需行根治性 D2 清扫，胃间质瘤基本上采用 D1 方式即可。复旦大学附属肿瘤医院曾统计 35 例行 D2 手术病人的术后病理报告，只有 1 例发生淋巴结转移，可以提示间质瘤发生淋巴结转移的几率很少。

（五）全 胃 切 除

全胃切除也是治疗间质瘤的手术方式之一，但较少应用，除非肿瘤巨大，往往超过 10cm，位于胃体部的肿瘤采用全胃切除。全胃切除过程中要注意肿瘤巨大，容易出血，有造成术中污染、肿瘤播散的可能性。因此，对于超过 10cm，肿瘤易破溃的病例，要用纱布缝合，进行创面保护，术中手术要轻柔，避免过度挤压肿瘤，这样可以防止肿瘤破溃。手术过程也力求简单，不必

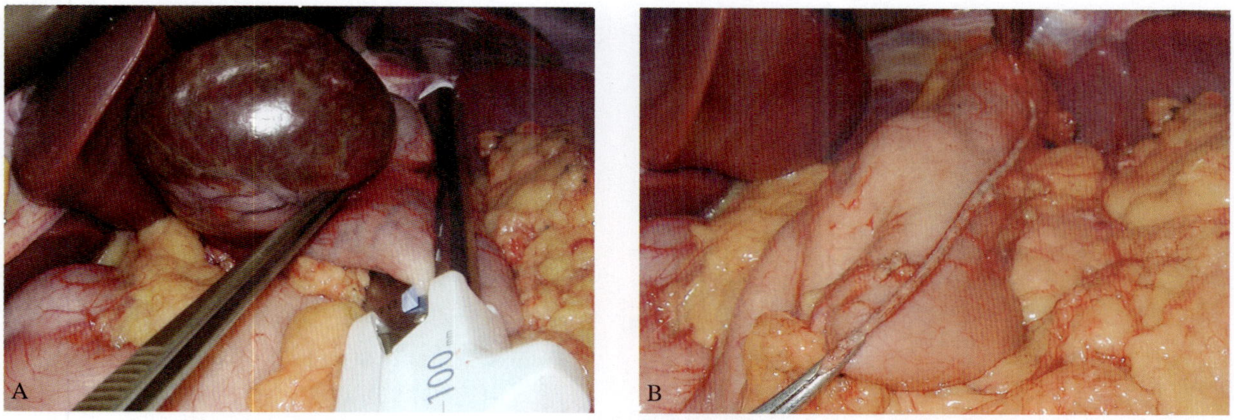

图28-7　A. 胃体大弯巨大外生型间质瘤胃楔形切除；B. 胃楔形切除后术野

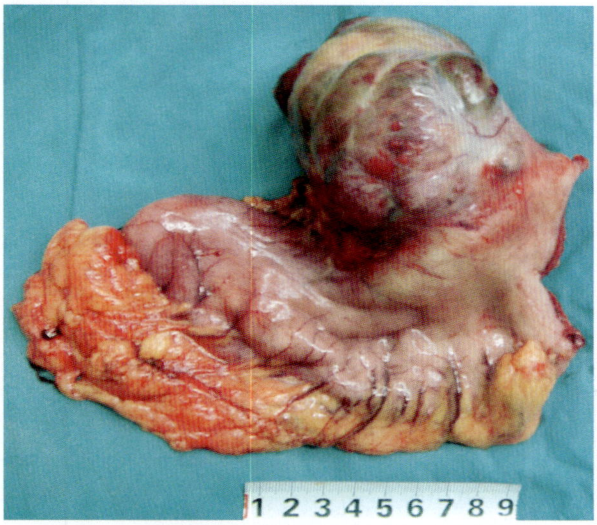

图28-8　胃体小弯间质瘤远端胃次全切除标本

清扫过多淋巴结，除非淋巴结有明显肿大者。全胃切除后的重建方式，各专家学者意见不一，可以选用自己最易做、最有把握的术式吻合，避免过于复杂、烦琐的重建方式。全胃切除的同时争取将所属大网膜一并切除，因临床经验提示我们，许多复发转移的病灶停留在大网膜处，所以从实践看，这是行之有效的方法。

（六）联合脏器切除

胃肠间质瘤的治疗原则以手术为主，但胃肠间质瘤发生过程中往往累及周围脏器，造成手术困难。因此，如何处理此类病例，是临床外科医生面临的重要问题。胃肠间质瘤起病往往较隐匿，临床症状不明显，加之常无法确定肿瘤来源，手术前难以明确诊断，术中却往往发现肿瘤巨大，且累及周围脏器，造成手术完整切除困难。由于间质瘤的包膜容易破溃，常难以与周围脏器分离，若勉强剥离易造成肿瘤破溃及术中播散，因此多数外科医生均认为手术如能切除，尽量将包括原发灶的肿瘤一并联合切除（图 28-9），可能会防止复发及减少转移。位于十二指肠的肿瘤，如果肿瘤在壶腹周围，且肿瘤较大时，有经验的医生可以采取胰十二指肠切除（图 28-10）。但是，如果考虑手术风险或术者经验不足，也可以先服用伊马替尼，待肿瘤缩小后采取更保守的术式。根据笔者所在医院对胃肠间质瘤 22 例联合脏器切除的经验，证实联合脏器切除对患者可能有益，掌握手术指征也很重要[26]。

术中行联合脏器切除时，一定要在所切除的外围进行，即采取“围而歼之”策略，避免从中心开始手术，既然要牺牲脏器，就应保证能够减少复发及转移，达到最佳的治疗效果。

二、胃间质瘤手术中的特殊问题

胃间质瘤手术中应注意某些特殊问题，包括肿瘤破溃、出血、诊断错误等，对这种特殊情况要予以重视。

（一）肿瘤位于肌层外

肿瘤大小是决定预后的因素，但某些肿瘤位于胃壁肌层外，悬挂生长，此种肿瘤可以超过 5cm，但与胃壁粘连的部位小，因此往往不需做过大的手术，仅行局部扩大或楔形切除即可。如

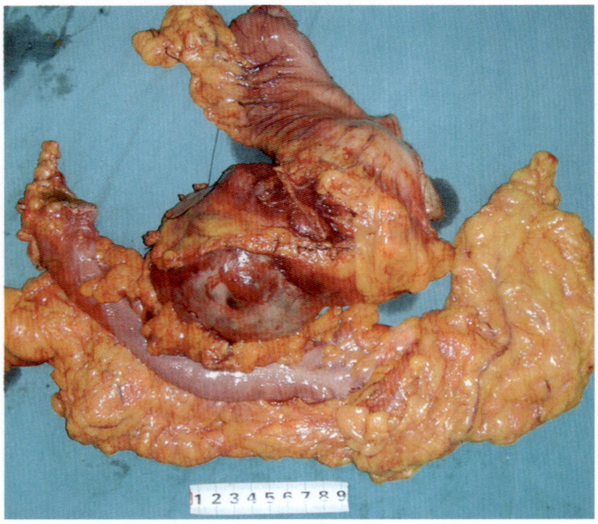

图28-9　远端胃次全联合横结肠切除标本

果做过大的胃切除术，对预后并不起决定作用。此时的手术原则不应单纯考虑肿瘤大小，也应考虑具体生长方式。

（二）肿瘤破溃出血

胃间质瘤破溃出血是临床上时常遇到的问题。破溃的原因一般为较少发生的自发性出血，开腹后，可见到腹内有积血，常为暗红色，新鲜出血则呈鲜红色。另一种原因是手术中触摸肿瘤破溃出血，因间质瘤包膜极脆、张力大，很容易在探查过程中即出血。因此术中探查要在仔细的基础上，避免破溃，对肿瘤提倡“视察”，不要用手接触，而是用眼观之即可。文献报道及最新分期都认为肿瘤破溃是预后差的因素，无论肿瘤大小，只要出现破溃就属于高危病例。曾有文献报道一个1cm大小的间质瘤，手术中破溃，3年后发生腹腔播散及盆腔巨大肿块，因此要重视肿瘤破溃的问题，尤其外科医生更应避免医源性破溃。如果术中肿瘤破溃一定要吸净破溃肿瘤，纱布覆盖破溃肿瘤表面，必要时将纱布边缘与正常胃壁缝合，这样使破溃风险减少至最低限度。另外，手术完成后关腹前，用聚维酮碘冲洗，或蒸馏水浸泡，可能会减少肿瘤的播散，对于破溃出血的病例，切除范围可稍大，以保证切缘无肿瘤残留。

（三）微小间质瘤及其他部位间质瘤

手术中，往往在胃壁其他部位或肠系膜等处发现另外的微小间质瘤，大小不足1cm，此时行局部切除即可，不必扩大手术，并需探查其他部位是否还存在小的间质瘤，这种微小间质瘤可能属良性，不需要把它视为恶性处理。

（四）术后切缘阳性

手术后切缘阳性理论上应予以避免，但实际工作中往往在急诊手术病例时易忽略此问题，可能会造成切缘阳性。另一个情况是外科医生认为切缘已够，但病理检查时切缘未发现正常组织的细胞，此种情况病理科医生也会归为切缘阳性。所以外科医生在间质瘤手术尽量做到R0切除，避免发生镜下残留的R1状况，更不应在可以根治手术的情况下，发生肉眼残留的R2，除非在

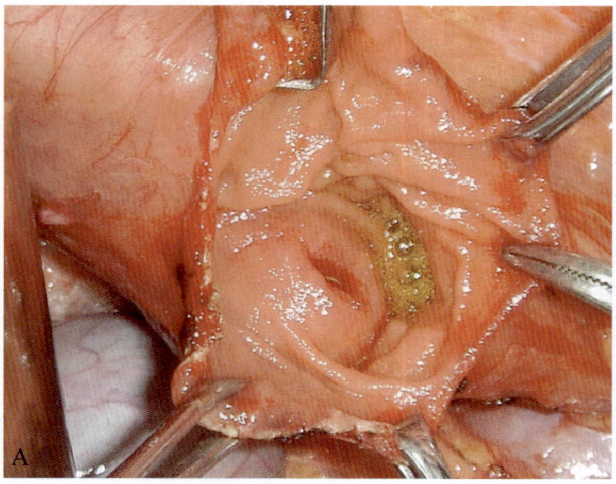

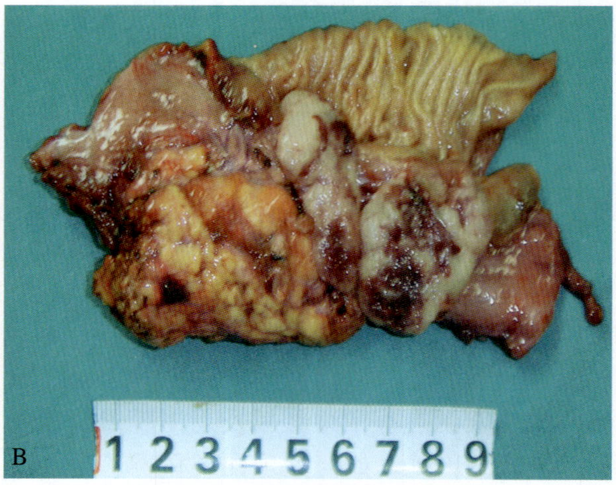

图28-10　A. 十二指肠壶腹周围间质瘤；B. 保留幽门的胰十二指肠切除标本

复发、转移病例中出现腹腔广泛播散或无法切除干净。

切缘阳性病例，最初的处理是采用再次扩大手术，但此种手术较难判断再切除的范围，因此时已无肿瘤存在，往往不知在切缘何边界确定再次手术的范围，是否需行胃部分切除术等；再者，此种病例再手术切除后，标本找不到肿瘤细胞存在。根据目前的观点，切缘阳性并不一定再手术，因为目前伊马替尼的问世，增加了药物的适应证，类似切缘阳性病人，可作为高危病例，服用伊马替尼即可，在观察服药 1 ~ 2 年后，如无明显腹腔内转移、播散情况，可以停药观察。切缘阳性病例毕竟少见，但若发生则应恰当处理，根据全身整体与局部的状况评估，不应过度，但同时要有有效措施补救，预防复发及转移。

三、影响胃间质瘤患者的预后因素

胃间质瘤的危险度分级目前以改良的 NIH 分级[23]为准（见表 28-1）。一般认为，肿瘤的恶性度与肿瘤直径及 50 个高倍镜下 (50HPF) 核分裂象数目密切相关。此外肿瘤能否完整切除 (R0) 也是影响患者预后的重要因素。天津医科大学肿瘤医院最近报道了一组 187 例胃间质瘤患者的预后因素分析[27]。按改良的 NIH 危险度分级，各组患者预后均有显著性差异（图 28-11）。不同核分裂数患者间预后差异均有显著性（图 28-12）。胃间质瘤主要发生在胃体及上 1/3。如果按胃间质瘤的解剖部位分析其预后，发生于远端胃的患者预后最佳（图 28-13）。另外，手术标本的完整性是影响预后的重要因素，一旦手术有肿瘤残留，患者的预后极差（图 28-14）。

四、GIST靶向治疗研究进展

（一）研 究 概 况

c-kit 基因检测阳性已成为伊马替尼治疗 GIST 的标记。在以往基因外显子 11 和 9 影响药物疗效的基础上，目前又提出许多基因参与了疾病的致病过程，包括 CK2、AGC、CAMK、CMGC、PGC、TK、TKL、STE 等。

目前 GIST 的最大治疗进展是伊马替尼的应用已从单纯药物治疗的模式向与外科治疗有机结合、联合应用的方向转变。事实证明，此种联合治疗模式恰是缓解疾病、延长生存期、提高生存质量所必需的。

术前用药的适应证及时机选择也是关注的要点。波兰学者 Rutkowski 曾报道，未经手术治疗的 16 例 GIST 患者在术前伊马替尼治疗达到 PR 后再行手术，均获得 R0/R1 切除，其中 3 例术后标本的病理切片未发现 GIST 肿瘤细胞存在。该组患者平均服药 14 个月（4 ~ 30 个月）。手术后有 5 例未进一步应用伊马替尼，其中 3 例复发，而另 11 例术后继续服药的患者中未观察到肿瘤复发。因此结论认为，用药后 PR 患者在经外科手术切除残留病灶后可达到 CR，而在 R0/R1 切除后继续服药可以维持 CR。由此可见伊马替尼对于术前达到 PR 及术后维持 CR 均起

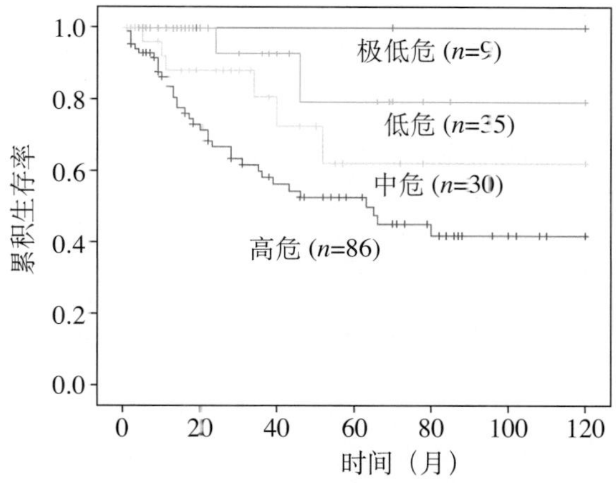

图28-11　187例胃间质瘤患者不同危险度分级与预后的关系

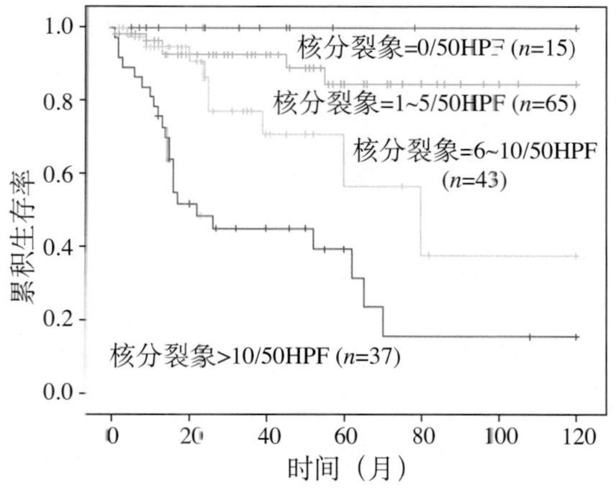

图28-12　187例胃间质瘤患者不同核分裂数与预后的关系

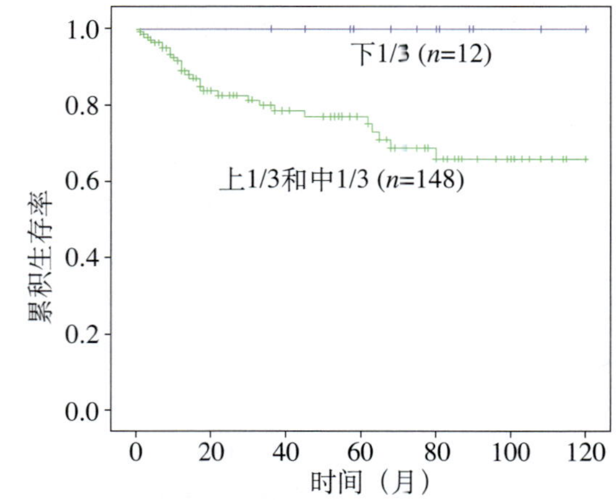

图28-13　187例胃间质瘤患者不同肿瘤发生部位与预后的关系

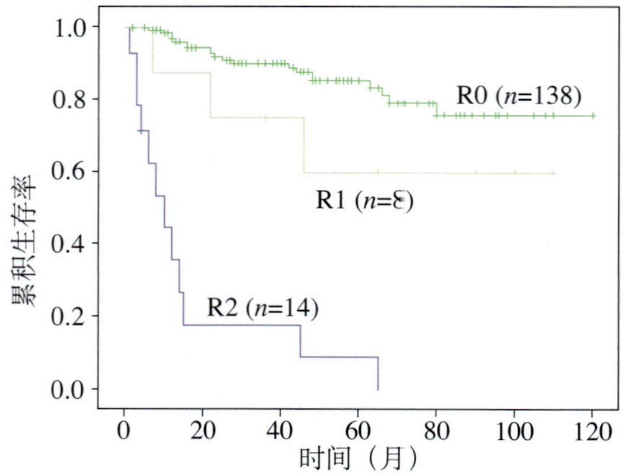

图28-14　187例胃间质瘤患者不同手术根治度与预后的关系

到重要作用。在GIST治疗中药物治疗与外科治疗关系的转变在意大利、墨西哥、法国等作者的报道中均有体现，提示了近代治疗模式的变化趋势。笔者所在医院1例胃间质瘤侵犯胰腺及肾包膜，经用伊马替尼治疗1个月后，肿瘤明显缩小，手术切除成功，并避免了联合脏器切除（图28-15，图28-16）。

（二）PET-CT及动态超声在评估疗效中的地位

PET在GIST疗效评估中占有重要地位，PET的显像结果往往与临床症状缓解相一致，早期应用PET检查，可以剔除大约15%的用药无效者。2005年休斯敦M.D.Anderson癌症中心Trent医生报道了伊马替尼用药早期的一系列生理变化：患者在术前每天服用伊马替尼600mg，并在治疗前和治疗后3、5、7天接受CT、FDG-PET扫描。全部患者均接受治疗前活检并在结束药物治疗6小时内切除肿瘤。本研究观察的指标分别有：CT参数——肿瘤血流量（blood flow, BF）、血容量（blood volume, BU）；PET参数——摄取FDG的最大标准活性值（SUV）。10例GIST患者在接受药物治疗后7例SUV值减少30%，而血流及血流量无明显变化。术后病理检查显示，对药物治疗有效的肿瘤其细胞凋亡增加了数倍（$P<0.05$）。因此应用PET检查在服药后3～7天内即可明确疗效，明显少于CT所需的时间。对于PET-CT评价疗效的作用，日益引起学者的关注，PET-CT临床应用进一步扩大[28]。

目前认为，使用靶向药物特别是抗新生血管生长的靶向药物后，肿瘤在大小不出现变化的情况下更倾向于出现内部性状的改变，如出现出血、坏死。功能影像学成像在进行更有效、更准确地判断GIST疗效方面扮演了重要的角色。其

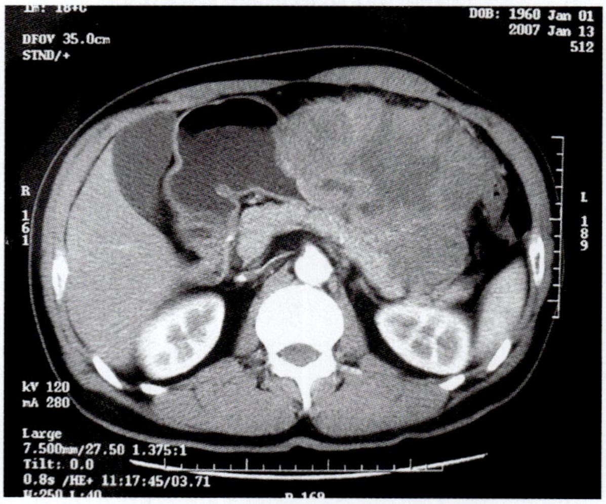

图28-15　胃巨大间质瘤侵犯胰腺及肾包膜

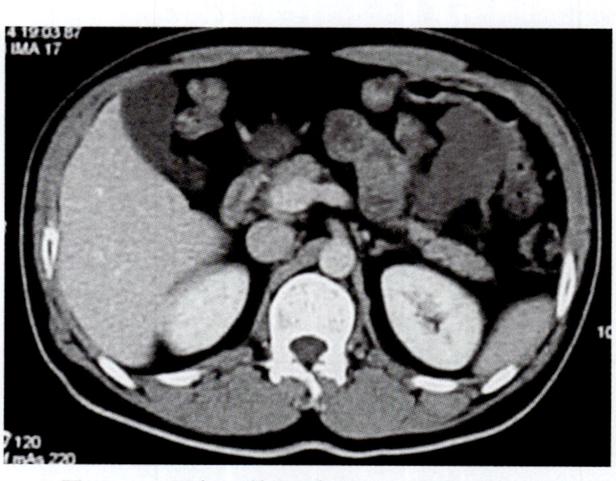

图28-16　服伊马替尼1个月后，肿瘤明显缩小

中动态增强超声造影这种功能成像方法对胃肠道间质瘤靶向药物治疗评价的新进展，将给临床医生带来崭新的思路。动态增强超声造影成像有别于传统的超声检查，即它是在超声检查时注射造影剂，利用超声探头获取造影剂在肿瘤内部的循环情况及相应的功能参数，如肿瘤血管的血容量（blood volume, BV）、血流量（blood flow, BF）、造影剂在肿瘤内部廓清的时间等。对伊马替尼等靶向药物治疗胃肠道间质瘤的疗效进行研究，有学者认为动态增强超声造影成像完全与功能 CT 及 MRI 成像一样，可以对肿瘤的疗效进行合适、准确、有效的评价，并可得出令人振奋的结果。我们应该在现有设备中开展新技术，从而更好地为肿瘤疗效评价进行临床应用及研究。

目前国外正在进一步制定影像学手段评估疗效的标准，并将其与病灶密度、临床参数的变化相结合。应用靶向药物治疗后，肿瘤密度的改变可能是评价疗效的标准之一，这一概念动摇了化疗对实体瘤 RECIST 标准的评判。这将促进药物治疗与外科治疗进一步结合，使治疗再上一个新台阶。

（三）辅 助 治 疗

伊马替尼治疗转移性 GIST 的显著疗效使其成为 GIST 完整切除后的辅助治疗药物。美国大学肿瘤学组 Z9000 试验（ACOSOG Z9000 试验）第二阶段初步结果极有意义，证实了早期 GIST（肿瘤 >10cm，肿瘤破溃，或 <5 个腹膜转移）的病人 (n=107) 于手术完整切除后，行 1 年伊马替尼 400mg/d 治疗后的 1 年、3 年、5 年总生存率分别为 99%、97%、97%，1 年、2 年、3 年的无复发生存率分别为 94%、73%、61%。结合生存率与以往数据比较[29]，ACOSOG Z9001 试验同样证实伊马替尼作为辅助治疗药物有效。第三阶段随机试验的 778 例手术完整切除的局限性 GIST 病人，在行 1 年伊马替尼 400mg/d 或安慰剂组治疗后发现，伊马替尼辅助治疗后的 1 年无复发生存率高于安慰剂组 (98% *vs.* 83%; P<0.0001)[30]。因此，对于所有不同大小肿瘤，伊马替尼辅助治疗提高了无复发生存率。伊马替尼辅助治疗组和安慰剂组的疗效区别在于对肿瘤 >10cm 且行辅助治疗 2 年疗效 >50%（P<0.0001）的高危病人。伊马替尼与安慰剂组的总生存率相同，这可能是由于病人随访时间相对较短，而交叉性试验允许在接受安慰剂组治疗的病人复发后行伊马替尼治疗（这是复发性疾病治疗标准）。当辅助治疗中，出现严重不良反应较少时，伊马替尼 400mg/d 还是安全且可耐受的。

ACOSOG Z9001 试验结果显示，伊马替尼作为 GIST 辅助治疗药物已被食品药物管理局（food and drug administration, FDA）及欧洲药品管理局（European Medicines Evaluation Agency, EMEA）认同。NCCN 指南及 ESMO 推荐高危 GIST 病人行完整手术切除后，服用伊马替尼至少为 1 年[31]，但是辅助治疗最佳持续时间还未被证实。纳维亚肉瘤专家组及欧洲癌症研究与治疗组织（EORTC）正在进行的第三阶段临床试验 62024，将会回答高危病人行伊马替尼辅助治疗的持续时间、辅助治疗能否提高总生存率的问题。

五、伊马替尼治疗失败的问题

对于伊马替尼治疗 GIST，应注意到其原发耐药的问题。资料认为，有 15% ~ 20% 的病例为原发耐药，而服药过程中在 1 年以后或多或少出现继发性耐药，而使病情进展。在此情况下，常需要给予加量，但中国人耐受 800mg/d 很困难，以 600mg 为每日的推荐量也已有临床试验，其结果为几乎与 800mg/d 相当。因此，在伊马替尼治疗过程中出现耐药，采用 600mg/d 不失为一较好的方法。

另外在另一新药舒尼替尼问世以后，也曾引起人们的希望。此药是新型多靶点肿瘤治疗药物，可双重抑制肿瘤生长，也是目前 SFDA 所批准用于伊马替尼治疗失败或不能耐受的 GIST 治疗药物。对于舒尼替尼的应用仍有些争议，其争论之一为是否在伊马替尼耐药后即可改用舒尼替尼，也就是在伊马替尼一线治疗失败后，舒尼替尼介入的治疗时机。根据 2009 年中国舒尼替尼顾问委员会建议，在治疗失败后，可以行两组对比研究，即一组为伊马替尼加量至 600mg/d，另一组为直接应用舒尼替尼。

另一争论焦点是在基因检测外显子 9 时，是否可以直接应用舒尼替尼治疗，因此类病人伊马替尼治疗几乎无效。但此时如应用，必须要有基因外显子突变为基础及依据。在复发转移病例中，改用舒尼替尼后，约有1/3的病例有效，此时再结合外科手术是否能获较好的疗效，可以通过临床实践及试验进一步研究。总之，目前认为对于伊马替尼耐药的病例，应用舒尼替尼是安全、可接受的[32]。

当前用于对伊马替尼耐药病例的新药也在不断问世，包括尼罗替尼（nilotinib）等，已达近10种。随着新型的靶向药物问世，将更进一步应用于胃肠间质瘤的合理化治疗，解决以往不曾解决的问题，同时也有待于国内外学者的共同努力及期盼多中心临床试验的结果问世[33]。

（本节手术图片由梁寒提供）

（师英强）

第三节 胃肠间质瘤的分子靶向治疗

一、分子靶向治疗药物及作用机制

（一）胃肠间质瘤（GIST）概述

胃肠间质瘤(GIST)是一种恶性间质肿瘤，发生于胃肠道（GI）和腹腔。GIST是一种少见肿瘤，约占所有胃肠道肿瘤的1%以下，是胃肠道最常见的间质恶性肿瘤。最常见的发生部位是胃(60%)，胃以外的常见部位包括小肠(约30%)和结肠/直肠以及食管，后两者各占约5%[34]。GIST的发生率约为每年0.68/100 000，但是随着与其他GI恶性肿瘤和肉瘤的鉴别诊断技术的提高，其发生率可能更高[35]。据报道，患者确诊时的中位年龄为59～63岁[36]。

尽管经过根治性手术切除，40%～80%的GIST患者出现腹腔内复发，包括局部复发、腹膜播种或肝转移，区域淋巴结和腹腔外转移较少见[37]。根治性手术切除后，5年总生存率将近50%。而无法手术切除或转移的GIST患者，在甲磺酸伊马替尼出现之前，全身化疗的客观疗效仅为0～5%[38-40]，其中位生存期仅有9～20个月[37, 41]。

甲磺酸伊马替尼是一个选择性的KIT和PDGFR-α（也是PDGFR-β和BCR-ABL）抑制剂，可有效抑制失控的KIT激酶的活性，用于治疗KIT (CD117)阳性的不可切除和(或)转移性GIST患者，并已成为晚期GIST的一线治疗。苹果酸舒尼替尼是一种口服的小分子物质，抑制与肿瘤增殖和血管生成有关的RTK、PDGFR、VEGFR、KIT，用于治疗甲磺酸伊马替尼耐药的晚期GIST，目前是晚期GIST的标准二线治疗。

（二）受体酪氨酸激酶

受体酪氨酸激酶(RTK)为跨膜蛋白，包括胞外的配体结合区和胞内的接触反应区。RTK与其同源配体结合后被激活，通过作用于下游信号分子而介导一系列程序，这些程序多与肿瘤生长、进展和转移有关[42, 43]。RTK的多个裂激酶域家族成员，与实体瘤和血液系统肿瘤细胞的下调/自动增殖和存活能力有关。这些成员包括血小板衍生生长因子受体（PDGFRα和β）、血管内皮生长因子受体（VEGFR）1型和2型（FLT1和FLK1/KDR）、干细胞因子受体(SCF)、KIT，以及FLT-3配体受体。此外，提示PDGFR和VEGFR与肿瘤依赖的血管生成有关[44, 45]。

（三）分子靶向药物用于GIST的原理

1. 甲磺酸伊马替尼（imatinib mesylate）

（1）甲磺酸伊马替尼的分子式和化学名：伊马替尼(imatinib)，通用名为甲磺酸伊马替尼，分子式为$C_{29}H_{31}N_7O \cdot CH_4SO_3$，分子量为589.7，化学名为：4-[(4-甲基-4-哌嗪)甲基]-N-[4-甲基-3-{[4-(吡啶)-2-嘧啶]氨基}苯基]-苯胺甲磺酸盐；属于2-苯氨基嘧啶的衍生物（图28-17）。

（2）甲磺酸伊马替尼治疗GIST作用机制：甲磺酸伊马替尼是一个选择性的酪氨酸激酶小分子抑制剂，其作用靶点主要包括c-Abl、Bcr-Abl、PDGFR(血小板源性生长因子受体)以及KIT受体。其通过与ATP竞争性结合酪氨酸激酶催化部位的核苷酸结合位点，使得激酶不能发挥催化活性，底物的酪氨酸残基不能被磷酸化，使其不能与下游的效应分子进一步作用，从而导致细胞增殖受抑制，诱导细胞凋亡。

（3）甲磺酸伊马替尼药代动力学：甲磺酸伊马替尼在GIST患者每日口服400mg或600mg的情况下，口服后被迅速吸收，2～4小时后血浆浓度达峰值，绝对生物利用度平均为98%。在体外，伊马替尼约有95%与血浆蛋白结合，尤其是白蛋白和α1酸性糖蛋白。口服400mg 28天后血药浓度达稳态：2.9mg/L。GIST 患者伊马替尼主要经肝细胞色素 P450 酶系统中 CYP3A4 代谢，其代谢产物为 N- 去甲基哌嗪衍生物；诱导 CYP3A4 的药物（如苯妥英）将会增加伊马替尼的代谢，引起其血浆浓度下降。伊马替尼无法通过完整的血脑屏障。该药的清除半衰期为 18 小时，活性产物半衰期为 40 小时，一周内可以排泄 81%，其中大便排出 68%，小便 13%，约 25% 为原药排出，其余为代谢产物。

2. 苹果酸舒尼替尼（sunitinib malate）

（1）苹果酸舒尼替尼（舒尼替尼 L- 苹果酸盐）分子式和化学名：苹果酸舒尼替尼为小分子物质，分子式 $C_{22}H_{27}FN_4O_2 \cdot C_4H_6O_5$。游离碱分子量为 398.48。临床试验所用的 L- 苹果酸盐分子量为 532.57。L- 苹果酸盐的化学名称为：(Z)-N-[2-(二乙苹果酸舒尼替尼胺基)- 乙基]-5-[(5- 氟 -2- 氧代 -1,2- 二氢 -3H- 吲哚 - 亚基) 甲基]-2,4- 二甲基 -3- 氨甲酰 -1H- 吡咯苹果酸盐（图 28-18）。

（2）苹果酸舒尼替尼治疗 GIST 的作用机理：苹果酸舒尼替尼是一种口服的小分子抗癌物质，抑制与肿瘤增殖、血管生成和转移有关的多种受体酪氨酸激酶 (RTK)[46]。具体来讲，苹果酸舒尼替尼是强效 ATP 竞争性抑制剂，抑制一组密切相关的 RTK 的催化活性，其中包括 VEGFR-1、VEGFR-2、VEGFR-3、PDGFR-α、PDGFR-β、KIT、CSF-1R、FLT-3 和 RET。由于其多靶点的特征，苹果酸舒尼替尼的药理学活性可能是由抑制多种 RTK 靶点和通路介导的。

（3）苹果酸舒尼替尼的药代动力学：对每天 10 ~ 350mg 以及 25 ~ 100mg 单次给药和多次给药的方案分别进行了临床药代动力学研究。治疗方案包括：每天给药连续 4 周或 2 周，停药 2 周或 1 周（4/2，2/2 和 2/1 方案）。在研究的剂量范围内，苹果酸舒尼替尼的最大血药浓度 (C_{max}) 和曲线下面积 (area under the curve, AUC) 随着不同剂量按比例递增。达峰时间 (T_{max}) 和半衰期 ($T_{1/2}$) 无剂量依赖性改变。苹果酸舒尼替尼主要通过细胞色素酶 P450（CYP3A4）代谢，产生有活性的 N- 去乙基代谢产物 SU012662。迄今为止没有发现其他的主要代谢产物。苹果酸舒尼替尼和 SU012662 的终末清除半衰期分别大约为 40 小时和 80 小时。给药的最初 2 周内达到最低血药浓度的平台期。在多个周期治疗中没有发现剂量蓄积。一项日本人参加的舒尼替尼在亚洲人群的研究中，进行了 PK 和安全性的分析，未发现与白种人的数据有种族性差异 [47]。

二、分子靶向药物治疗GIST临床经验

（一）甲磺酸伊马替尼一线治疗复发或转移性 GIST

欧洲研究治疗组织 (European Organization for Research on Treatment of Cancer, EORTC) 进行的临床 I 期研究主要评价伊马替尼的安全性和有效性，共 40 例患者入组（36 例被确认为 GIST）。结果 36 例 GIST 患者中 25 例有效：PR（部分缓解）19 例，MR（微小缓解）6 例，SD（疾病稳定）7 例，另外 4 例患者病情进展。400mg/d 一次口服组为较安全剂量，1000mg/d 分两次服药组出现剂量限制性毒性 [48]。

一项开放的、随机的、多中心 II 期临床研究 (B2222 研究），评价伊马替尼治疗复发或转移性 GIST 的有效性。共 147 例患者入组，其中

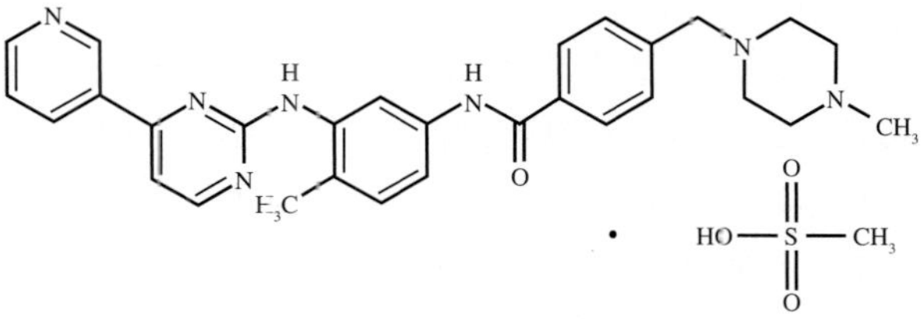

图28-17 甲磺酸伊马替尼结构式

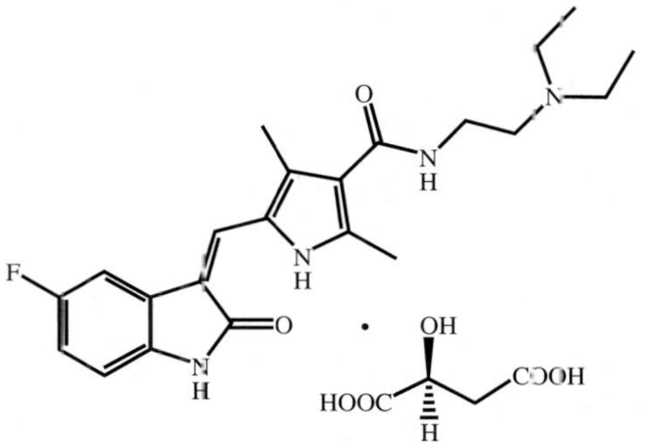

图28-18 苹果酸舒尼替尼结构式

CD117阳性患者135例。147例患者中144例接受过手术，75例接受过化疗（接受化疗方案1～7个，中位数2个），22例接受过放疗。以前的任何治疗方案对他们未显示客观有效。患者被随机分成400mg/d与600mg/d 2个组，初步结果显示2组间的缓解率和持续缓解时间无显著性差别，总的缓解为：PR 79例（53.7%）；SD 41例（27.9%）；无1例获得CR；中位客观起效时间为13周；缓解持续超过46周；同时发现c-kit突变类型可预测伊马替尼疗效，其中外显子11突变疗效最佳，野生型GIST疗效最差[49]。在长达71个月的随访中，甲磺酸伊马替尼治疗的疾病控制率达83.7%，中位总生存时间达到57个月，中位治疗有效持续时间29个月[17]。B2222研究结果提示，对复发或转移性GIST伊马替尼初始治疗剂量应为400mg/d，初始治疗提高伊马替尼剂量不增加客观疗效。但对于c-kit基因外显子9突变的患者，初始治疗应给予高剂量伊马替尼治疗，此观点的依据将在后面进行阐述。

伊马替尼400mg/d治疗相关不良反应总体较轻微，患者可耐受，主要包括水肿、恶心、腹痛、皮疹、腹泻、出血等，多为1～2度，3度以上不良反应发生率均小于10%[49]。

目前，美国国家癌症综合网（NCCN）指南与欧洲肿瘤内科学会（European Society for Medical Oncology, ESMO）指南及中国GIST诊治专家共识均推荐伊马替尼400mg/d作为复发或转移性胃肠间质瘤一线标准治疗方案。2007年11月6日，中国SFDA批准伊马替尼一线治疗复发或转移性GIST。

（二）甲磺酸伊马替尼的耐药机制与后续治疗选择

1. 甲磺酸伊马替尼的耐药机制

B2222研究结果中，伊马替尼最长起效时间为6个月[50]，因此有学者把GIST对伊马替尼原发耐药的定义为伊马替尼治疗6个月无效，但根据伊马替尼平均起效时间为12周，把原发耐药定义为治疗3个月无效似乎更合理一些。原发耐药的机制认为与无c-kit/PDGFRA突变或外显子9突变有关，同时某种特殊突变类型如PDGFRA D842V突变已经被证实对伊马替尼原发耐药[51]，体外研究证实外显子13、14、17突变对伊马替尼耐药[52]；原发耐药的发生率文献报道为10%～26%[51]。

由于发生频率最高的外显子11突变对伊马替尼治疗反应最佳[49]，多数患者初次接受伊马替尼有效，因此临床治疗中最多见的仍是继发耐药，继发耐药目前定义为伊马替尼初始治疗有效或稳定的GIST患者，后期再次发生肿瘤进展。其中位发生时间文献报道为2～2.5年[53]；继发耐药的机制被认为与c-kit继发突变、基因扩增及新的酪氨酸激酶活化有关，但众多耐药机制中，c-kit继发突变，亦称为二次突变作为重要的继发耐药机制得到广泛共识[54-57]。Heinrich在2008年JCO发表文章报道了在伊马替尼耐药的GIST中，原发外显子11突变的GIST最易发生继发突变，其频率明显高于原发外显子9突变患者（73% *vs*. 19%），常见的继发突变类型为外显子13、14、17突变，其中以外显子13 V654A最为常见[58]；既往文献报告在伊马替尼治疗有效患者中，极少发现继发突变[59]。因此c-kit继发突变是伊马替尼耐药的重要机制之一。

既往文献报道证实GIST继发基因突变是多克隆性质的[60]，即不同的转移灶可能出现不同的继发突变，临床中亦经常发现伊马替尼治疗后部分病灶仍在控制中，但另一部分或某一个病灶出现进展的情况，对这种局灶性进展的情况，已有多个采用手术切除局部进展病灶，并继续给予伊马替尼治疗取得成功的个案[61, 62]，NCCN与ESMO指南亦把手术切除局部进展病灶作为推荐治疗方式之一（具体内容详见GIST外科治疗的相关内容）；同时不采用手术，直接换用后续的分子靶向治疗亦是推荐治疗方式之一；除局灶性进展外，更多的患者在接受伊马替尼400mg/d标准剂量治疗后出现肿瘤全面进展。目前NCCN指南、ESMO指南及中国专家共识推荐选择的治疗方法包括两种：增加伊马替尼剂量治疗，舒尼替尼治疗。

2. 甲磺酸伊马替尼提高剂量治疗晚期耐药的GIST

2项Ⅲ期多中心临床研究 — 北美协作组研究（S0033研究）以及欧洲与澳洲合作组研究（EORTC STBSG 62005研究，以下简称EORTC 62005研究），对照高低剂量伊马替尼治疗复发或转移性 GIST 的临床疗效和安全性：研究设计均为伊马替尼 400 mg 每日 1 次对比 400mg 每日 2 次，伊马替尼 400mg/d 无效患者交叉至高剂量组。

S0033 研究共计入组 746 例，中期总结表明在随访超过 14 个月的 486 例 GIST 患者中，2 个治疗组间的客观疗效（43% *vs.* 41%）、生存期、无进展生存期无统计学差异[63]；EORTC 62005 研究共计入组 946 例，中期总结表明在中位随访超过 8.4 个月的 615 例患者中，2 个治疗组间的 1 年客观有效率 (54% *vs.* 57%) 和 1 年无进展生存率（64% *vs.* 69%）无统计学差异[64]，两项研究第一阶段结果进一步证实了在不考虑基因突变类型的情况下，伊马替尼初始治疗剂量应为 400mg/d。EORTC62005 研究中亚组分析发现，外显子 9 突变患者接受高剂量伊马替尼治疗可获得无进展生存期的优势，虽然相同结论未在 S0033 研究中得出，但综合两项研究的 meta 分析结果得出同样的结论[65]，因此，对外显子 9 突变的晚期 GIST 患者，伊马替尼初始治疗剂量应给予 800mg/d。

S0033 与 EORTC62005 研究中，分别有 88 例与 133 例接受伊马替尼 400mg/d 治疗进展的患者交叉至高剂量 800mg/d 组，约 1/3 患者再次获得肿瘤控制[63, 64]，中位无进展生存期分别为 5 个月与 81 天[65]；又有 7%、29% 的患者又分别获得 PR、SD[15]；交叉后加重的不良反应主要为贫血和乏力[63, 64]。由于东西方人群在体表面积上存在较大差异，故中国 GIST 患者能否耐受伊马替尼高剂量治疗存在争议。国内沈琳教授在 2010 年 ASCO 胃肠道会议上报告了中国 GIST 患者接受伊马替尼增加剂量治疗的结果，中国 GIST 患者在伊马替尼 400mg/d 治疗失败后，增加剂量至 600mg/d，获得与西方两项研究类似的结果，但中国患者对伊马替尼 800mg/d 耐受性差[66]。因此 NCCN 指南与 ESMO 指南推荐伊马替尼 400mg/d 失败后可增加剂量至 800mg/d，而中国 GIST 专家共识推荐伊马替尼 400mg/d 失败后应优先增加剂量至 600mg/d。

3. 舒尼替尼治疗伊马替尼失败的晚期胃肠间质瘤

舒尼替尼作为多靶点的分子靶向药物，可通过抗 c-kit/PDGFRA 酪氨酸激酶通路作用与抗肿瘤血管生成作用两条途径治疗 GIST，因而作为伊马替尼治疗失败的 GIST 二线治疗引起关注。Demetri 教授在 2005 年报告了舒尼替尼二线治疗伊马替尼治疗失败的晚期 GIST 的国际多中心随机对照研究中期结果，治疗组对比安慰剂组显著改善了中位肿瘤进展时间（27.3 周 *vs.* 6.4 周）[67]，在 2008 年报告了最终生存数据，采用 RPSFT 方法分析，舒尼替尼治疗组患者总生存期优于安慰剂组（73.9 周 *vs.* 35.7 周）[68]，提示舒尼替尼作为二线治疗具有肯定的抗肿瘤活性。需要指出的是，不同伊马替尼剂量治疗失败后的 GIST 患者，接受舒尼替尼二线治疗均可获得生存益处，该研究亚组分析与其他研究结果提示，既往接受伊马替尼≤400mg/d 治疗患者较接受伊马替尼 >400mg/d 治疗的患者获得了更低的肿瘤进展风险[67, 69]。作为多靶点药物，舒尼替尼治疗相关性不良反应多于伊马替尼，但总体仍可耐受，主要包括：乏力、手足综合征、高血压、粒细胞减少与血小板减少等[67]。

c-kit/PDGFRA 基因突变不仅可预测伊马替尼治疗晚期 GIST 的疗效，亦对舒尼替尼治疗晚期 GIST 的疗效有预测价值。Heinrich 根据舒尼替尼 Ⅰ 期、Ⅱ 期临床研究进行回顾性分析发现，舒尼替尼治疗原发外显子 9 突变及 c-kit/PDGFRA 野生型 GIST 患者的 PFS 与 OS 均明显优于外显子 11 突变患者，在对继发突变研究中发现，继发外显子 13、14 突变患者接受舒尼替尼治疗疗效优于继发外显子 17、18 突变，提示原发外显子 9 突变、野生型 GIST、继发外显子 13、14 突变的 GIST 更适合接受舒尼替尼二线治疗，而继发外显子 17、18 突变的 GIST 接受舒尼替尼治疗效果不佳[58]。

舒尼替尼 50mg/d（服药 4 周，间歇 2 周）是治疗晚期 GIST 的推荐给药方式，George S 在 2008 年 ASCO 会议上报告了舒尼替尼间歇给药造成药物暴露的不稳定性明显高于持续给药方式，同时舒尼替尼 37.5mg/d 持续给药方式治疗晚期 GIST 获得迄今为止非同期对照的最长中位 OS（107 周）[70]，但持续给药方式能否替代传统间歇给药方式尚需随机对照研究加以证实。

2007 年，中国 SFDA 批准舒尼替尼治疗伊马替尼失败的复发或转移性 GIST。

（三）甲磺酸伊马替尼辅助治疗胃肠间质瘤

2007 年 ASCO 年会首次报告了伊马替尼辅助治疗 GIST 的结果 [71]，美国外科协会 Z9001 研究采用双盲、随机、安慰剂对照方法，对肿瘤长径 >3cm 的 GIST 在肿瘤完整切除术后给予伊马替尼 400mg/d 辅助治疗 12 个月，观察两组患者的术后无复发生存率，结果显示伊马替尼辅助治疗组对比安慰剂组明显改善术后 1 年无复发生存率（97% *vs.* 83%，$P<0.001$），确定了伊马替尼辅助治疗 GIST 的地位；同年国内詹文华教授在 2007 年 ASCO 会议上报告了伊马替尼辅助治疗中高度复发风险 GIST 12 个月的国内多中心研究结果 [72]，1 年无复发生存率为 96.08%，与 Z9001 研究结果类似，证实中国 GIST 患者接受伊马替尼辅助治疗同样获益。NCCN 指南、ESMO 指南及中国 GIST 专家共识均推荐对中高度复发风险 GIST 给予伊马替尼辅助治疗。

尽管伊马替尼辅助治疗改善 GIST 术后无复发生存率得到广泛共识，但辅助治疗中仍存在较多争议。最为集中的争议焦点是伊马替尼辅助治疗的时限。Z9001 研究设计中辅助治疗时间为 1 年，但随着随访时间的延长，辅助治疗组术后无复发生存率在下降。同期进行的另一项美国外科协会 Z9000 研究中，同样辅助治疗时间为 1 年，但入组患者均为高度复发风险 GIST，术后 1 年、2 年及 3 年无复发生存率为 94%、73%、61%[73]，结果显示在患者停止伊马替尼辅助治疗后，术后无复发生存率呈明显下降趋势，提示对于高度复发风险患者，辅助治疗 1 年可能是不足的。国内沈琳教授在 2009 年 ASCO 年会上报告了北京肿瘤医院单中心非随机对照研究结果，中高度复发风险的 GIST 患者术后给予伊马替尼辅助治疗 3 年，中期分析结果显示在中位治疗时间 20 个月时，辅助治疗组较对照组明显改善了术后 1 年与 2 年的无复发生存率，术后总体 2 年无复发生存率提高到 94.4%，高度复发风险患者术后 2 年无复发生存率提高到 91.5%，提示延长伊马替尼辅助治疗时间可以进一步改善生存 [74]。目前正在进行的国际多中心研究 SSGXV Ⅲ研究（对比辅助治疗 1 年与 3 年效果）与 ACOSOG 扩大研究（对比辅助治疗 2 年与 5 年效果）有助于进一步确认辅助治疗时限。由于延长伊马替尼辅助治疗时间的相关循证医学证据尚不足，故 NCCN 指南与 ESMO 指南根据 Z9001 研究设计与结果，均推荐对中高度复发风险 GIST 患者术后应给予伊马替尼辅助治疗 1 年，但同时指出对高度复发风险 GIST 患者术后辅助治疗的时间可能需要延长，具体时间尚需最终确认；中国 GIST 治疗专家共识有别于 NCCN 与 ESMO 指南，推荐高度复发风险 GIST 患者术后伊马替尼辅助治疗时限为至少 2 年，中度复发风险患者术后辅助治疗时限为 1 年 [75]。

另一争议焦点是辅助治疗的适应证。尽管确定需要接受辅助治疗的患者为中高度复发风险 GIST，但既往评估复发风险标准均是依据 2002 年 NIH 风险分级 [76]，其中判断标准仅包括肿瘤大小与病理核分裂象；但长期随访发现，来源于小肠的 GIST 其恶性程度高于来源于胃的 GIST，故新的 NIH 改良分级法把原发部位引入评估标准 [77]，因此，在确定辅助治疗的适应证之前，应采用新的 NIH 分级法评估 GIST 患者的复发风险。

有关 c-kit 与 PDGFRA 基因突变在伊马替尼辅助治疗中的意义在 2010 年 ASCO 年会中进行了初次报告，美国外科协会 Z9001 研究结果亚组分析提示外显子 11 突变、PDGFRA（非 D842V）突变患者接受伊马替尼辅助治疗改善术后无复发生存率，而外显子 9 突变、PDGFRA D842V 突变与 c-kit/PDGFRA 基因野生型患者辅助治疗后无复发生存率未获得改善 [78]；但截至目前，尚未有指南将基因突变状态列入伊马替尼辅助治疗适应证。

（四）甲磺酸伊马替尼新辅助治疗胃肠间质瘤

由于 GIST 增长迅速，部分患者瘤体较大，手术完整切除存在困难，同时伊马替尼治疗晚期 GIST 已被证实具有肯定的客观疗效 [48]，因此，对于肿瘤难以完整切除的 GIST 术前采用伊马替尼新辅助治疗成为研究热点。

尽管近年来多个临床研究证实了伊马替尼新辅助治疗提高手术切除率、改善 PFS 与 OS，但这些研究样本量均较小，循证医学证据仍不充分 [79-81]。RTOG0132 研究是迄今为止样本量最大的研究，计划入组 63 例潜在可切除的原发性或转移性 GIST，给予伊马替尼 600mg/d 新辅助治疗6～8周，肿瘤缩小或稳定的患者接受手术，术后辅助治疗2年；Eisenberg于2009年报告了该研究的中期分析结果，原发性GIST术后2年PFS与OS为83%、93.3%，转移性GIST术后2年PFS与OS为77%、90.9%[82]。

NCCN指南推荐伊马替尼新辅助治疗适应证为局部进展或有潜在切除可能的GIST，处于能手术切除边缘的GIST，或手术并发症可能性很高的GIST；ESMO指南推荐无法行R0切除的GIST，或手术损伤周围脏器可能性大的GIST，或经术者判断新辅助治疗可以使手术更安全者，为新辅助治疗适应证；中国GIST治疗指南推荐适应证为：估计难以获得阴性切缘的GIST，估计需要进行联合脏器切除或导致器官功能显著丧失的GIST，转移复发及不可切除的GIST[75]。

新辅助治疗时间仍旧存在较大争议。既往研究中采用2～21个月不等，多为12个月以内[79-82]；尽管具体时间仍不统一，但选择停药的时机已达成基本共识，即新辅助治疗达到最大反应，同时肿瘤未进展时。NCCN与ESMO指南推荐的时间为3～6个月与6～12个月；中国GIST治疗指南推荐对原发可切除的GIST，新辅助治疗时间为6个月以内，对于转移复发或原发不可切除的GIST，时间为6～12个月[75]。

（五）其他分子靶向药物在复发或转移性胃肠间质瘤治疗中的应用

伊马替尼与舒尼替尼是目前仅有的经SFDA批准上市的治疗复发或转移性GIST的分子靶向药物，在二者治疗均失败后，NCCN指南与ESMO指南均推荐参加新药临床试验。在近年报告的小样本临床研究中，多个分子靶向药物已经显现出对伊马替尼与舒尼替尼耐药GIST的潜在抗肿瘤活性，包括索拉菲尼（sorafenib）、尼罗替尼（nilotinib）、依维莫司（everolimus, RAD001）、AMG706等[83-87]。

1. 索拉菲尼　在2009年ASCO会议上Flecher教授报告了一组体外研究结果，索拉菲尼对外显子13、14突变及大部分外显子17突变的GIST具有明确抗肿瘤活性，提示对舒尼替尼耐药的继发外显子17突变，索拉菲尼可能具有进一步的抗肿瘤作用[52]；同时在索拉菲尼三线、四线治疗耐药GIST的小样本研究中，均获得了约70%的肿瘤控制率与4～5个月的中位PFS[86-87]，显现出了其治疗耐药GIST的前景，但目前尚缺乏大样本多中心的随机对照研究结果进行支持。

2. 尼罗替尼　尼罗替尼作为与伊马替尼具有相同作用靶点但结合力更强的酪氨酸激酶抑制剂，目前正在进行国际多中心临床对照研究，用于一线治疗晚期GIST与二线治疗伊马替尼耐药GIST；同时在其他体外研究与小样本临床研究中[83, 88]，尼罗替尼亦初步显示出对伊马替尼耐药及舒尼替尼耐药的GIST的抗肿瘤活性，特别是在体外研究结果中[54]，尼罗替尼治疗原发外显子11突变同时继发外显子17突变GIST疗效优于舒尼替尼，提示尼罗替尼作为伊马替尼和（或）舒尼替尼耐药GIST的二线、三线治疗时，可能具有抗肿瘤活性。

（李健　沈琳）

参考文献

[1] Mazur MT, Clark HB. Gastric stromal tumors. Resppraisal of histogenesis. Am J Surg Pathol, 1983, 7:507-519.

[2] Hirota S, Isozaki K, Moriyama Y, et al. Gain-of-function mutations of c-kit in human gastrointestinal stromal tumors. Science, 1998, 279:577-580.

[3] Heinrich MC, Corless CL, Duensing A, et al. PDGFRA activating mutation in gastrointestinal stromal tumors. Science, 2003, 299:708-710.

[4] Miettinen M, Blay JY, Scbin LH. Mesenchymal tumors of the stomach. In: Hamilton SR, Aaltonen LA (Eds). World Health orgnination classification of tumours. Pathology and Genetics of tumours of the Diagestive System. Lyon: IARC Press, 2000:62-65.

[5] Fletcher CD, Berman JJ, Corless CL, et al. Diagnosis of gastrointestinal stromal tumors. A consensus approach. Hum Pathol, 2000, 33:459-465.

[6] 侯英勇, 王坚, 朱雄增, 等. 胃肠道间质瘤76例的临床病理及免疫组织化学特征. 中华病理学杂志, 2005, 31:20-25.

[7] 侯英勇, 朱雄增. 胃肠道间质瘤. 上海: 上海科学技术文献出版社, 2006.

[8] Carney JA. Gastric stromal sarcoma, pulmonary chondroma and extra-adrenal paraganglioma(Carney Triad). Natural history, adrenocortical component, and possible familial occurrence. Mayo Clin Proc, 1999, 74:543-552.

[9] Miettinen M, Fetsch JF, Sobin LH, et al. Gastrointestinal stromal tumors in patients with neurofibromatosis: A clinicopathologic and molecular genetic study of 45 cases. Am J Surg Pathol, 2006, 30:90-96.

[10] Antonescu CR. Gastrointestinal stromal tumor (GIST) patholenesis, familial GIST, and animal models. Semin Diagn Pathol, 2006, 23:63-69.

[11] Yantiss RK, Rosenberg AE, Selig MK, et al. Gastrointestinal stromal tumors: An ultrastructural study. Int J Surg Pathol, 2002, 10:101-113.

[12] 陈丽蓉, 王海军, 许晶红, 等. 胃肠道间质瘤的电镜和免疫组化研究. 中华病理学杂志, 2003, 32:101-105.

[13] Miettinen M, Sobin LH, Sarlomo-Rikala M. Immunohistochemical spectrum of GISTs at different sites and their differential diagnosis with a reference to CD117(KIT). Mod Pathol, 2000, 13:1134-1142.

[14] Miettinen M, Sobin LH, Lasota J. Gastrointestinal stromal tumors of the stomach: A clinicopathologic, immunohistochemical, and molecular genetic study of 1765 cases with long term follow-up. Am J Surg Pathol, 2005, 29:52-68.

[15] Miettinen M, Virolainen M, Sarlomo-Rikala M. Gastrointestinal stromal tumors — value of CD34 antigen in their identification and separation from true leiomyomas and schwannomas. Am J Surg Pathol, 1995, 19:207-216.

[16] West RB, Corless CL, Chen X, et al. The novel marker, DOG-1, is expressed ubiquitously in gastrointestinal stromal tumors irrespective of KIT or PDGFRA mutation status. Am J Pathol, 2004, 165:107-113.

[17] Lasota J, Wozniak A, Sarlomo-Rikala M, et al. Mutations in exons 9 and 13 of KIT gene are rare events in gastrointestinal stromal tumors. A study of 200 cases. Am J Surg Pathol, 2000, 157:1091-1095.

[18] Rubin BP, Singer S, Tsao C, et al. KIT activation in a ubiquitous feature of gastrointestinal stromal tumors. Cancer Res, 2001, 61:8118-8112.

[19] 贺慧颖, 方伟岗, 钟镐镐, 等. 165例胃肠道间质瘤中c-kit和PDGFRA基因突变的检测及临床诊断意义. 中华病理学杂志, 2006, 35:262-266.

[20] Park I, Ryu MH, Sym SJ, et al. Dose escalation of imatinib after failure of standerd dose in Korean patients with metastatic or unresectable gastrointestinal stromal tumor. Jpn J Clin Oncol, 2009, 39:105-110.

[21] Sandberg AA, Bridge JA. Updates on the cytogenetics and molecular genetics of bone and soft tumors. Gastrointestinal stromal tumors. Cancer Genet Cytogenet, 2000, 135:1-22.

[22] 中国胃肠道间质瘤专家组. 中国胃肠道间质瘤诊断治疗共识. 中华病理学杂志, 2009, 38:697-702.

[23] Joensuu H. Risk stratification of patients diagnosed with gastrointestinal stromal tunor. Hum Pathol, 2008, 39:1411-1419.

[24] Hou YY, Lu SH, Zhou Y, et al. Predictive values of clinical and pathological parameters for malignancy of gastrointestinal stromal tumors. Histol Histopathol, 2009, 24:737-734.

[25] 侯英勇, 朱雄增, 卢韶华, 等. 胃肠道间质瘤恶性指标的研究. 中华病理学杂志, 2010, 39:325-331.

[26] 师英强, 杜春燕, 周烨, 等. 胃肠间质瘤联合脏器切除22例疗效分析. 中国实用外科杂志, 2008, 28(4): 273-274.

[27] Hai Huang, Yanxue Liu, Zhongli Zhan, et al. Different site and prognoses of gastrointestinal stromal tumors of the stomach: report of 187 cases. World J Surg, 2010, 34(7):1523-1533.

[28] Van den Abbeele AD, Badawi RD, Manola J, et al. Effects of cessation of imatinib mesylate (IM) therapy in patients(pts)with IM-refractory gastrointestinal stromal tumors (GIST) as visualized by FDG-PET scanning[abstract]. J Clin Oncol, 2004, 22(14):3012.

[29] DeMatteo RP, Owzar K, Antonescu CR, et al. Efficacy of adjuvant imatinib mesylate following complete resection of localized, primary gastrointestinal stromal tumor (GIST) at high risk of recurrence: The U.S. Intergroup phase II trial ACOSOG Z9000. ASCO 2008 Gastrointestinal Cancers Symposium, 2008, abstract 8.

[30] DeMatteo RP, Ballman KV, Antonescu CR, et al. Adjuvant imatinib mesylate after resection of localised, primary gastrointestinal stromal tumour: A randomised, double-blind, placebo-controlled trial. Lancet, 2009, 373:1097-1104.

[31] Casali PG, Jost L, Reichardt P, et al. Gastrointestinal stromal tumours: ESMO clinical recommendations for diagnosis, treatment and follow-up. Ann Oncol, 2009, 20:64-67.

[32] George S, Blay JY, Casali PG, et al. Clinical evaluation of continuous daily dosing of Sunitinib malate in patients with advanced gastrointestinal stromal tumour after imatinib failure. Euro J Cancer, 2009, 45(11):1959-1968.

[33] Benjamin RS, Rychter MD, Cesne AL, et al. Gastrointestinal stromal tumors II:Medical oncology and tumor response assessment. Seminars in Oncology, 2009, 36(4):302-311.

[34] Fletcher CD, Berman JJ, Corless CC, et al. Diagnosis of gastrointestinal tumors: a consensus approach. Hum Pathol, 2002, 33:459-465.

[35] Blackstein ME, Blay JY, Corless C, et al. Gastrointestinal stromal tumcurs: consensus statement on diagnosis and treatment. Can J Gastroenterol, 2006, 20:157-163.

[36] Goettsch WG, Bos SD, Breekveldt-Postma N, et al. Incidence of gastrointestinal stromal tumours is underestimated: results of a nationwide survey. Eur J Cancer, 2005, 41:2868-2872.

[37] De Matteo RP, Lewis JJ, Leung D, et al. Two hundred gastrointestinal stromal tumors: recurrence pattern and prognostic factors for survival. Ann Surg, 2000, 231:51-58.

[38] Ryan DP, Puchalski T, Supko JG, et al. A phase II and pharmacokinetic study of ecteinascidin 743 in patients with gastrointestinal stromal tumors. Oncologist, 2002, 7:531-538.

[39] Edmonson JH, Marks RS, Buckner JC, et al. Contrast of response to dacarbazine, mitomycin, doxorubicin, and cisplatin (DMAP)plus GM-CSF between patients with advanced malignant gastrointestinal stromal tumors and patients with other advanced leiomyosarcomas. Cancer Invest, 2002, 20:605-612.

[40] Trent JC, Beach J, Burgess MA, et al. A two-arm phase II study of temozolomide in patients with advanced gastrointestinal stromal tumors and other soft tissue sarcomas. Cancer, 2003, 98:2693-2699.

[41] Graadt van Roggen JF, van Velthuysen ML, Hogendoorn PC. The histopathological

differential diagnosis of gastrointestinal stromal tumours. J Clin Pathol, 2001, 54:96-102.

[42] Mendel DB, Laird AD, Xin X, et al. In vivo antitumor activity of su11248, a novel tyrosine kinase inhibitor targeting vascular endothelial growth factor and platelet–derived growth factor receptors: determination of a pharmacokinetic/ pharmacodynamic relationship. Clin Cancer Res, 2003, 9:327-337.

[43] O' Farrell M-M, Abrams TF, Yuen HA, et al. SU011248 is a novel FLT3 tyrosine kinase inhibitor with potent activity in vitro and in vivo. Blood, 2003, 1:3597-3605.

[44] Abrams TJ, Lee LB, Murray LJ, et al. SU11248 inhibits KIT and platelet-derived growth factor receptor beta in preclinical models of human small cell lung cancer. Mol Cancer Ther, 2003, 2:471-478.

[45] Rubin BP, Singer S, Tsao C, et al. KIT activation is a ubiquitcus feature of gastrointestinal stromal tumors. Cancer Res, 2001, 61:8118-8121.

[46] Schlessinger J. Cell signaling by receptor tyrosine kinases. Cell, 2000, 103:211-225.

[47] Bello C. B. Houk, L. Sherman, et al. Effect of rifampin on the pharmacokinetics of SU11248 in healthy volunteers. Proc ASCO 2005, abstr 3078.

[48] Blanke CD, von Mehren M, Joensuu H, et al. Evaluation of the safety and efficacy of an oral moleculary-targeted therapy, STI571, in patients with unresectable or metastatic gastrointestinal stromal tumors(GISTs) expressing c-kit(CD117). Proc AM Soc Clin Oncol, 2001, 20:1a(abstract1)

[49] Demetri GD, von Meherm M, et al. Efficacy and safety of Imatinib Mesylate in advanced gastrointestinal stromal tumors. N Engl J Med, 2002, 347(7):472-480.

[50] Blanke CD, Demetri GD, von Mehren M, et al. Long-term results from a randomized phase II trial of standard-versus higher-dose imatinib mesylate for patients with unresectable or metastatic gastrointestinal stromal tumors expressing KIT. J Clin Oncol, 2008, 26(4):620-625.

[51] Trent JC, Benjamin RS. New development in gastrointestinal stromal tumor. Curr Opin Oncol, 2006, 18:386-95.

[52] M. C. Heinrich, R. Carden, D. Griffith, et al. In vitro activity of sorafenib against imatinib-and sunitinib-resistant kinase mutations associated with drug-resistant GI stromal tumors. 2009 ASCO Annual Meeting. J Clin Oncol, 2009, 27:15(suppl):abstr 10500.

[53] Blanke CD, Demetri GD, von Mehren M, et al. Long-term follow-up of a phase II randomized trial in advanced gastrointestinal stromal tumor (GIST) patients (pts) treated with imatinib mesylate. 2006 ASCO Annual Meeting. J Clin Oncol, 2006, 24:18(suppl)abstr 9528.

[54] Heinrich MC, Corless CL, Blanke CD, et al. Molecular correlates of imatinib resistance in gastrointestinal stromal tumors. J Clin Oncol, 24(29):4764-4774.

[55] Heinrich MC, Corless CL, Demetri GD, et al. Kinase mutations and imatinib response in patients with metastatic gastrointestinal stomal tumor. J Clin Oncol, 2003, 21(23):4342-4349.

[56] Debiec-Rychter M, Dumez H, Judson I, et al. Use of c-KIT/PDGFRA mutational analysis to predict the clinical response to imatinib in patients with advanced gastrointestinal stomal tumours entered on phase I and II studies of the EORTC Soft Tissue and Bone Sarcoma Group. Eur J Cancer, 2004, 40(5);689-695.

[57] Heinrich M, Shoemaker J, Corless C, et al. Correlation of target kinase genotype with clinical activity of imatinib mesylate in patients with metastatic GI stromal tumors

expressing KIT. Proc Am Soc Clin Oncol, 2005. http://www.asco.org/ASCOv2/Meetings/Abstracts?&vmview=abst_detail_view&confID=34&abstractID=30835.

[58] Heinrich MC, Maki RC, Corless CL, et al. Primary and secondary kinase genotypes correlate with the biological and clinical activity of Sunitinib in Imatinib-resistant gastrointestinal stromal tumor. J Clin Oncol, 2008, 26:5352-5359.

[59] Antonescu CR, Besmer P, Guo T, et al. Acquired resistance to Imatinib in gastrointestinal stromal tumor occurs through secondary gene mutation. Clin Cancer Res, 2005, 11(11):4182-4190.

[60] Liegl B, Kepten I, Le C, et al. Heterogeneity of kinase inhibitor resistance mechanisms in GIST. J Patho, 2008, 216(1):64-74.

[61] Mennigen R, Wolters HH, Schulte B, et al. Segmental resection of the duodenum for gastrointestinal stromal tumor (GIST). World J Surg Oncol, 2008, 30, 6:105.

[62] Choi WH, Kim S, Hyung WJ, et al. Long-surviving patients with recurrent GIST after receiving cytoreductive surgery with imatinib therapy. Yonsei Med J, 2009, 30, 50(3):437-440.

[63] Enjamin RS, Rankin C, Fletcher C, et al. Phase III dose-randomized study of imatini Mesylate(STI571)for GIST: intergroup S0033 early results (abstract 3271). Proc Am Soc Clin Oncol, 2003, 22:814.

[64] Verweij J, Casali PG, Zalcberg J, et al. Early efficacy comparison of two doses of imatinib for the treatment of advanced gastro-intestinal stromal tumoars(GIST): interm results of a randomized phase III trial from the EORTC-STBSG, ISG and AGITG. Proc Am Soc Clin Oncol, 2003, abstr 3272.

[65] Gastrointestinal Stromal Tumor Meta-Analysis Group. Comparison of two doses of imatinib for the treatment of unresectable or metastatic gastrointestinal stromal tumors: a meta-analysis of 1640 patients. J Clin Oncol, 2010, 28:1247-1253.

[66] Li J, Shen L, Gong J, et al. The efficacy of dose escalation in Chinese patients with advanced GIST after 400 mg imatinib resistance: A prospective study. 2010 Gastrointestinal Cancers Symposium: abstract 103.

[67] Demetri GD, van Oosterom AT, Blackstein M, et al. Phase 3, multicenter, randomized, double-blind, placebo-controlled trial of SU11248 in patients (pts) following failure of imatinib for metastatic GIST. 2005 ASCO Annual Meeting. J Clin Oncol, 2009, 23(16): abstr 4000.

[68] Demetri GD, Huang X, Garrett CR, et al. Novel statistical analysis of long-term survival to account for crossover in a phase III trial of sunitinib (SU) vs. placebo (PL) in advanced GIST after imatinib (IM) failure. 2008 ASCO Annual Meeting. J Clin Oncol, 2008, 26(20):abstr 10524.

[69] Reichardt P, Kang Y, Ruka W, et al. Detailed analysis of survival and safety with sunitinib (SU) in a worldwide treatment-use trial of patients with advanced GIST. 2008 ASCO Annual Meeting, J Clin Oncol, 2008, 26(20)abstr 10548.

[70] George S, Blay JY, Casali PG, et al. Continuous daily dosing (CDD) of sunitinib (SU) in pts with advanced GIST: Updated efficacy, safety, PK and pharmacodynamic analysis. 2008 ASCO Annual Meeting. J Clin Oncol, 2008, 26(20):abstr 10554.

[71] DeMatteo RP, Owzar K, Maki R, et al. Adjuvant imatinib mesylate increases recurrence free survival (RFS) in patients with completely resected localized primary gastrointestinal stromal tumor (GIST): North American Intergroup Phase III trial ACOSOG Z9001. 2007 ASCO Annual Meeting. J Clin

Oncol, 2007, 25(18s):abstract 10079.

[72] Zhan WH, China Gastrointestinal Cooperative Group. Efficacy and safety of adjuvant post-surgical therapy with imatinib in patients with high risk of relapsing GIST. 2007 ASCO Annual Meeting. J Clin Oncol, 2007, 25(18s): abstr10045.

[73] DeMatteo RP, Owzar K, Antonescu CR, et al. Efficacy of adjuvant imatinib mesylate following complete resection of localized, primary gastrointestinal stromal tumor (GIST) at high risk of recurrence: The U.S. Intergroup phase II trial ACOSOG Z9000. 2008 Gastrointestinal Cancers Symposium: abstract 8.

[74] Li J, Gong FJ, Shen L, et al. Adjuvant therapy with imatinib in gastrointestinal stromal tumor (GIST) patients with intermediate or high risk: Analysis from a single-center contrast study. 2009 ASCO Annual Meeting. J Clin Oncol, 2009, 27(15s):abstr 10556.

[75] 胃肠道间质瘤中国专家组. 胃肠道间质瘤诊断与治疗中国专家共识. 中华胃肠外科杂志, 2009, 12(5):536-539

[76] Fletcher CD, Berman JJ, Corless C, et al. Diagnosis of gastrointestinal stromal tumors: A consensus approach. Hum Pathol, 2002, 33:459-465.

[77] Joensuu H. Risk stratification of patients diagnosed with gastrointestinal stromal tumor. Hum Pathol, 2008, 39(10):1411-1419.

[78] Corless CL, Ballman KV, Antonescu C, et al. Relation of tumor pathologic and molecular features to outcome after surgical resection of localized primary gastrointestinal stromal tumor (GIST): Results of the intergroup phase III trial ACOSOG Z9001. 2010 ASCO Annual Meeting. J Clin Oncol, 2010, 28(15s): abstr 10006.

[79] Saied GM, Kensarah AM. Six months neoadjuvant imatinib improves resectability potential of gastric stromal tumors in Egyptian patients. Int J Surg, 2010, 8(2):105-108.

[80] Sekoguchi S, Okuyama Y, Enoki Y, et al. A case of rectal GIST treated with imatinib mesylate neoadjuvant therapy to preserve the anus. Nippon Shokakibyo Gakkai Zasshi, 2009, 106(12):1751-1757.

[81] Andtbacka RH, Ng CS, Scaife CL, et al. Surgical resection of gastrointestinal stromal tumors after treatment with imatinib. Ann Andtbacka Surg Oncol, 2007, 14(1):14-24.

[82] Eisenberg BL, Harris J, Blanke CD, et al. Phase II trial of neoadjuvant/adjuvant imatinib mesylate (IM) for advanced primary and metastatic/recurrent operable gastrointestinal stromal tumor (GIST): early results of RTOG 0132/ACRIN 6665. J Surg Oncol, 2009, 99(1):42-47.

[83] Montemurro M, Schöffski P, Reichardt P, et al. Nilotinib in advanced GIST: A retrospective analysis of nilotinib in compassionate use. 2008 ASCO Annual Meeting. J Clin Oncol, 2008, 26(20):abstr 10523.

[84] Dumez H, Reichard P, Blay JY, et al. A phase I-II study of everolimus (RAD001) in combination with imatinib in patients (pts) with imatinib-resistant gastrointestinal stromal tumors (GIST). 2008 ASCO Annual Meeting. J Clin Oncol, 2008, 26(20):abstr 10519.

[85] Yamada Y, Sawaki A, Nishida T, et al. Phase II study of motesanib diphosphate (AMG 706) in Japanese patients (pts) with advanced gastrointestinal stromal tumors (GISTs) who developed progressive disease or relapsed while on imatinib mesylate. 2008 Gastrointestinal Cancers Symposium:abstr 107.

[86] Gelderblom HJ, Montemurro M, Schütte J, et al. Sorafenib fourth-line treatment in imatinib, sunitinib, and nilotinib resistant

metastatic GIST: A retrospective analysis. 2009 Gastrointestinal Cancers Symposium: abstr 51.

[87] Wiebe L, Kasza KE, Maki RG, et al. Activity of sorafenib (SOR) in patients (pts) with imatinib (IM) and sunitinib (SU)-resistant (RES) gastrointestinal stromal tumors (GIST): A phase II trial of the University of Chicago Phase II Consortium. 2008 ASCO Annual Meeting. J Clin Oncol, 2008, 26 (20):abstr 10502.

[88] Chan C, Chen L, Hsueh Y, et al. Differential response of primary or secondary exon 13/14 and exon 17 c-kit mutant to nilotinib and sunitinib: Findings from a cell-based drug-screening platform. 2009 ASCO Annual Meeting. J Clin Oncol, 2009, 27:abstr e15636.

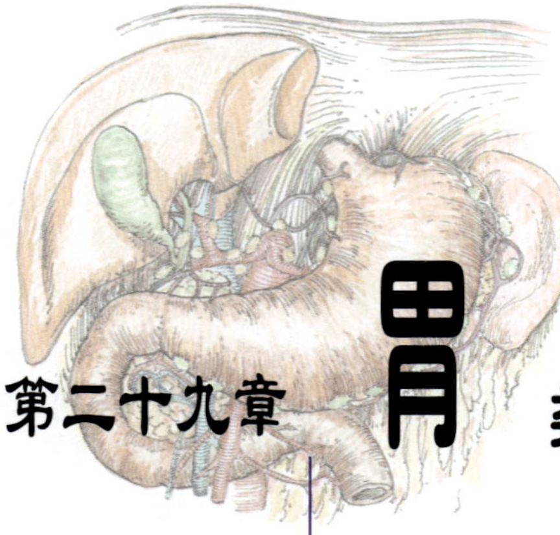

第二十九章 胃类癌

刘勇

一、概　　述

类癌是少见的、生长缓慢的肿瘤，通常隐匿性存在，具有独特的生物学和临床特征[1-4]。类癌在东方国家极少发生于上消化道，并且通常是在内镜检查后偶然发现。胃类癌是少见的、具有独特生物学行为的胃肠道肿瘤。其起源于胃黏膜的肠嗜铬样细胞，可发生在胃的任何部位。近五十年来，胃类癌的发病率呈上升趋势，在胃恶性肿瘤中的比例由 0.37% 上升到 1.8%，在胃肠道类癌中的比例由 2.4% 增加到 8.7%[1, 5]。胃类癌大多发生在 40 ~ 60 岁，无性别差异，诊断时的平均年龄为 62.4 ~ 63.8 岁[6-8]。

二、类癌的生物学特性

肠嗜铬细胞（enterochromaffin cell，EC 细胞）是所有其他类癌的祖细胞，但并非是胃类癌的起源细胞。EC 细胞在胃黏膜中的作用是分泌生长抑素，该激素直接作用在肠嗜铬样细胞（enterochromafin-like cell，ECL 细胞）抑制组胺的产生。ECL 细胞是所有胃类癌的起源细胞。ECL 细胞是最大量的神经内分泌（neuroendocrine，NE）细胞，并且只存在于胃底，占人胃底内分泌细胞团的 35%。这一细胞类型对嗜铬粒蛋白 A（CgA）染色阳性，而且可被囊状单胺转运体染色（vesicular monoamine transporter staining，VMATS）分辨出来[9]。ECL 细胞对正常的胃功能起关键作用，并且通过组胺产生来作为胃酸分泌的中央调控者。

从增生到肿瘤这一过程中，胃泌素和 ECL 细胞的关系是目前研究的主要焦点。多项研究已证实增加血浆中胃泌素水平可以促发和维持这些细胞的恶性改变[10, 11]。选择性组胺（H2）受体阻滞剂和质子泵抑制剂（PPI）在动物实验中可引起高胃泌素血症，与 ECL 细胞肿瘤相关[12]。在同样的动物模型中，生长抑素可抑制 ECL 细胞肿瘤，上述关系进一步被证实。考虑到胃类癌和高胃泌素血症特有的关系，有些观点认为这类肿瘤是胃肠道所有类癌中一类具有独特病理生物学特征的疾病[13]。

三、类癌的分类

在最近二十年中，免疫组化技术和基因标志物的进展为类癌提供更精确的再分类。在 1980 年，世界卫生组织（WHO）使用“类癌”一词来确定所有除胰腺、甲状腺、嗜铬细胞瘤、小细胞肺癌和皮肤默克尔细胞腺癌以外的神经内分泌肿瘤（NET）。现已清楚，虽然这些肿瘤有共同的特征，但是在病理生物学上有很大差别。最近的 WHO 分类描述了三种类型，并且仍维持与旧命名法的相关性[14]。“类癌”一词仍保留并与第一种类型相关，命名为“分化良好的神经内分泌瘤"。这一类型的肿瘤伴有相对良性的过程，包括阑尾类癌和非散发型胃类癌。第二种类型定义为"分化良好的神经内分泌癌"，被认为是恶性类癌的同义词，或被认为具有低度恶性潜能和转移潜能。第三类是"分化差的神经内分泌癌"，具有高度恶性和早期转移潜能，包括肺小细胞癌和存在争议的Ⅳ型胃类癌。

在过去的几年，胃类癌被分为广为接受的3种亚型[5, 15, 16]。前2种亚型与其他疾病过程和（或）症状有关，并且与高胃泌素血症相关。Ⅰ型胃类癌约占75%；与慢性萎缩性胃炎（chronic atrophic gastritis，CAG）有关，大多数为A型（CAG-A）；然而，它也与CAG-B有关；其发病率随CAG诊断后的持续时间增加而上升；呈良性疾病表现，一般肿瘤很小，88%直径小于1cm，多中心发生，绝大部分局限于胃底和胃体黏膜和（或）黏膜下层，罕见淋巴结和（或）肝转移[5-7, 16-20]。Ⅱ型胃类癌是最少见的亚型，约占5%～10%；与卓-艾综合征（Zollinger-Ellison syndrome，ZES）相关，最常见于多发内分泌肿瘤1型综合征（multiple endocrine neoplasia type 1 syndrome，MEN-1）病人；多中心发生，大小各异，70%～80%直径小于1.5cm，90%局限于黏膜和（或）黏膜下层，但更倾向发生局部淋巴结转移，转移风险和肿瘤相关死亡小于5%，类癌综合征很少见[4, 5]。Ⅲ型胃类癌约占15%～25%；为散发型的肿瘤，与高胃泌素血症无关；通常为大的单个肿瘤，并伴有溃疡，直径>1cm，55%直径大于2cm；这类肿瘤具有侵袭性，容易向远处侵袭、转移，预后很差，常伴有类癌综合征[5, 15, 19]。

除了现在已知的胃类癌的三个亚型，有一些作者现在提出了Ⅳ型胃类癌[9, 14]。它是真正与其他亚型有同样生物学起源的类癌还是一个低分化的神经内分泌肿瘤（类似于小细胞肺癌）仍有待证实。在一项12例Ⅳ型胃类癌病人的研究中，75%发生在男性，并且在全部病人的33%中可见高胃泌素血症。慢性萎缩性胃炎通常与这类病变相关，并且25%的病人证实有ECL细胞异常增生。在诊断时，肿瘤通常为单发，平均直径大于4cm。在另一项小型研究中，所有病人在诊断时均出现转移病灶[21]。相对于公认的三个胃类癌亚型，这一类型具有更强的侵袭性，而且无法行外科治疗，除非没有转移性病变的证据或者手术是为了达到姑息治疗的目的。Rindi等报道病人的平均生存时间仅为7个月[22]。对于第四种类型的胃神经内分泌肿瘤的起源和分类还有待于得到公认。

对这些肿瘤的组织学评价是关注的主要焦点。这种分析对类癌的精确判定和分类是非常重要的。基于目前的文献报道，它可以对这些病变提供有价值的预后信息[23, 24]。肿瘤被定义为结节大小>5mm或侵犯黏膜下层。Rindi和其同事提出的恶性组织学预测指标为[24]：组织学分级为2和3，大小>3cm，每高倍视野有9个或以上核分裂象，或每高倍视野>300个Ki67阳性细胞。即单独依靠组织学表现，这些因素可以鉴别出33例中的26例（79%）恶性类癌（转移或深部侵犯）。良性肿瘤为：大小通常<1cm和（或）生长局限于黏膜。在同一研究中，这些组织学表现可鉴别出69例中的46例（67%）良性病变。

四、类癌的诊断

胃类癌临床表现隐匿，缺乏特异性症状和体征，早期很难诊断[25]。肿瘤突入胃腔时，病人通常会有呕吐、上消化道出血、消化不良、贫血、黑便、上腹烧灼感、恶心或其他消化道不适感；类癌综合征［最常见的表现是血管舒缩和心脏症状，包括面红和心动过速；胃肠运动功能亢进，还有支气管痉挛，出汗和低血压。以很深的皮肤发红（表现为紫色）、严重的瘙痒、支气管痉挛和流泪为特征；与组胺产物活性过高有关。这些症状通常由于进食很明确的食物而引起，尤其是乳酪和葡萄酒］较少见，仅不到10%的病人发生，且多有广泛转移或肝转移[13, 26-29]。

胃镜下活检是胃类癌诊断的重要手段，许多病例是在内镜筛查时被发现。钡餐造影有利于2cm以上肿瘤的辅助诊断。超声内镜可检出约2～3mm的腔内病变，有较高的特异性；对判断黏膜下损害和胃壁浸润深度很有价值。CT和MRI可提示肿瘤原发部位和转移情况，了解肝转移和腹腔内肝外转移灶（淋巴结、肠系膜等）的位置。采用 ^{111} 铟标记的生长抑素类似物（如奥曲肽）闪烁显像法用于检测类癌的部位及转移情况。采用 ^{11} 碳标记 5- 羟色胺或 ^{64} 铜标记奥曲肽作为 PET-CT 的示踪剂能更好地诊断小肿瘤和淋巴结转移情况。24 小时尿 5- 羟基吲哚乙酸测定是多年来类癌诊断的金标准，特异性较高，但结果易受部分食物和药物的干扰。血嗜铬粒蛋白 A 水平升高是类癌的诊断标准之一，其敏感性较高，可以检测出功能性和无功能性的肿瘤。组胺和胃泌素的血清学水平升高也是胃类癌重要的诊断依据 [1, 5, 27, 30-32]。

五、类癌的治疗

（一）手术治疗

手术切除是治疗胃类癌的主要手段，也是唯一可获得治愈的方法，放疗和化疗未证明有明确疗效 [6, 17, 18]。外科手术既可切除原发灶，解除肿瘤造成的局部症状（如梗阻、出血、穿孔等），也可减少生物活性物质水平，消除由其引起的症状 [7]。可分为：①为达到根治或姑息性切除目的而采取的原发灶和区域淋巴结完整切除；②为达到减瘤目的而进行的区域或远处转移病变的外科切除；③不为减瘤目的，仅为缓解症状而进行的病变切除。

1. 胃类癌原发灶的治疗　胃类癌的治疗主要依赖于分型，其次还应考虑肿瘤大小、数量、侵犯深度、转移的范围和临床症状 [7, 15]。虽然 95% 的原发肿瘤病人接受了内镜下切除或外科手术，但对大多数病例的治疗方法尚缺乏统一标准。

（1）Ⅰ型胃类癌的治疗：对Ⅰ型胃类癌是否采取手术曾有很大争议，传统上认为这些类癌是生长缓慢的肿瘤，所以采取“观察和等待”的方法，病人可在内镜定期监测下行保守治疗；但目前认为这种方法并不可取，应积极行肿物切除治疗 [3, 5]。虽然对Ⅰ型胃类癌的最佳治疗仍不十分明确，但多数学者建议基于肿瘤大小和数量采取不同的治疗方法。其中包括：①对于肿瘤单发、直径为 1cm 或更小的病人，一般采取内镜下息肉切除术，治疗后应密切内镜随访 [5, 6, 19]。小于 1cm 的肿瘤称为微小类癌，很少发生淋巴结转移，尤其是小于 0.5 cm 的肿瘤。Naiton 等认为微小类癌一旦发现有淋巴结转移，适宜行胃次全切除加区域淋巴结清扫术 [6]。②对肿瘤数量少于 3 个，最大直径小于 1cm 的患者，应采取内镜下息肉样病变切除治疗，建议每半年进行一次内镜复查，必要时取组织行病理检查 [7, 15]。③当肿瘤最大直径大于 1cm（可不考虑数量）或数量大于 5 个，或内镜下切除多发息肉后复发时，应采取胃局部切除术（主要切除大于 1cm 的肿瘤），合并行胃窦切除术（切除胃泌素生成细胞所在的区域）；这些病人应当内镜监测随访，每间隔 6 个月咬检一次，及时去除任何残存和复发的肿瘤 [5, 7, 15]。对于 1 ~ 2cm 的原发或复发病变，也有一些学者推荐在内镜下行肿物切除同时行胃窦切除术 [6, 17]。胃窦切除术可使血清胃泌素水平下降至正常水平，使胃黏膜上增生的 ECL 细胞灶减小或消失，使残存的微小肿瘤消退，减少类癌的再发生率 [5-7, 17-19]。对于部分弥漫性多发大量肿瘤或肿瘤复发的病例，可以通过去除胃泌素的病理刺激而治愈 [19]。但胃窦切除术的长期疗效还不十分确切。一些研究显示，其治疗效果并不令人满意，可能是由于 ECL 细胞恶性转化后，会有胃泌素自分泌途径出现 [6, 19]。当肿瘤具有自分泌胃泌素时，此时是否还应行胃底或胃窦切除还存在争议。有学者建议行胃底切除，可去除所有 ECL 细胞和类癌，同时没有复发可能 [7]。④肿瘤最大直径超过 2cm 或肿瘤数量达到 5 个并且最大直径达 1cm，一旦发现有明显浆膜侵犯特征，或播散到胃外，建议行全胃切除及根治性淋巴结清扫术 [6, 15]。⑤具有较大、弥漫性多发或复发的肿瘤病人，确定可以通过去除胃泌素的病理刺激而治愈者，应该行肿物切除和胃窦切除手术 [5, 19]。当治疗后肿瘤未消失，且疾病得不到控制时，应行全胃切除术 [19]。⑥肿瘤为多发，体积很大，并且患者年轻，应行全胃切除术，这样可避免终身行内镜监测，每半年一次咬检取病理；而且可以避免肿瘤残存和复发，提高生活质量 [7]。

（2）Ⅱ型胃类癌的治疗：Ⅱ型胃类癌的治疗指征还不清楚，其与Ⅰ型一样，也与高胃泌素血症有关，所以许多研究者建议Ⅱ型胃类癌的治疗手段与Ⅰ型相同，方式包括：内镜下息肉切除术、肿瘤局部切除术、全胃切除术等 [5]。但Ⅱ型胃类癌术后转移和复发的风险较Ⅰ型更大 [20]。

对有高胃泌素血症并且直径小于 1cm，数量少于 3 个，应首先采取内镜下息肉样病变切除治疗；如果肿瘤 >1cm，数量 >5 个，或内镜切除多发息肉后复发，应采取病变的局部切除术，同时还应行胃窦切除术；而当肿瘤超过 2cm，如病变局限，则可只行局部切除术；如有局部浸润时，应行全胃切除，必要时要加行胃周淋巴结廓清术 [6, 7]。

（3）Ⅲ型胃类癌的治疗：Ⅲ型胃类癌的治疗原则基本统一。因为这些病变的侵袭性行为，推荐的治疗是 [5, 7, 17-19]：肿瘤未侵犯浆膜时，若直径小于 2cm，应行胃部分切除术；若直径超过 2cm，应将肿物整块切除并行区域淋巴结廓清术；如果肿瘤浸透浆膜，在未出现肝转移时，应行全胃切除加区域淋巴结清扫术。

2. 转移性胃类癌的治疗　当病人达到疾病进展期时，通常认为手术无法完整切除。这些病人肿瘤负荷较大并出现肝转移。大块的肿瘤可以导致梗阻、增加疼痛；远处转移可使病人更容易具有类癌综合征和相关症状 [3]。虽然此时外科手术不能治愈，但可减轻激素介导的症状，改善生活质量和预后，也可减少肿瘤负荷，避免更严重的局部和全身反应 [4, 18, 33]。研究显示进展期类癌患者可从手术治疗中获益，在切除原发肿瘤及肝转移灶，或减瘤减期后，可明显改善生活质量和预后 [17, 34]。

（1）肝转移的治疗

1）肿物切除：对伴有肝转移的病人，外科切除肿瘤病灶或行减瘤术可使症状长期缓解，并延长病人的生存期，改善预后 [15, 35-39]。Touzios 等 [40] 的研究显示，接受原发灶切除的两组有肝转移患者，手术切除肝转移灶组与未手术组相比，症状缓解明显、生存期延长。

孤立和局限的肝转移灶应当积极行手术切除。外科切除肝转移灶对局限性肝病变的病人是有益的，手术可使激素释放水平下降，症状长期缓解，生存时间明显延长 [12, 18, 22]。最新研究报道肝转移癌切除可使 5 年生存率提高到 50% ~ 70% [34, 37, 41]。

肝转移通常诊断时已扩散，外科切除很难实现 [42]。随着手术技术和器械的进步，两叶和多发的肝转移不再被认为是手术切除的禁忌证。研究显示，肝转移瘤的大小、数量及双叶病变并不影响预后。因此，早期减瘤术可缓解症状，延长预后，而且病变切除 90% 以上，可使疾病得到缓解 [7, 40, 43]。采用动脉化疗栓塞（transarterial chemoembolization，TACE）治疗双叶或多发肝转移类癌，可使肿瘤体积明显减小，将不可手术者变为可行手术 [7, 34]。消融技术可用于治疗位于肝实质深部较小的无需手术切除的转移灶；还可用于外科的辅助治疗，尤其对肝两叶受累及多发肿瘤，进行术前减瘤减积或术后残存肿瘤的治疗 [40]。采用外科手术、消融和 TACE 联合不仅可以减轻症状而且可减少肿瘤负荷，使大部分转移病人可行手术切除，5 年生存期可达 50% [40, 42]。

当 50% 肝被转移瘤所替代时，死亡率很高，外科手术治疗并不能改善症状，延长生存期 [40]。

2）原位肝移植（orthotopic liver transplantation，OLT）：治疗类癌肝转移的困难在于大多数病人已发展为多灶和双叶疾病，采取标准的切除是不适合的 [40]。原位肝移植在治疗转移性类癌中的作用还不十分清楚，目前接受移植的病例数还很少。先前的研究显示围术期有较高的死亡率和肿瘤复发率，但最近的一些研究认为 OLT 治疗对改善预后有积极作用 [35]。法国一项多中心最新研究显示，转移性类癌病人接受 OLT 可提高 5 年生存率，达 69% [40]。因为移植前病变范围和治疗各异，所以对类癌肝转移进行 OLT 的评价很困难。一些移植小组采用米兰神经内分泌标准，即需要无肝外疾病，肝受累小于 50%，以及组织学为类癌；认为此类病人有较好的疗效 [43]。但研究发现，肝体积大于 50% 受累病人对手术、消融及化疗栓塞治疗均无较好疗效，对这些病人，OLT 可能是最佳选择 [40]。OLT 对此类病人的预后评价还有待研究。多数学者认为 OLT 应当只适用于极少数病人（如年轻人），在其他治疗不能控制临床症状和疾病进展时 [4]。骨是移植后最常见的复发器官，应引起注意 [7]。

（2）腹膜转移的治疗

最近研究推荐对有腹膜转移的Ⅳ期类癌行最大程度的手术治疗。虽然类癌腹膜转移先前被认为是极少见的，并且与增加死亡率无关，认为伴有腹膜转移的病人主要死于肝转移的并发症，但 Elias 等通过大量研究数据驳斥了这一观点 [3, 44]。这个研究中，40% 病人的死亡是和腹膜转移相关的肠梗阻。手术切除和腹膜化疗的目的是防止肠梗阻和减轻疼痛，也可以限制肝转移的进展。病人给予最大程度的细胞减数手术，切除腹膜疾病（切除所有大于2mm的肿瘤），并且立即行腹膜化疗。所有存在肝转移的病人也行肿物切除和（或）TACE。治疗后，超过88%的病人没有腹膜肿瘤残存的证据，患者短期和长期疗效均较好。

（二）化 学 治 疗

细胞毒治疗对胃类癌患者收效甚微[15]。传统的化疗药物，如链佐星（链脲霉素）、5-Fu、表柔比星和环磷酰胺，单独使用效果均不理想，仅有20%～40%的缓解率[16]。分析发现，以氟尿嘧啶（5-Fu）为主的化疗方案对胃类癌术后行辅助化疗，并不能减少肝转移的发生、延长生存期或提高5年生存率。说明胃类癌对细胞毒治疗并不敏感，提示对胃类癌患者术后行辅助化疗可能是无益的，在增加化疗反应和毒性的同时，并不能改善预后，提高生活质量。全身化疗可能仅对转移性低分化Ⅲ型胃类癌病人有一定效果[27]。

（三）其 他 治 疗

生长抑素类似物，如奥曲肽，主要用于治疗具有明显类癌综合征的病人[27, 45]。另外，5-HT3受体阻滞剂，如昂丹司琼（枢复宁），或者镇静的抗组胺药赛庚啶，具有5-HT2受体阻滞剂效应，也都被用于治疗[27]。放射性核素的靶向治疗可以直接对肿瘤靶部位提供高效特异性的治疗。使用高浓度放射性核素标记奥曲肽（如^{111}铟-DTPA-奥曲肽，^{90}铱-DOTA-Tyr3奥曲肽，或^{177}镥-DOTA-Tyr3奥曲肽）治疗多种类癌后，在一些病例中可见到肿瘤体积缩小[46]。介入放射治疗，如化疗栓塞和射频消融，对治疗有症状的肝转移是有益处的[27]。随着调控类癌生长的分子途径的进一步阐明，新的信号靶向治疗也得到了发展[15]。

六、预　　后

高龄组（>62岁）可能较低龄组预后更差，性别与预后无关[8]。虽然大部分微小（<1cm）胃类癌有较好的预后，但较大的（>2cm）胃类癌具有较差的预后，其5年生存率为40%左右[1, 34, 47]。在所有类型的胃类癌中，病变局限的肿瘤具有较高的生存率，与起源部位无关，5年生存率可达64.3%；有区域淋巴结转移的为29.9%～40%；发生远处转移的仅为10%[6, 7, 34]。

Ⅰ型胃类癌仅有2%病人出现淋巴结和（或）肝转移，无肿瘤相关死亡，极少影响5年生存率[5-7, 16-20]。Ⅱ型胃类癌更倾向于发生局部淋巴结转移，其转移风险和肿瘤相关死亡小于5%，类癌综合征很少见[4, 5]。Ⅲ型胃类癌具有侵袭性，容易向远处侵袭、转移，64%的病人有局部浸润，82%在诊断时有区域或远处转移。转移的发生与肿瘤大小有关，在小于1cm的单发肿瘤病人中不到10%发生转移，而肿瘤大于3cm的达66%。有45%的病人死于肿瘤相关性疾病，预后很差，5年生存率只有20%，这类肿瘤常伴有类癌综合征[5, 15, 19]。

对笔者所在医院近四十年胃类癌手术病例进行分析[48]，发现胃壁的浸润深度、区域淋巴结转移都与术后肝转移的发生和生存期密切相关。胃壁侵犯深度和区域淋巴结转移、术后肝转移的发生和5年生存率均明显相关。浆膜受累的类癌患者更容易发生区域淋巴结转移，术后肝转移发生率明显高于未受累者；区域淋巴结出现转移组的肝转移发生率明显高于无淋巴结转移组；未发生肝转移的患者5年生存率明显高于发生转移的患者；生存分析也显示未发生肝转移组的生存时间明显大于发生组。

（刘勇）

参 考 文 献

[1] Modlin IM, Lye KD, Kidd M. A 5-decade analysis of 13,715 carcinoid tumors. Cancer, 2003, 97(4):934-959.

[2] Zuetenhorst JM, Taal BG. Metastatic carcinoid tumors: a clinical review. Oncologist, 2005, 10(2):123-131.

[3] Lal A, Chen H. Treatment of advanced carcinoid tumors. Curr Opin Oncol, 2006, 18(1):9-15.

[4] Oberg K. Carcinoid tumors: molecular genetics, tumor biology, and update of diagnosis and treatment. Curr Opin Oncol, 2002, 14(1):38-45.

[5] Binstock AJ, Johnson CD, Stephens DH, et al. Carcinoid tumors of the stomach: a clinical and radiographic study. AJR Am J Roentgenol, 2001, 176(4):947-951.

[6] Xie SD, Wang LB, Song XY, et al. Minute gastric carcinoid tumor with regional lymph node metastasis: a case report and review of literature. World J Gastroenterol, 2004, 10(16):2461-2463.

[7] Modlin IM, Kidd M, Latich I, et al. Current status of gastrointestinal carcinoids. Gastroenterology, 200, 128(6):1717-1751.

[8] Soreide JA, van Heerden JA, Thompson GB, et al. Gastrointestinal carcinoid tumors: long-term prognosis for surgically treated patients. World J Surg, 2000, 24(11):1431-1436.

[9] Modlin IM, Lye KD, Kidd M. Carcinoid tumors of the stomach. Surg Oncol, 2003, 12(2):153-172.

[10] Gough DB, Thompson GB, Crotty TB, et al. Diverse clinical and pathologic features of gastric carcinoid and the relevance of hypergastrinemia. World J Surg, 1994, 18(4):473-479.

[11] Håkanson R, Tielemans Y, Chen D, et al. Time-dependent changes in enterochromaffin-like cell kinetics in stomach of hypergastrinemic rats. Gastroenterology, 1993, 105(1):15-21.

[12] Bilchik AJ, Nilsson O, Modlin IM, et al. H2-receptor blockade induces peptide YY and enteroglucagon-secreting gastric carcinoids in mastomys. Surgery, 1989, 106(6):1119-1126.

[13] Modlin IM, Gilligan CJ, Lawton GP, et al. Gastric carcinoids. The Yale Experience. Arch Surg, 1995, 130(3):250-255.

[14] Solcia E, Kleppel G, Sobin LH, et al. Histological typing of endocrine tumours. 2nd ed // Sobin LH. World Health Organization International Histological Classification Of Tumours. Berlin: Springer, 2000.

[15] Rybalov S, Kotler DP. Gastric carcinoids in a patient with pernicious anemia and familial adenomatous polyposis. J Clin Gastroenterol, 2002, 35(3):249-252.

[16] Prommegger R, Bale R, Ensinger C, et al. Gastric carcinoid type I tumour: new diagnostic and therapeutic method. Eur J Gastroenterol Hepatol, 2003, 15(6):705-707.

[17] Chuah SK, Hu TH, Kuo CM, et al. Upper gastrointestinal carcinoid tumors incidentally found by endoscopic examinations. World J Gastroenterol, 2005, 11(44):7028-7032.

[18] Oberg K. Diagnosis and treatment of carcinoid tumors. Expert Rev Anticancer Ther, 2003, 3(6):863-877.

[19] Schindl M, Kaserer K, Niederle B. Treatment of gastric neuroendocrine tumors: the necessity of a type-adapted treatment. Arch Surg, 2001, 136(1):49-54.

[20] Comaru-Schally AM, Schally AV. A clinical overview of carcinoid tumors: perspectives for improvement in treatment using peptide analogs (review). Int J Oncol, 2005, 26(2):301-309.

[21] Ahlman H, Kölby L, Lundell L, et al. Clinical management of gastric carcinoid tumors. Digestion, 1994, 55(suppl 3):77-85.

[22] Rindi G, Bordi C, Rappel S, et al. Gastric carcinoids and neuroendocrine carcinomas: pathogenesis, pathology, and behavior. World J Surg, 1996, 20(2):168-172.

[23] Solcia E, Bordi C, Creutzfeldt W, et al. Histopathological classification of nonantral gastric endocrine growths in man. Digestion, 1988, 41(4):185-200.

[24] Rindi G, Azzoni C, La Rosa S, et al. ECL cell tumor and poorly differentiated endocrine carcinoma of the stomach: prognostic evaluation by pathological analysis. Gastroenterology, 1999, 116(3):532-542.

[25] Borch K, Ahrén B, Ahlman H, et al. Gastric carcinoids: biologic behavior and prognosis after differentiated treatment in relation to

type. Ann Surg, 2005, 242(1):64-73.

[26] Bordi C, Corleto VD, Azzoni C, et al. The antral mucosa as a new site for endocrine tumors in multiple endocrine neoplasia type 1 and Zollinger-Ellison syndromes. J Clin Endocrinol Metab, 2001, 86(5):2236-2242.

[27] Burkitt MD, Pritchard DM. Review article: Pathogenesis and management of gastric carcinoid tumours. Aliment Pharmacol Ther, 2006, 24(9):1305-1320.

[28] Dallal HJ, Ravindran R, King PM, et al. Gastric carcinoid tumour as a cause of severe upper gastrointestinal haemorrhage. Endoscopy, 2003, 35(8):716.

[29] Klöppel G, Perren A, Heitz PU. The gastroenteropancreatic neuroendocrine cell system and its tumors: the WHO classification. Ann N Y Acad Sci, 2004, 1014:13-27.

[30] Ba-Ssalamah A, Prokop M, Uffmann M, et al. Dedicated multidetector CT of the stomach: spectrum of diseases. Radiographics, 2003, 23(3):625-644.

[31] Orlefors H, Sundin A, Garske U, et al. Whole-body (11) C-5-hydroxytryptophan positron emission tomography as a universal imaging technique for neuroendocrine tumors: comparison with somatostatin receptor scintigraphy and computed tomography. J Clin Endocrinol Metab, 2005, 90(6):3392-3400.

[32] Orlefors H, Sundin A, Lu L, et al. Carbidopa pretreatment improves image interpretation and visualisation of carcinoid tumours with 11C-5-hydroxytryptophan positron emission tomography. Eur J Nucl Med Mol Imaging, 2006, 33(1):60-65.

[33] Hellman P, Lundstrom T, Ohrvall U, et al. Effect of surgery on the outcome of midgut carcinoid disease with lymph node and liver metastases. World J Surg, 2002, 26(8):991-997.

[34] Boudreaux JP, Putty B, Frey DJ, et al. Surgical treatment of advanced-stage carcinoid tumors: lessons learned. Ann Surg, 2005, 241(6):839-845.

[35] Maggard MA, O'Connell JB, Ko CY. Updated population-based review of carcinoid tumors. Ann Surg, 2004, 240(1):117-122.

[36] Sarmiento JM, Heywood G, Rubin J, et al. Surgical treatment of neuroendocrine metastases to the liver: a plea for resection to increase survival. J Am Coll Surg, 2003, 197(1):29-37.

[37] Norton JA, Warren RS, Kelly MG, et al. Aggressive surgery for metastatic liver neuroendocrine tumors. Surgery, 2003, 134(6):1057-1063.

[38] O'Toole D, Maire F, Ruszniewski P. Ablative therapies for liver metastases of digestive endocrine tumours. Endocr Relat Cancer, 2003, 10(4):463-468.

[39] Sutcliffe R, Maguire D, Ramage J, et al. Management of neuroendocrine liver metastases. Am J Surg, 2004, 187(1):39-46.

[40] Touzios JG, Kiely JM, Pitt SC, et al. Neuroendocrine hepatic metastases: does aggressive management improve survival? Ann Surg, 2005, 241(5):776-783.

[41] Yao KA, Talamonti MS, Nemcek A, et al. Indications and results of liver resection and hepatic chemoembolization formetastatic gastrointestinal neuroendocrine tumors. Surgery, 2001, 130(4):677-682.

[42] Zuetenhorst JM, Taal BG. Metastatic carcinoid tumors: a clinical review. Oncologist, 2005, 10(2):123-131.

[43] Woodside KJ, Townsend CM Jr, Mark Evers B. Current management of gastrointestinal carcinoid tumors. J Gastrointest Surg, 2004, 8(6):742-756.

[44] Elias D, Sideris L, Liberale G, et al. Surgical treatment of peritoneal carcinomatosis from well-differentiated digestive endocrine

carcinomas. Surgery, 2005, 137(4):411-416.

[45] Garland J, Buscombe JR, Bouvier C, et al. Sandostatin LAR (long-acting octreotide acetate) for malignant carcinoid syndrome: a 3-year experience. Aliment Pharmacol Ther, 2003, 17(3):437-444.

[46] Oberg K, Eriksson B. Nuclear medicine in the detection, staging and treatment of gastrointestinal carcinoid tumours. Best Pract Res Clin Endocrinol Metab, 2005, 19(2):265-276.

[47] Chuah SK, Hu TH, Kuo CM, et al. Upper gastrointestinal carcinoid tumors incidentally found by endoscopic examinations. World J Gastroenterol, 2005, 11(44):7028-7032.

[48] 刘勇, 梁寒, 刘宁, 等. 胃类癌生物学行为及与预后关系的临床研究. 中华胃肠外科杂志, 2007, 10(5):472-475.

附录1 胃癌常用药物的中英文名称及缩写

中文名称	英文名称	缩写
奥沙利铂，草酸铂	Oxaliplatin	L-OHP
埃罗替尼（抗 EGFR 的口服 TKI）	Erotinib	
阿帕替尼（小分子 VEGFR 酪氨酸激酶抑制剂 PTK787 的衍生化合物）	Apatinib	
阿莫西林	Amoxicillin	
奥美拉唑	Omeprazole	
比柔比星	Pirarubicin	THP
贝伐单抗，贝伐珠单抗	Bevacizumab，Avastine	
白介素 -2	Interlukin-2	IL-2
表柔比星，表阿霉素	Epirubicin	EPI
笨丁酸氮芥	Leukeran	
泮托拉唑	Pantoprazole	
次枸橼酸铋	Bisumth Potassium Subcitrate	
多柔比星，阿霉素	Doxorubicin, Adriamycin	DOX, ADM
多西他赛，多西紫杉醇，	Docetaxel, Taxotere	DOC，DTX, TXT
氟尿嘧啶	5-Fluorouracil	5-FU, 5-Fu
干扰素	Interferon	IFN
谷胱甘肽	Glutathione	
吉非替尼（抗 EGFR 口服 TKI）	Gefitnib	
甲硝唑	Metronidazole	
甲氨蝶呤	Methotrexate	MTX
卡培他滨，希罗达	Capecitabine, Xeloda	
克拉霉素	Clarithromycin	
淋巴因子激活的杀伤细胞	Lymphokine Activated Killer Cell	LAK
雷贝拉唑	Rabeprazole	

拉帕替尼（作用于 Her-2 和 EGFR 的小分子酪氨酸激酶抑制剂）	Lapatinib	
人源化抗 EGFR 单克隆抗体	Matuzumab	EMD72000
马立马司他（MMP 抑制剂）	Marimastat	
米托蒽醌	Mitoxantrone	
尼洛替尼，尼罗替尼	Nilotinib	
链球菌提取物		OK-432
帕木单抗，帕尼单抗（完全人源化的抗 EGFR 单克隆抗体）	Panitumumab	
硼替佐米（抑制 NF-κB 信号传导通路的蛋白酶体抑制剂）	Bortezomib	
曲妥珠单抗，赫塞汀（人源化抗 HER-2 单克隆抗体）	Trastuzumab, Herceptin	
羟基喜树碱	Hydroxycamptothecin	HCPT
顺铂	Cisplatin	CDDP，DDP，PDD
丝裂霉素	Mytomycin	MMC
亚叶酸，四氢叶酸	Leucovorin	LV
苹果酸舒尼替尼（口服多靶点 TKI）	Sunitinib Malate	
索拉非尼（口服多靶点 TKI）	Sorafenib	
四环素	Tetracycline	
替加氟，喃氟啶	Ftorafur, Tegafur	FT-207
替吉奥		S1
西妥昔单抗，艾比特思（人属嵌合型抗 EGFR 单克隆抗体）	Cetuximab，Erbitux, C225	
伊立替康，开普拓	Irinotecan, Campto	CPT-11
优福啶	Uracil and Tegafur	UFT
云芝多糖 K	Polysaccharide-Krestin	PSK
甲磺酸伊马替尼	Imatinib Mesylate	IM
依维莫司（mTOR 抑制剂）	Everolimus	RAD001
紫杉醇	Paclitaxel, Taxol	TAX，PTX
依托泊苷，足叶乙苷，鬼臼乙苷	Etoposide	VP-16
肿瘤坏死因子	Tumor Necrosis Factor	TNF
肿瘤浸润淋巴细胞	Tumor Infiltrating Lymphocyte	TIL
暂无（一种半合成黄酮类 CDK 抑制剂）	Favopiridol	
暂无（c-MET 和 VEGFR-2/KDR 的多靶点 TKI）	Foretinib	

附录2 国际著名多中心协作组织

AACR	American Association for Cancer Research	美国肿瘤研究协会
ACCP	American College of Clinical Pharmacy	美国临床药理学会
ACS	American Cancer Society	美国抗癌协会
ACOSOG	American College of Surgical Oncologists Group	美国肿瘤外科学会研究组
AICR	American Institute for Cancer Research	美国癌症研究院
AIO	Arbeitsgemeinschaft Internishe Onkologie Cooperative German Group	德国肿瘤内科协作组
AJCC	American Joint Committee on Cancer	美国癌症委员会
AMA	American Medical Association	美国医学会
ASCO	American Society of Clinical Oncology	美国临床肿瘤学会
CGCCG	China Gastric Cancer Cooperative Group	中国胃癌协作组
CNCCG	Coalition of National Cancer Cooperative Group	国家肿瘤研究协作组
CSCO	Chinese Society of Clinical Oncology	中国临床肿瘤学会
ECOG	Eastern Organization for Research and Treatment of Cancer	东部肿瘤研究与治疗组织
EORTC	European Organization for Research and Treatment of Cancer	欧洲肿瘤研究与治疗组织
ESMO	European Society for Medical Oncology	欧洲肿瘤内科学会
GISCAD	Gruppo Italiano per lo Sudio dei Carcinomi dell' Apparato Digerente	意大利癌症研究学组
HOG	Hoosier Oncology Group	Hoosier 肿瘤研究组
IACR	International Association of Cancer Registries	国际癌症登记协会
IARC	International Agency for Research on Cancer (WHO)	世界卫生组织国际癌症研究中心
ICCG	International Cancer Collaborative Group	国际肿瘤研究协作组
ICON	Intergrated Cancer & Oncology News	肿瘤时讯

ICRF	Imperial Cancer Research Fund	帝国肿瘤研究基金
IGCC	International Gastric Cancer Association	国际胃癌协会
IUAC	International Union Against Cancer	国际抗癌联盟
UICC	Union Internationale Contre le Cancer (French)	国际抗癌联盟（法语）
JCOG	Japan Clinical Oncology Group	日本临床肿瘤研究组
LLS	Leukemina and Lymphoma Society	白血病及淋巴瘤学会
MRC	UK Medical Research Conucil	英国医学研究委员会
NCCTG	North Central Cancer Treatment Group	北方癌症研究中心组
NCIC	National Cancer Institute of Canada	加拿大国家癌症研究院
NCCN	National Comprehensive Cancer Network	美国国家癌症综合网
PTCOG	Proton Therapy Coorperative Group	质子治疗协作组
RTOG	Radiation Therapy Oncology Group	放射肿瘤治疗协作组
SEG	South-Eastern Cancer Study Group	东南癌症研究组
SMAC	Sarcoma Meta-Analysis Collaboration	肉瘤 Meta 分析协作组
SSO	Society of Surgical Oncology	肿瘤外科协会
SWOG	Southwest Oncology Group	西南肿瘤协作组

附录 3 常用缩略语表

ACTS-GC	Adjuvant chemotherapy trail of S-1 for gastric cancer	胃癌 S-1 辅助化疗临床研究
AEG	Adenocarcinoma of the esophagogastric junction	食管胃结合部腺癌
APC	Argon plasma coagulation	氩离子凝固术
APC	Adenomatous polyposis coli gene	结肠腺瘤样息肉基因
AJCC	American Joint Committee on Cancer	美国癌症联合委员会
ASCO	American Society of Clinical Oncology	美国临床肿瘤学会
ATLL	Adult T-cell leukemia/lymphoma	成人 T 细胞白血病 / 淋巴瘤
AUC	Area under the curve	曲线下面积
bFGF	Basic fibroblastgrowth factor	碱性成纤维细胞生长因子
BF	Blood folw	血流量
CAG	Chronic atrophic gastritis	慢性萎缩性胃炎
CC	Completeness of cytoreduction	细胞减灭完成度
CEA	Carcinocmbryonic antigen	癌胚抗原
CI	Confidence interval	可信区间
CK20	Cytokeratin 20	细胞角蛋白 20
CRS	Cytoreductive surgery	细胞减灭手术
CT	Computerized tomography	计算机辅助断层扫描
CTV	Clinical target volume	临床靶体积
DCC	Deleted in colorectal cancer	结直肠癌中敲出
3D-CRT	Three dimensional conformal radiotherapy	三维适形放疗
DDC	Dopadecarboxylase	多巴脱羧酶
DLBCL	Diffuse large B-cell lymphoma	弥漫大 B 细胞淋巴瘤
DOG1	Discovered on gastrointestinal stromal tumor	发现于胃肠道间质瘤（的功能未知基因蛋白产物）
D2+PAND	D2 plus para-aortic nodal dissection	D2 加腹主动脉旁淋巴结清扫术
EBM	Evidence-based medicine	循证医学

EC	Enterochromaffin	肠嗜铬
ECC	Exfoliated cancer cell	脱落癌细胞
ECL	Enterochromaffin-like	肠嗜铬样
EGC	Early gastric cancer	早期胃癌
EGF	Epidermal growth factor	表皮生长因子
EGJ	Esophagogastric junction	食管胃结合部
EGIST	Extragastrointestinal stromal tumor	胃肠道外间质瘤
EM	Extranodal matastasis	淋巴结外软组织转移
EMEA	European Medicines Evaluation Agency	欧洲药品评价局
EMR	Endoscopic mucosal resection	内镜黏膜切除术
EN	Enteral nutrition	胃肠内营养
EORTC	European Organization for Research on Treatment of Cancer	欧洲癌症治疗研究组织
ERCP	Endoscopic retrograde cholangiopancreatography	内镜逆行胆胰管造影
EPIC	Early postoperative intraperitoneal chemotherapy	术后早期腹腔化疗
ESD	Endoscopic submucosal dissection	内镜黏膜下剥离术
ESE	Endoscopic submucosal excavation	内镜黏膜下挖除术
ESMO	European Society for Medical Oncology	欧洲肿瘤内科学会
EUS	Endoscopic ultrasonography	内镜超声检查
FDA	Food and Drug Administration	食品及药品管理局
^{18}F-FDG	^{18}F-2-fluoro-2-deoxyglucose	^{18}F- 氟代脱氧葡萄糖
GANT	Gastrointestinal autonomic tumor	胃肠道自主神经瘤
GEJ	Gastroesophageal junction	胃食管结合部
GIST	Gastrointestinal stromal tumor	胃肠道间质瘤
GSC	Gastric stump carcinoma	残胃癌
GTV	Gross tumour volume	肿瘤靶体积
hCG	Human chorionic gonadotropin	人绒毛膜促性腺激素
Hp	Helicobacter pylori	幽门螺杆菌
HIPEC	Hyperthermic intraperitoneal chemotherapy	腹腔温热低渗化疗
HIC	Hypotonic intraperitoneal chemotherapy	低渗透压腹腔内化疗
HLA	Human leukocyte antigen	人类白细胞抗原
HSP	Heat shock protein	热休克蛋白
HTLV-1	Human T-cell leukemia/lymphoma virus	人 T 细胞白血病 / 淋巴瘤病毒
HPA	Heparanase	肝素酶
IARC	International Agency for Research on Cancer	世界卫生组织国际癌症研究中心
IGCA	International Gastric Cancer Association	国际胃癌协会
IMRT	Intensity-modulated radiotherapy	调强放疗
IPHC	Intraoperative peritoneal hyperthermia chemotherapy	术中腹腔内温热化疗
IT	Insulated-tip	有绝缘陶瓷圆球的
ITT	Intention to treat	意向处理分析
JCOG	Japanese Clinical Oncology Group	日本临床肿瘤学组

JCGC	Japanese Committee of Gastric Cancer	日本胃癌委员会
JPI	Jejunal pouch interposition	空肠袋间置代胃
JPCI	Jejunal pouch continuous interposition	空肠袋连续间置代胃
LAK	Lymphokine activated killer cell	淋巴因子激活的杀伤细胞
L-3-PP	L-3-phosphoserinephosphatase	L-3- 磷酸丝氨酸磷脂酶
LADG	Laparoscopy-assisted distal gastrectomy	腹腔镜辅助远端胃切除术
LCM	Laser capture microdissection	激光捕获纤维切割
LELs	Lymphoepithelial lesion	淋巴上皮病变
LES	Lower esophageal sphincter	食管下括约肌
LLND	Laparoscopic lymph node dissection	腹腔镜下淋巴结清扫术
MAGIC	Medical Research Council Adjuvant Gastric Infusional Chemotherapy	（英国国家癌症研究所）医学研究委员会胃癌辅助化疗（临床研究）
MALT	Mucosa-associated lymphoid tissue	黏膜相关淋巴组织
MANEC	Mixed adenoneuroendocroine carcinoma	混合性腺神经内分泌癌
MCT	Microwave coagulation therapy	微波凝固疗法
MDR	Multi-drug resistant gene	多药耐药基因
MEN-1	Multiple endocrine neoplasia type 1 syndrome	多发内分泌肿瘤 1 型综合征
MLR	Metastatic lymphnode ratio	淋巴结转移率
MMP	Matrix metalloproteinase	基质金属蛋白酶
MMP-7	Matrixmetalloproteinase-7	基质金属蛋白酶 7
MRCP	Magnetic resonance cholangiopancreatography	核磁共振胆胰管显影
MRI	Magnetic resonance imaging	核磁共振成像
MSCT	Multislice spiral computed tomography	多层螺旋计算机辅助断层扫描
MSKCC	Memorial Sloan Kettering Cancer Center	Memorial Sloan Kettering 纪念癌症中心
NACT	Neoadjuvant chemotherapy	新辅助化疗
NBI	Narrow band imaging	窄带成像技术
NCCN	National comprehensive cancer network	美国国家癌症综合网
NE	Neuroendocrine	神经内分泌
NEC	Neuroedocrine carcinoma	神经内分泌癌
NET	Neuroendocrine tumor	神经内分泌瘤
NIH	National Institute of Health	国家卫生研究所
NOC	N-nitroso compound	亚硝基化合物
NRI	Nutritional risk index	营养危险指数
OR	Odds ratio	比值比
PACS	picture archiving and communication system	影像归档和通讯系统
PAH	Polycyclin aromatic hydrocarbon	多环芳烃类化合物
PCI	Peritoneal cancer index	腹膜癌指数
RCT	Randomized controlled trial	随机对照试验
RECIST	Response Evaluation Criteria in Solid Tumors	实体瘤疗效评价标准
PCI	Peritoneal cancer index	腹膜癌灶指数
PDGFRα	Platelet-derived growth factor receptor alpha	血小板衍生生长因子受体 α

PDT	Photodynamic therapy	光动力疗法
PEG	Percutaneous endoscopic gastrostomy	经皮内镜胃造口术
PET	Positron emission tomography	正电子发射体层成像
PFCC	Peritoneal free cancer cell	腹腔游离癌细胞
PG	Pepsinogen	胃蛋白酶原
P-gp	P-glycoprotein	P- 糖蛋白
PGL	Primary gastric lymphoma	原发性胃淋巴瘤
PLC	Peritoneal lavage cytology	腹腔冲洗细胞学
PIC	Perioperative intraperitoneal chemotherapy	围术期腹腔内化疗
PN	Parenteral nutrition	胃肠外营养
PNI	Prognostic nutritional index	预后营养指数
PPI	Proton pump inhibition	质子泵抑制剂
PTCD	Percutaneous transhepatic cholangial drainage	经皮经肝胆管引流
PVT	Planning target volume	计划靶体积
PSK	Polysaccharide-Krestin	云芝多糖 K
rN	Ratio of node	淋巴结转移率
RR	Relative risk	相对危险度
RT-PCR	Real-time quantitative reverse transcriptase polymerase chain reaction	实时定量逆转录聚合酶链式反应
SEER	Surveillance, Epidemiology and End Results	（美国）监测、流行病学及预后（数据库）
SF	Skeinoid fiber	丝团状纤维
SLN	Sentinel lymph node	前哨淋巴结
SMT	Submucosal tumor	黏膜下肿瘤
SNNS	Sentinel node navigation surgery	前哨淋巴结导航手术
SUV	Standard uptake value	标准化摄取值
SNPs	Single nucleotide polymorphisms	单核苷酸多态性
OLT	Orthotopic liver transplantation	原位肝移植
PPI	Proton pump inhibitor	质子泵抑制剂
TACE	Transarterial chemoembolization	动脉化疗栓塞
TIL	Tumor infiltrating lymphocyte	肿瘤浸润淋巴细胞
ToGA	Trastuzumab with chemotherapy in HER-2 positive advanced gastric cancer	HER-2 阳性进展期胃癌的赫塞汀联合化疗的临床研究
TGFβ1	Transforming growthfactor β1	转化生长因子 β1
TP	Thymidline phosphorylase	胸苷磷酸化酶
TPN	Total parenteral nutrition	全胃肠外营养
UICC	International Union Against Cancer	国际抗癌联盟
uPA	Urokinase-type plasminogen activator	尿激酶型纤溶酶原活化剂
VEGF	Vascular endothelial growth factor	血管内皮生长因子
VMATS	Vesicular monoamine transporter staining	囊状单胺转运体染色
ZES	Zollinger-Ellison syndrome	卓 - 艾综合征

索 引

E

F

G

N

O

P

Q

R

S

T

U

V

W

X

Y

Z